S3-Leitlinie zur Diagnostik und Therapie Bipolarer Störungen

Deutsche Gesellschaft für Bipolare Störungen (DGBS)
Deutsche Gesellschaft für Psychiatrie, Psychotherapie und Nervenheilkunde (DGPPN)

S3-Leitlinie zur Diagnostik und Therapie Bipolarer Störungen

Update vom Februar 2019
Langversion 2.2 (letzte Anpassung Juli 2020)

publiziert bei

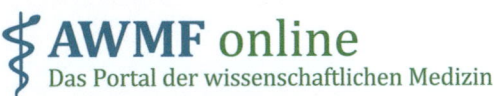

AWMF online
Das Portal der wissenschaftlichen Medizin

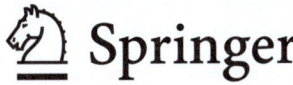

Springer

Koordination und Redaktion
Prof. Dr. Dr. Michael Bauer (Projektleiter und Korrespondenz) und Prof. Dr. Andrea Pfennig (Projektkoordination)
Klinik und Poliklinik für Psychiatrie und Psychotherapie
Universitätsklinikum Carl Gustav Carus
Technische Universität Dresden
Fetscherstraße 74
01307 Dresden

Unterstützung
Die Leitlinienentwicklung wurde durch die AWMF (besonders durch Frau Prof. Ina Kopp) und durch das Koordinationsteam der S3-Leitlinie/Nationalen Versorgungsleitlinie Unipolare Depression (besonders durch Herrn Prof. Dr. Martin Härter) und das der S3-Leitlinie Schizophrenie (besonders durch Herrn Prof. Dr. Peter Falkai) maßgeblich unterstützt.

AWMF-Registernummer: 038-019

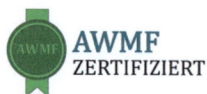

ISBN 978-3-662-61152-4   ISBN 978-3-662-61153-1   (eBook)
https://doi.org/10.1007/978-3-662-61153-1

Die Deutsche Nationalbibliothek verzeichnet diese Publikation in der Deutschen Nationalbibliografie.

Springer
© Deutsche Gesellschaft für Bipolare Störungen (DGBS) und Deutsche Gesellschaft für Psychiatrie, Psychotherapie- und Nervenheilkunde (DGPPN), 2013, 2020
Das Werk einschließlich aller seiner Teile ist urheberrechtlich geschützt. Jede Verwertung, die nicht ausdrücklich vom Urheberrechtsgesetz zugelassen ist, bedarf der vorherigen Zustimmung des Verlags. Das gilt insbesondere für Vervielfältigungen, Bearbeitungen, Übersetzungen, Mikroverfilmungen und die Einspeicherung und Verarbeitung in elektronischen Systemen.
Die Wiedergabe von allgemein beschreibenden Bezeichnungen, Marken, Unternehmensnamen etc. in diesem Werk bedeutet nicht, dass diese frei durch jedermann benutzt werden dürfen. Die Berechtigung zur Benutzung unterliegt, auch ohne gesonderten Hinweis hierzu, den Regeln des Markenrechts. Die Rechte des jeweiligen Zeicheninhabers sind zu beachten.
Der Verlag, die Autoren und die Herausgeber gehen davon aus, dass die Angaben und Informationen in diesem Werk zum Zeitpunkt der Veröffentlichung vollständig und korrekt sind. Weder der Verlag, noch die Autoren oder die Herausgeber übernehmen, ausdrücklich oder implizit, Gewähr für den Inhalt des Werkes, etwaige Fehler oder Äußerungen. Der Verlag bleibt im Hinblick auf geografische Zuordnungen und Gebietsbezeichnungen in veröffentlichten Karten und Institutionsadressen neutral.

Planung/Lektorat: Katrin Lenhart
Umschlaggestaltung: deblik Berlin

Springer ist Teil von Springer Nature
Die eingetragene Gesellschaft ist Springer-Verlag GmbH Germany
Die Anschrift der Gesellschaft ist: Heidelberger Platz 3, 14197 Berlin, Germany

Besonderer Hinweis*

Die Medizin unterliegt einem fortwährenden Entwicklungsprozess, so dass alle Angaben, insbesondere zu diagnostischen und therapeutischen Verfahren, immer nur dem Wissensstand zur Zeit der Drucklegung der Leitlinie entsprechen können.

Hinsichtlich der angegebenen Empfehlungen zur Therapie und der Auswahl sowie Dosierung von Medikamenten wurde die größtmögliche Sorgfalt beachtet. Gleichwohl werden die Benutzer aufgefordert, die Beipackzettel und Fachinformationen der Hersteller zur Kontrolle heranzuziehen und im Zweifelsfall einen Spezialisten zu konsultieren. Fragliche Unstimmigkeiten sollen bitte im allgemeinen Interesse dem Redaktionsteam der Leitlinie (siehe oben) mitgeteilt werden. Der Benutzer selbst bleibt verantwortlich für jede diagnostische und therapeutische Applikation, Medikation und Dosierung. In dieser Leitlinie sind eingetragene Warenzeichen (geschützte Warennamen) nicht besonders kenntlich gemacht. Es kann also aus dem Fehlen eines entsprechenden Hinweises nicht geschlossen werden, dass es sich um einen freien Warennamen handelt.

Einige Wirkstoffe werden zur Anwendung in einer Indikation empfohlen, für die sie nicht zugelassen sind. Dies ist mit der Bemerkung „off-label-use" gekennzeichnet. Jeder Benutzer muss sich über die mit dem Einsatz trotz fehlender Zulassung in der jeweiligen Indikation verbundenen potenziellen rechtlichen Konsequenzen (inklusive veränderter Aufklärungs-, Dokumentations- und Begründungspflicht) und potenziell veränderter Bedingungen der Kostenübernahme durch die Gesetzliche Krankenversicherung informieren und danach handeln. Alle oben formulierten Hinweise zur Verantwortlichkeit für die jede Applikation, Medikation und Dosierung durch den Benutzer gelten auch hier.

Das Werk ist in allen seinen Teilen urheberrechtlich geschützt. Jede Verwertung außerhalb der Bestimmung des Urheberrechtsgesetzes ist ohne schriftliche Zustimmung des Redaktionsteams der Leitlinie unzulässig und strafbar. Kein Teil des Werkes darf in irgendeiner Form ohne schriftliche Genehmigung des Redaktionsteams reproduziert werden. Dies gilt insbesondere für Vervielfältigungen, Übersetzungen, Mikroverfilmungen und die Einspeicherung, Nutzung und Verwertung in elektronischen Systemen, Intranets und dem Internet.

*Um den Passus zum off-label-use ergänzte Version aus der S3-Leitlinie/NVL Unipolare Depression ((DGPPN 2015)

Vorwort

„Der Widerspruch ist es, der uns produktiv macht."

Johann Wolfgang von Goethe

Diese S3-Leitlinie ist auf Initiative der trialogisch geführten Deutschen Gesellschaft für Bipolare Störungen e.V. (DGBS) als gemeinsames Projekt mit der Deutschen Gesellschaft für Psychiatrie, und Psychotherapie, Psychosomatik und Nervenheilkunde (DGPPN) entstanden. Der Entwicklungsprozess wird durch die Projektgruppe um Prof. Dr. Dr. Michael Bauer an der Klinik und Poliklinik für Psychiatrie und Psychotherapie des Universitätsklinikums Carl Gustav Carus der Technischen Universität Dresden organisiert.

Das hier vorliegende Dokument ist die Langversion der Leitlinie mit Stand Februar 2019. Diese stellt eine aktuelle, überarbeitete Fassung der ersten Version der Leitlinie dar, welche 2012 veröffentlicht wurde, und enthält neben überarbeiteten auch neu generierte Abschnitte, Statements und Empfehlungen.

Wir sind uns dessen bewusst, dass die meisten Leser vornehmlich die Statements und Empfehlungen sowie die Übersichten und Algorithmen konsultieren werden. Wir erachteten es gleichwohl als sinnvoll, dem Leser die Möglichkeit zu geben, nachvollziehen zu können, wie die jeweilige Empfehlung entstanden ist. Absichtlich sind die Statements und Empfehlungen *nicht* zu Beginn ohne den Begleittext aufgelistet, da wir empfehlen, zumindest die zusammenfassenden Kommentare mitzulesen, um den Kontext erfassen zu können.

Im Entwicklungsprozess einer Leitlinie ist die Veröffentlichung ein wesentlicher, aber nicht der wichtigste Schritt. Sie als Leser entscheiden mit, ob unser Leitlinienprojekt erfolgreich ist. Nutzen Sie die Leitlinie und teilen Sie uns Ihre Ansichten und Erfahrungen mit. Auf unserer Homepage (www.leitlinie-bipolar.de) finden Sie ein Kontaktformular. Wie im Kap. 9 (Konzept für Verbreitung und Einführung der Leitlinie etc.) beschrieben, beginnen wir aktuell die Erarbeitung einer Kurzversion der Leitlinie und einer eigenständigen Leitlinienversion für Patienten und Angehörige. Anwendungen („Apps") zur Nutzung der Leitlinie auf Mobilplattformen (iPhone/iPad, Android) wurden für die Version 2012 bereits erstellt (https://www.dgppn.de/leitlinien-publikationen/die-dgppn-app.html), eine Anpassung an die aktualisierte Version 2019 wird vorbereitet.

An der Entwicklung der vorliegenden Leitlinie haben sehr viele Personen mit hohem Engagement gearbeitet, die allermeisten ehrenamtlich. Die Zusammensetzung der

Leitliniengremien und der Arbeitsgruppen hat sich im Vergleich zur Version von 2012 an einigen Stellen geändert, die alte Zusammensetzung ist im Anhang ersichtlich.

Die Finanzierung des Entwicklungsprozesses und der Veröffentlichung erfolgte ohne finanzielle Unterstützung durch pharmazeutische Unternehmen und Medizinprodukte-Hersteller. Allem voran gilt unser Dank den Vorständen und Mitgliedern der DGBS und der DGPPN, die das Projekt über Mitgliedsbeiträge und Spenden finanziert und auch darüber hinaus in jeder Hinsicht unterstützt haben. Ohne sie wäre das Projekt nicht zu Stande gekommen. Vom Projektteam in Dresden sollen vor allem Frau Dr. Bettina Soltmann, Frau Ivonne Berger, B.Sc., Frau Steffi Pfeiffer, B.Sc. und Frau Mona Engelhard Erwähnung und Dank erfahren. Die Mitglieder der aktuellen einzelnen Leitliniengruppen sind im Kap. 2 (Einleitung und Methodik) aufgeführt. Für die Unterstützung der AWMF gilt unser besonderer Dank Frau Prof. Dr. Ina Kopp. Das Koordinationsteam der S3-Leitlinie/Nationalen Versorgungsleitlinie Unipolare Depression (insbesondere Herr Prof. Martin Härter) und das der S3-Leitlinie Schizophrenie (insbesondere Herr Prof. Peter Falkai) haben uns bereits zur Version von 2012 ihre Expertise weitergegeben. Den an der Konsensuskonferenz beteiligten Fachgesellschaften danken wir für die Übernahme der Reisekosten. Die vorgelegte Version der Leitlinie geht aktuell den Teilnehmern der erweiterten Reviewgruppe zu, deren Anmerkungen in ein folgendes, zeitnahes weiteres Update der Leitlinie eingearbeitet werden.

Wir werden das für uns Mögliche tun, um den Leitlinienentwicklungsprozess trialogisch und produktiv fortzusetzen.

Prof. Dr. Dr. Michael Bauer
Projektleitung

Prof. Dr. Andrea Pfennig
Projektkoordination

Formales

In der Leitlinie wurde bei der Angabe von Personenbezeichnungen jeweils die männliche Form angewandt, um die Lesbarkeit zu verbessern.

Bei der Darstellung der Evidenz wurden innerhalb einer Wirkstoffgruppe die Wirkstoffe alphabetisch aufgeführt. In den Algorithmen wurden alle Wirkstoffe und die anderen Therapiemöglichkeiten jeweils alphabetisch aufgeführt. In den Evidenztabellen wurden die Studien mit Placebo-Vergleichsgruppe zuerst und sortiert für das Evidenzlevel (höchstes zuerst) dargestellt. Darunter folgen die Studien ohne Placebo-Vergleichsgruppe alphabetisch nach den Vergleichswirkstoffen und darunter jeweils für das Evidenzlevel.

Offizielle Zitierweise

S3-Leitlinie zur Diagnostik und Therapie Bipolarer Störungen. Langversion, 2019.

Inhaltsverzeichnis

1 Einleitung und Methodik 1
   DGBS, DGPPN

2 Epidemiologie, Ätiopathogenese, Prognose und Prävention 21
   DGBS, DGPPN

3 Trialog, Wissensvermittlung, Selbsthilfe, Peer-Support 25
   DGBS, DGPPN

4 Klassifikation und Diagnostik inklusive Früherkennung 43
   DGBS, DGPPN

5 Therapie 91
   DGBS, DGPPN

6 Spezifische Situation: Suizidalität 459
   DGBS, DGPPN

7 Versorgung und Versorgungssystem 483
   DGBS, DGPPN

8 Gesundheitsökonomie 513
   DGBS, DGPPN

9 Konzept für Verbreitung und Einführung der Leitlinie,
   Qualitätsmanagement, Gültigkeitsdauer und Überarbeitung 517
   DGBS, DGPPN

Anhänge 521

Checkliste 1: RCT und andere klinische Studien 589

Checkliste 2: Kohortenstudien 593

Checkliste 3: Fall-Kontroll-Studien 597

Extraktionsbogen Klinische Studien 603

Extraktionsbogen Klinische Studien................................. 607

Extraktionsbogen Systematische Review inkl. Meta-Analyse 609

Literatur... 613

Abkürzungen

ACTH	Adrenocorticotropes Hormon
ADHS/ADHD	Aufmerksamkeitsdefizit-/Hyperaktivitätsstörung
APA	American Psychological Association
AWMF	Arbeitsgemeinschaft der Wissenschaftlichen Medizinischen Fachgesellschaften
BDI	Beck Depression Inventory
BMI	Body Mass Index
CCT	craniale Computertomographie
CI	Confidence Interval
DGBS	Deutsche Gesellschaft für Bipolare Störungen
DGPPN	Deutsche Gesellschaft für Psychiatrie, Psychotherapie und Nervenheilkunde
DSM	Diagnostisches und Statistisches Handbuch Psychischer Störungen
EEG	Elektroenzephalographie
EKG	Elektrokardiogramm
EKT	Elektrokrampftherapie
EPMS	Extrapyramidalmotorische Symptom
FDA	U.S. Food and Drug Administration
FFT	Familienfokussierte Therapie
GAD	Generalized Anxiety Disorder
GAF	Global Assessment of Functioning
GKV	Gesetzliche Krankenversicherung
HAMA	Hamilton Angst Skala
HAMD	Hamilton-Depressions-Skala
ICD-10/-11	Internationale Klassifikation der Krankheiten
i. m.	intramuskulär
IPSRT	Interpersonelle und Soziale Rhythmustherapie
ISBD	International Society for Bipolar Disorders
i. v.	intravenös
ITT	Intention-to-Treat

KKP	Klinischer Konsenspunkt – Standard in der Behandlung
KVT	Kognitive Verhaltenstherapie
MAO	Monoaminoxidase
MRT	Magnetresonanztomographie
NAKOS	Nationale Kontakt- und Informationsstelle zur Anregung und Unterstützung von Selbsthilfegruppen
NL	Neuroleptika
NNT	number needed to treat
NSAR	Nichtsteroidales Antirheumatikum
OR	Odds Ratio
PTSD	Posttraumatische Belastungsstörung
RCT	randomisierte kontrollierte Studie - randomized controlled trial
RR	Relative Ratio/Risiko
SKID	Strukturiertes Klinisches Interview für DSM-IV
SNRI	Selektive Noradrenalin-Rückaufnahme-Inhibitoren
SSRI	Selektive Serotonin-Rückaufnahme-Inhibitoren, Serotoninwiederaufnahmehemmer
TAU	Treatment As Usual
TSH-Wert	Wert für Thyreoidea-Stimulierendes Hormon = Thyreotropin
rTMS	Repetitive Transkranielle Magnetstimulation
VNS	Vagus-Nerv-Stimulation
VPA	Valproic Acid
WHO	Weltgesundheitsorganisation
YMRS	Young Mania Rating Scale

Einleitung und Methodik

DGBS, DGPPN

Inhaltsverzeichnis

1.1 Zielsetzung, Anwendungsbereich und Adressaten der Leitlinie 1
1.2 Zusammensetzung der Leitliniengruppen 2016–2019 3
    1.2.1 Projektgruppe 2016–2019 3
    1.2.2 Steuergruppe 2016–2019 3
    1.2.3 Themenspezifische Arbeitsgruppen für die aktualisierte Version 2019 5
    1.2.4 Konsensuskonferenz 2017 7
    1.2.5 Reviewgruppe 2018–2019 8
1.3 Methodik 9
    1.3.1 Leitlinienfragestellungen 9
    1.3.2 Evidenzgrundlage und Empfehlungsgenerierung 9
    1.3.3 Aufgaben der Leitliniengruppen 15
    1.3.4 Limitationen 16

1.1 Zielsetzung, Anwendungsbereich und Adressaten der Leitlinie

Leitlinien dienen dazu, das umfangreiche Wissen zu definierten Versorgungsfragen zu werten, gegensätzliche Standpunkte zu klären und das derzeitige Vorgehen der Wahl unter Abwägung von Nutzen und Risiken zu definieren. Sie sollen Patienten, Angehörige und Therapeuten bei der Entscheidung über angemessene Maßnahmen der Krankenversorgung unter spezifischen medizinischen Umständen unterstützen (siehe AWMF und ÄZQ 2001).

DGBS (✉)
Kempten, Deutschland

DGPPN
Berlin, Deutschland

© Deutsche Gesellschaft für Bipolare Störungen (DGBS) und Deutsche
Gesellschaft für Psychiatrie, Psychotherapie- und Nervenheilkunde (DGPPN) 2020
M. Bauer et al. (Hrsg.), *S3-Leitlinie zur Diagnostik und Therapie Bipolarer Störungen*,
https://doi.org/10.1007/978-3-662-61153-1_1

Die vorliegende Leitlinie fokussiert auf die folgenden Themenbereiche:

- Trialog, Wissensvermittlung und Selbsthilfe (Kap. 3)
- Klassifikation und Diagnostik inklusive Früherkennung (Kap. 4)
- Therapie (phasenspezifisch, zur Phasenprophylaxe und in spezifischen Situationen bzw. bei speziellen Personengruppen) (Kap. 5)
- Suizidalität (Kap. 6) und
- Versorgung und Versorgungssystem (Kap. 7).

Zum Themengebiet Gesundheitsökonomie wurde grundsätzlich Stellung genommen, ohne dass ökonomische Aspekte in den in der Leitlinie enthaltenen Empfehlungen unmittelbar berücksichtigt wurden. Die Themenbereiche Epidemiologie, Ätiopathogenese, Prognose und Prävention wurden sehr knapp umrissen, hier werden Verweise auf andere Quellen aufgeführt. Das abschließende Kapitel enthält die Beschreibung der Strategie zur Disseminierung und Implementierung der Leitlinie sowie Ausführungen zum Qualitätsmanagement im Leitlinienentwicklungsprozess und zur Gültigkeitsdauer und Überarbeitung der Leitlinie.

Wichtig ist den Leitlinienentwicklern zu betonen, dass eine Leitlinie kein Kochbuch ist (der Mensch und die Komplexität seiner Interaktionen funktionieren nicht nach einem Rezept), und dass sie auch explizit **keine Richtlinie** ist, welche verbindliche Vorschriften enthält. Von einer Leitlinienempfehlung kann und muss abgewichen werden, sofern eine andere Entscheidung für den individuellen Patienten in einer gegebenen Situation sinnvoller ist. Die vorliegende Leitlinie darf nicht missbraucht werden. Auch Verfahren, die in der Leitlinie aufgrund mangelnder Evidenz oder fehlender Konsensfähigkeit nicht genannt oder nicht als „erster Schritt" aufgeführt werden, können im Einzelfall die erste Wahl darstellen. Gleichwohl kann die Leitlinie im Falle einer geforderten Begründung für eine Maßnahme unterstützend herangezogen werden. Zudem können Leitlinien als Instrumente der Qualitätsförderung dienen. Der Leitlinienentwicklungsprozess bietet die Chance mitzubestimmen, welche Qualitätsindikatoren aus Empfehlungen abgeleitet werden und zu diskutieren sind und unter welchen (strukturellen) Voraussetzungen die mit Hilfe dieser Indikatoren gemessene Versorgungsqualität verbessert werden kann.

Die vorliegende Leitlinie wurde **für Patienten mit Bipolaren Störungen** in manischen, hypomanischen, depressiven oder gemischten Episoden und in euthymen Phasen mit einem **Alter** von **mindestens 18 Lebensjahren** sowie für deren Angehörige und Versorgende verfasst. Nur im Bereich Diagnostik, inklusive Früherkennung, wurden auch Kinder und Jugendliche betrachtet, da für Kinder und Jugendliche mit manischen und Bipolaren Störungen eine eigene S1-Leitlinie vorliegt (Deutsche Gesellschaft für für Kinder- und Jugendpsychiatrie und -psychotherapie 1999, letzte Überarbeitung 2007) und eine eigenen S2-Leitlinie erarbeitet werden soll. Da die Versorgung von Patienten mit Bipolaren Störungen in ganz unterschiedlichen Behandlungssettings organisiert wird, richtet sich die Leitlinie an **Versorgende in all diesen Settings** (u. a. Hausarztsetting, niedergelassene Fachärzte und Therapeuten, stationäre Versorgung, Rehabilitation/Frührehabilitation, Institutsambulanz, Tagesklinik, Gemeindepsychiatrie, Selbsthilfegruppe). Die mit der Leitlinie angesprochenen an der Versorgung der Patienten direkt und indirekt beteiligten **Personengruppen und Institutionen** umfassen u. a. Angehörige, Hausärzte, Nervenärzte/Psychiater, Neurologen, Therapeuten (Psychotherapeuten, Ergotherapeuten, Kunsttherapeuten etc.), Vertreter der Institutsambulanzen und Tageskliniken, das Pflegepersonal, weitere Personengruppen (u. a. Kinder- und Jugendpsychiater, spezifisch auf psychische Störungen spezialisierte Gesundheitsökonomen) und Vertreter von Krankenkassen (wie jene des Spitzenverbandes Bund der Gesetzlichen Krankenkassen und des Dachverbandes Privater Krankenkassen) sowie von Rentenversicherungen.

1.2 Zusammensetzung der Leitliniengruppen 2016–2019

Im Leitlinienprozess waren eine Projektgruppe, eine Steuergruppe, sieben themenspezifische Arbeitsgruppen, eine Konsensuskonferenz, und im Rahmen des erweiterten Reviewverfahrens eine Reviewgruppe beteiligt.

1.2.1 Projektgruppe 2016–2019

Die Projektgruppe bestand aus folgenden Mitgliedern:	
Name/Funktion	Einrichtung/Organisation
Prof. Dr. med. Dr. rer. nat. Michael Bauer Projektleitung	Klinik und Poliklinik für Psychiatrie und Psychotherapie, Universitätsklinikum Carl Gustav Carus, TU Dresden
Prof. Dr. med. Andrea Pfennig, M. Sc., Projektkoordination	Klinik und Poliklinik für Psychiatrie und Psychotherapie, Universitätsklinikum Carl Gustav Carus, TU Dresden
Dr. rer. nat. Bettina Soltmann Projektkoordination	Klinik und Poliklinik für Psychiatrie und Psychotherapie, Universitätsklinikum Carl Gustav Carus, TU Dresden
Ivonne Berger	Klinik und Poliklinik für Psychiatrie und Psychotherapie, Universitätsklinikum Carl Gustav Carus, TU Dresden
Prof. Dr. med. Ina Kopp	Arbeitsgemeinschaft der Wissenschaftlichen Medizinischen Fachgesellschaften (AWMF)

1.2.2 Steuergruppe 2016–2019

Die Steuergruppe bestand aus folgenden Mitgliedern:		
Name	Einrichtung/Organisation	Funktion
Den Mitgliedern der Projektgruppe		
Prof. Dr. phil. Thomas Bock	Klinik und Poliklinik für Psychiatrie und Psychotherapie, Universitätsklinikum Hamburg-Eppendorf	AG-Leitung Trialog, Wissensvermittlung, Selbsthilfe, Peer-Support

Die Steuergruppe bestand aus folgenden Mitgliedern:

Name	Einrichtung/Organisation	Funktion
Prof. Dr. med. Martin Schäfer	Klinik für Psychiatrie, Psychotherapie, Psychosomatik und Suchtmedizin Kliniken Essen-Mitte	AG-Leitung Diagnostik und AG-Leitung Betroffenen- und Angehörigen-Leitlinie
Prof. Dr. med. Tom Bschor	Abteilung für Psychiatrie, Schlosspark-Klinik Berlin	AG-Leitung Pharmakotherapie
Prof. Dr. med. Dr. rer. nat. Michael Bauer	Klinik und Poliklinik für Psychiatrie und Psychotherapie, Universitätsklinikum Carl Gustav Carus, TU Dresden	
Prof. Dr. phil. Thomas D. Meyer	Department of Psychiatry & Behavioral Sciences University of Texas, Houston, USA	AG-Leitung Psychotherapie
Prof. Dr. phil. Martin Hautzinger	Fachbereich Psychologie, Klinische Psychologie und Psychotherapie der Eberhard Karls Universität Tübingen	
PD Dr. med. Frank Padberg	Psychiatrische Klinik, Ludwig-Maximilians- Universität München	AG-Leitung Nicht-medikamentöse somatische Therapieverfahren
Prof. Dr. med. Peter Brieger	kbo-Isar-Amper-Klinikum, Haar (München)	AG-Leitung Versorgung und Versorgungssystem
PD Dr. med. Philipp Ritter, MB BS	Klinik und Poliklinik für Psychiatrie und Psychotherapie, Universitätsklinikum Carl Gustav Carus, TU Dresden	AG-Leitung Behandlung spez. Patientengruppen/Situationen
PD Dr. med. Ute Lewitzka	Klinik und Poliklinik für Psychiatrie und Psychotherapie, Universitätsklinikum Carl Gustav Carus, TU Dresden	AG-Leitung Spezifische Situation Suizidalität
Prof. Dr. med. Christoph U. Correll	Klinik für Psychiatrie, Psychosomatik und Psychotherapie des Kindes- und Jugendalters, Charité – Universitätsmedizin Berlin	AG-Leitung Früherkennung
Karl Heinz Möhrmann	Bundesverband der Angehörigen psychisch Kranker (BApK)	Angehörigenvertreter
Dr. med. Roland Urban	Berufsverband deutscher Nervenärzte (BVDN)	
Prof. Dr. med. Tom Bschor	Arzneimittelkommission der deutschen Ärzteschaft (AkdÄ)	
Prof. Dr. med. Andreas Reif	Klinik für Psychiatrie, Psychosomatik und Psychotherapie Universitätsklinikum Frankfurt	AG Diagnostik
Name auf Anfrage	DGBS Referat Betroffene	Betroffenenvertreter
Name auf Anfrage	DGBS-Angehörigenvertreter	Angehörigenvertreter

1 Einleitung und Methodik

Die Steuergruppe bestand aus folgenden Mitgliedern:

Name	Einrichtung/Organisation	Funktion
Name auf Anfrage	DGBS-Angehörigenvertreter	Angehörigenvertreter
Prof. Dr. med. Peter Falkai	Klinik und Poliklinik für Psychiatrie und Psychotherapie, Universitätsklinikum München	DGPPN

1.2.3 Themenspezifische Arbeitsgruppen für die aktualisierte Version 2019

Folgende themenspezifische Arbeitsgruppen bestanden aus folgenden Mitgliedern:

Name/Funktion	Einrichtung/Organisation
AG Trialog, Wissensvermittlung, Selbsthilfe und Peer-Support	
Prof. Dr. phil. Thomas Bock	Klinik und Poliklinik für Psychiatrie und Psychotherapie, Universitätsklinikum Hamburg-Eppendorf
Name auf Anfrage	Betroffenenvertreter/-in
Name auf Anfrage	Angehörigernvertreter/-in
AG Diagnostik	
Prof. Dr. med. Martin Schäfer	Klinik für Psychiatrie, Psychotherapie und Psychosomatik und Suchtmedizin, Kliniken Essen-Mitte und Charité – Universitätsmedizin Berlin
Prof. Dr. med. Andreas Reif	Klinik für Psychiatrie, Psychosomatik und Psychotherapie, Universitätsklinikum Frankfurt
Prof. Dr. phil. Stephan Mühlig	Klinische Psychologie und Psychotherapie, TU Chemnitz
Dr. med. Thomas Aubel	Klinik für Psychiatrie, Psychotherapie und Psychosomatik und Suchtmedizin, Kliniken Essen-Mitte
Name auf Anfrage	Angehörigenvertreter/-in
AG Pharmakotherapie	
Prof. Dr. med. Tom Bschor	Abteilung für Psychiatrie, Schlosspark-Klinik Berlin
Prof. Dr. med. Dr. rer. nat. Michael Bauer	Klinik und Poliklinik für Psychiatrie und Psychotherapie, Universitätsklinikum Carl Gustav Carus, TU Dresden
PD Dr. med. Emanuel Severus	Klinik und Poliklinik für Psychiatrie und Psychotherapie, Universitätsklinikum Carl Gustav Carus, TU Dresden
PD Dr. med. Heinz Grunze	Klinik für Allgemeine Psychiatrie und Psychotherapie Ost, Klinikum am Weissenhof, Zentrum für Psychiatrie Weinsberg
PD Dr. med. Harald Scherk, M.A.	Vitos Philippshospital, Riedstadt
PD Dr. med. Ute Lewitzka	Klinik und Poliklinik für Psychiatrie und Psychotherapie, Universitätsklinikum Carl Gustav Carus, TU Dresden
Prof. Dr. med. Christopher Baethge	Klinik und Poliklinik für Psychiatrie und Psychotherapie, Universitätsklinikum der Universität zu Köln sowie Medizinisch-Wissenschaftliche Redaktion, Deutsches Ärzteblatt

Folgende themenspezifische Arbeitsgruppen bestanden aus folgenden Mitgliedern:

Name/Funktion	Einrichtung/Organisation
Name auf Anfrage	Betroffenenvertreter/-in
AG Psychotherapie	
Prof. Dr. phil. Thomas D. Meyer	UT Health, Health Science Center of Houston, University of Texas
Prof. Dr. phil. Martin Hautzinger	Fachbereich Psychologie, Klinische Psychologie und Psychotherapie der Eberhard Karks Universität Tübingen
Prof. Dr. phil. Thomas Bock	Klinik und Poliklinik für Psychiatrie und Psychotherapie, Universitätsklinikum Hamburg-Eppendorf
Dr. Larissa Wolkenstein	Fakultät für Psychologie und Pädagogik, Klinische Psychologie und Psychotherapie, Ludwig-Maximilians-Universität München
Prof. Dr. med. Andreas Reif	Klinik für Psychiatrie, Psychosomatik und Psychotherapie, Goethe Universität Frankfurt am Main
Prof. Dr. med. Thomas Stamm	Klinik für Psychiatrie, Psychotherapie und Psychosomatik, Ruppiner Kliniken, Hochschulklinikum der Medizinischen Hochschule Brandenburg
Name auf Anfrage	Angehörigenvertreter/-in
Name auf Anfrage	Betroffenenvertreter/-in
AG Nicht-medikamentöse somatische Therapieverfahren	
PD Dr. med. Frank Padberg	Psychiatrische Klinik, Ludwig-Maximilians-Universität München
PD Dr. med. T. Baghai	Klinische Neurowissenschaften und Depressionsforschung, Universität Regensburg
PD Dr. med. Christine Norra	LWL Klinik Paderborn, Universität Bochum
Prof. Dr. med. Alexander Sartorius	Zentralinstitut füe Seelische Gesundheit, Mannheim
Prof. Dr.med. Martin Walter	Klinik für Psychiatrie und Psychotherapie, Universität Tübingen
AG Versorgung und Versorgungssystem	
Prof. Dr. med. Peter Brieger	kbo-Isar-Amper-Klinikum, Haar bei München
Prof. Dr. med. Andrea Pfennig, M. Sc.,	Klinik und Poliklinik für Psychiatrie und Psychotherapie, Universitätsklinikum Carl Gustav Carus, TU Dresden
Prof. Dr. sc. hum. Dipl.-Psych. Schützwohl	Klinik und Poliklinik für Psychiatrie und Psychotherapie, Universitätsklinikum Carl Gustav Carus, TU Dresden
Dr. Roland Urban	
Prof. Dr. Dr. Daniel Strech	Medizinische Hochschule Hannover
Name auf Anfrage	Betroffenenvertreter/-in
Name auf Anfrage	Angehörigenvertreter/-in
AG Behandlung spez. Patientengruppen/Situationen	
PD Dr. med. Philipp Ritter, MB BS	Klinik und Poliklinik für Psychiatrie und Psychotherapie, Universitätsklinikum Carl Gustav Carus, TU Dresden

1 Einleitung und Methodik

Folgende themenspezifische Arbeitsgruppen bestanden aus folgenden Mitgliedern:

Name/Funktion	Einrichtung/Organisation
Dr. med. Marlies Onken	Pharmakovigilanz- und Beratungszentrum für Embryonaltoxikologie (Embryotox), Charité Universitätsmedizin Berlin
Dr. med. Inge Mick	Pharmakovigilanz- und Beratungszentrum für Embryonaltoxikologie (Embryotox), Charité Universitätsmedizin Berlin
Prof. Dr. med. Christof Schaefer	Pharmakovigilanz- und Beratungszentrum für Embryonaltoxikologie (Embryotox), Charité Universitätsmedizin Berlin
Prof. Dr. med. Walter Hewer	Christophsbad GmbH & Co. Fachkrankenhaus KG, Göppingen
Dr. med. Johanna Kunze	Celenus Klinik Carolabad, Chemnitz
AG Spezifische Situation Suizidalität	
PD Dr. med. Ute Lewitzka	Klinik und Poliklinik für Psychiatrie und Psychotherapie, Universitätsklinikum Carl Gustav Carus, TU Dresden
AG Betroffenen- und Angehörigen-Leitlinie	
Prof. Dr. med. Martin Schäfer	Klinik Essen-Mitte/Charité Berlin
Name auf Anfrage	DGBS-Referat Angehörige
PD Dr. med. Florian Seemüller	Kbo-Lech-Mangfall-Klinik, Garmisch-Partenkirchen
Name auf Anfrage	Angehörigernvertreter/-in
Name auf Anfrage	Betroffenenvertreter/-in
Dr. med. Thomas Aubel	Klinik Essen-Mitte

1.2.4 Konsensuskonferenz 2017

In der Konsensuskonferenz hatten folgende Mitglieder Stimmrecht:

Stimmzahl	Funktion/Organisation	Vertreten durch
1	Deutsche Gesellschaft für Bipolare Störungen (DGBS)	Name auf Anfrage
1	Deutsche Gesellschaft für Psychiatrie, Psychotherapie und Nervenheilkunde (DGPPN)	Prof. Dr. med. Peter Falkai
1	Berufsverband deutscher Psychiater (BVDP)	Dr. med. Christa Roth-Sackenheim
1	Berufsverband deutscher Nervenärzte (BVDN)	Dr. med. Roland Urban
1	Deutsche Gesellschaft für Psychologie (DGPs)	Prof. Dr. phil. Martin Hautzinger
1	Bundesdirektorenkonferenz (BDK)	PD Dr. med. Harald Scherk, M.A.
1	Deutschen Gesellschaft für Allgemeinmedizin und Familienmedizin (DEGAM)	Dipl.-Soz. Martin Beyer

In der Konsensuskonferenz hatten folgende Mitglieder Stimmrecht:

Stimm-zahl	Funktion/Organisation	Vertreten durch
1	Arbeitskreises der Chefärztinnen und Chefärzte der Kliniken für Psychiatrie und Psychotherapie von Allgemeinkrankenhäusern in Deutschland (ACKPA)	Dr. Claudia Birkenheier
1	Arzneimittelkommission der deutschen Ärzteschaft (AKdÄ)	Prof. Dr. med. Tom Bschor
1	DGBS Referat Betroffene	Name auf Anfrage
1	Bundesverband Psychiatrie-Erfahrener (BPE)	Name auf Anfrage
1	DGBS Referat Angehörige(nteam)	Name auf Anfrage
1	Bundesverband der Angehörigen psychisch Kranker (BApK)	Name auf Anfrage
1	AG Trialog, Wissensvermittlung, Selbsthilfe und Peer-Support	Prof. Dr. Thomas Bock
1	AG Diagnostik	Prof. Dr. med. Martin Schäfer
1	AG Pharmakotherapie	Prof. Dr. med. Dr. rer. nat. Michael Bauer
1	AG Psychotherapie	Prof. Dr. phil. Martin Hautzinger/Prof. Dr. phil. Thomas D. Meyer
1	AG Nicht-medikamentöse somatische Therapieverfahren	PD Dr. med. Frank Padberg
1	AG Versorgung und Versorgungssystem	Prof. Dr. med. Peter Brieger

1.2.5 Reviewgruppe 2018–2019

Am Reviewverfahren nahmen aktuell folgende nicht in der Konsensuskonferenz stimmberechtigte Fachgesellschaften, Verbände und Organisationen aktiv teil:

- Deutscher Verband der Ergotherapeuten e.V.
- Deutsche Psychotherapeuten Vereinigung
- Deutsche Gesellschaft für Verhaltenstherapie e.V.
- Deutsche Gesellschaft für Gerontopsychiatrie und Gerontopsychotherapie
- Bundesarbeitsgemeinschaft Künstlerische Therapien
- Deutsche Gesellschaft für Rehabilitationswissenschaften e.V.
- Deutsche Gesellschaft für wissenschaftl. Gesprächspsychotherapie e.V.
- Berufsverband Deutscher Psychologinnen und Psychologen
- Dachverband Deutschsprachiger Psychosen Psychotherapie
- Deutsche Gesellschaft für Soziale Psychiatrie e.V.
- Deutsche Gesellschaft für Suizidprävention
- Gesellschaft für personzentrierte Psychotherapie und Beratung e.V

1.3 Methodik

Leitlinien im herkömmlichen Sinne stellten weitgehend Meinungen einer häufig eher kleineren Expertengruppe dar. In der Klassifizierung der Arbeitsgemeinschaft der Wissenschaftlichen Medizinischen Fachgesellschaften (AWMF) entspricht dies der Entwicklungsstufe 1 (S1). Bei der nächst höheren Entwicklungsstufe 2 (S2) erfolgt entweder eine formale Evidenzrecherche oder eine formale Konsensfindung. Die Entwicklungsstufe 3 (S3) als höchste Stufe verknüpft fünf Elemente der systematischen Leitlinienentwicklung: (1) Logik, (2) Evidenzbasierung, (3) Konsens, (4) Entscheidungsanalyse (wo nötig und umsetzbar) und (5) Outcome-Analyse (AWMF und ÄZQ 2008). Dieses Niveau entspricht höchsten Ansprüchen an eine Leitlinienentwicklung (siehe auch Eccles et al. 1996), die heute auch international einheitlich definiert werden.

1.3.1 Leitlinienfragestellungen

Die Leitlinienfragestellungen wurden von der Steuergruppe formuliert und in den themenspezifischen Arbeitsgruppen bearbeitet. Als Basis wurden 2012 die Schlüsselfragestellungen der britischen Leitlinie des National Institute of Clinical Excellence (NICE) „Bipolar disorder: the management of bipolar disorder in adults, children and adolescents, in primary and secondary care" (O'Dowd 2006) genutzt, welche, wo nötig, spezifiziert und erweitert wurden. Zu Themen, die nicht abgedeckt waren, wurden von der Steuergruppe eigene Fragen entwickelt.

1.3.2 Evidenzgrundlage und Empfehlungsgenerierung

1.3.2.1 Recherche und Bewertung publizierter Leitlinien

1.3.2.1.1 Systematische Recherche zur S3-Leitlinie Bipolare Störungen 2012

Die systematische Recherche nach aktuellen, bereits publizierten, deutsch- oder englischsprachigen Leitlinien zum Thema Diagnostik und Therapie Bipolarer Störungen wurde für die Version 2012 in der G.I.N. Database (Guidelines International Network: http://www.g-i-n.net) und in den Webseiten der medizinischen Fachgesellschaften (Ärztliches Zentrum für Qualität in der Medizin: http://www.leitlinien.de) durchgeführt und über eine Handsuche im Internet und in Fachzeitschriften ergänzt. Die Recherche ergab acht internationale und zwei nationale Behandlungsleitlinien zum Thema Bipolarer Störungen (Tab. 1.1).

Die zehn Leitlinien wurden für die Leitlinie 2012 mit dem Deutschen Instrument zur methodischen Leitlinienbewertung (DELBI) der AWMF beurteilt. Das Instrument DELBI stützt sich auf das Instrument der AGREE Collaboration (AGREE Collaboration 2001) und berücksichtigt neben der methodischen Qualität der Leitlinien auch die Anwendbarkeit der Leitlinien im deutschen Gesundheitssystem (AWMF und ÄZQ 2008). Nach der

Tab. 1.1 Nationale und Internationale Leitlinien zu Bipolaren Störungen

Leitlinie	Jahr
National	
• Deutsche Gesellschaft für Psychiatrie, Psychotherapie und Nervenheilkunde (DGPPN 2000): Behandlungsleitlinie Affektive Störungen	2000
• Deutsche Gesellschaft für. Kinder- und Jugendpsychiatrie und Psychotherapie (DGKJP 2007): Behandlungsleitlinie Affektive Störungen	1999
International	
• Agency for Healthcare Research and Quality (AHRQ 2007): Practice parameter for the assessment and treatment of children and adolescents with bipolar disorder.	2007
• National Institute for Clinical Excellence (NICE 2006): Bipolar disorder: the management of bipolar disorder in adults, children and adolescents, in primary and secondary care.	2006
• Canadian Network for Mood and Anxiety (CANMAT 2005): Treatments Guidelines for the management of patients with bipolar disorder: consensus and controversies.	2005
• The World Federation of Societies of Biological Psychiatry (WFSBP 2004): Guidelines for the Biological Treatment of Bipolar Disorders	2004
• Royal Australian and New Zealand College of Psychiatrists (NZGG 2004): Australia and New Zealand Clinical Practice Guidelines for the treatment of Bipolar Disorder.	2004
• British Association for Psychopharmacology (BAP Guidelines 2003): Evidence-based guidelines for treating bipolar disorder: Recommendations from the British Association for Psychopharmacology.	2003
• Agency for Healthcare Research and Quality (AHRQ 2002): Practice Guideline for the treatment of patients with bipolar disorder (revision).	2002
• Expert Knowledge Systems, LLC – Expert Consensus Guideline Series: Medication Treatment of Bipolar Disorder.	2000

Bewertung wurde entschieden, dass sich *keine* der Leitlinien für eine Adaptation (d. h. für eine Anpassung auf unseren Versorgungskontext) eignet. Um die Effizienz der systematischen Literaturrecherche zu erhöhen, wurde die Studienbasis der Leitlinie des britischen National Institute of Clinical Excellence (NICE) „Bipolar disorder: the management of bipolar disorder in adults, children and adolescents, in primary and secondary care" von 2006 (O'Dowd 2006) genommen, so dass die neuen Recherchen (mit Adaptierung der NICE-Suchstrategie in den Datenbanken MedLine, Embase, PsychInfo und CINAHL und PsychLit) auf den Publikationszeitraum ab Mitte 2005 und auf in der britischen Leitlinie nicht bearbeitete Fragen fokussiert werden konnten. Zusätzlich wurden auch Studientypen über klinische Studien hinaus berücksichtigt. Update-Recherchen für die Leitlinienversion 2012 erfolgten Anfang 2007, Ende 2008, Mitte 2009 und Mitte 2010 (letztere ausschließlich in MedLine).

Die Suchstrategie ist in Anhang A5 skizziert.

Nach Dokumentation der Trefferzahl, Abgleich der Treffer mit bereits vorhandener Literatur (aus der Evidenzbasis der NICE-Leitlinie 2006, im Update 2014) und Ausschluss von Duplikaten wurden Titel und Abstracts auf ihre Relevanz für die Leitlinie hin gesichtet. Dabei wurden Vollpublikationen kontrollierter klinischer Studien (einschließlich RCT und kontrollierter Beobachtungsstudien, so relevant, eingeschlossen. Bei Studienpopulationen, die nicht nur bipolare Patienten umfassten, wurden separate Baseline- und Ergebnisdaten für diese Patientengruppe gefordert. Ausgenommen von dieser Forderung waren Studien, die unter 10 % der Gesamtstichprobe unipolar depressive, schizoaffektive oder zyklothyme Patienten eingeschlossen hatten.

Meta-Analysen wurden nur berücksichtigt, wenn diese alle relevanten Studien zur Fragestellung berücksichtig hatten und unter den eingeschlossenen Studien keine von uns ausgeschlossene Studie war. Die folgenden Literaturquellen konnten zur Information genutzt werden, bildeten jedoch nicht die Evidenzgrundlage für die Empfehlungsgenerierung: Buch- oder Kongressbeiträge (inkl. Abstracts), unkontrollierte klinische und Beobachtungsstudien, systematische Reviews ohne Meta-Analyse. Unveröffentlichte Daten wurden nicht bei den Herstellern angefragt, im Rahmen eingeschlossener Meta-Analysen konnten sie in die Evidenzbasis eingehen.

Im Falle von Relevanz und Erfüllung der oben genannten Kriterien wurden die zugehörigen Volltexte bestellt (auch bei Unklarheit), und deren Qualität durch die Projektgruppe beurteilt.

1.3.2.1.2 Systematische Recherche für das Update 2019

Für das aktuell vorliegende Update 2019 wurde zum einen die Studienbasis der Leitlinie des britischen National Institute of Clinical Excellence (NICE) „Bipolar disorder: the management of bipolar disorder in adults, children and adolescents, in primary and secondary care" von 2014 (National Institute for Health and Care Excellence (NICE) 2014) genutzt, so dass die neue Update-Recherche in MedLine auf den Publikationszeitraum 2014 bis 19. September 2016 und auf in der britischen Leitlinie nicht bearbeitete Fragen fokussiert werden konnte.

1.3.2.2 Bewertung der Qualität der Studien

Zunächst war eine Nutzung der in der NICE-Leitlinie erfolgten Qualitätsbeurteilungen geplant. Diese waren jedoch ausschließlich für die Kriterien Randomisierung und Concealment eindeutig beschrieben. Daher erfolgte eine Neubewertung der Qualität der gesamten relevanten Studien mittels eigens erstellter Qualitätschecklisten mit bis zu 19 Hauptkriterien zur internen und externen Validität (siehe Anhang A6-1). Von der Vergabe eines Summenscores wurde abgesehen (auch gewichtete Summenscores sind nicht immer sinnvoll (siehe auch Moher et al. 1999; Juni et al. 1999)), da hiermit z. B. Defizite in entscheidenden Qualitätskriterien durch eine Anzahl guter Ergebnisse betreffend nachrangiger Punkte „ausgeglichen" werden können.

Die Projektgruppe wurde im Rahmen eines Projektgruppentreffens und in einer Telefonkonferenz bezüglich der Methodik zur Studienbewertung geschult. Darüber hinaus wurden pro Durchlauf zwei Studien parallel von mehreren Projektgruppenmitgliedern bewertet und der Vergleich der Ergebnisse ausgewertet. Bei Unstimmigkeiten wurde die Originalliteratur erneut geprüft. Im Rahmen der Datenextraktion (s.u., nur für Version 2012) wurden die Bewertungen jeder Studie unabhängig überprüft.

Anzahlen gesichteter sowie ein- und ausgeschlossener Studien sind in Anhang A5 skizziert.

1.3.2.3 Evidenzbewertung pro Studie

Anhand der Qualitätschecklisten wurde jede Studie in Anlehnung an das SIGN-Schema (Scottish Intercollegiate Guidelines Network (SIGN) 2011) (Tab. 1.2) (Keaney und Lorimer 1999; Lowe und Twaddle 2005) einem Evidenzlevel zugeordnet.

Vor Beginn der Bewertungen wurde festgelegt, welche Kriterien der Qualitätschecklisten für das Erreichen der Evidenzlevel erfüllt sein mussten: So wurde beispielsweise ein RCT von 1++ auf 1-abgewertet, wenn keine doppelte Verblindung (d. h. für Therapeut und Patient) oder keine Randomisierung vorlag oder die Baseline-Vergleichbarkeit der Patienten in den Studienarmen nur eingeschränkt beurteilbar war. Zu letzterem wurden Daten zu Alter bei Studienbeginn, Geschlecht, Schwere der Erkrankung in der Anamnese (operationalisiert z. B. durch die Anzahl der Vorepisoden oder der Hospitalisierungen) und Schwere der Erkrankung zu Studienbeginn (operationalisiert z. B. durch den Punktwert in Symptomskalen) gefordert. Fehlten Angaben zu mindestens einer dieser Variablen, wurde Baseline-Vergleichbarkeit bei einer Fallzahl von 50 Patienten pro Studienarm angenommen (da dann bei adäquater Randomisierung davon ausgegangen werden kann, dass allenfalls kleinere Unterschiede bestehen sollten). War die Fallzahl pro Studienarm geringer, wurde die Studie als nicht-kontrollierte Studie betrachtet, was höchstens zu einem Evidenzlevel von 2-führen konnte. Zu einer Abwertung von 1++ auf 1+ kam es, wenn bspw. die Randomisierung nicht adäquat beschrieben worden war, kein validiertes Instrument zur Diagnosestellung genutzt wurde oder eine Diagnosestellung durch mindestens zwei

Tab. 1.2 SIGN-Schema

Evidenz-Level	
1++	Qualitativ hochwertige Meta-Analysen oder systematische Reviews von „randomized controlled trials" (RCTs), oder RCTs mit einem sehr geringen Risiko für Bias
1+	Gut durchgeführte Meta-Analysen oder systematische Reviews von RCTs, oder RCTs mit einem geringen Risiko für Bias
1-	Meta-Analysen oder systematische Reviews von RCTs oder RCTs mit einem hohen Risiko für Bias
2++	Qualitativ hochwertige systematische Reviews von Kohorten- oder Fall-Kontroll-Studien oder qualitativ hochwertige Fall-Kontroll- oder Kohortenstudien mit einem sehr geringen Risiko für Confounding, Bias oder Zufall und einer hohen Wahrscheinlichkeit, dass der Zusammenhang kausal ist
2+	Gut durchgeführte Fall-Kontroll- oder Kohortenstudien mit einem geringen Risiko für Confounding, Bias oder Zufall und einer moderaten Wahrscheinlichkeit, dass der Zusammenhang kausal ist
2-	Fall-Kontroll- oder Kohortenstudien mit einem hohen Risiko für Confounding, Bias oder Zufall und einem erheblichen Risiko, dass der Zusammenhang nicht kausal ist
3	Nicht-analytische Studien, zum Beispiel Fallberichte, Fallserien
4	Expertenmeinung

unabhängige psychiatrisch erfahrene Personen erfolgt war oder keine statistische Auswertung im ITT (Intention-to-Treat)-Sample erfolgte. Alle genannten Festlegungen wurden bereits für die Version 2012 in der Steuergruppe diskutiert und beschlossen.

In einem ersten Schritt wurden für die Arbeitsgruppen die Studien zusammengestellt, welche die Evidenzlevel 1++, 1+ oder 1-erreichten. Waren für eine Fragestellung keine Studien dieses Levels vorhanden, konnten auch Studien des Levels 2 abgefragt werden.

1.3.2.4 Datenextraktion (nur für Version 2012)

Für die Arbeitsgruppenarbeit wurden aus den eingeschlossenen Studien, die für die Einschätzung des Studiendesigns, der untersuchten Patientenklientel, der Interventionen und der Ergebnisse notwendigen Daten, in eigens erstellte Vorlagen (siehe Anhang A6-2) extrahiert. Dies war mit einer Übersetzung ins Deutsche verbunden, damit auch Arbeitsgruppenmitglieder mit eingeschränkten Englischkenntnissen die Studiendaten einschätzen konnten.

Bei der Diskussion über die zu extrahierenden und später bei der Evidenzbewertung zu berücksichtigenden Ergebnisse stellte sich die Frage nach der Relevanz berichteter Endpunkte. Hier wurden im Sinne einer Outcome-Analyse (Kopp et al. 2003) die folgenden Parameter als relevant definiert:

- Objektive Parameter:
    - Psychopathologie mit Schwere der Symptomatik durch Fremdratings (Remission, Response, Veränderung in Ratings)
    - Gesamtzahl der Studienabbrüche
    - Unerwünschte Wirkungen (Studienabbrüche auf Grund unerwünschter Wirkungen, wesentliche unerwünschte Wirkungen)
- Subjektive Parameter:
    - Psychopathologie mit Schwere der Symptomatik durch Selbstratings (Remission, Response, Veränderung in Ratings)
    - Lebensqualität.

Der Endpunkt Erhalt bzw. Wiedererlangung sozialer Teilhabe wird in klinischen Studien nur unzureichend erfasst, so dass hier der Endpunkt Lebensqualität als Indikator genutzt werden musste, der jedoch in den Studien wiederum auch nur eher selten strukturiert erfasst wurde.

1.3.2.5 Bewertung der Evidenz pro Leitlinienfragestellung

Die (studienübergreifende) Evidenz pro Leitlinienfragestellung wurde in den Arbeitsgruppen in Anlehnung an GRADE ((Atkins et al. 2004), The Grading of Recommendations Assessment, Development and Evaluation (short GRADE) working group: www.gradeworkinggroup.org) bewertet. Dabei wurde eingangs die Evidenz für die relevanten Outcomes, Wirksamkeit und unerwünschte Wirkungen beurteilt. Dann wurde das Ausgangsniveau festgelegt, was für randomisierte Studien bei „hoch" und für Beobachtungsstudien bei „niedrig" lag. Dann wurden die folgenden Kriterien für die Effektivität und die unerwünschten Wirkungen separat eingeschätzt:

- Vorhandensein von Limitierungen der Studienqualität (schwerwiegende = Herabstufung um eine Stufe oder sehr schwerwiegende = Herabstufung um zwei Stufen)
- Vorhandensein wichtiger Inkonsistenzen (d. h. Abweichungen der Ergebnisse verschiedener Studien) (Herabstufung um eine Stufe)
- Vorhandensein von Unsicherheit bezüglich der Direktheit (d. h. inwieweit die Patientenklientel, die Studienfragestellung und die gewählten Interventionen und Endpunkte uns helfen konnten, unsere Frage für unsere Zielpopulation zu beantworten) (leicht = Herabstufung um eine Stufe oder gravierende = Herabstufung um zwei Stufen)
- Datenlage (unpräzise oder spärlich = Herabstufung um eine Stufe).

Somit konnte beispielsweise eine Evidenz aus drei RCT z. B. von eingangs „hoch" auf „niedrig" herabgestuft werden, wenn die Studienqualität der Studien als mit einem hohen Risiko für Bias (d. h. systematische Verzerrung) behaftet eingeschätzt worden war und die Ergebnisse der Studien inkonsistent, d. h. voneinander abweichend waren.

Die Wahrscheinlichkeit des Vorliegens von Reporting bias (d. h. systematische Verzerrungen durch eingeschränktes Berichten) wurde nicht eingeschätzt, da wir dies als für uns nicht möglich erachteten.

Am Ende wurde die Evidenz pro Leitlinienfragestellung abschließend als „hoch", „moderat" oder „niedrig" eingestuft (eine Unterscheidung in „niedrig" und „sehr niedrig" wurde nicht vorgenommen.

Siehe Anhang A6-3 für die Formatvorlage.

1.3.2.6 Empfehlungsgenerierung

Unter Nutzung der oben beschriebenen Einschätzung der Evidenz pro Fragestellung wurden Empfehlungsentwürfe generiert, welche der Konsensuskonferenz vorgelegt wurden. Hier wurde mittels eines formalen Konsensusverfahrens mit Moderation durch Mitarbeiter der AWMF versucht, Konsens herzustellen. Dabei wurde die Strategie eines Nominalen Gruppenprozesses genutzt (siehe auch Kopp et al. 2007). Hier wurden jeweils die zu konsentierenden Statements und Empfehlungen präsentiert. Dann erfolgte pro Statement bzw. Empfehlung eine Phase der „Stillen Notiz", in der jeder Teilnehmer für sich bzw. seine absendende Organisation reflektieren konnte, welcher Empfehlung bzw. Statement und welchem Empfehlungsgrad er nicht zustimmen könnte, und ob er Ergänzungen oder Alternativen vorschlagen wolle. Die Stellungnahmen wurden im Umlaufverfahren registriert und es erfolgte eine Zusammenfassung der Kommentare durch den Moderator. Danach erfolgte eine Vorabstimmung über die Diskussion der einzelnen Kommentare mit der Erstellung einer Rangfolge. Anschließend wurden die Diskussionspunkte debattiert bzw. diskussiert. Am Ende erfolgte die endgültige Abstimmung über jede Empfehlung und alle Alternativen. Dieser Prozess wurde für jede Empfehlung bzw. jedes Statement durchgeführt.

Aspekte, die zu einer Herauf- oder Herabstufung des vorgeschlagenen Empfehlungsgrades führen konnten, waren z. B. die gefundenen Effektstärken, das Nutzen-Risiko-Verhältnis, ethische Aspekte, Patienten- und Angehörigenpräferenzen sowie die Anwendbarkeit und Umsetzbarkeit der Empfehlungen. Dabei war eine Herauf- oder Herabstufung um mehr als einen Empfehlungsgrad nur in begründeten Ausnahmefällen zulässig.

Folgende Empfehlungsklassen wurden in Übereinstimmung mit den AWMF-Definitionen vergeben:

- A (starke Empfehlung) (hier wird formuliert: „soll" eingesetzt o. ä. werden)
- B (einfache Empfehlung) (hier wird formuliert: „sollte" eingesetzt o. ä. werden)
- 0 (Null) (Empfehlung offen) (hier wird formuliert: „kann" eingesetzt o. ä. werden).
- Eine Empfehlung nach klinischem Konsens (KKP) wurde in Fällen formuliert, in denen z. B. Studien auf Grund ethischer Überlegungen nicht zu erwarten sind oder solche methodisch nicht umzusetzen sind. Der Empfehlungsgrad KKP ist als gleichwertig gegenüber den evidenzbasierten Empfehlungsgraden A bis 0 zu betrachten, die Art der Formulierung drückt dann die Stärke der Empfehlung aus.

Statements sind in Fällen formuliert worden, in denen z. B. keine adäquate Evidenz gefunden wurde, und dennoch eine Aussage festgehalten werden sollte.

In der Abstimmung wurde ein starker Konsens ($\geq$ 95 %) der Stimmen) angestrebt. In Fällen mit schwachem ($\geq$ 75 %) oder keinem Konsens erfolgt die Überarbeitung der Empfehlung und die erneute Diskussion in der Konsensusrunde. In Fällen, in denen kein wenigstens schwacher Konsens erreicht werden konnte, wurde entschieden, wie mit dem Sachverhalt zu verfahren ist. In Fällen von Veto gegen eine Empfehlung wird dies unter der Empfehlung offengelegt.

Insgesamt sind in der Version 2019 234 Empfehlungen und Statements enthalten.

1.3.3 Aufgaben der Leitliniengruppen

In der *Projektgruppe* erfolgte die Bewertung vorhandener nationaler und internationaler Leitlinien (für die Version 2012), die Koordination und Durchführung der systematischen Literaturrecherchen, die Aufarbeitung der Publikationen aus der NICE-Guideline, die kritische Bewertung der Literatur anhand der oben genannten Qualitätschecklisten, die Datenextraktion (für die Version 2012), die Zusammenstellung der Evidenz mit Qualitätsbewertung für den Bewertungsprozess in den Arbeitsgruppen, die Überarbeitung der Empfehlungen und Statements nach den Konsensuskonferenzen und dem Delphi-Verfahren und die Überarbeitung der Textbausteine für das Leitliniendokument.

In der *Steuergruppe* wurden das grundsätzliche methodische Vorgehen bei der Leitlinienerstellung, die Ziele und Inhalte und die klinischen Fragestellungen diskutiert und beschlossen.

In den *themenspezifischen Arbeitsgruppen* wurden, soweit vorhanden, die Evidenz pro Fragestellung in Anlehnung an GRADE bewertet und Entwürfe für Empfehlungen und Statements generiert.

Die *Konsensuskonferenz* stimmte die Empfehlungsentwürfe aus den Arbeitsgruppen in einem formalen Konsensusverfahren (s.u.) ab.

Die *Reviewgruppe* erhielt die konsentierte Version der Leitlinie vor der Veröffentlichung und hatte die Möglichkeit, auf wesentliche Fehler hinzuweisen und Anregungen für Updates der Leitlinie zu geben.

Mitglieder des *Expertenpanels* (für die Version 2012) konnten in allen Phasen der Leitlinienentwicklung um ihre Expertise gebeten werden. Einige wurden in andere Leitliniengruppen berufen. Im Rahmen des erweiterten Reviewprozesses erhielten die Mitglieder des Expertenpanels wie die Reviewgruppe die konsentierte Version der Leitlinie vor der Veröffentlichung und hatte die Möglichkeit, auf wesentliche Fehler hinzuweisen und Anregungen für Updates der Leitlinie zu geben.

In Abb. 1.1 ist der Entwicklungsprozess nochmal skizziert.

1.3.4 Limitationen

Bei der Nutzung der vorliegenden Leitlinie müssen entscheidende Limitationen berücksichtigt werden, die an verschiedenen Punkten im Entwicklungsprozess auf die Empfehlungsformulierung eingewirkt haben können. Die Wesentlichen werden im Folgenden beschrieben, wobei die Reihenfolge keine Gewichtung darstellt.

Die **Frage, welches Studiendesign das methodisch Hochwertigste für eine bestimmte Fragestellung ist**, lässt sich nicht immer leicht beantworten. In der vorliegenden Leitlinie wurde für die meisten Fragestellungen die randomisierte, kontrollierte Studie, die zusätzlich mindestens den Patienten und den Therapeuten verblindet hält, als mit dem geringsten Risiko für Bias behaftet angesehen und bevorzugt berücksichtigt. Hochwertige kontrollierte Beobachtungsstudien lagen weitestgehend nicht vor. Gerade in der Psychotherapie-Bewertung jedoch stießen wir an Grenzen der Einschätzbarkeit des Risikos für Verzerrungen bzw. dessen Wertigkeit gegenüber notwendigen Voraussetzungen für die Wirksamkeit der Interventionen: ist das Biasrisiko in einer kontrollierten, nichtverblindeten Psychotherapiestudie hoch (wie wir es für eine pharmakologische Studie unterstellen), oder gefährdet die Verblindung die Wirksamkeit einer Intervention, bei der der Patient das Prinzip der Intervention verstehen und aktiv mitarbeiten muss? Der Wissenschaftliche Beirat Psychotherapie der Bundesärztekammer und der Bundespsychotherapeutenkammer hat zu diesen Fragestellungen 2010 ein revidiertes Methodenpapier vorgelegt, was für zukünftige Leitlinienentwicklungsprojekte und Updates der hier vorliegenden Leitlinie gesichtet werden sollte (WBP 2010). Gleiches gilt auch für therapeutische Interventionen die z. B. im Rahmen der Ergotherapie eingesetzt werden.

Die **Abwägung von Nutzen und Risiken** einer Intervention stellte oft eine Herausforderung dar. Während die Qualität der Evidenz für die Nutzenbewertung über die letzten

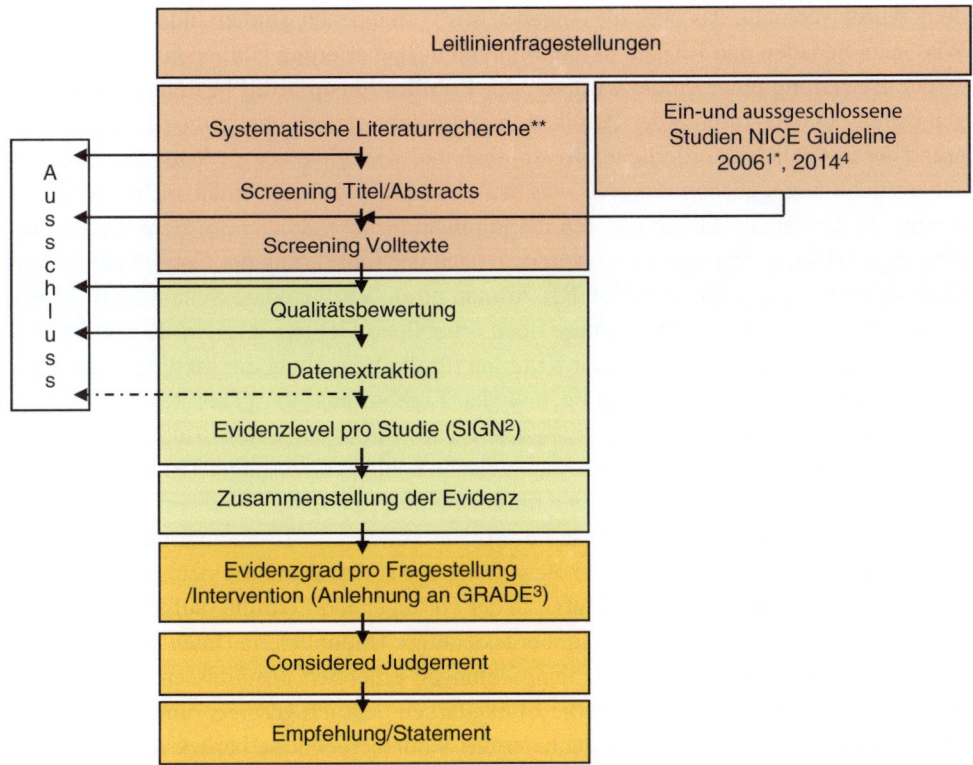

Abb. 1.1 Entwicklungsprozess von den Leitlinienfragestellungen bis zur Empfehlung. The management of bipolar disorder in adults, children and adolescents, in primary and secondary care, NICE 2006, [2]Guidelines of the Scottish Intercollegiate Guidelines Network Grading Review Group, [3]Grading of Recommendations Assessment, Development and Evaluation, [4]The management of bipolar disorder in adults, children and adolescents, in primary and secondary care, NICE 2014. *Literatur bis Mitte 2005, **ab 2005 neue Recherche mit NICE-Suchkriterien + Recherche für zusätzliche Fragestellungen, für das Update ab 2014 neue Suche bis 19.09.2016 + Recherche für zusätzliche Fragestellungen

Jahre gestiegen ist, kann dies für die Evidenz zu Schadenspotentialen so nicht ausgesagt werden. In den meisten klinischen Studien werden keine Hypothesen zu potentiellen Schäden oder unerwünschten Ereignissen aufgestellt, und diese werden auch nicht in primären Endpunkten untersucht. Sowohl die Erfassung als auch die Publikationsqualität ist hier häufig unzureichend (Strech et al. 2010). Gerade zur validen Erfassung seltener Ereignisse reichen die Beobachtungszeit und die Fallzahl oft nicht aus (siehe auch Chou et al. 2010). Qualitativ hochwertige kontrollierte Beobachtungsstudien mit einer ausreichend langen Laufzeit, die eine Erfassung ermöglichen und zudem eine bessere Generalisierbarkeit der Ergebnisse bieten würden, fehlten zu allen Fragestellungen. Register sind (wenn überhaupt vorhanden) freiwillig und keineswegs vollständig. Im Rahmen der Konsensfindung wurde versucht, das über die Angaben aus vorhandenen Studien hinaus bestehende Wissen zu Schäden und Risiken in die Empfehlungsgenerierung einfließen zu lassen.

Die Bewertung einer Studie wird von der **Publikationsqualität** beeinflusst. Rückfragen waren bei den Autoren der Publikationen nur sehr eingeschränkt möglich (u. a. aufgrund der zusätzlich erforderlichen Ressourcen und weil viele der als Korrespondenzverantwortliche angegebenen Autoren wegen Arbeitsplatzwechseln nicht mehr erreichbar waren). In den letzten Jahren hat sich die Publikationsqualität auch im Bereich von Studien zu psychiatrischen Interventionen, u. a. nach der Einführung der Consolidated Standards of Reporting Trials (CONSORT, Altman et al. 2001 Update Schulz et al. 2010), verbessert. Es bestehen jedoch immer noch erhebliche Defizite auch im Reporting entscheidender und weiterhin relevanter Kriterien für die Bewertung der Methodik, der Charakterisierung der Studienpopulation und der Ergebnisaussage (Thornley und Adams 1998; Strech et al. 2010; Cipriani et al. 2007). Dies führte dazu, dass Studien auf Grund des nicht einschätzbaren Risikos für systematische Fehler/Verzerrungen (Bias) in der Qualitätsbewertung heruntergestuft werden mussten (siehe oben).

Evidenzbasierte Empfehlungen sind umso wertvoller, je vollständiger und je weniger verzerrt die Evidenzbasis ist. Bei der Bewertung der vorhandenen Evidenz zu den Fragestellungen blieben **unpublizierte Daten** in der vorliegenden Leitlinie (aufgrund der sonst benötigten erheblichen Ressourcen) unberücksichtigt. Unpublizierte Daten können jedoch potentiell die Validität der Leitlinienempfehlungen erheblich beeinflussen. Turner et al. zeigten für 12 Antidepressiva, dass die Effektstärken deutlich geringer eingeschätzt wurden, wenn alle (und nicht nur die publizierten) Studienergebnisse berücksichtigt wurden (Turner et al. 2008). Auch die abschließende Bewertung der Wirksamkeit von Reboxetin in der Akuttherapie depressiver Episoden durch das Institut für Qualität und Wirtschaftlichkeit ist ein solches Beispiel (Institut für Qualität und Wirtschaftlichkeit im Gesundheitswesen (IQWiG) 2011). Prinzipiell könnte beim oben bereits angesprochenen Instrument der Grading of Recommendations Assessment, Development and Evaluation (GRADE) Working Group ein Publikationsbias explizit gemacht werden und zu einer Abwertung der Qualität der Evidenz und damit ggf. auch der Empfehlungsstärke führen. Da den Leitlinienentwicklern die Einschätzung des jeweiligen Publikationsbias jedoch nur sehr schwer möglich war, wurde auf diese Möglichkeit verzichtet.

Unabhängig vom Publikationsbias kann ein **Sponsoreneinfluss** auf die Auswahl der in Studien untersuchten Interventionen, der veröffentlichten Ergebnisse und auf deren Interpretation bestehen. Bei einer vergleichsweise bescheidenen unabhängigen Förderung von Studienvorhaben bedingen Unterschiede im Vorhandensein wirtschaftlicher Interessen, Unterschiede im Umfang und der Qualität der Evidenz. Moderne pharmakotherapeutische Behandlungsmöglichkeiten werden deutlich häufiger untersucht und Ergebnisse publiziert als psychotherapeutische oder andere therapeutische Verfahren. Auch hier wurde im Rahmen der Konsensfindung versucht, z. B. auch Präferenzen der Patienten bezüglich Interventionen angemessen zu berücksichtigen.

Bei großen Fallzahlen können bereits kleinere **Effektstärken**, die nicht als klinisch relevant angesehen werden, als signifikanter Gruppenunterschied imponieren (unabhängig von der Frage, ob der individuelle Endpunkt von den Betroffenen als relevant empfunden wird (siehe Outcome-Analyse). Bei der Zusammenstellung der Evidenz pro Fragestellung für die Arbeitsgruppen wurden Effektstärken mitextrahiert oder zusätzlich berechnet, und als NNT/NNH dargestellt (auch im Leitlinientext). Es wurden jedoch keine Studienergebnisse aufgrund geringer Effektstärken ausgeschlossen. Welche Auswirkung die Effektstärken auf die Bewertung der Evidenz in den Arbeitsgruppen letztlich hatten, lässt sich individuell nur schwer abschätzen.

Für die **Konsensusfindung** wurde das Vorgehen eines Nominalen Gruppenprozesses genutzt. Für eine Teilnehmerstärke bis 20 abstimmungsberechtigte Personen wird diese Methode empfohlen. Diese bietet Vor- und Nachteile gegenüber anderen formalen Konsensusfindungsstrategien (wie der Strukturierten Konsensuskonferenz oder der Delphi-Technik). Vorteile sind eine lebendige Interaktion der Teilnehmer und gute Klärungsmöglichkeiten bei Bedarf. Mögliche Verzerrrungsgefahren bestehen u. a. in der Selektion der Teilnehmer und darin, dass sich einzelne Teilnehmer einer in der Gruppe vorherrschenden Meinung leicht anschließen.

Entscheidend für die Anwendbarkeit einer Leitlinie ist auch ihre **Aktualität**. Aufgrund des komplexen und ressourcenaufwendigen Prozesses der Erstellung konnte eine systematische Literaturrecherche letztmals am 19.09.2016 erfolgen. Im Falle des Erscheinens relevanter Publikationen nach diesem Zeitpunkt (das dem Entwicklerteam bekannt wird) werden diese auf der Leitlinien-Homepage mit einem Kurzkommentar versehen vorgestellt und in der geplanten Leitlinienüberarbeitung berücksichtigt.

Epidemiologie, Ätiopathogenese, Prognose und Prävention

DGBS, DGPPN

Inhaltsverzeichnis

2.1	Häufigkeit	21
2.2	Ursachen und Pathogenese	22
2.3	Prognose	22
2.4	Präventive Ansätze	23

In dieser Leitlinie wird ein knapper Überblick über die Häufigkeit, Risikofaktoren, Ätiopathogenese, Prognose und präventive Ansätze präsentiert. Für detailliertere Darstellungen wird auf Übersichtsarbeiten zum jeweiligen Thema verwiesen.

2.1 Häufigkeit

Bipolare Störungen treten mit einer Lebenszeitprävalenz (d. h. die Anzahl der bestehenden Erkrankungsfälle über den Lebensverlauf im Verhältnis zur Anzahl der Personen in der Bevölkerung in der gleichen Zeiteinheit) von etwa 3 % häufiger auf als früher angenommen (Baldessarini et al. 2000 Kessler et al. 1994; Weissman et al. 1996; Jonas et al. 2003; Szadoczky et al. 1998; Faravelli et al. 1990; Levav et al. 1993; Meyer et al. 2000; Kessler et al. 2005; Merikangas et al. 2007). Werden die sogenannten Bipolar-Spektrumserkrankungen (von Dunner et al. 1970 erstmals vorgeschlagen und von Klerman 1981 und Akis-

---

DGBS (✉)
Kempten, Deutschland

DGPPN
Berlin, Deutschland

© Deutsche Gesellschaft für Bipolare Störungen (DGBS) und Deutsche Gesellschaft für Psychiatrie, Psychotherapie- und Nervenheilkunde (DGPPN) 2020
M. Bauer et al. (Hrsg.), *S3-Leitlinie zur Diagnostik und Therapie Bipolarer Störungen*, https://doi.org/10.1007/978-3-662-61153-1_2

kal 1996 weiterentwickelt) mit berücksichtigt, so ist von einer Lebenszeitprävalenz von etwa 5 % auszugehen (Weissman und Myers 1978; Oliver und Simmons 1985; Heun und Maier 1993; Szadoczky et al. 1998; Angst 1998; Merikangas et al. 2007).

Die Inzidenz (d. h. die Neuerkrankungen) betrugen in einer repräsentativen Bevölkerungsstichprobe junger Menschen (bei Einschluss zwischen 14 und 24 Jahre alt) in einer Zeit von 10 Jahren kumulativ 2,9 % für manische, 4,0 % für hypomanische, 29,4 % für depressive und 19,0 % für subdepressive Episoden (Beesdo et al. 2009). Unipolar depressive und bipolare Erkrankungen begannen somit häufig bereits im jugendlichen und jungen Erwachsenenalter.

2.2 Ursachen und Pathogenese

Die Frage nach den Ursachen für die Entstehung Bipolarer Störungen kann derzeit nicht abschließend beantwortet werden. Wahrscheinlich ist eine multifaktorielle Genese. Neben einer relativ starken genetischen Komponente, welche wahrscheinlich Grundlage einer erhöhten Suszeptibilität (d. h. Sensibilität) für die Erkrankung ist, spielen Umwelteinflüsse (u. a. stress-vermittelt) und Persönlichkeitscharakteristika sicherlich eine entscheidende Rolle. Auch wenn zum Teil detaillierte Befunde einzelner Mechanismen bekannt sind, lässt sich ein die verschiedenen Forschungsergebnisse integrierendes ätiopathogenetisches Modell der Bipolaren Störungen nicht ableiten (für einen aktuellen Überblick siehe Haack et al. 2010).

2.3 Prognose

Bipolare Erkrankungen gehen mit einer hohen Rezidivrate einher, wobei der Verlauf individuell sehr variabel ist (Marneros und Brieger 2002). Ein größerer Teil der Patienten erleidet einige wenige Phasen, immerhin rund 10 % erleben jedoch mehr als 10 Episoden (APA Guidelines APA 1994; Goodwin und Jamison 2007). Zudem zeigen viele Patienten eine Residualsymptomatik, die das Risiko für eine Wiedererkrankung zusätzlich erhöht (Benazzi 2001) und dauerhafte Beeinträchtigungen des sozialen Funktionsniveaus (auch im Sinne der „Behinderung" gemäß dem deutschen Sozialrecht) bedeuten kann.

Eine besonders schwerwiegende Form der Erkrankung ist das Rapid Cycling, welches durch einen schnellen Wechsel von Phasen verschiedenen Typs gekennzeichnet ist und bis zu 20 % der Patienten, vor allem Frauen, betrifft.

Die folgenden Risikofaktoren für einen schweren bzw. chronischen Verlauf der Erkrankung wurden beschrieben:

Für häufig wiederkehrende Episoden:

- Junges Ersterkrankungsalter
- Weibliches Geschlecht

- Gemischte Episoden
- Schwerwiegende Lebensereignisse
- Psychotische Symptome
- Insuffizientes Ansprechen auf die phasenprophylaktische Therapie
- Rapid Cycling.

Für einen chronischen Verlauf:

- Häufige Episoden
- Prämorbide Persönlichkeitsmerkmale mit inadäquaten Copingstrategien
- Insuffizientes Ansprechen auf die Akut- und phasenprophylaktische Therapie
- Schlechte Compliance
- Komorbider Substanzmissbrauch
- Komorbidität mit anderen psychischen und somatischen Erkrankungen.

Schwerwiegende psychische Störungen, wie die Bipolaren Störungen, führen in ihrer Konsequenz häufig zu bio-psycho-sozialen Beeinträchtigungen. Für die Betroffenen und die Angehörigen ist im Verlauf der Erkrankung der Erhalt bzw. die Wiedererlangung sozialer Teilhabe wesentliches Ziel. Bipolare Störungen sind jedoch mit einem hohen Maß an Arbeits- oder gar Erwerbsminderung bzw. -unfähigkeit und vorzeitiger Berentung assoziiert, was für die Betroffenen bedrückend ist, eine adäquate Teilhabe verhindert und wiederum den Erkrankungsverlauf negativ beeinflussen kann und ungefähr 80 % der enormen gesundheitsökonomischen Belastung der Gesellschaft ausmacht (siehe auch Runge und Grunze 2004). Der National Comorbidity Survey (Kessler et al. 2006) zeigte bspw., dass bipolare Patienten in den USA im Mittel 66 Tage pro Jahr arbeitsunfähig waren (im Gegensatz zu 28 Tagen pro Jahr bei unipolar depressiven Patienten). Auch die (noch) verbreitete Stigmatisierung der Patienten und ihrer Angehörigen bedingt eine Barriere für eine adäquate gesellschaftliche Teilhabe. Bei der Betrachtung einer psychischen Erkrankung in ihrer Bedeutung für den jeweiligen Patienten hilft der Rückgriff auf das bio-psycho-soziale Modell der WHO, was der Internationalen Klassifikation der Funktionsfähigkeit, Behinderung und Gesundheit (ICF) zugrunde liegt und den gesamten Lebenshintergrund eines Menschen berücksichtigt (WHO 2001).

In den Kapiteln Diagnostik, Therapie und Versorgung der Leitlinie werden Statements und Empfehlungen dargestellt, die den Zielen der Patienten und ihrer Angehörigen bezüglich des Erhalts bzw. der Wiedererlangung sozialer Teilhabe dienen sollen.

2.4 Präventive Ansätze

Bipolare Erkrankungen manifestieren sich, wie oben bereits gezeigt, vornehmlich im jugendlichen- und jungen Erwachsenenalter. In der Regel werden Patienten mit bipolaren Erkrankungen erst 5 bis 10 Jahre nach Manifestation der Erkrankung erstmals korrekt diagnostiziert und adäquat behandelt (siehe auch Baldessarini et al. 2003; Pfennig et al. 2011). In dieser Latenzzeit erleiden viele der Betroffenen mehrere Erkrankungsphasen und sind einen erheblichen Teil der Zeit krank, vor allem depressiv (Baldessarini et al. 2003). Somit kommt dem frühzeitigen Erkennen und Einleiten einer adäquaten Behandlung eine bedeutende Rolle zu. Hier ist eine breite Aufklärung der Bevölkerung und spezifischer von mit möglichen Betroffenen in Kontakt stehenden Personen wichtig. Für den Themenbereich Suizidalität siehe den Punkt 6.9 in dieser Leitlinie für Bündnisse gegen Depression und Suizidalität sowie das Nationale Suizidpräventionsprogramm für Deutschland.

Spezifischer auf die Bipolaren Störungen bezogen siehe Punkt 4.4 dieser Leitlinie für Hinweise zum **Screening von Risikopersonen** für das Vorliegen Bipolarer Störungen und Punkt 4.9 für erste Initiativen zur **Früherkennung** Bipolarer Störungen (Sekundärprävention).

Ob die **Entstehung** psychischer und damit auch Bipolarer Störungen **verhindert** werden kann, kann aktuell nicht beantwortet werden. Initiativen zur Primärprävention im Bereich psychischer Störungen zielen u. a. auf das Erlernen günstiger Coping-Strategien und eine Stressreduktion ab (siehe auch Irrsinnig menschlich Leipzig e. V. 2011 und Munoz und Ying 1993).

Die DGPPN hat 2010 ein Referat zum Thema „Prävention psychischer Erkrankungen" gegründet. Als einer der ersten Schwerpunkte war es, die Versorgungssituation in der Früherkennung bipolarer Störungen in Deutschland zu untersuchen (Leopold et al. 2015). Im vom Referat herausgegebenen Handbuch Präventive Psychiatrie (Pfennig et al. 2017b) findet sich ein detaillierter Überblick zur möglichen Prävention bipolarer Störungen einschließlich des Standes der Risikoforschung, des Entwicklungsstandes der Präventionsprogrammatik und der Umsetzung in der Versorgungspraxis.

Trialog, Wissensvermittlung, Selbsthilfe, Peer-Support

DGBS, DGPPN

Inhaltsverzeichnis

3.1	Trialog Patient-Angehörige-Behandler	26
3.2	Voraussetzungen für das trialogische Handeln	27
3.3	Partizipative Entscheidungsfindung	29
3.4	Wissensvermittlung	30
3.5	Evidenzbasierte Patienteninformationen	33
3.6	Selbsthilfe	34
	3.6.1 Selbstmanagement	34
	3.6.2 Selbsthilfegruppen	35
	3.6.3 Peer-Support	37
	3.6.4 Familienhilfe	40

Hinweis: die genannte Evidenz bezieht sich *nicht ausschließlich* auf Patienten mit Bipolaren Störungen; für dieses Kapitel wurde auch Evidenz zu anderen psychiatrischen Erkrankungen gesichtet, wenn diese für unsere Fragestellungen relevant war und/oder keine Evidenz zu Patienten mit Bipolaren Störungen vorlag.

DGBS (✉)
Kempten, Deutschland

DGPPN
Berlin, Deutschland

© Deutsche Gesellschaft für Bipolare Störungen (DGBS) und Deutsche Gesellschaft für Psychiatrie, Psychotherapie- und Nervenheilkunde (DGPPN) 2020
M. Bauer et al. (Hrsg.), *S3-Leitlinie zur Diagnostik und Therapie Bipolarer Störungen*,
https://doi.org/10.1007/978-3-662-61153-1_2

3.1 Trialog Patient-Angehörige-Behandler

Der Begriff „Trialog" bezog sich ursprünglich auf Psychoseseminare, in welchen das Gespräch von Betroffenen, Angehörigen und professionellen Helfern auf neutralem Boden und auf gleicher Augenhöhe erfolgt. Dieses Vorgehen hat sich als Mittel zu einem besseren Verständnis aller Beteiligten bewährt. Das gemeinsame Gespräch bietet einen wechselseitigen Lernprozess an, der von allen Beteiligten gleichermaßen beeinflusst und genutzt werden kann. Diese Verständigung als Experten jenseits von Abhängigkeit, Verflechtung und zielgerichteter Veränderung hat für manche Patienten und Angehörige bereits eine heilsame Wirkung im Sinne von Empowerment (Therapie ohne Absicht) und dient der Verständigung innerhalb der Familie. Es gibt inzwischen Hinweise, dass die Teilnahme an Psychoseseminaren, die soziale Wahrnehmung verbessert und das Stigma-Risiko mindert (Bernhardt 2016; Biewener 2016). Die Idee des trialogischen Prinzips kommt auch bei anderen psychischen Krankheitsbildern zur Anwendung, wie etwa der bipolaren Erkrankung, bei Borderline-Störungen oder Zwangserkrankungen und findet auf unterschiedliche Weise Eingang in die psychiatrische Praxis (z. B. Behandlungsvereinbarungen, „open dialog" bei ersterkrankten Patienten). Darüber hinaus wurde dieses Konzept auf andere Ebenen übertragen (Lehre, Fortbildung, Qualitätssicherung, Beschwerdestellen, Öffentlichkeits- und Antistigmaarbeit, ansatzweise auch Forschung).

Inzwischen steht der Begriff „Trialog" für eine selbstverständliche, gleichberechtigte Zusammenarbeit von betroffenen Patienten, Angehörigen und Professionellen. Betroffene Patienten sind „Experten in eigener Sache", Angehörige haben eine wichtige Funktion bei der Alltagsbewältigung und Rückfallverhütung und professionell Tätige verfügen über das therapeutische Know-how. Diese Kompetenzen gilt es durch den Trialog gemeinsam zu nutzen. Der Trialog zwischen den beteiligten Gruppen ist aus der modernen Psychiatrie nicht mehr wegzudenken, auch wenn dieser Gedanke leider immer noch nicht überall die gebührende Akzeptanz findet. Wenn es gelingt, eine möglichst gleichberechtigte Behandlungsbeziehung zu etablieren und Angehörige möglichst selbstverständlich einzubeziehen, können individuelle und familiäre Ressourcen besser genutzt werden. Ein günstiger Krankheitsverlauf wird wahrscheinlicher, u. U. auch im Sinne einer Bereitschaft bzw. Fähigkeit, „gesund mit Krankheit zu leben". Eine in diesem Sinne trialogische Behandlungskultur ist regional unterschiedlich entwickelt; sie ist nicht nur von der Einstellung und Ausbildung der Therapeuten, sondern auch von der Bereitschaft sowie Fähigkeit aller Beteiligten und u. U. auch von der Krankheitsphase des Patienten abhängig. Insbesondere im ambulanten sowie im Home Treatment Setting ist sie unverzichtbar. Bipolare Patienten scheinen aufgrund ihrer Sensibilität für Selbstwertfragen und einen respektvollen Umgang besonders gut auf eine solche Behandlungskultur anzusprechen.

Auch die Antistigmaarbeit erfolgt heute weitgehend trialogisch in einer Form, die inzwischen weit über die Psychoseseminare oder Trialog-Foren hinausgewachsen ist. Beispielhaft sind hier Projekte wie „Irre menschlich" in Hamburg (www.irremenschlich.de, 20.11.2018), „Irrsinnig menschlich Leipzig e. V." (www.irrsinnig-menschlich.de, 20.11.2018) und „Basta" (das Bündnis für psychisch erkrankte Menschen in München, http://www.bastagegenstigma.

de/, 20.11.2018) sowie überregional das Aktionsbündnis seelische Gesundheit zu nennen; aber auch die gleichrangige Zusammenarbeit von Professionellen, betroffenen Patienten und Angehörigen in der Deutschen Gesellschaft für Bipolare Störungen e. V. (www.DGBS.de, 20.11.2018) sowie neuere Projekte wie „Experienced Involvement" (http://www.ex-in.info, 20.11.2018), in welchen betroffene Patienten mit „Erfahrung" als MitarbeiterInnen in psychiatrischen Bereichen tätig sein können. In Nürnberg gibt es ferner einen „Borderline Trialog" (www.borderlinetrialog.de/).

Auf der professionellen Seite setzt sich zunehmend die Erkenntnis durch, dass es hilfreich und letztlich sogar notwendig ist, nicht nur über, sondern mit den betroffenen Patienten und Angehörigen zu reden und sie als Experten aufgrund der eigenen Betroffenheit ernst zu nehmen und als gleichwertige Partner zu respektieren. Im Zusammenhang mit Bipolaren Störungen hat der Anspruch des Trialogs, auf Augenhöhe zu verhandeln und Angehörige selbstverständlich einzubeziehen, eine besondere Berechtigung: es gibt viele Angehörige – aus Primär- und Sekundärfamilie – die durch die Spannweite der Phasen oft stark involviert und belastet sind. Die trialogische Zusammenarbeit fördert daher das gegenseitige Verständnis für die mit der bipolaren Erkrankung verbundenen Probleme sowie die Generierung von allseitig akzeptierbaren Lösungen. Auf Seiten der Betroffenen stellt der Trialog zudem eine Option zu mehr Verantwortungsübernahme dar und hat eine aktive Selbstbestimmung und die Verbesserung der Fähigkeit zum Selbstmanagement zur Folge.

Statement	Empfehlungsgrad
Trialog1	**Statement**
Im Rahmen der Behandlung der Bipolaren Störung ist die trialogische Zusammenarbeit besonders wichtig. Sie ist eine wesentliche Voraussetzung für eine offene, vertrauensvolle und erfolgreiche Kooperation zwischen betroffenen Patienten, Angehörigen und anderen Bezugspersonen sowie Behandlern, auf deren Basis gemeinsame Interessen und Behandlungsziele verfolgt werden können. Ergebnisse der trialogischen Zusammenarbeit beschränken sich nicht nur auf die individuelle Therapiebeziehung, sondern haben Auswirkungen auf die angemessene Darstellung der Interessen der Patienten und Angehörigen in der Öffentlichkeit und Politik, auf die Qualitätsförderung und auf die Fortentwicklung der Versorgungsstrukturen. Die Teilnahme an trialogischen Foren kann der Krankheitsverarbeitung dienen.	

3.2 Voraussetzungen für das trialogische Handeln

Trialogisches Handeln setzt eine Beziehungskultur und wechselseitigen Respekt von betroffenen Patienten, Angehörigen und professionellen Helfern voraus. Dies weiter zu fördern ist Aufgabe von trialogischen Foren, Fortbildungen und Tagungen. In professionellen Fortbildungen verdient der trialogische Aspekt noch mehr Berücksichtigung und die direkte Beteiligung engagierter Betroffener und Angehöriger sollte selbstverständlicher sein.

Die gemeinsame Aufklärungs- und Anti-Stigma-Arbeit hat dabei eine besondere Bedeutung. Je mehr es gemeinsam gelingt, gesellschaftliche und individuelle Ängste und Vorurteile zu reduzieren, desto leichter ist es auch, angemessene Hilfe in Anspruch zu nehmen und zu fordern, desto größer wird auch der Spielraum für trialogisches Handeln im psychiatrischen Alltag.

Darüber hinaus gibt es aber strukturelle Voraussetzungen, die eine gleichberechtigte Zusammenarbeit begünstigen oder behindern: In einer stark zersplitterten, von Beziehungsbrüchen gekennzeichneten Versorgung kann wechselseitiges Vertrauen kaum wachsen. Notgedrungen dominieren allgemeine professionelle Standards und individuelle Behandlungsvereinbarungen haben nur geringe Chancen. Doch in einer gut koordinierten Versorgung mit möglichst kontinuierlichen Bezugstherapeuten, die möglichst unabhängig vom Behandlungsstatus zuständig sind, können wechselseitiges Vertrauen und Respekt für subjektive Erklärungsmodelle, individuelle Wünsche und soziale Ressourcen wachsen. Trialogisches Handeln wird demnach durch therapeutische Kontinuität begünstigt. Moderne Konzepte wie z. B. die von „Integrierter Versorgung" können tendenziell die Partialisierung der Ressourcen überwinden helfen und so trialogisches Handeln erleichtern. Umgekehrt sind die dann möglichen neuen Behandlungsformen wie Home Treatment und Assertive Community Treatment auf eine solche veränderte Beziehungskultur gerade angewiesen, um wirksam sein zu können. Zu modernen Versorgungskonzepten siehe auch das Kapitel Versorgung in dieser Leitlinie (Kap. 7).

Das Bemühen um Trialog kann und darf Datenschutzbestimmungen nicht aushebeln; doch dürfen diese umgekehrt auch nicht vorschnelle Bequemlichkeit legitimieren. Gerade Bipolare Störungen – mit ihrer besonderen Spannweite, Brisanz und höchst unterschiedlichen Episoden, Anforderungen und Belastungen – betreffen fast nie nur eine Person. Die jeweils spezifischen Belastungen und Konflikte möglichst aller unmittelbar Beteiligten in Primär- und Sekundärfamilie wahrzunehmen und zu berücksichtigen, kann deeskalierend wirken und den Krankheitsverlauf günstig beeinflussen.

Statement	Empfehlungsgrad
Trialog2	**Statement**
In professionellen Fort- und Weiterbildungen soll der trialogische Aspekt besonders berücksichtigt werden. Die direkte Beteiligung engagierter Betroffener, Angehöriger und anderer Bezugspersonen soll selbstverständlich sein.	

3.3 Partizipative Entscheidungsfindung

Neben dem Ansatz des Selbstmanagements (siehe unten) findet zunehmend auch das Modell der Partizipativen Entscheidungsfindung (engl.: shared decision making) Beachtung (Scheibler et al. 2003; Dierks et al. 2001; Klemperer 2003), das auf der Grundlage einer gleichberechtigten Kommunikation die gemeinsame Entscheidungsfindung von Behandler und Patient beinhaltet. Damit wurde die herkömmliche Sichtweise im Sinne des „doctor knows best" (im Deutschen sinngemäß „Der Arzt weiß schon, was richtig ist") durch eine Kommunikation auf einer Ebene abgelöst. Dafür ist von Seiten des professionellen Helfers Transparenz und von Seiten des Patienten Krankheitseinsicht und die Bereitschaft zu kritischer Selbstbeobachtung notwendig.

In der S3-Leitlinie unipolare Depression (DGPPN 2015) wurde der beispielhafte Ablauf bei einer Partizipativen Entscheidungsfindung wie folgt beschrieben:

1. Aufklärung über Diagnose, Verlauf und Prognose der Erkrankung sowie Angebot einer Partizipativen Entscheidungsfindung
2. Gleichwertigkeit der möglichen Behandlungsoptionen betonen („Equipoise")
3. Behandlungsmöglichkeiten und Risiken beschreiben
4. Explorieren von Verständnis, Gedanken und Befürchtungen des Patienten
5. Erwartungen und unterschiedliche Entscheidungspräferenzen erfassen
6. Entscheidung besprechen, treffen oder aufschieben
7. Folgevereinbarung treffen.

(nach Elwyn et al. 2001; Härter et al. 2005).

In der S3-Leitlinie unipolare Depression (DGPPN 2015) wird weiterhin ausgeführt, dass diese Form der Entscheidungsfindung besonders geeignet ist, wenn mehrere Therapieoptionen zur Wahl stehen, wenn die Konsequenzen der Entscheidung bedeutsam für Patienten sind, oder wenn Patienten sich Beteiligung ausdrücklich wünschen (Loh et al. 2007). In Situationen, in denen Patienten aufgrund der Schwere ihrer Erkrankung, z. B. sehr schwere Depression oder Manie, wahnhafte Depression oder Manie, Krisen- oder Notfallsituationen, in ihrer Einwilligungsfähigkeit eingeschränkt sind oder sich durch eine Beteiligung überfordert fühlen (Loh et al. 2007), kann sie dagegen weniger sinnvoll sein.

Empfehlung	Empfehlungsgrad
Trialog3	KKP
Über die gesetzlich vorgeschriebene Aufklärungspflicht hinaus soll mit dem Patienten im Rahmen einer partizipativen Entscheidungsfindung von Behandler, Patienten und, wenn zugestimmt, auch Angehörigen über mögliche Behandlungsstrategien und die damit verbundenen erwünschten Wirkungen und möglichen Risiken gesprochen und entschieden werden. Die Informiertheit des Patienten ist Grundlage kooperativer Entscheidungsfindung und Voraussetzung gesundheitsfördernden Verhaltens. Menschen mit unzureichenden Deutschkenntnissen sollten diese Information in ihrer Muttersprache erhalten können.	

(in Konsensuskonferenz (2017) geänderte Empfehlung: Textergänzung)

Empfehlung	Empfehlungsgrad
Trialog4	KKP
Schriftliche Behandlungsvereinbarungen können helfen, kritischen Phasen vorzubeugen und das Risiko von Zwang zu reduzieren. Ob das gelingt, hängt stark von der Qualität der Vereinbarung und des dialogischen Prozesses ab.	

(neue Empfehlung laut Konsensuskonferenz, 2017)

3.4 Wissensvermittlung

Erwartungs- und Zufriedenheitsanalysen von psychiatrischen Patienten und ihren Angehörigen zeigen, dass Patienten wie Angehörige vorrangig eine offene, verständliche Aufklärung über die Erkrankung, Möglichkeiten der Therapie und ihre Nebenwirkungen, sowie über Rehabilitationsmöglichkeiten wünschen (Spießl et al. 2000, 2004).

Der Bedarf an Information ist insbesondere zu Beginn der Erkrankung sehr hoch. *Diagnosespezifische psychoedukative Programme* wurden daher für die wesentlichen Formen psychiatrischer Störungen bereits entwickelt (siehe auch Psychotherapie-Teile in den entsprechenden Therapie-Subkapiteln). Es gibt Hinweise, dass dabei eine gute Beziehung zwischen Behandlern, Betroffenen und Angehörigen entscheidend ist.

Neben diesen psychoedukativen Verfahren im engeren Sinne gibt es auch Schulungsprogramme für Betroffene bzw. Angehörige, in denen es vorrangig im Sinne des Selbstmanagements um die Vermittlung von Hilfen zur Selbsthilfe und Strategien zum Umgang mit der Erkrankung bzw. mit dem Erkrankten geht. Insbesondere in Großbritannien werden seit einigen Jahren bei bipolar Erkrankten Schulungsprogramme basierend auf dem Selbstmanagement-Ansatz mit Erfolg durchgeführt, welche gezielt von Patienten für Patienten entworfen und weiterentwickelt werden (Bipolar UK: https://www.bipolaruk.org/, 20.11.2018).

In Selbstschulungsprogrammen werden zum Teil unterschiedliche Themenschwerpunkte gelegt. Folgende Bausteine sind jedoch in den meisten Selbsttrainings enthalten:

- Ziele des Kurses, persönliche Erwartungen der Teilnehmer
- Prinzipien des Selbstmanagementtrainings
- Symptome der Bipolaren Störungen
- Identifizierung von Auslösern und Warnzeichen der Bipolaren Störung
- Copingstrategien
- Hilfsmöglichkeiten, unterstützendes Netzwerk und Handlungspläne bzw. Krisenpläne
- Strategien für eine gesunde Lebensweise und Erkennen von Fortschritten
- Zukunftsplanung.

Ziele der Selbstmanagement-Trainingsprogramme sind:

- Verbesserung von Selbstvertrauen und Selbstwirksamkeit
- Aufbau einer besseren Stresstoleranz
- weniger und weniger schwere Stimmungsschwankungen
- freie konstruktive Lebensgestaltung
- Aufbau bzw. Erhaltung von persönlichen/familiären Beziehungen
- Verbesserung der Lebensqualität
- Begrenzung von negativen Folgen/Schaden insbesondere nach manischen
- Episoden
- Reduktion von Abhängigkeit von professionellen Helfern
- weniger Krankenhausaufenthalte
- bessere Chancen auf dem Arbeitsmarkt
- Reduktion der Kosten infolge der Erkrankung.

(nach: Course handbook of the Manic Depression Fellowship 2003).

Es existieren ebenfalls *Patienten- und Angehörigenratgeber* zur Bipolaren Störung, welche störungsspezifisches Wissen und praktische Alltagshilfen vermitteln (Bock 2002; Bräunig 2004; Geislinger und Grunze 2002; Kasper und Hauk 2006; Meyer 2014; Wolkenstein und Hautzinger 2015). Sie sind Informations- und Aufklärungshilfe und dienen auch der emotionalen Entlastung der Patienten bzw. Angehörigen. *Selbsthilfemanuale* gehen dagegen in ihrer Zielsetzung über Psychoedukation hinaus. Sie wollen den Patienten bzw. Angehörigen zur selbständigen Durchführung von therapeutischen Verfahren und Techniken anleiten. Nach Angenendt 2009 lassen sich Ziele und Funktionen von Patientenratgebern wie folgt beschreiben:

- *Wissen und Informationen über die Krankheit vermitteln*
- Symptome und unterschiedliche Erscheinungsformen der Erkrankung, Verbreitung in der Bevölkerung und möglicher Krankheitsverläufe, Ursachen und Bedingungen, wichtige Krankheitsmodelle/-konzepte, verschiedene Therapiemöglichkeiten, Möglichkeiten der Selbsthilfe, weitere praktische Hilfen (Erklärung wichtiger Fachbegriffe, Adressenverzeichnis psychosozialer Institutionen, weiterführende Literatur)
- *Emotionale Entlastung und Gewährung von Unterstützung*
- Abbau von Schuld-, Scham- und Angstgefühlen; Enttabuisierung, Entmystifizierung; Abbau von Demoralisierung und Resignation; Vermittlung realistischer Hoffnung auf Veränderbarkeit.
- *Aufzeigen von Wegen einer konstruktiven Auseinandersetzung mit der Störung*
- Sich informieren als erster aktiver Schritt; Ermutigung und Auseinandersetzung mit den individuellen Bedingungen der Erkrankung; Förderung einer differenzierten Selbstbeobachtung; Abbau möglicher Hemmschwellen zur Aufnahme einer angemessenen Behandlung.
- *Die Patient-Therapeut-Beziehung mit dem Ziel des „mündigen Patienten"*
- Patient als aktiver Mitgestalter der Behandlung; Information als Möglichkeit der Förderung von Compliance für therapeutische Maßnahmen nutzen.

Ergänzend zu dieser Beschreibung von Angenendt enthalten heute Ratgeber und Selbsthilfemanuale auch Anregungen und konkrete Sprachhilfen zur Verbesserung der Kommunikation zwischen Angehörigen und Patienten. Trialogische Interventionen übernehmen hier eine Vorreiterrolle und beinhalten nicht selten ein Kommunikationstraining für Patienten und ihre Angehörige. Das Konzept „expressed emotion" (Brown et al. 1972; Vaughn und Leff 1976) ist inzwischen belegt und allgemein anerkannt, so dass auch von professioneller Seite die Bereitschaft zur Unterstützung in der Ausbildung von funktionalen Kommunikationsstrategien zwischen dem Patienten und seinen Angehörigen wächst.

In den letzten 15 Jahren sind zahlreiche Studien zur Analyse von Patienten- bzw. Angehörigenschulungen durchgeführt worden. Im Mittelpunkt stehen die Didaktik von Patientenschulungen sowie die Methodik bei der Schulungsevaluation (Dierks et al. 2001). Wirksamkeitsnachweise von Schulungsprogrammen zur Bipolaren Störung in randomisierten kontrollierten Studien stehen jedoch noch aus. Dennoch ist die meist positive Wirkung von Patienten- bzw. Angehörigenratgebern sowie Selbstschulungsprogrammen heute anerkannt. Voraussetzung sind eindeutige und verständliche Informationen bzw. Handlungsanweisungen.

Statement	Empfehlungsgrad
Trialog5	**Statement**
Angemessene Informationsvermittlung hat Einfluss auf Kooperationsbereitschaft und Behandlungstreue (Adherence), aber auch auf Selbstbewusstsein und Lebensqualität. Eine gute Beziehungskultur ist dabei entscheidend.	
(in Konsensuskonferenz (2017) geänderte Empfehlung: Textergänzung)	

3.5 Evidenzbasierte Patienteninformationen

Empfehlung	Empfehlungsgrad
Trialog6 Patienten und Angehörige sollten auf eine mögliche Unterstützung in Form von Ratgebern, Selbsthilfemanualen, Schulungsprogrammen (z. B. Kommunikations-Trainings, Selbstmanagement-Trainings) hingewiesen werden, konkrete Literaturhinweise erhalten und zur Teilnahme an aktuellen Veranstaltungen ermuntert werden.	**KKP**

Statement	Empfehlungsgrad
Trialog7 Ratgeber und Selbsthilfemanuale sollten unabhängig von kommerziellen Interessen, leicht verständlich und qualitativ hochwertig sein. Sie ersetzen keine Psychoedukation, sind jedoch eine sehr gute Ergänzung.	**Statement**

Eine wesentliche Voraussetzung für die aktive Teilnahme des Patienten an diagnostischen und therapeutischen Entscheidungsprozessen ist der Zugang zu Informationen über Untersuchungs- und Behandlungsmaßnahmen. In Ergänzung zu Informations- und Aufklärungsgesprächen mit dem Behandler können Patienten und deren Angehörige auf evidenzbasierte Patienteninformationen zurückgreifen, wo sie verfügbar sind. Evidenzbasierte Patienteninformationen basieren auf wissenschaftlich untersuchten Aussagen zu Erkrankungen und deren Untersuchungs- und Behandlungsmöglichkeiten. Sie sollen über die Ursachen einer Erkrankung informieren und Nutzen, Risiken und Nebenwirkungen ausgewählter Untersuchungs- und Therapieverfahren sowie Alternativen darlegen (ÄZQ: Sänger et al. 2006). Patienteninformationen können in die verschiedenen therapeutischen Settings (Einzel-, Familien-, Gruppentherapie) integriert erfolgen, Gegenstand spezieller psychoedukativer Kurse bzw. Gruppen sein oder in Trialogforen einfließen. Die Beteiligung von Patienten wird explizit angestrebt und als Qualitätskriterium vorgeschlagen, auch um die Verständlichkeit der Informationsdarbietung zu erhöhen (Steckelberg et al. 2005).

Derzeit ist in deutscher Sprache keine evidenzbasierte Patienteninformation spezifisch für Bipolare Störungen verfügbar. Dies sollte dringend geändert werden. Als ein Beitrag dazu wird im Rahmen des Entwicklungsprozesses dieser S3-Leitlinie als evidenzbasierte Informationsgrundlage eine Patienten- und Angehörigenversion der Leitlinie veröffentlicht werden.

3.6 Selbsthilfe

Der Nutzen von Selbsthilfe ist allgemein akzeptiert. Betroffene, deren Angehörige und andere Bezugspersonen profitieren direkt und indirekt von Selbsthilfeangeboten vor Ort und auch gemeinsamen Aktivitäten. So bilanzieren (Glasgow et al. 2008), dass Selbsthilfe ein Schlüsselaspekt in der optimalen Behandlung von chronischen Erkrankungen ist. Selbsthilfe umfasst alle Hilfen, die Betroffene und Angehörige außerhalb des professionellen Hilfesystems erfahren, wobei ein Miteinander mit fließenden Übergängen statt eines Neben- oder Gegeneinanders sinnvoll und notwendig ist.

Zu unterscheiden sind dabei die folgenden Formen von Selbsthilfe:

- Individuelles Selbstmanagement
- Selbsthilfegruppen von Betroffenen (u. U. auch mit Angehörigen)
- Peer-Beratung und
- Familienhilfe.

3.6.1 Selbstmanagement

Als Selbstmanagement bzw. Selbstregulierung wird die Fähigkeit bezeichnet, die eigene Entwicklung weitgehend unabhängig von äußeren Einflussfaktoren zu gestalten bzw. voranzubringen. Voraussetzung hierfür ist eine kontinuierliche kritische Selbstbeobachtung. Gesundheitliche Selbstbeobachtung sollte dabei gleichwertig zu anderen therapeutischen Angeboten verstanden werden und ist ein wichtiger Stützpfeiler für die Betroffenen. Weitere wichtige Bausteine der Selbstregulierung sind die eigene Motivation, Zielsetzung, Planung und Organisation von Verhalten. Der Ansatz des Selbstmanagements beinhaltet ferner Lernfähigkeit und Erfolgskontrolle durch Feedback (siehe auch Kanfer et al. 2006). Alle Bausteine werden in Schulungsprogrammen für Betroffene und Angehörige konkret an Problemen infolge der psychischen Erkrankung dargestellt bzw. geübt. Problemlösestrategien sollen den (selbstverständlichen) Umgang mit Alltagsproblemen infolge der Erkrankung erleichtern und Lösungsmöglichkeiten aufzeigen, als auch das Selbstvertrauen in die eigene Kompetenz und Ressourcen zur Lösung des Problems steigern. Für eine nachhaltige Krankheitsbewältigung ist effektives Selbstmanagement des Patienten wie der Angehörigen erforderlich und ermöglicht eine Beziehung des Patienten bzw. Angehörigen zum Therapeuten auf gleicher Augenhöhe. Selbstmanagement schließt Selbstbewusstsein für emotionale Prozesse, biographische Konflikte und soziale Rhythmen mit ein. Die Sensibilisierung für Frühwarnzeichen kann wichtige Voraussetzung für individuelle Selbsthilfe sein. Zu beachten ist jedoch, dass eine übertriebene und andauernde Selbstbeobachtung auch irritierend wirken und die Vitalität beeinträchtigen kann.

Empfehlung	Empfehlungsgrad
Trialog8	KKP
Selbstmanagement sollte im therapeutischen Prozess fortlaufend gefördert werden. Dabei kann Peer-Support die Selbsthilfe wirkungsvoll ergänzen.	

3.6.2 Selbsthilfegruppen

Die Kultur der Selbsthilfegruppen ist vielfältig: So gibt es geschlossene und offene Gruppen, wobei in letztere neue Mitglieder kontinuierlich aufgenommen werden können. Es gibt Gruppen ausschließlich für Patienten wie ausschließlich für Angehörige psychisch Kranker, aber auch gemischte Gruppen für Patienten und (ihre) Angehörige. In störungsspezifischen Gruppen kommen ausschließlich Patienten oder Angehörige von Patienten eines psychiatrischen Störungsbildes zusammen, in heterogenen Gruppen ist die Form der psychiatrischen Störung unerheblich.

Die *Inhalte von Selbsthilfegruppen* werden i. d. R. durch die Gruppenmitglieder bestimmt. Vorrangige Themen sind der Austausch der Gruppenmitglieder über die eigene Situation infolge der psychischen Erkrankung, über aktuelle Probleme oder positive Ereignisse. Dabei werden auch Antworten auf Fragen zur Diagnostik, zu Symptomen und Frühwarnzeichen der Erkrankung, Behandlungs- und Rehabilitationsproblemen sowie zur Krankheitsentstehung und möglichen Verläufen innerhalb der Gruppe gesucht. Breiten Raum nehmen emotionale Themen wie das subjektive Erleben der Symptome der Erkrankung, Angst-, Scham- und Schuldgefühle, Gefühle der Hoffnungslosigkeit und Enttäuschung infolge des „Auf und Ab" im Verlauf der Erkrankung, aber auch Gefühle von Wut und Ärger ein. Unsicherheiten im Umgang mit den konkreten Symptomen der Erkrankung und dem bestmöglichen Umgang mit den professionellen Helfern in den Institutionen werden ebenso angesprochen wie die viele Angehörige belastenden Fragen (Kann der Erkrankte bestimmte Aufgaben infolge der Einschränkungen seiner Erkrankung tatsächlich (noch) nicht übernehmen und bedarf der Schonung, oder will der Erkrankte diese Aufgaben nicht übernehmen und drückt sich im Sinne eines sekundären Krankheitsgewinnes davor?).

Die Gruppenmitglieder erfahren i. d. R. emotionale Entlastung und konkrete Lebenshilfe sowie häufig eine Stärkung ihres Selbstbewusstseins und ihrer sozialen Integrität. Sie werden ferner durch „erfahrenere" Gruppenmitglieder zum funktionalen Umgang mit der Erkrankung, zum Erkennen von Frühwarnzeichen ihrer Erkrankung, zum Aufbau bzw. zur Stabilisierung ihres sozialen Netzes sowie zum Aufbau eines individuellen Krisenetzes und Krisenplans angeleitet. Darüber hinaus verfolgen viele Selbsthilfegruppen auch das Ziel, die Öffentlichkeit für die Erkrankung zu sensibilisieren. Sie leisten Aufklärungsarbeit und vertreten die Belange ihrer Gruppenmitglieder nach außen bis hin zur politischen Interessenvertretung.

Selbsthilfegruppen haben bei Bipolaren Störungen einen besonderen Stellenwert, denn:

- sie berücksichtigen und stärken die vorhandene soziale Kompetenz/Sensibilität.
- sie wirken der krankheitstypischen Selbstwertkränkung entgegen.
- sie wirken der krankheitstypischen Zeitwahrnehmungsstörung entgegen, dem Gefühl von „Ewigkeit" in Depression und Manie („war immer so und wird immer so sein") mit entsprechend gesteigerter Verzweiflung bzw. fehlender Vorsicht.

Trotz der unbestrittenen klinischen Bedeutung von Selbsthilfe ist ihre Evaluation noch unzureichend und die Forschung stark fragmentiert (Borgetto 2002). Es besteht dringender Forschungsbedarf, wobei die Forschungsförderung dürftig ist. Die folgenden Studienergebnisse sprechen jedoch für eine positive Wirkung auf die Befindlichkeit (und den Krankheitsverlauf) der Selbsthilfegruppenmitglieder:

So konnten (Edmunson et al. 1982) zeigen, dass die Teilnahme an Selbsthilfegruppen zu einem signifikant kürzerem Klinikaufenthalt im Vergleich zur Nicht-Teilnahme führte (7 statt 25 Tage) sowie zu einer besseren Nutzung der Angebote des psychiatrischen Gesundheitswesens (53 % statt 23 %).

Es gibt weitere Belege dafür, dass die Gruppenteilnahme zu einem erhöhten Sicherheits- und Selbstwertgefühl beiträgt und Existenzängste minimiert.

(Kurtz 1988) beobachtete, dass 82 % von insgesamt 129 Teilnehmern seit dem Eintritt in eine Selbsthilfegruppe besser mit ihrer Erkrankung zurechtkam. Die Betroffenen bewältigten den Umgang mit ihrer Erkrankung umso besser, je länger sie in der Gruppe waren und je mehr sie sich selbst in die Gruppe einbrachten. Besonders Selbsthilfegruppenteilnehmer mit affektiven Psychosen konnten ihre Erkrankung besser bewältigen und erlebten seltener Rezidive mit Krankenhausaufenthalt.

Die qualitative Studie von (Leung und Arthur 2004) untersuchte die Effektivität von Selbsthilfegruppen im Rahmen der Rehabilitation psychisch Kranker und kam zu dem Ergebnis, dass die Teilnahme an einer Selbsthilfegruppe positive Erfahrungen der Betroffenen ermöglicht, welche zu Veränderungen in deren Lebensalltag führten und zur Rehabilitation der Betroffenen beitrugen.

Weiterhin gilt die Teilnahme an Selbsthilfegruppen als Prädiktor für erfolgreiches Krankheitsmanagement (Powell et al. 2000, 2001).

Empfehlung	Empfehlungsgrad
Trialog9	KKP
Betroffene und Angehörige sowie andere Bezugspersonen sollten zum Besuch von Selbsthilfegruppen ermutigt werden. Dabei ist die konkrete Nennung der (nächsten) Kontaktstellen (z. B. NAKOS, DGBS, weitere Angehörigenverbände) hilfreich. Selbsthilfegruppen sollten als therapeutische Option mehr Beachtung finden. Neben der direkten Integration in das stationäre therapeutische Angebot ist auch eine kontinuierliche Kooperation mit regionalen Gruppen oder einer Kontaktstelle für Selbsthilfegruppen denkbar. Auf diese Weise können Selbsthilfegruppen als Element der Nachsorge zur Stabilisierung des Behandlungserfolgs genutzt werden.	

Empfehlung	Empfehlungsgrad
Trialog10	KKP
Selbsthilfegruppen sollen durch das professionelle Hilfesystem unterstützt werden durch: • Konkrete Ermutigung von Betroffenen und Angehörigen zum Besuch von Selbsthilfegruppen, • Bereitstellung von Räumen in sozialen Einrichtungen, kirchlichen Räumen, psychiatrischen Kliniken/Praxen, • Aufnahme der Angebote der örtlichen Selbsthilfe in Aushängen, Flyer in sozialen Einrichtungen, kirchlichen Räumen, psychiatrischen Praxen, Kliniken, • Bewusst gestaltete Übergänge von professionellen- zu Selbsthilfegruppen, • Angebot von andauernder Beratung und Unterstützung in Krisen.	

(in Konsensuskonferenz (2017) geänderte Empfehlung: Textergänzung)

Auch durch die neuen Medien wie beispielsweise Internetforen oder Chatrooms kann Selbsthilfe heute in unkomplizierter und entlastender Weise erfolgen (s. 7.4.1.4 Kapitel Versorgung).

3.6.3 Peer-Support

Das Konzept des Peer-Supports oder der Peer-Begleitung meint den Einbezug von „erfahreneren" Patienten in die Behandlung und Betreuung von psychisch erkrankten Menschen. Dies schließt eine qualifizierte Ausbildung dieser Patienten mit ein, wodurch sie befähigt werden, als Dozent oder Mitarbeiter in psychiatrischen Diensten tätig zu werden (Utschakowski et al. 2009; EX- IN Deutschland e. V.: http://www.ex-in.de/, 20.11.2018).

In Deutschland waren das Universitätsklinikum Hamburg-Eppendorf (UKE) und die Fokus gGmbH aus Bremen an der Entwicklung des EU-geförderten „Experienced-Involvement-Curriculums" beteiligt. Inzwischen gibt es über 30 Ausbildungsstätten in allen Bundesländern und wurden seitdem mehrere Generationen Peer-Begleitern/Genesungshelfer ausgebildet hat. Eine Übersichtsstudie von Davidson et al. 2006 über vier Studien zum Einsatz von „Experten durch Erfahrung" zeigte neben ersten ermutigenden Teilergebnissen einzelner Studien den großen Forschungs-bedarf auf. Eine quasiexperimentelle, nicht randomisierte longitudinale Studie über Case-Management-Teams fand heraus, dass Klienten mit Peer-Support eine bessere Lebensqualität und dichtere Behandlungskontakte aufweisen als eine Vergleichsgruppe (Felton et al. 1995). Zu den besonderen Leistungen von „Peer-Experts" gehört, auch mit schwer erreichbaren Patienten in Kontakt zu kommen (Sells et al. 2006). Die Effizienz von verschiedenen psychiatrischen

Einrichtungen, insbesondere von niedrigschwelligen und aufsuchenden Angeboten, wird durch die Integration von Peers demnach wesentlich gesteigert. Für die Beteiligten ergibt sich ein bemerkenswerter Empowerment-Prozess.

Ein neues Review unterstreicht die mögliche positive Wirkung von Peerarbeit auch auf das soziale Funktionsniveau und die Rehospitalisierungsrate, fordert für die Implementierung aber u.a. gute Vorbereitung und eine klare Rollendefinition (Mahlke et al. 2014; Bock et al. 2015).

Aktuelle internationale Studien über Peer-gestützte Gruppen- und Online-Angebote zur Unterstützung des Selbstmanagements von Betroffenen belegen eine positive Wirkung auf Adhärenz und Beteiligung im Vergleich zu traditionellen Psychoedukationsprogrammen (Morriss et al. 2011, 2016, Proudfoot et al. 2012; Simon et al. 2011) sowie eine mögliche Verbesserung von klinischer Symptomatik, Hoffnung und Lebensqualität (Cook et al. 2012).

Eine aktuelle randomisiert-kontrollierte Studie aus Hamburg konnte zeigen dass Eins-zu-Eins-Begleitung durch Peers die Selbstwirksamkeit, also das Zutrauen der Patienten in sich selbst steigern kann (Mahlke et al. 2017) Eine Pilotstudie zur Wirkung von Peerarbeit bei Angehörigen konnte deren Belastung signifikant reduzieren und die Lebensqualität signifikant erhöhen – eine Präventive Wirkung bei einer Gruppe, die einerseits für Patienten eine wichtige Ressource darstellt, deren Gesundheit andererseits bei Überlastung selbst gefährdet sein kann (Heumann et al. 2016).

3 Trialog, Wissensvermittlung, Selbsthilfe, Peer-Support

Autoren, Jahr	Design	DiagnoseSetting	Dauer	Studienarme		Hauptzielkriterium	E
(Mahlke et al. 2017) #U716	randomisiert	F2/F3/F6	6 Monate	One-to-one peer support+TAU N = 114	TAU N = 102	Veränderung Selbst-Wirksamkeit (General self-efficacy scale)	1-
(Morriss et al. 2016) #U735 (Morriss et al. 2011) #U729 Protokoll	Randomisiert, einfach verblindet	BPD	96 Wochen	Gruppen Peer Support N = 151	Psychoedukation N = 153	Zeit bis Rückfall	1-
(Proudfoot et al. 2012) #U110	Randomisiert, kontrolliert	MSQ-27≥22, BPD I-II	8 Wochen	Bipolar education program (BEP) N=141	BEP+Informed supporters N=139 / Kurzer Online-Text zu BPD N=139	Veränderung Krankheitswahrnehmung	1-
(Simon et al. 2011) #U730	randomisiert	BP	21 Tage	Online Coaching eines Peer-Spezialisten N=64	Kontrollgruppe ohne Peer Support N=54	Veränderung Selbst-Management	1-
(Cook et al. 2012) #U723	randomisiert	F2/F3/	8 Wochen (6 Monate Follow up)	WRAP Intervention (Wellness Recovering Action Planning) N=276	TAU N=279	Veränderung psychiatrische Symptomatik	1-

Studienfinanzierung und potentielle Interessenkonflikte:
Die Studie von Mahlke et al. 2017 wurde vom BMBF finanziert. Die Autoren geben an, keine Interessenkonflikte zu haben. Die Studie von Morris et al. 2016 wurde vom National Institute for Health Research finanziert. Die Autoren erklären, keine Interessenkonflikte zu haben. Die Studie von Proudfoot et al. wurde von der Australian Rotary Health und dem National Health and Medical Research Council finanziert.

Bewertung in Anlehnung nach GRADE:
Ausgangswertung: hoch; Abzug eines Punktes wegen Limitierungen der Studienqualität (alle eingeschlossenen Studien waren mit einem hohen Risiko für Bias behaftet (SIGN 1-)); daher final: moderat

Bemerkungen zum Konsensusprozess:
Keine

Empfehlung	Empfehlungsgrad
Trialog11	**B**
Bipolaren Patienten sollte Peer-Support angeboten werden, um Selbstwirksamkeit, Selbstmanagement, Adhärenz bzw. Beteiligung zu fördern.	

(in Konsensuskonfernenz (2017) geänderte Empfehlung: von Statement auf Empfehlung Grad B)

3.6.4 Familienhilfe

Die Unberechenbarkeit und Spannweite Bipolarer Störungen stellt für die unmittelbar beteiligten Angehörigen und anderen Bezugspersonen eine große Belastung dar. Dabei ist zu beachten, dass im Unterschied zu schizophrenen Patienten sehr viel häufiger Primär- und Sekundärfamilie (also sowohl Eltern und Geschwister als auch der Partner und die eigenen Kinder) betroffen sind (Ostacher et al. 2008). Manche Angehörige sind in dieser Situation bis zu 70 Stunden in der Woche belastet (Ohaeri 2003) und somit selbst in ihrer gesundheitlichen Stabilität gefährdet. Viele Partnerschaften halten der Belastung nicht stand, Familien werden dysfunktional (Levkovitz et al. 2000; Tohen et al. 2000b; Whisman 2007) oder zerbrechen. Insbesondere die Kinder sind vielfältigen Belastungen ausgesetzt – mit einem hohen Risiko, selbst zu erkranken (Akdemir und Gokler 2008; Miklowitz und Chang 2008; Rothen et al. 2009; Jones und Bentall 2008; Vance et al. 2008). Zugleich verbessert jedoch umgekehrt die familiäre Einbindung bipolarer Patienten den Krankheitsverlauf bzw. die Prognose (Miklowitz et al. 2008a; Hyde 2001; Newman et al. 2001). Und die Unterstützung eines kranken Familienmitglieds kann durchaus auch konstruktiv wirken und neben Belastung auch positive Entwicklungen hervorbringen (Schmid et al. 2007).

3 Trialog, Wissensvermittlung, Selbsthilfe, Peer-Support

Die Art der Behandlungsgestaltung entscheidet mit, ob sich die beidseitige Belastung zu einem Teufelskreis verdichtet oder ob sich auf beiden Seiten Ressourcen mobilisieren lassen. Die Behandlung bipolarer Patienten ohne Berücksichtigung des familiären Zusammenhangs und ohne Einbeziehung der Angehörigen erscheint fragwürdig.

Die Einbeziehung der Angehörigen kann auf unterschiedliche Weise geschehen:

- Individuelle Einzelgespräche mit Angehörigen (ohne den Erkrankten)
- Familiengespräche (mit Erkrankten) im Sinne der Family-Focussed-Therapy (Miklowitz et al. 2007b)
- Gespräche in Mehr-Familien-Gruppen im Sinne der Multi-Family-Groups (Solomon et al. 2008)
- Psychoedukative Angehörigengruppen (mit und ohne parallel laufenden Patientengruppen)
- Selbsthilfegruppen Angehöriger
- Angehörigen-Informationstage
- Angehörigenvisiten/Angehörigen-Sprechstunde
- „Trialog"-Gruppen, in denen sich oft Patienten und Angehörige unabhängig von gemeinsamer Geschichte begegnen
- Angehörigen-Briefe/Angehörigen-Entlassungsbriefe
- Angehörigen-Beiräte/Angehörigen-Gesamtvertretungen
- Bundesverband der Angehörigen psychisch Kranker e. V./Landesverbände
- Angehörigenaktivitäten der DGBS

Die Einbeziehung der Angehörigen hat insbesondere folgende Ziele:

- Erhebung fremdanamnestischer Angaben zum Erkrankungsverlauf
- Vermittlung von Wissen über die Symptome und Ursachen der Erkrankung sowie über Indikation, Wirkung und Nebenwirkungen von Behandlungsmaßnahmen wie mögliche Unterstützungsmöglichkeiten durch das Versorgungssystem
- Emotionale Entlastung durch die Möglichkeit zur Weitergabe ihrer Erfahrungen mit dem Erkrankten an die Behandler und Wertschätzung ihres Bemühens um den Erkrankten
- Erkennen, Lösen bzw. Mildern interaktioneller Konflikte zwischen Patienten und Angehörigen
- Rückfallverhütung.

Empfehlung	Empfehlungsgrad
Trialog12	**KKP**
Auch Angehörige sollten zu Peer-Begleitung ermuntert werden, um so ihre Belastung zu reduzieren und ihre Lebensqualität zu verbessern.	

Empfehlung	Empfehlungsgrad
Trialog 13	**KKP**
Angehörige sollten von Beginn an und über alle Phasen der Behandlung des Erkrankten einbezogen werden.	

Empfehlung	Empfehlungsgrad
Trialog 14	**KKP**
Lehnt der Patient oder der Angehörige eine Einbeziehung ab, sollte im Interesse der Sicherung eines langfristigen Behandlungserfolges darauf hingearbeitet werden, das Vertrauensverhältnis zwischen Patienten und Angehörigen zu stärken.	

Klassifikation und Diagnostik inklusive Früherkennung

4

DGBS, DGPPN

Inhaltsverzeichnis

4.1	Einleitung	44
4.2	Klassifikatorische Diagnostik	45
	4.2.1 Episoden affektiver Störungen nach ICD-10	46
	4.2.2 Klassifikation der Bipolaren Störungen nach ICD-10	48
4.3	Dimensionale Diagnostik	53
	4.3.1 Selbstbeurteilung einer manischen Symptomatik	54
	4.3.2 Fremdbeurteilung einer manischen Symptomatik	54
	4.3.3 Selbstbeurteilung einer depressiven Symptomatik	55
	4.3.4 Fremdbeurteilung einer depressiven Symptomatik	55
4.4	Screening von Risikopersonen mit Verdacht auf das Vorliegen einer Bipolaren Störung	56
4.5	Differentialdiagnostik	59
4.6	Komorbidität	66
	4.6.1 Psychische Komorbidität	66
	4.6.2 Somatische Komorbidität	68
4.7	Verlaufsdiagnostik	70
4.8	Somatische und laborchemische Diagnostik vor und während einer Pharmakotherapie	73
	4.8.1 Diagnostik vor Beginn einer Pharmakotherapie	73
	4.8.2 Diagnostik während einer Pharmakotherapie	73
	4.8.3 Empfehlungen zur somatischen und laborchemischen Diagnostik vor und während einer Pharmakotherapie	75
4.9	Früherkennung	81

DGBS (✉)
Kempten, Deutschland

DGPPN
Berlin, Deutschland

© Deutsche Gesellschaft für Bipolare Störungen (DGBS) und Deutsche Gesellschaft für Psychiatrie, Psychotherapie- und Nervenheilkunde (DGPPN) 2020
M. Bauer et al. (Hrsg.), *S3-Leitlinie zur Diagnostik und Therapie Bipolarer Störungen*,
https://doi.org/10.1007/978-3-662-61153-1_4

4.10 Algorithmus 88

4.1 Einleitung

Die korrekte Diagnosestellung ist die Grundvoraussetzung für eine adäquate Behandlung des Patienten und somit für die Aufrechterhaltung eines höchstmöglichen Funktionsvermögens im beruflichen und sozialen Leben. Je eher die Diagnose feststeht, desto schneller kann die Information und Beratung des Patienten und, wenn gewünscht, seiner Bezugspersonen erfolgen sowie eine adäquate Behandlung beginnen. Die Diagnostik Bipolarer Störungen ist nicht immer einfach, u. a. durch die im Erkrankungsverlauf häufig als erste Episode auftretende Depression und die oftmals fehlende Beeinträchtigung des Patienten durch hypomanische Symptome.

Im Verlauf der Behandlung muss die Diagnose zu geeigneter Zeit überprüft werden, komorbid auftretende Erkrankungen, die den Verlauf der Bipolaren Störung beeinflussen können, dürfen nicht übersehen werden.

Das ausführliche Kapitel zur Diagnostik in der vorliegenden Leitlinie soll der Bedeutung dieses Themas in der Versorgung der Patienten mit Bipolaren Störungen Rechnung tragen. Insbesondere ist es den Leitlinienentwicklern an dieser Stelle wichtig, die Rolle der Betroffenen und Angehörigen sowohl bei der Diagnostik zu Beginn der Erkrankung als auch, noch wichtiger, in der Verlaufsbeobachtung zu betonen. Je besser der Betroffene sich kennt und seine aktuelle Erkrankungsphase bzw. Befindlichkeit und ggf. auftretende unerwünschte Wirkungen im Rahmen einer Therapie beobachtet, desto eher wird er lernen einzuschätzen, wann er Hilfe aufsuchen muss oder eigenständig vorher im Trialog abgesprochene Interventionen einsetzt. Die Angehörigen und weitere Bezugspersonen können, so gewünscht, bei dieser Einschätzung helfen, wenn das Verhältnis von Respekt und Vertrauen gekennzeichnet ist.

Neben der klassifikatorischen Diagnostik (4.2) werden auch Möglichkeiten zur dimensionalen Diagnostik (4.3) dargestellt. Letztere erlaubt die detaillierte Abbildung der Symptomausprägung und des Schweregrads. Zu bedenken ist an dieser Stelle, dass Klassifikationssysteme einem stetigen Wandel unterliegen. Derzeit liegt die finale Version des ICD-11 (deren Entwicklung 2007 begonnen wurde) noch nicht vor, während das DSM-5 im Jahre 2013 eingeführt wurde (American Psychiatric Association 2018).

Wie die Untersuchung von Personengruppen aussehen kann, welche ein erhöhtes Risiko für das Vorliegen einer Bipolaren Störung tragen, ist im Abschn. 4.4 dargestellt. Ziel ist es, (unterschwellige) Symptome bzw. Veränderungen zu identifizieren, welche eine detaillierte diagnostische Abklärung verlangen.

Danach werden wesentliche differentialdiagnostisch zu berücksichtigende Erkrankungsbilder bzw. Situationen (4.5) sowie die häufigsten komorbid auftretenden psychiatrischen und somatischen Erkrankungen diskutiert (4.6).

Abschn. 4.7 widmet sich der Verlaufsdiagnostik während der Behandlung. Die vor und während einer pharmakologischen Behandlung notwendigen diagnostischen Maßnahmen werden im Abschn. 4.8 dargestellt.

Die Früherkennung Bipolarer Störungen, wenn möglich bereits in Vorstadien der Erkrankung, ist ein Thema, das in der Forschung aktuell international Beachtung findet. Daher wird in der vorliegenden Leitlinie auch zu diesem relativ jungen Thema Stellung genommen (4.9).

Im Abschluss des Kapitels findet sich ein Diagnostikalgorithmus. Relevante Überschneidungen des Kapitels Diagnostik mit dem Kapitel Therapie und mit dem der Versorgung sind mit Verweisen gekennzeichnet. Insbesondere die Frage, welche Akteure in der Versorgung zu welchen Zeitpunkten im Verlauf der Diagnostik (und Therapie) aktiv werden sollten, wird auch im Kapitel Versorgung diskutiert.

4.2 Klassifikatorische Diagnostik

Bipolare Störungen sind durch das Auftreten von rezidivierenden affektiven Episoden gekennzeichnet. Deshalb werden in beiden gebräuchlichen Klassifikationssystemen (DSM-V-TR Antonucci et al. 2018; ICD-10 WHO 2000) zunächst Episoden operationalisiert und erst anschließend auf deren Basis affektive Störungen definiert. Entsprechend dieses Grundkonzepts werden im nächsten Abschnitt des Subkapitels die Episoden dargestellt, bevor die Bipolaren Störungen beschrieben werden.

Da in Deutschland die ICD-10 angewandt wird, ist diese ausführlich beschrieben, während das DSM-5 (welches im amerikanischen System angewandt wird) im Text knapper dargestellt wird. Dies scheint auch empirisch dadurch gerechtfertigt, dass die Übereinstimmung der Diagnoseentscheidung einer Bipolaren Störung (zumindest bei Vorliegen von Manien neben depressiven Episoden) nach DSM-5 und ICD-10, verglichen mit der Schizophrenie, mit schizoaffektiven Störungen und der unipolaren Depression hoch ist. Beide Klassifikationssysteme verfolgen eine Diagnostik anhand deskriptiver, operationalisierter Kriterien. Das bedeutet, dass für die Diagnose einer affektiven Episode eine bestimmte Anzahl an Kriterien, die nicht durch eine andere Störung erklärbar sind, für eine bestimmte Dauer gleichzeitig vorliegen müssen. Dabei sind Hauptkriterien und eine bestimmte Anzahl an Zusatzkriterien (Schwellenkriterium) zu erfüllen, das Zeitkriterium und Ausschlussklauseln sind zu beachten.

Erschwert ist die Diagnostik dadurch, dass einzelne Symptome für sich genommen nicht pathologisch sein müssen, dass einzelne Symptome auch bei anderen Störungen auftreten können, also keine spezifisch bipolaren Symptome darstellen, und dass kein Symptom auf jeden Fall vorhanden sein muss. Dies lässt eine Vielzahl an Symptomkombinationen zu, die trotz ihrer phänomenologischen Unterschiedlichkeit zur gleichen Diagnose führen.

Während die klassifikatorische Diagnostik einer dichotomen Einteilung folgt (liegt vor/liegt nicht vor), kann die dimensionale Erfassung des Schweregrads zusätzliche Hinweise für Behandlungsstrategien liefern. Methoden zur Schweregraderfassung werden im Abschn. 4.3 dieses Kapitels beschrieben.

Tab. 4.1 Kodierbare affektive Episoden inklusive Diagnoseschlüssel der ICD-10

F30		**Manische Episode**
	.0	Hypomanie
	.1	Manie ohne psychotische Symptome
	.2	Manie mit psychotischen Symptomen
	.20	mit synthymen psychotischen Symptomen
	.21	mit parathymen psychotischen Symptomen
	.3	Manische Episode, gegenwärtig remittiert
	.8	Sonstige manische Episoden
	.9	Nicht näher bezeichnete manische Episode
F32		**Depressive Episode**
	.0	Leichte depressive Episode
	.00	ohne somatisches Syndrom
	.01	mit somatischem Syndrom
	.1	Mittelgradige depressive Episode
	.10	ohne somatisches Syndrom
	.11	mit somatischem Syndrom
	.2	Schwere depressive Episode ohne psychotische Symptome
	.3	Schwere depressive Episode mit psychotischen Symptomen
	.30	mit synthymen psychotischen Symptomen
	.31	mit parathymen psychotischen Symptomen
	.4	Depressive Episode, gegenwärtig remittiert
	.8	Sonstige depressive Episoden (atypische Depressionen)
	.9	Nicht näher bezeichnete depressive Episode
F38.0		**Gemischte affektive Episode**

Für die Diagnose einer Bipolaren Störung nach ICD-10 müssen im Krankheitsverlauf mindestens zwei eindeutig voneinander abgrenzbare affektive Episoden identifizierbar sein. Daher ist die Diagnosestellung nur im Längsschnitt möglich und die Validität der Diagnose wird mit fortschreitendem Krankheitsverlauf steigen.

4.2.1 Episoden affektiver Störungen nach ICD-10

Im Unterschied zum DSM-5 sind in der ICD-10 einzelne affektive Episoden als solche kodierbar. Tab. 4.1 gibt dazu eine Übersicht. Alle affektiven Episoden lassen sich durch Veränderungen im behavioralen, emotionalen, physiologischen, kognitiven und motivationalen Bereich beschreiben. Die genauen Kriterien unterscheiden sich nur geringfügig von denen des DSM-5 (auch wenn sie hier nicht eigens kodiert werden können).

Manische Episoden sind durch eine der Situation unangemessene und dadurch auffällig gehobene, expansive oder gereizte Stimmung gekennzeichnet. Das Erregungsniveau ist deutlich erhöht und kann schnell in aggressive Erregung kippen. Antriebssteigerung, Rededrang, Ideenflucht, reduzierte soziale Hemmungen, vermindertes Schlafbedürfnis, überhöhte Selbsteinschätzung, Ablenkbarkeit, riskantes Verhalten und gesteigerte Libido sind weitere mögliche Symptome, von denen mindestens drei – bei gereizter Stimmung mindestens vier – im gleichen 1-Wochen-Intervall auftreten müssen. Für Details siehe klinisch-diagnostische Leitlinien und die daraus entwickelten Forschungskriterien der ICD-10 im Anhang A1.

Hypomanische Episoden unterscheiden sich hinsichtlich der geforderten Symptomdauer (vier Tage) sowie dem Vorliegen bestimmter Symptome von manischen Episoden. So sind Konzentrationsschwierigkeiten hier und Ideenflucht oder Gedankenrasen dort kennzeichnend. Die besonders auffälligen Manie-Symptome wie Verlust sozialer Hemmungen, überhöhte Selbsteinschätzung/Größenwahn, andauernder Wechsel von Aktivitäten und rücksichtsloses und tollkühnes Verhalten, ohne dessen Risiken zu erkennen, gehen eher schon über eine Hypomanie hinaus. Für Details siehe klinisch-diagnostische Leitlinien und die daraus entwickelten Forschungskriterien der ICD-10 im Anhang A1.

Depressive Episoden sind heterogen und bezeichnen eine mindestens zweiwöchige Episode, während derer gleichzeitig mindestens vier Symptome vorliegen müssen. Diese umfassen Hauptsymptome wie depressive Stimmung, Interesselosigkeit, Antriebsminderung (wovon mindestens zwei vorliegen müssen) und Zusatzsymptome wie Selbstwertverlust, unangemessene Schuldgefühle, wiederkehrende Gedanken an den Tod bzw. Suizidalität, kognitive Defizite, psychomotorische Veränderungen, Schlafstörungen und Appetitstörungen. Häufig gehen depressive Störungen mit weiteren körperlichen Symptomen (z. B. Schwitzen) sowie mit weiteren emotionalen Symptomen (z. B. Ängstlichkeit) einher, die jedoch nicht diagnoserelevant werden. Für Details siehe klinisch-diagnostische Leitlinien und die daraus entwickelten Forschungskriterien der ICD-10 im Anhang A1.

Bei der schweren depressiven sowie der manischen Episode muss bestimmt werden, ob sie **mit psychotischen Symptomen** einhergeht oder nicht. Dabei unterscheiden sich potentielle Wahnideen oder Halluzinationen von denen, die typischerweise bei einer Schizophrenie auftreten. Wahngedanken sind nicht bizarr oder kulturell unangemessen, Halluzinationen treten nicht in Form von kommentierenden Stimmen oder Reden in der dritten Person auf. Am häufigsten sind Größen-, Liebes-, Beziehungs- oder Verfolgungswahn bei der Manie bzw. Schuld-, hypochondrischer, nihilistischer, Beziehungs- oder Verfolgungswahn bei der Depression. Mit der fünften Stelle kann weiter angegeben werden, ob es sich um syn- oder parathyme psychotische Symptome handelt. Letztere treten vor allem in Form von Verfolgungs-/Beziehungswahn ohne affektiven Inhalt oder affektiv neutrale Halluzinationen auf.

Depressive Episoden **mit somatischem Syndrom** (siehe Tab. 4.4, Zusatzkodierungen) zeichnen sich durch mindestens vier der folgenden Symptome aus: deutlichen Verlust von Freude an normalerweise angenehmen Aktivitäten oder Interessenverlust, mangelnde emotionale Reagibilität, Früherwachen (Aufwachen zwei oder mehr Stunden vor der gewohnten Zeit), Morgentief, beobachtbare psychomotorische Hemmung oder Erregung, deutlichen Appetitverlust, Gewichtsverlust (von mindestens 5 % des Körpergewichts über den Zeitraum der vergangenen vier Wochen), deutlichen Libidoverlust. Bipolare Depressionen gehen häufig mit somatischem Syndrom einher.

Tab. 4.2 Überblick über formale Kriterien der vier affektiven Episodenarten nach ICD-10

	Manische Episode	Hypomanische Episode	Depressive Episode	Gemischte Episode
Dauer	≥ 1 Woche	≥ 4 Tage	≥ 2 Wochen	≥ 2 Wochen
Hauptsymptome	Gehobene, expansive oder gereizte Stimmung	Gehobene oder gereizte Stimmung	Depressive Stimmung, Interessenverlust, Antriebsminderung	Depressive und (hypo)manische Symptome gemischt oder wechselnd
Anzahl notwendiger Symptome	3 von 9 weiteren Symptomen (4, falls Haupt-symptom „gereizte" Stimmung)	3 von 7 weiteren Symptomen	4 von 10 (davon mind. 2 Hauptsymptome)	Keine Angabe

Gemischte Episoden sind durch eine Mischung oder einen raschen Wechsel (innerhalb weniger Stunden) von depressiven und (hypo)manischen Symptomen gekennzeichnet. Depressive und (hypo)manische Symptome müssen dabei gleichermaßen die meiste Zeit während einer mindestens zweiwöchigen Periode auftreten.

Tab. 4.2 fasst die formalen Kriterien für die vier Episodenarten, die für die Diagnose einer Bipolaren Störung relevant sind, noch einmal zusammen. Die Erweiterung des bipolaren Spektrums auf leichtere und/oder kürzer auftretende Syndrome wird hinsichtlich klinischer Relevanz vielfach diskutiert (z. B. Angst und Gamma 2002; Youngstrom et al. 2008), bildet aktuell jedoch keine Basis für die Diagnosestellung.

Entgegen der in der ICD-10 proklamierten Stellung der Stimmungsveränderung als Kardinalsymptom stellt sich in der Praxis und Publikationen immer wieder heraus, dass die Aktivitäts- und Antriebsveränderung bei (hypo)manischen und bipolar-depressiven Episoden häufig das zentrale Merkmal darstellt, worauf dann in der Folge eine Änderung der Stimmung eintritt.

4.2.2 Klassifikation der Bipolaren Störungen nach ICD-10

Tab. 4.3 gibt einen Überblick über die Bipolaren Störungen nach ICD-10.

Generell gilt, dass eine Bipolare Störung dann diagnostiziert werden kann, wenn mindestens zwei affektive Episoden vorliegen (davon mindestens eine hypomanische, manische oder gemischte Episode), in denen Stimmung und Antrieb bzw. Aktivitätsniveau so deutlich gestört sind, dass die im Anhang A1 beschriebenen Kriterien erfüllt sind. In diesem Falle wird unabhängig von der Art und Anzahl vergangener Episoden eine bipolare affektive Störung diagnostiziert, die unter Angabe der Art der aktuellen Episode (vierte Stelle) genauer beschrieben wird (F31.0 bis F31.7). Nur bei den „sonstigen bipolaren affektiven Störungen", bei der Zyklothymia und der saisonalen affektiven Störung wird die Art der vergangenen Episoden berücksichtigt.

4 Klassifikation und Diagnostik inklusive Früherkennung

Tab. 4.3 Kodierbare Bipolare Störungen nach ICD-10

F31		Bipolare affektive Störung
	.0	gegenwärtig hypomanische Episode
	.1	gegenwärtig manische Episode ohne psychotische Symptome
	.2	gegenwärtig manische Episode mit psychotischen Symptomen
	.3	gegenwärtig leichte oder mittelgradige depressive Episode
	.4	gegenwärtig schwere depressive Episode ohne psychotische Symptome
	.5	gegenwärtig schwere depressive Episode mit psychotischen Symptomen
	.6	gegenwärtig gemischte Episode
	.7	gegenwärtig remittiert
	.8	**Sonstige bipolare affektive Störungen (Anhang I der ICD-10)**
	.80	Bipolar II Störung (Anhang I der ICD-10)
	.81	Mit schnellem Phasenwechsel (Rapid Cycling) (Anhang I der ICD-10)
	.82	Rezidivierende manische Episoden
	.9	Nicht näher bezeichnete bipolare affektive Störung
F34.0		**Zyklothymia**
F38.11		**Saisonale affektive Störung (Anhang I der ICD-10)**

Im Anhang I der ICD-10 wird die Möglichkeit erläutert, die in der Forschung und im DSM-IV geläufige **Bipolar-II-Störung** zu diagnostizieren (F31.80). Sie ist dadurch gekennzeichnet, dass im Verlauf der Erkrankung mindestens eine hypomanische und zusätzlich mindestens eine depressive Episode aufgetreten sind, jedoch keine manische Episode. Auch wenn in empirischen Studien häufig sowohl Patienten mit Bipolar-I- als auch -II-Störung untersucht werden, ohne die Ergebnisse für diese Subgruppen zu unterscheiden, sprechen etliche Studien für die diagnostische Reliabilität und Validität auch der Bipolar-II-Störung (Simpson et al. 2002; Vieta und Suppes 2008).

Ein besonders episodenreicher Verlauf der Bipolaren Störung, das **Rapid Cycling,** kann mit F31.81 kodiert werden. Dafür müssen innerhalb von 12 Monaten mindestens vier voneinander abgrenzbare Episoden aufgetreten sein. Ein Krankheitsverlauf, in dem **ausschließlich manische Episoden** auftreten, wird in der ICD-10 ebenfalls unter der Kategorie der sonstigen bipolaren affektiven Störungen kodiert (rezidivierende manische Episoden, F31.82). Auf die Kategorie der **nicht näher bezeichneten bipolaren affektiven Störung** soll nur im Ausnahmefall zurückgegriffen werden, beispielsweise wenn die Art der Episode noch nicht angegeben werden kann oder die Symptome der aktuellen Episode die Kriterien für keine der affektiven Episode vollständig erfüllen. Für die Diagnose einer **Zyklothymia,** die nach ICD-10 streng genommen nicht zu den bipolar affektiven, sondern zu den anhaltenden affektiven Störungen zählt, gilt analog zur Dysthymia ein Zeitkriterium von mindestens 2 Jahren mit Stimmungsinstabilität, die jedoch zu keiner Zeit so stark ausgeprägt ist, dass die Kriterien einer Manie oder einer mindestens mittelgradigen depressiven Episode erfüllt sind.

Tab. 4.4 gibt einen Überblick über die in der ICD-10 möglichen Zusatzkodierungen, welche leider in der Praxis wenig Verwendung finden, auch wenn sie prognostisch relevant und behandlungsleitend sind.

Um eine Bipolare Störung valide zu diagnostizieren, sind wichtige differenzialdiagnostische Erwägungen zu beachten, allen voran die Abgrenzung zu psychotischen Störungen und zu organisch oder substanzbedingten Störungen (siehe Abschn. 5.5).

Da die Klassifikation nach **DSM** nicht nur in der Publikationssprache sehr gebräuchlich geworden ist, werden die wichtigsten Unterschiede zur ICD-10 an dieser Stelle dargestellt. Generell basiert das DSM-5 auf einem breiteren Konzept der Bipolaren Störung, was genauere Möglichkeiten zur klinischen Beschreibung im Rahmen der Kodierung ermöglicht. Die Bipolar-I- und –II-Störung sind auf gleicher Hierarchieebene angesiedelt. Dadurch wird beispielsweise Rapid Cycling nicht zu einer (leicht übersehbaren) „Anhangsdiagnose", sondern kann sowohl bei Bipolar-I- als auch Bipolar-II-Störung als Zusatzmerkmal kodiert werden. Generell sind mehr Zusatzkodierungen möglich. Die Hypomanie wird im DSM-5 gleichberechtigt und nicht als Untergruppe der manischen Episoden (F30) aufgeführt. Des Weiteren sind ätiologiebezogene Konzepte enthalten und nicht in ein anderes Kapitel ausgelagert (medizinischer Krankheitsfaktor, substanzinduziert). In der ICD-10 muss in diesem Fall auf die organische Bipolare Störung (F06.31) bzw. F1.x7, F1.x8 oder F1.x9 zurückgegriffen werden.

In dem 2013 neu eingeführten DSM-5 haben die bipolaren Störungen neben den depressiven Störungen nun ein eigenes Kapitel bekommen, während diese im DSM-IV noch unter den affektiven Störungen subsumiert wurden. Dieses neue Kapitel wird explizit zwischen den Schizophreniespektrum- und psychotischen Störungen einerseits und den Depressiven Störungen andererseits eingeordnet und umfasst die Bipolar-I-Störung, die Bipolar-II-Störung sowie die zyklothyme Störung. Neu hinzugekommen sind die Substanz- bzw. Medikamenteninduzierte und verwandte Störung sowie Bipolare und verwandte Störungen aufgrund eines anderen medizinischen Krankheitsfaktors. Danach können noch andere, näher bezeichnete bipolare und verwandte Störungen bzw. nicht näher bezeichnete Störungen kodiert werden (Tomson et al. 2016). Die DSM-5-Einteilung der Bipolaren Störungen beinhaltet neben der Hauptdiagnose noch Zusatzinformationen (sog. „specifier") über die letzte Episode (manisch, depressiv), den Schweregrad (leicht, mittel, schwer), das Vorhandensein psychotischer Merkmale sowie den „Ausheilungsgrad" (teilremittiert, vollremittiert). Statt einer gemischten Episode kann hier der Zusatz „mit gemischten Merkmalen" gewählt werden, oder auch „mit Angst", „mit psychotischen Merkmalen" oder „mit rapid cycling", um die Episode näher zu beschreiben.

Folgende Entwicklungen gelten auch für ein **künftiges ICD-11- Klassifikationssystem als** wünschenswert:

- Die Bipolar-II-Störung sollte besser definiert und als eigenständige Diagnose betrachtet werden (Vieta und Suppes 2008).
- Als praxisrelevante Zusatzmerkmale sollten das Alter bei Beginn der Erkrankung und die überwiegende Polarität der Episoden aufgenommen werden. Andere Zusatzmerk-

4 Klassifikation und Diagnostik inklusive Früherkennung

Tab. 4.4 Gesamt-Überblick über Zusatzkodierungen für bipolare affektive Störungen bzw. affektive Episoden in deren Verlauf (ICD-10)

	Episodenbezogene Zusatzkodierungen			Zusatzkodierungen Langzeitverlauf					
	Schweregrad (4. Stelle)	Psychotisch (4. & 5. Stelle)[1]	Somatisches Syndrom (5. Stelle)	Remissionsgrad	Nur eine Art an Episode (6. Stelle)	Bipolar II Störung	Rapid Cycling	Saisonale bipolare St.	früher/später Beginn[2]
Hypomanie									
Manie		X							
Leichte/mittelgradige depressive Episode	X		X						
schwere depressive Episode	X	X							
Gemischte Episode									
Bipolar affektive Störung				X					
- gegenwärtig hypoman					X				
- gegenwärtig manisch		X			X				
- gegenwärtig depressiv	X		X		X				
- gegenwärtig gemischt					X				
Sonstige bipolare aff. Störung						X	X	X	
Anhaltende affektive Störungen									
- Zyklothymia									X

[1] Mit der 4. Stelle wird angegeben, ob psychotische Symptome vorliegen und mit der 5. Stelle kann bei Vorliegen psychotischer Symptome angegeben werden, ob diese synthym oder parathym sind. [2] später Beginn: ≥ 30. Lj

male (wie Saisonalität, Schweregrad, psychotische Merkmale, Remission) sollten überarbeitet werden. Wieder andere Zusatzmerkmale sollten beibehalten und besser berücksichtigt werden (z. B. atypische oder melancholische Episode, Colom und Vieta 2009).
- Die Diagnose sollte aufgrund des Informationsverlusts nicht allein aus der Kategorisierung bestehen, sondern zusätzlich eine dimensionale Einschätzung einzelner Symptome sowie andere medizinische, psychologische und soziale Daten enthalten (Vieta und Phillips 2007).
- Die im Alter wichtige Differentialdiagnose der sekundären Manie sollte im künftigen Klassifikationssystem gesondert aufgeführt werden.

Die Beschreibung eines bipolaren Verlaufs, der in der Regel durch multiepisodische oder chronische Krankheitsphasen gekennzeichnet ist, erfordert eine sorgfältige Erfassung der Anzahl und Häufigkeit affektiver Krankheitsphasen und des vergangenen und gegenwärtigen Episodenmusters. Zudem sind andere (z. B. schizoaffektive und organisch bedingte) Störungen auszuschließen. Erst dann kann eine genaue Diagnose gestellt und eine spezifische Behandlung geplant werden. Besondere Probleme ergeben sich hinsichtlich des Erkennens hypomanischer Phasen, differenzialdiagnostischer Aspekte (4.5), der retrospektiven Erfassung und ggf. aufgrund mangelnder Krankheitseinsicht, was die Fremdanamnese und Fremdbeurteilungsverfahren wichtig macht. Dabei sollte insbesondere bei der Bipolaren Störung eine aktive Einbindung von Angehörigen und Vertrauenspersonen fremdanamnestisch zur retrospektiven Erfassung und Einschätzung möglicher Krankheitsphasen und deren Intensität ggf. im Rahmen von strukturierten Interviews erfolgen.

Als Unterstützung zur Klassifikation Bipolarer Störungen können u. a. die in Tab. 4.5 aufgeführten Instrumente verwendet werden.

Empfehlung	Empfehlungsgrad
Diagnostik1	**KKP**
Es wird empfohlen, sich in der Diagnostik an die Kriterien und die Klassifikation des ICD-10 zu halten. Werden diagnostische Feststellungen getroffen, die mit Hauptkriterien des ICD-10 nicht abgedeckt sind, wie bspw. eine Bipolar-II-Störung, wird die Nutzung der Kategorie F31.8 empfohlen.	

Empfehlung	Empfehlungsgrad
Diagnostik2	**KKP**
Es wird empfohlen, die multiaxialen Möglichkeiten des ICD-10 zu nutzen und auch störungsrelevante somatische, psychologische und soziale Faktoren sowie die Funktionsbeeinträchtigung zu beschreiben.	

Tab. 4.5 Instrumente zur Klassifikation Bipolarer Störungen

Messinstrument	Autor & Jahr	Kennzeichen
Strukturiertes klinisches Interview nach DSM-IV (SKID) Strukturiertes klinisches Interview nach DSM-5 (SKID)	*Original:* (First et al. 1996) *Dt.:* (Wittchen et al. 1997) *Original*: (Veiby et al. 2014)	SKID-I: 60–90 min. SKID-II: 60–90 min. 117 Items
Diagnostisches Interview bei psychischen Störungen (DIPS)	*Original:* (Schneider und Margraf 2006)	90–120 min.
Diagnostisches Kurzinterview bei psychischen Störungen (Mini-DIPS)	*Original:* (Margraf 1994)	30 min.
Composite International Diagnostic Interview (CIDI bzw. DIA-X)	*Original:* (WHO 1990) *Dt:* (Wittchen und Semler 1990) bzw. (Wittchen und Pfister 1997)	DIA-X: computergestützt 30–90 min. CIDI: computergestützt patientenabhängig bis zu 180 min.
Internationale Diagnose-Checklisten für ICD-10 (IDCL)	*Original:* (Hiller et al. 1995)	30–90 min.
Schedule for clinical Assessment in neuropsychiatry (SCAN)	*Original:* (WHO 1993), (van Gülick-Bailer et al. 1995)	1872 Items in 28 Abschnitten, die Interviewdauer ist individuell von abgefragten Abschnitten abhängig

Die International Society for Bipolar Disorders (ISBD: www.isbd.org, 20.11.2018) hatte in einem Report der Leitlinien-Task Force mögliche Revisionen der aktuellen DSM-IV und ICD-10 Definitionen sowie Themenfelder mit Konsens und solche mit Dissens diskutiert und Definitionen formuliert, welche klinisch tätigen Kollegen noch immer als Leitfaden zumindest für die Revision des ICD-10 dienen können (Ghaemi et al. 2008a). Da insbesondere in wissenschaftlichen Settings nach DSM-5 codiert wird, ist hier zu berücksichtigen, dass strukturierte Interviews entsprechend der verwendeten DSM-Version gewählt werden. Für DSM-5 bspw. existiert im englischen Sprachraum ein adaptiertes M.I.N.I.-Interview (Hergueta und Weiller 2013).

4.3 Dimensionale Diagnostik

Neben der klassifikatorischen Diagnostik (4.2) werden in der klinischen Praxis weitere valide diagnostische Informationen für die Therapieplanung und die Verlaufs- und Erfolgskontrolle benötigt. Im Rahmen dieser *dimensionalen Diagnostik* zur Ausprägungs- und Schweregradbestimmung der bipolaren Symptomatik ist dringend ein *multimodales* Vorgehen zu empfehlen, also eine Kombination verschiedener Erhebungsinstrumente

Tab. 4.6 Instrumente zur Selbstbeurteilung manischer Symptomatik

Messinstrument	Autor & Jahr	Kennzeichen
Altman Self-Rating Scale (ASRM)	*Original:* (Altman et al. 1997) *Dt:* (Bernhard und Meyer 2011)	5 Items
Manie-Selbstbeurteilungsskala (MSS)	*Original:* Self-Report-Manic-Inventory (Shugar et al. 1992) *Dt:* (Schlotterbeck et al. 2007; Krüger et al. 1997)	48 Items 3–5 Min.
Internal-State-Scale (ISS)	*Original:* (Bauer et al. 1991) *Dt:* revidierte dt. Version von Meyer und Hautzinger 2001 (Meyer und Hautzinger 2004)	16 Items 5–10 Min., 10–15 Min.
Allgemeine Depression- und Manie-Skala (ADMS)	*Original:* Weiterentwicklung der Allgemeinen Depressionsskala (Hautzinger und Bailer 1999) *Dt:* (Meyer und Hautzinger 2001)	29 Items Kein Manual vorliegend

unter Heranziehung mehrerer Datenquellen (Selbst- und Fremdbeurteilung), vgl. (Bromley et al. 2016). Im Folgenden werden international häufig eingesetzte Instrumente tabellarisch dargestellt. Dabei wird auch berichtet, ob Gütekriterien deutscher Versionen publiziert wurden.

4.3.1 Selbstbeurteilung einer manischen Symptomatik

Für die Selbstbeurteilung manischer Symptomatik können u. a. die in Tab. 4.6 aufgeführten Instrumente verwendet werden:

Statement	Empfehlungsgrad
Diagnostik3	**Statement**
Es gibt validierte Instrumente zur Selbstbeurteilung der Manie. Diese sind bislang jedoch wenig verbreitet. Ein vermehrter Einsatz ist wünschenswert.	

4.3.2 Fremdbeurteilung einer manischen Symptomatik

Für die Fremdbeurteilung manischer Symptomatik können u. a. die in Tab. 4.7 aufgeführten Instrumente verwendet werden:

Tab. 4.7 Instrumente zur Fremdbeurteilung manischer Symptomatik

Messinstrument	Autor & Jahr	Kennzeichen
Young Mania Rating Scale (YMRS)	*Original:* (Young et al. 1978) *Dt:* (Hautzinger und Meyer 2002); (Mühlbacher et al. 2011); (Richter et al. 1990)	11 Items 15–25 Min. Mehrere nicht- autorisierte Übersetzungen vorliegend
Bech Rafaelsen Manie Skala (BRMAS)	*Original:* (Bech et al. 1978) *Dt.:* (Collegium Internationale Psychiatriae Scalarum 2005)	11 Items <20 Min.

Statement	Empfehlungsgrad
Diagnostik4	**Statement**
Es gibt validierte Instrumente zur Fremdbeurteilung der Manie. Diese sind bislang jedoch wenig verbreitet. Ein vermehrter Einsatz ist wünschenswert.	

4.3.3 Selbstbeurteilung einer depressiven Symptomatik

Für die Selbstbeurteilung depressiver Symptomatik können u. a. die in Tab. 4.8 aufgeführten Instrumente verwendet werden:

Die Skalen eignen sich wegen des Iteminhalts unterschiedlich gut, bipolar depressive Symptome zu erfassen (vgl. z. B. Hautzinger und Meyer 2002).

Statement	Empfehlungsgrad
Diagnostik5	**Statement**
Es gibt validierte Instrumente zur Selbstbeurteilung der Depression. Diese sind bislang jedoch wenig verbreitet. Ein vermehrter Einsatz ist wünschenswert.	

4.3.4 Fremdbeurteilung einer depressiven Symptomatik

Für die Fremdbeurteilung depressiver Symptomatik können u. a. die in Tab. 4.9 aufgeführten Instrumente verwendet werden:

Tab. 4.8 Instrumente zur Selbstbeurteilung depressiver Symptomatik

Messinstrument	Autor & Jahr	Kennzeichen
Beck Depressions-Inventar-II (BDI-II)	*Original:* BDI, (Beck et al. 1961), (Beck und Steer 1987); BDI II, (Beck et al. 1996) *Dt:* (Hautzinger et al. 2006)	21 Items 5–10 Min.
Allgemeine Depressionsskala (ADS)	*Original:* Weiterentwicklung der Center for Epidemiological Studies Depression Scale (CES-D Skala), (Radloff 1977) *Dt:* (Hautzinger et al. 2012)	20/15 Items (Lang-/Kurzversion) 5–10 min
Fragebogen zur Depressionsdiagnostik nach DSM-IV (FDD – DSM-IV)	*Original:* Inventory to Diagnose Depression unpubliziert, (Zimmerman et al. 1986) *Dt:* (Kühner 1997)	Version A: 18 Items und Zusatzfrage pro Hauptkriterium, Version B: 18 Items 10–15 Min.
Hospital Anxiety and Depression Scale (HADS)	*Original:* (Zigmond und Snaith 1983) *Dt.:* (Herrmann-Lingen et al. 2005)	14 Items 5 Min.
Geriatrische Depressionsskala (GDS)	*Original:* (Yesavage et al. 1982) *Dt.:* (Gauggel und Birkner 1999)	30/15 Items (Lang-/Kurzform)

Statement	Empfehlungsgrad
Diagnostik6	**Statement**
Es gibt validierte Instrumente zur Fremdbeurteilung der Depression. Diese sind bislang jedoch wenig verbreitet. Ein vermehrter Einsatz ist wünschenswert.	

4.4 Screening von Risikopersonen mit Verdacht auf das Vorliegen einer Bipolaren Störung

Der Begriff Screening wird in unterschiedlichen medizinischen Settings verschieden definiert. Im Folgenden wird unter dem Begriff die Untersuchung von Personengruppen verstanden, welche ein erhöhtes Risiko für das Vorliegen einer Bipolaren Störung tragen. Ziel ist es, (unterschwellige) Symptome bzw. Veränderungen zu identifizieren, welche eine detaillierte diagnostische Abklärung verlangen. Keinesfalls ist im Folgenden eine breite Untersuchung von Bevölkerungsgruppen ohne Risikoprofil gemeint. Zur Untersuchung von möglichen Vorstufen Bipolarer Störungen bei Hochrisikoper-

Tab. 4.9 Instrumente zur Fremdbeurteilung depressiver Symptomatik

Messinstrument	Autor & Jahr	Kennzeichen
Hamilton Depression Rating Scale (HAMD)	*Original:* (Hamilton 1960) *Dt.:* (Collegium Internationale Psychiatriae Scalarum 2005)	17/21/24 Items 30 Min.
Bech Rafaelsen Melancholie Skala (BRMES)	*Original:* (Bech und Rafaelsen 1980) *Dt.:* (Stieglitz et al. 1998)	11 Items 15–25 Min.
Montgomery-Asberg Depression Scale MADR(A)S	*Original:* (Montgomery und Asberg 1979) *Dt.:* (Schmidtke et al. 1988)	10 Items 15 Min.
(Rush-) Inventar depressiver Symptome, Clinician-Rated (IDS-C)	*Original:* (Rush et al. 1986) *Dt:* (Hautzinger und Bailer 1999); (Watanabe et al. 2011)	28 Items (1999) 30 Items (1998) 20–30 Min. Parallelform zur Selbstbeurteilung depressiver Symptomatik (IDS-SR) vorhanden
Brief-Patient Health Questionnaire (B-PPH-9, PHQ)	*Original:* (Spitzer et al. 1999) *Dt:* (Löwe et al. 2002)	Für Erkennung und Diagnostik der häufigsten psychischen Störungen, man kann je nach Fragestellung auch nur einzelne Module verwenden 9 Items

sonen, bei denen die Erkrankung jedoch (noch) nicht vorliegt, siehe Abschn. Früherkennung (4.9). Letztendlich bleibt das Problem einer langen Vorlaufzeit bis zur Diagnose der bipolaren Störung, was die Wichtigkeit von Screeninginstrumenten unterstreicht. Bei unipolaren Patienten in der primären Versorgung ließen sich je nach Untersuchungsart bei zwischen 3 und 21 % der Patienten mit einer bisher nur unipolaren Störung bipolare Symptome finden. In der BRIDGE Studie erfüllten von 5635 Erwachsenen mit einer depressiven Episode 16,0 % die DSM-IV-TR Kriterien für eine Bipolare Störung, während 47,0 % die „bipolarity specifier criteria" aus der DSM-5 erfüllten (Angst et al. 2011, #U705).

Für ein erhöhtes Risiko für das Vorliegen einer Bipolaren Störung sprechen folgende Faktoren:

- Familienanamnese für affektive und schizoaffektive Störungen
- Substanzabusus
- Mehrere depressive Episoden in der Anamnese
- (Hypo-)manische Episoden während der Behandlung mit Antidepressiva
- Anzeichen einer gemischten Episode

- Häufige Stimmungsschwankungen
- Suizidversuch in der Anamnese
- Frühes Erkrankungsalter bei depressiver Erkrankung
- Atypische depressive Symptomatik
- Temperamentsauffälligkeiten
- Hochnutzerverhalten beim Hausarzt bzw. ein somatisches Beschwerdeprofil ohne unmittelbar erkennbar somatische Ursache.

Ob das Vorliegen einer ADHS in der Kindheit das Risiko für die Entwicklung einer Bipolaren Störung erhöht, wird weiterhin kontrovers diskutiert.

Als Screening-Instrument sind einfach anzuwendende, ökonomische Instrumente mit guter Sensitivität und ausreichender Spezifität geeignet. Für ein **Screening auf das Vorliegen einer Bipolaren Störung** können u. a. die in Tab. 4.10 aufgeführten Instrumente verwendet werden:

Statement	Empfehlungsgrad
Diagnostik7	**Statement**
Es gibt validierte Screeninginstrumente zum Screening auf das Vorliegen einer Bipolaren Störung im Lebenszeitverlauf. Diese sind bislang jedoch wenig verbreitet. Ein vermehrter Einsatz bei Risikopersonen ist wünschenswert.	

Zum *Screening auf das Vorliegen depressiver Symptomatik* siehe entsprechendes Kapitel der S3-Leitlinie unipolare Depression (DGPPN 2015).

Insbesondere der HCL-32 und das MDQ zeigten sich in mehreren Untersuchungen an primär depressiven Patientenkollektiven in der psychiatrischen Primärversorgung als aus-

Tab. 4.10 Instrumente zum Screening auf Vorliegen einer Bipolaren Störung

Messinstrument	Autor & Jahr	Kennzeichen
Mood Disorders Questionnaire (MDQ)	*Original:* (Hirschfeld et al. 2000) *Dt:* (Hautzinger und Meyer 2002)	Prüft, ob wahrscheinlich ist, dass je eine hypomane oder manische Episode vorlag 13 Fragen + 2 Fragen, die die klinische Relevanz prüfen Wert 7 optimal im Hinblick auf Sensitivität/Spezifität
Hypomania Checklist (HCL-32)	*Original (Dt.):* (Angst et al. 2005a)	32 Items Gesamtscore von ≥14 gilt als auffällig
Bipolar Spectrum Diagnostic Scale (BSDS)	*Original:* (Ghaemi et al. 2005) keine deutsche Version vorhanden	19+1 Items

… reichend sensitiv zum Screening von maniformen Symptomen im bisherigen Verlauf und können daher im Rahmen eines Routinescreenings eingesetzt werden (Meyer et al. 2011, 2014; Smith et al. 2011).

Empfehlung	Empfehlungsgrad
Diagnostik8 HCL-32 und MDQ können zum Screening auf manische Symptome insbesondere auch in der Primärversorgung eingesetzt werden.	0

(neue Empfehlung laut Konsensuskonferenz 2017)

Zu beachten ist jedoch, dass die Anwendung eines Screeninginstruments niemals ausreichend zur Diagnosestellung ist, so dass eine Diagnosesicherung erfolgen muss.

Empfehlung	Empfehlungsgrad
Diagnostik9 Screeninginstrumente allein eigenen sich nicht zur Diagnosestellung. Bei positivem Screening sollte zur Diagnosesicherung ein Facharzt für Psychiatrie und Psychotherapie/für Nervenheilkunde hinzugezogen werden.	KKP

Diese Empfehlung wird durch Empfehlung „Versorgung7" im Kapitel Versorgung ergänzt, in der empfohlen wird, dass Hausärzte und andere Behandler (generell) bei Verdacht auf das Vorliegen einer bipolaren Erkrankung einen Facharzt für Psychiatrie und Psychotherapie/für Nervenheilkunde hinzuziehen sollten.

4.5 Differentialdiagnostik

Die bipolare Erkrankung ist eine komplexe psychische Störung. Differenzialdiagnostische Probleme können sich aus der psychopathologischen Vielgestaltigkeit der bipolaren Erkrankung im Rahmen akuter Querschnittssituationen, während des Verlaufes bipolarer Episoden, im Intervall zwischen akuten Episoden sowie im Langzeitverlauf über die Lebensspanne ergeben.

Während **der Frühphasen bipolarer Erkrankungen,** die häufig im jugendlichen und jungen Erwachsenenalter auftreten, ist die symptomatologische und syndromale Varianz besonders breit und altersgemäß unspezifischer. Die symptomatologischen Fluktuationen bei Heranwachsenden betreffen die Emotionalität in Form von Angst, Depressivität und Instabilität, die Kognition in Form von Aufmerksamkeits- und Fokussierungsproblemen, die Motorik in Form von Unruhe und Hyperaktivität sowie das Verhalten in Form von

Impulsivität, Disruptivität und einer frühen Neigung zu Suchtmittelkonsum mit einer Vermischung von bipolar- und substanzbedingten Symptomen und funktionellen Defiziten.

Empfehlung	Empfehlungsgrad
Diagnostik10	0
Bei jungen Erwachsenen mit Störungen der Emotionsregulation (z. B. bei Aufmerksamkeitsdefizit-Hyperaktivitäts-Störung, emotional-instabiler Persönlichkeitsstörung, komplexen Impulskontrollstörungen, und Substanzmissbrauch oder -abhängigkeit) wird eine sorgfältige Differentialdiagnostik in Richtung einer Bipolaren Störung empfohlen.	

Im Erwachsenenalter divergieren die differentialdiagnostischen Problemstellungen bei Bipolar-I- und Bipolar-II-Verläufen. Bipolar-I- und Bipolar-II-Störungen eint das häufige Vorkommen initialer depressiver Episoden, welche zunächst auf einen unipolar depressiven Krankheitsverlauf hindeuten. Die Differentialdiagnostik hat hier erhebliche praktische Relevanz, jedoch gibt es derzeit keine gut untersuchten, reliablen klinischen Merkmale, die eine unipolare von einer bipolaren Depression unterscheiden helfen. Die im Folgenden aufgeführten Risikofaktoren bzw. Prädiktoren könnten jedoch einen Anhalt zur Unterscheidung bieten:

Empfehlung	Empfehlungsgrad
Diagnostik12	0
Beim Auftreten eines oder mehrerer der oben genannten Risikofaktoren bzw. Prädiktoren ist besonders sorgfältig zu prüfen, ob die Depression im Rahmen einer Bipolaren Störung auftritt.	

Statement	Empfehlungsgrad
Diagnostik11	**Statement**
Folgende Risikofaktoren bzw. Prädiktoren für die Entwicklung einer Hypomanie oder Manie sind publiziert worden: • Positive Familienanamnese für Bipolare Störungen • Schwere, melancholische oder psychotische Depression im Kindes- oder Jugendalter • Schneller Beginn und/oder rasche Rückbildung der Depression • Vorliegen saisonaler oder atypischer Krankheitsmerkmale • Subsyndromale hypomanische Symptome im Rahmen depressiver Episoden und • Hypomanische oder manische Symptomentwicklung im zeitlichen Zusammenhang mit einer Therapie mit Antidepressiva oder bei Exposition gegenüber Psychostimulanzien.	

4 Klassifikation und Diagnostik inklusive Früherkennung

Zyklothymia markiert innerhalb des bipolaren Spektrums den Grenzbereich zu Temperaments- bzw. Persönlichkeitscharakteristika. Die Zyklothymia ist durch anhaltende, meist fluktuierende Stimmungsstörungen mit Hypomanien und depressiven Verstimmungen charakterisiert, welche nie die Kriterien einer manischen oder einer mittelgradigen oder schweren depressiven Episode erfüllen. Sie tritt häufig bei Verwandten von Patienten mit Bipolarer Störung auf, einige Patienten entwickeln selbst eine Bipolare Störung.

Empfehlung	Empfehlungsgrad
Diagnostik13	**KKP**
Die Zyklothymia (ICD-10 F34.0) ist durch Hypomanien und zeitlich getrennt davon auftretende depressive Symptome charakterisiert, die jedoch nicht die vollständigen Kriterien für eine mittelgradige oder schwere depressive Episode nach ICD-10 erfüllen. Bei dieser klinischen Konstellation darf die Diagnose Bipolar-II-Störung (ICD-10 Sonstige bipolare affektive Störungen – F31.8) nicht gestellt werden.	

Manische und gemischte Episoden können insbesondere auf dem Höhepunkt der Symptomausprägung mit psychotischen Merkmalen einhergehen, die vielgestaltig und fluktuierend sind und die affektive Symptomatik maskieren können. Auf der anderen Seite können ausgeprägte affektive Symptome Kern-Symptome der Schizophrenie überdecken.

Aus dieser klinischen Problemlage ergibt sich die notwendige Differentialdiagnostik der Manie gegenüber schizophrenen und anderen psychotischen Störungen: 50–90 % der manischen Episoden gehen mit psychotischen Merkmalen einher, 10–20 % mit klassischen Symptomen der Schizophrenie. Beide Störungen können durch schwere psychotische Symptome wie Denkstörungen, Wahnsymptomatik und Halluzinationen charakterisiert sein. Typischerweise sind Wahnsymptomatik, Halluzinationen und Denkstörungen bei der Manie instabiler und fluktuierender sowie psychopathologisch vielgestaltiger und von kürzerer Ausprägungsdauer als bei der Schizophrenie.

Statement	Empfehlungsgrad
Diagnostik14*	**Statement**
Die Abgrenzung der Manie von der Schizophrenie ist schwierig, besonders wenn die Entwicklung der initialen Hypomanie bzw. leichten Manie übersehen wurde und der Betroffene nur auf dem Höhepunkt der Erkrankung untersucht wird, wenn ausgedehnte Wahnideen, unverständliche Sprache und gewalttätige Erregung die grundlegende Störung des Affekts verdecken. *Zitat aus der ICD-10	

Empfehlung	Empfehlungsgrad
Diagnostik15	0
Als Grundlage der Differenzialdiagnostik der Manie gegenüber der Schizophrenie ist eine sorgfältige Anamneseerhebung (Beachtung des bisherigen Krankheitsverlaufes) und eine ebenso sorgfältige Aktualanamnese mit Beachtung der Akuität der Symptomentwicklung und der Symptomatik im Frühstadium der aktuellen Episode zu empfehlen.	

Die Diagnose **schizoaffektive Störung** sollte gewählt werden, wenn während eines Krankheitsverlaufes akute Episoden mehrheitlich von prädominanter psychotischer Symptomatik bestimmt werden und affektive Symptome zusätzlich, aber zeitlich deutlich kürzer auftreten.

Empfehlung	Empfehlungsgrad
Diagnostik16	KKP
Die Differenzialdiagnose schizoaffektive Störung kann besonders schwierig bis unmöglich sein. Das Problem besteht in der geringen Zuverlässigkeit (d. h. Validität und Reliabilität) der Diagnosestellung sowohl gegenüber der Bipolaren Störung als auch der Schizophrenie. Die Diagnose schizoaffektive Störung sollte nur als Ausschlussdiagnose nach längerer Verlaufsbeobachtung gestellt werden.	

Missbrauch und Abhängigkeit von Substanzen (z. B. Kokain, Ecstasy oder Amphetamine) kann zu manischen oder manie-ähnlichen Symptomen führen. Im Unterschied zur manischen Symptomatik bilden sich die substanzinduzierten manischen oder manie-ähnlichen Symptome jedoch innerhalb kürzerer Zeit nach Substanzentzug zurück. Insbesondere bei jugendlichen Patienten und bei Erstmanifestation bipolarer Episoden verdient dieser differentialdiagnostische Aspekt besondere Beachtung, da Substanzmissbrauch bei Bipolarer Störung eine häufige Komorbidität ist (siehe hierzu auch Abschn. 4.6.1). Obwohl die Diagnose Bipolare Störung positiv auf der Grundlage der Schwere und Dauer der Symptomatik gestellt werden sollte, sollte auch bei einer Anamnese ohne vorangehende hypomanische, manische oder gemischte Episoden an die Möglichkeit gedacht werden, dass die aktuelle Episode eine durch Substanzen getriggerte Erstmanifestation einer bipolaren Erkrankung sein könnte.

Empfehlung	Empfehlungsgrad
Diagnostik17	KKP
Abhängigkeit und Missbrauch von Substanzen (z. B. von Kokain, Ecstasy oder Amphetaminen) sind in der Differenzialdiagnostik der Hypomanie und Manie zu beachten, deshalb sollte bei entsprechendem Verdacht eine ausführliche Eigen- und Fremdanamnese sowie gegebenenfalls ein Drogenscreening durchgeführt werden.	

Hirnorganische Erkrankungen, wie Epilepsien, **Enzephalitiden** und Demyelinisierungen mit Läsionen der weißen Hirnsubstanz (wie sie z. B. bei multipler Sklerose und HIV-Infektionen vorkommen), sind ebenso differentialdiagnostisch zu beachten wie Folgen **zerebrovaskulärer** Erkrankungen und beginnende frontotemporale Demenzen. An die Differenzialdiagnostik organischer Hirnerkrankungen ist insbesondere bei Jugendlichen mit atypischer bipolarer Symptomatik, aber auch bei Menschen mit Spätmanifestation manischer Episoden zu denken. Schilddrüsen- und Nebennierenrindenerkrankungen sowie Hypophysentumoren können hypomanische oder manische Symptomatik imitieren. In Tab. 4.11 sind potenzielle organische Ursachen aufgelistet.

Folgende immunologische und neuroendokrinologische Parameter sollten zum Ausschluss organischer Ursachen bestimmt werden: basales TSH, Syphilis-Serologie und CRP. Bei klinischem Verdacht auf einen Morbus Cushing sollte eine Bestimmung des freien Cortisols im 24h-Urin erfolgen. Für die weiterführende Diagnostik bei Auffälligkeit dieser Parameter siehe entsprechende Leitlinien (S1-Leitlinie Neurosyphilis, letzte Überarbeitung 2012, gültig bis 2017 (www.awmf.org); S1-Leitlinie Cushing-Syndrom 2010, gültig bis 2015, aktuell in Überarbeitung (www.awmf.org), Leitlinien zur Schilddrüsendiagnostik 2003, www.nuklearmedizin.de).

Empfehlung	Empfehlungsgrad
Diagnostik18	**KKP**
Bei Auftreten eines klinischen Verdachts sollte zum Ausschluss oder zur Verifizierung einer organisch bedingten Manie/Hypomanie neben dem Ganzkörperstatus und der neurologischen Untersuchung eine weiterführende Diagnostik erfolgen, z. B.: • eine bildgebende Diagnostik (MRT oder CCT) und/oder • ein EEG und/oder • eine neuropsychologische Diagnostik und/oder • die Bestimmung neuroendokrinologischer Parameter.	

Tab. 4.11 Potenzielle organische Ursachen

Potenzielle organisch Ursache
Neurosyphilis
Frontalhirntumor
Morbus Pick
Multiple Sklerose
Epilepsie
Morbus Cushing
Thyreotoxikose
Alkoholismus

nach (Bauer et al. 2017b)

Tab. 4.12 Potenzielle pharmakogene Ursachen

Potenzielle pharmakogene Ursache
Psychostimulanzien (Amphetamine, Kokain, Ecstasy)
Dextromethorphan
Kortison, ACTH
L-Dopa, Bromocriptin, Amantadin
ACE-Hemmer
Tuberkulostatika
Gabapentin
Antidepressiva

nach (Bauer et al. 2017)

Iatrogen verursachte Hypomanien oder Manien können infolge einer Behandlung mit Glukokortikoiden, Schilddrüsen- oder Sexualhormonen auftreten, aber auch durch eine Behandlung mit L-Dopa und Stimulanzien. Unter der Therapie mit Antidepressiva kann es bei manchen Patienten zu einem Switch in die Hypomanie oder Manie kommen, auch bei Patienten mit einer bipolaren Prädisposition. Siehe Tab. 4.12 für potenzielle pharmakogene Ursachen.

Statement	Empfehlungsgrad
Diagnostik19	**Statement**
Bei einer ganzen Reihe von Substanzen, die therapeutisch verordnet werden, kann es zum Auftreten von Hypomanien oder Manien kommen. Dies betrifft z. B. Hormonsubstitutionstherapien oder -behandlungen, Dopaminagonisten, Stimulanzien, Antidepressiva.	

Empfehlung	Empfehlungsgrad
Diagnostik20	**KKP**
Es wird empfohlen, eine detaillierte Medikamentenanamnese und ggf. einen Absetzversuch durchzuführen.	

Gerade ältere Patienten scheinen aufgrund des hohen Risikos für Multimorbidität mit daraus auch folgender multipler pharmakologischer Interventionen (bei bestehenden pharmakokinetischen Besonderheiten im Alter) besonders prädestiniert für differenzialdiagnostisch zu beachtende sekundäre Manien zu sein.

Das Krankheitsbild der sekundären Manien sollte in der Differentialdiagnose, maniformer Syndrome im Alter stärkere Beachtung finden. Durch die Multimorbidität und zunehmende Frailty (Gebrechlichkeit) im Senium steigen die Risikofaktoren und verbunden damit, die Gefahr, sekundäre Manien zu entwickeln. Auslöser für diese maniformen Krankheitsbilder im Senium können hirnvaskuläre Schädigungen oder systemische Erkrankungen wie Anämie, Urämie endokrinologische Entgleisungen, Infektionen, neoplas-

4 Klassifikation und Diagnostik inklusive Früherkennung

tische Prozesse sein. Nicht zu vernachlässigen ist in diesem Zusammenhang der iatrogene Aspekt, der durch beinahe jedes Medikament im Alter (insbesondere Gyrasehemmer, Corticosteroide etc.) hervorgerufen werden kann (Benninghoff und Brieger 2018).

Siehe auch das Subkapitel zu altersspezifischen Besonderheiten bei der Behandlung Bipolarer Störungen (5.5.3).

Ein Überblick zu differentialdiagnostischen Gesichtspunkten bei Bipolaren Störungen findet sich in Tab. 4.13.

Tab. 4.13 Differentialdiagnose Bipolarer Störungen

Differentialdiagnose Bipolarer Störungen			
	Kindheit und Jugend	Erwachsenenalter	
		mittleres Lebensalter	höheres Lebensalter
Psychische Erkrankungen			
Affektive Störungen	unipolare Depression	unipolare Depression	
	rekurrente kurzdauernde Depression	rekurrente kurzdauernde Depression	
		Dysthymia	
Persönlichkeitsstörungen	Borderline-PS	Borderline-PS	
	Narzistisch, antisozial		
Andere Störungen	ADHS		
	Schizophrenie	Schizophrenie	
	Verhaltensstörungen	Schizoaffektive Episode	
Somatische Erkrankungen			
Internistische Erkrankungen		Schilddrüsenerkrankungen	
	Hyperkortisolismus		
Neurologische Erkrankungen	Epilepsie	Epilepsie	
		Encephalomyelitits disseminata	
			Frontotemporale lobäre Degenerationen-FTLD, Morbus Alzheimer
		Frontalhirntumoren	
			Neurolues
Pharmakologische Ursachen, Substanzen			
	Antidepressiva	Antidepressiva	
	Psychostimulantien, (z. B. Kokain, Amphetamine, Ecstasy)	Psychostimulantien	
		Antihypertensiva (z. B. ACE-Hemmer, etc.)	
			Antiparkinsonmittel
		Hormonpräparate (z. B. Kortison, ACTH)	

4.6 Komorbidität

Der Begriff Komorbidität wird im Folgenden für zusätzlich zur Bipolaren Störung auftretende Erkrankungen verwendet. Dabei ist neben der Angabe zur Häufigkeit (Prävalenz) der Vergleich der Auftretenswahrscheinlichkeiten zu einer Kontrollpopulation wichtig (Angabe der Odds Ratios oder Relativen Risiken), um zu sehen, ob Patienten mit Bipolaren Störungen über z. B. die Allgemeinbevölkerung hinaus zusätzliche Risiken tragen.

Aufgrund der Studiendesigns kann oftmals keine Aussage zum zeitlichen Zusammenhang des Auftretens der Erkrankungen getroffen werden. Eine ausführliche Diskussion über potentielle Ursachen der auftretenden Komorbiditäten ist im Rahmen der Leitlinie nicht möglich, hier werden Literaturverweise angeboten.

4.6.1 Psychische Komorbidität

Bei Bipolaren Störungen besteht eine besonders ausgeprägte Komorbidität mit unterschiedlichen anderen psychischen Störungen, die für den Verlauf und die Prognose und damit für die Therapieplanung der Primärstörung von entscheidender Bedeutung sein können.

Die epidemiologisch wichtigsten komorbiden psychischen Erkrankungen bei Patienten mit Bipolarer Störung sind in Tab. 4.14: Komorbide psychische Erkrankungen aufgeführt.

Mantere und Kollegen konnten in Analysen prospektiver Komorbiditätsdaten zeigen, dass sich sowohl Angst und Bipolare Störung, Substanzmissbrauch und Bipolare Störung und Essstörungen und Bipolare Störung im Verlauf wechselseitig beeinflussten (Mantere et al. 2010).

Zur Feststellung komorbider psychischer Störungen ist zunächst die Anwendung eines standardisierten Klinischen Interviews auf Basis der Klassifikationssysteme ICD-10 oder DSM-IV zu empfehlen, also z. B.: SKID, CIDI, DIPS (siehe 5.2).

Die Komorbiditätsdiagnostik sollte nach Möglichkeit in Remissionsphasen bzw. nach ausreichendem Symptommanagement erfolgen, da insbesondere die manische Symptomatik ansonsten stark mit der anderer Störungsbilder interferieren kann (Myrick et al. 2004).

Statement	Empfehlungsgrad
Diagnostik21	**Statement**
Bei Bipolaren Störungen kommen eine oder mehrere psychische Störungen häufig komorbid vor. Die epidemiologisch häufigsten Störungen sind: • Angst- und Zwangsstörungen • Substanzmissbrauch und -abhängigkeit • Impulskontrollstörungen und Essstörungen sowie Aufmerksamkeitsdefizit-/Hyperaktivitätsstörung (ADHD) • Persönlichkeitsstörungen.	

4 Klassifikation und Diagnostik inklusive Früherkennung

Tab. 4.14 Komorbide psychische Erkrankungen

Komorbide Erkrankung	Komorbidität Bipolar I/Bipolar II Patienten über die Lebenszeit: % (SE)	Odds Ratio Bipolar I Patienten gegenüber psychisch gesunden Kontrollen: OR (9 % CI)*	Odds Ratio Bipolar I Patienten gegenüber Personen ohne diese Diagnose: OR (95 % CI)	
Angststörungen	86,7 (3,9)/89,2 (3,3)		14,1	(6,9–28,8)
Agoraphobie ohne Panik			5,2	(2,1–13,0)
Panikstörung			9,4	(5,9–15,1)
PTSD			6,6	(4,2–10,4)
GAD			9,4	(6,2–14,2)
Spezifische Phobie			6,5	(4,5–9,4)
Soziale Phobie			7,9	(4,9–12,8)
Substanzmissbrauch und -abhängigkeit	60,3 (4,2)/40,4 (3,7)		8,8	(5,9–13,1)
Alkoholmissbrauch und -abhängigkeit		19,63 (17,59–21,90)*		
Alkoholmissbrauch			8,6	(5,9–12,4)
Alkoholabhängigkeit			11,6	(6,8–19,7)
Missbrauch und Abhängigkeit von illegalen Drogen		42,91 (37,83–48,66)*		
Missbrauch von illegalen Drogen			10,1	(7,0–14,4)
Abhängigkeit von illegalen Drogen			13,7	(8,9–21,1)
Impulskontrollstörung	71,2 (5,1)/70,4 (6,7)		8,3	(5,2–13,2)
ADHS	40,6 (5,9)/42,3 (7,5)		10,0	(6,1–16,1)
Essstörungen	33,2**			
Persönlichkeitsstörungen	28,8			

SE: Standardfehler, CI: Konfidenzintervall
*adjustiert für Alter, Geschlecht, Wohnort, Anzahl der nicht mit psychiatrischen Erkrankungen zusammenhängenden Arzttermine/Krankenhausaufenthalte
ORs aus (Carney und Jones 2006) und aus (Merikangas et al. 2007), Prävalenzen aus (Merikangas et al. 2007); (George et al. 2003) (Persönlichkeitsstörungen) und (Hudson et al. 2007) (Essstörungen)
**OR für Bipolare Störung bei Patienten mit Anorexia nervosa 0,8 (95 % CI 0,2–3,7) gegenüber denen ohne, mit Bulimia nervosa 4,7 (2,1–10,8; signifikant), mit Binge Eating 3,6 (2,1–6,3; signifikant)

Empfehlung	Empfehlungsgrad
Diagnostik22	**B**
Komorbide psychische Störungen sollten bei Bipolaren Störungen zu Beginn und im Verlauf der Erkrankung bei Bipolaren Störungen sorgfältig diagnostiziert und in Therapie und Verlaufsbeobachtung berücksichtigt werden.	

4.6.2 Somatische Komorbidität

Patienten mit schweren psychischen Störungen und somit auch Patienten mit Bipolaren Störungen weisen eine erhöhte Morbidität und Mortalität im Vergleich zu gesunden Personen auf. Dies ist (abgesehen von Suizid) vor allem auf kardiovaskuläre Erkrankungen und Diabetes mellitus Typ 2 zurückzuführen ((Newcomer 2006; McIntyre et al. 2005b; Crump et al. 2013)). Daten einer schwedischen Kohortenstudie zeigen eine um das zweifache erhöhte Mortalität und eine Lebenszeitverkürzung um ca. 9 Jahre von Patienten mit bipolaren Störungen gegenüber der Allgemeinbevölkerung (Crump et al. 2013; Khan et al. 2013).

Patienten mit Bipolaren Störungen haben ein höheres Risiko, mehrere komorbide somatische Erkrankungen zu haben als psychiatrisch gesunde Kontrollpersonen (Carney und Jones 2006). Einige häufige komorbide somatische Erkrankungen sind in Tab. 4.15 aufgeführt. Dabei ist zu beachten, dass diese wahrscheinlich teilweise miteinander assoziiert sind, so wird beispielsweise das häufigere Auftreten von Adipositas einen Teil des erhöhten Risikos für kardiovaskuläre Erkrankungen inklusive Schlaganfall und für Diabetes mellitus mit Komplikationen verantwortlich sein.

% Komorbidität aus (McIntyre et al. 2008), ORs aus (Carney und Jones 2006).

Auch das relative Risiko von Hepatitis C ist bei Patienten mit bipolarer Störung gegenüber der Kontrollkohorte ohne bipolare Störung erhöht (RR 3,6; Matthews et al. 2008).

Statement	Empfehlungsgrad
Diagnostik23	**Statement**
Bei Bipolaren Störungen kommen eine oder mehrere somatische Erkrankungen häufig komorbid vor. Die epidemiologisch bedeutsamsten Störungen sind: • Kardiovaskuläre Erkrankungen • Metabolisches Syndrom und Diabetes mellitus • Muskuloskeletale Erkrankungen • Migräne.	

4 Klassifikation und Diagnostik inklusive Früherkennung

Tab. 4.15 Komorbide somatische Erkrankungen

Komorbide Erkrankung	Komorbidität Lebenszeit: % (SE)	Odds Ratio Bipolar I Patienten gegenüber psychiatrisch gesunden Kontrollen: OR (95 % CI)*
Kardiovaskuläre Erkrankungen	26 (4–49)	
Arrhythmien		1,62 (1,32–2,00)
Periphere Gefäßerkrankung		2,16 (1,55–3,01)
Hypertonie	24 (10–33)	1,23 (1,11–1,37)
Schlaganfall	3	2,85 (2,18–3,72)
Endokrinologische Erkrankungen	29	
Diabetes mellitus	11 (2–26)	1,54 (1,16–2,03)**
Hypothyreose		2,57 (2,27–2,91)
Adipositas	18 (3–33)	2,63 (2,21–3,12)
Muskuloskeletale Erkrankungen	63 (50–75)	
Arthritis	19 (16–21)	1,62 (1,37–1,90)
Rückenschmerzen		1,51 (1,39–1,63)
Renale Erkrankungen	7	
Nierenversagen		2,31 (1,56–3,40)
Gastrointestinale Erkrankungen	35 (11–56)	
Lebererkrankung		3,97 (2,84–5,55)
Pankreatitis	2	2,53 (1,62–3,96)
Neurologische Erkrankungen	35 (17–53)	
Kopfschmerzen/Migräne	9 (15–44)	2,47 (2,25–2,71)
Lungenerkrankungen	25	
Chronische Lungenerkrankung		2,32 (2,08–2,59)
Asthma	18 (6–35)	2,67 (2,32–3,06)
Infektionen		
AIDS		9,53 (3,84–23,64)
Chronische Eierstockentzündung		2,17 (1,84–2,57)

SE: Standardfehler, CI: Konfidenzintervall
*adjustiert für Alter, Geschlecht, Wohnort, Anzahl der nicht mit psychiatrischen Erkrankungen zusammenhängenden Arzttermine/Krankenhausaufenthalte
**mit Komplikationen (ohne Komplikationen: 1,08 (0,90–1,29))

Die sorgfältige Erfassung komorbider somatischer Erkrankungen ist nötig, da die Komorbidität Therapieentscheidungen, den Verlauf der Erkrankung und Versorgungsbedürfnisse beeinflusst. So hat eine adäquate Diagnostik der somatischen Komorbidität eine positive Auswirkung auf die Mortalität, v. a. bei kardiovaskulären Erkrankungen, Diabetes mellitus und Tumoren (Crump et al. 2013).

Empfehlung	Empfehlungsgrad
Diagnostik24	A
Komorbide somatische Erkrankungen sollen zu Beginn und im Verlauf der Erkrankung bei Bipolaren Störungen sorgfältig diagnostiziert und in Therapie und Verlaufsbeobachtung berücksichtigt werden.	
(in Konsensuskonferenz (2017) geänderte Empfehlung: Upgrade des Empfehlungrads A)	

Siehe Subkapitel Behandlung spezifischer Patientengruppen und in speziellen Situationen (5.5) für Empfehlungen bezüglich der Behandlung bei Komorbidität.

4.7 Verlaufsdiagnostik

Die Verlaufsdiagnostik hat zum Ziel, den individuellen Verlauf der bipolaren Erkrankung bei dem jeweiligen Patienten, insbesondere bezüglich des Erreichens definierter Behandlungsziele, zu dokumentieren.

Voraussetzung einer reliablen und validen Verlaufsdiagnostik ist eine möglichst genaue Aufzeichnung mittels der entsprechenden unter 5.3 aufgeführten Instrumente. Unabdingbar ist hierbei die Nutzung zumindest jeweils eines Fremdbeurteilungsinstruments zur Erfassung depressiver als auch manischer Symptome seitens des Behandlers. Die Frequenz, mit der die jeweiligen Fremdbeurteilungsinstrumente zum Einsatz kommen sollten, ist abhängig von der jeweiligen Behandlungsphase und Schwere der Symptomatik. Generell gilt, dass je akuter und schwerer ausgeprägt die jeweilige Symptomatik ist, desto engmaschiger sollte die Dokumentation erfolgen. Als im Alltag praktikabel hat sich die routinemäßige Anwendung im Rahmen der jeweiligen Therapiesitzungen erwiesen, wobei eine Frequenz von mehr als einmal wöchentlich im Allgemeinen nicht notwendig erscheint.

Zusätzlich ist das kontinuierliche, d. h. am günstigsten tägliche Führen eines sogenannten „Stimmungstagebuchs", wie es zum Beispiel vom National Institute of Mental Health (NIMH) entwickelt wurde („Life Charting Method", LCM), durch den Patienten Voraussetzung für eine möglichst umfassende Verlaufsdiagnostik. Hier können neben der Stimmung auch die aktuelle Medikation, die Schlafqualität, das Aktivitätsniveau sowie Ereignisse bzw. Stressoren erfasst werden. Die Anwendung eines Stimmungstagebuchs sollte dem Patienten erläutert werden. Bewährt hat sich die Aufforderung zum Ausfüllen jeweils zur selben Zeit am selben Ort, präferentiell am Abend oder vor dem Schlafengehen. Der Patient sollte die Stimmungstagebücher zu den jeweiligen Behandlungsterminen mitbringen, der Behandler sollte sich diese routinemäßig ansehen und sich hierüber mit dem Patienten austauschen. Neben der Papierversion sind mittlerweile mehrere elektronische Versionen von Stimmungstagebüchern verfügbar, die ermöglichen, dass Patient und Behandler Informationen unabhängig

4 Klassifikation und Diagnostik inklusive Früherkennung

von Therapiesitzungen austauschen (z. B. PLC – Palm Life Chart/NIMH-LCM-p; (Denicoff et al. 2002) oder ChronoRecord (ChronoRecord Association: www.chronorecord.org, 21.09.2017; Bauer et al. 2004, 2005b)). Lieberman et al. haben eine internetbasierte Version des Life-Chart getestet, bei der die Patienten täglich eine Erinnerungs-E-Mail erhielten, worüber dann die Informationen auch unmittelbar eingegeben werden konnten. Dies erhöhte die Adhärenz gegenüber des papierbasierten Stimmungstagebuchs, sicher auch auf Grund der Erinnerungsfunktion über die E-Mail (Lieberman et al. 2010).

Empfehlung	Empfehlungsgrad
Diagnostik25	KKP
Empfohlen wird die sorgfältige Dokumentation des psychischen Befindens des Patienten im Verlauf einer bipolaren Erkrankung mit Hilfe bewährter Fremdbeurteilungsinstrumente seitens des Behandlers als auch mit Hilfe eines vom Patienten möglichst täglich auszufüllenden Stimmungtagebuchs.	

Zusätzlich sollte zur Verlaufsdiagnostik der bipolaren Erkrankung ein Monitoring des Verlaufs komorbider psychischer als auch körperlicher Symptome bzw. Erkrankungen erfolgen. Weiterhin sind die etwaigen Nebenwirkungen jeglicher therapeutischen Interventionen aufzuzeichnen. Hierfür ist entsprechend der von den jeweiligen Fachgesellschaften bzw. Herstellern als geeignet angesehenen (und in den entsprechenden Abschnitten dieser Leitlinie skizzierten) Vorgehensweisen zu verfahren (siehe auch Abschn. 4.8).

Kognitive Störungen im Rahmen oder als Folge einer bipolaren Störung können für verschiedene Lebensbereiche der Patienten eine erhebliche Bedeutung haben. Dies betrifft vor allem berufliche, aber auch versorgungsrechtliche Aspekte. Mehrere Studien konnten das Vorhandensein kognitiver Defizite während akuter Krankheitsphasen, aber auch im euthymen Intervall zumindest bei einem erheblichen Teil Patienten mit bipolarer Störung gegenüber Kontrollpersonen belegen (Keefe et al. 2014; Bauer et al. 2015; Volkert et al. 2015; Morin und Chevalier 2017). Daher erscheint die Feststellung und Quantifizierung kognitiver Defizite bei Patienten mit bipolarer Störung wichtig, zumal es behandelbare Einflussfaktoren gibt. Aufgrund des Einflusses akuter Krankheitssymptome sollten die erfassten kognitiven Defizite nochmal im euthymen Intervall kontrolliert werden (Morin und Chevalier 2017).

Empfehlung	Empfehlungsgrad
Diagnostik26	0
Bei bipolaren Patienten kann, wenn möglich im euthymen Intervall, ein Screening auf kognitive Defizite vorgenommen werden.	
(neue Empfehlung laut Konsensuskonferenz 2017)	

Einschränkend muss festgestellt werden, dass es noch keinen Konsens hinsichtlich der zu verwendenden neuropsychologischen Testbatterie gibt. Überprüft werden sollten Exekutiv-Funktionen inklusive der sychomotorischen Geschwindigkeit, Lernen und Gedächtnis sowie Aufmerksamkeit und Konzentration.

Die Aufrechterhaltung eines höchstmöglichen psychosozialen Funktionsvermögens ist das primäre Ziel der Diagnostik und Behandlung. Da Patienten mit Bipolaren Störungen gerade in frühen Stadien oftmals (noch) nicht insgesamt stark in ihrem Funktionsvermögen beeinträchtigt sind, sondern sich die Beeinträchtigungen auf einzelne Funktionsbereiche beschränken, sollten differenzierte, und trotzdem effizient einsetzbare, Instrumente zur Beurteilung herangezogen werden. Diese sollten im Verlauf der Erkrankung wiederholt eingesetzt werden, um Veränderungen im Funktionsvermögen abbilden und ggf. therapeutisch positiv beeinflussen zu können.

Für die Beurteilung des psychosozialen Funktionsvermögens zu Beginn der Behandlung und im Behandlungsverlauf können u. a. die in Tab. 4.16 aufgeführten Instrumente verwendet werden:

Empfehlung	Empfehlungsgrad
Diagnostik27	KKP
Empfohlen wird die sorgfältige Dokumentation des psychosozialen Funktionsvermögens des Patienten im Verlauf einer bipolaren Erkrankung, z. B. mit Hilfe bewährter Fremdbeurteilungsinstrumente.	

Selbstmonitoring (Selbstbeobachtung) kann die Kenntnisse über die Erkrankung und die Fähigkeiten steigern, mit sich selbst und im sozialen Umfeld gut zu Recht zu kommen. Selbstdiagnostik kann helfen, Patienten für Frühwarnsymptome zu sensibilisieren. Ziel ist ein eigenes Selbstmanagement aufzubauen und zu stabilisieren.

Wie bereits ausgeführt, helfen Stimmungstagebücher den Patienten, einen Überblick über den Erkrankungs- und Therapieverlauf zu bekommen. Für Psychoedukation und

Tab. 4.16 Instrumente zur Beurteilung des psychosozialen Funktionsniveaus

Messinstrument	Autor & Jahr	Kennzeichen
Functioning Assessment Short Test (FAST)	*Original:* (Rosa et al. 2007)	Interviewer-kontrolliertes Instrument zur Erfassung von 6 spezifischen Funktionsbereichen (Einschätzung für den Zeitraum der letzten 15 Tage), 24 Items mit 4-stufiger Ratingskala
Personal und Social Performance Scale (PSP)	*Original:* (Morosini et al. 2000)	Beurteilung des Funktionsniveaus des Patienten in 4 Funktionsbereichen im letzten Monat im Gespräch mit dem Patienten, 6-stufige Ratingskala
Global Assessment of Functioning (GAF)	*Original:* (Wittchen et al. 1997)	Einschätzung auf Skala von 0–100

4 Klassifikation und Diagnostik inklusive Früherkennung

Schulungsprogramme zur Anleitung zum Selbstmonitoring siehe Kapitel Trialog, Wissensvermittlung und Selbsthilfe und Kapitel Psychotherapie dieser Leitlinie.

Empfehlung	Empfehlungsgrad
Diagnostik 28	KKP
Menschen mit Bipolaren Störungen wird empfohlen, Life-charts/Stimmungstagebücher zu führen und ihre Selbstwahrnehmung zu schulen, und diese Informationen für Gespräche untereinander und mit den Behandlern nutzen.	

4.8 Somatische und laborchemische Diagnostik vor und während einer Pharmakotherapie

4.8.1 Diagnostik vor Beginn einer Pharmakotherapie

Die **Baseline-Diagnostik vor** Beginn einer Pharmakotherapie dient der Erfassung von Risikokonstellationen, welche substanzspezifisch sowie alters- und komorbiditätsabhängig sind. In der Baseline-Diagnostik sollen entsprechend somatische Auffälligkeiten, somatische und psychiatrische Komorbiditäten sowie etwaige Kontraindikationen vor Beginn einer Therapie erfasst werden. Im Sinne der klinischen Diagnostik gehören dazu eine Anamnese, ein internistischer und neurologischer Untersuchungsbefund sowie die Erfassung soziodemographischer und biologischer Daten, die einen Einfluss auf die geplante Pharmakotherapie haben. Hierzu zählen insbesondere Alter, Geschlecht und Körpergewicht. Da in der akuten klinischen Situation eine zügige Behandlung im Vordergrund steht, sollte die Baseline-Diagnostik so schnell wie möglich nachgeholt werden.

Die notwendige **Labordiagnostik vor** Beginn einer Pharmakotherapie ist substanzspezifisch (siehe Tab. 4.16) und richtet sich auch nach der Wirkstoffgruppe, die angewendet werden soll (Antidepressivum, Neuroleptikum, Lithium, Benzodiazepin oder Antiepileptikum).

Bei *Frauen* ist darüber hinaus eine weiterführende Diagnostik vor der Pharmakotherapie erforderlich und beinhaltet insbesondere die Erfassung etwaiger gynäkologischer Auffälligkeiten, wie das Vorbestehen polyzystischer Ovarien (Cave: Valproinsäure) sowie die Abklärung einer bestehenden oder geplanten Schwangerschaft, aktuell angewandter Kontrazeption und von Zyklusunregelmäßigkeiten.

4.8.2 Diagnostik während einer Pharmakotherapie

Eine **allgemeine Diagnostik während** einer Pharmakotherapie sollte abhängig von der Wirkstoffklasse (Antidepressivum, Neuroleptikum, Lithium, Benzodiazepin oder Antiepileptikum) und unter Berücksichtigung der pharmakokinetischen Eigenschaften auch eine regelmäßige Messung des Medikamentenspiegels beinhalten (siehe Tab. 4.16). Die allgemeine Diagnostik beinhaltet des Weiteren die Erfassung der allgemeinen Verträglichkeit und Sicherheit der Pharmakotherapie. Dazu gehören, abhängig von der pharmakologischen Substanzklasse, die im Folgenden beschriebenen Bestimmungen:

- *Gewichtsveränderungen* sind ein häufiges Problem unter der Pharmakotherapie der Bipolaren Störung. Insbesondere unter der Therapie mit Valproat, Lithium, einigen Antidepressiva und mit Neuroleptika ist eine regelmäßige Kontrolle des Gewichts und Ermittlung des BMI (body mass index) notwendig.
- *Nierentoxizität* ist ein Risiko, welches unter der Therapie mit Lithium auftreten kann. Das Spektrum reicht von leichten Funktionseinschränkungen bis hin zu Diabetes insipidus, nephrotischem Syndrom oder Nierenversagen. Eine Verschlechterung der Nierenfunktion ist häufig mit einer hohen Lithiumserumkonzentration korreliert, so dass unter Berücksichtigung einflussnehmender Komedikation regelmäßige Kontrollen von Lithiumspiegel, Serumkreatinin und die Bestimmung der Kreatinin-Clearance zur Erfassung und Änderung der glomerulären Filtrationsrate notwendig sind. *Cockcroft-Gault-Formel:* Näherungsformel zur Berechnung der Kreatinin-Clearance (ohne die Notwendigkeit des Sammelns von Urin); $C_{Cr} = (140 - Alter) \times Gewicht/72 \times S_{Cr} \times (0{,}85$ falls weiblich)
- *Hämatologische Veränderungen (benigne und reversible Leukopenien und Thrombopenien)* und Veränderungen der *hepatischen Funktion* können unter der Behandlung mit Antikonvulsiva vorkommen. Veränderungen des Blutbildes (Leukopenie) finden sich auch bei einigen Neuroleptika, insbesondere bei Clozapin, welches bei Therapieresistenz im Einzelfall weiterhin zur Anwendung kommt. Aus diesem Grund sind regelmäßige Differentialblutbildbestimmungen und Leberenzymbestimmungen notwendig.
- *Kardiovaskuläre Veränderungen*, insbesondere eine Verlängerung des QTc-Intervalls, sind unter der Therapie mit Neuroleptika und Antidepressiva beschrieben. Ein erhöhtes Risiko stellt hier auch das Alter des Patienten dar (> 65 J.). Unter der Therapie mit Lithium kann es zu Repolarisationsstörungen, Arrhythmien und EKG-Veränderungen kommen. Aus diesem Grund sind regelmäßige EKG-Kontrollen notwendig.
- *Endokrinologische Veränderungen* können unter der Therapie mit Lithium vorkommen. Zu finden sind vor allem Hypothyreosen mit Strumabildung. Selten wird ein Hyperparathyreoidismus beobachtet. Regelmäßige Kontrollen der Schilddrüsenparameter und der Elektrolyte, einschließlich Kalzium, sind entsprechend erforderlich. Unter der Therapie mit Valproinsäure und Lithium wurde ein erhöhtes Auftreten von Menstruationsstörungen und bei Valproinsäure ein erhöhtes Auftreten von polyzystischen Ovarien (PCOS) gefunden; entsprechende gynäkologische Untersuchungen und Laborkontrollen sind bei klinischem Verdacht durchzuführen. Der Prolaktinspiegel im Blut kann sich unter der Therapie

4 Klassifikation und Diagnostik inklusive Früherkennung

mit Antipsychotika erhöhen (und erhöht bleiben). Um langfristige Nebenwirkungen zu vermeiden, sind bei klinischen Symptomen Kontrollen notwendig.

- *Störungen der kognitiven Leistungsfähigkeit* können während der Therapie mit Lithium vorkommen. Zum Teil stehen diese im Zusammenhang mit einer supprimierten Schilddrüsenfunktion. Bei Verdacht sind entsprechende Untersuchungen und Laborkontrollen umzusetzen; eine medikamentöse Umstellung kann erwogen werden.
- *Neurologische Nebenwirkungen und extrapyramidal motorische Nebenwirkungen* können unter Antikonvulsiva, Lithium und Neuroleptikatherapie vorkommen. Extrapyramidal-motorische Nebenwirkungen sind vor allem unter Antipsychotikatherapie zu beobachten. Bei Auftreten ist eine entsprechende medikamentöse Umstellung zu erwägen.
- Eine Beeinflussung *metabolischer Parameter*, insbesondere hyperglykämische oder hyperlipoproteinämische Stoffwechsellagen, sind unter der Therapie mit Neuroleptika, Antiepileptika, einigen Antidepressiva und Lithium zu beachten, weil es hier häufig zur Entwicklung einer diabetischen und/oder hyperlipoproteinämischen Stoffwechselsituation kommen kann. Entsprechend sind regelmäßige Nüchternblutglukose- und Nüchternblutfettbestimmungen durchzuführen.

Einen Überblick zur notwendigen Diagnostik vor und während einer pharmakologischen Therapie gibt Tab. 4.17.

4.8.3 Empfehlungen zur somatischen und laborchemischen Diagnostik vor und während einer Pharmakotherapie

Empfehlung	Empfehlungsgrad
Diagnostik29	KKP
Die Erfassung und Bestimmung der folgenden Parameter **vor Beginn** einer Psychopharmakotherapie ist **obligat**: • Differentialblutbild • Elektrolyte • Leberenzyme • Nüchternglukosespiegel • Serum-Kreatinin • Blutdruck und Puls • Körpergewicht und Körpergröße • Schwangerschaftstest bei Frauen im gebärfähigen Alter • Als apparative Diagnostik ein Elektrokardiogramm (EKG).	

Tab. 4.17 Empfohlene Diagnostik vor und während einer Pharmakotherapie bei Patienten mit einer Bipolaren Störung

Untersuchung	Diagnostik für alle Patienten		Substanzspezifische Diagnostik		
	Allgemeine somatische Befunderhebung	Jährliche somatische Befunderhebung	Neuroleptika	Lithium	Valproat	Carbamazepin
Leberfunktion	Ja				Zu Beginn und nach 6 Monaten	Zu Beginn und nach 6 Monaten
Nierenfunktion	Ja			Am Beginn der Behandlung und dann alle 6 Monate. Wenn eine Minderung der Nierenfunktion gemessen wird häufigere Kontrollen notwendig (Cave: Begleitmedikation beachten (NSAR, ACE-Hemmer, Diuretika u. a.))		Alle 6 Monate Kontrolle von Harnstoff und Elektrolyten
Schilddrüsenfunktion	Ja[a]			Am Beginn der Behandlung und dann alle 6 Monate. Wenn eine Minderung der Schilddrüsenfunktion gemessen wird sind häufigere Kontrollen notwendig		
Blutbild	Ja		Zu Beginn, nach 6 und 12 Wochen und dann halbjährlich	Nur bei klinischer Indikation	Zu Beginn und nach 6 Monaten	Zu Beginn und nach 6 Monaten

4 Klassifikation und Diagnostik inklusive Früherkennung

Blutglukose	Ja	Zu Beginn der Behandlung, nach 3 Monaten und danach jährlich. Bei der Anwendung von Olanzapin und Clozapin monatliche Kontrollen Wenn Hinweis für Erhöhung vorliegt häufigere Kontrollen Klinische Zeichen einer Hyperglykämie sollten erfragt werde: Polydipsie, Polyurie, unerklärter Gewichtsverlust und unerklärte Somnolenz, Verwirrung	Zu Beginn, nach 6 Monaten und danach jährlich
Blutfette	Ja	Zu Beginn der Behandlung, nach 3 Monaten und dann jährlich Wenn Hinweise für Erhöhungen vorliegen häufigere Kontrollen	Wenn Risikofaktoren
Blutdruck	Ja		
EKG	Ja	Zu Beginn und regelmäßige Kontrollen, wenn Risikofaktoren vorliegen oder eine kardiovaskuläre Erkrankung besteht (z. B. anamnestische Synkopen, Arrhythmie, Herzgeräusch, früherer familiärer Herztod, etc.)	Zu Beginn und regelmäßige Kontrollen wenn Risikofaktoren vorliegen oder eine kardiovaskuläre Erkrankung besteht

(Fortsetzung)

Tab. 4.17 (Fortsetzung)

Diagnostik für alle Patienten	Substanzspezifische Diagnostik			
	Neuroleptika	Lithium	Valproat	Carbamazepin
Prolaktin	Bei klinischer Symptomatik Zu Beginn der Behandlung und nach 6 Monaten. Häufigere Kontrollen, wenn klinischer Hinweis auf Hyperprolakterinämie Hypo/Amenorrhoe (Frauen), Brustspannen/-schmerzen, Libidoverlust, Gynäkomastie (Männer), erektile Dysfunktion (Männer), Anorgasmie			
Gewicht	Ja Zu Beginn der Behandlung, monatlich für die ersten drei Monate und danach jährlich	Ja Zu Beginn der Behandlung und nach 3 Monaten und jährlich	Zu Beginn der Behandlung und jährlich	Zu Beginn der Behandlung und nach 6 Monaten
Bildgebende Diagnostik	Bei Verdacht auf organische Genese			
EEG	Bei Verdacht auf organische Genese			

Medikamenten-spiegel			Erste Woche nach Therapiebeginn und dann wöchentlich nach jeder Dosisänderung bis die Spiegel konstant sind; anschließend alle 3–6 Monate oder bei Zeichen von Ineffektivität, geringer Adhärenz oder Intoxikation	Bei Ineffektivität, geringer Adhärenz oder Intoxikation	Alle 6 Monate[b]

*In Kombination mit Lamotrigin ist eine jährliche somatische Befunderhebung empfohlen

[a]Alle 6 Monate bei Patienten mit Rapid-cycling Verlauf

[b]Cave: geringe therapeutische Breite zwischen Therapiespiegel und Intoxikationsspiegel sowie Verminderung von Blutspiegeln allen hepatisch metabolisierenden Substanzen (Ausnahmen): Paliperidon, Ziprasidon, Lithium, Gabapentin

Empfehlung	Empfehlungsgrad
Diagnostik30	KKP
Individuell ist die Erfassung und Bestimmung der folgenden Parameter **vor Beginn** einer Psychopharmakotherapie **zusätzlich** indiziert. Für Therapie mit: • Lithium: TSH, T3, T4, SD-Sonographie (bei geplanter Langzeittherapie), Kreatinin-Clearance • Valproat: Bilirubin, Lipase, Gerinnungshemmer (PPT und Quick oder PTT und INR) • Zugelassene Atypika: Cholesterin gesamt, LDL-Cholesterine, Triglyzeride.	

Empfehlung	Empfehlungsgrad
Diagnostik31	KKP
Das **allgemeine Monitoring während** einer Psychopharmakotherapie sollte abhängig von der Wirkstoffklasse und unter Berücksichtigung der pharmakokinetischen Eigenschaften auch eine regelmäßige Messung des Medikamentenspiegels (besonders bei Lithium, aber auch bei Valproat und Carbamazepin) beinhalten. Des Weiteren müssen die Verträglichkeit und Sicherheit der Pharmakotherapie erfasst werden.	

Empfehlung	Empfehlungsgrad
Diagnostik32	KKP
Bei der Behandlung mit atypischen Antipsychotika soll **im Behandlungsverlauf** ein Monitoring der Stoffwechsellage wegen möglicher hyperglykämischer und hyperlipidämischer Veränderungen erfolgen.	

Siehe auch: **(1)** (Crettenand et al. 2018)

(2) (DeHert et al. 2009)

Obwohl im Allgemeinen als weniger problematisch angesehen, treten nicht selten auch unter atypischen Neuroleptika extrapyramidal-motorische Symptome (**EPMS**) auf. Bipolare Störungen scheinen zudem mit einem erhöhten Risiko für EPMS einherzugehen (Pierre 2005; Shirdazi und Ghaemi 2006). Die größte Potenz für das Auftreten von EPMS besteht unter den atypischen Neuroleptika Risperidon, Ziprasidon und Aripiprazol (welche eine hohe D2-Bindungsaffinität besitzen), eine mittlere Potenz weist

Olanzapin auf, die geringste besteht unter Clozapin und Quetiapin (welche eine geringe D2-Bindungsaffinität besitzen) (Shirdazi und Ghaemi 2006). Zudem ist das Risiko für EPMS abhängig von der Rate von Dosiserhöhungen, der Zieldosierung und individuellen Susuzeptibilitätsfaktoren (Weiden 2007).

Frühdyskinesien und akute Dystonien treten typischerweise innerhalb der ersten Behandlungswoche auf, ein Parkinsonoid in den ersten zehn Wochen, Akathisie und Tasikinese in den ersten sieben Wochen, Spätdyskinesien im Zeitraum von 3 Monaten bis mehreren Jahren und das Maligne Neuroleptische Syndrom in den ersten zwei Wochen. Dementsprechend sollten regelmäßige Untersuchungen des neurologischen Status erfolgen, zur Schweregradermittlung kann auch ein Instrument wie die Simpson-Angus Extrapyramidal side effects scale (Simpson und Angus 1970) genutzt werden.

Empfehlung	Empfehlungsgrad
Diagnostik33	KKP
Bei der Behandlung mit Neuroleptika soll im Behandlungsverlauf auf das mögliche Auftreten extrapyramidal-motorischer Symptome geachtet werden.	

Bei Gabe von Lithium sind initial und im Verlauf der Kreatininwert, die Kreatinin-Clearance, die Elektrolyte und das Erfassen der Schilddrüsengröße sowie der TSH-Wert wichtig. Wegen der möglichen Gewichtszunahme sind Gewichtskontrollen wichtig. Siehe auch Anwendungsempfehlungen zur Lithiumtherapie (DGPPN 2009, Anhang 9).

4.9 Früherkennung

Die ersten Symptome Bipolarer Störungen treten bei den meisten der Patienten bereits im jugendlichen und jungen Erwachsenenalter auf (siehe (Bauer et al. 2008b; Paulus et al. 2005)). Führen diese zu einer Beeinträchtigung des psychosozialen Funktionsvermögens, so trifft dies eine hochsensible Phase in der Entwicklung der Betroffenen, in der viele wichtige Meilensteine erreicht werden sollten (z. B. Beendigung der Schule, Aufnahme der Ausbildung/des Studiums, erste Partnerschaften, Familiengründung). Da, wie bereits in Kapitel Epidemiologie, Ätiopathogenese, Prognose und Prävention dargelegt, zwischen dem Beginn erster Symptome und dem Zeitpunkt der Diagnosestellung und nachfolgenden adäquaten Behandlung aktuell im Durchschnitt immer noch Jahre vergehen, kommt dem möglichst frühzeitigen Erkennen, der Aufklärung und der bedarfsgerechten Frühintervention eine große Bedeutung zu.

Ziele der Früherkennung und bedarfsgerechten Frühintervention sind:

- Reduktion der frühen Symptomatik
- Verbesserung oder zumindest die Stabilisierung des funktionellen Status auf einem möglichst hohen Niveau

- Verhinderung oder zumindest Verzögerung der Erkrankungsmanifestation
- Minimierung des Erkrankungsschweregrades
- Verkürzung unbehandelter Krankheitsphasen sowie
- Positive Beeinflussung des Krankheitsverlaufs, falls eine Verhinderung der Vollmanifestation einer Bipolaren Störung nicht möglich ist.

(Bauer et al. 2008b; Berk et al. 2007; Hauser et al. 2007; Correll et al. 2007b).

Während die Früherkennung von Psychosen bereits seit Jahren international und national beforscht wird und auch in Deutschland einzelne Früherkennungszentren, meist an Universitätskliniken, etabliert wurden, steckt die Früherkennung Bipolarer Störungen noch in den Anfängen.

Retrospektive Studien gaben Hinweise darauf, dass der Manifestation der Bipolaren Störung eine Phase dynamischer Symptomentwicklung vorausgeht (sogenanntes Prodrom, Correll et al. 2007b; Conus et al. 2008; Ozgurdal et al. 2009, für eine Zusammenfassung siehe auch Leopold et al. 2011).

Eine aktuelle Reviewarbeit zu Daten prospektiver Studien, die mit einem geringeren potenziellen Fehlerrisiko behaftet sind als retrospektive Studien, konnte 19 Studien einschließen, die Ergebnisse zu Auffälligkeiten bezüglich Familienanamnese, Psychopathologie, Persönlichkeit/Charakter und Temperament, Schlaf und zirkadianer Rhythmik, Kognition, Lebensereignisse, Immunologie sowie zur Hirnmorphologie berichteten. Dabei fand sich, dass in den Bereichen Familienanamnese, Psychopathologie, Persönlichkeit, Temperament und Charakterzüge sowie Schlaf und zirkadianer Rhythmik bereits Risikofaktoren beschrieben werden konnten (siehe Tab. 4.18: potenzielle Risikofaktoren inkl. Studienreferenzen). Hier ist weitere Forschung nötig, um Interaktionen zwischen den genannten und weiteren Faktoren sowie Zeitpunkte des Wirksamwerdens im Entwicklungsprozess bipolarer Störungen zu klären. Trotz dieses Forschungsbedarfs sollten eine positive Familienanamnese für bipolare Störungen, Angststörungen in der Kindheit, Veränderungen im Schlaf bzw. Schlafprobleme, unterschwellige hypomanische Symptomatik und spezifische Persönlichkeits-/Temperaments- oder Charakterzüge bereits jetzt im klinischen Alltag erfragt bzw. eingeschätzt und im Verlauf beobachtet werden, da ihr Vorhandensein das Risiko der Entwicklung einer bipolaren Störung wahrscheinlich erhöht. Zu den Bereichen Kognition, Lebensereignisse, Immunologie sowie zur Hirnmorphologie lagen keine substanziellen Daten aus prospektiven Studien vor, so dass hier Forschung zu ihrer potenziellen Rolle als Risikofaktoren von Nöten ist. (Review Pfennig et al. 2017a)

Die Prodromalphase scheint auch lang genug, um Frühidentifikation und –Intervention zu ermöglichen (Correll et al. 2007a). Inwieweit es sich bei den Symptomen um erste subsyndromale Manifestationen der Erkrankung, oder auch z. T. um vorbestehende und nach Ersterkrankungsbeginn weiterbestehende Komorbiditäten handelt, ist derzeit bis auf die Daten zu frühen Angststörungen weitgehend ungeklärt. Aktuell wird beforscht, welche Symptome oder Symptomkomplexe sich am besten eignen, um reliabel Patienten vor Beginn einer Manie zu identifizieren, ob Früherkennung einer Bipolar-II-Störung möglich

Tab. 4.18 potenzielle Risikofaktoren

Stichprobe/Studientitel	Referenzen						
	Psycho-pathologie	Persönlichkeits-, Temperaments- und Charakter-züge	Schlaf/ zirkadiane Rhythmik	Kognition	Lebenser-eignisse	Immuno-logische Parameter	Morpho-logische Hirnverän-derungen
Kinder bipolar Erkrankter	Duffy et al. 2010; Duffy et al. 2014b	Doucette et al. 2013	Duffy et al. 2014b				
Kinder bipolar Erkrankter/ Pittsburgh Bipolar Offspring Study (BIOS)	Birmaher et al. 2010; Axelson et al. 2015; Hafeman et al. 2016		Levenson et al. 2015				
Kinder bipolar Erkrankter/ Dutch Bipolar Offspring Cohort Study	Wals et al. 2001; Mesman et al. 2013				Kemner et al. 2015	Mesman et al. 2015	
Kinder bipolar Erkrankter	Preisig et al. 2016						
Bevölkerungsbasierte Stichprobe/ Zurich cohort study	Angst et al. 2003						
Bevölkerungsbasierte Stichprobe Amish sample	Egeland et al. 2012						
Bevölkerungsbasierte Stichprobe/ Early Developmental Stages of Psychopathology study (EDSP)	Pfennig et al. 2017	Tijssen et al. 2010	Ritter et al. 2015				
Hilfesuchende/ Orygen Youth Health Clinical Program	Bechdolf et al. 2014; Ratheesh et al. 2015	-					
Männliche Wehrpflichtige Finnish defense forces		Lönnqvist et al. 2009					
College Studenten	-	Kwapil et al. 2000					
Secondary and vocational school students	-	Blechert und Meyer 2005					

(Fortsetzung)

Tab. 4.18 (Fortsetzung)

Stichprobe/Studientitel	Referenzen						
	Psycho-pathologie	Persönlichkeits-, Temperaments- und Charakter-züge	Schlaf/ zirkadiane Rhythmik	Kognition	Lebenser-eigenisse	Immuno-logische Parameter	Morpho-logische Hirnverän-derungen
High school Schüler und Studenten/ Teen Emotion and Motivation (TEAM)	-	Alloy et al. 2012a; Stange et al. 2013					
Patienten mit BSD/ Longitudinal Investigation of Bipolar Spectrum Disorders Project (LIBS)		Molz et al. 2013					
Bevölkerungsbasierte Stichprobe/ Tracking Adolescents' Individual Lives Survey (TRAILS)			Papachristou et al. 2013				
early onset psychotic bipolar disorder				Bombin et al. 2013			
twins from pairs discordant or concordant for bipolar disorders							Bootsman et al. 2016
Angehörige bipolarer Patienten/ Bipolar Family Study							Papmeyer et al. 2016
First episode patients/ Western Sidney First Episode Psychosis Project							Farrow et al. 2005
First episode patients							Bitter et al. 2011

ist, und ob und inwieweit sich Prodromi in Patientenuntergruppen unterscheiden, abhängig vom Vorliegen von z. B. familiärer Belastung, psychotischen Vollsymptomen, Erkrankungsalter, spezifischen Komorbiditäten, etc.

Nachdem die ersten deutschen Früherkennungszentren Bipolare Störungen in den Fokus gesetzt hatten wurde im Jahr 2008 für Deutschland ein Netzwerk für Früherkennung und –intervention bei Bipolaren Störungen gegründet, um die Arbeit in spezialisierten Früherkennungszentren zu standardisieren, gemeinsam Diagnoseinstrumente zu entwickeln (welche international damals nicht verfügbar waren), diese in Studien auf ihre Güte zu testen und gemeinsam klinische Studien zur Frühintervention durchzuführen. Die Rekrutierung in einer ersten gemeinsamen Studie wurde Mitte 2016 beendet, im Rahmen derer auch zwei sich ergänzende spezifische Früherkennungsinstrumente angewandt und untersucht werden (die Bipolar Prodrome Symptom Interview and Scale-Prospective (BPSS-P), C. Correll, weitere Informationen über den Autor; und das Early Phase Inventory for Bipolar Disorders, EPI*bipolar* (Leopold et al. 2011)). Erste Publikationen sind aktuell in Vorbereitung. In einer vom Bundesministerium für Bildung und Forschung finanzierten prospektiven Kohortenstudie zur Entwicklung bipolarer Störungen arbeiten nun bereits neun deutsche Kliniken seit 2015 daran, die mit den genannten Früherkennungsinstrumenten BPSS-P und EPI*bipolar* sowie dem Bipolar At-Risk-(BAR)-Kriterienkatalog (Bechdolf et al.) erhobenen potenziellen Risikofaktoren in verschiedenen Risikopopulationen und einer repräsentativen Kontrollstichprobe über die Zeit zu beobachten (Verbund BipoLife A1: www.bipolife.org, 21.09.2017; Ritter et al. 2016). Mit den Ergebnissen dieser Studie sollen die verschiedenen Erfassungsinstrumente weiter validiert und dann möglichst zusammengefasst werden, auch um gemeinsame Standards in Forschung und Klinik zu schaffen. Bislang liegen für die BPSS-P erste Daten zur internen Konsistenz, konvergenten Validität und Inter-Rater-Reliabilität vor (Correll et al. 2014), für die BAR-Kriterien liegen erste Daten zur prädiktiven Validität vor, mit einer Übergangswahrscheinlichkeit von 14,3 % innerhalb von 12 Monaten (Bechdolf et al. 2014).

Bezüglich der frühzeitigen Behandlung von jungen Menschen mit einem erhöhten Risiko für die Entwicklung bipolarer Störungen können symptom- und/oder präventivorientierte Therapieoptionen zum Einsatz kommen. Erstere zur Linderung bestehender Symptomatik, letztere zur Verhinderung der Konversion. Insgesamt ist die Evidenz noch sehr spärlich. In einer systematischen Reviewarbeit (Pfennig et al. 2014a) konnten drei Studien identifiziert werden, welche frühe psychotherapeutische Interventionen geprüft hatten, davon eine explorative Analyse basierend auf einer kontrollierten Studie mit Mehr-Familien-Psychoeduktiver Psychotherapie (Nadkarni und Fristad 2010, n = 37), eine offene, nicht-kontrollierte Machbarkeitsstudie mit Familienfokussierter Therapie (Miklowitz et al. 2011, n = 13) und eine RCT-Folgestudie derselben Gruppe um Miklowitz (Miklowitz et al. 2013, n = 40). Die Ergebnisse der Studien geben erste Hinweise auf eine mögliche Wirksamkeit dieser familienbasierten Therapieansätze zur Symptomlinderung (Miklowitz et al. 2013) und einen Trend zu weniger Konversionen (Nadkarni und Fristad 2010). In einer systematischen Update-Recherche vom April 2018 wurden weitere zwei offene, unkontrollierte Studien bei Risikopersonen identifiziert, welche IPSRT für Jugendliche (Goldstein et al. 2014) und MBCT für Kinder (Park et al. 2018; Habermann et al. 2013) untersuchten. Verglichen mit Baseline konnten Verbesserungen in Schlafparametern (Goldstein et al. 2014) sowie der Emotionsregulation und Angstsymptomatik (Park et al. 2018; Habermann et al. 2013) gezeigt werden.

Mindestens zwei Studien wurden als laufend identifiziert: ein RCT aus der Gruppe um Miklowitz zur Familienfokussierten Therapie (http://www.clinicaltrials.gov, 21.06.2017; NCT01483391) und der oben genannte RCT zur frühzeitigen spezifischen KVT des Netzwerks für Früherkennung und –intervention bei Bipolaren Störungen (EarlyCBT, http:// apps.who.int/trialsearch/default.aspx, identifier: DRKS00000444, Studienprotokoll siehe (Pfennig et al. 2014b). Bei letzterem werden die Daten aktuell ausgewertet, erste Publikationen sind in Bearbeitung.

Pharmakotherapeutische Ansätze wurden in noch geringerem Umfang untersucht. Gegenüber Placebo zeigten weder Lithium (Geller et al. 1998) noch Valproat (Findling et al. 2007) eine bessere Wirksamkeit, allerdings ist die Interpretation der Ergebnisse durch die kleinen Studienpopulationen limitiert. Eine Fallserie von 15 jungen Menschen mit bipolarer Spektrumserkrankung und Elternteil mit manifester bipolarer Störung lässt vermuten, dass eine Monotherapie mit Lithium, oder wenn nicht ausreichend wirksam einem anderen stimmungsstabilisierenden Wirkstoff (hier Quetiapin, Lamotrigin, Valproat) stabilisierend wirken kann (Duffy et al. 2007a).

Selbstverständlich muss die klinische Arbeit unter den oben skizzierten aktuell noch spärlich evidenzbasierten Bedingungen umso mehr um eine möglichst hohe individuelle Nutzen-Risiko-Balance bemüht sein. Sie muss verantwortungsvoll mit dem Risiko einer fehlerhaften Diagnosezuschreibung oder unnötiger Medikamentengabe mit möglichen Nebenwirkungen umgehen, ohne den Betroffenen eine frühe, eventuell schwerwiegende Konsequenzen vermindernde Behandlung vorzuenthalten. Diagnostische und therapeutische Entscheidungen müssen, wie im Kapitel Trialog, Wissensvermittlung und Selbsthilfe dargestellt, partizipativ und idealerweise unter Einbeziehung von Familienmitgliedern und anderen für den Betroffenen wichtige Menschen getroffen werden, eine umfassende Beratung ist dafür Voraussetzung. Unabdingbar ist zudem eine standardisierte Nachbeobachtung so lange wie möglich, um valide Erkenntnisse über den Verlauf der Symptomatik bzw. der Erkrankung zu gewinnen.

Für einen detaillierten Überblick zur möglichen Prävention bipolarer Störungen einschließlich des Standes der Risikoforschung, des Entwicklungsstandes der Präventionsprogrammatik und der Umsetzung in der Versorgungspraxis siehe auch das aktuell veröffentlichte Handbuch Präventive Psychiatrie (Klosterkötter und Maier 2017).

Statement	Empfehlungsgrad
Diagnostik34	**Statement**
Das frühe Erkennen, die ausführliche Beratung und eine ggf. rechtzeitige adäquate Behandlung Bipolarer Störungen sind wichtig zur Verhinderung oder zumindest Minderung schwerwiegender Einschränkungen des psychosozialen Funktionsvermögens.	

Statement	Empfehlungsgrad
Diagnostik35	**Statement**
Erste Validierungsdaten zu Diagnoseinstrumenten bzw. Kriterienkatalogen für die Erkennung von Personen mit erhöhtem Risiko für die Entwicklung bipolarer Störungen sind publiziert worden, dennoch erfolgt die Diagnostik und Beratung potenzieller Risikopersonen noch experimentell. Weitere prospektive, langfristige klinische Verlaufsforschung ist notwendig.	

Empfehlung	Empfehlungsgrad
Diagnostik36	**KPP**
Folgende Faktoren sollten bereits im klinischen Alltag erfragt bzw. eingeschätzt und im Verlauf beobachtet werden, da ihr Vorhandensein das Risiko der Entwicklung einer bipolaren Störung möglicherweise erhöht: • Eine positive Familienanamnese für bipolare Störungen • Angststörungen in der Kindheit • Veränderungen im Schlaf bzw. Schlafprobleme • unterschwellige hypomanische Symptomatik • spezifische Persönlichkeits-, Temperaments- und Charakterzüge (hohe Extraversion, Novelty seeking, Dysregulation des Behavioral Approach System). Der weitere Forschungsbedarf besteht vor allem, um Interaktionen zwischen den genannten und weiteren Faktoren sowie Zeitpunkte des Wirksamwerdens im Entwicklungsprozess bipolarer Störungen zu klären.	

Statement	Empfehlungsgrad
Diagnostik37	**Statement**
Bedeutsam erscheint in der Versorgung der jungen Menschen mit Risikofaktoren die Vermittlung der Bedeutung des Risikobegriffs, Förderung von Stigmaresistenz, die Beratung über die sich möglicherweise entwickelnde Erkrankung mit Behandlungsmöglichkeiten und die Aufklärung über symptom- und präventiv-orientierte Therapieoptionen. Die Evidenzlage zu frühen Therapieoptionen ist mit sehr wenigen kontrollierten Studien und kleinen Fallzahlen als sehr spärlich einzuschätzen. Es zeigten sich erste Hinweise auf eine mögliche Wirksamkeit familienbasierter psychotherapeutischer Therapieansätze, vor allem hinsichtlich einer Linderung aktueller Symptomatik. Es besteht dringender Bedarf an randomisierten, kontrollierten Studien zu diesen und weiteren frühen psychotherapeutischen Therapieansätzen. Auch medikamentöse Therapieoptionen sollten weiter untersucht werden. Die Nachbeobachtungszeit sollte sich bei den Studien unbedingt über mehrere Jahre erstrecken, da sich Auswirkungen auf das Konversionsrisiko in eine manifeste bipolare Erkrankung oft erst nach Jahren zeigen.	

4.10 Algorithmus

Im Folgenden ist der Verlauf der diagnostischen Maßnahmen ausgehend von der Identifizierung einer Person dargestellt, welche ein erhöhtes Risiko für das Vorliegen einer Bipolaren Störung trägt. Im oberen Abschnitt wird der Gesamtablauf skizziert, im zweiten Abschnitt wird der Bereich der Diagnosestellung, inklusive der Differentialdiagnostik und Erfassung möglicher Komorbidität, detaillierter dargestellt. Farblich gekennzeichnet ist, von wem die diagnostischen Maßnahmen durchgeführt werden sollten, bzw. ab wann ein Facharzt für Psychiatrie und Psychotherapie/für Nervenheilkunde hinzugezogen werden sollte (siehe auch Kapitel Versorgung). Für Details ist der Verweis auf die jeweiligen Subkapitel angegeben.

Algorithmus 1: Diagnostik I

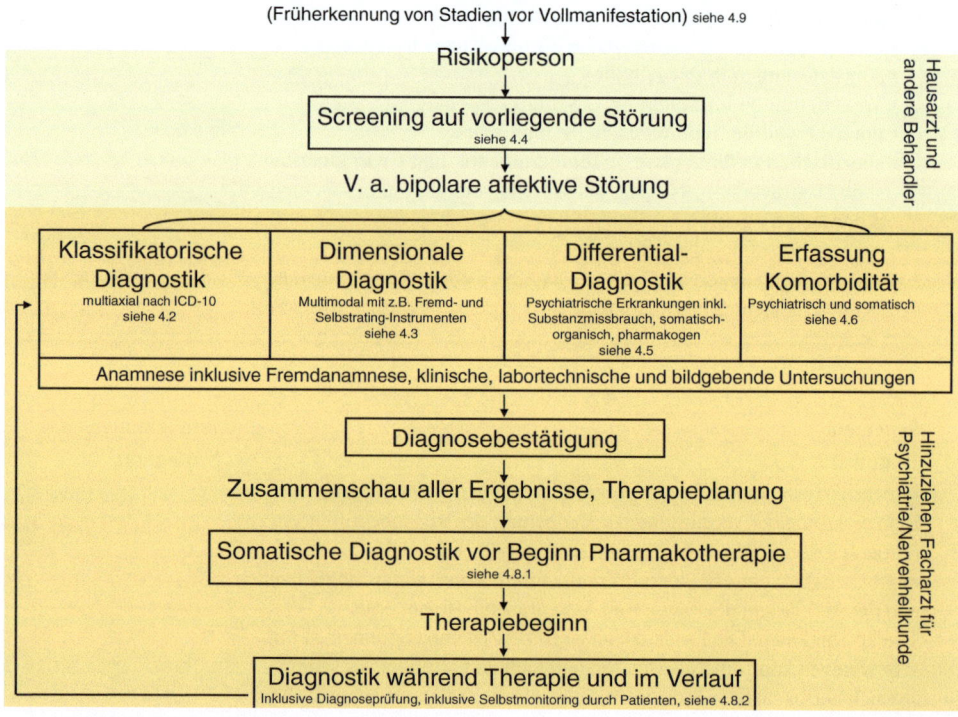

Im Detail wird nachfolgend der Schritt Diagnosestellung (klassifikatorische Diagnostik, dimensionale Diagnostik, Differentialdiagnostik und Erfassung möglicher Komorbidität) dargestellt.

4 Klassifikation und Diagnostik inklusive Früherkennung

Algorithmus 2: Diagnostik II

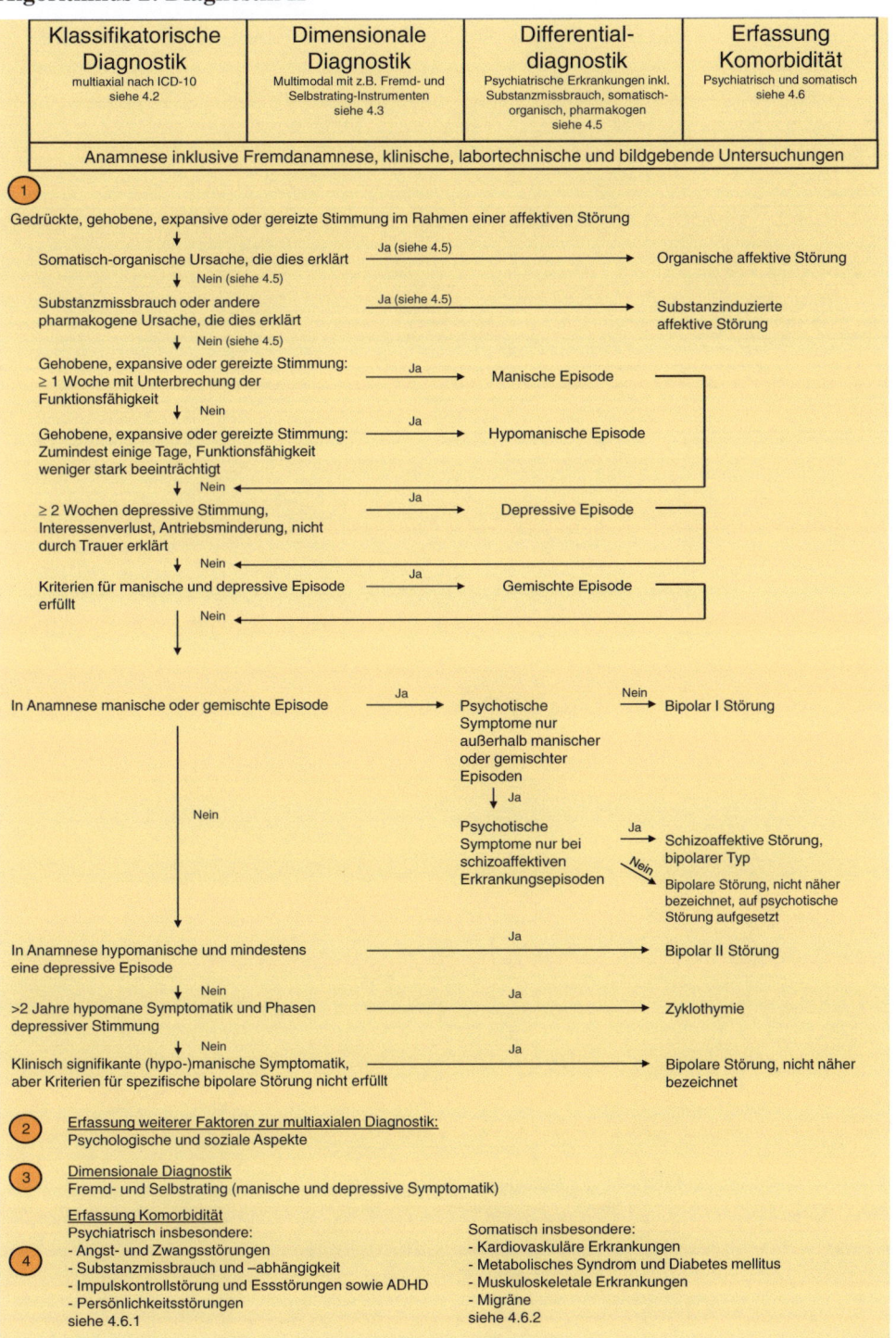

Schritt 1 ist angelehnt an Appendix A DSM-IV-TR

Therapie

5

DGBS, DGPPN

Inhaltsverzeichnis

5.1	Grundsätzliches zur Behandlung und Behandlungsoptionen	92
	5.1.1 Allgemeine Aspekte	92
	5.1.2 Behandlungsoptionen	96
5.2	Phasenspezifische Behandlung der akuten Manie/Hypomanie	120
	5.2.1 Pharmakotherapie	120
	5.2.2 Psychotherapie	209
	5.2.3 Nicht-medikamentöse somatische Therapieverfahren	217
	5.2.4 Unterstützende Therapieverfahren	223
	5.2.5 Übersicht über die Evidenzlage und die konsentierten Empfehlungsgrade zur phasenspezifischen Behandlung der Manie	224
	5.2.6 Algorithmus	227
5.3	Phasenspezifische Behandlung der akuten Depression	228
	5.3.1 Pharmakotherapie	228
	5.3.2 Psychotherapie	283
	5.3.3 Nicht-medikamentöse somatische Verfahren	289
	5.3.4 Unterstützende Therapieverfahren	307
	5.3.5 Übersicht über die Evidenzlage und die konsentierten Empfehlungsgrade zur phasenspezifischen Behandlung der akuten bipolaren Depression	308
	5.3.6 Algorithmus	310
5.4	Phasenprophylaxe	310
	5.4.1 Allgemeiner Hintergrund für alle Therapieoptionen	310
	5.4.2 Pharmakotherapie	313
	5.4.3 Psychotherapie	365
	5.4.4 Nicht-medikamentöse somatische Therapieverfahren	400

DGBS (✉)
Kempten, Deutschland

DGPPN
Berlin, Deutschland

© Deutsche Gesellschaft für Bipolare Störungen (DGBS) und Deutsche Gesellschaft für Psychiatrie, Psychotherapie- und Nervenheilkunde (DGPPN) 2020
M. Bauer et al. (Hrsg.), *S3-Leitlinie zur Diagnostik und Therapie Bipolarer Störungen*, https://doi.org/10.1007/978-3-662-61153-1_5

5.4.5	Unterstützende Therapieverfahren	404
5.4.6	Übersicht über die Evidenzlage und die konsentierten Empfehlungsgrade zur Phasenprophylaxe	406
5.4.7	Algorithmus	408
5.5	Behandlung spezifischer Patientengruppen bzw. in speziellen Situationen	409
5.5.1	Einleitung	409
5.5.2	Kinderwunsch/Schwangerschaft/Stillzeit	410
5.5.3	Altersspezifische Besonderheiten	425
5.5.4	Komorbidität	432
5.5.5	Therapieresistenz einschließlich Rapid-Cycling	446
5.5.6	Weitere Patientengruppen und Situationen	457

Im Folgenden wird unter 5.1 zunächst ein Überblick über den Verlauf der Behandlung einer Bipolaren Störung, inklusive Voraussetzungen und Ziele zu Beginn und im Verlauf einer Behandlung, gegeben. Dabei werden verschiedene Behandlungsmöglichkeiten dargestellt, die das Setting (ambulant, (teil-stationär), die Behandlungsphase (Akutbehandlung, Phasenprophylaxe und die Art der Behandlung (Pharmakotherapie, Psychotherapie, nicht-medikamentöse somatische Therapieverfahren, komplementäre Behandlungsverfahren) beinhalten.

Im Weiteren (5.2, 5.3, und 5.4) werden – separat für jede Art der Therapie (Pharmakotherapie, Psychotherapie, nicht-medikamentöse somatische Therapieverfahren, unterstützende Therapieverfahren) – zunächst Empfehlungen für die Behandlung einer akuten affektiven Episode (Behandlung der Manie, Behandlung der Hypomanie, Behandlung der depressiven Episode, Behandlung der gemischten Episode) gegeben, danach folgt die Darstellung der Behandlung in der Phasenprophylaxe. Im Anschluss daran werden Behandlungsoptionen spezifischer Patientengruppen und in speziellen Situationen dargestellt (5.5).

5.1 Grundsätzliches zur Behandlung und Behandlungsoptionen

5.1.1 Allgemeine Aspekte

Ziel dieses Abschnitts ist die Darstellung eines Überblicks über den Behandlungsverlauf einer Bipolaren Störung. Dazu gehören Aspekte, die:

- *vor* einer Behandlung (Voraussetzungen für die Behandlung,
- *zu Beginn* einer Behandlung und
- *während* der Behandlung

berücksichtigt werden sollten.

5 Therapie

Voranzustellen ist, dass jede Behandlung individuell ausgestaltet werden muss, wobei die im Folgenden genannten Ziele und Entscheidungsfaktoren als Leitschnur genutzt werden können.

5.1.1.1 Ziele der Behandlung

Bei der Behandlung Bipolarer Störungen können kurzfristige und langfristige Ziele der Behandlung unterschieden werden. Kurzfristige Ziele betreffen insbesondere eine Reduktion der depressiven bzw. (hypo-manischen Symptome (*Akutbehandlung*. Langfristige Ziele beinhalten u. a. die Reduktion bzw. Vermeidung weiterer affektiver Episoden (*Phasenprophylaxe*.

Übergeordnetes Ziel einer jeden Behandlung muss die Aufrechterhaltung eines möglichst hohen psychosozialen Funktionsniveaus des Patienten sein, was dann wiederum in erheblichem Maße seine gesundheitsbezogene Lebensqualität bestimmt und die Möglichkeit adäquater sozialer Teilhabe wesentlich mitbestimmt.

Mit wachsendem Wissensstand zur Behandlung Bipolarer Störungen, und des damit verbundenen Erkennens der Komplexität der Erkrankung, ist immer deutlicher geworden, wie wichtig es ist, die **Akutbehandlung bereits unter Berücksichtigung einer gegebenenfalls notwendigen Phasenprophylaxe** zu **gestalten**. Neben der akuten Symptomatik müssen dafür der anamnestische Verlauf der Erkrankung sowie Risiko- bzw. prädiktive Faktoren für den weiteren Verlauf berücksichtigt werden.

Risiko- bzw. prädiktive Faktoren, die den Verlauf der Erkrankung wesentlich beeinflussen können, sind u. a.:

- Anzahl anamnestischer Episoden (insbesondere solche mit schwergradiger Symptomatik
- Suizidversuche in der Anamnese
- Komorbide psychische und somatische Erkrankungen
- Familienanamnese für affektive oder schizoaffektive Störungen
- Anamnestisches oder aktuelles Ansprechen auf Behandlungsversuche
- Selbstkompetenz/Potentiale des Patienten
- Soziale Einbindung des Patienten/Unterstützungssysteme.

Für die Auswahl der langfristigen Behandlung ist zudem von Bedeutung, ob es sich um eine Bipolare Störung mit manischen Episoden (Bipolar-I-Störung) oder mit „nur" hypomanischen Episoden, dafür jedoch häufig mit vielen depressiven Episoden (Bipolar-II-Störung) handelt (siehe Kap. 4).

Empfehlung	Empfehlungsgrad
Therapie-Grundsätzliches1	**KKP**
Die Akutbehandlung einer Episode der bipolaren Erkrankung muss bereits unter Berücksichtigung einer ggf. notwendigen Phasenprophylaxe gestaltet werden. Neben der akuten Symptomatik müssen dafür der anamnestische Verlauf der Erkrankung sowie Risiko- bzw. prädiktive Faktoren für den weiteren Verlauf berücksichtigt werden.	

5.1.1.1.1 Voraussetzungen für die Behandlung

Die Behandlung der Bipolaren Störung setzt Kenntnisse über folgende Aspekte voraus:

- Gesicherte Diagnose, inklusive Differentialdiagnostik, dabei auch Abgrenzung gegenüber einer unipolaren Depression (siehe Kap. 4)
- Kenntnis über Verlauf der Erkrankung (Erkrankungsbeginn, Anzahl und Frequenz der vorhergehenden Phasen, Verhältnis der depressiven/(hypo-)manischen Phasen, Erkrankungsbeginn) (siehe Kap. 4)
- Kenntnis weiterer diagnostischer Aspekte wie z. B. Vorliegen von Komorbiditäten oder Besonderheiten der Patienten, z. B. Schwangerschaft (siehe Kap. 4)
- Klärung der Ziele der Behandlung im Trialog im Einvernehmen mit Betroffenem (siehe Kap. 3)

Ziele der Behandlung, die neben der Reduktion der affektiven Symptome und der Vermeidung weiterer affektiver Episoden im Behandlungsplan berücksichtigt werden müssen, sind:

- Die Verhinderung bzw. Reduktion sozialer Folgen der Erkrankung bzw. Stabilisierung und Aufbau sozialer Kontakte
- Die berufliche Rehabilitation
- Folgernd aus dem Vorgenannten: eine höchstmögliche gesundheitsbezogene Lebensqualität und Teilhabe.

5.1.1.1.2 Ziele zu Beginn einer Behandlung

Therapieziele bei Behandlungsbeginn sind u. a.:

- Aufbau einer therapeutischen Beziehung
- Einbeziehung von Angehörigen und Bezugspersonen im Einvernehmen mit den Betroffenen (siehe Kap. 3)
- Aufklärung über Krankheits- und Behandlungskonzepte
- Verhinderung und Behandlung von Selbst- und Fremdgefährdung
- Zielvereinbarung (s. u.)
- Partizipative Entscheidungsfindung (siehe Kap. 3), dabei Berücksichtigung des gesamten Krankheitsverlaufs inklusive einer ggf. nötigen Phasenprophylaxe.

Behandlungsmöglichkeiten sind im Folgenden aufgelistet und werden in den nachstehenden Subkapiteln detailliert untersucht:

- *Setting*: stationäre, teilstationäre oder ambulante Behandlung
- Die Entscheidung beeinflussende Faktoren sind u. a.:
  - Vorliegen von akuter Eigen- oder Fremdgefährdung
  - Schwere/Ausmaß der Symptomatik
  - Soziales Umfeld des Patienten.

(siehe auch Kap. 7)
- *Behandlungsstrategie*: Akutbehandlung und Phasenprophylaxe
  Die Entscheidung beeinflussende Faktoren sind u. a.:
  - Anzahl der vorhergehenden Episoden
  - Positive Familienanamnese
  - Suizidversuche in der Anamnese.

Wie in Empfehlung Therapie-Grundsätzliches1 dargelegt, greifen die Akutbehandlung und die Phasenprophylaxe bereits ineinander.

- *Behandlungsverfahren* (siehe Therapiekapitel):
  - Pharmakotherapie
  - Psychotherapie
  - Nicht-medikamentöse somatische Therapieverfahren (wie bspw. Lichttherapie oder EKT)
  - Unterstützende Therapieverfahren (wie bspw. Ergotherapie, Künstlerische Therapien)
  - Selbstmanagement, Selbsthilfegruppen
  - Kombinationen aus den oben genannten Verfahren.

Die Entscheidung beeinflussende Faktoren sind u. a.:
- Vorhergehende Phasen
- Phasenverlauf (Verhältnis depressiver zu (hypo-)manischen Phasen)
- Häufigkeit der auftretenden Phasen (bis zum Vorliegen von Rapid Cycling)
- Akutbehandlung und/oder Phasenprophylaxe notwendig
- Soziales Unterstützungssystem
- Grad der Einschränkung in der Teilhabe inklusive berufliche/Erwerbssituation.

5.1.1.1.3 Ziele im weiteren Verlauf einer Behandlung

Therapieziele im weiteren Behandlungsverlauf sind u. a.:

- Festigung der therapeutischen Beziehung
- Verstärkte Einbeziehung der Angehörigen und anderer Bezugspersonen in Aufklärung, Behandlung und Rückfallprävention im Einvernehmen mit den Betroffenen
- Regelmäßige Überprüfung und Berücksichtigung folgender Aspekte in der Behandlung:
  - Ziele der Behandlung
  - Verlauf der Erkrankung
  - Behandlungsalternativen
  - Komorbiditäten/Risikofaktoren
  - Präferenzen

(siehe auch Kap. 3).

Für die Erreichung dieser Ziele sind eine kontinuierliche, an die Bedürfnisse angepasste Behandlung, sowie eine gute Erreichbarkeit der Behandler mit der Möglichkeit einer kurzfristigen Terminvergabe sowie örtlicher Nähe wichtig.

Empfehlung zu Zielen der Behandlung

Empfehlung	Empfehlungsgrad
Therapie-Grundsätzliches2	KKP
Ziele der Behandlung sollen nach Möglichkeit gemeinsam von Patient, Behandler und, wenn vereinbart, den Angehörigen definiert werden. Entscheidungen sollen partizipativ gefunden werden. Die Zielerreichung muss im Verlauf beobachtet werden, ggf. müssen Ziele angepasst werden.	

5.1.2 Behandlungsoptionen

Wie bereits ausgeführt, stehen verschiedene Therapieoptionen in Mono- oder Kombinationstherapie zur Verfügung, die in unterschiedlichen Settings angeboten werden können. Im Folgenden werden die einzelnen Optionen kurz beschrieben und anschließend in den Subkapiteln phasenspezifische Behandlung und Phasenprophylaxe ausführlich dargestellt.

5.1.2.1 Pharmakotherapie

Die Einteilung der bei bipolaren Erkrankungen eingesetzten Pharmaka in verschiedene Gruppen oder Klassen ist problematisch, da unterschiedliche Einteilungsprinzipien verwendet werden, Überlappungen vorliegen und häufig auf die Nomenklatur für andere Indikationen zurückgegriffen wird. Insbesondere der Begriff „Stimmungsstabilisierer" ist ungenau, da hierunter zumeist sehr heterogene Substanzen zusammengefasst werden. Diese Leitlinie lehnt sich in der Terminologie dennoch an die verbreiteten Termini an und definiert diese wie folgt:

- *Antidepressiva:* Hierzu zählt eine Gruppe von ca. 30 Wirkstoffen, die zur Akutbehandlung der unipolaren Depression zugelassen sind, wie sie in den Tab. A2a–c im Anhang A2 aufgezählt sind. Etliche Antidepressiva haben weitere Indikationen und Zulassungen, jedoch selten explizit die bipolare Depression. Die Antidepressiva werden nach dem vorrangigen Wirkmechanismus in Untergruppen eingeteilt (siehe Tab. A2a). Zu möglichen unerwünschten Wirkungen siehe Tab. A2c.
- *Stimmungsstabilisierer:* Stimmungsstabilisierer im Sinne dieser Leitlinie sind Lithium sowie die Antikonvulsiva Carbamazepin, Valproinsäure und Lamotrigin. Siehe Tab. A2d-e im Anhang A2. Zu möglichen unerwünschten Wirkungen siehe Tab. A2e.
- Neuroleptika, insbesondere atypische Neuroleptika, die ebenfalls zum Teil zur Stimmungsstabilisierung oder Phasenprophylaxe eingesetzt werden, werden gesondert erwähnt.
- *Atypische Neuroleptika:* Hierbei handelt es sich um eine Gruppe von Substanzen, die zumindest auch eine Indikation für die Behandlung psychotischer (in der Regel schizophrener) Erkrankungen besitzt, als pharmakologische Eigenschaft unter anderem eine dopaminrezeptor-blockierende Wirkung aufweist, und von so genannten typischen

5 Therapie

Neuroleptika abgegrenzt werden. Gerade die Unterscheidung zwischen so genannten typischen und atypischen Neuroleptika ist sehr umstritten, da verschiedene Kriterien zugrunde gelegt werden, die von den meisten als atypisch bezeichneten Neuroleptika aber nicht alle erfüllt werden. Atypische Neuroleptika im Sinne dieser Leitlinie sind Amisulprid, Aripiprazol, Olanzapin, Sertindol, Quetiapin, Risperidon, und Ziprasidon (siehe Tab. A2f-h im Anhang A2), ohne dass die Leitlinie hiermit intendiert, diesen Substanzen hiermit besondere Eigenschaften in Abgrenzung zu den übrigen Neuroleptika zuzuschreiben. Zu möglichen unerwünschten Wirkungen siehe Tab. A2h.

Für detaillierte Informationen siehe entsprechende Einträge in der Roten Liste und Fachinformation.

Vor Beginn einer Pharmakotherapie wird empfohlen, folgende Inhalte mit dem Patienten und bei Einverständnis auch mit seinen Angehörigen zu besprechen:

Empfehlung	Empfehlungsgrad
Therapie-Grundsätzliches3	KKP
Eine intensive, wiederholte Aufklärung des Patienten und mit Einverständnis des Patienten auch seiner Angehörigen über angeratene Pharmakotherapiemöglichkeiten soll erfolgen, auch um die Zusammenarbeit von Patient und Arzt zu verbessern. Wichtige Inhalte dieser Aufklärungsgespräche sind: Erläuterung der Ziele und Inhalte einer Akuttherapie und ggf. einer Phasenprophylaxe, Erörterung von Bedenken gegenüber den Medikamenten, Erläuterung biologischer Wirkmechanismen, Hinweis auf Wirklatenzen, Information über Wechselwirkungen und Nebenwirkungen, Erläuterung der angestrebten Behandlungsdauer bereits zu Beginn der Therapie. Bei medikamentöser Phasenprophylaxe sollte auch eine Aufklärung zu Langzeitnebenwirkungen erfolgen.	

Aufgrund der möglichen Nebenwirkung der Gewichtszunahme (mit der möglichen Folge der Entwicklung einer arteriellen Hypertonie, eines metabolischen Syndroms und/oder eines Diabetes mellitus) sollten bei Behandlung mit mindestens den folgenden Wirkstoffen regelmäßige Gewichtskontrollen erfolgen, um frühzeitig Veränderungen feststellen und ggf. auf eine andere Behandlungsstrategie umstellen zu können:

Empfehlung	Empfehlungsgrad
Therapie-Grundsätzliches4	KKP
Regelmäßige Gewichtskontrollen sollten wegen einer möglichen Gewichtszunahme insbesondere bei Behandlung mit Mirtazapin, trizyklischen Antidepressiva, Lithium, Valproinsäure, Clozapin, Olanzapin, Quetiapin, Risperidon und Zotepin durchgeführt werden.	

Siehe Abschn. (4.8) und jeweiliger Wirkstoff in den Subkapiteln phasenspezifische Behandlung und Phasenprophylaxe.

5.1.2.2 Psychotherapie

Psychotherapie ist die Behandlung von Individuen auf der Basis einer Einwirkung mit überwiegend psychologischen Mitteln. In Anlehnung an (Strotzka 1975) lässt sich Psychotherapie als ein bewusster und geplanter interaktioneller Prozess zur Beeinflussung von Störungen und Leidenszuständen verstehen, der zu einem nach Möglichkeit gemeinsam erarbeiteten Ziel führen soll (z. B. zu Symptomminderung, Autonomie, Bewusstseinsbildung, Lebensqualität, Rückfallprophylaxe). Psychotherapie setzt überwiegend auf psychologische Mittel, kann zu einem großen Teil über lehrbare Techniken beschrieben werden und bezieht sich auf ein (theoretisch und empirisch begründbares) Verständnis psychischer Entwicklungen und Störungen/Abweichungen. Als wichtigste Voraussetzung für den Erfolg einer Psychotherapie gilt eine tragfähige emotionale Bindung.

Psychotherapie beeinflusst psychische und somatische Prozesse über kognitive, affektive, soziale und behaviorale Interventionen. Psychotherapeutische Verfahren unterscheiden sich vor allem hinsichtlich der Rahmenbedingungen und des Settings (Einzel-, Gruppen-, Familien-, Paartherapie, ambulant, stationär), der Wirkebene (Schwerpunkt Verhalten und Kognitionen, emotionale Erfahrungen und affektiver Ausdruck, biographische Erfahrungen und Neustrukturierung der Persönlichkeit, familiäre und soziale Systeme) und der damit verbundenen Zielsetzungen.

5.1.2.2.1 Besonderheiten einer Psychotherapie bei Bipolaren Störungen

Psychotherapie bei Bipolaren Störungen wird im Rahmen der Akutbehandlung, zur Erhaltung und Stabilisierung und vor allem zur Verhinderung neuer Krankheitsepisoden eingesetzt. Als Teil eines Gesamtbehandlungsplans kommen zusätzlich Ergotherapie, Sport bzw. Bewegung sowie manchmal Künstlerische Therapien oder Körperarbeit als Erfahrungserweiterungen, zur Erlebensaktivierung und zur Kompetenzerweiterung zum Einsatz.

Psychotherapie bei Bipolaren Störungen wird im Regelfall als Ergänzung und nicht als Alternative zur Medikation (Psychopharmakotherapie) anzusehen sein. Keine angemessene akute und/oder phasenprophylaktische Pharmakotherapie anzubieten, ist aus aktueller Sicht therapeutisch nicht vertretbar (z. B. Goodwin et al. 2004; Benkert et al. 2008). Andererseits können die Nebenwirkungen der Medikamente subjektiv unerwünschte Auswirkungen haben, was die Motivation, diese zu nehmen, gefährdet. Das Thema „Medikamente", deren Nutzen und Gefahren, ihr „Für und Wider" nimmt daher einen großen Raum in der begleitenden Psychoedukation und Psychotherapie ein. Dies erfordert von Psychotherapeuten gute und aktuelle Kenntnisse über die Psychopharmakotherapie Bipolarer Störungen und auf allen Seiten die Bereitschaft zur multiprofessionellen Zusammenarbeit.

Trotz angemessener Medikation ist die Wirkung auf die akute Symptomatik und die Phasenprophylaxe oft unzureichend bzw. unbefriedigend. Ebenso verhindert auch konsequente und angemessene medikamentöse Phasenprophylaxe weitere Rückfälle in den meisten Fällen nicht vollständig (Thase und Denko 2008). Hier kommt den psychosozialen und psychotherapeutischen Hilfen eine besondere und eigenständige Bedeutung zu.

Obwohl die Bedeutung biologischer Prozesse bei der Entstehung und dem Verlauf Bipolarer Störungen unzweifelhaft ist (Duffy et al. 2007b; Chang 2008), nehmen die persönliche Biographie, die Sozialisation und Entwicklung, Lebensereignisse, familiäre und psychosoziale Faktoren, eigenes Verhalten und krankheitsbezogene Einstellungen auf die Ausprägung, die Erscheinungsform, die Intensität, die Häufigkeit und das Ansprechen auf eine Therapie wesentlich Einfluss (Jones und Bentall 2006; Alloy et al. 2005).

Patienten mit einer Bipolaren Störung sind durch ihre Krankheitserfahrung und ihre emotionale Instabilität besonders leicht aus der Balance zu bringen, leicht kränkbar und in ihrem Selbstwert verletzt. Ihr Selbstkonzept ist oft instabil und sie orientieren sich bei der Selbsteinschätzung an anderen und fremden, eventuell überfordernden Maßstäben. Entsprechend sind sie für soziale Belastungen, mangelnde Struktur, Unregelmäßigkeiten und Unzuverlässigkeiten anfällig.

Eine weitere Besonderheit in der Behandlung dieser Patientengruppe ergibt sich aus der wechselhaften oder anfangs sogar fehlenden Motivation, psychotherapeutische Hilfe in Anspruch zu nehmen. Hypomanien werden selten als belastend oder bedrohlich, eher positiv und erwünscht bewertet. Manien bzw. Bipolar-I-Störungen werden häufig erst dann als Problem wahrgenommen, wenn die Konsequenzen sehr dramatisch sind (z. B. große Schulden; polizeilich durchgeführte Klinikunterbringung; Arbeitsplatzverlust; Diskussion um gerichtlich bestimmte Betreuung, Arbeitsunfähigkeit, Berentung).

Bipolare Störungen bedeuten eine besondere Belastung nicht nur für die Patienten selbst, sondern auch für alle unmittelbar Beteiligten, insbesondere die mit ihnen zusammenlebenden Angehörigen (eigene Familie, Partner, Schwiegerfamilie, Kinder usw.). Hilfestellungen und Einbezug von Angehörigen in die Behandlung haben sich als günstig für den Behandlungserfolg, die Rückfallprophylaxe und damit den Krankheitsverlauf erwiesen (siehe auch Kap. 3).

Aus dem Gesagten wird klar, dass beide Professionen, Psychotherapeuten und Ärzte, über die Notwendigkeit, Zielsetzung und den Ablauf der jeweils begleitenden Therapien informiert sein und eine hohe Bereitschaft zur multiprofessionellen Zusammenarbeit aufbringen müssen.

Psychotherapie Bipolarer Störungen kann zu verschiedenen Zeitpunkten mit unterschiedlichen Zielsetzungen beginnen. Häufig zielt sie darauf ab, den gebesserten bzw. remittierten (euthymen) Zustand zu erhalten, somit neue Krankheitsepisoden zu verhindern und setzt somit nach Abklingen einer akuten depressiven bzw. (hypo-)manischen Episode ein. Doch viele Patienten (insbesondere mit einer Bipolar-II-Störung) suchen vor allem im Rahmen einer akuten depressiven Phase um psychotherapeutische Hilfe nach. Psychotherapie zielt hierbei auf die Überwindung der Depression und die Besserung der depressiven Symptomatik. Psychotherapie in (hypo-)manischen Phasen ist meist erfolgreicher, wenn bereits vorher eine stabile Vertrauensbasis in der Psychotherapie geschaffen werden konnte. Im Rahmen einer oft teil- bzw. vollstationären Behandlung trägt Psychotherapie gerade bei (hypo-)manischen Episoden wesentlich zur Deeskalierung und Symptomreduktion bei. Angehörige fragen oft auch in manischen Phasen nach Hilfe. Hier kann Psychotherapie zunächst für Entlastung sorgen, um dann den Weg zur akuten psychiatrischen Behandlung und zu späteren (ambulanten) psychotherapeutischen sowie psychosozialen Therapien zu bahnen.

Einerseits scheinen Patienten mit einer Bipolaren Störung am meisten von einer Psychotherapie zu profitieren, wenn sie sich in einem zumindest teilremittierten Zustand befinden (siehe Abschn. 5.4). Andererseits zeigen Erfahrungen auch, dass es möglich ist, während einer bereits laufenden (ambulanten) Psychotherapie auftretende depressive und (hypo-)manische Symptome erfolgreich zu lindern bzw. zu behandeln und möglicherweise notwendige stationäre Aufenthalte zu verkürzen (siehe auch Subkapitel Behandlung der Depression und der Manie). Hinzu kommt, dass das Auftreten akuter Symptome erlaubt, das in der Psychotherapie Erlernte und Erarbeitete anzuwenden und gemeinsam in der Therapie die Erfahrungen damit zu besprechen und zu evaluieren.

Um das Ziel der Verhinderung von Rückfällen und Rezidiven zu erreichen, sollten Betroffene im eigenen Interesse lernen, ihr eigenes Verhalten, Denken und Fühlen besser zu beobachten und bei Veränderungen in Richtung (hypo-)manischer oder depressiver Zustände angemessen und flexibel zu reagieren. Das Neulernen und die Verbesserung der Adaptionsfähigkeit erfordert Zeit und sollte nicht massiert in einem kurzen Zeitraum erfolgen. Günstiger ist es nach anfänglichen wöchentlichen Kontakten (in Krisen sogar mehrmals wöchentlich), die Psychotherapiekontakte über mehrere Monate, über ein Jahr oder sogar auf mehrere Jahre zu verteilen.

Psychotherapie mit bipolaren Patienten im ambulanten Rahmen erfolgt meist als *Individualtherapie*, wobei auch *Gruppentherapien* angeboten werden. In Gruppen besteht die Chance des wechselseitigen Lernens, der Verbesserung der Selbstwahrnehmung durch Rückmeldungen, der sozialen Unterstützung, des Kontaktaufbaus und der Überleitung in Selbsthilfegruppen. Vorteile des Gruppensettings sind außerdem, dass die Patienten untereinander Hilfen, Hilfsangebote und krankheitsbezogene Informationen besser annehmen, sich bezüglich der Erlebnisse während depressiven und manischen Episoden austauschen können und dass sie erfahren, mit der Erkrankung nicht allein dazustehen.

Auf der anderen Seite gibt es Patienten, die eine Gruppentherapie und den dort stattfindenden Austausch als belastend empfinden und eine individuelle Klärung ganz persönlicher Erfahrungen bevorzugen. Im ambulanten Rahmen ist zudem die Verwirklichung einer Gruppentherapie oft mit zahlreichen, v. a. organisatorischen, Schwierigkeiten verbunden. Zum Beispiel kann es sich organisatorisch äußerst schwierig gestalten, in ländlichen Gegenden störungsspezifische Gruppentherapien anzubieten. In der Familien- oder Paartherapie werden Angehörige, Partner, oder die Familie direkt und über den gesamten Therapieverlauf oder für eine umrissene Anzahl von Sitzungen einbezogen. Auch die separate Durchführung von eigenen Angehörigengruppen erweist sich in vielen Fällen als entlastend. Die Entscheidung für ein bestimmtes Einzel-, Gruppen- oder Familiensetting sollte vor allem die Prioritäten der Teilnehmer berücksichtigen, da die jeweiligen Vor- und Nachteile individuell sehr unterschiedlich beurteilt werden.

Angesichts des Fehlens von kontrollierten Studien zum Vergleich des Therapiesettings, also Einzel- versus Gruppenpsychotherapie bei Bipolaren Störungen, sind evidenzbasierte Aussagen dazu nicht möglich.

5.1.2.2.2 Psychotherapie in Deutschland

Als sogenannte „Richtlinienverfahren", sprich psychotherapeutische Verfahren, die von der Gesetzlichen Krankenversicherung (GKV) finanziert werden, stehen den Patienten in Deutschland die *Verhaltenstherapie*, die *tiefenpsychologisch fundierte* und *analytische Psychotherapie* zur Verfügung. In seinem Beschluss vom 22. November 2018 (http://www.g-ba.de/informationen/beschluesse/3588/) hat der G-BA den Nutzen und die medizinische Notwendigkeit der systemischen Therapie bei Erwachsenen als 4. zusätzliches Richtlinienverfahren anerkannt. Der Unterausschuss Psychotherapie wurde beauftragt, in einem weiteren Schritt die Psychotherapie-Richtlinie des G-BA anzupassen (Stand 27.11.2018).

Unter dem Begriff Verhaltenstherapie oder Kognitiver Verhaltenstherapie werden verschiedene *kognitive* und *behaviorale Therapieansätze* zusammengefasst. Gemeinsam ist ihnen der Grundgedanke, dass es entscheidend ist, am konkreten Verhalten und der Art und Weise, wie Individuen sich, ihre Umwelt und ihre Zukunft wahrnehmen und interpretieren, anzusetzen, um therapeutisch Veränderungen zu erzielen. In der klinischen Praxis werden eher verhaltensbezogene und eher kognitive Therapiebausteine, inzwischen meistens integrativ, eingesetzt (s. u. im Hinblick auf Bipolare Störungen)

Psychodynamische Verfahren, wie beispielsweise die Richtlinienverfahren analytisch und tiefenpsychologisch fundierte Psychotherapie, finden auch bei Patienten mit Bipolaren Störungen Anwendung. Ziele sind die Bearbeitung dysfunktionaler Beziehungsmuster, unbewusster Konflikte und die Verbesserung struktureller Defizite im Rahmen einer Halt gewährenden therapeutischen Beziehung. In Abhängigkeit von der Symptomatik und unter Berücksichtigung der Krankheitsphasen soll die Möglichkeit einer therapeutischen Ich-Spaltung geschaffen werden, was den Patienten in die Lage versetzen soll, sein Erleben und seine Handlungen zu reflektieren. Zielsetzung ist die Verbesserung der Selbststeuerung. Diese Ansätze werden häufig durch psychoedukative Elemente ergänzt. Leider muss ein Mangel an kontrollierten, randomisierten Studien für einen Wirksamkeitsnachweisen im Bereich Bipolarer Störungen konstatiert werden (Böker und Hell 2002). Bislang liegen lediglich Fallstudien für psychodynamische Einzel- und wenige unkontrollierte Studien für Gruppentherapie bei Bipolaren Störungen vor (Abbass 2002; Jones 2004; Gonzalez und Prihoda 2007; Fonagy et al. 2005); für eine Übersicht über psychoanalytische Therapieansätze bei Bipolaren Störungen siehe auch (Etzersdorfer und Schell 2006; Etzersdorfer und Schell 2006).

Andere Verfahren, wie z. B. die Interpersonelle Psychotherapie oder die Gesprächspsychotherapie (GT), werden von den Gesetzlichen Krankenkassen nicht erstattet. Eine Form der Interpersonellen Psychotherapie, die als Adaption für Bipolare Störungen entwickelt und evaluiert wurde, wird im weiteren Text etwas genauer vorgestellt (s. u.). Elemente der GT werden in vielen Psychotherapien integriert, weil sie den Aufbau einer sicheren und vertrauensvollen therapeutischen Beziehung sehr begünstigen. Deswegen soll ihr Ansatz kurz charakterisiert werden. Was die GT betrifft, so konzentriert sie sich auch bei der Behandlung von Patienten mit Bipolaren Störungen vor allem auf den Aspekt des verletzten Selbstwerts und auf die Auswirkungen einer übermäßigen Orientierung der Patienten an fremden Maßstäben. Die Patienten werden in der Therapie darin unterstützt, ihre Gefühle und bisher ängstigende und bedrohliche Erfahrungen möglichst unverzerrt wahrzunehmen und in ihr Selbstkonzept zu integrieren. Die GT geht davon aus, dass Patienten dazu in der Lage sind, wenn sie sich vom Therapeuten empathisch verstanden und bedingungslos akzeptiert fühlen. Deshalb hat eine therapeutische Beziehung, in der sich der Patient sicher und aufgehoben fühlen kann, in der Gesprächspsychotherapie einen ganz besonderen Stellenwert. Der Wissenschaftliche Beirat PsychThG hat den wissenschaftlichen Nachweis der Wirksamkeit der Gesprächspsychotherapie unter anderem für den Bereich der affektiven Störungen festgestellt.

5.1.2.2.3 Formen evidenzbasierter Psychotherapie von Patienten mit bipolaren Störungen

Die zurzeit am besten bewährten und evaluierten Psychotherapien in der Rezidivprophylaxe Bipolarer Störungen sind die Psychoedukative Therapie (Colom und Vieta 2006), die Kognitive Verhaltenstherapie (KVT, Meyer und Hautzinger 2013), die familienfokussierte Therapie (FFT, Miklowitz 2010) und die Interpersonelle und Soziale Rhythmustherapie (IPSRT, Frank 2005). In Kliniken bzw. Institutsambulanzen werden immer häufiger spezifische und vereinfachte Psychoedukationsangebote implementiert, die den Patienten neben einer Psychoedukation bestenfalls einen ersten Einblick in die Psychotherapie bieten, dadurch jedoch zu einer weiterführenden Therapie oder aktiven Teilnahme in einer Selbsthilfegruppe motivieren.

5.1.2.2.3.1 Psychoedukation: einfache Psychoedukation und ausführliche und interaktive Psychoedukation

Psychoedukation bedeutet Information und Aufklärung der Betroffenen und ihrer Angehörigen über ihre Erkrankung, deren Ursachen, Verlauf und Behandlungsmöglichkeiten. Psychoedukative Elemente finden sich inzwischen in den meisten psychotherapeutischen Angeboten und Settings.

Statement	Empfehlungsgrad
Therapie-Grundsätzliches5	**Statement**
Obwohl entsprechende qualitativ hochwertige Studien fehlen, spricht die klinische Erfahrung und Rückmeldung von Betroffenen dafür, Psychoedukationsgruppen problem- oder störungsspezifisch durchzuführen. Eine Vermischung von Patienten mit unterschiedlichen Erkrankungen wird nicht empfohlen.	

5 Therapie

Unter „einfacher Psychoedukation" verstehen wir jegliche zeitlich umrissene und im Idealfall individualisierte Aufklärung und Information der Betroffenen und Angehörigen im Einzel- oder Gruppensetting (meistens mit weniger als 10 thematisch abgrenzbaren Sitzungen), die ggf. auch von nicht-ärztlichen oder nicht-psychologischen Fachkräften durchgeführt werden.

Statement	Empfehlungsgrad
Therapie-Grundsätzliches6	**Statement**
Auch wenn es keine klaren Wirksamkeitsnachweise gibt, sollte die einfache Psychoedukation das Minimum sein, das in jeder ärztlichen, psychologischen oder psychosozialen Behandlung mit Patienten mit Bipolaren Störungen durchgeführt wird.	

Ausführliche und interaktive Psychoedukation geht über diese einfache (da inhaltlich, interaktionell und zeitlich begrenzte) Psychoedukation hinaus. Die ausführliche und interaktive Psychoedukation wurde von (Colom und Vieta 2006) vorgestellt und in verschiedenen kontrollierten Studien erfolgreich eingesetzt. Auch das von (Frank 2005) untersuchte sog. „Intensive Clinical Management" deckt sich weitgehend mit der ausführlichen und interaktiven Psychoedukation. Der Interaktionsstil und das therapeutische Verhalten sind geprägt durch die Vermeidung eines belehrenden, vortragsähnlichen Stils, die Schaffung einer vertrauensvollen Atmosphäre und Beziehung, das Anknüpfen an die bisherigen krankheitsbezogenen Erfahrungen des Patienten, dem Herausarbeiten eines psychobiologischen Krankheitsmodells anhand der biographischen und anamnestischen Informationen, der Herausarbeitung und Bearbeitung von individuellen Problemen und Schwierigkeiten, durch Geduld und die Bereitschaft zu Redundanzen bzw. Wiederholungen.

Typische Maßnahmen und Inhalte der ausführlichen und interaktiven Psychoedukation sind:

- Informationen zur Bipolaren Störung, zu deren Symptomatik und Verlauf, den möglichen Ursachen und zur Bedeutung der zuverlässigen Einnahme von Psychopharmaka, insbesondere der Phasenprophylaktika;
- die Anleitung zur Selbstbeobachtung von Stimmung, Aktivitäten, Alltagsereignissen, Schlaf-Wach-Rhythmus, um daraus den Zusammenhang von Stimmungsschwankungen und eigenem Verhalten, Medikamentencompliance, sozialem Leben und Schlaf-Wach-Verhalten aufzuzeigen;
- Förderung einer für das ausgeglichene, normale Befinden günstige Alltagsstruktur;
- die Reduktion von Belastungen;
- das Erkennen von Frühsymptomen und Warnzeichen sowie die Sammlung persönlich hilfreicher und machbarer Maßnahmen, um bei Krisen und Frühsymptomen gegensteu-

ernde Maßnahmen zu ergreifen und die Eskalation in eine depressive bzw. manische Phase zu verhindern. Dabei werden Selbstbeobachtungsprotokolle, Schaubilder und Materialen eingesetzt.

5.1.2.2.3.2 Kognitive Verhaltenstherapie (KVT)

Inzwischen liegen mehrere Manuale zur Kognitiven Verhaltenstherapie (KVT) bei Bipolaren Störungen vor. Sie weichen nur in Details und der Betonungen einzelner Aspekte voneinander ab. Das kognitiv-verhaltenstherapeutische Programm von (Meyer und Hautzinger 2013) stellt eine an deutsche Verhältnisse angepasste Version des von (Basco und Rush 1996) vorgestellten Konzepts dar. Das Programm umfasst 20 individuelle Sitzungen, die zunächst über drei Monate wöchentlich, dann zweiwöchentlich und schließlich monatlich angeboten werden.

Ähnlich wie die anderen psychotherapeutischen Verfahren zur Behandlung von Bipolaren Störungen gliedert sich die KVT in vier Phasen:

- Durch die gemeinsame Erarbeitung und Vermittlung eines konsensuellen Wissenstandes, bei dem der Bezug zur individuellen Biographie herausgearbeitet wird, sollen dysfunktionale und irrationale Vorstellungen von der eigenen Erkrankung modifiziert und ein biopsychosoziales Krankheitsverständnis gefördert werden. Dies stellt die Basis für einen verantwortungsbewussten Umgang mit der Erkrankung und für die aktive Mitarbeit in der pharmakologischen wie psychotherapeutischen Behandlung dar.
- Das selbständige Erkennen von potentiellen Prodromalsymptomen und Auslösern für erneute depressive und manische Phasen, die Differenzierungsfähigkeit zwischen normalen Stimmungsschwankungen und Krankheitssymptomen, ist entscheidend, um adäquat mit entsprechenden Warnsymptomen umgehen zu können. Mit Hilfe der bei der Bedingungsanalyse identifizierten Auslöser affektiver Symptome und den individuellen Prodromalsymptomen werden konkrete Bewältigungsfertigkeiten aufgebaut. Ein therapiebegleitendes Tagebuch dient sowohl der Informationssammlung als auch der Selbstbeobachtung. Im therapeutischen Rahmen eignet sich ein solches Stimmungstagebuch dazu, sich gemeinsam mit dem Patienten bzw. der Patientin einen Überblick über den aktuellen Zustand zu verschaffen und entsprechende Rückmeldungen zu geben.
- Der Umgang mit individuellen Kognitionen und Verhaltensweisen, die im Rahmen von depressiven und manischen Episoden auftreten, steht im Zentrum der dritten Behandlungsphase. Die Unterbrechung der Gedanken-Gefühle-Verhaltens-Teufelskreise wird als eine Möglichkeit erachtet, ein Aufschaukeln (hypo-)manischer oder depressiver Symptome zu verhindern. In dieser Phase können verschiedene Techniken zum Einsatz kommen, wobei es sowohl um die Bearbeitung dysfunktionaler Kognitionen als auch um balancierte Alltagsstruktur und Lebensrhythmus gehen kann.
- Neben dem Erstellen eines Krisen- und Notfallplans geht es in der Schlussphase um die Bearbeitung individueller Probleme und interpersoneller Konflikte, um darüber das Belastungsniveau zu reduzieren. Hierbei können auch Fertigkeiten- und Kommunikationsübungen zum Einsatz kommen.

5.1.2.2.3.3 Familienfokussierte Therapie (FFT)
Die familienfokussierte Therapie (FFT) nach (Miklowitz 2010) beinhaltet eine kognitiv-verhaltenstherapeutisch orientierte Familientherapie. Das Besondere an diesem Programm ist, dass es von Anfang an die Integration der Familie, der Partner oder anderer zentraler Bezugspersonen vorsieht und sich primär an junge Erkrankte richtet.

Die FFT sieht 21 Sitzungen vor und umfasst neben einem psychoedukativen Teil ein Training von Kommunikations- und Problemlösefertigkeiten aller Beteiligten. (Miklowitz und Goldstein 1997) empfehlen die Sitzungen mit 2 Therapeuten in der häuslichen Umgebung der Betroffenen mit ihren Angehörigen abzuhalten, um so die Beteiligung der gesamten Familie zu erlauben und den Transfer in den Alltag zu erleichtern.

Im ersten Behandlungsmodul (Psychoedukation) ist es das Ziel, dysfunktionale Vorstellungen aller Familienmitglieder über die Störung abzubauen und dadurch eine Basis für das Kommunikations- und Problemlösetraining zu schaffen. Die Familie soll das Gefühl bekommen, dass sie eine gewisse Kontrolle über die Situation hat und auf potentiell schwierige Situationen in der Zukunft durch das Erlernen bestimmter Strategien vorbereitet ist. Außerdem wird ein Rückfallpräventionsplan anhand der identifizierten Prodromalsymptome erarbeitet und geklärt, welche Rolle jedes einzelne Mitglied in der Familie einnehmen kann, wenn sich Frühwarnsignale andeuten. In den folgenden Sitzungen steht das Erlernen kommunikativer Fertigkeiten, wie z. B. das Ausdrücken positiver Gefühle, Feedback geben und aktives Zuhören im Zentrum. Die verbleibenden Sitzungen dienen primär dem Umgang mit auftretenden Problemen. Neben dem allgemeinen Problemlöseansatz werden die Angehörigen in den Prozess integriert und die Problemlösung wird von allen Beteiligten getragen.

5.1.2.2.3.4 Interpersonelle und Soziale Rhythmustherapie (IPSRT)
Die Interpersonelle und Soziale Rhythmustherapie (IPSRT) ist eine strukturierte und manualgeleitete Einzelintervention (Frank 2005; Frank et al. 2005b). Sie stellt eine Erweiterung und Modifikation der Interpersonellen Psychotherapie für unipolare Depressionen (Schramm 1998) dar. Die IPSRT versucht, über drei Mechanismen eine Phasenprophylaxe und ein Symptommanagement zu erreichen: Erstens durch einen verantwortungsbewussten Umgang mit Medikamenten, zweitens durch eine Stabilisierung der sozialen Rhythmen bzw. eine Erhöhung der Regelmäßigkeit der täglichen Lebensführung (z. B. Tagesstruktur, Schlaf-Wach-Rhythmus, soziale Stimulation) und drittens durch eine Reduktion interpersoneller Schwierigkeiten.

Die IPSRT besteht aus vier Phasen:

- Die *Initialphase*, die auch direkt im Anschluss an eine akute Episode einsetzen kann, umfasst vier Sitzungen. Die wöchentlich stattfindenden Sitzungen dienen dazu, die Krankheitsgeschichte unter besonderer Berücksichtigung von Veränderungen oder Unterbrechungen der alltäglichen Routine sowie interpersonellen Aspekten zu erfassen, die Betroffenen über die Erkrankung aufzuklären, die wichtigsten Problembereiche (Trauer über Verluste, zwischenmenschliche Konflikte, Rollenwechsel oder interperso-

nelle Defizite) zu identifizieren und der Einführung eines Selbstbeobachtungsinstruments zur Erfassung des sozialen Rhythmus („Social Rhythm Metric"). Ziel der „Social Rhythm Metric" ist, den alltäglichen Lebensrhythmus zu erfassen, um dann später darauf aufbauend entsprechende Interventionen abzuleiten.
- In der *zweiten Phase* geht es um Symptommanagement und interpersonelle Problembereiche. Bei der Entwicklung des Symptommanagements liegt der Fokus auf einer Stabilisierung des Alltags (z. B. Schlafenszeiten, Arbeitszeiten etc.), Identifikation von Unterbrechungen des alltäglichen Rhythmus (z. B. Ausmaß sozialer Stimulation, Arbeitsanhäufung) sowie Aufrechterhalten einer Balance. Bei der Bearbeitung des interpersonellen Problembereichs kommen unterschiedliche Interventionen (z. B. Rollenwechsel, Problemlösen, Kommunikation) zur Anwendung.
- In der *dritten Therapiephase* stehen Stabilisierung und Stärkung der Selbstwirksamkeitsüberzeugungen im Fokus sowie die selbständige Anwendung des Erlernten außerhalb des Therapierahmens.
- Die *Schlussphase* befasst sich mit der Planung für die Zukunft, Krisen und Notfällen. Es werden monatliche oder vierteljährliche Auffrischsitzungen vereinbart, die sich über mehrere Jahre erstrecken können.

5.1.2.2.4 Gemeinsamkeiten und verfahrensübergreifende Wirkfaktoren von Psychotherapie

Die Qualität der therapeutischen Beziehung bzw. des Arbeitsbündnisses von Patient und Therapeut trägt signifikant zur Erklärung positiver Therapieeffekte bei und gilt als einer der wichtigsten, unspezifischen Behandlungsfaktoren (Narcoss 2002; Orlinsky et al. 2004). Der zentrale Befund einer systematischen Übersicht (Churchill et al. 2001) war, dass der Effekt von Psychotherapie zu einem beträchtlichen Teil nicht auf die für das jeweilige Psychotherapieverfahren spezifische Faktoren, sondern auf die therapeutische Beziehung zurückzuführen war. Insofern können auch andere als die erwähnten Psychotherapien möglicherweise hilfreich sein, doch liegen dazu keine Untersuchungen unter Einschluss von Patienten mit einer Bipolaren Störung vor.

Dabei ist es von entscheidender Bedeutung, dass das Team der Behandler die Beziehung zum Patienten möglichst phasenübergreifend hält und gestaltet.

Statement	Empfehlungsgrad
Therapie-Grundsätzliches7	**Statement**
Eine phasenübergreifende tragfähige therapeutische Beziehung trägt wesentlich zum Behandlungserfolg in der Akut- und prophylaktischen Therapie bei.	

Überhaupt scheinen verfahrensübergreifende, sogenannte „unspezifische" Faktoren, eine sehr wichtige Rolle für die Wirksamkeit von Psychotherapie zu spielen, die zum Teil über die Rolle verfahrensspezifischer Techniken hinausgehen. Neben der therapeutischen

5 Therapie

Beziehung sind vor allem folgende Wirkfaktoren empirisch gut belegt (Grawe 2005; Lambert und Ogles 2004):

- *Ressourcenaktivierung:* Individuelle Merkmale und Eigenschaften, die Patienten in die Therapie einbringen, werden als positive Ressourcen für das therapeutische Vorgehen genutzt. Psychotherapie nutzt also zur Problembewältigung vorhandene motivationale Bereitschaften und Fähigkeiten der Patienten.
- *Problemaktualisierung:* Schwierigkeiten, die in der Therapie verändert werden sollen, werden durch psychotherapeutische Interventionen dem Patienten unmittelbar erfahrbar gemacht. Z. B. werden reale Situationen aufgesucht oder hergestellt (Verhaltenstherapie), Personen in die Therapie einbezogen, die an den Problemen beteiligt sind (u. a. Familien-, Paartherapie), oder die therapeutische Beziehung und die in ihr auftretenden Konflikte und Gefühle genutzt (psychodynamische/psychoanalytische Therapie und Gesprächspsychotherapie).
- *Problembewältigung:* Patienten werden im Rahmen von Psychotherapie mit bewährten problemspezifischen Maßnahmen oder konfliktorientierten Beziehungsangeboten aktiv handelnd oder emotional verstehend darin unterstützt, positive Bewältigungserfahrungen im Umgang mit ihren Problemen im Sinne einer korrigierenden emotionalen Erfahrung zu machen.
- *Motivationale Klärung:* Therapien fördern mit geeigneten Maßnahmen das Ziel, dass Patienten Einsichten in ihr konflikthaftes Erleben und Verhalten gewinnen (z. B. Förderung von Introspektion und Selbstreflektionsfähigkeit, Konfrontation mit und Deutung von Abwehrmechanismen, Hinweis auf und Veränderung von dysfunktionalen Kognitionen und Beziehungsmustern).

Die evidenzbasierten Psychotherapien sind in den Behandlungszielen, den Behandlungsvorschlägen, den Behandlungsphasen und den eingesetzten Materialien und (Interventions-) Methoden nahezu identisch, wenngleich die Zielgruppen und der Therapierahmen (z. B. richtet sich FFT vor allem an jüngere Patienten, die noch im Familienrahmen leben) oder die theoretischen Behandlungsgrundlagen sich unterscheiden (z. B. IPSRT nutzt einen eher interpersonellen theoretischen Ansatz als Begründung für die Behandlung, während KVT kognitive Aspekte wie Bewertungen und Schemata in den Vordergrund stellt).

Alle bislang untersuchten Psychotherapien mit bipolaren Patienten, sei es als Einzel-, Paar-, Gruppen- oder Familientherapie enthalten folgende Inhalte und Interventionen:

- Psychoedukation, Krankheits- und Medikamenteninformation
- Selbstbeobachtung und Erkennen des Zusammenhangs von Befindensschwankungen, Erlebensveränderungen, Verhalten, Denken und Ereignissen
- Hilfen zur Unterscheidung von ‚Normalbefinden' und gestörtem Erleben,
- Wissen und Erkennen von Warnzeichen für affektive Episoden und Rückschläge
- Erlernen von Kompetenzen zur Selbststeuerung von Stimmungsschwankungen

- Stabilisierung des Lebensrhythmus, Ausgleich und Balance von Anforderungen und Entlastung, geregelter und gleichmäßiger Schlaf-Wach-Rhythmus, Vermeidung von Drogen und extremen Belastungen
- Klärung von zwischenmenschlichen Konflikten, Erwerb von interpersonellen Fertigkeiten mit dem Angebot des Einbezugs von Angehörigen, Familie und Partner,
- Steuerung, Überprüfung und Veränderung von Einstellungen, Annahmen und automatisch ablaufenden Gedanken
- Vorbereitung auf Krisen und Notfallplanung.

Statement	Empfehlungsgrad
Therapie-Grundsätzliches8	**Statement**
Effiziente Psychotherapie bei Bipolaren Störungen umfasst zumindest: • Psychoedukation • Selbstbeobachtung von Stimmungsveränderungen, Ereignissen, Verhalten und Denken • Reflexion von Erwartungen und Maßstäben • Förderung von Kompetenzen zum Selbstmanagement von Stimmungsschwankungen und Frühwarnzeichen • Normalisierung und Stabilisierung von Schlaf-Wach- und sozialem Lebensrhythmus • Stressmanagement • Aktivitätenmanagement • Steigerung der Selbstwirksamkeitsüberzeugung • Einbezug der Angehörigen • Vorbereitung auf Krisen und Notfälle (Rückfälle).	

Effiziente Psychotherapie bei Bipolaren Störungen umfasst – wie oben ausgeführt – etliche Bereiche und erfolgt meistens phasenübergreifend, sprich fokussiert je nach Zustand der Betroffenen eher auf aktuelle affektive und assoziierte Symptome und deren Bewältigung oder eher auf die rezidivprophylaktischen Aspekte, wie z. B. Identifikation von Frühwarnsymptomen, Erarbeitung von Strategien für zukünftige Krisen etc. Dies impliziert, dass die Behandlungsfrequenz und -dauer sehr variabel sein kann. Es kann sich je nach Bedarf um wöchentliche Sitzungen handeln, oder auch um häufigere und dafür kürzere Termine in Krisenzeiten (z. B. beim Auftreten manischer Symptome). Oft empfiehlt sich zu Beginn ein engerer und regelmäßigerer wöchentlicher Kontakt, der je nach Bedarf und Absprache mit den Betroffenen dann in größere zeitliche Abstände (z. B. 14-tägig) übergehen kann. Im Idealfall sollten Auffrischungssitzungen, sog. Booster-Sessions, angeboten werden. Eine solche längerfristige Anbindung an die jeweiligen Therapeuten erleichtert das gemeinsame Erkennen und Umgehen mit erneut auftretenden Symptomen oder anderen Problemen.

Wenn in den folgenden Subkapiteln meist nur von „Psychotherapie" gesprochen wird, dann sind Interventionen gemeint, die diese Elemente enthalten. Bei einzelnen Empfeh-

Statement	Empfehlungsgrad
Therapie-Grundsätzliches9	Statement
Die Dauer und Frequenz psychotherapeutischer Behandlungen Bipolarer Störungen muss sich am aktuellen Zustand und den Bedürfnissen der Betroffenen sowie den Zielen der Behandlung orientieren.	

lungen wird jedoch insbesondere auf die empirisch überprüften Verfahren, also KVT, FFT, ausführliche und interaktive Gruppenpsychoedukation oder IPSRT, eingegangen.

5.1.2.3 Nicht-medikamentöse somatische Therapieverfahren

5.1.2.3.1 Elektrokonvulsionstherapie (EKT)

Die Elektrokonvulsionstherapie (EKT) ist ein nichtpharmakologisches biologisches Behandlungsverfahren, dessen Wirksamkeit auch bei Bipolaren Störungen belegt werden konnte. Bei der EKT werden gezielt generalisierte cerebrale Krampfanfälle durch uni- oder bilaterale elektrische Stimulation ausgelöst. Eine Behandlungsserie umfasst dabei meist 6–12 Behandlungen. Es ist obligatorisch, die Behandlung unter kontrollierten Bedingungen in Allgemeinanästhesie und bei Muskelrelaxation durchzuführen. Abweichungen von diesem Vorgehen sind obsolet.

Vor Durchführung einer EKT sind sicherheitsrelevante somatische und psychiatrische Voruntersuchungen sowie das informierte Einverständnis des Patienten oder seines gesetzlichen Vertreters obligatorisch. Im Hinblick auf die z. T. noch kritische Bewertung der EKT ist darüber hinaus ein Konsens mit den Angehörigen bzw. den engen Bezugspersonen des Patienten wünschenswert, um den Patienten eine möglichst hohe Sicherheit zu bieten.

Die Ansprechraten sind bei der EKT oft deutlich höher als bei pharmakotherapeutischen Interventionen. Sicherheit und Verträglichkeit der Behandlung sind durch umfangreiche Modifikationen der Stimulationstechnik sowie durch die umfassenden Fortschritte der Anästhesiologie in den letzten Jahren stetig verbessert worden. Trotzdem können vor allem kurzzeitige reversible Störungen, insbesondere des Kurzzeitgedächtnisses, auftreten. Eine speziell bei der Behandlung von Depressionen im Rahmen einer Bipolaren Störung mögliche unerwünschte Wirkung ist die Induktion einer kurzfristigen hypomanen oder manischen Phase. Diese kann bei Durchführung einer EKT ähnlich wie bei stark wirksamen antidepressiven Pharmakotherapien auftreten. Vital bedrohliche Zwischenfälle sind extrem selten und das Risiko hierfür entspricht dem Narkoserisiko (1:25.000–1:50.000).

Nach erfolgreicher Akuttherapie ist meist neben der obligatorischen psychotherapeutischen Betreuung eine pharmakologische Rezidivprophylaxe erforderlich, um frühzeitige Erkrankungsrezidive zu verhindern. Bei erneuter Verschlechterung trotz Erhaltungstherapie kann u. U. auch eine Erhaltungs-EKT durchgeführt werden. Für spezifische Empfehlungen siehe entsprechende Subkapitel.

Empfehlung	Empfehlungsgrad
Therapie-Grundsätzliches10	KKP
Neben der obligaten Aufklärung und Einwilligung der Patienten oder des gesetzlichen Vertreters zur EKT sollen, im Falle des Einverständnisses der Patienten, Angehörige ebenfalls hinzugezogen werden, ein gemeinsamer Konsens ist anzustreben.	

5.1.2.3.2 Neue Hirnstimulationsverfahren

In den letzten 20 Jahren wurden verschiedene invasive und nicht-invasive Hirnstimulationsverfahren entwickelt, die ganz neue Möglichkeiten für die neurowissenschaftliche Grundlagenforschung und therapeutische Anwendungen eröffnen. Dementsprechend wurden diese Verfahren auch in der Psychiatrie als wirkliche Innovation aufgegriffen und werden gegenwärtig bezüglich einer therapeutischen Anwendung bei verschiedenen psychischen Erkrankungen, u. a. unipolaren Depressionen und bipolaren Erkrankungen untersucht. Zu unterscheiden sind dabei invasive Stimulationsverfahren mit implantierten Elektroden und mehr oder weniger kontinuierlicher Stimulation, nämlich die Vagusnervstimulation (VNS) und die tiefe Hirnstimulation (deep brain stimulation, DBS). Dem stehen die nicht-invasiven transkraniellen Hirnstimulationsverfahren gegenüber, in erster Linie die repetitive transkranielle Magnetstimulation (rTMS), aber auch die transkranielle Gleichstromstimulation (transcranial direct current stimulation, tDCS) und die Magnetkonvulsionstherapie (MKT). Im Folgenden soll auf die rTMS und die VNS näher eingegangen werden, da nur für diese beiden Verfahren Daten bei bipolaren Erkrankungen vorliegen.

5.1.2.3.2.1 Repetitive transkranielle Magnetstimulation (rTMS)

Die rTMS ist ein mittlerweile in der neurophysiologischen Forschung gut etabliertes Verfahren zur fokalen Stimulation des menschlichen Kortex und beruht auf dem Prinzip einer elektromagnetisch vermittelten Stimulation kortikaler Neuronen. Mittels einer Stimulationsspule, um die sich durch einen Stromfluss in der Spule ein Magnetfeld von bis zu zwei Tesla für Millisekunden aufbaut, können Neuronen im Kortex depolarisiert werden. Am Motorkortex wird durch einen solchen Stimulus ein peripher ableitbares motorisch evoziertes Potential bzw. eine sichtbare Muskelantwort hervorgerufen. Durch eine wiederholte und rhythmische Stimulation mit bestimmten Frequenzen und Stimulationsmustern ist es darüber hinaus möglich, auch nicht-motorische Kortexareale funktionell zu modulieren. Für therapeutische Anwendungen werden in der Regel solche rTMS Sequenzen täglich und über einen Zeitraum von zwei bis vier Wochen eingesetzt.

Am besten untersucht ist die therapeutische rTMS in der Behandlung depressiver Erkrankungen. Primärer Stimulationsort ist hier der dorsolaterale präfrontale Kortex (DL-PFC). Der DLPFC wird für die rTMS als Zugangsregion zu verschiedenen kortikosubkortikalen Netzwerken angesehen, die u. a. für bestimmte kognitive Funktionen, die

5 Therapie

Entstehung und Regulation von Emotionen und pathophysiologische Veränderungen bei Depressionen wesentlich sind. Mittlerweile liegen über 40 kleine placebokontrollierte Studien bei zumeist unipolaren Depressionen vor, die auch nach Meta-Analysen in der Summe eine signifikante Überlegenheit einer Verum- im Vergleich zu einer Placebostimulation ergaben (Übersicht bei: Padberg und George 2009; Herrmann und Ebmeier 2006). Überwiegend wurde dabei der linke DLPFC mit hochfrequenter rTMS (5–20 Hz) stimuliert, einige positive Studien liegen jedoch auch zur niederfrequenten rTMS (1 Hz) des rechten DLPFC vor. Die Stimulationsintensitäten lagen in den Studien der letzten Jahre im Bereich oder etwas oberhalb der sog. Motorschwelle als individueller Messgröße. Zwei große randomisierte Multicenterstudien (O'Reardon et al. 2007; George et al. 2010), in den eine 10 Hz rTMS des linken DLPFC untersucht wurde, bestätigen die Ergebnisse der früheren Studien und sprechen für eine gute Verträglichkeit und hohe Sicherheit dieses Ansatzes. Die Datenlage führte mittlerweile dazu, dass die rTMS im Oktober 2008 von der U.S. Food and Drug Administration zur Behandlung von depressiven Episoden zugelassen wurde, die auf eine erste Behandlung mit einem Antidepressivum nicht angesprochen hatten. Während die Ergebnisse bei unipolaren Depressionen klar für eine Überlegenheit der rTMS im Vergleich zu einer Placebostimulation sprechen, wird die klinische Relevanz der therapeutischen Effekte noch kontrovers diskutiert. Insbesondere sprechen die bisherigen Daten gegen einen Einsatz bei sehr schweren oder gar psychotischen Depressionen und die Wirkstärke der rTMS bei Depressionen erscheint geringer als die der EKT.

Eine Variante der rTMS ist die Magnetkonvulsionstherapie (MKT), bei der mittels höherintenser und -frequenter Stimulationsparameter, die nur mit speziellen Stimulatoren erreicht werden, ein generalisierter cerebraler Krampfanfall ausgelöst wird. Dementsprechend wird die MKT v. a. als Alternative zur EKT gesehen, wobei die MKT möglicherweise aufgrund ihrer höheren Fokalität weniger kognitive Nebenwirkungen besitzt. Während erste Studien antidepressive Effekte nahelegen, fehlen bislang noch Studien zu depressiven Episoden bei bipolaren Erkrankungen.

Die Sicherheit der rTMS wird u. a. nach einem aktuellen Konsensuspapier internationaler TMS-Arbeitsgruppen positiv beurteilt. Insgesamt ist die rTMS nebenwirkungsarm. Häufigere Nebenwirkungen sind unmittelbare Begleiterscheinungen der Stimulation (Reizung von Gesichtsnerven und Muskeln in unmittelbarer Spulenumgebung bis zu Kopfschmerzen). Seltenere Nebenwirkungen sind vorübergehende Kopfschmerzen nach der Stimulation bis zur Auslösung von Migräneattacken, eine vorübergehende Erhöhung der Hörschwelle und vagale Reaktionen auf die z. T. als aversiv empfundene Stimulation. Eine sehr seltene Nebenwirkung stellt ein unter Stimulation auftretender epileptischer Anfall dar, der jedoch unter Einhaltung aktueller Sicherheitskriterien nur noch in Einzelfällen beobachtet wurde (Rossi et al. 2009). Auch psychische Nebenwirkungen (z. B. Switch in ein maniformes Bild und Auftreten psychotischer Symptome) wurden berichtet (Rossi et al. 2009). Die auf der Grundlage von 53 placebokontrollierten Studien ermittelte Switchrate bei Depressionen lag für die rTMS nicht über Placeboniveau (Xia et al. 2008). Einschränkend ist jedoch zu sagen, dass spezifische Untersuchungen zur Switchrate bei bipolaren Patienten noch fehlen. Für die Durchführung der rTMS gelten die aktuellen Sicherheitskriterien, in denen Sicherheitsgrenzen bezüglich der Stimulationsparameter und Kontraindikationen definiert werden (Rossi et al. 2009). Diese sollten sowohl bei experimentellen als auch bei klinischen Anwendungen beachtet werden.

5.1.2.3.2.2 Vagusnervstimulation (VNS)

Die VNS wurde methodisch für die Epilepsietherapie entwickelt und wurde in den 1990er-Jahren zur Behandlung von medikamentenresistenten fokalen und generalisierten Epilepsien zugelassen. Im Rahmen der Untersuchungen bei Epilepsiepatienten wurden positive Effekte der VNS auf die Stimmung der Patienten beobachtet (Elger et al. 2000), die neben theoretischen Überlegungen dazu führten, dass die VNS bezüglich ihrer Wirksamkeit bei depressiven Episoden in einem von der Herstellerfirma initiierten Forschungsprogramm untersucht wurde.

Das Prinzip der VNS beruht auf der peripheren Stimulation des linken Nervus vagus mit Hilfe eines Schrittmachers und implantierter Elektroden, wobei vagale Afferenzen als Zugangsweg zu einem von monoaminergen Kerngebieten aufsteigenden und bis in den Kortex reichenden System angesehen werden, über das sowohl antikonvulsive als auch antidepressive Effekte vermittelt werden könnten. Im Gegensatz zur rTMS handelt es sich bei der VNS nicht um eine kurzzeitige, sondern um eine kontinuierliche Stimulation (z. B. Stimulation für 30 Sekunden alle fünf Minuten über 24 Stunden). Als invasives Verfahren erscheint die VNS im Vergleich zur rTMS weniger gut verträglich und an relevanten Nebenwirkungen wurden Heiserkeit, Husten, Atemnot, Schmerzen im Stimulationsbereich und Parästhesien berichtet.

Nach einer positiven Pilotstudie mit therapieresistenten depressiven Patienten wurde die VNS im Rahmen einer 10-wöchigen, doppelblinden, randomisierten und placebokontrollierten Multicenterstudie bei 235 Patienten untersucht. Anschließend erfolgte eine langfristige Weiterbehandlung der Patienten, zu der mittlerweile Ergebnisse über mehrere Jahre vorliegen. In der placebokontrollierten Akutphase zeigten sich keine signifikanten Unterschiede zwischen der VNS- und der Placebogruppe (Rush et al. 2005a). Im Verlauf über ein Jahr wurden die Patienten dann weiterbehandelt und die Stimulationsparameter optimiert, wobei auch die Medikation verändert wurde. Als Vergleichsgruppe zu den mit VNS behandelten Patienten wurden Patienten rekrutiert, die eine Routinebehandlung (Treatment als usual – TAU) erhielten. Bei 29,8 %, der mit VNS behandelten Patienten wurde eine klinisch relevante Response gefunden, jedoch nur bei 12,5 % des TAU-Armes. Die Remissionsrate wurde bei 17,1 % der mit VNS behandelten Patienten im Vergleich zu 6,7 % unter TAU angegeben.

Zur Anwendung der VNS bei bipolaren Erkrankungen siehe entsprechende Subkapitel.

5.1.2.3.2.3 Tiefe Hirnstimulation (THS)

Ähnlich wie die anderen neuen Stimulationsverfahren wurde auch die tiefe Hirnstimulation (THS) zunächst in der neurologischen Forschung entwickelt. Das zugrundeliegende Prinzip ist die kontinuierliche Stimulation in tiefer gelegenen Hirnregionen mittels implantierter Stimulationselektroden, die wiederum an einen in die Thoraxwand implantierten Stimulator angeschlossen sind. In der Neurologie ist die THS zur Behandlung des Morbus Parkinson und des essenziellen Tremors als Therapieoption zugelassen, und es liegen vielversprechende Daten zu therapierefraktären Epilepsien, Dystonien und chronischem Clusterkopfschmerz vor. Ähnlich wie bei der VNS führten die im Rahmen der neurologischen Anwendung beobachteten psychischen Begleiterscheinungen (Induktion von depressiven und hypomanen Zustandsbildern) zu einem zunehmenden Interesse an Anwendungen im psychiatrischen Bereich. Aufgrund der Erfahrungen mit psychochirurgischen Interventionen in bestimmten Hirnregionen einerseits und der zur Pathophysiologie psychischer Erkrankungen vorliegenden Bildgebungsuntersuchungen andererseits sowie der damit verbundenen funktional-anatomischen Konzepte wurden auch bei psychischen Erkrankungen verschiedene spezifische Stimulationsorte gewählt.

Im Spektrum psychischer Erkrankungen wurde die THS seit 1999 zunächst bei therapieresistenten Zwangsstörungen eingesetzt. In den letzten fünf Jahren wurden mehrere Pilotstudien zur Anwendung der THS bei schweren therapieresistenten Depressionen veröffentlicht. In offenen Studien und Kasuistiken wurden verschiedene Stimulationsorte untersucht: Sugenualer Gyrus cinguli (Lozano et al. 2008), die ventrale Capsula interna/das ventrale Striatum (Malone et al. 2009), der Nucleus accumbens (Bewernick et al. 2010) und die laterale Habenula (Sartorius et al. 2010). Die klinischen Effekte waren durchaus beeindruckend, auch wenn aufgrund noch fehlender placebokontrollierter Studien die Wirksamkeit noch nicht abschließend beurteilt werden kann. Bei bipolaren Patienten liegen zur THS bislang keine Studien vor, so dass die THS auch nicht in der Evidenzaufarbeitung berücksichtigt werden konnte.

5.1.2.3.2.4 Transkranielle Gleichstromstimulation

Bei der transkraniellen Gleichstromstimulation (transcranial direct current stimulation, tDCS) handelt es sich um ein Anfang 2000 wiederentdecktes Verfahren zur nichtinvasiven Hirnstimulation, das bereits in den 60er-und 70er-Jahren des letzten Jahrhunderts bezüglich möglicher antidepressiver Effekte untersucht wurde. Im Gegensatz zu den anderen Hirnstimulationsverfahren basiert die tDCS nicht auf Serien von Einzelstimuli, sondern es wird mittels eines einfachen technischen Gerätes ein konstanter schwacher Gleichstrom (1–2 mA) über Elektroden von außen an der Kopfoberfläche angelegt. Dabei handelt es sich um eine unterschwellige Stimulation, die wahrscheinlich nicht Neuronen depolarisiert, aber eine Verschiebung der Ruhemembranpotentiale mit Zu- oder Abnahme der spontanen neuronalen Aktivität führt. Die Positionen von Anode und Kathode bestimmen dabei den Stimulationsort und die Richtung der Effekte. Für die Depressionsbehandlung wird eine besondere Bedeutung der anodalen tDCS über dem linken DLPFC beigemessen.

Zur Anwendung der tDCS bei Depressionen wurden mehrere kontrollierte Pilotstudien durchgeführt, deren zunächst vielversprechende Ergebnisse jedoch bislang nicht repliziert werden konnten (Loo et al. 2010). Wie bei der THS liegen auch hier keine Untersuchungen bei bipolaren Patienten vor, so dass die tDCS in der Evidenzaufbereitung ebenfalls nicht weiter verfolgt wurde.

5.1.2.3.3 Lichttherapie

Bei der Lichttherapie (Phototherapie) wird das weiße Licht einer Leuchtstoffröhre eingesetzt. Patienten sehen hierbei, in der Regel morgens, mit geöffneten unverdeckten Augen bei einem Abstand von 50 bis 80 cm 1- bis 2-mal pro Minute direkt in eine Lichtquelle mit einer Lichtintensität von 2500 bis 10.000 Lux. Die Dauer der Einzelsitzung verringert sich mit höheren Lichtintensitäten und liegt zwischen 30 und 120 Minuten. Die gesamte Behandlungsdauer beträgt in der Regel mehrere Wochen.

Die antidepressive Wirksamkeit einer Lichttherapie (Phototherapie) ist vor allem für die Behandlung depressiver Episoden gut belegt, sofern deren Verlauf einem saisonalen Muster folgt (Golden et al. 2005). Bei hierfür typischem Verlauf mit gehäuftem Auftreten depressiver Symptome in den Wintermonaten kann die Lichttherapie unter regelmäßiger längerer Anwendung eine vollständige Remission bewirken, jedoch auch reversible manische und hypomane Zustände bei zugrundeliegender unipolarer Depression hervorrufen. Für depressive Erkrankungen ohne saisonale Abhängigkeit liegen hingegen weniger gesicherte Erkenntnisse vor, auch wenn Metaanalysen für eine gewisse Wirksamkeit sprechen (Tuunainen et al. 2004). Bei bipolaren Patienten gehen manche Autoren eher von einer besseren Wirksamkeit der Lichttherapie als bei unipolar depressiven Patienten aus (Colombo et al. 2000), obgleich dies nicht durch Studienergebnisse klar belegt werden kann. Für eine Augmentation antidepressiver Effekte anderer Behandlungsformen durch Lichttherapie gibt es auch bei nicht saisonalen Verlaufsformen Hinweise (Colombo et al. 2000).

Aufgrund der häufigen Rezidive bei Unterbrechen der Lichttherapie in den Wintermonaten sowie der guten Verträglichkeit wird eine Behandlung häufig über die gesamte Dunkelperiode durchgeführt. Es sind derzeit keine absoluten Kontraindikationen für eine Lichttherapie bekannt. Generell sind keine getönten Brillen o. ä. notwendig, da die Lichtquelle durch einen Plastikschirm abgeblendet ist bzw. das Licht zerstreut wird. Allerdings können durch den ungeschützten Blick in die Lichtquelle lichtempfindliche Augen gereizt werden, so dass bei bekanntem Augenleiden oder aktuellen Beschwerden des Sehapparates eine augenärztliche Konsultation empfohlen wird. Ebenso muss eine erhöhte Photosensibilität, wie sie durch entsprechende Medikamente oder Naturprodukte ausgelöst werden kann, bei der Kombination mit anderen Therapieverfahren berücksichtigt werden. Die häufigsten Nebenwirkungen einer Lichttherapie in klinischen Studien sind überanstrengte Augen, Sehstörungen, Kopfschmerzen, Agitation oder Übelkeit, Sedierung oder sehr selten hypomanische oder manische Symptome (vgl. DGPPN 2009).

5.1.2.3.4 Dunkeltherapie

„Dunkeltherapie" stellt gewissermaßen das Gegenstück von Lichttherapie dar. Der Schlaf-Wach- bzw. Hell-Dunkel-Rhythmus soll durch das verlängerte Aufhalten in einem abgedunkelten Raum kontrolliert werden. Die in der Pilotstudie von (Barbini et al. 2005) untersuchte „Dunkeltherapie" besteht aus 14 Stunden Nachtruhe, von 18 Uhr abends bis 8 Uhr morgens, über einen Zeitraum von insgesamt drei Tagen.

Bislang fehlen Studien mit ausreichend hoher Qualität, die die „Dunkeltherapie" bei bipolaren Patienten untersucht haben, es liegt nur die Pilotstudie von (Barbini et al. 2005) vor. Zudem erscheint die klinische Praktikabilität dieses Ansatzes fraglich.

5.1.2.3.5 Wachtherapie (Schlafentzugstherapie)

Bei Patienten mit Bipolarer Störung gehören Schlafstörungen, v. a. mit vermindertem Schlafbedarf, zu den diagnostischen Kriterien, parallel weisen die Patienten regelmäßig auch circadiane Rhythmusstörungen auf. Ob die Schlafreduktion einen pathogenetischen prodromalen oder prognostischen Faktor für eine Manie darstellt, ist ungeklärt, ebenso wie es für die antidepressive Wirkung von Schlafentzug nur vorläufige Hypothesen gibt – etwa ein Homöostase- oder ein Hyperarousal-Modell –, die Hypothese von der potentiell depressiogenen Wirkung des REM-Schlafs oder die Annahme einer Veränderung der zentralnervösen monoaminergen, v. a. serotonergen Aktivität, einschließlich erster Hinweise auf genetisch bedingte Einflüsse.

Wachtherapie (WT) bzw. Schlafentzugstherapie (SE) führt zu einer deutlichen, allerdings vorübergehenden Verbesserung depressiver Zustandsbilder bei 40–60 % der Patienten. Jedoch ist dieses rasche und hohe Ansprechen gewöhnlich durch einen umgehenden Rückfall nach folgendem Schlaf gekennzeichnet (Wu und Bunney 1990). Nach einer durchwachten Nacht gilt es generell, tagsüber das kurze Einnicken („nap") oder längeren Tagesschlaf zu vermeiden, da hierdurch die therapeutische Wirkung aufgehoben werden kann (Wiegand et al. 1987). Die Aufklärung über diesen Zusammenhang ist zentral für den Erfolg der WT.

Im Konsensusprozess der Leitlinienentwicklung wurde dem Begriff „Wachtherapie" aus zwei Gründen der Vorzug gegenüber „Schlafentzug" gegeben:

1) Da viele depressive Patienten besonders unter Schlafstörungen leiden, wird Schlafentzug häufig als die Situation möglicherweise noch verschlechternde zusätzliche Belastung empfunden. Der Begriff „Wachtherapie" ist für die Patienten hingegen weniger angstbesetzt.
2) Der therapeutische Ansatz der Wachtherapie sollte bewusst von Schlafentzug im Allgemeinen, der gerade bei bipolaren Patienten einen Switch in ein hypomanes oder maniformes Bild auslösen kann, abgegrenzt werden.

Das Behandlungsprotokoll umfasst zwei bis drei Wachperioden innerhalb einer Woche mit kompletter WT über je 36–40 Stunden (beispielsweise von 7:00 bis 21:00 Uhr der Folgenacht). Hierbei erfolgt auf eine Schlafentzugsnacht in der anschließenden Nacht der sogenannte Erholungsschlaf. Am dritten bzw. fünften Tag der Woche wird dieses Vorgehen wiederholt. Ähnlich einer kompletten WT besitzt auch eine partielle WT (Nachtschlaf beispielsweise von 21:00–1:00 Uhr und anschließende Wachtherapie in der 2. Nachthälfte) eine antidepressive Wirkung. Beide Verfahren sind bezüglich ihrer Wirksamkeit als gleichwertig anzusehen und können sowohl stationär als auch ambulant durchgeführt werden.

In der Beeinflussung der circadianen Rhythmik führt die Kombination eines einmaligen SE mit anschließender Schlafphasenvorverlagerung („sleep phase advance", SPA, d. h. einer abendlichen Vorverschiebung des Nachtschlafes um jeweils zwei Stunden z. B. ab dem Folgetag um 17:00–24:00 Uhr, am Tag 3 um 19:00–2:00 Uhr bis Tag 5 23:00–6:00 Uhr) zu einem antidepressiven Effekt (siehe auch Benedetti et al. 2001a).

Patienten mit bekannten zerebralen Anfallserkrankungen sollten i. d. R. keinen Schlafentzug durchführen, da sich hierdurch das Risiko epileptischer Anfälle erhöht. Weitere Einschränkungen in der Indikationsstellung ergeben sich für multimorbid körperlich erkrankte Patienten oder bei akut suizidalem und psychotischem Syndrom, da Schlafentzug zu vegetativen Veränderungen und weiterer psychischer Symptomexazerbation führen kann.

5.1.2.4 Unterstützende Therapieverfahren

Unterstützende Therapieverfahren (wie Entspannungs- und Bewegungstherapie sowie Ergo-, und künstlerische Therapien) werden im stationären, teilstationären und ambulanten Bereich in der Regel als Bestandteile eines integrierten Konzepts angeboten.

Untersuchungen zur Wirksamkeit, die zwischen Störungsgruppen differenzieren, liegen weitgehend nicht vor. Vorhandene Effizienzstudien beziehen sich somit häufig auf sogenannte „schwere psychische Erkrankungen", die u. a. Patienten mit Bipolaren Störungen mit einschließen. Hierzu verweisen wir auf das aktuell in der Fertigstellung befindliche Update der S3-Leitlinie der DGPPN für „Psychosoziale Therapien bei Menschen mit schweren psychischen Erkrankungen", welches sich detailliert mit der Evidenz für diese unterstützenden Verfahren beschäftigt hat (S3-Leitlinie Psychosoziale Therapien 2012) (DGPPN 2019)

Im Hinblick auf Bipolare Störungen können kreative und handlungsorientierte Verfahren eine Bedeutung haben im Zusammenhang mit:

- der Wiederherstellung und dem Erhalt von Handlungsfähigkeit, Teilhabe und Lebensqualität
- der Unterstützung von Tages- und Wochenstruktur
- der Entwicklung von Selbstbewusstsein und Reduktion der Auswirkungen von (Selbst-)Stigmatisierung
- dem Unterbrechen depressiver Wahrnehmungsmuster und der Relativierung manischer Selbstüberschätzung
- einer Verbesserung des Zugangs zu Gefühlen und der Körperwahrnehmung.

5.1.2.4.1 Entspannungsverfahren

Entspannungsverfahren werden häufig im stationären und ambulanten Bereich als Methoden eingesetzt, um mit verschiedensten Belastungssituationen umzugehen. Auch wenn kontrollierte Studien fehlen, die spezifisch und ausschließlich die Effekte von Entspannungsverfahren bei Patienten mit Bipolaren Störungen evaluierten, spricht nichts gegen den Einsatz von Entspannungsverfahren im Rahmen einer Behandlung von Bipolaren Störungen aufgrund der nachgewiesenen Effekte auf spezifische Symptome, wie z. B. Unruhe, Angst, Anspannung, Schmerz oder Schlafstörungen. Nachweise der Wirksamkeit finden sich insbesondere für die Progressive Relaxation (Jacobson 1929) und die verkürzte Version (Bernstein und Borkovec 1973). Eine sinnvolle Anwendung ergibt sich in der Regel primär im Rahmen eines umfassenden Behandlungskonzepts und daher in Kombination mit anderen Behandlungsmaßnahmen wie z. B. Kognitive Verhaltenstherapie (Doubrawa 2006). Von einer kurzfristigen und alleinigen Anwendung vom Tonträger seien hingegen kaum anhaltende Wirkungen zu erwarten. Für Übersichtsarbeiten siehe (Doubrawa 2006) und (Grawe et al. 1994).

5.1.2.4.2 Sport- und Bewegungstherapie

Eine weitere unterstützende Maßnahme stellt die Sport- bzw. Bewegungstherapie dar. Die genauen Wirkmechanismen, die den Zusammenhang zwischen physischer Aktivität und psychischem Befinden erklären, sind bislang unklar. Allerdings werden verschiedene Faktoren diskutiert, die dabei eine Rolle spielen können. So scheint Sport bzw. Bewegung durch Ablenkung von negativen Stimuli, Erfahrung von Selbstwirksamkeit sowie die häufig mit Sport assoziierte soziale Interaktion zu einer Stimmungsverbesserung zu führen. Des Weiteren werden physiologische Vorgänge mit dem Effekt der Sport- und Bewegungstherapie auf das psychische Befinden in Zusammenhang gebracht: Eine verstärkte Monoamin-Transmission sowie Endorphin-Ausschüttung scheinen die Verbesserung der Stimmung zu beeinflussen (Peluso und Guerra de Andrade 2005).

Bislang liegen keine Studien mit hoher methodischer Qualität vor, die den Effekt des Sports bzw. der Bewegung bei der Behandlung der Bipolaren Störung untersucht haben. Studien zur Untersuchung des Zusammenhangs von Sport und Depression liegen vor, allerdings weisen diese häufig methodische Mängel auf (Übersichtsarbeiten: Martinsen 2008; Lawlor und Hopker 2001).

5.1.2.4.3 Ergotherapie

Ergotherapie zielt auf den Erhalt oder die Wiederherstellung von Handlungsfähigkeit, Teilhabe und Lebensqualität in für den Einzelnen wichtigen Lebensbereichen (z. B. Selbstversorgung, Haushaltsführung, wirtschaftliche Eigenständigkeit, Beruf und Ausbildung sowie Freizeitgestaltung) ab (nach DVE 2008).

In der Literatur ist eine Vielzahl von **Methoden** dokumentiert, die auch bei Menschen mit Bipolarer Störung in der Ergotherapie eingesetzt werden (Scheepers 2015):

- **Methoden und Ansätze zur Kompetenzförderung**:
    - Einsatz von Alltagsaktivitäten, die für den Klienten bedeutsam sind, wie z. B. das Erarbeiten arbeitsrelevanter Fertigkeiten am Computer (Hirsekorn 2003; Mack 2001; Robertson 2006)

- Kompetenzzentrierte Methode (eher ergebnisorientierter Einsatz alltäglicher, handwerklicher, gestalterischer, kreativer Aktivitäten in Einzel-/Gruppentherapie) (Hirsekorn 2003; Reuster 2006)
- Fertigkeitentraining, z. B. Gruppen mit Schwerpunkt auf Problemlösen, Selbstbewusstsein/Durchsetzungsvermögen (assertiveness), Coping-Skills
- Kognitive Trainingsverfahren in den Bereichen Konzentration, Wahrnehmung, Gedächtnis und Merkfähigkeit, Informationen analysieren, verarbeiten und Handeln, vorausplanendes Denken, Lern- und Arbeitsstrategien, mit verschiedenen Methoden, z. B. COGPACK, IPT (Kemna 2004; Moos et al. 2004)
- Zeitmanagement; Strukturierung der Tages-, Arbeits- und/oder Lebenszeit (Linroth et al. 1996; Rebeiro-Gruhl und Laporte 2008)
- Psychoedukation, z. B. zu Kommunikation inkl. Konfliktlösung, Selbstwertgefühl/Aufbau von Selbstvertrauen, Stressmanagement, Training von Selbstbewusstsein/Durchsetzungsvermögen (assertiveness training), arbeitsbezogene/berufliche Fertigkeiten, Gesundheitsförderung/Management der Erkrankung, Umgang mit Geld und Management von Ärger/Frustration (Bozzer et al. 1999; Tse 2002).
- Manualisierte Interventionen zur Förderung von Bewältigungskompetenzen, die kompatibel mit dem kompetenzfördernden Ansatz sind, z. B. das Soziale Kompetenztraining (SKT) (Hinsch und Pfingsten 2015), Metakognitives Training (MKT) (Moeller und Moritz 2015), STEPPS Training (Black und Blum 2017, S. 76), Stressbewältigungstraining für psychisch kranke Menschen (SBT) (Hammer 2010)

- **Soziozentriert-interaktionelle Methoden und Ansätze**
  - Interaktionelle Methode, z. B. Partner- und Gruppenarbeiten zum Üben alternativer Handlungsmöglichkeiten (Hirsekorn 2003, 2009; Donohue et al. 1990; Heather 2002, 2003; Linroth et al. 1996)
- **Subjektbezogen-ausdruckszentrierte Methoden**
  - Ausdruckszentrierte Methode (eher prozessorientierter Einsatz künstlerischer, handwerklicher, kreativer/gestalterischer Aktivitäten) (Hirsekorn 2003; Linroth et al. 1996; Moos et al. 2004)
- **Methoden und Ansätze zum Aktivitätsaufbau**
  - Manualisierte Interventionen zur Verbesserung der Betätigungsbalance und der Zeitnutzung, z. B. das Gruppenprogramm „Genesung aktivieren – Teilhabe fördern" (Parkinson 2018), „Handeln gegen Trägheit" (Krupa 2017)
- **Arbeitsrehabilitative Methoden und Ansätze**
  - Arbeitstherapie (inkl. Herstellung von Kontakten zu extramuralen Einrichtungen, Identifizierung/Vermittlung geeigneter Arbeitsplätze, Job Coaching/Supported Employment an geschützten Arbeitsplätzen/im Bereich freiwilliger Arbeit/ auf dem freien Arbeitsmarkt, ergotherapeutische Leistungsdiagnostik und Belastungserprobung, Anpassung des Arbeitsplatzes, inkl. Beratung von Arbeitgebern/ Kollegen) (Bozzer et al. 1999; Moos et al. 2004; Rätzel-Kürzdörfer 2004;

Rebeiro-Gruhl und Laporte 2008; Tse 2002; Tse und Walsh 2001; Tse und Yeats 2002)
- **Weitere Ansätze und Methoden**
  - Umweltanpassung (Anpassung der physischen oder sozialen Umwelt, z. B. Arbeitsplatz-/Wohnraumanpassung, Angehörigenberatung/-training)

Des Weiteren werden auch Methoden der Psychotherapie wie kognitiv-verhaltenstherapeutische Ansätze (Linroth et al. 1996; Tse und Walsh 2001) sowie Case Managment und Rückfallprävention eingesetzt (Holloway und Carson 1998; Lobban et al. 2007).

Der Einsatz einer Ergotherapie bei **Patienten mit Bipolaren Störungen** ist im Rahmen eines stationären, teilstationären und ambulanten Settings dokumentiert worden:

- im (akut-)stationären Bereich (Hirsekorn 2003; Kemna 2004; Reuster 2006)
- im teilstationären/ambulanten Bereich (Hirsekorn 2003).

Die bis dato einzige randomisierte, kontrollierte Studie mit separaten Ergebnissen zur Subgruppe der bipolaren Patienten haben Reuster 2006 publiziert (siehe Evidenz in den Subkapiteln Therapie der Depression und der Manie).

Zu **Indikationen und Kontraindikationen** finden sich insgesamt wenige Angaben. Laut Deutschem Verband der Ergotherapeuten e.V. kann Ergotherapie bei den Patienten (unabhängig von der Diagnose) notwendig sein, bei denen manifeste oder drohende Einschränkungen der Handlungsfähigkeit in den oben genannten Lebensbereichen vorliegen. Die Indikation im Einzelfall ist im interdisziplinären Team bzw. mit dem behandelnden Arzt oder Psychotherapeuten abzustimmen (DVE 2008). Als mögliche Kontraindikation benennt der Verband eine eingeschränkte Absprachefähigkeit oder akute Suizidalität (DVE 2008). Bei manischen Phasen sollte die Therapie (sofern kein geeigneter reizarmer Raum zur Verfügung steht) wegen drohender Reizüberflutung erst beginnen, wenn die manische Symptomatik abzuklingen beginnt (Hirsekorn 2003).

5.1.2.4.4 Künstlerische Therapien

Künstlerische Therapien verwenden verschiedene künstlerische Medien mit dem Ziel die psychische Gesundheit von Patienten zu fördern oder wiederherzustellen.

Kunsttherapie kann in einem integrierten Behandlungskonzept eine wichtige ergänzende Funktion haben und sowohl der Rehabilitation als auch der Rückfallprophylaxe dienen, indem sie Affektregulation, Selbstwertgefühl und soziale Kompetenz fördert. Zum Einsatz von Kunsttherapie bei schweren psychischen Erkrankungen gibt es inzwischen sowohl Grundlagenliteratur als auch empirische Studien und spezifische Fachtexte. Doch bis auf Erfahrungsberichte finden sich keine störungsspezifischen Untersuchungen. Aufgrund der eher begleitenden und unterstützenden Funktion dieser Therapieform stand dieser Aspekt bisher auch nicht im Fokus der Untersuchungen.

In der **Tanztherapie** geht es vor allem um das differenzierte Wahrnehmen, Ausdrücken, Regulieren, Modulieren und Verstehen von Affekten über die Bewegung (Willke 2007, S. 56–57) und nicht – wie häufig formuliert – nur um kathartische Entladung.

Durch die **Musiktherapie** kann Zugang zu Gefühlen, Ausdruck von Stimmungen und Zuwachs an Selbstbewusstsein erzielt werden, wie in einem Review inkl. Metaanalyse zur Frage einer dosisabhängigen Wirkung von Musiktherapie bei schweren psychischen Störungen (Gold et al. 2009) berichtet wird. Zur Anwendung von Musiktherapie gibt es bisher ebenfalls kaum störungsspezifische Studien, bei der Behandlung schwerer psychischer Erkrankungen gibt es Hinweise für eine Reduktion der Symptomatik durch eine zusätzliche musiktherapeutische Intervention (vgl. S3-Leitlinie Psychosoziale Therapien bei schweren psychischen Erkrankungen, 2019).

Insgesamt ist bislang unklar, inwieweit Musiktherapie durch die angenommene Förderung der Affektregulation, des Selbstwertgefühls und der sozialen Kompetenz in einem integrierten Behandlungskonzept eine ergänzende Funktion im Hinblick auf die Rehabilitation und Rückfallprophylaxe hat. Ähnliches gilt für die Tanztherapie.

Empfehlung	Empfehlungsgrad
Therapie-Grundsätzliches11	**KKP**
Unterstützende Therapieverfahren (wie z. B. Entspannungs-, Bewegungs-, Ergo- und künstlerische Therapien) sollten Bestandteil des individuellen integrierten Behandlungsplans sein. Die spezifischen Behandlungsziele sollten in Absprache mit allen Beteiligten festgelegt und im Verlauf überprüft werden.	

5.2 Phasenspezifische Behandlung der akuten Manie/Hypomanie

5.2.1 Pharmakotherapie

5.2.1.1 Hintergrund
Zur Behandlung einer akuten manischen Episode spielt die Pharmakotherapie häufig eine zentralere Rolle als bei anderen Therapieindikationen im Rahmen bipolar affektiver Erkrankungen. Insbesondere Psychotherapie ist auf eine aus einem Leidensdruck entstehende Veränderungsmotivation des Patienten angewiesen und auf damit einhergehendes Krankheitsgefühl und Krankheitseinsicht. Diese Aspekte sind während einer manischen Krankheitsphase aber häufig nur gering ausgeprägt. Gleichwohl stellt eine professionelle Beziehungsgestaltung und die Schaffung therapeutisch günstiger Umweltbedingungen die Basis für die Maniebehandlung noch vor dem Einsatz eines Medikaments dar.

Im Langzeitverlauf bipolar affektiver Erkrankungen sind manische Zeiten selten. Manien sind im Durchschnitt kürzer als depressive Phasen und treten seltener auf. Vor diesem Hintergrund ist es bemerkenswert, wie viele Substanzen zur Maniebehandlung untersucht und zugelassen sind. Hierbei handelt es sich um Psychopharmaka aus höchst unterschiedlichen Substanzgruppen, wie z. A. Antiepileptika, konventionelle Antipsychotika, nahezu alle Antipsychotika der zweiten Generation, sowie Lithium. Lithium ist das älteste antimanische Medikament und diese 1948 vom australischen Psychiater John Cade entdeckte Wirkung war auch die erste systematisch genutzte psychopharmakologische Eigenschaft des Elements, noch vor Entdeckung seiner phasenprophylaktischen und seiner antidepressiv-augmentativen Wirkung.

Die Vielzahl der verfügbaren Medikamente stellt Patient und Behandler vor die Aufgabe, nicht nur eine Substanz, sondern zunächst eine Substanzklasse zu wählen. Angesichts der Vielzahl der in Frage kommenden Substanzen, die auf den folgenden Seiten dieser Leitlinie ausführlich dargestellt werden, wird es nur wenigen Behandlern möglich sein, umfangreiche eigene Erfahrungen in der Verordnung aller antimanischer Pharmaka zu sammeln. Auswahlkriterien sind spezifische Vorerfahrungen und Wunsch des Patienten, die unterschiedlichen Nebenwirkungsprofile, der Bedarf nach einem sedierenden oder nicht-sedierenden Pharmakon und die Eignung eines Antimanikums zur anschließenden Fortführung als Phasenprophylaktikum. Immer wieder wird darauf hingewiesen, dass bipolar erkrankte Patienten besonders schnell mit extrapyramidalmotorischen Nebenwirkungen auf Antipsychotika reagieren.

Die Verfügbarkeit von Medikamenten aus verschiedenen Substanzklassen bietet theoretisch die Möglichkeit einer pharmakologisch sinnvollen Kombination. Wie den nachfolgenden systematischen Darstellungen entnommen werden kann, ist die wissenschaftliche Datenlage zu Verträglichkeit und Wirksamkeit von Kombinationsbehandlungen jedoch äußerst dürftig, so dass die Leitlinie eine pharmakologische Monotherapie als primäres Therapieziel empfiehlt. Wie auch in anderen Bereichen, wurde die große Mehrzahl der kontrollierten Wirksamkeitsstudien von den Herstellerfirmen durchgeführt und finanziert, worauf diese Leitlinie jeweils konkret hinweist.

Im Folgenden werden die Wirkstoffe pro Wirkstoffgruppe bzw. Wirkmechanismus alphabetisch geordnet dargestellt. Innerhalb der Tabellen pro Wirkstoff werden die placebokontrollierten Studien vor den nicht-placebokontrollierten Studien präsentiert. Innerhalb dieser Gruppen werden die Studien nach Qualitätsbewertung (SIGN) sortiert (das höchste Level zuerst).

5.2.1.2 Stimmungsstabilisierer

5.2.1.2.1 Carbamazepin
Eingeschlossene Studien:
Zwei randomisierte, placebokontrollierte, doppelt verblindete Studien (Weisler et al. 2004, 2005), eine randomisierte doppelt verblindete 3-armige Studie mit Placebo-Arm (Zhang

et al. 2007) und eine randomisierte, doppelt verblindete Studie gegen die aktive Vergleichssubstanz Haloperidol (Brown et al. 1989) wurden eingeschlossen.

Autoren, Jahr	Design	Diagn Setting	Dauer	Studienarme			Hauptziel-kriterium	SIGN
Zhang et al. 2007 (#1567)	randomisiert, doppelt verblindet	Bipolare Störung, ggw. Manie oder gemischte Episode (Patienten mit depressiver Episode siehe entsprechendes Subkapitel) stationär	12 Wo	Carbamazepin (IR) – initial 300 mg/d; ggfs. Aufdosierung auf 800 mg/d N = 43 (41 in Auswertung)	Placebo N = 22 (21 in der Auswertung)	Carbamazepin + Free and Easy Wanderer Plus (FEWP) Carbamazepin – initial 300 mg/d; ggf. Aufdosierung auf 800 mg/d FEWP – 36 g/d N = 46 (43 in Auswertung)	Nicht explizit getrennt	1+
Weisler et al. 2004 (#640)	randomisiert, doppelt verblindet	Bipolar I Störung, ggw. Manie oder gemischte Episode stationär	3 Wo	Carbamazepin (ER) -initial 400 mg/d; ggf. tägliche Erhöhung um 200 mg/d, finale Dosis 200 mg/d - 1600 mg/d N = 101	Placebo N = 103	-	Symptomschwere-Abnahme im YMRS-Score	1-

5 Therapie

Autoren, Jahr	Design	Diagn Setting	Dauer	Studienarme		Hauptziel-kriterium	SIGN
Weisler et al. 2005 (#641)	randomisiert, doppelt verblindet (5-tägige einfach-blind-Phase)	Bipolar I Störung, ggw. Manie oder gemischte Episode stationär	3 Wo	Carbamazepin (ER) initial 400 mg/d; ggf. tägliche Erhöhung um 200 mg/d, finale Dosis 200 mg/d - 1600 mg/d N = 122	Placebo N = 117	Symptom-schwere-Abnahme im YMRS-Score	1-
Brown et al. 1989 (#2015)	randomisiert, doppelt verblindet	Bipolare Störung, ggw. Manie (DSM-III)	6 Wo	Carbamazepin (IR) - initial 2 × 200 mg/d, danach Adjustierung (max. 1600 mg/d) N = 8	Haloperidol - initial 2 × 10 mg/d, danach Adjustierung (max. 80 mg/d) N = 9	Symptom-schwere Abnahme YMRS-Score Response, YMRS: (YM-RS-Score ≤ 10 bei Tag 28)	1-

Alle ausgeschlossenen Publikationen (inklusive nicht eingeschlossener nichtvergleichender Studien und vergleichender Studien, deren Ergebnisse nicht genutzt wurden, da die Verlässlichkeit dieser Ergebnisse nicht sicher einzuschätzen war) sind im Anhang A3 aufgelistet.

Ergebnisse:
Zwei randomisierte, placebokontrollierte, doppelt verblindete Studien belegen die Evidenz für eine antimanische Wirkung von Carbamazepin in Monotherapie. In den Studien Weisler et al. 2004 und Weisler et al. 2005 fand sich kein Unterschied der Wirkung zwischen manischen (79 % der Probanden) und gemischten (21 %) Probanden. Eine 3-armige randomisierte, doppelt verblindete Studie, die Carbamazepin plus die chinesische Mixtur Free and Easy Wanderer Plus (FEWP, genaue Beschreibung der Mixtur siehe Abschn. 5.2.1.5.4) gegen Carbamazepin allein sowie Placebo über 12 Wochen vergleicht (Zhang et al. 2007), unterstützt die Evidenz für die antimanische Wirkung von Carbamazepin. Carbamazepin war wirksamer als Placebo (signifikant in den Endpunkten Veränderung der Symptomschwere in der YMRS und Response). Eine randomisierte, kontrollierte Studie gegen Haloperidol (Brown et al. 1989) zeigte eine gleich gute Wirksamkeit von Carbamazepin und Haloperidol, jedoch waren die Studienabbrüche in der Haloperidolgruppe mit 7 von 9 Probanden deutlich häufiger als in der Carbamazepingruppe mit 2 von 8 Probanden.

Die „Number needed to treat" (NNT) für Response lag bei drei und 12 Wochen Behandlung gegenüber Placebo bei 4 (berechnet auf Basis von Weisler et al. 2005 und Zhang et al. 2007), das heißt, es müssten 4 Patienten mit Carbamazepin anstelle vom Placebo behandelt werden, um eine zusätzliche Response (Veränderung YMRS score $\geq$ 50 % gegenüber Baseline) zu erzielen.

Carbamazepin war in den Studien insgesamt ganz gut verträglich. Im Vergleich zu Placebo traten unter Carbamazepin häufiger unerwünschte Wirkungen als unter Placebo auf (Zhang et al. 2007; Weisler et al. 2004, 2005). So kam es häufiger zu Schwindel, Ausschlag, Kopfschmerzen, Müdigkeit/Schläfrigkeit, Übelkeit und Obstipation (Zhang et al. 2007; Weisler et al. 2004, 2005). Die Studienabbruchrate aufgrund der unerwünschten Wirkungen war im Trend höher unter Carbamazepin (Weisler et al. 2004). Die beobachteten Laborveränderungen unter Carbamazepin wurden als nicht klinisch relevant eingestuft.

Im Vergleich mit Haloperidol trat unter Carbamazepin keine EPMS auf. Sonst war das Profil der unerwünschten Wirkungen (bis auf das Auftreten von Übelkeit einzig unter Carbamazepin) vergleichbar (Brown et al. 1989).

Die Qualitätsbewertung und die Extraktionsbögen mit den Ergebnissen der Studien werden auf Anfrage zugänglich gemacht.

Studienfinanzierung und potentielle Interessenkonflikte:
Die Studie von (Zhang et al. 2007) gegen Placebo war nicht herstellerfinanziert (sondern durch das Stanley Medical Research Institute). Eine Stellungnahme zu potentiellen Interessenkonflikte fehlt.

Die Studien von Weisler et al. 2004 und Weisler et al. 2005 wurden vom Hersteller des Carbamazepin-Präparats (Shire) finanziell unterstützt. Eine Stellungnahme zu potentiellen Interessenkonflikte ist vorhanden.

Die Studie gegen Haloperidol (Brown et al. 1989) wurde vom Hersteller des Carbamazepin-Präparats (Ciba-Geigy) finanziell und koordinatorisch unterstützt. Eine Stellungnahme zu potentiellen Interessenkonflikten fehlt.

Zusammenfassung:
Vier Studien belegen die antimanische Wirksamkeit von Carbamazepin gegenüber Placebo und eine vergleichbare Wirksamkeit im Vergleich mit der untersuchten aktiven Vergleichssubstanz Haloperidol. Carbamazepin war insgesamt relativ gut verträglich, wobei unerwünschte Wirkungen häufiger als unter Placebo auftraten und im Trend zum häufigeren Studienabbruch führten.

Bewertung in Anlehnung an GRADE:
Ausgangswertung: hoch; Abzug eines Punkts wegen Limitierungen der Studienqualität (nur eine der drei placebokontrollierten Studien war mit einem moderaten Risiko für Bias behaftet (SIGN 1+), die Studie mit ausschließlich aktiver Vergleichssubstanz war mit einem hohen Risiko für Bias behaftet (SIGN 1-), insgesamt war keine Studie mit einem geringen Risiko für Bias behaftet (das wäre SIGN 1++ gewesen)); daher final: moderat.

Bemerkungen zum Konsensusprozess:
Die Entscheidung für den Empfehlungsgrad B wurde durch die möglichen Nebenwirkungen von Carbamazepin, insbesondere Sedierung, und das hohe Interaktionsrisiko (Details siehe Subkapitel Grundsätzliches zur Therapie und Anhang A2) unterstützt, welche die klinische Anwendbarkeit erheblich einschränken.

Empfehlung	Empfehlungsgrad
Therapie-Manie1	B
Carbamazepin (Retard) sollte als Monotherapie zur Behandlung der Manie oder von Mischzuständen eingesetzt werden. **Limitierende Faktoren:** Off-Label-Use: Carbamazepin ist nicht zur Behandlung akuter Manien zugelassen. Mögliche Nebenwirkungen, insbesondere Sedierung und hohes Interaktionsrisiko, sind zu beachten.	

Hinweise bei der Behandlung bei Kinderwunsch, von Schwangeren und in der Stillzeit:
Bitte konsultieren Sie zusätzlich zur obenstehenden Empfehlung das spezifische Abschn. 5.5.2 (S. 325 ff.), speziell für Carbamazepin Abschn. 5.5.2.1.1.1.

5.2.1.2.2 Lamotrigin
Eingeschlossene Studien:
Eine randomisierte, kontrollierte, doppelt verblindete Pilotstudie wurde eingeschlossen (Ichim et al. 2000), in der Lamotrigin gegenüber Lithium untersucht wurde.

Autoren, Jahr	Design	Diagn Setting	Dauer	Studienarme			Hauptziel-kriterium	SIGN
Ichim et al. 2000 (#518)	randomisiert, doppelt verblindet	Bipolar I Störung, ggw. Manie stationär	4 Wo	Lamotrigin - Woche 1: 25 mg/d, Woche 2: 50 mg/d, ab Woche 3: 100 mg/d N = 15	Lithium - 2 × 400 mg/d (BID) (mittlerer Plasmelevel 0,743 mmol/l) N = 15	-	Nicht explizit getrennt	1+

Alle ausgeschlossenen Publikationen (inklusive nicht eingeschlossener nichtvergleichender Studien und vergleichender Studien, deren Ergebnisse nicht genutzt wurden, da die Verlässlichkeit dieser Ergebnisse nicht sicher einzuschätzen war) sind im Anhang A3 aufgelistet.

Ergebnisse:
Lamotrigin war in dieser Pilotstudie vergleichbar gut antimanisch wirksam wie Lithium. Da zu den Messzeitpunkten keine Unterschiede zwischen den Gruppen vorhanden waren, schien die nötige langsame Aufdosierung von Lamotrigin kein unmittelbarer Nachteil zu sein.

Signifikante unerwünschte Wirkungen traten laut Publikation nicht auf, insbesondere kein Ausschlag unter Lamotrigin. Die Berichterstattung hierzu ist als sehr spärlich einzuschätzen (ein Satz).

Die Qualitätsbewertung und die Extraktionsbögen mit den Ergebnissen der Studien werden auf Anfrage zugänglich gemacht.

Studienfinanzierung und potentielle Interessenkonflikte:
Die Studie war nicht herstellerfinanziert, hier wurden nur die Lamotrigin-Dosen durch den Hersteller des Lamotrigin-Präparats (GlaxoWellcome) gestellt.

5 Therapie

Zusammenfassung:
Bei Fehlen placebokontrollierter Studien wurde für Lamotrigin in einer Studie eine vergleichbare antimanische Wirksamkeit mit Lithium gezeigt. Signifikante unerwünschte Wirkungen wurden nicht berichtet.

Bewertung in Anlehnung an GRADE:
Ausgangswertung: hoch; Abzug eines Punkts wegen der spärlichen Datenlage (nur eine Studie, kein Placebo-Vergleich) und eines weiteren Punkts wegen Limitierungen der Studienqualität (es lag keine Studie mit einem geringen Risiko für Bias vor (das wäre SIGN 1++ gewesen)); daher final: gering.

Bemerkungen zum Konsensusprozess:
In der Konsensuskonferenz wurde beschlossen, ein Statement zu formulieren, da keine Empfehlung formuliert werden konnte.

Statement	Empfehlungsgrad
Therapie-Manie2	Statement
Aufgrund der spärlichen Datenlage mit nur einer Studie mit geringer Fallzahl und ohne Placebo-Kontrolle kann aktuell zum Einsatz von Lamotrigin zur Behandlung der Manie *keine* Empfehlung formuliert werden.*	
*Off-Label Use: Lamotrigin ist nicht zur Akutbehandlung der Manie zugelassen	

5.2.1.2.3 Lithium

Eingeschlossene Studien:
Eine randomisierte kontrollierte Studie gegen Placebo, in der alle Studienteilnehmer zusätzlich zu Lithium oder Placebo Quetiapin erhielten (Bourin et al. 2014), sowie zwei randomisierte, kontrollierte 3-armige Studien gegen Placebo und eine aktive Substanz (vs. Quetiapin Bowden et al. 2005b und vs. Aripiprazol Keck et al. 2009) wurden eingeschlossen. Zudem konnten acht randomisierte kontrollierte Studien gegen aktive Vergleichssubstanzen (vs. Lamotrigin Ichim et al. 2000, vs. Valproat Revicki et al. 2005, Bowden et al. 2008, 2010b, vs. Olanzapin, Berk et al. 1999 und Niufan et al. 2008, vs. Quetiapin Li et al. 2008 und vs. Verapamil Walton et al. 1996), eingeschlossen werden.

Autoren, Jahr	Design	Diagn Setting	Dauer	Studienarme		Hauptziel-kriterium	SIGN
Bourin et al. 2014 (#U153)	randomisiert, doppelt verblindet	Bipolar I Störung, ggw. Manie (auch gemischt), zumindest initial stationäre Behandlung	6 Wo.	Quetiapin+Lithium – 400–800 mg/d Quet. + 600–1800 mg Li'carbonat N = 173	Quetiapin+Placebo – 400–800 mg/d N = 183	Reduktion YMRS-Score von Tag 0 nach Tag 43	1+
Bowden et al. 2005 (#512)	randomisiert, doppelt verblindet	Bipolar I Störung, ggw. Manie stationär	12 Wo	Lithium - initial: 900 mg/d, ab Tag 5 ggf. Aufdosierung auf 0,6–1,4 mEq/L N = 98	Quetiapin initial: 100 mg/d, Tag 2 200 mg/d, Tag 3: 300 mg/d, Tag 4: 400 mg/d, dann ggf. Aufdosierung auf bis zu 600 mg am Tag 5 und danach bis zu 800 mg/Tag N = 107	Veränderung Symptomschwere Manie, YMRS, an Tag 21	1-
					Placebo N = 95		
Keck et al. 2009 (# 3077)	randomisiert, doppelt verblindet	Bipolar I Störung, ggw. Manie oder gemischte Episode stationär	3 Wo (mit Placebovergleich) 12 Wo (Aripiprazol-Lithium-Vergleich)	Lithium – initial 900 mg/d, ab Tag 4 ggf. Aufdosierung auf 1200 mg/d, ab Tag 7 auf bis zu 1500 mg/d (serum level 0.60–1.20 mEq/L) N = 160	Aripiprazol – initial 15 mg/d, nach Tag 4 ggf. Aufdosierung auf 30 mg/d, ggf. danach Reduktion auf 15 mg/d N = 155	Veränderung Symptomschwere Manie (Baseline zu Woche 3) YMRS	1-
					Placebo N = 165		

Autoren, Jahr	Design	Diagn Setting	Dauer	Studienarme		Hauptziel-kriterium	SIGN
Ichim et al. 2000 (#518)	randomisiert, doppelt verblindet	Bipolar I Störung, ggw. Manie stationär	4 Wo	Lithium - 2 × 400 mg/d (BID) (mittlerer Plasmelevel 0,743 mmol/l) N = 15	Lamotrigin - Woche 1: 25 mg/d, Woche 2: 50 mg/d, ab Woche 3: 100 mg/d N = 15	Nicht explizit getrennt	1+
Berk et al. 1999 (#501)	randomisiert, doppelt verblindet	Bipolar I Störung, ggw. Manie	4 Wo	Lithium - 400 g b. i. d. N = 15	Olanzapin - 10 mg/d N = 15	Symptom-schwere (BPRS) Symptom-schwere (CGI) Symptom-schwere (MAS)	1+
Revicki et al. 2005 (#1692)	randomisiert, offen	Bipolar I Störung, ggw. Manie stationär	52 Wo	Lithium – bis 1800 mg/d bei akuter Behandlung; 900–1200 mg/d bei Maintenance-Therapie N = 97	Valproat – initial 15–20 mg/kg/d oder entsprechend der üblichen psychiatrischen Praxis; ggf. Adjustierung N = 104	Dauer ohne manische oder depressive Symptome (gemittelte Monate, DSM-IV-Level) mentale Komponente des SF-36 (MCS) medizinische Gesamt-kosten	1-
Bowden et al. 2008 (#2090)	randomisiert, offen	Bipolar I Störung, ggw. Manie	12 Wo	Lithium – 400 mg/d, ab Tag 4 Adjustierung (0,8 bis 1,2 mmol/l, Schritte: 200 bis 400 mg) N = 149	Valproat 20 mg/kg/d, ab Tag 4 Adjustierung (50 bis 150 µg/ml, Schritte: 250 bis 500 mg/d) N = 149	Remission bei Studienende (mit Hilfe der YMRS und des CGI-BP-Scores)	1-

Autoren, Jahr	Design	Diagn Setting	Dauer	Studienarme		Hauptzielkriterium	SIGN
Bowden et al. 2010b (#4008)	randomisiert, offen	Bipolar I Störung, ggw. Manie oder gemischte Episode stationär und ambulant	12 Wo	Lithium Startdosis 800 mg/d (600–900) ab Tag 6 Adjustierung (0,8–1,2 mmol/l) N = 138	Valproat Start 20 mg/kg/d ab Tag 6 Adjustierung (70–125 µg/ml) N = 130	Unterschied in Veränderung Symptomschwere Manie (YMRS)	1-
Niufan et al. 2008 (#2131)	randomisiert, doppelt verblindet	Bipolar I Störung, ggw. Manie oder gemischte Episode stationär und ambulant	4 Wo	Lithiumcarbonat – initial: 300–600 mg/d, dann Adjustierung 600–1800 mg/d N = 71	Olanzapin – initial: 15 mg/d, dann Adjustierung auf 5–20 mg/d N = 69	Symptom-schwere-Veränderung CGI-BP	1-
Li et al. 2008 (#2150)	randomisiert, Rater verblindet	Bipolar I Störung, ggw. Manie stationär	4 Wo	Lithium – initial 250–500 mg/d, ab Tag 4 500–2000 mg/d, Adjustierung Tag 5–28 (max. 2000 mg/d; Serum Lithium Konzentration von 0,6 bis 1,2 mmol/L) N = 77	Quetiapin – initial 100–200 mg/d, ab Tag 4 200–600 mg/d, Tag 5–28 Adjustierung (max. 800 mg/d) N = 77	Response (Abnahme YMRS Score ≥ 50 %) Remission (1. YMRS Score ≤ 12, 2. YMRS Score ≤ 12 und MADRS Score ≤ 8 und 3. YMRS Score ≤ 8)	1-
Walton et al. 1996 (#1073)	randomisiert, einfach verblindet	Bipolar I Störung, ggw. Manie stationär	4 Wo	Lithium – initial 750 mg/d, ggf. Adjustierung auf 500–100 mg/d N = 21	Verapamil – initial 120 mg/d, Aufdosierung auf 240–360 mg/d N = 19	Nicht explizit getrennt	1-

Alle ausgeschlossenen Publikationen (inklusive nicht eingeschlossener nichtvergleichender Studien und vergleichender Studien, deren Ergebnisse nicht genutzt wurden, da die Verlässlichkeit dieser Ergebnisse nicht sicher einzuschätzen war) sind im Anhang A3 aufgelistet.

Ergebnisse:
Die beiden randomisierten, kontrollierten 3-armigen Studien gegen Placebo und eine aktive Substanz, die acht randomisierten kontrollierten Studien gegen aktive Vergleichssubstanzen und die Vergleichsstudie gegen Placebo bei zusätzlich Quetiapin-behandelten Patienten unterstützen die Evidenz für die akute antimanische Wirkung von Lithium. Eine Studie gegen Valproat als aktive Vergleichssubstanz zeigt eine vergleichbare Wirkung von Lithium und Valproat (Bowden et al. 2010b), eine Langzeitstudie über 12 Monate (Revicki et al. 2005) belegt eine vergleichbare Wirkung beider Substanzen in der Akut- und Langzeittherapie.

Die „Number needed to treat" (NNT) für Remission lag bei drei Wochen Behandlung gegenüber Placebo bei 4 (berechnet auf Basis von Bowden et al. 2005b) und 9 (berechnet auf Basis der Daten von Keck et al. 2009), das heißt, es müssten 4 bzw. 9 Patienten mit Lithium anstelle vom Placebo behandelt werden, um eine zusätzliche Remission (YMRS score ≤ 12) zu erzielen. Die entsprechenden NNTs für Reponse (Veränderung YMRS score $\geq 50\%$ gegenüber Baseline) waren ebenfalls 4 und 9.

Lithium war in den Studien insgesamt gut verträglich. Im Vergleich zu Placebo trat unter Lithium Übelkeit, Obstipation und Tremor häufiger auf (Bowden et al. 2005b; Keck et al. 2009). Im Vergleich zu Quetiapin trat unter Lithium Tremor häufiger auf (Bowden et al. 2005b). Im Vergleich zu Aripiprazol traten unter Lithium EPMS seltener auf (Keck et al. 2009). Im Vergleich zu Olanzapin traten unter Lithium signifikant weniger UAW auf (gastrointestinale Symptome, Schläfrigkeit, EPMS, allgemeine Unruhe; Niufan et al. 2008). Gegenüber Verapamil gab es bis auf mehr Patienten mit leichtem Tremor unter Lithium keine berichteten Unterschiede (Walton et al. 1996). Im Vergleich zu Valproat wurde unter Lithium signifikant häufiger Tremor berichtet, hingegen signifikant weniger Fatigue (Bowden et al. 2008).

Unter Lithium traten die bekannten Veränderungen der Nieren- und Schilddrüsenfunktionsparameter auf, die jedoch nicht zu Komplikationen führten.

Die Qualitätsbewertung und die Extraktionsbögen mit den Ergebnissen der Studien werden auf Anfrage zugänglich gemacht.

Studienfinanzierung und potentielle Interessenkonflikte:
Beide Studien gegen Quetiapin (Bowden 2005 und Li et al. 2008) wurden vom Hersteller des Quetiapin-Präparats (AstraZeneca) unterstützt. Bei Bowden 2005 waren drei der Co-Autoren Firmenangestellte. Eine Stellungnahme zu potentiellen Interessenkonflikten fehlt. Bei Li et al. 2008 waren zwei der Co-Autoren Firmenangestellte, eine Stellungnahme zu potentiellen Interessenkonflikten ist vorhanden.

Die Studie gegen Aripiprazol (Keck et al. 2009) wurde von Herstellern des Aripiprazol-Präparats (Bristol-Myers Squibb und Otsuka Pharmaceutical Co., Ltd.) finanziert, wobei Erstgenannter wesentlich am Design, der Auswertung und Interpretation sowie der Publikation beteiligt war. Drei der Co-Autoren waren Firmenangestellte der finanzierenden Firmen. Eine Stellungnahme zu potentiellen Interessenkonflikten ist vorhanden.

Eine der Studien gegen Olanzapin wurde vom Hersteller des Olanzapin-Präparats (Eli Lilly) finanziert. Vier der Co-Autoren waren Firmenangestellte der finanzierenden Firma und in wesentliche Schritte im Verlauf der Studiendurchführung wie Design und statistische Auswertung involviert. Eine Stellungnahme zu potentiellen Interessenkonflikten ist vorhanden.

Eine Studie gegen Valproat (Bowden 2008) wurde vom Hersteller des Valproat-Präparats (Sanofi-Aventis) finanziert. Eine Stellungnahme zu potentiellen Interessenkonflikten ist vorhanden.

Eine weitere Studie gegen Valproat (Revicki et al. 2005) wurde durch einen Grant des Herstellers des Valproat-Präparats (Abbott Laboratories) unterstützt. Eine Stellungnahme zu potentiellen Interessenkonflikten ist vorhanden.

Die Studie gegen Lamotrigin (Ichim et al. 2000) war nicht herstellerfinanziert, hier wurden nur die Lamotrigin-Dosen durch den Hersteller des Präparats (GlaxoWellcome) gestellt. Ebenso war es einer der Studien gegen Olanzapin (Berk et al. 1999), bei der die Olanzapin-Dosen von Eli Lilly gestellt wurden. Die Studie gegen Verapamil (Walton et al. 1996) war ebenfalls nicht herstellerfinanziert, hier wurden die Verapamil-Dosen durch den Hersteller des Präparats (Knoll Pharmaceuticals) gestellt, der auch die statistische Datenanalyse unterstützte. Bei den drei letztgenannten Studien fehlt eine Stellungnahme zu potentiellen Interessenkonflikten. Die Studie Bowden et al. 2010b wurde von einem Hersteller des Valproat-Präparats (Sanofi-Aventis) finanziert. Einer der Co-Autoren war Firmenangestellter. Eine Stellungnahme zu potentiellen Interessenkonflikten ist vorhanden..

Die Studie von Bourin et al. 2014 wurde von Astra Zeneca finanziert, zwei der Autoren waren zur Zeit der Studiendurchführung Firmenangestellte, eine Stellungnahme zu potentiellen Interessenkonflikten ist vorhanden.

Zusammenfassung:
Die antimanische Wirksamkeit von Lithium wurde sowohl gegenüber Placebo als auch im Vergleich zu aktiven Vergleichssubstanzen durch eine Vielzahl von Studien belegt. Lithium war insgesamt gut verträglich und sicher, jedoch traten häufiger unerwünschte Wirkungen als unter Placebo auf und Tremor war häufiger als unter aktiven Vergleichssubstanzen zu finden.

Bewertung in Anlehnung an GRADE:
Ausgangswertung: hoch; Abzug eines Punkts wegen Limitierungen der Studienqualität (zwei placebokontrollierte Studien waren mit einem hohen Risiko für Bias behaftet (SIGN 1-), eine mit moderatem Risiko für Bias (SIGN 1+) und nur zwei der acht Studien mit ausschließlich aktiven Vergleichssubstanzen waren mit einem moderaten Risiko für Bias behaftet (SIGN1+), insgesamt war keine Studie mit einem geringen Risiko für Bias behaftet (das wäre SIGN 1++ gewesen)); daher final: moderat.

Bemerkungen zum Konsensusprozess:
Limitierende Faktoren wie die vergleichsweise komplizierte Handhabbarkeit, insbesondere bei akut manischen Patienten (ausschließlich orale Verfügbarkeit; Erfordernis von Blutkontrollen vor Therapiebeginn und unter der Behandlung), der enge Dosisbereich und Risiken bei Überdosierung sowie die begrenzte Aufdosierungsgeschwindigkeit unterstützten die Entscheidung für den Empfehlungsgrad B. Gleichwohl ist die gut belegte Langzeitwirkung (siehe Absch. 5.4) ein Argument, Lithium bereits bei der Akutbehandlung bevorzugt zu berücksichtigen.

Empfehlung	Empfehlungsgrad
Therapie-Manie3	B
Lithium sollte als Monotherapie zur Behandlung der Manie eingesetzt werden. Limitierende Faktoren: Folgende Faktoren sind zu beachten: komplizierte Handhabbarkeit, insbesondere bei akut manischen Patienten (ausschließlich orale Verfügbarkeit; Erfordernis von Blutkontrollen vor Therapiebeginn und unter der Behandlung); enger Dosisbereich und Risiken bei Überdosierung; begrenzte Aufdosierungsgeschwindigkeit.	

Hinweise bei der Behandlung bei Kinderwunsch, von Schwangeren und in der Stillzeit:
Bitte konsultieren Sie zusätzlich zur obenstehenden Empfehlung das spezifische Abschn. 5.5.2, speziell für Lithium Abschn. 5.5.2.1.1.2.

5.2.1.2.4 Oxcarbazepin

Eingeschlossene Studien:
Eine randomisierte, kontrollierte, doppelt verblindete Studie wurde eingeschlossen (Kakkar et al. 2009), in der bei 18–50-jährigen Patienten Oxcarbazepin gegenüber Valproat untersucht wurde.

Autoren, Jahr	Design	Diagn Setting	Dauer	Studienarme			Hauptziel-kriterium	SIGN
Kakkar et al. 2009 (#3068)	randomisiert, doppelt verblindet	Bipolar I Störung, ggw. Manie stationär	12 Wo	Oxcarbazepin - initial 300 mg/d, Aufdosierung bis 2400 mg/d N = 30	Valproat - initial 750 mg/d; Aufdosierung bis 2000 mg/d N = 30	-	Symptom-schwere (YMRS)	1-

Alle ausgeschlossenen Publikationen (inklusive nicht eingeschlossener nichtvergleichender Studien und vergleichender Studien, deren Ergebnisse nicht genutzt wurden, da die Verlässlichkeit dieser Ergebnisse nicht sicher einzuschätzen war) sind im Anhang A3 aufgelistet.

Ergebnisse:
Im Vergleich zu Valproat fand sich kein Wirksamkeitsunterschied, beide Substanzen waren vergleichbar gut wirksam.

Unter Oxcarbazepin traten signifikant seltener unerwünschte Wirkungen auf. Patienten berichteten unter Oxcarbazepin vor allem über Übelkeit und Erbrechen.

Die Qualitätsbewertung und die Extraktionsbögen mit den Ergebnissen der Studien werden auf Anfrage zugänglich gemacht.

Studienfinanzierung und potentielle Interessenkonflikte:
Es wurden keine Angaben über die Finanzierung und potentielle Interessenkonflikte gemacht. Alle Autoren waren an akademischen Institutionen angestellt.

Zusammenfassung:
Bei Fehlen placebo-kontrollierter Studien wurde für Oxcarbazepin in einer Studie eine vergleichbare antimanische Wirksamkeit mit Valproat bei signifikant weniger unerwünschten Wirkungen gezeigt.

Bewertung in Anlehnung an GRADE:
Ausgangswertung: hoch; Abzug eines Punkts wegen der spärlichen Datenlage (nur eine Studie, kein Placebo-Vergleich) und eines weiteren Punkts wegen Limitierungen der Studienqualität (es lag keine Studie mit einem geringen Risiko für Bias vor (das wäre SIGN 1++ gewesen)); daher final: gering.

Bemerkungen zum Konsensusprozess:
In der Konsensuskonferenz wurde beschlossen, ein Statement zu formulieren, da keine Empfehlung formuliert werden konnte.

Statement	Empfehlungsgrad
Therapie-Manie4	**Statement**
Aufgrund der spärlichen Datenlage mit nur einer Studie mit geringer Fallzahl und ohne Placebo-kontrolle kann aktuell zum Einsatz von Oxcarbazepin zur Behandlung der Manie *keine* Empfehlung formuliert werden.	

*Off-Label Use: Oxcarbazepin ist nicht zur Akutbehandlung der Manie zugelassen.

5.2.1.2.5 Valproat
Eingeschlossene Studien:
Fünf placebokontrollierte Studien (Pope et al. 1991; Bowden et al. 2006a; Tohen et al. 2008a – hier zusätzlich vs. Olanzapin, McElroy et al. 2010a und Hirschfeld et al. 2010) und mehrere kontrollierte Parallelgruppenstudien gegen aktive Substanzen (zwei vs. Olanzapin Tohen et al. 2002a; mit zusätzlichen Auswertungen Tohen et al. 2003b und Suppes et al. 2005a; Zajecka et al. 2002, eine vs. Haloperidol McElroy et al. 1996; drei vs. Lithium Bowden et al. 2008, 2010b; Revicki et al. 2005; eine vs. Oxcarbazepin Kakkar et al. 2009) wurden eingeschlossen.

5 Therapie

Autoren, Jahr	Design	Diagn Setting	Dauer	Studienarme	Hauptziel-kriterium	SIGN
McElroy et al. 2010a (#4012)	randomisiert, doppelt verblindet	Bipolar I oder II Störung oder Bipolar NOS, ggw. hypomanische, leichte manische oder gemischte Episode ambulant	8 Wo	Valproat ER Startdosis 15 mg/kg/d später bis zu 30 mg/kg/d N = 31 Placebo N = 31	Veränderung YMRS	1++
Bowden et al. 2006a (#1582)	randomisiert, doppelt verblindet	Bipolar I Störung, ggw. Manie oder gemischte Episode stationär	3 Wo	Valproat ER – initial 25 mg/kg Körpergewicht (aufgerundet auf die nächsten 500 mg); Tag 3 Erhöhung um 500 mg; ggf. Adjustierungen am Tag 7, 12 und 17. Zielwert: Serumkonzentration zwischen 85 und 125 g/mL N = 187 Placebo N = 177	Veränderung Symptomschwere Manie, (MRS) aus (SADS-C)	1+
Hirschfeld et al. 2010 (#4009)	randomisiert, doppelt verblindet	Bipolar I Störung, ggw. Manie oder gemischte Episode stationär	3 Wo	Valproat Startdosis 20 mg/kg/d N = 147 Placebo N = 78	Veränderung YMRS	1+

Autoren, Jahr	Design	Diagn Setting	Dauer	Studienarme		Hauptziel-kriterium	SIGN
Pope et al. 1991 (#1154)	randomisiert, doppelt verblindet	Bipolar I Störung, ggw. Manie (DSM-III-R) Keine Response auf Lithium oder Lithium nicht toleriert stationär	3 Wo	Valproat - initial 259 mg/d, dann ggf. Anpassung an 50–100 mg/L N = 20	Placebo N = 23	Prozentuale Punktwert-veränderung Manie (YMRS)	1-
Tohen et al. 2008a #3066)	randomisiert, doppelt verblindet	Bipolar I Störung, ggw. Manie oder gemischte Episode ohne psychotische Symptome stationär und ambulant	12 Wo	Valproat 500–2500 mg/d N = 105	Olanzapin 5–20 mg/d N = 215	Veränderung Symptomschwere (YMRS) Woche 3	1-
Tohen et al. 2002a (#1133)	randomisiert, doppelt verblindet	Bipolar I Störung, ggw. Manie oder gemischte Episode Stationär	3 Wo	Valproat - initial 750 mg/d, ggf. Adjustierung auf 500–2500 mg/d N = 126	Olanzapin - initial 15 mg/d; ggf. Adjustierung auf 5–20 mg/d N = 125	Veränderung Symptomschwere Manie, (YMRS)	1+
Tohen et al. 2003b (#1131)	*randomisiert, doppelt verblindet*		*47 Wo*				
Suppes et al. 2005 (#1660)	*randomisiert, doppelt verblindet*		*47 Wo*				

5 Therapie

Autoren, Jahr	Design	Diagn Setting	Dauer	Studienarme		Hauptziel-kriterium	SIGN
Zajecka et al. 2002 (#628)	randomisiert, doppelt verblindet	Bipolar I Störung, ggw. Manie stationär	12 Wo	Valproat – initial: 20 mg/kg/d, dann ggf. Aufdosierung bis max. 20 mg/kg/d + 1000 mg/d N = 63	Olanzapin – initial: 10 mg/d, dann ggf. Aufdosierung auf 20 mg/d N = 57	Symptom-schwere-Veränderung Manie (YMRS) Symptom-schwere-Veränderung psychisch (BPRS) Symptom-schwere-Veränderung Depression (HAM-D) Symptom-schwere-Veränderung klinisch (CGI-S)	1-
Bowden et al. 2008 (#2090)	randomisiert, offen	Bipolar I Störung, ggw. Manie	12 Wo	Valproat – 20 mg/kg/d, ab Tag 4 Adjustierung (50 bis 150 µg/ml, Schritte: 250 bis 500 mg/d) N = 149	Lithium – 400 mg/d, ab Tag 4 Adjustierung (0,8 bis 1,2 mmol/l, Schritte: 200 bis 400 mg) N = 149	Remission bei Studienende (mit Hilfe der YMRS und des CGI-BP-Scores)	1-

Autoren, Jahr	Design	Diagn Setting	Dauer	Studienarme		Hauptziel-kriterium	SIGN
Revicki et al. 2005 (#1692)	randomisiert, offen	Bipolar I Störung, ggw. Manie stationär	52 Wo (Akutphase bis Entlassung aus KH)	Valproat – initial 15–20 mg/kg/d oder entsprechend der üblichen psychiatrischen Praxis; ggf. Adjustierung N = 104	Lithium – bis 1800 mg/d bei akuter Behandlung; 900–1200 mg/d bei Maintenance-Therapie N = 97	Dauer ohne manische oder depressive Symptome (gemittelte Monate, DSM-IV-Level) mentale Komponente des SF-36 (MCS) medizinische Gesamtkosten	1-
Bowden et al. 2010b (#4008)	Randomisiert, offen	Bipolar I Störung, ggw. Manie oder gemischte Episode stationär und ambulant	12 Wo	Valproat Start 20 mg/kg/d ab Tag 6 Adjustierung (70–125 µg/ml) N = 130	Lithiumcarbonat Startdosis 800 mg/d (600–900) ab Tag 6 Adjustierung (0,8–1,2 mmol/l) N = 138	Veränderung YMRS	1-
Kakkar et al. 2009 (#3068)	randomisiert, doppelt verblindet	Bipolar I Störung, ggw. Manie stationär	12 Wo	Valproat -initial 750 mg/d; Aufdosierung bis 2000 mg/d N = 30	Oxcarbazepin -initial 300 mg/d, Aufdosierung bis 2400 mg/d N = 30	Symptom-schwere (YMRS)	1-
McElroy et al. 1996 (#1125)	randomisiert, doppelt verblindet	Bipolar I Störung, ggw. Manie oder gemischte Episode mit psychotische Symptomen stationär	1 Wo	Valproat – initial 20 mg/kg/d, dann ggf. Aufdosierung N = 21	Haloperidol – initial: 0,2 mg/kg/d, dann ggf. Aufdosierung N = 15	Veränderung Symptom-schwere Manie (YMRS)	1-

Zusätzliche Publikationen zur Hauptpublikation kursiv

5 Therapie

Alle ausgeschlossenen Publikationen (inklusive nicht eingeschlossener nichtvergleichender Studien und vergleichender Studien, deren Ergebnisse nicht genutzt wurden, da die Verlässlichkeit dieser Ergebnisse nicht sicher einzuschätzen war) sind im Anhang A3 aufgelistet.

Ergebnisse:
Vier von fünf placebokontrollierte Studien (Pope et al. 1991; Bowden et al. 2006a; Tohen et al. 2008a – zusätzlich vs. Olanzapin, McElroy et al. 2010a) und mehrere kontrollierte Parallelgruppenstudien gegen aktive Substanzen (zwei vs. Olanzapin Tohen et al. 2002a mit zusätzlichen Auswertungen Tohen et al. 2003b und Suppes et al. 2005a; Zajecka et al. 2002, eine vs. Haloperidol McElroy et al. 1996, drei vs. Lithium Bowden et al. 2008, 2010b; Revicki et al. 2005; eine vs. Oxcarbazepin Kakkar et al. 2009) unterstützen die Evidenz für die antimanische Wirkung einer Valproat-Monotherapie bei der akuten Manie. Nur die Studie von Hirschfeld et al. 2010 fand keinen signifikanten Unterschied in der Symptomreduktion zwischen Valproat und Placebo. Im Vergleich zu Haloperidol (McElroy et al. 1996), Lithium (Bowden et al. 2008, 2010b; Revicki et al. 2005) und Oxcarbazepin (Kakkar et al. 2009) fand sich kein Wirksamkeitsunterschied. Im Vergleich zu Olanzapin fand sich in einer Studie kein Unterschied (Zajecka et al. 2002), während in einer anderen Studie Olanzapin wirksamer war, sowohl in der Akut- (Tohen et al. 2002a) als auch in der Langzeitbehandlung (Tohen et al. 2003b). Bei dieser Studie war Valproat bei Patienten ohne Rapid Cycling-Verlauf weniger wirksamer als Olanzapin, hingegen bei Patienten mit Rapid-Cycling-Verlauf gleich wirksam (Suppes et al. 2005a). Die Wirksamkeit war bei Patienten mit psychotischen Symptomen vergleichbar mit Olanzapin, bei Patienten ohne psychotische Symptome war die Wirksamkeit schlechter als unter Olanzapin (Tohen et al. 2002a). Eine differenzierte Analyse von Patienten mit manischen oder gemischten Episoden wurde nicht durchgeführt (Bowden et al. 2006a; Tohen et al. 2002a; McElroy et al. 1996).

Die „Number needed to treat" (NNT) für Remission lag bei drei Wochen Behandlung gegenüber Placebo bei 8 (berechnet auf Basis von Bowden et al. 2006a), 10 (McElroy et al. 2010a) und 21 (berechnet auf Basis der Daten von Tohen et al. 2008a), das heißt, es müssten 8, 10 bzw. 21 Patienten mit Valproat anstelle vom Placebo behandelt werden, um eine zusätzliche Remission (YMRS score $\leq$ 12) zu erzielen. Die entsprechenden NNTs für Reponse (Veränderung YMRS score $\geq$ 50 % gegenüber Baseline) waren 8 und 12.

Valproat war in den Studien insgesamt gut verträglich. Im Vergleich zu Placebo brachen signifikant mehr Patienten die Studie wegen unerwünschter Wirkungen ab. Dabei traten signifikant häufiger Schläfrigkeit, Übelkeit, Dyspepsie, Schwindel, Erbrechen, Bauchschmerzen und Pharyngitis als unter Placebo auf. In der Studie von McElroy et al. 2010a war die Häufigkeit unerwünschter Wirkungen numerisch höher unter Valproat, zum Studienabbruch führten Thrombozytopenie, Übelkeit, menstruelle Unregelmäßigkeiten und Ausschlag.

Es wurden zwei Fälle von Pankreatitis unter Valproat berichtet (Bowden et al. 2006a). Im Vergleich zu Olanzapin (Tohen et al. 2002a, 2008a) wurde unter Valproat signifikant häufiger Übelkeit angegeben. Demgegenüber traten unter Valproat signifikant seltener Schläfrigkeit, Mundtrockenheit, Appetitsteigerung, Tremor, Sprachauffälligkeiten, Nackensteife, Schlafstörungen und ein Zungenödem auf (Tohen et al. 2002a, auch bei Zajecka et al. 2002).

Gegenüber Lithium wurden unter Valproat signifikant seltener Tremor, jedoch häufiger Fatigue berichtet (Bowden et al. 2008). In der Studie von Bowden et al. 2010b wurde Übelkeit in beiden Gruppen am häufigsten als unerwünschte Wirkung angegeben. Schläfrigkeit kam häufiger unter Valproat vor (einmal trat unter Valproat eine Hypersomnolenz auf, welche als medikamentenassoziiert deklariert wurde), dagegen waren Mundtrockenheit, Tremor, Obstipation und Diarrhoe seltener als unter Lithium.

Gegenüber Oxcarbazepin traten signifikant häufiger unerwünschte Wirkungen unter Valproat auf (Kakkar et al. 2009). Vor allem wurden häufiger Bauchschmerzen und Gewichtszunahme beklagt. Bei einem Patienten trat unter Valproat rezidivierendes Nasenbluten auf, eine wahrscheinlich medikamentenassoziierte Thrombozytopenie wurde festgestellt.

Gegenüber Haloperidol wurden unter Valproat keine EPMS berichtet, während dies bei der Hälfte der Patienten unter Haloperidol der Fall war (McElroy et al. 1996).

Die Qualitätsbewertung und die Extraktionsbögen mit den Ergebnissen der Studien werden auf Anfrage zugänglich gemacht.

Studienfinanzierung und potentielle Interessenkonflikte:
Die Studie von Pope et al. 1991 wurde vom National Institute of Mental Health (NIMH), dem Phlilip S. Weld, Jr. Memorial Fund des McLean Hospitals und dem Hersteller des Valproat-Präparats (Abbott) finanziert. Eine Stellungnahme zu potentiellen Interessenkonflikte fehlt. Die Studie von Bowden et al. 2006a wurde vom Hersteller des Valproat-Präparats (Abbott Lab.) finanziert. Drei der Co-Autoren waren Firmenangestellte. Eine Stellungnahme zu potentiellen Interessenkonflikten ist vorhanden. Die Studie von Tohen et al. 2008a wurde vom Hersteller des Olanzapin-Präparats (Eli Lilly) finanziert. Drei der Co-Autoren inklusive des Erstautors waren Firmenangestellte. Eine Stellungnahme zu potentiellen Interessenkonflikte ist vorhanden. Die Studie von Tohen et al. 2002a wurde ebenfalls vom Hersteller des Olanzapin-Präparats (Lilly Research Lab.) finanziert. Bei der Haupt- und einer Zusatzpublikation war der Erstautor Firmenangestellter. Eine Stellungnahme zu potentiellen Interessenkonflikte fehlt. Die Studie von Zajecka et al. 2002 wurde durch den Hersteller des Valproat-Präparats (Abbott Lab.) finanziert. Zwei der Co-Autoren waren Firmenangestellte. Eine Stellungnahme zu potentiellen Interessenkonflikte ist vorhanden. Eine Studie gegen Lithium (Bowden 2008) wurde vom Hersteller des Valproat-Präparats (Sanofi-Aventis) finanziert. Eine Stellungnahme zu potentiellen Interessenkonflikte ist vorhanden. Eine weitere Studie (Revicki et al. 2005) wurde durch einen Grant des Herstellers des Valproat-Präparats (Abbott Lab.) unterstützt. Eine Stellungnahme zu potentiellen Interessenkonflikte fehlt. Die Studie von McElroy et al. 1996 wurde durch den Hersteller des Valproat-Präparats (Abbott Lab.) und die Theodore and Vada Stanley Foundation finanziell unterstützt. Eine Stellungnahme zu potentiellen Interessenkonflikte fehlt. Die Studie von Kakkar et al. 2009 war nicht herstellerfinanziert. Eine Stellungnahme zu potentiellen Interessenkonflikte fehlt. Die Studie von McElroy et al. 2010a wurde teilweise durch Abbott unterstützt. Eine Stellungnahme zu potenziellen Interessenkonflikten liegt vor. Die Studie von Hirschfeld et al. 2010 wurde durch Abbott unterstützt. Drei der Co-Autoren waren Firmenangestellte. Eine Stellungnahme zu potenziellen Interessenkonflikten liegt vor.

5 Therapie

Zusammenfassung:
Die Evidenz ist durch mehrere Studien, die die antimanische Wirksamkeit von Valproat belegen, als hoch einzustufen. Valproat war insgesamt relativ gut verträglich, wobei unerwünschte Wirkungen häufiger als unter Placebo auftraten und gegenüber aktiven Vergleichssubstanzen vor allem gastrointestinale Beschwerden und Fatigue sowie selten, aber ernstzunehmend, eine Thrombopenie berichtet wurde.

Bewertung in Anlehnung an GRADE:
Ausgangswertung: hoch; eine von fünf placebokontrollierten Studien ist mit SIGN 1++ sowie 2 mit SIGN1+ einzustufen, aber Inkonsistenz der Ergebnisse; daher 1 Punktabzug; final: moderat

Bemerkungen zum Konsensusprozess:
Die Entscheidung für den Empfehlungsgrad B wurde dadurch unterstützt, dass die Substanz wegen der Teratogenität und des Risikos polyzistischer Ovarien nicht für Frauen im gebärfähigen Alter empfohlen wird.

Empfehlung	Empfehlungsgrad
Therapie-Manie5	B
Valproat sollte als Monotherapie zur Behandlung der Manie eingesetzt werden. Limitierende Faktoren: Mögliche Nebenwirkungen, vor allem gastrointestinale Beschwerden und Fatigue, sowie selten Thrombozytopenien, sind zu beachten. Einschränkend ist zu beachten, dass Valproat wegen der Teratogenität und des Risikos polyzistischer Ovarien *nicht* für Frauen im gebärfähigen Alter empfohlen wird (vgl. Abschn. 5.5.2.1.1.4)	

5.2.1.3 Atypische Neuroleptika

5.2.1.3.1 Aripiprazol

Eingeschlossene Studien:
Fünf randomisierte, placebokontrollierte, doppelt verblindete Studien (Kanba et al. 2014; Keck et al. 2003a, 2009; Sachs et al. 2006a; Young et al. 2009) wurden eingeschlossen. Zwei dieser Studien enthielten außerdem einen Vergleichsarm mit einer aktiven Substanz: Lithium (Keck et al. 2009), Haloperidol (Young et al. 2009). Darüber hinaus wurde eine randomisierte, doppelt verblindete Studie gegen Haloperidol eingeschlossen (Vieta et al. 2005a).

Autoren, Jahr	Design	Diagn Setting	Dauer	Studienarme		Hauptziel-kriterium	SIGN
Kanba et al. 2014 (#U69)	randomisiert, doppelt verblindet	Bipolar I Störung, ggw. Manie oder gemischte Episode	Bis 7 Tage Screening dann 3 Wochen	Aripiprazol 24 mg/d N = 128	Placebo N = 130	Veränderung Symptom-schwere Manie (Baseline zu Woche 3) YMRS	1+
Keck et al. 2003a (#595)	randomisiert, doppelt verblindet (2 Wochen, 3. Woche open label),	Bipolar I Störung, ggw. Manie oder gemischte Episode stationär	3 Wo (bei Non-Responses Ende Wo 2 Ende doppelt verblindete Phase und weiter offen Aripiprazol)	Aripiprazol – 30 mg/d; ggf. Reduktion auf 15 mg/d N = 130	Placebo N = 132	Veränderung Symptom-schwere Manie YMRS	1-
Sachs et al. 2006a (#607)	randomisiert, doppelt verblindet	Bipolar I Störung, ggw. Manie oder gemischte Episode stationär	3 Wo	Aripiprazol – 30 mg/d; ggf. Reduktion auf 15 mg/d N = 137	Placebo N = 135	Symptom-schwere Manie (YMRS)	1-
Keck et al. 2009 (#3077)	randomisiert, doppelt verblindet	Bipolar I Störung, ggw. Manie oder gemischte Episode stationär	3 Wo (mit Placebo-vergleich) 12 Wo (Aripiprazol-Lithium-Vergleich)	Aripiprazol – initial 15 mg/d, nach Tag 4 ggf. Aufdosierung auf 30 mg/d, ggf. danach Reduktion auf 15 mg/d N = 155	Lithium – initial 900 mg/d, ab Tag 4 ggf. Aufdosierung auf 1200 mg/d, ab Tag 7 auf bis zu 1500 mg/d (serum level 0.60–1.20 mEq/L) N = 160 / Placebo N = 165	Veränderung Symptom-schwere Manie (Baseline zu Woche 3) YMRS	1-

Autoren, Jahr	Design	Diagn Setting	Dauer	Studienarme		Hauptziel-kriterium	SIGN
Young et al. 2009 (#3074)	randomisiert, doppelt verblindet	Bipolar I Störung, ggw. Manie oder gemischte Episode stationär	3 Wo (mit Placebo-vergleich) 12 Wo (Aripiprazol-Haloperidol-Vergleich)	Aripiprazol initial 15 mg/d; ab 4. Tag bis zu 30 mg/d N = 167	Haloperidol initial 5 mg/d; ab 4. Tag bis zu 10 mg/d; ab 7. Tag bis zu 15 mg/d N = 165	Placebo N = 153	Symptom-schwere (YMRS)	1-
Vieta et al. 2005a (#625)	randomisiert, doppelt verblindet	Bipolar I Störung, ggw. Manie oder gemischte Episode stationär und ambulant	12 Wo	Aripiprazol - initial: 15 mg/d → Ende 1. oder 2. Woche: bei mangelnder Response Erhöhung auf 30 mg/d möglich (bei Unverträglichkeit der höheren Dosis → Reduktion auf 15 mg/d) (bei Unverträglichkeit der 15 mg/d → Abbruch der Studie) → ab 4. Woche: Reduktion auf 15 mg/d möglich, keine Erhöhung mögl. N = 175	Haloperidol - initial: 10 mg/d → Ende 1. oder 2. Woche: bei mangelnder Response Erhöhung auf 15 mg/d möglich (bei Unverträglichkeit der höheren Dosis → Reduktion auf 10 mg/d) (bei Unverträglichkeit der 10 mg/d → Abbruch der Studie) → ab 4. Woche: Reduktion auf 10 mg/d möglich, keine Erhöhung mögl. N = 172	-	Response (zu Woche 12 weiterhin unter Medikation und Reduktion des YMRS um ≥ 50 % im Vergleich zu Baseline)	1-

Eine randomisierte, placebokontrollierte, doppelt verblindete Studie bei agitierten Patienten wurde eingeschlossen, welche die Kurzzeitgabe von Aripiprazol i. m. vs. Lorazepam i. m. und Placebo verglich (Zimbroff et al. 2007).

Autoren, Jahr	Design	Diagn Setting	Dauer	Studienarme			Hauptzielkriterium	SIGN
Zimbroff et al. 2007 (#1519)	randomisiert, doppelt verblindet	Bipolar I Störung, ggw. Manie oder gemischte Episode, Agitiertheit stationär	2–24 Stunden	Aripiprazol – 9,75 mg pro i. m. Injektion N = 78 Und: Aripiprazol – 15 mg pro i. m. Injektion N = 78	Lorazepam – 2 mg pro i. m. Injektion N = 70	Placebo 3. Injektion Aripiprazol (APL) – 9,75 mg N = 75	Symptomschwere Unruhe (PANSS-PEC score)	1-

Alle ausgeschlossenen Publikationen (inklusive nicht eingeschlossener nichtvergleichender Studien und vergleichender Studien, deren Ergebnisse nicht genutzt wurden, da die Verlässlichkeit dieser Ergebnisse nicht sicher einzuschätzen war) sind im Anhang A3 aufgelistet.

Ergebnisse:
Fünf placebokontrollierte und eine kontrollierte Parallelgruppenstudie gegen die aktive Vergleichssubstanz Haloperidol über mindestens drei Wochen für die orale Formulierung, sowie eine placebokontrollierte Kurzzeitstudie für die intramuskuläre Formulierung unterstützen die Evidenz für antimanische Wirkung einer Aripiprazol-Monotherapie der akuten Manie. Post-hoc Analysen zeigen eine signifikante Wirkung bei Mischzuständen. Drei Studien (Vieta et al. 2005a; Keck et al. 2009; Young et al. 2009) zeigen die Aufrechterhaltung der Wirksamkeit über 12 Wochen.

Bei der Vergleichsstudie gegen Haloperidol bestehen methodologische Probleme, insbesondere mit der Vergleichsstudie von Vieta et al. 2005a bezüglich des kombinierten Outcome-Kriteriums (die Patienten mussten zu 12 Wochen noch unter Medikation sein und eine Symptomreduktion von mind. 50 % zeigen) und des Verbots der zusätzlichen Einnahme von Anticholinergika. Dies kann einen Vorteil zugunsten von Aripiprazol bedeutet haben.

Die „Number needed to treat" (NNT) für Response lag bei 3 Wochen bei 5 (berechnet auf Basis von Keck et al. 2003a und Sachs et al. 2006a), 6 (berechnet auf der Basis von Kanba et al. 2014), 9 (berechnet auf Basis von Keck et al. 2009) und 12 (berechnet auf Basis von Young et al. 2009), das heißt, es müssten 5, 6, 9 bzw. 12 Patienten mit Aripiprazol anstelle vom Placebo behandelt werden, um eine zusätzliche Reponse (Veränderung YMRS score ≥ 50 % gegenüber Baseline) zu erzielen. Die entsprechenden NNTs für Remission lagen bei 9 (berechnet auf Basis von Keck et al. 2009) und 14 (berechnet auf Basis von Young et al. 2009).

Für die Einschätzung der Verträglichkeit sind die eingeschlossenen Studien nur bedingt geeignet. Aripiprazol war in den Studien insgesamt gut verträglich.

Im Vergleich zu Placebo traten Studienabbrüche aufgrund unerwünschter Wirkungen vergleichbar häufig auf. Häufig wurden Schlafstörungen berichtet. Von den EPMS unter Aripiprazol traten Akathisie und Tremor am häufigsten auf, es wurden keine Gewichtszunahme und keine Veränderung des Prolaktinspiegels (Kanba et al. 2014) und der QTc-Zeit im EKG gefunden (Keck et al. 2003a; Sachs et al. 2006a). Im Vergleich zu Lithium traten unter Aripiprazol häufiger EPMS auf (Keck et al. 2009). Im Vergleich zu Haloperidol traten unter Aripiprazol seltener EPMS auf (Young et al. 2009; Vieta et al. 2005a), es kam seltener zu Prolaktinerhöhungen (Young et al. 2009), die Gewichtsveränderungen waren vergleichbar (Young et al. 2009).

Die Qualitätsbewertung und die Extraktionsbögen mit den Ergebnissen der Studien werden auf Anfrage zugänglich gemacht.

Studienfinanzierung und potentielle Interessenkonflikte:
Alle eingeschlossenen Studien waren herstellerfinanziert durch die Hersteller der Aripiprazol-Präparate (Bristol-Myers Squibb und Otsuka Pharmaceuticals). Bei Keck et al. 2003a fehlt eine Stellungnahme zu potentiellen Interessenkonflikte. Ob ein Autor Angestellter eines finanzierenden Unternehmens ist, wurde nicht angegeben, aus einer Folgepublikation ist jedoch zu entnehmen, dass ein Co-Autor Angestellter von Bristol-Myers Squibb war. Bei Sachs et al. 2006a fand sich keine Angabe zur Finanzierung der Studie, da bis auf den Erstautor jedoch alle Co-Autoren Angestellte der oben genannten Unternehmen waren, ist von einer Finanzierung durch diese Firmen auszugehen. Eine Stellungnahme zu potentiellen Interessenkonflikten fehlt. Bei Keck et al. 2009 hat Bristol-Myers Squibb an Studiendesign, Analyse und Interpretation der Daten, Vorbereitung und Einreichen der Publikation mitgewirkt. Eine Stellungnahme zu potentiellen Interessenkonflikten ist vorhanden. Fünf der Co-Autoren waren Firmenangestellte. Bei Young et al. 2009 wurde ebenfalls zu potentiellen Interessenkonflikten Stellung genommen, sieben der Co-Autoren waren Firmenangestellte. Bei Vieta et al. 2005a fehlt eine Stellungnahme zu potentiellen Interessenkonflikten. Sieben der Co-Autoren waren Firmenangestellte. Bei Zimbroff et al. 2007 ist eine Stellungnahme zu potentiellen Interessenkonflikten vorhanden. Sechs der Co-Autoren waren Firmenangestellte. Die Studie von Kanba et al. 2014 wurde durch den Pharmakonzern Otsuka Pharmaceutical Co., Ltd. finanziell unterstützt. Eine Stellungnahme zu potentiellen Interessenkonflikten ist vorhanden.

Zusammenfassung:
Es liegen fünf placebokontrollierte, randomisierte Studien vor, welche die Wirksamkeit von Aripiprazol (in Tablettenform) in der akuten Manie belegen. Eine weitere Kurzzeitstudie zeigt, wiederum im Placebovergleich, die Wirksamkeit einer Aripiprazol-Lösung zur intramuskulären Injektion. Auftretende unerwünschte Wirkungen waren vor allem Schlafstörungen und Akathisie, es wurden keine substantiellen Veränderungen des Gewichts, des Prolaktinspiegels und der QTc-Zeit im EKG gefunden.

Bewertung in Anlehnung an GRADE:
Ausgangswertung: hoch; Abzug eines Punkts wegen Limitierungen der Studienqualität (– vier placebokontrollierten Studien und auch die Studie mit ausschließlich aktiver Vergleichssubstanz waren mit einem hohen Risiko für Bias behaftet (SIGN 1-), nur eine mit modratem Risiko für Bias (SIGN 1+), insgesamt war keine Studie mit einem geringen Risiko für Bias behaftet, das wäre SIGN 1++ gewesen); daher final: moderat.

Bemerkungen zum Konsensusprozess:
Die Entscheidung für den Empfehlungsgrad B wurde durch die limitierenden Faktoren unterstützt, insbesondere kann die Akathisie den Nutzen deutlich limitieren.

Empfehlung	Empfehlungsgrad
Therapie-Manie6	B
Aripiprazol sollte als Monotherapie zur Behandlung der Manie und von Mischzuständen eingesetzt werden. **Limitierende Faktoren:** Im Placebovergleich treten vermehrte Schlafstörungen, Unruhe und Akathisie mit Aripiprazol auf. Akathisie ist häufig und kann den Nutzen deutlich limitieren.	

Hinweise bei der Behandlung bei Kinderwunsch, von Schwangeren und in der Stillzeit:
Bitte konsultieren Sie zusätzlich zur obenstehenden Empfehlung das spezifische Abschn. 5.5.2, speziell für Aripiprazol Abschn. 5.5.2.1.2.2.1.

5.2.1.3.2 Asenapin

Vier randomisierte, placebokontrollierte, doppelt verblindete Studien (Landbloom et al. 2016; Szegedi et al. 2012; McIntyre et al. 2009, 2010a) wurden eingeschlossen. Zwei dieser Studien verglichen zusätzlich gegenüber der aktiven Substanz Olanzapin (McIntyre et al. 2009, 2010a). Eine Studie verglich Asenapin als zusätzliche Medikation bei bestehender Therapie mit Lithium oder Valproat (Szegedi et al. 2012).

Alle ausgeschlossenen Publikationen (inklusive nicht eingeschlossener nichtvergleichender Studien und vergleichender Studien, deren Ergebnisse nicht genutzt wurden, da die Verlässlichkeit dieser Ergebnisse nicht sicher einzuschätzen war) sind im Anhang A3 aufgelistet.

5 Therapie

Autoren, Jahr	Design	Diagn Setting	Dauer	Studienarme			Hauptziel-kriterium	SIGN
Landbloom et al. 2016 (#U428)	randomisiert, dopplet verblindet	Bipolar I Störung, ggw. Manie oder gemischte Episode	3 Wo	Asenapin 5 mg N = 122	Asenapin 10 mg N = 119	Placebo N = 126	Veränderung der Symptomschwere (YMRS) nach 3 Wochen vs. Baseline	1++
Szegedi et al. 2012 (#U127)	randomisiert, dopplet verblindet	Bipolar I Störung, ggw. Manie oder gemischte Episode; Bestehende Vorbehandlung mit Lithium oder Valproat	12 Wo	Asenapin 5 mg Tag 1; danach flexible 5 oder 10 mg N = 158	Placebo N = 166		Veränderung der Symptomschwere (YMRS) nach 3 Wochen vs. Baseline	1+
McIntyre et al. 2009 (#4004)	randomisiert, dopplet verblindet	Bipolar I Störung, ggw. Manie oder gemischte Episode	3 Wo	Asenapin 20 mg am Tag 1; danach 10 oder 20 mg N = 194	Olanzapin 15 mg am Tag 1; danach 5–20 mg N = 191	Placebo N = 104	Veränderung der Symptomschwere (YMRS) nach 3 Wochen vs. Baseline	1-
McIntyre et al. 2010a (#4005)	randomisiert, dopplet verblindet	Bipolar I Störung, ggw. Manie oder gemischte Episode	3 Wo	Asenapin 20 mg am Tag 1; danach 10 oder 20 mg N = 185	Olanzapin 15 mg am Tag 1; danach 5–20 mg N = 205	Placebo N = 98	Veränderung der Symptomschwere (YMRS) nach 3 Wochen vs. Baseline	1-
(Michalak et al. 2014) #U470	*Post-hoc Analyse zu McIntyre (2009) #4004, McIntyre (2010) (#4005) Health related quality of life (HRQoL)- SF-36*							1-

Zusätzliche Publikationen zur Hauptpublikation kursiv

Ergebnisse:
Alle vier Studien zeigen die antimanische Wirksamkeit von Asenapin gegenüber Placebo. Während in einer Studie (McIntyre et al. 2009) der Vergleich von Asenapin zu Olanzapin nicht berichtet wurde (die NNTs waren vergleichbar), zeigt sich in einer der posthoc-Analysen der zweiten Studie (in der LOCF-Analyse) (McIntyre et al. 2010a) eine signifikant bessere antimanische Wirksamkeit von Olanzapin im Vergleich zu Asenapin nach drei Wochen (gemessen am Unterschied der Veränderung der Symptomschwere). Beide Studien waren jedoch nicht angelegt, den direkten Vergleich der aktiven Substanzen zu untersuchen.

Die „Number needed to treat" (NNT) lag bei 3 Wochen bei 6 (berechnet auf Basis von McIntyre et al. 2009), 12 (berechnet auf Basis von McIntyre et al. 2010a) bzw. 13,9 (berechnet auf Basis von Szegedi et al. 2012). Das heißt, es müssten 6, 12 bzw. 13,9 Patienten mit Asenapin anstelle vom Placebo behandelt werden, um eine zusätzliche Reponse (Veränderung YMRS score ≥ 50 % gegenüber Baseline) zu erzielen. Die entsprechende NNTs für Remission (YMRS score ≤ 12) lagen bei 6, 22 bzw. 8,3.

Asenapin war eher gut verträglich. Unter Asenapin traten im Wesentlichen Sedierung, Schwindel, Schläfrigkeit, Fatigue und orale Hypoästhesie häufiger als unter Placebo auf. EPMS traten häufiger unter Asenapin als unter Placebo auf. Verglichen mit Olanzapin waren sie in einer Studie vergleichbar häufig (McIntyre et al. 2009), in der anderen etwas häufiger (McIntyre et al. 2010a). Die Gewichtszunahme war stärker unter Asenapin als unter Placebo (1,6 bzw. 0,9 vs. 0,3 bzw. 0,1 kg in 3 Wochen), die unter Olanzapin noch stärker (1,9 bzw. 2,6 kg in 3 Wochen, erste Angabe immer McIntyre et al. 2009). In der 12 Wochen Studie war die Gewichtszunahme unter Asenapin ebenfalls stärker als unter Placebo (2,3 vs. 0,79; Szegedi et al. 2012). Einzelne klinisch relevante EKG-Veränderungen traten unter Asenapin auf: ST-T-Veränderungen und Rechtsschenkelblock (McIntyre et al. 2009) sowie supraventrikuläre Tachykardie und QTc-Verlängerung (McIntyre et al. 2010a).

In der Studie McIntyre et al. 2010a gab es einen Suizid in der Asenapin-Gruppe, der als möglicherweise mit der Studienmedikation assoziiert bewertet wurde. Auch in der Olanzapin-Gruppe der Studie ereignete sich ein Suizid, der jedoch als eher nicht mit der Studienmedikation assoziiert bewertet wurde.

Patienten mit Rapid Cycling wurden in die Studien nicht eingeschlossen. Eine getrennte Auswertung von rein manischen und gemischten manischen Episoden war nicht Inhalt der vorliegenden Originalpublikationen.

In der Studie von Szegedi konnten Patienten nach der 12 Wochen-Phase an einer 40-wöchigen verblindeten Verlängerung teilnehmen. Asenapin zeigte sich auch in der Verlängerugnspstudie als gut verträglich. Es traten verhältnismäßig die gleichen unerwünschten Wirkungen auf wie in den Kurzzeitstudien. Die Gewichtssteigerung lag nach insgesamt 52 Wochen unter Asenapin bei 3,5 kg im Vergleich zu 1,7 kg unter Placebo.

5 Therapie

Daten zur Langzeitbehandlung liegen nur aus einer Studie vor (siehe Abschn. Abschn. 5.4), so dass im Hinblick auf unerwünschte Wirkungen bei längerfristiger Einnahme noch Studienbedarf besteht.

Studienfinanzierung und potentielle Interessenkonflikte:
Die Studien von McIntyre et al. 2009 und McIntyre et al. 2010a wurden vom Hersteller des Asenapin-Präparats (Schering-Plough und Pfizer, Inc bzw. Merck und Pfizer, Inc.) finanziert. Jeweils fünf der Co-Autoren waren Firmenangestellte. Eine Stellungnahme zu potentiellen Interessenkonflikten ist vorhanden. Die Studie von Szegedi et al. 2012 wurde durch den Pharmakonzernen Merck und Pfizer finanziell unterstützt. Eine Stellungnahme zu potentiellen Interessenkonflikten ist vorhanden. Die Studie von Landbloom et al. 2016 wurde durch den Pharmakonzern Forest Laboratories finanziell unterstützt. Eine Stellungnahme zu potentiellen Interessenkonflikten ist vorhanden.

Bewertung in Anlehnung an GRADE:
Ausgangswertung: hoch; kein Abzug, da Studie mit SIGN 1++ vorhanden, Ergebnisse konsistent, daher final: hoch.

Bemerkung zum Konsensusprozess:
Herabstufung auf B aufgrund unerwünschter Wirkungen

Hinweise bei der Behandlung bei Kinderwunsch, von Schwangeren und in der Stillzeit:

Empfehlung	Empfehlungsgrad
Therapie-Manie7	**B**
Asenapin sollte als Monotherapie zur Behandlung der Manie eingesetzt werden.	

(in Konsensuskonferenz (2017) geänderte Empfehlung: Upgrade des Empfehlungrads von 0 auf B)

Bitte konsultieren Sie zusätzlich zur obenstehenden Empfehlung das spezifische Abschn. 5.5.2 Abschn. 5.5.2.1.2.2.2, speziell für Asenapin S. 332.

5.2.1.3.3 Clozapin

Es konnten keine randomisierten kontrollierten Studien zum Einsatz von Clozapin zur Behandlung der Manie eingeschlossen werden.

Alle ausgeschlossenen Publikationen (inklusive nicht eingeschlossener nichtvergleichender Studien und vergleichender Studien, deren Ergebnisse nicht genutzt wurden, da die Verlässlichkeit dieser Ergebnisse nicht sicher einzuschätzen war) sind im Anhang A3 aufgelistet.

Zum Einsatz von Clozapin bei Therapieresistenz siehe Abschn. 5.5.5.

5.2.1.3.4 Olanzapin
Eingeschlossene Studien:
Drei mindestens dreiwöchige, randomisierte, placebokontrollierte, doppelt verblindete Studien wurden eingeschlossen (Tohen et al. 1999 – zusätzliche Auswertung der Patienten mit Rapid Cycling: Sanger et al. 2003; Tohen et al. 2002a, 2008a). Des Weiteren wurden zwei randomisierte, doppelt verblindete Studien mit gleichem Design, in welchen Olanzapin als aktive Vergleichssubstanz genutzt wurde, eingeschlossen. Der Schwerpunkt lag auf dem Vergleich von Asenapin und Olanzapin vs. Placebo, nicht im Vergleich beider aktiver Substanzen (McIntyre et al. 2009, 2010a). Mehrere kontrollierte Parallelgruppenstudien gegen aktive Substanzen (vs. Haloperidol, Tohen et al. 2003a – zusätzliche Auswertung Shi et al. 2002; vs. Risperidon, Perlis et al. 2006c; vs. Lithium, Niufan et al. 2008; Berk et al. 1999; vs. Valproat, Tohen et al. 2002a und vs. Chlorpromazin als add-on zu Lithium Conus et al. 2015 – zusätzliche Auswertungen: Tohen et al. 2003b und Suppes et al. 2005a; Zajecka et al. 2002) wurden eingeschlossen.

5 Therapie

Autoren, Jahr	Design	Diagn Setting	Dauer	Studienarme		Hauptziel-kriterium	SIGN
Tohen et al. 2000a (#620)	randomisiert, doppelt verblindet	Bipolar I Störung, ggw. Manie oder gemischte Episode stationär und ambulant	4 Wo	Olanzapin 15 mg für Tag 1, ggf. Aufdosierung auf max. 20 mg oder Abdosierung bis min. 5 mg N = 55	Placebo N = 60	Veränderung Symptomschwere Manie (YMRS) nach 4 Wo im Vergleich zu Baseline	1++
Tohen et al. 1999 (#615)	randomisiert, doppelt verblindet	Bipolar I Störung, ggw. Manie oder gemischte Episode stationär	3 Wo	Olanzapin Beginn: 10 mg/d, danach Anpassung von 5–20 mg/d N = 70	Placebo N = 69	Symptomschwere (YMRS)	1-
Sanger et al. 2003 (#616)	*randomisiert, doppelt verblindet*	*Bipolar I Störung, ggw. Manie oder gemischte Episode, Rapid Cycling stationär*	*3 Wo*	*Olanzapin Beginn: 10 mg/d, danach Anpassung von 5–20 mg/d N = 19*	*Placebo N = 26*	*Symptomschwere (YMRS)*	*1-*
McIntyre et al. 2009 (#4004)	randomisiert, doppelt verblindet	Bipolar I Störung, ggw. Manie oder gemischte Episode stationär	3 Wo	Olanzapin 15 mg am Tag 1; danach 5–20 mg N = 191	Asenapin 20 mg am Tag 1; danach 10 oder 20 mg N = 194 / Placebo N = 104	Unterschied in Veränderung der Symptomschwere (YMRS) Woche 3 vs. Baseline zwischen Asenapin bzw. Olanzapin und Placebo	1-

Autoren, Jahr	Design	Diagn Setting	Dauer	Studienarme		Hauptziel-kriterium	SIGN
McIntyre et al. 2010a (#4005)	randomisiert, doppelt verblindet	Bipolar I Störung, ggw. Manie oder gemischte Episode stationär	3 Wo	Olanzapin 15 mg am Tag 1; danach 5–20 mg N = 205	Asenapin 20 mg am Tag 1; danach 10 oder 20 mg N = 185	Placebo N = 98	Unterschied in Veränderung der Symptomschwere (YMRS) Woche 3 vs. Baseline zwischen Asenapin bzw. Olanzapin und Placebo	1-
Tohen et al. 2008a (#3066)	randomisiert, doppelt verblindet	Bipolar I Störung, ggw. Manie oder gemischte Episode ohne psychotische Symptome stationär und ambulant	12 Wo	Olanzapin 5–20 mg/d N = 215	Valproat 500–2500 mg/d N = 105	Placebo N = 105	Veränderung Symptomschwere (YMRS) Baseline zu Woche 3	1-
Tohen et al. 2002a (#1133)	randomisiert, doppelt verblindet	Bipolar I Störung, ggw. Manie oder gemischte Episode stationär	2 Wo	Olanzapin – initial 15 mg/d; ggf. Adjustierung auf 5–20 mg/d N = 125	Valproat – initial 750 mg/d, ggf. Adjustierung auf 500–2500 mg/d N = 126	-	Veränderung Symptomschwere Manie, (YMRS)	1+
Tohen et al. 2003b (#1131)			47 Wo					
Suppes et al. 2005 (#1660)			47 Wo					
Berk et al. 1999 (#501)	randomisiert, doppelt verblindet	Bipolar I Störung, ggw. Manie stationär	4 Wo	Olanzapin 10 mg/d N = 15	Lithium - 400 g b. i. d. N = 15	-	Nicht explizit getrennt	1+

5 Therapie

Autoren, Jahr	Design	Diagn Setting	Dauer	Studienarme		Hauptziel-kriterium	SIGN
Zajecka et al. 2002 (#628)	randomisiert, doppelt verblindet	Bipolar I Störung, ggw. Manie stationär	3–12 Wo	Olanzapin – initial: 10 mg/d, dann ggf. Aufdosierung auf 20 mg/d N = 57	Valproat – initial: 20 mg/kg/d, dann ggf. Aufdosierung bis max. 20 mg/kg/d + 1000 mg/d N = 63	Symptom-schwere-Veränderung Manie (MRS) Symptom-schwere-Veränderung psychisch (BPRS) Symptom-schwere-Veränderung Depression (HAM-D) Symptom-schwere-Veränderung klinisch (CGI-S)	1-
Niufan et al. 2008 (#2131)	randomisiert, doppelt verblindet	Bipolar I Störung, ggw. Manie oder gemischte Episode	4 Wo	Olanzapin – initial: 15 mg/d, dann Anpassung zw. 5–20 mg/d N = 69	Lithium carbonat – initial: 300–600 mg/d, dann Anpassung zw. 600–1800 mg/d N = 71	Symptom-schwere-Veränderung CGI-BP	1-
Perlis et al. 2006c (#1594)	randomisiert, doppelt verblindet	Bipolar I Störung, ggw. Manie oder gemischte Episode ohne psychotische Symptome stationär	3 Wo	Olanzapin – initial 15 mg/d; ggf. Adjustierung auf 5–20 mg/d N = 165	Risperidon – initial 2 mg/d; Tag 2: 3 mg/d; ggf. Adjustierung auf 1–6 mg/d N = 164	Veränderung Symptom-schwere Manie (YMRS)	1-

Autoren, Jahr	Design	Diagn Setting	Dauer	Studienarme		Hauptziel-kriterium	SIGN
Tohen et al. 2003a (#609)	randomisiert, doppelt verblindet	Bipolar I Störung, ggw. Manie oder gemischte Episode stationär und ambulant	12 Wo	Olanzapin – initial: 15 mg/d, danach ggf. Auf- oder Abdosierung (5, 10, 15 oder 20 mg/d) N = 234	Haloperidol – initial: 10 mg/d, danach ggf. Auf- oder Abdosierung (3, 5, 10 oder 15 mg/Tag) N = 219	Remission von Manie und Depression (YMRS score ≤ 12 + HAM-D score ≥ 8) Rückfall-Rate nach 6. Woche bei voran-gehender Remission (YMRS ≥ 15 und/oder HAMD-21 ≥ 15) Zeit bis zur ersten Remission	1-
Shi et al. 2002 (#608)	*randomisiert, doppelt verblindet*		*12 Wo*				
Conus et al. 2015 #U261	Randomisiert, placebo-kontrolliert, single-blind, gemischtes Sample (schizoaffektiv)	BPD I (DSM-IV); manisch oder gemischt; YMRS ≥ 20	8 Wochen	Olanzapin (5 mg/Tag, danach flexible Dosierung) als add-on zu Lithium (500 mg/Tag) n = 38	Chlorpormazin (100 mg/Tag, danach flexible Dosierung) als add-on zu Lithium (500 mg/Tag) n = 36	Safety profile (Vergleich von Nebenwirkungen auf Basis des UKU Ratings)	1-

Zusätzliche Publikationen zur Hauptpublikation kursiv

5 Therapie

Weiterhin wurde eine placebokontrollierte Kurzzeitstudie (24 Stunden) mit intramuskulär verabreichbarem Olanzapin eingeschlossen (Meehan et al. 2001). Diese enthielt einen Vergleichsarm mit Lorazepam.

Autoren, Jahr	Design	Diagn Setting	Dauer	Studienarme			Hauptzielkriterium	SIGN
Meehan et al. 2001 (#566)	randomisiert, doppelt verblindet	Bipolar I Störung, ggw. Manie oder gemischte Episode stationär	24 Stunden	Olanzapin - erste und zweite intramuskuläre Injektion jeweils 10 mg; dritte Injektion 5 mg N = 99	Lorazepam - erste und zweite intramuskuläre Injektion jeweils 2 mg; dritte Injektion 1 mg N = 51	Placebo - erste und zweite intramuskuläre Injektion jeweils Placebo; dritte Injektion Olanzapin 10 mg N = 51	Veränderung Symptom-schwere (PANSS-EC)	1+

Alle ausgeschlossenen Publikationen (inklusive nicht eingeschlossener nichtvergleichender Studien und vergleichender Studien, deren Ergebnisse nicht genutzt wurden, da die Verlässlichkeit dieser Ergebnisse nicht sicher einzuschätzen war) sind im Anhang A3 aufgelistet.

Ergebnisse:
Fünf placebokontrollierte (Tohen et al. 1999, 2000a, 2008a; Meehan et al. 2001; McIntyre et al. 2009, 2010a) mehrere kontrollierte Parallelgruppenstudien gegen aktive Substanzen (vs. Haloperidol, Tohen et al. 2003a, vs. Risperidon, Perlis et al. 2006c; vs. Lithium, Niufan et al. 2008, Berk et al. 1999; und vs. Valproat, Tohen et al. 2002a – zusätzliche Auswertungen Tohen et al. 2003b und Suppes et al. 2005, Zajecka et al. 2002); vs. Asenapin, (McIntyre et al. 2009, 2010a) unterstützen die Evidenz für die antimanische Wirkung einer oralen Olanzapin-Monotherapie der akuten Manie. Eine placebokontrollierte Kurzzeitstudie ist Evidenz für die Wirksamkeit der intramuskulären Formulierung von Olanzapin (Meehan et al. 2001). Post-hoc Analysen zeigen eine signifikante Wirkung bei Mischzuständen. Eine Studie (Zajecka et al. 2002) zeigt die Aufrechterhaltung der Wirksamkeit über 12 Wochen. Positive Langzeitdaten bis zur Dauer von 18 Monaten existieren.

Die „Number needed to treat" (NNT) für Response lag bei 4 Wochen bei 5 (berechnet auf Basis von Tohen et al. 2000a), bei 3 Wochen bei 5 (berechnet auf Basis von Tohen et al. 1999) und 11 (berechnet auf Basis von Tohen et al. 2008a), das heißt, es müssten 5 bzw. 11 Patienten mit Olanzapin anstelle vom Placebo behandelt werden, um eine zusätzliche Reponse (Veränderung YMRS score $\geq 50\%$ gegenüber Baseline) zu erzielen. Die entsprechenden NNT für Remission (YMRS score ≤ 12) lag bei 14 (berechnet auf Basis von Tohen et al. 2008a).

Olanzapin war in den Studien insgesamt relativ gut verträglich. Im Vergleich zu Placebo vergleichbar häufig Studienabbruch aufgrund unerwünschter Wirkungen. Signifikant mehr Schläfrigkeit unter Olanzapin. Signifikant höhere Gewichtszunahme (2,1 vs. 0,5 kg in 4 Wochen). EPMS selten und mit vergleichbarer Häufigkeit (Tohen et al. 2000a). Diese Ergebnisse bestätigen die bei Tohen et al. 1999 gefundenen und wurden später von Tohen et al. 2008a bestätigt.

Verglichen mit Valproat traten numerisch häufiger unerwünschte Ereignisse unter Olanzapin auf. Unter Olanzapin wurden signifikant häufiger Schläfrigkeit und höhere Gewichtszunahme (2,3 vs. 0,5 kg in 12 Wochen) sowie signifikant häufiger Erhöhung der Laborparameter Nüchternglukose, Triglyzeride, Cholesterol, Harnsäure und Prolaktin beobachtet. Dagegen waren Übelkeit und Erbrechen seltener (Tohen et al. 2008a).

Gegenüber Lithium traten signifikant häufiger medikamenten-assoziierte unerwünschte Wirkungen unter Olanzapin als Lithium auf, u. a. eine signifikant höhere Gewichtszunahme unter Olanzapin (1,9 vs. 0,7 kg, Niufan et al. 2008). Bei Berk et al. 1999 fanden sich keine Unterschiede im Auftreten von EPMS, die Berichterstattung war hier jedoch nicht detailliert.

Im Vergleich zu Valproat (Tohen et al. 2008a, 2002a) wurde unter Olanzapin signifikant seltener Übelkeit angegeben. Demgegenüber traten unter Olanzapin signifikant häufiger Schläfrigkeit, Mundtrockenheit, Appetitsteigerung, Tremor, Sprachauffälligkeiten, Nackensteife, Schlafstörungen und ein Zungenödem auf (Tohen et al. 2002a, auch bei Zajecka et al. 2002).

Gegenüber Risperidon (Perlis et al. 2006c) fand sich signifikant höhere Gewichtszunahme unter Olanzapin (2,5 vs. 1,6 kg in 3 Wochen), Prolaktinerhöhung und sexuelle Dysfunktion waren signifikant seltener als unter Risperidon. Unter Olanzapin wurden Anticholinergika wegen EPMS numerisch seltener eingenommen.

Im Vergleich zu Haloperidol (Tohen et al. 2003a) zeigten signifikant weniger Patienten unter Olanzapin EPMS, jedoch fand sich eine signifikant höhere Gewichtszunahme unter Olanzapin (2,8 vs. 0,2 kg in 12 Wochen).

Im Vergleich zu Asenapin wurde in einer Studie (McIntyre et al. 2009) der Vergleich von Asenapin vs Olanzapin nicht berichtet (die NNTs waren vergleichbar), in einer der posthoc-Analysen der zweiten Studie (in der LOCF-Analyse (McIntyre et al. 2010a)) zeigte sich jedoch eine signifikant bessere antimanische Wirksamkeit von Olanzapin vs Asenapin nach drei Wochen (gemessen am Unterschied der Veränderung der Symptomschwere). Beide Studien waren jedoch nicht angelegt, den direkten Vergleich der aktiven Substanzen zu untersuchen. Patienten mit psychotischer Manie oder Rapid Cycling wurden in die Studien nicht eingeschlossen. Eine getrennte Auswertung von rein manischen und gemischten manischen Episoden ist nicht Inhalt der vorliegenden Originalpublikationen.

Die „Number needed to treat" (NNT) lag bei 3 Wochen bei 5 (berechnet auf Basis von McIntyre et al. 2009, 2010a), das heißt, es müssten 5 Patienten mit Olanzapin anstelle vom Placebo behandelt werden, um eine zusätzliche Reponse (Veränderung YMRS score $\geq$ 50 % gegenüber Baseline) zu erzielen. Die entsprechenden NNT für Remission (YMRS score $\leq$ 12) lagen bei 6 und 7.

5 Therapie

Bei McIntyre et al. 2009 war die Gewichtszunahme unter beiden aktiven Substanzen vergleichbar (1,9 kg unter Olanzapin und 1,6 kg unter Asenapin), auch die Rate an EPMS war vergleichbar. Bei McIntyre et al. 2010a waren beide Outcomes schlechter unter Olanzapin (Gewichtszunahme: 2,6 kg unter Olanzapin und 0,9 kg unter Asenapin).

Im Vergleich zu Chlorproamzin (Conus et al. 2015), jeweils als add-on zu Lithium, waren die Sicherheitsprofile beider Substanzen vergleichbar. Es zeigte sich jedoch eine höhere Rate sowie ein früheres Auftreten von Remission in der Olanzapin Gruppe, dieses Ergebnis verschwand jedoch nach Korrektur für multiple Vergleiche.

Die Qualitätsbewertung und die Extraktionsbögen mit den Ergebnissen der Studien werden auf Anfrage zugänglich gemacht.

Studienfinanzierung und potentielle Interessenkonflikte:
Bis auf die Studie von Berk et al. 1999 sind alle eingeschlossenen Studien herstellerfinanziert. Bis auf die Studie von Zajecka handelt es sich dabei um den Hersteller des Olanzapin-Präparats (Eli Lilly), die Studie von (Zajecka et al. 2002, S. 1148–1155) wurde durch den Hersteller des Valproat-Präparats (Abbott Lab.) finanziert.

Bei Tohen et al. 2000a, 1999, 2002a und Meehan et al. 2001 fehlt eine Stellungnahme zu potentiellen Interessenkonflikten. Bis zu zehn Co-Autoren inklusive der Erstautoren waren Firmenangestellte. Bei Tohen et al. 2008a wurde zu potentiellen Interessenkonflikten Stellung genommen. Drei der Co-Autoren inklusive des Erstautors Firmenangestellte. Bei Niufan et al. 2008 wurde ebenfalls zu potentiellen Interessenkonflikten Stellung genommen. Vier der Co-Autoren inklusive des Corresponding Authors waren Firmenangestellte. Auch bei Perlis et al. 2006c wurde zu potentiellen Interessenkonflikten Stellung genommen. Fünf der Co-Autoren waren Firmenangestellte. Bei Tohen et al. 2003a wurde die Finanzierung nicht explizit angegeben, da sechs der Co-Autoren inklusive des Erstautors Firmenmitarbeiter von Eli Lilly waren, ist eine Finanzierung durch diese Firma wahrscheinlich. Eine Stellungnahme zu potentiellen Interessenkonflikten ist vorhanden. Bei Zajecka et al. 2002 wurde ebenfalls zu potentiellen Interessenkonflikten Stellung genommen, zwei der Co-Autoren waren Firmenangestellte.

Wie oben angemerkt war die Studie von Berk et al. 1999 nicht herstellerfinanziert, Eli Lilly stellte nur die Studienmedikation Olanzapin. Eine Stellungnahme zu potentiellen Interessenkonflikten fehlt. Die Studie vn Conus et al. 2015 war von Eli Lilly herstellerfinanziert. Eine Stellungnahme zu potentiellen Interessenkonflikten ist vorhanden.

Die Studien wurden von den Herstellerfirmen der Asenapin-Präparate (Schering-Plough bzw. Merck und Pfizer, Inc.) finanziert. Fünf der Co-Autoren waren Firmenangestellte. Eine Stellungnahme zu potentiellen Interessenkonflikten ist vorhanden.

Zusammenfassung:
Die Studienlage, basierend auf placebokontrollierten Untersuchungen und direkten Vergleichsstudien, darf als Beleg für die antimanische Wirksamkeit von Olanzapin angesehen werden. Die Behandlung der akuten Episode ist jedoch häufig gleichzeitig der Beginn einer längerfristigen Therapie, so dass die bei längerer Einnahme auftretenden unerwünschten Wirkungen eine Rolle spielen. Während metabolische Nebenwirkungen in der Kurzzeittherapie eine eher untergeordnete Rolle spielen, können diese die langfristige Einsatzmöglichkeit von Olanzapin erheblich einschränken.

Bewertung in Anlehnung an GRADE:
Ausgangswertung: hoch; keine Abzüge (auch nicht wegen Limitierungen der Studienqualität, da hier zumindest eine placebokontrollierte Studie mit einem geringen Risiko für Bias behaftet war (SIGN 1++)); daher final: hoch.

Bemerkungen zum Konsensusprozess:
Der Empfehlungsgrad wurde auf B festgelegt (Herabstufung), da der limitierende Faktor der möglichen Gewichtszunahme mit dessen längerfristigen möglichen Folgen die Einsatzmöglichkeiten erheblich einschränkt.

Empfehlung	Empfehlungsgrad
Therapie-Manie8	**B**
Olanzapin sollte als Monotherapie zur Behandlung der Manie eingesetzt werden. Limitierender Faktor: Das bei längerer Einnahme festgestellte häufigere Auftreten einer signifikanten Gewichtszunahme und die damit assoziierten Risiken müssen beachtet werden.	

Hinweise bei der Behandlung bei Kinderwunsch, von Schwangeren und in der Stillzeit:
Bitte konsultieren Sie zusätzlich zur obenstehenden Empfehlung das spezifische Abschn. 5.5.2 (S. 325 ff.), speziell für Olanzapin S. 333.

5.2.1.3.5 Paliperidon

Paliperidon ist der aktive Hauptmetabolit 9-Hydroxyrisperidon von Risperidon, welcher höchstwahrscheinlich nicht extensiv in der Leber metabolisiert und hauptsächlich über die Niere eliminiert wird.

Alle ausgeschlossenen Publikationen (inklusive nicht eingeschlossener nichtvergleichender Studien und vergleichender Studien, deren Ergebnisse nicht genutzt wurden, da die Verlässlichkeit dieser Ergebnisse nicht sicher einzuschätzen war) sind im Anhang A3 aufgelistet.

Drei randomisierte, placebokontrollierte, doppelt verblindete Studien konnten eingeschlossen werden (Berwaerts et al. 2012a, b; Vieta et al. 2010a), wobei bei (Berwaerts et al. 2012a) zusätzlich Olanzapin und bei (Vieta et al. 2010a) Quetiapin als aktive Vergleichssubstanzen eingesetzt wurden.

Autoren, Jahr	Design	Diagn Setting	Dauer	Studienarme		Hauptzielkriterium	SIGN
(Berwaerts et al. 2012b) Epub 2010 (#4000)	randomisiert, doppelt verblindet	Bipolar I Störung, ggw. Manie oder gemischte Episode	3 Wo (+1 Wo für Sicherheitsendpunkte)	Paliperidon 3 mg N = 112 Paliperidon 6 mg N = 120 Paliperidon 12 mg N = 115	Placebo N = 122	Veränderung Symptomschwere Manie (YMRS) nach 3 Wochen vs. Baseline	1++
(Berwaerts et al. 2012a) (#U10)	randomisiert, doppelt verblindet	Bipolar I Störung, ggw. Manie oder gemischte Episode	3 Wo Akuttherapie + 12 Wo Erhaltungstherapie	Paliperidon Akut N = 617 Akutphase: Flexible Dosis (3–12 mg) Erhaltungsphase: N = 152 Dosis die zur Response geführt hat	Olanzapin Akut N = 149 Flexible Dosis (5–20 mg) Erhaltungsphase: N = 83 dosis die zur Response geführt hat	Placebo Nur Erhaltungsphase N = 148	Zeit bis zum ersten Rückfall irgendeiner Episode	1++
(Vieta et al. 2010a)	randomisiert, doppelt verblindet		3+9 Wochen	Paliperidon Flexible Dosierung 3–12 mg/ Tag N = 195	Quetiapin Flexible Dosierung 400–800 mg/Tag N = 193	Placebo N = 105	Unterschied in Veränderung Symptomschwere Manie (YMRS) nach 3 Wochen vs. Baseline zwischen Paliperidon und Placebo	1+

Ergebnisse:
Paliperidon in flexibler Dosierung zwischen 3 und 12 mg/d war in der Studie von Vieta et al. 2010a gegenüber Placebo nach 3 Wochen signifikant wirksamer. Gegenüber Quetiapin fand sich nach 12 Wochen kein signifikanter Unterschied in der Wirksamkeit von Paliperidon (Nicht-Unterlegenheit gezeigt). Die „Number needed to treat" (NNT) lag bei 3 Wochen bei 5, das heißt, es müssten 5 Patienten mit Paliperidon anstelle vom Placebo behandelt werden, um eine zusätzliche Reponse (Veränderung YMRS score ≥ 50 % gegenüber Baseline) zu erzielen. Die entsprechende NNT für Remission (YMRS score ≤ 12) lag ebenfalls bei 5.

Gegenüber Placebo traten im Wesentlichen häufiger Schläfrigkeit, Akathisie, Hypertonie, Obstipation und Dyspepsie auf. EPMS traten häufiger unter Paliperidon als unter Placebo und Quetiapin auf. Unter Paliperidon kam es zu einer höheren Gewichtszunahme als unter Placebo (1,5 vs. 0,6 kg in 12 bzw. 3 Wochen bei Placebo) aber einer weniger starken Gewichtszunahme verglichen mit Quetiapin (2,0 kg in 12 Wochen).

Sowohl in der Placebo/Paliperidon als auch in der Quetiapin-Gruppe trat je ein Suizid auf, die beide als möglicherweise mit der Studienmedikation assoziiert bewertet wurden.

In der Festdosisstudie von (Berwaerts et al. 2012b) unterschied sich nur die Gruppe mit hoher Dosis (12 mg/d) signifikant von der Placebogruppe, die niedrigeren Dosierungen (3 und 6 mg/d) unterschieden sich nicht signifikant. Die „Number needed to treat" (NNT) lag bei 3 Wochen bei −27 für Paliperidon 3 mg, 36 für 6 mg und 9 für 12 mg (berechnet auf Basis von Berwaerts et al. 2010), das heißt, es müssten 36 Patienten mit Paliperidon 6 mg und 9 Patienten mit Paliperidon 12 mg anstelle vom Placebo behandelt werden, um eine zusätzliche Reponse (Veränderung YMRS score ≥ 50 % gegenüber Baseline) zu erzielen. Die entsprechende NNTs für Remission (YMRS score ≤ 12) lagen bei −172, 23 und 13. Paliperidon 3 mg war numerisch schlechter als Placebo, daher sind die NNTs negativ.

Paliperidon während der Erhaltungstherapie (Berwaerts et al. 2012a) über 12 Wochen in fester Dosierung (Fortsetzung der in der Akutbehandlung (3 Wochen) gefundenen Dosierung zwischen 3 und 12 mg/d) führte im Vergleich zu Placebo zu einer längeren Zeitdauer bis zu einem Rückfall (558 Tage vs. 283 Tage).

Das Auftreten unerwünschter Wirkungen war dosisabhängig, auch bei EPMS. Prolaktinspiegelerhöhungen unter Paliperidon traten auf, auch potentiell daraus resultierende Symptome.

Patienten mit Rapid Cycling wurden in die Studien nicht eingeschlossen. Eine getrennte Auswertung von rein manischen und gemischten manischen Episoden war nicht Inhalt der vorliegenden Originalpublikationen.

Studienfinanzierung und potentielle Interessenkonflikte:
   Die Studien wurden vom Hersteller des Paliperidon-Präparats (Johnson & Johnson Pharmaceutical Research & Development) finanziert. Bei den Studien von Berwaerts et al. 2010, 2012a, b war der Sponsor verantwortlich für oder involviert in das Studiendesign, die Erhebung, Analyse und Interpretation der Daten, in das Schreiben des Abschlussberichts und die Entscheidung, die Publikation einzureichen. Alle Co-Autoren inklusive des Erstautors waren Firmenmitarbeiter (Berwaerts et al. 2010).

Bei Vieta et al. 2010a waren sechs der Co-Autoren inklusive des Corresponding Authors Firmenangestellte. Eine Stellungnahme zu potentiellen Interessenkonflikten ist vorhanden.

Bewertung in Anlehnung an GRADE:
Ausgangswertung: hoch; die Studien waren mit einem geringen Risiko für Bias (Berwaerts et al. 2012a, b, SIGN 1++) bzw. mit einem moderaten Risiko für Bias behaftet (Vieta et al. 2010a, SIGN 1+), Abzug eines Punktes wegen noch spärlicher Datenlage; daher final: moderat.

Bemerkungen zum Konsensusprozess:
Herabstufung um einen Empfehlungsgrad, u. a. wegen erheblicher Zuzahlungslast bei Patienten und wegen aktuell schwer einschätzbarer längerfristiger Nebenwirkungen.

Empfehlung	Empfehlungsgrad
Therapie-Manie9	**0**
Paliperidon kann als Monotherapie zur Behandlung der Manie eingesetzt werden. Limitierende Faktoren: Off-Label-Use: Paliperidon ist nur für die Behandlung der Schizophrenie und manischer Symptome bei schizoaffektiven Störungen zugelassen. Gesetzlich krankenversicherte Patienten in Deutschland müssen bei einer ambulanten Behandlung mit Paliperidon erhebliche Zuzahlungen leisten, da nur das Festbetragsniveau von Risperidon übernommen wird (die Höhe der Zuzahlung ist abhängig von Dosierung und Packungsgröße). Weiteres: Es liegen aktuell nur zwei Studien mit kurzer Laufzeit vor. Die minimal effektive Dosis ist noch nicht hinreichend geklärt. Die Dosis von 12 mg/d, welche Placebo in der Wirksamkeit signifikant überlegen war, war mit einem erhöhten Risiko für EPMS assoziiert. Daten zur Langzeitbehandlung liegen nicht vor, so dass im Hinblick auf unerwünschte Wirkungen bei längerfristiger Einnahme keine Aussage möglich ist.	

5.2.1.3.6 Quetiapin
Eingeschlossene Studien:
Eine randomosierte placebokontrollierte doppelt verblindete Studie (McElroy et al. 2010a), sowie drei ebenfalls randomisierte, placebokontrollierte, doppelt verblindete Studien, welche zusätzlich aktive Vergleichssubstanzen untersuchten (vs. Haloperidol (McIntyre et al. 2005a), vs. Lithium (Bowden et al. 2005b), vs. Paliperidon (Vieta et al. 2010a)) wurden eingeschlossen. Des Weiteren wurde eine randomisierte Studie mit verblindetem Rater eingeschlossen, in der Quetiapin gegen Lithium untersucht wurde (Li et al. 2008).

Autoren, Jahr	Design	Diagn Setting	Dauer	Studienarme		Hauptziel-kriterium	SIGN
McElroy et al. 2010a #4002	randomisiert, doppelt verblindet	Bipolar I oder II Störung oder NOS, ggw. hypomanisch oder leicht manisch (YMRS < 21) inkl. gemischt* ambulant	8 Wo	Quetiapin 50 mg Tag 1, 100 mg Tag 2, 150 mg Tag 3, 200 mg Tag 4, danach flex. bis 800 mg/d N = 21 (ITT 19)	Placebo N = 20	Unterschied in Veränderung der Symptomschwere Manie (YMRS) Woche 8 vs. Baseline zwischen den Gruppen	1++
Vieta et al. 2010a (#4007)	randomisiert, doppelt verblindet	Bipolar I Störung, ggw. Manie oder gemischte Episode stationär	3+9 Wo	Quetiapin flexible Dosierung 400–800 mg/Tag N = 193	Paliperidon flexible Dosierung 3–12 mg/Tag N = 195	Unterschied in Veränderung Symptomschwere Manie (YMRS) nach 3 Wochen vs. Baseline zwischen Paliperidon und Placebo	1+
McIntyre et al. 2005a (#599)	randomisiert, doppelt verblindet	Bipolar I Störung, ggw. Manie stationär	12 Wo	Quetiapin – initial 100 mg/d; dann Aufdosierung um jeweils 100 auf 400 mg/d an Tag 4, dann auf 600 mg/d an Tag 5, ab Tag 6: 800 mg/d N = 102	Haloperidol – initial: 2 mg/d, dann Aufdosierung auf 3 mg/d an Tag 3 und 4 mg/d an Tag 4, dann individuelle Dosis zwischen 2 und 6 mg/d an Tag 5 sowie zwischen 2 und 8 mg/d ab Tag 6, je nach Wirksamkeit und Verträglichkeit N = 99	Veränderung Symptom-schwere Manie (YMRS)	1-
					Placebo N = 102		

Autoren, Jahr	Design	Diagn Setting	Dauer	Studienarme		Hauptziel-kriterium	SIGN
Bowden et al. 2005b (#512)	randomisiert, doppelt verblindet	Bipolar I Störung, ggw. Manie stationär	12 Wo	Quetiapin - initial: 100 mg/d, Tag 2 200 mg/d, Tag 3: 300 mg/d, Tag 4: 400 mg/d, dann ggf. Aufdosierung auf bis zu 600 mg an Tag 5 und danach bis zu 800 mg/Tag N = 107	Lithium initial: 900 mg/d, ab Tag 5 ggf. Aufdosierung auf 0,6–1,4 mEq/L N = 98 Placebo N = 95	Unterschied in Veränderung Symptom-schwere Manie (YMRS) Tag 21 vs. Baseline zwischen den Gruppen	1-
Li et al. 2008 (#2150)	randomisiert, doppelt verblindet	Bipolar I Störung, ggw. Manie stationär	4 Wo	Quetiapin - initial 100–200 mg/d, ab Tag 4 200–600 mg/d, Tag 5–28 Adjustierung (max. 800 mg/d) N = 77	Lithium - initial 250–500 mg/d, ab Tag 4 500–2000 mg/d, Adjustierung Tag 5–28 (max. 2000 mg/d; Serum Lithium Konzentration von 0,6 bis 1,2 mmol/L) N = 77 -	Response (Abnahme YMRS Score ≥ 50 %) Remission (1. YMRS Score ≤ 12, 2. YMRS Score ≤ 12 und MADRS Score ≤ 8 und 3. YMRS Score ≤ 8)	1-

*Prozent Patienten in Quetiapin- bzw. Placebo-Arm nach Diagnose: Bipolar-I: 74 bzw. 55 %, Bipolar-II: 21 und 25 %, NOS: 5 und 20 %; und nach Episodentyp: Manie 21 und 10 %, gemischte Manie: 11 und 10 %, Hypomanie: 37 und 35 %, gemischte Hypomanie: 32 und 45 %

Alle ausgeschlossenen Publikationen (inklusive nicht eingeschlossener nichtvergleichender Studien und vergleichender Studien, deren Ergebnisse nicht genutzt wurden, da die Verlässlichkeit dieser Ergebnisse nicht sicher einzuschätzen war) sind im Anhang A3 aufgelistet.

Ergebnisse:
Eine 12-wöchige randomisierte, kontrollierte Studie gegen Placebo mit der aktiven Vergleichssubstanz Haloperidol unterstützt die gute Wirksamkeit der beiden aktiven Substanzen nach 3 und 12 Wochen. Ein direkter Vergleich der aktiven Substanzen wurde nicht berechnet (McIntyre et al. 2005a). Die Ergebnisse sind allerdings aufgrund der hohen Abbruchraten in beiden Studienarmen nur eingeschränkt verwertbar. Die 3-wöchige randomisierte, kontrollierte Studie gegen Lithium und Placebo mit einer 9-wöchigen Verlängerung ohne Placeboarm unterstützt ebenso die Wirksamkeit beider aktiver Substanzen gegenüber Placebo (Bowden et al. 2005b). Es bestand kein signifikanter Wirksamkeitsunterschied zwischen den aktiven Substanzen. Die Abbruchraten waren niedrig. Gegenüber dem Ergebnis von Bowden et al. 2005b zeigte sich in einer 4-wöchigen randomisierten, kontrollierten Studie gegen Lithium eine signifikant höhere Responserate unter Quetiapin. (Li et al. 2008).

Die „Number needed to treat" (NNT) lag für 3 Wochen bei 4 (berechnet auf Basis von Bowden et al. 2005b) und 13 (berechnet auf Basis von McIntyre et al. 2005a) und für 12 Wochen bei 4 (berechnet auf Basis von Bowden et al. 2005b) und 5 (berechnet auf Basis von McIntyre et al. 2005a), das heißt, es müssten 4 bzw. 13 und 4 bzw. 5 Patienten mit Quetiapin anstelle vom Placebo behandelt werden, um eine zusätzliche Reponse (Veränderung YMRS score $\geq$ 50 % gegenüber Baseline) zu erzielen. Die entsprechenden NNTs für Remission (YMRS score $\leq$ 12) lagen für 3 Wochen bei 5 und 27 und für 12 Wochen bei 3 und 5.

Gegenüber Paliperidon fand sich in der 12-wöchigen Studie von Vieta et al. 2010a kein signifikanter Unterschied in der Wirksamkeit von Quetiapin. Quetiapin war gegenüber Placebo nach 3 Wochen wie in den oben aufgeführten Studien signifikant wirksamer. Die „Number needed to treat" (NNT) lag für 3 Wochen bei 7 für Response (Veränderung YMRS score $\geq$ 50 % gegenüber Baseline) und 6 für Remission (YMRS score < 12), das heißt, es müssten 7 bzw. 6 Patienten mit Quetiapin anstelle vom Placebo behandelt werden, um eine zusätzliche Reponse bzw. Remission zu erzielen.

In der Studie von McElroy et al. 2010a war die Veränderung der Symptomschwere unter Quetiapin numerisch, jedoch nicht signifikant größer verglichen mit Placebo. Die „Number needed to treat" (NNT) lag für 8 Wochen bei 5 für Response (Veränderung YMRS score $\geq$ 50 % gegenüber Baseline) und 2 für Remission (YMRS score < 7), das heißt, es müssten 5 bzw. 2 Patienten mit Quetiapin anstelle vom Placebo behandelt werden, um eine zusätzliche Reponse bzw. Remission zu erzielen.

In Bezug auf unerwünschte Wirkungen trat Müdigkeit unter Quetiapin signifikant häufiger auf und führte zudem zu einer signifikant höheren Gewichtszunahme (2,5 vs. 1,2 kg in 8 Wochen). Einschränkend für die Ergebnisinterpretation sind die geringe Fallzahl und die doch hohe Abbruchrate mit 32 % bzw. 40 % zu vermerken.

Quetiapin war in den Studien insgesamt gut verträglich. Gegenüber Placebo und auch Haloperidol fand sich eine signifikant höhere Gewichtszunahme (2,1 vs. −0,1 und 0,2 kg nach 12 Wochen). Es traten signifikant weniger EPMS als unter Haloperidol auf (McIntyre et al. 2005a). Auch bei Bowden et al. 2005b fand sich unter Quetiapin eine signifikant höhere Gewichtszunahme als unter Placebo und Lithium (2,6 vs. −0,1 and 0,7 kg in 12 Wochen).

Die Qualitätsbewertung und die Extraktionsbögen mit den Ergebnissen der Studien werden auf Anfrage zugänglich gemacht.

Studienfinanzierung und potentielle Interessenkonflikte:
Alle drei Studien wurden durch den Hersteller des Quetiapin-Präparats (AstraZeneca) finanziert. Bei den Studien von McIntyre et al. 2005a und Bowden et al. 2005b fehlt eine Stellungnahme zu potentiellen Interessenkonflikten. vier bzw. acht der Co-Autoren waren Firmenangestellte. Bei Li et al. 2008 waren zwei der Co-Autoren Firmenangestellte. Eine Stellungnahme zu potentiellen Interessenkonflikten ist vorhanden.

Die Studie von McElroy et al. 2010a war ein Investigator-initiated Trial und wurde in Teilen durch den Hersteller des Quetiapin-Präparats AstraZeneca finanziell unterstützt. Keiner der Autoren war Firmenangestellter. Eine Stellungnahme zu potentiellen Interessenkonflikten ist vorhanden.

Die Studie von Vieta et al. 2010a wurde vom Hersteller des Paliperidon-Präparats Johnson & Johnson Pharmaceutical Research & Development finanziert. Sechs der Co-Autoren waren Firmenangestellte. Eine Stellungnahme zu potentiellen Interessenkonflikten ist vorhanden.

Zusammenfassung:
Durch die Studien wird die antimanische Wirksamkeit gegen aktive Vergleichssubstanzen gezeigt. Quetiapin war in den Studien insgesamt gut verträglich, allerdings zeigte sich eine höhere Gewichtszunahme als unter Placebo und den Vergleichssubstanzen Lithium und Haloperidol.

Bewertung in Anlehnung an GRADE:
Ausgangswertung: hoch; ursprünglich Abzug eines Punkts wegen Limitierungen der Studienqualität (beide placebokontrollierten Studien und auch die Studie mit ausschließlich aktiver Vergleichssubstanz waren mit einem hohen Risiko für Bias behaftet (SIGN 1-), insgesamt war keine Studie mit einem geringen Risiko für Bias behaftet, das wäre SIGN 1++ gewesen) und auf Grund der zum Teil hohen Studienabbruchraten.

Im Update keine Limitation auf Grund der Datenlage mehr (eine Studie mit geringem (SIGN 1++) und eine mit moderatem (SIGN 1+) Risiko für Bias), jedoch zeigt die Studie mit geringem Biasrisiko keine signifikanten Vorteile vs. Placebo, hat jedoch auch nur n = 20/Gr (Power nicht berechenbar, da exakte Angaben in der Publikation fehlen, es sieht aber nach einer Power < 80 % aus). Daher final weiterhin: moderat.

Bemerkungen zum Konsensusprozess:
Die Entscheidung für den Empfehlungsgrad B wurde durch den Umstand unterstützt, dass der limitierende Faktor der möglichen Gewichtszunahme mit dessen längerfristigen möglichen Folgen die Einsatzmöglichkeiten erheblich einschränkt.

Empfehlung	Empfehlungsgrad
Therapie-Manie10	**B**
Quetiapin sollte in der Behandlung der Manie eingesetzt werden. Limitierende Faktoren: Mögliche Nebenwirkungen wie Sedierung, extrapyramidale Nebenwirkungen und metabolische Veränderungen bei längerfristiger Behandlung sind zu beachten.	

Hinweise bei der Behandlung bei Kinderwunsch, von Schwangeren und in der Stillzeit:
Bitte konsultieren Sie zusätzlich zur obenstehenden Empfehlung das spezifische Abschn. 5.5.2, speziell für Quetiapin Abschn. 5.5.2.1.2.2.5.

5.2.1.3.7 Risperidon
Eingeschlossene Studien:
Drei randomisierte, placebokontrollierte, doppelt verblindete Studien (Hirschfeld et al. 2004; Smulevich et al. 2005; Khanna et al. 2005 – Zusatzpublikation Gopal et al. 2005), davon eine Studie mit einem zusätzlichen Vergleich zu Haloperidol (Smulevich et al. 2005) sowie eine randomisierte, doppelt verblindete Vergleichsstudie gegen Olanzapin (Perlis et al. 2006c) wurden eingeschlossen.

5 Therapie

Autoren, Jahr	Design	Diagn Setting	Dauer	Studienarme		Hauptziel-kriterium	SIGN
Hirschfeld et al. 2004 (#594)	randomisiert, doppelt verblindet	Bipolar I Störung, ggw. Manie stationär	3 Wo	Risperidon N = 134	Placebo N = 125	Veränderung Symptom-schwere Manie (YMRS) nach 3 Wo im Vergleich zu Baseline	1-
Khanna et al. 2005 (#597)	randomisiert, doppelt verblindet	Bipolar I Störung, ggw. Manie oder gemischte Episode stationär	3 Wo	Risperidon 1-6 mg/d N = 146	Placebo N = 144	Symptom-schwere (YMRS)	1-
Gopal et al. 2005 (#598)							
Smulevich et al. 2005 (#611)	randomisiert, doppelt verblindet	Bipolar I Störung, ggw. Manie stationär	3+9 Wo	Risperidon N = 154	Haloperidol N = 144 Placebo N = 125	Symptomschwere Manie (YMRS)	1-
Perlis et al. 2006c (#1594)	randomisiert, doppelt verblindet	Bipolar I Störung, ggw. Manie oder gemischte Episode ohne psychotische Symptome stationär	3 Wo	Olanzapin - initial 15 mg/d; ggf. Adjustierung auf 5-20 mg/d N = 165	Risperidon - initial 2 mg/d; Tag 2: 3 mg/d; ggf. Adjustierung auf 1-6 mg/d N = 164	Veränderung Symptom-schwere Manie (YMRS) nach 3 Wo im Vergleich zu Baseline	1-

Zusätzliche Publikationen zur Hauptpublikation kursiv

Zusätzlich wurde die Metaanalyse (Scherk et al. 2007) über die Studien (Hirschfeld et al. 2004), (Khanna et al. 2005) und (Smulevich et al. 2005) berücksichtigt.

Alle ausgeschlossenen Publikationen (inklusive nicht eingeschlossener nichtvergleichender Studien und vergleichender Studien, deren Ergebnisse nicht genutzt wurden, da die Verlässlichkeit dieser Ergebnisse nicht sicher einzuschätzen war) sind im Anhang A3 aufgelistet.

Ergebnisse:
Drei placebokontrollierte Parallelgruppenstudien (eine Studie mit zusätzlichem Vergleich zu Haloperidol) und eine Studie gegen die aktive Vergleichssubstanz Olanzapin kontrollierte, lieferten Evidenz für die antimanische Wirkung der Risperidon-Monotherapie der akuten Manie einschließlich psychotischer Manien. Eine Studie (Smulevich et al. 2005) zeigt Aufrechterhaltung der Wirksamkeit über 12 Wochen.

Die „Number needed to treat" (NNT) lag für 3 Wochen bei 3 (berechnet auf Basis von Khanna et al. 2005), 6 (berechnet auf Basis von Hirschfeld et al. 2004) und 7 (berechnet auf Basis von Smulevich et al. 2005) für Response (Veränderung YMRS score $\geq$ 50 % gegenüber Baseline) und 6 (berechnet auf Basis von Hirschfeld et al. 2004) für Remission (YMRS score < 12), das heißt, es müssten 3, 6 bzw. 7 Patienten mit Risperidon anstelle vom Placebo behandelt werden, um eine zusätzliche Reponse zu erzielen, und 6, um eine zusätzliche Remission zu erzielen.

Die Metaanalyse von Scherk et al. 2007 über die Studien Hirschfeld et al. 2004, Khanna et al. 2005 und Smulevich et al. 2005 belegt die Evidenz zur besseren Wirksamkeit im Vergleich zu Placebo zusammenfassend (signifikant bessere antimanische Wirksamkeit von Risperidon im Vergleich zu Placebo; SMD (95 % CI): -0.66 (-0.84 to -0.48)).

Risperidon war in den Studien insgesamt relativ gut verträglich. Unter Risperidon trat am Häufigsten Schläfrigkeit auf. Gegenüber Placebo kam es unter Risperidon zu einer signifikant stärkeren Verschlechterung der EPMS. Zudem fand sich eine Erhöhung des Prolaktins (vor allem bei Frauen). Die Gewichtszunahme unter Risperidon war signifikant höher (1,6 vs. $-0,3$ kg in 3 Wochen) (Hirschfeld et al. 2004). Khanna et al. 2005 fanden die stärkere Verschlechterung der EPMS unter Risperidon im Vergleich zu Placebo ebenso, wobei hier die Berichterstattung über unerwünschte Wirkungen wenig detailliert war. Auch Smulevich et al. 2005 fanden einen Trend für stärkere EPMS unter Risperidon verglichen mit Placebo. Im Vergleich zu Haloperidol fanden sie jedoch signifikant weniger starke EPMS unter Risperidon. Die Prolaktinerhöhung war höher unter Risperidon, es traten auch mehr, wahrscheinlich mit dieser Erhöhung assoziierte, unerwünschte Ereignisse (wie z. B. Brustschmerzen, Dysmenorrhoe und verminderte Libido) auf. Die Gewichtszunahme war numerisch stärker unter Risperidon (1,4 vs. 0,8 kg in 12 Wochen). Bei Perlis et al. 2006c kam es verglichen mit Olanzapin unter Risperidon zu signifikant weniger Mundtrockenheit und Gewichtszunahme (2,5 vs. 1,6 kg in 3 Wochen), aber signifikant häufiger zu Prolaktinerhöhung und sexueller Dysfunktion.

Die Qualitätsbewertung und die Extraktionsbögen mit den Ergebnissen der Studien werden auf Anfrage zugänglich gemacht.

Studienfinanzierung und potentielle Interessenkonflikte:
Drei der vier Studien wurden durch den Hersteller des Risperidon-Präparats (Johnson & Johnson Pharmaceutical Research and Development) finanziell unterstützt (Hirschfeld et al.

2004; Khanna et al. 2005; Smulevich et al. 2005, S. 75–84). Bei Hirschfeld et al. 2004 wurde nicht angegeben, ob Autoren Firmenangestellte waren, aus anderen Publikationen zum Thema war jedoch ersichtlich, dass mindestens drei der Co-Autoren Firmenangestellte waren. Eine Stellungnahme zu potentiellen Interessenkonflikten fehlt. Auch bei Khanna et al. 2005 waren vier der Co-Autoren Firmenangestellte, auch hier fehlt eine Stellungnahme zu potentiellen Interessenkonflikten. Gleiches ist bei Smulevich et al. 2005, bei dem von den vier Co-Autoren, die Firmenangestellte waren, eine Corresponding Author war.

Die Studie von Perlis et al. 2006c wurde durch den Hersteller des Olanzapin-Präparats (Lilly Research Laboratories) finanziell unterstützt. Fünf der Co-Autoren waren Firmenangestellte. Eine Stellungnahme zu potentiellen Interessenkonflikten ist vorhanden.

Zusammenfassung:
Durch drei placebokontrollierte (inklusive eine Studie mit zusätzlichem Vergleich zu Haloperidol) und eine Vergleichsstudie gegen die aktive Substanz Olanzapin ist die antimanische Wirksamkeit belegt. Risperidon war in den Studien insgesamt relativ gut verträglich, es zeigte sich jedoch verglichen mit Placebo eine höhere Rate EPMS, eine stärkere Gewichtszunahme und eine stärkere Prolaktinerhöhung mit wahrscheinlich assoziierten unerwünschten Wirkungen. Gegenüber Haloperidol war die EPMS-Rate geringer, gegenüber Olanzapin die Gewichtszunahme. Gegenüber Olanzapin war die Prolaktinerhöhung größer.

Bewertung in Anlehnung an GRADE:
Ausgangswertung: hoch; Abzug eines Punkts wegen Limitierungen der Studienqualität (alle placebokontrollierten Studien und auch die Studie mit ausschließlich aktiver Vergleichssubstanz waren mit einem hohen Risiko für Bias behaftet (SIGN 1-), insgesamt war keine Studie mit einem geringen Risiko für Bias behaftet, das wäre SIGN 1++ gewesen); daher final: moderat.

Bemerkungen zum Konsensusprozess:
Die Entscheidung für den Empfehlungsgrad B wurde durch die limitierenden Faktoren (mögliche Gewichtszunahme mit dessen längerfristigen möglichen Folgen, Prolaktinerhöhung und EPMS in höheren Dosierungen) unterstützt.

Empfehlung	Empfehlungsgrad
Therapie-Manie11	B
Risperidon sollte als Monotherapie zur Behandlung der Manie eingesetzt werden. Limitierende Faktoren: Mögliche Nebenwirkungen, wie Gewichtszunahme, Prolaktinerhöhung und EPMS in höheren Dosierungen, sind zu beachten.	

Hinweise bei der Behandlung bei Kinderwunsch, von Schwangeren und in der Stillzeit:
Bitte konsultieren Sie zusätzlich zur obenstehenden Empfehlung das spezifische Abschn. 5.5.2, speziell für Risperidon Abschn. 5.5.2.1.2.2.7.

5.2.1.3.8 Ziprasidon

Eingeschlossene Studien:

Drei randomisierte, placebokontrollierte, doppelt verblindete Studien über drei Wochen wurden eingeschlossen (Vieta et al. 2010b; Keck et al. 2003b; Potkin et al. 2005). Zusätzlich wurde in einer Studie (Vieta et al. 2010b) Haloperidol als aktive Vergleichssubstanz eingesetzt.

Autoren, Jahr	Design	Diagn Setting	Dauer	Studienarme			Hauptzielkriterium	SIGN
Vieta et al. 2010b (Epub 2008) (#4105)	randomisiert, doppelt verblindet	Bipolar I Störung, ggw. Manie oder gemischte Episode stationär	3+9 Wo	Ziprasidon 80–160 mg/d in ersten 3 Wo N = 178	Haloperidol 8–30 mg/d in ersten 3 Wo N = 172	Placebo N = 88	Veränderung der Symptomschwere Manie (MRS) nach 3 Wochen im Vergleich zu Baseline (Ziprasidon vs. Placebo)	1+
Keck et al. 2003b (#596)	randomisiert, doppelt verblindet	Bipolar I Störung, ggw. Manie oder gemischte Episode stationär	3 Wo	Ziprasidon 80–160 mg/d N = 140	Placebo N = 70	-	Veränderung Symptomschwere Manie (MRS) und des Gesamteindrucks (CGI-Schwere) nach 3 Wochen im Vergleich zu Baseline	1-
Potkin et al. 2005 (#601)	randomisiert, doppelt verblindet	Bipolar I Störung, ggw. Manie oder gemischte Episode stationär	3 Wo	Ziprasidon 80–160 mg/d N = 140	Placebo N = 66	-	Veränderung Symptomschwere Manie (MRS) nach 3 Wochen im Vergleich zu Baseline	1-

Alle ausgeschlossenen Publikationen (inklusive nicht eingeschlossener nichtvergleichender Studien und vergleichender Studien, deren Ergebnisse nicht genutzt wurden, da die Verlässlichkeit dieser Ergebnisse nicht sicher einzuschätzen war) sind im Anhang A3 aufgelistet.

Ergebnisse:
In der Studie von Vieta et al. 2010b fand sich eine signifikant stärkere Verbesserung der Symptomschwere der Manie unter Ziprasidon verglichen mit Placebo, jedoch eine signifikant schwächere Verbesserung verglichen mit Haloperidol. Der antimanische Effekt blieb über die 9 Wochen der weiteren Behandlung erhalten. Auch in den Studien von Keck et al. 2003b und Potkin et al. 2005 war die signifikant stärkere Verbesserung der Symptomschwere der Manie unter Ziprasidon verglichen mit Placebo zu finden.

Die „Number needed to treat" (NNT) lag bei 3 Wochen bei 6 (berechnet auf Basis von Vieta et al. 2010b und Potkin et al. 2005) und 7 (berechnet auf Basis von Keck et al. 2003b), das heißt, es müssten 6 bzw. 7 Patienten mit Ziprasidon anstelle vom Placebo behandelt werden, um eine zusätzliche Reponse (Veränderung MRS score $\geq$ 50 % gegenüber Baseline) zu erzielen. NNTs für Remission waren nicht berechenbar.

Ziprasidon war in den Studien insgesamt relativ gut verträglich. In der Studie von Vieta et al. 2010b war die Studienabbruchrate sehr hoch (am höchsten unter Haloperidol). EPMS traten signifikant seltener unter Ziprasidon verglichen mit Haloperidol auf. Bei Keck et al. 2003b waren unerwünschte Wirkungen, die unter Ziprasidon häufiger als unter Placebo zu finden waren, Schläfrigkeit, Schwindel, Bluthochdruck und Akathisie. Die Schwere der EPMS veränderte sich numerisch, jedoch nicht signifikant unter Ziprasidon. In der Studie von Potkin et al. 2005 suizidierte sich ein Patient der Ziprasidon-Gruppe (Ziprasidon war aufgrund von Unruhe am 9. Tag abgesetzt worden, Topiramat und später Sertralin und Quetiapin wurden angesetzt, der Suizid ereignete sich am 21. Tag), das Ereignis wurde als der Erkrankung zuzuschreiben gewertet. In *keiner* der Studien kam es bei Patienten zu einer QTc-Zeit-Verlängerung auf $\geq$ 500 ms.

Die Qualitätsbewertung und die Extraktionsbögen mit den Ergebnissen der Studien werden auf Anfrage zugänglich gemacht.

Studienfinanzierung und potentielle Interessenkonflikte:
Alle drei eingeschlossenen Studien wurden vom Hersteller des Ziprasidon-Präparats (Pfizer Inc.) finanziell unterstützt. Bei Vieta et al. 2010b waren alle fünf Co-Autoren Firmenangestellte. Eine Stellungnahme zu potentiellen Interessenkonflikten ist vorhanden. Ob bei Keck et al. 2003b Firmenangestellte Co-Autoren waren, ist nicht angegeben, aus einer anderen Publikation zum Thema ist jedoch zu entnehmen, dass mindestens eine Co-Autorin Firmenangestellte war. Eine Stellungnahme zu potentiellen Interessenkonflikten fehlt. Bei Potkin et al. 2005 waren zwei Co-Autoren Firmenangestellte. Eine Stellungnahme zu potentiellen Interessenkonflikten fehlt.

Zusammenfassung:
Drei placebokontrollierte RCT unterstützen die antimanische Wirkung einer Ziprasidon-Monotherapie. Ziprasidon war in den Studien insgesamt relativ gut verträglich. Vor allem Schläfrigkeit und Unruhe traten häufiger als unter Placebo auf, EPMS insgesamt jedoch seltener als unter Haloperidol.

Bewertung in Anlehnung an GRADE:
Ausgangswertung: hoch; Abzug eines Punkts wegen Limitierungen der Studienqualität (nur eine der drei placebokontrollierten Studien war mit einem nur moderaten Risiko für Bias behaftet (SIGN 1+), insgesamt war keine Studie mit einem geringen Risiko für Bias behaftet (das wäre SIGN 1++ gewesen)); daher final: moderat.

Bemerkungen zum Konsensusprozess:
Die Entscheidung für den Empfehlungsgrad B wurde durch den limitierenden Faktor unterstützt, da die vermehrte Unruhe (Akathisie) und die initialen Hinweise auf kardiale Probleme die Einsatzmöglichkeiten erheblich einschränken.

Empfehlung	Empfehlungsgrad
Therapie-Manie12	B
Ziprasidon sollte als Monotherapie zur Behandlung der Manie eingesetzt werden. **Limitierende Faktoren:** Mögliche Nebenwirkungen, wie vermehrte Unruhe (fraglich Akathisie), sind zu beachten. Ziprasidon ist Mittel der nachgeordneten Wahl aufgrund initialer Hinweise auf kardiale Problem (QTc-Verlängerung).	

Hinweise bei der Behandlung bei Kinderwunsch, von Schwangeren und in der Stillzeit:
Bitte konsultieren Sie zusätzlich zur obenstehenden Empfehlung das spezifische Abschn. 5.5.2, speziell für Ziprasidon Abschn. 5.5.2.1.2.2.7.

5.2.1.3.9 Zotepin
Es konnten keine randomisierten kontrollierten Studien zum Einsatz von Zotepin in Monotherapie zur Behandlung der Manie eingeschlossen werden.

Alle ausgeschlossenen Publikationen (inklusive nicht eingeschlossener nichtvergleichender Studien und vergleichender Studien, deren Ergebnisse nicht genutzt wurden, da die Verlässlichkeit dieser Ergebnisse nicht sicher einzuschätzen war) sind im Anhang A3 aufgelistet.

5.2.1.3.10 Cariprazin
Eingeschlossene Studien:
Es konnten drei randomisierte, placebo-kontrollierte, doppelblinde Studien eingeschlossen werden (Calabrese et al. 2015; Durgam et al. 2015; Sachs et al. 2015).

5 Therapie

Autoren, Jahr	Design	Diagnose Setting	Dauer	Studienarme		Hauptzielkriterium	E
(Durgam et al. 2015) #U291	Randomisiert, doppelblind, placebo-kontrolliert	BPD I;manisch oder gemischt	5 Woche +4 Tage (4 Tage washout, 3 Wochen Behandlung, 2 Wochen safety follow up)	Cariprazin (3–12 mg/d)	Placebo	Veränderung Symptomschwere YMRS Baseline-Woche 3	1+
(Calabrese et al. 2015) #U244	randomisiert, doppelblind, placebo-kontrolliert	BPD I, (manisch oder gemischt)	6 Wochen (1 Woche wash-out, 3 Wochen Behandlung, 2 Wochen safety Follow up)	Cariprazin (3–6 mg/d)	Cariprazin (6–12 mg/d) N = 169	Veränderung Symptomschwere YMRS Baseline-Woche 3	1+
(Sachs et al. 2015) #U554	Randomisiert, doppelblind	BPD I;manisch oder gemischt	6 Wochen (4–7 Tage wasch out, 3 Wochen Behandlung, 2 Wochen safety Follow up)	Cariprazin (3–12 mg/d) N = 158	Placebo N = 152	Veränderung Symptomschwere YMRS Baseline-Woche 3	1+
(Vieta et al. 2015) #U632	Post-hoc zu Calabrese et al. 2015, Durgam et al. 2015 und Sachs et al. 2015						

Alle ausgeschlossenen Publikationen (inklusive nicht eingeschlossener nichtvergleichender Studien und vergleichender Studien, deren Ergebnisse nicht genutzt wurden, da die Verlässlichkeit dieser Ergebnisse nicht sicher einzuschätzen war) sind im Anhang A3 aufgelistet.

Ergebnisse
In den drei randomisierten, placebo-kontrollierten doppelblinden Studien (eine Phase II Studie, Durgam et al. 2015; und zwei Phase III Studien, Calabrese et al. 2015 und Sachs et al. 2015) konnte die antimanische Wirkung (Verbesserung der Symptomschwere YMRS) nach 3-wöchiger Monotherapie mit Cariprazin gegenüber Placebo belegt werden. In einem Dosisvergleich zeigte sich auch die geringere Dosis von 3–6 mg/d Cariprazin wirksam gegenüber Placebo (Calabrese et al. 2015).

Im Vergleich zu Placebo traten unter Cariprazin häufiger unerwünschte Wirkungen auf. Dazu zählten extrapyramidale Nebenwirkungen, Akathisie, Übelkeit, Obstipation und Tremor.

Die Qualitätsbewertung und die Extraktionsbögen mit den Ergebnissen der Studien werden auf Anfrage zugänglich gemacht.

> Studienfinanzierung und potentielle Interessenkonflikte:
> Alle drei Studien waren herstellerfinanziert von Forest Laboratories (USA) und Gedeon Richter Plc (Ungarn). Eine Stellungnahme zu potentiellen Interessenkonflikten ist vorhanden. Ein Teil der Autoren sind bzw. waren Firmenangestellte.

Zusammenfassung
Drei placebokontrollierte RCT unterstützen die antimanische Wirkung einer Cariprazin-Monotherapie. Cariprazin war in den Studien vor allem mit mehr extrapyramidal-motorischen Nebenwirkungen und Obstipation verbunden als Placebo.

Bewertung in Anlehnung an GRADE:
Ausgangswertung: moderat, alle Studien waren mit einem moderaten Risiko für Bias behaftet (SIGN 1+). Keine Studie mit einem geringen Risiko für Bias behaftet (das wäre SIGN 1++ gewesen). Daher final: moderat.

Bemerkungen zum Konsensusprozess:
Da Cariprazin nicht zur Behandlung bipolarer Erkrankungen zugelassen ist und da die Zulassung (zur Schizophrenie-Behandlung) in Deutschland erst nach dem Abschluss des Konsensusprozesses für diese Leitlinie erfolgte, kann keine Empfehlung zum Einsatz von Cariprazin zur Maniebehandlung ausgesprochen werden.

5.2.1.4 Haloperidol
Eingeschlossene Studien:
Vier randomisierte, placebokontrollierte, doppelt verblindete Studien, in denen zusätzlich weitere aktive Vergleichssubstanzen genutzt wurden (vs. Ziprasidon Vieta et al. 2010b, vs. Quetiapin McIntyre et al. 2005a, vs. Risperidon Smulevich et al. 2005, vs. Aripiprazol Young et al. 2009), wurden eingeschlossen. Zudem wurden drei randomisierte, doppelt verblindete Studien mit ausschließlich aktivem Vergleichspartner eingeschlossen (vs. Olanzapin Tohen et al. 2003a; vs. Aripiprazol Vieta et al. 2005a und vs. Carbamazepin Brown et al. 1989).

5 Therapie

Autoren, Jahr	Design	Diagn Setting	Dauer	Studienarme		Hauptzielkriterium	SIGN
Vieta et al. 2010b (Epub 2008) (#4105)	randomisiert, doppelt verblindet	Bipolar I Störung, ggw. Manie oder gemischte Episode stationär	3+9 Wo	Haloperidol 8–30 mg/d in ersten 3 Wo N = 172	Ziprasidon 80–160 mg/d in ersten 3 Wo N = 178	Veränderung der Symptomschwere Manie (MRS) nach 3 Wochen im Vergleich zu Baseline (Ziprasidon vs. Placebo)	1+
					Placebo N = 88		
McIntyre et al. 2005a (#599)	randomisiert, doppelt verblindet	Bipolar I Störung, ggw. Manie stationär	12 Wo	Haloperidol – initial: 2 mg/d, dann Aufdosierung auf 3 mg/d an Tag 3 und 4 mg/d an Tag 4, dann individuelle Dosis zw. 2 und 6 mg/d an Tag 5 sowie zw. 2 und 8 mg/d ab Tag 6, je nach Wirksamkeit und Verträglichkeit N = 99	Quetiapin – initial 100 mg/d; dann Aufdosierung um jeweils 100 auf 400 mg/d an Tag 4, dann auf 600 mg/d an Tag 5, ab Tag 6: 800 mg/d N = 102	Veränderung Symptomschwere Manie (YMRS)	1-
					Placebo N = 102		
Smulevich et al. 2005 (#611)	randomisiert, doppelt verblindet	Bipolar I Störung, ggw. Manie stationär	3+9 Wo	Haloperidol N = 144	Risperidon N = 154	Symptomschwere Manie (YMRS)	1-
					Placebo N = 125		

Autoren, Jahr	Design	Diagn Setting	Dauer	Studienarme			Hauptzielkriterium	SIGN
Young et al. 2009 (#3074)	randomisiert, doppelt verblindet	Bipolar I Störung, ggw. Manie oder gemischte Episode stationär	3 Wo (mit Placebo-vergleich) 12 Wo (Aripipra-zol-Haloperi-dol-Vergleich)	Haloperidol initial 5 mg/d; ab 4. Tag bis zu 10 mg/d; ab 7.Tag bis zu 15 mg/d N = 165	Aripiprazol initial 15 mg/d; ab 4. Tag bis zu 30 mg/d N = 167	Placebo N = 153	Symptomschwere (YMRS)	1-
Tohen et al. 2003a (#609)	randomisiert, doppelt verblindet	Bipolar I Störung, ggw. Manie oder gemischte Episode stationär und ambulant	12 Wo	Haloperidol - initial: 10 mg/d, danach ggf. Auf- oder Abdosierung (3, 5, 10 oder 15 mg/Tag) N = 219	Olanzapin - initial: 15 mg/d, danach ggf. Auf- oder Abdosierung (5, 10, 15 oder 20 mg/d) N = 234	-	Remission von Manie und Depression (YMRS score ≤ 12 + HAM-D score ≥ 8) Rückfall-Rate nach 6. Woche bei voran-gehender Remission (YMRS ≥ 15 und/oder HAMD-21 ≥ 15) Zeit bis zur ersten Remission	1-
Shi et al. 2002 (#608)	*randomisiert, doppelt verblindet*		*12 Wo*					

5 Therapie

Autoren, Jahr	Design	Diagn Setting	Dauer	Studienarme		Hauptziel-kriterium	SIGN
Vieta et al. 2005a (#625)	randomi-siert, doppelt verblindet	Bipolar I Störung, ggw. Manie oder gemischte Episode stationär und ambulant	12 Wo	Haloperidol – initial: 10 mg/d → Ende 1. oder 2. Woche: bei mangelnder Response Erhöhung auf 15 mg/d möglich (bei Unverträglichkeit der höheren Dosis → Reduktion auf 10 mg/d) (bei Unverträglichkeit der 10 mg/d → Abbruch der Studie) → ab 4. Woche: Reduktion auf 10 mg/d möglich, keine Erhöhung möglich N = 172	Aripiprazol – initial: 15 mg/d → Ende 1. oder 2. Woche: bei mangelnder Response Erhöhung auf 30 mg/d möglich (bei Unverträglichkeit der höheren Dosis → Reduktion auf 15 mg/d) (bei Unverträglichkeit der 15 mg/d → Abbruch der Studie) → ab 4. Woche: Reduktion auf 15 mg/d möglich, keine Erhöhung möglich N = 175	Response (zu Woche 12 weiterhin unter Medikation und Reduktion des YMRS um ≥ 50 % im Vergleich zu Baseline)	1-
Brown et al. 1989 (#2015)	randomi-siert, doppelt verblindet	Bipolare Störung, ggw. Manie (DSM-III)	6 Wo	Haloperidol – initial 2 × 10 mg/d, danach Adjustierung (max. 80 mg/d) N = 9	Carbamazepin (IR) – initial 2 × 200 mg/d, danach Adjustierung (max. 1600 mg/d) N = 8	Symptom-schwere Abnahme YMRS-Score Response, YMRS: (YM-RS-Score ≤ 10 bei Tag 28)	1-

Zusätzliche Publikationen zur Hauptpublikation kursiv

Zusätzlich wurde eine Kurzzeit-Studie von 7 Tagen vs. Valproat eingeschlossen, in der die Schnelligkeit des Wirkungseintritts im Fokus stand (McElroy et al. 1996).

Autoren, Jahr	Design	Diagn Setting	Dauer	Studienarme			Hauptzielkriterium	SIGN
McElroy et al. 1996 (#1125)	randomisiert, doppelt verblindet	Bipolar I Störung, ggw. Manie oder gemischte Episode mit psychotische Symptomen stationär	1 Wo	Haloperidol – initial: 0,2 mg/kg/d, dann ggf. Aufdosierung N = 15	Valproat – initial 20 mg/kg/d, dann ggf. Aufdosierung N = 21	-	Veränderung Symptomschwere Manie (YMRS)	1-

Alle ausgeschlossenen Publikationen (inklusive nicht eingeschlossener nichtvergleichender Studien und vergleichender Studien, deren Ergebnisse nicht genutzt wurden, da die Verlässlichkeit dieser Ergebnisse nicht sicher einzuschätzen war) sind im Anhang A3 aufgelistet.

Ergebnisse:
Gegenüber Placebo war Haloperidol signifikant wirksamer in der Verminderung der Symptomschwere (Vieta et al. 2010b; McIntyre et al. 2005a; Smulevich et al. 2005; Young et al. 2009). In Posthoc-Analysen fand sich die signifikant bessere Wirksamkeit auch bei psychotischen Patienten mit Manie (McIntyre et al. 2005a).

Gegenüber Ziprasidon war Haloperidol ebenfalls signifikant wirksamer in der Verminderung der Symptomschwere (Vieta et al. 2010b). Gegenüber Quetiapin war die Wirksamkeit nicht signifikant unterschiedlich (McIntyre et al. 2005a), auch nicht gegenüber Risperidon (Smulevich et al. 2005), Aripiprazol (Young et al. 2009), Olanzapin (Tohen et al. 2003a) und Carbamazepin (Brown et al. 1989).

Die „Number needed to treat" (NNT) lag bei 3 Wochen bei 3 (berechnet auf Basis von Vieta et al. 2010b), 5 (berechnet auf Basis von McIntyre et al. 2005a), 8 (berechnet auf Basis von Smulevich et al. 2005) und 9 (berechnet auf Basis von Young et al. 40–48), das heißt, es müssten 3, 5, 8 bzw. 9 Patienten mit Haloperidol anstelle vom Placebo behandelt werden, um eine zusätzliche Reponse (Veränderung MRS/YMRS score ≥ 50 % gegenüber Baseline) zu erzielen. Die entsprechenden NNTs für Remission (YMRS score ≤ 12) waren 8 (berechnet auf Basis von McIntyre et al. 2005a) und 12 (berechnet auf Basis von Young et al. 2009).

Gegenüber Placebo häufiger Studienabbrüche aufgrund unerwünschter Wirkungen. Häufig war unter Haloperidol eine Dosisreduktion oder ein zeitweiliges Aussetzen der Medikation nötig. Häufigste unerwünschte Wirkungen waren EPMS und Schläfrigkeit. EPMS traten signifikant häufiger unter Haloperidol als unter Placebo und Ziprasidon auf (35 % vs. 2,3 % in den Wochen 4–12, unter Placebo 8 % in 3 Wochen). Auch gegenüber Quetiapin war das EPMS-Risiko signifikant größer (60 % vs. 12 %, McIntyre et al. 2005a), das Gleiche galt für den Vergleich mit Risperidon (Smulevich et al. 2005) und Aripiprazol (53 % vs. 24 %, Young et al. 2009). Auch gegenüber Olanzapin traten unter Haloperidol häufiger EPMS auf, was wiederum wesentlich die berichtete schlechtere Lebensqualität gegenüber den mit Olanzapin behandelten Patienten erklärt (Tohen et al. 2003a; Shi et al. 2002). Gewichtsveränderungen spielen unter Haloperidol keine wesentliche Rolle.

In der Studie von Vieta et al. 2010b kam es zu einem Suizid in der Haloperidol-Gruppe, der jedoch als eher nicht mit der Studienmedikation assoziiert bewertet wurde.

Gegenüber Valproat zeigte sich in der einwöchigen Studie von McElroy et al. 1996, dass es zu einer vergleichbaren Wirkung kam, die auch zeitlich vergleichbar schnell einsetzte. Die Häufigkeit von EPMS war jedoch unter Haloperidol signifikant höher.

Die Qualitätsbewertung und die Extraktionsbögen mit den Ergebnissen der Studien werden auf Anfrage zugänglich gemacht.

> Studienfinanzierung und potentielle Interessenkonflikte:
> Die Studie gegen Ziprasidon (Vieta et al. 2010b) wurde vom Hersteller des Ziprasidon-Präparats (Pfizer Inc.) finanziell unterstützt. Alle fünf Co-Autoren waren Firmenangestellte. Eine Stellungnahme zu potentiellen Interessenkonflikten ist vorhanden.
> Die Studie gegen Quetiapin (McIntyre et al. 2005a) wurde durch den Hersteller des Quetiapin-Präparats (AstraZeneca) finanziert. Eine Stellungnahme zu potentiellen Interessenkonflikten fehlt. Vier der Co-Autoren waren Firmenangestellte.
> Die Studie gegen Risperidon (Smulevich et al. 2005) wurde durch den Hersteller des Risperidon-Präparats (Johnson & Johnson Pharmaceutical Research and Development) finanziell unterstützt. Vier Co-Autoren waren Firmenangestellte, davon eine Corresponding Author. Eine Stellungnahme zu potentiellen Interessenkonflikten fehlt.
> Die Studien gegen Aripiprazol waren herstellerfinanziert durch die Hersteller der Aripiprazol-Präparate (Bristol-Myers Squibb und Otsuka Pharmaceuticals). Bei Young et al. 2009 wurde zu potentiellen Interessenkonflikten Stellung genommen, sieben der Co-Autoren waren Firmenangstellte. Bei Vieta et al. 2005a fehlt eine Stellungnahme zu potentiellen Interessenkonflikten, sieben der Co-Autoren waren Firmenangstellte.
> Die Studie gegen Olanzapin (Tohen et al. 2003a) wurde wahrscheinlich vom Hersteller des Olanzapin-Präparats (Eli Lilly) finanziert. Die Finanzierung nicht explizit angegeben, da sechs der Co-Autoren inklusive des Erstautors Firmenmitarbeiter von Eli Lilly waren, ist eine Finanzierung durch diese Firma wahrscheinlich. Eine Stellungnahme zu potentiellen Interessenkonflikten ist vorhanden.
> Die Studie gegen Carbamazepin (Brown et al. 1989) wurde vom Hersteller des Carbamazepin-Präparats (Ciba-Geigy) finanziell und koordinatorisch unterstützt. Eine Stellungnahme zu potentiellen Interessenkonflikten fehlt.
> Die Studie gegen Valproat (McElroy et al. 1996) wurde durch den Hersteller des Valproat-Präparats (Abbott Lab.) und die Theodore and Vada Stanley Foundation finanziell unterstützt. Eine Stellungnahme zu potentiellen Interessenkonflikten fehlt.

Zusammenfassung:
Vier randomisierte, placebokontrollierte, doppelt verblindete Studien bestätigen die antimanische Wirkung einer Haloperidol-Monotherapie, einschließlich der Behandlung psychotischer Manien und von Mischzuständen (Post-hoc-Analysen). Alle vier Studien zeigen eine Aufrechterhaltung der Wirksamkeit über 12 Wochen. Die häufigsten

unerwünschten Wirkungen waren Schläfrigkeit und EPMS. Unter Haloperidol traten signifikant häufiger EPMS auf als unter atypischen Neuroleptika.

Bewertung in Anlehnung an GRADE:
Ausgangswertung: hoch; Abzug eines Punkts wegen Limitierungen der Studienqualität (nur eine der vier placebokontrollierten Studien war mit einem nur moderaten Risiko für Bias behaftet (SIGN 1+), insgesamt war keine Studie mit einem geringen Risiko für Bias behaftet (das wäre SIGN 1++ gewesen)) und auf Grund der zum Teil hohen Studienabbruchraten; daher final: moderat.

Bemerkungen zum Konsensusprozess:
Die Entscheidung für den Empfehlungsgrad B wurde durch den limitierenden Faktor unterstützt, da das hohe Risiko für EPMS die Einsatzmöglichkeiten erheblich einschränken. Dieses Risiko führte auch zur Entscheidung, es einschränkend vor allem für den Einsatz in Notfallsituationen und zur Kurzzeitbehandlung zu empfehlen.

Empfehlung	Empfehlungsgrad
Therapie-Manie13	B
Haloperidol sollte als Monotherapie zur Behandlung der Manie in der Kurzzeittherapie eingesetzt werden. Limitierender Faktor: Der guten Evidenzlage für Wirksamkeit steht die hohe Nebenwirkungsrate (EPMS) gegenüber.	

Empfehlung	Empfehlungsgrad
Therapie-Manie14	KKP
Haloperidol sollte vor allem in der Notfallsituation und zur Kurzzeittherapie genutzt werden.	

Hinweise bei der Behandlung bei Kinderwunsch, von Schwangeren und in der Stillzeit:
Bitte konsultieren Sie zusätzlich zu obenstehenden Empfehlungen das spezifische Abschn. 5.5.2, speziell für Haloperidol Abschn. 5.5.2.1.2.1.

5.2.1.5 Kombinationstherapien und zusätzliche Medikation
Im Folgenden sind jeweils zu einer Fragestellung, wenn vorhanden, erst Kombinationsstudien im eigentlichen Sinne (d. h. beide Kombinationspartner wurden im Rahmen der Studie neu angesetzt) und anschließend Kombinationsstudien im erweiterten Sinne dargestellt (d. h. Studien, bei denen ein Wirkstoff *zusätzlich* zu einer bereits bestehenden Medikation angesetzt wurde (zusätzliche Medikation)).

5 Therapie

5.2.1.5.1 Stimmungsstabilisierer und atypisches Neuroleptikum

5.2.1.5.1.1 Stimmungsstabilisierer und Amisulprid

Eingeschlossene Studie:

Eine randomisierte, offene Studie wurde eingeschlossen, welche die *Kombination* aus Valproat mit Amisulprid gegenüber der mit Haloperidol untersuchte (Thomas und Vieta 2008).

Autoren, Jahr	Design	Diagn Setting	Dauer	Studienarme			Hauptzielkriterium	SIGN
Thomas and Vieta 2008 (#2217)	randomisiert, offen	Bipolar I Störung, ggw. Manie stationär	12 Wo	Valproat +Amisulprid Valproat: initial Tschechien 10–15 mg/kg/d, Frankreich 20 mg/kg/d, Polen 5–15 mg/kg/d, Slowakei 10–15 mg/kg/d, Spanien 20–30 mg/kg/d, dann Adjustierung auf Plasma-Level auf 40–100 μg/mL Amisulprid: initial 600 mg/d, dann Adjustierung auf 400–800 mg/d N = 62	Valproat +Haloperidol Valproat: initial Tschechien 10–15 mg/kg/d, Frankreich 20 mg/kg/d, Polen 5–15 mg/kg/d, Slowakei 10–15 mg/kg/d, Spanien 20–30 mg/kg/d, dann Adjustierung auf Plasma-Level auf 40–100 μg/mL Haloperidol: initial 10 mg/d, dann Adjustierung auf 5–15 mg/d N = 58	-	Response (zu Woche 12 weiterhin unter Medikation und Reduktion des YMRS um ≥ 50 % im Vergleich zu Baseline)	1-

Alle ausgeschlossenen Publikationen (inklusive nicht eingeschlossener nichtvergleichender Studien und vergleichender Studien, deren Ergebnisse nicht genutzt wurden, da die Verlässlichkeit dieser Ergebnisse nicht sicher einzuschätzen war) sind im Anhang A3 aufgelistet.

Ergebnisse:

Eine randomisierte, offene, kontrollierte Studie untersuchte die Kombination von Valproat mit Amisulprid im Vergleich zu Haloperidol (Thomas und Vieta 2008). Es fand sich kein Wirksamkeitsunterschied bezüglich Symptomverbesserung, sowie Response- und Remissionsraten zwischen beiden Untersuchungsgruppen. Auch in dieser Studie ist das methodologische Problem bezüglich des kombinierten Outcome-Kriteriums (die Patienten mussten zu 12 Wochen noch unter Medikation sein und eine Symptomreduktion von mind. 50 % zeigen) zu beachten, welches einen Vorteil für Amisulprid bedeutet haben kann.

Studienabbrüche auf Grund unerwünschter Ereignisse traten signifikant seltener unter der Kombination mit Amisulprid als mit Haloperidol auf (11 % vs. 25 %). Insbesondere EPMS inklusive Akathisie waren signifikant seltener unter der Kombination mit Amisulprid.

Die Qualitätsbewertung und die Extraktionsbögen mit den Ergebnissen der Studien werden auf Anfrage zugänglich gemacht.

Studienfinanzierung und potentielle Interessenkonflikte:
Die Studie wurde vom Hersteller des Amisulprid- und Valproat-Präparats Sanofi-Aventis finanziert. Eine Stellungnahme zu potentiellen Interessenkonflikten ist vorhanden, keiner der Autoren war Firmenmitarbeiter. Die Autoren haben über ein Steering-Committee Beratungsfunktion für Design und Implementierung der Studie gegenüber dem Sponsor eingenommen, haben die Ergebnisse mit diskutiert und interpretiert sowie Vorschläge für weitere Analysen unterbreitet. Der Corresponding Author hatte immer Zugriff auf alle Daten und war für die Entscheidung zur Einreichung der Publikation verantwortlich.

Zusammenfassung:
Es existieren keine placebokontrollierten Studien. In einer Studie wurde kein Unterschied in der Wirksamkeit zwischen der Kombination von Valproat mit Amisulprid und mit Haloperidol bei geringerer Rate unerwünschter Wirkungen unter der Kombination mit Amisulprid gefunden.

Bewertung in Anlehnung an GRADE:
Ausgangswertung: hoch; Abzug eines Punkts wegen der spärlichen Datenlage und eines zusätzlichen Punktes wegen Limitierungen der Studienqualität (die einzige eingeschlossene Studie war mit einem hohen Risiko für Bias behaftet (SIGN 1-)); daher final: gering.

Bemerkungen zum Konsensusprozess:
Die Entscheidung gegen eine Empfehlungsformulierung wurde auf Grund der fehlenden Placebokontrolle (und damit fehlendem direkten Wirksamkeitsnachweises der Kombination mit oder zusätzlicher Gabe von Amisulprid bei gleichzeitig bestehendem Risiko für unerwünschte Wirkungen) getroffen. Die vergleichbare Wirksamkeit mit der Kombination mit Haloperidol bei günstigerem Profil unerwünschter Wirkungen soll erwähnt werden.

Statement	Empfehlungsgrad
Therapie-Manie15	**Statement**
Für Amisulprid zur Behandlung der Manie liegt *kein* Wirksamkeitsnachweis aus placebo-kontrollierten Studien vor. In einer randomisierten Vergleichsstudie mit Haloperidol zeigte sich eine vergleichbare Wirksamkeit.	

5.2.1.5.1.2 Stimmungsstabilisierer und Aripiprazol
Eingeschlossene Studien:
Eine randomisierte, kontrollierte, doppelt verblindete Studie wurde eingeschlossen, in der Patienten, welche bereits länger oder seit der vorbereitenden Studienphase mit Lithium oder Valproat behandelt wurden, *zusätzlich* Aripiprazol oder Placebo erhielten (Vieta et al. 2008a).

Autoren, Jahr	Design	Diagn Setting	Dauer	Studienarme		Hauptzielkriterium	SIGN
Vieta et al. 2008a (#2080)	randomisiert, doppelt verblindet	Bipolar I Störung, ggw. Manie oder gemischte Episode Partielle Non-Response auf Lithium bzw. Valproat*	6 Wo	Lithium bzw. Valproat + Aripiprazol 15 mg/d N = 253	Lithium bzw. Valproat + Placebo N = 131	Veränderung Symptomschwere Manie (YMRS)	1-

*YMRS ≥ 16 während Phase 1 (3–28 d Screening, Absetzen aller Komedikation neben Lithium bzw. Valproat oder Ansetzen von Lithium bzw. Valproat) und am Ende von Phase 2 (2 Wo offen Lithium oder Valproat), mit einer Verringerung des Scores von ≤ 25 % zwischen den Phasen

Alle ausgeschlossenen Publikationen (inklusive nicht eingeschlossener nichtvergleichender Studien und vergleichender Studien, deren Ergebnisse nicht genutzt wurden, da die Verlässlichkeit dieser Ergebnisse nicht sicher einzuschätzen war) sind im Anhang A3 aufgelistet.

Ergebnisse:
Die randomisierte, kontrollierte, doppelt verblindete Studie zeigte die Wirksamkeit der *zusätzlichen* Gabe von Aripiprazol zu einer bestehenden Behandlung mit Lithium oder Valproat, auf welche die Patienten nicht ausreichend angesprochen hatten. Die Symptomschwere der Manie wurde signifikant stärker unter der zusätzlichen Gabe von Aripiprazol als unter der von Placebo gebessert.

Unter der zusätzlichen Gabe von Aripiprazol gab es häufiger Studienabbrüche auf Grund unerwünschter Ereignisse, vor allem EPMS inklusive Akathisie traten signifikant häufiger unter Aripiprazol auf.

Die Qualitätsbewertung und die Extraktionsbögen mit den Ergebnissen der Studien werden auf Anfrage zugänglich gemacht.

Studienfinanzierung und potentielle Interessenkonflikte:
Die Studie wurde von den Herstellern des Aripiprazol-Präparats (Bristol-Myers Squibb und Otsuka Pharmaceutical Co.) finanziert. Eine Stellungnahme zu potentiellen Interessenkonflikten ist vorhanden, alle sieben Co-Autoren sind Firmenangestellte.

Zusammenfassung:
Eine randomisierte, kontrollierte, doppelt verblindete Studie zeigte die Wirksamkeit der *zusätzlichen* Gabe von Aripiprazol zu einer bestehenden Behandlung mit Lithium oder Valproat, auf welche die Patienten nicht ausreichend angesprochen hatten. Vor allem EPMS inklusive Akathisie traten häufiger unter Aripiprazol auf.

Bewertung in Anlehnung an GRADE:
Ausgangswertung: hoch; Abzug eines Punkts wegen sehr spärlicher Datenlage und eines weiteren Punktes wegen Limitierungen der Studienqualität (es wurde nur eine Studie ein-

geschlossen, welche zudem mit einem hohen Risiko für Bias behaftet war (SIGN 1-));
daher final: gering.

Bemerkungen zum Konsensusprozess:
Die Entscheidung für den Empfehlungsgrad 0 wurde durch den limitierenden Faktor unterstützt, da die mögliche Nebenwirkung Akathisie die Einsatzmöglichkeiten erheblich einschränken.

Empfehlung	Empfehlungsgrad
Therapie-Manie16	**0**
Aripiprazol kann *zusätzlich* zu einer bestehenden Phasenprophylaxe mit Lithium oder Valproat in der Behandlung der Manie eingesetzt werden. Limitierender Faktor: Akathisie ist häufig und kann den Nutzen deutlich limitieren.	

5.2.1.5.1.3 Stimmungsstabilisierer und Olanzapin
Eingeschlossene Studien
Vier randomisierte Studien, davon drei doppelt verblindet mit Placebo-Kontrolle, wurden eingeschlossen.

Eine randomisierte, placebokontrollierte, doppelt verblindete Studie untersuchte die *Kombination* aus Carbamazepin mit Olanzapin gegenüber einer Carbamazepin-Monotherapie (mit Placebogabe) (Tohen et al. 2008b).

Autoren, Jahr	Design	Diagn Setting	Dauer	Studienarme			Hauptzielkriterium	SIGN
Tohen et al. 2008b (#2114)	randomisiert, doppelt verblindet	Bipolar I Störung, ggw. Manie oder gemischte Episode	6 Wo (+20 Wo offen Carbamazepin +Olanzapin)	Carbamazepin +Olanzapin 400–1200 mg/d Olanzapin 10–30 mg/d N = 58	Carbamazepin +Placebo 400–1200 mg/d N = 60	-	Symptomschwere Veränderung Manie (YMRS)	1-

In einer randomisierten, kontrollierten Studie von (Houston et al. 2009) wurde die zusätzliche Gabe von Olanzapin vs. Placebo zu einer bestehenden Behandlung mit Valproat bei gemischten Episoden untersucht. In der Studie (Tohen et al. 2002b) (zusätzliche Publikationen Baker et al. 2004 und Namjoshi et al. 2004) wurde Patienten, welche bereits länger oder seit der vorbereitenden Studienphase mit Lithium oder Valproat behandelt wurden, *zusätzlich* Olanzapin oder Placebo gegeben. In der offenen Studie von Maina et al. 2007a wurden Patienten mit einer bestehenden Lithiumbehandlung seit mindestens einem Jahr, welche eine aktuelle manische Episode erlebten, *zusätzlich* offen Olanzapin oder Valproat gegeben (Maina et al. 2007a).

5 Therapie

Autoren, Jahr	Design	Diagn Setting	Dauer	Studienarme	Hauptzielkriterium	SIGN
Houston et al. 2009 (#4038)	randomisiert, doppelt verblindet	Bipolar I Störung, ggw. gemischte Episode Inadäquate Response auf Valproat*** ambulant	6 Wo	Valproat +Olanzapin Olanzapin initial 15 mg/d, flexibel dosiert 5, 10, 15 oder 20 mg/d Valproatlevel wie zu Studienbeginn N = 100	Valproat +Placebo Valproatlevel wie zu Studienbeginn N = 101	Veränderung Symptom-schwere Depression und Manie (HAMD und YMRS) vs. Baseline	1+
Tohen et al. 2002b (#624)	randomisiert, doppelt verblindet	Bipolar I Störung, ggw. Manie oder gemischte Episode Inadäquate Response auf Lithium bzw. Valproat*	6 Wo	Valproat bzw. Lithium +Olanzapin Olanzapin initial 10 mg/d, flexibel dosiert 5, 10, 15 oder 20 mg/d Valproat bzw. Lithium im therapeutischen Bereich N = 229	Valproat bzw. Lithium +Placebo Valproat bzw. Lithium im therapeutischen Bereich N = 115	Veränderung Symptom-schwere Manie (YMRS) vs. Baseline	1 -
Baker et al. 2004 (#622)				*Dysphorische Manie N = 60 Nicht dysphorische Manie N = 169*	*Dysphorische Manie N = 25 Nicht dysphorische Manie N = 90*	-	
Namjoshi et al. 2004 (#600)				*N = 224*	*N = 112*	-	
Maina et al. 2007a (#1554)	randomisiert, offen	Bipolar I oder II Störung, ggw. Manie oder Hypomanie Bestehende Lithium-behandung**	8 Wo	Lithium +Olanzapin Olanzapin 7,5–15 mg/d N = 12	Lithium +Valproat Valproat 500–1500 mg/d N = 9	Veränderung Symptom-schwere Manie (YMRS) vs. Baseline	1 -

Zusätzliche Publikationen zur Hauptpublikation kursiv
#Aus der Publikation ist nicht ersichtlich, ob diese eine zusätzliche Publikation zu (Tohen et al. 2002b) ist, dies ist jedoch allgemein bekannt
*YMRS ≥ 16 am Anfang und Ende einer 2–7 d Screening-Phase mit Absetzen aller Komedikation neben Lithium bzw. Valproat, welches ggf. erst 14 d vor der ersten Screening-Visite angesetzt wurde, gefordert: 14 d dokumentierte Lithiumspiegel von 0,6–1,2 mmol/l bzw. Valproat 50–125 µg/ml vor erster Screening-Visite
**seit mindestens einem Jahr mit Lithiumspiegel von 0,6–1,2 mmol/l zu Studienbeginn
***auf eine offene Vorbehandlung mit Valproat über mindestens 2 Wochen bei Serumspiegel von 75–125 µg/ml

Alle ausgeschlossenen Publikationen (inklusive nicht eingeschlossener nichtvergleichender Studien und vergleichender Studien, deren Ergebnisse nicht genutzt wurden, da die Verlässlichkeit dieser Ergebnisse nicht sicher einzuschätzen war) sind im Anhang A3 aufgelistet.

Ergebnisse:
Die zusätzliche Gabe von Olanzapin in der Studie von Houston et al. 2009 führte zu einer signifikant stärkeren Abnahme der Depressions- und der Maniesymptomatik als die Valproat-Monotherapie. Dabei zeigte sich der Unterschied in der Symptombesserung für die depressive Symptomatik nach ca. 2 Wochen, für die manische Symptomatik bereits nach 2 Tagen.

Unter der zusätzlichen Gabe von Olanzapin traten häufiger Sedierung, Schläfrigkeit, Mundtrockenheit, Gewichtszunahme und Tremor als unerwünschte Wirkungen auf.

In der Studie gab es einen Todesfall im Arm mit zusätzlicher Olanzapin-Gabe (Straßenverkehrsunfall mit Kopfverletzung).

In einer randomisierten, placebokontrollierte Studie der *Kombination* aus Carbamazepin mit Olanzapin im Vergleich zur Carbamazepin-Monotherapie (Tohen et al. 2008b) war die antimanische Wirksamkeit der Kombinationstherapie nicht besser als die der Carbamazepin-Monotherapie. Die Kombination war soweit gut verträglich, es kam jedoch häufiger als in der Monotherapiegruppe zu Erhöhungen der Triglyzeride und eine klinisch relevante Gewichtszunahme war signifikant häufiger (im Mittel nahmen die Patienten 3,0 vs. 0,4 kg in 6 Wochen zu).

Eine randomisierte, kontrollierte Vergleichsstudie mit Patienten, welche bereits länger oder seit der vorbereitenden Studienphase mit Lithium oder Valproat behandelt wurden (Tohen et al. 2002b) zeigte, dass die *zusätzliche* Gabe von Olanzapin mit einer stärkeren antimanischen Wirksamkeit einherging als die Monotherapie mit Lithium bzw. Valproat. Eine zusätzliche Auswertung ergab, dass die zusätzliche Olanzapin-Gabe sowohl bezüglich der Reduktion depressiver Symptome bei Patienten mit dysphorischer und nicht-dysphorischer Manie als auch bei der Reduktion manischer Symptome bei Patienten mit dysphorischer und nicht-dysphorischer Manie vorteilhaft war (Baker et al. 2004). Die bessere Wirksamkeit der zusätzlichen Olanzapin-Gabe schlug sich auch in einer größeren Verbesserung der Lebensqualität nieder (Namjoshi et al. 2004). Während EPMS nicht unterschiedlich häufig auftraten, war auch hier u. a. die höhere Gewichtszunahme zu finden.

In der offenen Studie von Maina et al. mit der *zusätzlichen* offenen Gabe von Olanzapin oder Valproat bei Patienten mit einer bestehenden Lithiumbehandlung seit mindestens einem Jahr, welche eine aktuelle manische Episode erlebten (Maina et al. 2007a), zeigte sich kein signifikanter Gruppenunterschied in der antimanischen Wirkung nach 8 Wochen, in den ersten vier Wochen war die zusätzliche Gabe von Olanzapin jedoch besser wirksam als die von Valproat. Die Häufigkeit unerwünschter Wirkungen war weitgehend vergleichbar in den Behandlungsgruppen, Tremor wurde numerisch häufiger berichtet.

Die Qualitätsbewertung und die Extraktionsbögen mit den Ergebnissen der Studien werden auf Anfrage zugänglich gemacht.

Studienfinanzierung und potentielle Interessenkonflikte:
Die Studie von Houston et al. 2009 wurde durch den Hersteller des Olanzapin-Präparats (Eli Lilly) finanziert. Fünf der sechs Co-Autoren inklusive des Erstautors sind oder waren Firmenangestellte. Zu potentiellen Interessenkonflikten wurde Stellung genommen.
Die Studien Tohen et al. 2008b und Tohen et al. 2002b wurden durch den Hersteller des Olanzapin-Präparats (Eli Lilly) finanziert. Bei Tohen et al. 2008b wurde zu potentiellen Interessenkonflikten Stellung genommen, sieben der Co-Autoren inklusive des Erstautors waren Firmenangestellte. Bei Tohen et al. 2002b fehlt eine Stellungnahme zu potentiellen Interessenkonflikten, auch hier waren sieben der Co-Autoren inklusive des Erstautors Firmenangestellte.
In der Publikation von Maina et al. 2007a ist die Finanzierung nicht explizit erwähnt. Da ein Angestellter der Firma Eli Lilly Co-Autor ist, kann eine finanzielle Unterstützung angenommen werden.

Zusammenfassung:
Die zusätzliche Gabe von Olanzapin zu Lithium bzw. Valproat ist bei der Behandlung einer Manie wirksamer als Lithium oder Valproat alleine. Die Kombination von Olanzapin mit Carbamazepin war nicht wirksamer als die Carbamazepin-Monotherapie. Gegenüber Lithium bzw. Valproat war die Gewichtszunahme unter Olanzapin höher.

Bewertung in Anlehnung an GRADE:
Ausgangswertung: hoch; Abzug eines Punkts wegen Limitierungen der Studienqualität (alle drei placebokontrollierten Studie und die Studie mit ausschließlich aktiver Vergleichssubstanz waren mit einem hohen Risiko für Bias behaftet (SIGN 1-)); daher final: moderat.

Bemerkungen zum Konsensusprozess:
Die Entscheidung für den Empfehlungsgrad B wurde durch den limitierenden Faktor unterstützt, da die mögliche Gewichtszunahme mit ihren längerfristigen möglichen Folgen die Einsatzmöglichkeiten erheblich einschränkt.

Empfehlung	Empfehlungsgrad
Therapie-Manie17 Olanzapin sollte in der Akutbehandlung *zusätzlich* zu einer bestehenden Phasenprophylaxe mit Valproat oder Lithium in der Behandlung der Manie (auch der gereizten Manie) eingesetzt werden. Limitierender Faktor: Das Risiko einer Gewichtszunahme bei langfristiger Einnahme ist individuell zu berücksichtigen.	B

5.2.1.5.1.4 Stimmungsstabilisierer und Quetiapin
Eingeschlossene Studien:
Zwei randomisierte, doppelt verblindete Studien wurden eingeschlossen, welche die *zusätzliche* Gabe von Quetiapin (im Vergleich zu Placebo) bei Patienten, die seit mindestens 7 Tagen mit Lithium bzw. Valproat behandelt wurden, untersuchten (Sachs et al. 2004; Yatham et al. 2007).

Autoren, Jahr	Design	Diagn Setting	Dauer	Studienarme			Hauptzielkriterium	SIGN
Sachs et al. 2004 (#606)	randomisiert, doppelt verblindet	Bipolar I Störung, ggw. Manie stationär bestehende Lithium-behandlung*	3 Wo	Lithium bzw. Valproat +Quetiapin 100 mg/d Tag 1, 200 mg/d Tag 2, 300 mg/d Tag 3, 400 mg/d Tag 4. Adjustierung 200–600 mg/d Tag 5, 200–800 mg/d Tag 6–21 N = 90	Lithium bzw. Valproat +Placebo N = 100	-	Veränderung Symptomschwere Manie (YMRS) nach 3 Wo im Vergleich zu Baseline	1-
Yatham et al. 2007 (#1545)	randomisiert, doppelt verblindet	Bipolar I Störung, ggw. Manie stationär bestehende Lithium-behandlung*	6 Wo	Lithium bzw. Valproat +Quetiapin 100 mg/d Tag 1, 200 mg/d Tag 2, 300 mg/d Tag 3, 400 mg/d Tag 4, bis 600 mg/d Tag 5, bis 800 mg/d von Tag 6 an N = 106	Lithium bzw. Valproat +Placebo N = 105	-	Veränderung Symptomschwere Manie (YMRS) nach 3 Wo im Vergleich zu Baseline	1-

*Lithium oder Valproat seit mindestens 7 der 28 Tage vor Randomisierung (d. h. bestehende oder innerhalb von Tagen vor Studienbeginn initiierte Behandlung)

Alle ausgeschlossenen Publikationen (inklusive nicht eingeschlossener nichtvergleichender Studien und vergleichender Studien, deren Ergebnisse nicht genutzt wurden, da die Verlässlichkeit dieser Ergebnisse nicht sicher einzuschätzen war) sind im Anhang A3 aufgelistet.

Ergebnisse:
Die kontrollierte Vergleichsstudie von Sachs et al. (Sachs et al. 2004) erbrachte einen Nachweis der Wirksamkeit von Quetiapin *zusätzlich* zu Lithium bzw. Valproat. Die Studie

von Yatham et al. (Yatham et al. 2007) zeigte keinen signifikanten Unterschied zu Placebo (weder nach 3, noch nach 6 Wochen), jedoch war auch hier die zusätzliche Quetiapin-Gabe antimanisch numerisch wirksamer, es trat eine höhere Response-Rate nach 6 Wochen auf (72 % vs. 57 %, sekundärer Endpunkt), und es zeigte sich eine signifikant stärkere Besserung des klinischen Gesamteindrucks (CGI, sekundärer Endpunkt) sowie des Manie-Index der CGI-BP (ebenfalls sekundärer Endpunkt). Die Placeboresponse war höher als die in der Studie von Sachs et al. 2004 (50 % nach 3 Wochen bzw. 57 % nach 6 Wochen vs. 33 % nach 3 Wochen).

Wie unter der Monotherapie mit Quetiapin trat neben einer erhöhten Rate von Schläfrigkeit eine höhere Gewichtszunahme als unter Placebo auf (Sachs et al. 2004 bzw. Yatham et al. 2007, 1,6 kg nach 3 Wochen bzw. 2,2 kg nach 6 Wochen vs. 0,4 bzw. 0,2 kg). Die Häufigkeit von EPMS war nicht signifikant von Placebo verschieden.

Die Qualitätsbewertung und die Extraktionsbögen mit den Ergebnissen der Studien werden auf Anfrage zugänglich gemacht.

> Studienfinanzierung und potentielle Interessenkonflikte:
> Beide Studien wurden vom Hersteller des Quetiapin-Präparats AstraZeneca finanziell unterstützt. In der Publikation von Sachs et al. 2004 wurde zu potentiellen Interessenkonflikten Stellung genommen, vier der Co-Autoren waren Firmenangestellte. In der Publikation von Yatham et al. 2007 fehlt eine Stellungnahme zu potentiellen Interessenkonflikten, zwei Co-Autoren waren Firmenangestellte.

Zusammenfassung:
Die Evidenz ist nicht eindeutig. In einer Studie war die *zusätzliche* Gabe von Quetiapin mit Lithium oder Valproat bei der Behandlung einer Manie signifikant wirksamer als Lithium oder Valproat allein, in einer zweiten Studie erreichte der Unterschied im primären Endpunkt keine Signifikanz. Wie unter der Monotherapie mit Quetiapin trat neben einer erhöhten Rate von Schläfrigkeit eine höhere Gewichtszunahme als unter Placebo auf.

Bewertung in Anlehnung an GRADE:
Ausgangswertung: hoch; Abzug eines Punkts wegen Limitierungen der Studienqualität (beide eingeschlossenen Studien waren mit einem hohen Risiko für Bias behaftet (SIGN 1-)) und eines weiteren Punktes wegen Inkonsistenz der Ergebnisse; daher final: gering.

Bemerkungen zum Konsensusprozess:
Die Entscheidung für den Empfehlungsgrad 0 wurde durch die limitierenden Faktoren unterstützt, da die mögliche Sedierung, das Auftreten von EPMS und potentielle die Gewichtszunahme mit ihren längerfristigen möglichen Folgen die Einsatzmöglichkeiten erheblich einschränken.

Empfehlung	Empfehlungsgrad
Therapie-Manie18 Quetiapin kann *zusätzlich* zu einer bestehenden Phasenprophylaxe mit Lithium oder Valproat in der Behandlung der Manie eingesetzt werden. Limitierende Faktoren: Mögliche Nebenwirkungen, wie Sedierung, extrapyramidale Nebenwirkungen und Gewichtszunahme, sind zu beachten.	0

5.2.1.5.1.5 Stimmungsstabilisierer und Risperidon

Eingeschlossene Studien

Eine randomisierte doppelt verblindete (Barekatain et al. 2005) und eine randomisierte, offene (Barekatain et al. 2005) Studie wurden eingeschlossen, in denen die *Kombination* von Valproat und Risperidon mit der von Valproat mit Lithium (Bahk et al. 2005) bzw. die von Risperidon mit Valproat mit der von Risperidon mit Topiramat (Bahk et al. 2005) verglichen wurde.

Autoren, Jahr	Design	Diagn Setting	Dauer	Studienarme			Hauptzielkriterium	SIGN
Bareka-tain et al. 2005 (#1537)	randomisiert, doppelt verblindet	Bipolar I Störung, ggw. Manie stationär	2 Wo	Valproat +Risperidon Valproat 3 × 20 mg/d; Risperidon initial 2 mg/d, dann 2 × 2 mg/d N = 23	Valproat +Lithium Valproat 3 × 20 mg/d; Lithium 2–3 × 300 mg/d N = 23	-	Veränderung Symptomschwere Manie (YMRS) nach 2 Wochen im Vergleich zu Baseline	1-
Bahk et al. 2005 (#1720)	randomisiert, offen	Bipolar I Störung, ggw. Manie	6 Wo	Risperidon +Topiramat Flexible Dosierungen N = 33	Risperidon +Valproat Flexible Dosierungen N = 41	-	Veränderung Symptomschwere Manie (YMRS) nach 6 Wochen im Vergleich zu Baseline Veränderung Symptomschwere (CGI) nach 6 Wochen im Vergleich zu Baseline	1-

In zwei weiteren randomisierten, doppelt verblindeten Studien wurde die *zusätzliche* Gabe von Risperidon zu Lithium bzw. Valproat gegenüber der von Haloperidol oder Placebo zu Lithium bzw. Valproat (Sachs et al. 2002) und die *zusätzliche* Gabe von Risperidon zu Lithium bzw. Valproat bzw. Carbamazepin gegenüber der von Placebo (Yatham et al. 2003b) untersucht.

5 Therapie

Autoren, Jahr	Design	Diagn Setting	Dauer	Studienarme			Hauptzielkriterium	SIGN
Sachs et al. 2002 (#603)	randomisiert, doppelt verblindet	Bipolar I Störung, ggw. Manie oder gemischte Episode stationär bestehende Behandlung mit Lithium bzw. Valproat*	3 Wo	Lithium bzw. Valproat +Risperidon Risperidon 2 mg/d an Tag 1 und 2, bis 4 mg/d an Tag 3 und 4, bis 6 mg/d an Tag 5–21 N = 52	Lithium bzw. Valproat +Haloperidol Haloperidol 4 mg/d an Tag 1 und 2, 8 mg/d an Tag 3 und 4, bis 12 mg/d an Tag 5–21 N = 53	Lithium bzw. Valproat +Placebo N = 51	Veränderung Symptomschwere Manie (YMRS) nach 3 Wochen im Vergleich zu Baseline	1-
Yatham et al. 2003b (#626)	randomisiert, doppelt verblindet	Bipolar I Störung, ggw. Manie oder gemischte Episode stationär bestehende Behandlung mit Lithium bzw. Valproat bzw. Carbamazepin**	3 Wo	Lithium bzw. Valproat bzw. Carbamazepin +Risperidon Risperidon 2 mg/d an Tag 1 und 2, bis 4 mg/d an Tag 3 und 4, bis 6 mg/d an Tag 5–21 N = 75	Lithium bzw. Valproat bzw. Carbamazepin +Placebo N = 76	-	Veränderung Symptomschwere Manie (YMRS) nach 3 Wochen im Vergleich zu Baseline	1-

*bestehend oder nach Einwilligung in Studie angesetzt
**bei Screening seit mind. 2 Wochen oder vor Randomisierung angesetzt

Alle ausgeschlossenen Publikationen (inklusive nicht eingeschlossener nichtvergleichender Studien und vergleichender Studien, deren Ergebnisse nicht genutzt wurden, da die Verlässlichkeit dieser Ergebnisse nicht sicher einzuschätzen war) sind im Anhang A3 aufgelistet.

Ergebnisse:
Die *Kombination* aus Valproat und Risperidon war in der randomisierten, doppelt verblindeten Studie von Barekatain et al. 2005 signifikant besser antimanisch wirksam als die Kombination aus Valproat und Lithium.

Die offene Vergleichsstudie der *Kombination* von Risperidon mit Valproat im Vergleich zur Kombination mit Topiramat (Bahk et al. 2005) zeigte keinen Unterschied zwischen den Gruppen.

Bei der Untersuchung der Wirksamkeit der *zusätzlichen* Gabe von Risperidon zu Lithium bzw. Valproat zeigte sich in der kontrollierten Vergleichsstudie über 3 Wochen (Sachs et al. 2002) die bessere Wirksamkeit der zusätzlichen Risperidon-Gabe gegenüber Placebo. Zwischen der zusätzlichen Risperidon- und Haloperidol-Gabe gab es keinen signifikanten Unterschied in der Wirksamkeit.

Die zweite kontrollierte Vergleichsstudie über 3 Wochen der *zusätzlichen* Gabe von Risperidon zu Lithium bzw. Valproat bzw. Carbamazepin zeigte keine signifikant bessere Wirksamkeit gegenüber Placebo, jedoch gab es einen Trend mit p = 0,089. Nach Ausschluss der Patienten mit Carbamazepin (diese erreichten nur um 40 % geringere Plasmaspiegel des aktiven Metaboliten von Risperidon) war der Wirksamkeitsvorteil der zusätzlichen Risperidon-Gabe signifikant (posthoc-Analyse) (Yatham et al. 2003b).

Wie unter der Monotherapie mit Risperidon kam es häufiger zu EPMS und Gewichtszunahme als unter Placebo. Verglichen mit der zusätzlichen Gabe von Haloperidol zu Lithium bzw. Valproat kam es unter der zusätzlichen Gabe von Risperidon jedoch zu weniger EPMS (Sachs et al. 2002).

Die Qualitätsbewertung und die Extraktionsbögen mit den Ergebnissen der Studien werden auf Anfrage zugänglich gemacht.

Studienfinanzierung und potentielle Interessenkonflikte:
In der Publikation von Barekatain et al. 2005 findet sich keine Angabe zur Studienfinanzierung. Eine Stellungnahme zu potentiellen Interessenkonflikten fehlt. Von den Autoren war keiner Firmenangstellter.

Die Studie von Bahk et al. 2005 wurde vom Hersteller des Risperidon- und des Topiramat-Präparats (Janssen Pharmaceuticals) finanziell unterstützt. Eine Stellungnahme zu potentiellen Interessenkonflikten fehlt, ein Co-Autor war Firmenangestellter. Die Studie von Sachs et al. 2002 wurde vom Hersteller des Risperidon-Präparats Janssen Research Foundation finanziell unterstützt. Eine Stellungnahme zu potentiellen Interessenkonflikten fehlt, mindestens ein Co-Autor war Firmenangestellter von Johnson and Johnson Pharmaceutical Research and Development. Auch die Studie von Yatham et al. 2003b wurde vom Hersteller des Risperidon-Präparats (Janssen Pharmaceutical Products) finanziert. Eine Stellungnahme zu potentiellen Interessenkonflikten fehlt, keiner der Autoren war Firmenangestellter.

Zusammenfassung:
Risperidon ist in *Kombination* mit Lithium bzw. Valproat oder als *zusätzliche* Gabe zu Lithium bzw. Valproat bei der Behandlung einer Manie wirksamer als Lithium oder Valproat allein. Wie unter der Monotherapie mit Risperidon kam es häufiger zu EPMS und Gewichtszunahme als unter Placebo.

Bewertung in Anlehnung an GRADE:
Ausgangswertung: hoch; Abzug eines Punkts wegen Limitierungen der Studienqualität (alle eingeschlossenen Studien waren mit einem hohen Risiko für Bias behaftet (SIGN 1-)); daher final: moderat.

5 Therapie

Bemerkungen zum Konsensusprozess:
Die Entscheidung für den Empfehlungsgrad B wurde durch die limitierenden Faktoren unterstützt, da die Gewichtszunahme mit ihren längerfristigen möglichen Folgen, die mögliche Prolaktinerhöhung und das Auftreten von EPMS die Einsatzmöglichkeiten erheblich einschränken.

Empfehlung	Empfehlungsgrad
Therapie-Manie19	B
Risperidon sollte *zusätzlich* zu einer bestehenden Phasenprophylaxe mit Lithium oder Valproat in der Behandlung der Manie eingesetzt werden. Limitierende Faktoren: Mögliche Nebenwirkungen, wie Gewichtszunahme, Prolaktinerhöhung und EPMS in höheren Dosierungen, sind zu beachten.	

5.2.1.5.2 Zwei Stimmungsstabilisierer – Lithium und ein anderer Stimmungsstabilisierer

Eingeschlossene Studien:
Eine randomisierte doppelt verblindete Studie wurde eingeschlossen, in der die *Kombination* von Lithium mit Valproat mit der von Risperidon mit Valproat verglichen wurde (Barekatain et al. 2005). Eine weitere randomisierte doppelt verblindete Studie wurde eingeschlossen, in der die *Kombination* von Lithium mit Carbamazepin mit der mit Haloperidol verglichen wurde (Small et al. 1995).

Autoren, Jahr	Design	Diagn Setting	Dauer	Studienarme			Hauptzielkriterium	SIGN
Barekatain et al. 2005 (#1537)	randomisiert, doppelt verblindet	Bipolar I Störung, ggw. Manie stationär	2 Wo	Valproat +Lithium Valproat 3 × 20 mg/d; Lithium 2–3 × 300 mg/d N = 23	Valproat +Risperidon Valproat 3 × 20 mg/d; Risperidon initial 2 mg/d, dann 2 × 2 mg/d N = 23	-	Veränderung Symptomschwere Manie (YMRS) nach 2 Wochen im Vergleich zu Baseline	1-
Small et al. 1995 (#1069)	randomisiert, doppelt verblindet	Bipolare Störung, ggw. Manie oder gemischte Episode (DSM-III-R) stationär	24 Wo	Lithium + Carba-ma-zepin – 300 mg/d Li (Plasmalevel 0,6–1 mmol/L), 200 mg/d CBZ (Plasmalevel 4–12 µg/mL) N = 17	Lithium + Haloperidol – 300 mg/d (Plasmalevel 0,6–1 mmol/L) Li, 2 mg/d Hal N = 16	-	Nicht explizit getrennt	1-

Eine randomisierte doppelt verblindete Studie wurde eingeschlossen, in der Patienten mit einer bestehenden Lithiumbehandlung seit mindestens einem Jahr, welche eine aktuelle manische oder hypomansische Episode erlebten, *zusätzlich* Carbamazepin oder Oxcarbazepin gegeben (Juruena et al. 2009). In der offenen Studie von Maina et al. wurde Patienten mit einer ebenfalls bestehenden Lithiumbehandlung seit mindestens einem Jahr, welche eine aktuelle manische Episode erlebten, *zusätzlich* offen Valproat oder Olanzapin gegeben (Maina et al. 2007a).

Autoren, Jahr	Design	Diagn Setting	Dauer	Studienarme			Hauptziel-kriterium	SIGN
Maina et al. 2007a (#1554)	rando-misiert, offen	Bipolar I oder II Störung, ggw. Manie oder Hypomanie Bestehende Lithium-be-handlung*	8 Wo	Lithium +Valproat Valproat 500–1500 mg/d N = 9	Lithium +Olanzapin Olanzapin 7,5–15 mg/d N = 12	-	Verände-rung Symp-tom-schwere Manie (YMRS) vs. Baseline	1-
Juruena et al. 2009 (#3076)	rando-misiert, doppelt verblin-det	Bipolare Störung, ggw. Manie oder Hypomanie (RDC-Krit.) Bestehende Lithium-be-handlung** ambulant	8 Wo	Lithium + Carba-ma-zepin Carbama-zepin: 1.–3.Tag: 200 mg/d, Aufdosierung mit 200 mg alle 2 Tage bis max. 600–1200 mg/d innerhalb von 2 Wochen N = 26	Lithium + Oxcar-ba-zepin Oxcarba-zepin: 1.–3.Tag: 300 mg/d, Aufdosierung mit 300 mg alle 2 Tage bis max. 600–1200 mg/d innerhalb von 2 Wochen N = 26	-	Nicht expli-zit getrennt	1-

*seit mindestens einem Jahr mit Lithiumspiegel von 0,6–1,2 mmol/l zu Studienbeginn
**Residualsymptomatik, seit mindestens einem Jahr mit Lithiumspiegel von mind. 0,6 meq/l

Alle ausgeschlossenen Publikationen (inklusive nicht eingeschlossener nichtvergleichender Studien und vergleichender Studien, deren Ergebnisse nicht genutzt wurden, da die Verlässlichkeit dieser Ergebnisse nicht sicher einzuschätzen war) sind im Anhang A3 aufgelistet.

Ergebnisse:
Bezüglich der *Kombination* aus Lithium mit Valproat gegenüber einer Kombination eines Stimmungsstabilisierers mit einem atypischen Neuroleptikum zeigte sich, dass diese der Kombination von Valproat mit Risperidon in der Wirksamkeit unterlegen war (Barekatain et al. 2005). Bezüglich unerwünschter Wirkungen wurden unter der Kombination aus Lit-

5 Therapie

hium mit Valproat gegenüber einer Kombination eines Stimmungsstabilisierers mit einem atypischen Neuroleptikum numerisch seltener Tremor und keine EPMS beobachtet, dafür mehr gastrointestinale unerwünschte Wirkungen.

Die *Kombination* aus Lithium und Carbamazepin war vergleichbar gut wirksam wie die Kombination aus Lithium mit Haloperidol, wobei in der Gruppe mit Haloperidol signifikant mehr Abbrüche wegen unerwünschter Ereignisse zu verzeichnen waren (Juruena et al. 2009).

Eine *zusätzliche* Gabe von Valproat zu einer bestehenden Lithiumtherapie zeigte eine vergleichbare Wirkung wie die einer zusätzlichen Gabe von Olanzapin (Maina et al. 2007a). Die Rate unerwünschter Wirkungen war vergleichbar zwischen den Gruppen, nur Tremor trat numerisch seltener unter der zusätzlichen Gabe von Valproat auf.

Die *zusätzliche* Gabe von Carbamazepin zu einer bestehenden Lithiumtherapie war der von Oxcarbazepin unterlegen (Juruena et al. 2009). Oxcarbazepin und Carbamazepin unterschieden sich nur unwesentlich bezüglich der Anzahl unerwünschter Ereignisse.

Es bleibt wieder festzuhalten, dass die eingeschlossenen Studien in Bezug auf die Einschätzung der Verträglichkeit nur bedingt geeignet waren.

Alle Studien hatten eine relativ geringe Fallzahl und sind mit einem hohen Risiko für Bias behaftet.

Die Qualitätsbewertung und die Extraktionsbögen mit den Ergebnissen der Studien werden auf Anfrage zugänglich gemacht.

Studienfinanzierung und potentielle Interessenkonflikte:
In der Publikation von Barekatain et al. 2005 findet sich keine Angabe zur Studienfinanzierung, eine Stellungnahme zu potentiellen Interessenkonflikten fehlt. Von den Autoren war keiner Firmenangestellter.

In der Publikation von Maina et al. 2007a ist die Finanzierung nicht explizit erwähnt. Da ein Angestellter der Firma Eli Lilly Co-Autor ist, kann eine finanzielle Unterstützung angenommen werden. Eine Stellungnahme zu potentiellen Interessenkonflikten fehlt.

Die Studie von Small et al. 1995 wurde nicht Hersteller-finanziert, sondern vom National Institute of Mental Health, USA, gefördert. Eine Stellungnahme zu potentiellen Interessenkonflikten fehlt.

Die Studie von Juruena et al. 2009 wurde von Novartis, dem Hersteller des Oxcarbazepin-Präparats finanziert. Eine Stellungnahme zu potentiellen Interessenkonflikten fehlt, von den Autoren war keiner Firmenangestellter.

Zusammenfassung:
Die Evidenz zur Wirksamkeit einer speziellen Kombinationstherapie aus zwei Stimmungsstabilisierern oder einer zusätzlichen Gabe eines zweiten Stimmungsstabilisierers bei bestehender Therapie lässt sich nicht abschließend beurteilen. Es wurden keine Placebokontrollen durchgeführt, die Studien haben sehr unterschiedliche Kombinationen vergleichend geprüft, die Ergebnisse sind widersprüchlich und die Studienqualität und Fallzahl waren insgesamt gering.

Bewertung in Anlehnung an GRADE:
Ausgangswertung: hoch; Abzug eines Punkts wegen der spärlichen Datenlage (u. a. keine placebokontrollierten Studien eingeschlossen) und eines zusätzlichen Punktes wegen Limitierungen der Studienqualität (alle eingeschlossenen Studien waren mit einem hohen Risiko für Bias behaftet (SIGN 1-)); daher final: gering.

Bemerkungen zum Konsensusprozess:
Die Entscheidung gegen eine Empfehlungsformulierung wurde auf Grund der oben genannten Punkte (spärliche Datenlage, Limitierungen der Studienqualität) getroffen.

Statement	Empfehlungsgrad
Therapie-Manie20	**Statement**
Aufgrund der spärlichen und widersprüchlichen Datenlage lässt sich derzeit *keine* Empfehlung zu einer Kombinationstherapie verschiedener Stimmungsstabilisierer in der Akuttherapie der Manie formulieren.	

5.2.1.5.3 Stimmungsstabilisierer mit weiteren Psychopharmaka

5.2.1.5.3.1 Lithium und Allopurinol
Eingeschlossene Studien:
Insgesamt wurden vier randomisierte, placebokontrollierte Studien eingeschlossen (Akhondzadeh et al. 2006; Machado-Vieira et al. 2008; Jahangard et al. 2014; Weiser et al. 2014).

Eine randomisierte, doppelt verblindete, placebokontrollierte Studie über 8 Wochen wurde eingeschlossen, welche die *Kombination* aus Lithium und Haloperidol mit Allopurinol untersuchte (Akhondzadeh et al. 2006). Eine randomisierte, placebokontrollierte, 3-armige Studie wurde eingeschlossen, welche die *Kombination* aus Allopurinol mit Lithium gegenüber der Kombination aus Dypyridamol mit Lithium und Placebo mit Lithium untersuchte (Machado-Vieira et al. 2008).

In der 4-wöchigen Studie von (Jahangard et al. 2014) wurde Allopurinol zu Valproat untersucht. Weiser et al. (2014) untersuchten die zusätzliche Gabe von Allopurionl zur bestehenden stimmungsstabilisierenden (jedoch nicht Lithium) bzw. neuroleptischen Medikation.

Autoren, Jahr	Design	Diagn Setting	Dauer	Studienarme	Hauptziel-kriterium		SIGN
Jahangard et al. 2014 #U384	Randomisiert doppelblind	BPD I; YMRS ≥ 28; stationär	4 Wochen	Allopurinol (2x tgl 300 mg) + Valproat (15–20 mg/kg) N = 30	Placebo + Valproat (15–20 mg/kg) N = 30	Veränderung Symptom-schwere YMRS (Baseline- 4. Woche)	1++
Weiser et al. 2014 #U642	Randomisiert, placebo-kontrolliert, doppelblind, multizentrisch	BPD I, manisch oder gemischt	6 Wochen	Allopurinol 2x tgl. 150 mg add on zu moodstabilizer oder/und neuroleptischer Medikation N = 90	Placebo 2x tgl add on zu moodstabilizer oder/und neuroleptischer Medikation N = 90	Veränderung Symptom-schwere YMRS (Baseline-6 Wochen)	1+
Akhondzadeh et al. 2006 #1576	randomisiert, doppelt verblindet	Bipolar I Störung, ggw. Manie stationär	8 Wo	Lithium + Haloperidol + Allopurinol N = 41	Lithium + Haloperidol + Placebo N = 41	-	1-
						Symptom-schwere-Abnahme im YMRS-Score	
Machado-Vieira et al. 2008 #2093	randomisiert, doppelt verblindet	Bipolar I Störung, ggw. Manie stationär	4 Wo	Lithium + Allopurinol 600 mg/d N = 60	Lithium + Dipyridamol 200 mg/d N = 60		1-
					Lithium + Placebo N = 60	Symptom-schwere-Score Manie, bei Endpunkt (YMRS)	

Alle ausgeschlossenen Publikationen (inklusive nicht eingeschlossener nichtvergleichender Studien und vergleichender Studien, deren Ergebnisse nicht genutzt wurden, da die Verlässlichkeit dieser Ergebnisse nicht sicher einzuschätzen war) sind im Anhang A3 aufgelistet.

Ergebnisse:
Die randomisierte, kontrollierte Vergleichsstudie gegen Placebo über 8 Wochen zeigte eine bessere antimanische Wirkung der *Kombination* von Lithium und Haloperidol mit Allopurinol gegenüber der Kombination ohne Allopurinol (Akhondzadeh et al. 2006).

Die *Kombination* von Lithium mit Allopurinol war gegenüber der Kombination von Lithium mit Dipyridamol und der von Lithium mit Placebo signifikant wirksamer. Zwischen der Kombination von Lithium mit Dipyridamol und der von Lithium mit Placebo zeigte sich kein Wirksamkeitsunterschied (Machado-Vieira et al. 2008).

Die Kombination aus Valproat und Allopurinol zeigte nach 4 Wochen eine bessere antimanische Wirkung gegenüber der Medikation mit Valproat und Placebo (Jahangard et al. 2014).

Kein Unterschied in der antimanischen Wirkung konnte (Weiser et al. 2014) zwischen der Behandlung mit Allopurinol und Placebo zur bestehenden stimmungsstabilisierenden oder neuroleptischen Medikation nach 6 Wochen zeigen.

Die Rate unerwünschter Wirkungen war zwischen der Kombination von Lithium und Haloperidol mit Allopurinol und der mit Placebo vergleichbar (Akhondzadeh et al. 2006). Dies wird auch für den Vergleich der Kombinationen aus Lithium mit Allopurinol, mit Dipyridamol und mit Placebo aus der Studie von Marchado-Vieira berichtet, jedoch finden sich dazu keine detaillierten Informationen (Machado-Vieira et al. 2008).

Die Qualitätsbewertung und die Extraktionsbögen mit den Ergebnissen der Studien werden auf Anfrage zugänglich gemacht.

> Studienfinanzierung und potentielle Interessenkonflikte:
> In der Publikation von Akhondzadeh et al. 2006 findet sich keine Angabe zur Studienfinanzierung. Eine Stellungnahme zu potentiellen Interessenkonflikten ist vorhanden.
> Die Studie von Machado-Vieira et al. 2008 war nicht Hersteller-finanziert, sondern wurde durch das Stanley Medical Research Institute. Eine Stellungnahme zu potentiellen Interessenkonflikten ist vorhanden. Die Studie von Jahangard et al. 2014 wurde ohne externe Finanzierung durchgeführt (alle Autoren waren an Universitäten angestellt9. Die Autoren geben an, keine Interessenkonflikte zu haben. Die Studie von Weiser et al. 2014 wurde vom Stanley Medical Research Institute (SMRI)) finanziert. Die Autoren erklären, keine Interessenkonflikte zu haben.

Zusammenfassung
Die fehlende klinische Erfahrung dieses innovativen Therapieansatzes schränken die Einschätzbarkeit der belegten antimanischen Wirkung und der Sicherheit ein.

Bewertung in Anlehnung an GRADE:
Ausgangswertung: hoch; Abzug eines Punktes wegen Inkonsistenz der Ergebnisse; daher final: moderat.

5 Therapie

Bemerkungen zum Konsensusprozess:
Die Entscheidung für einen Empfehlungsgrad 0 wurde durch die limitierenden Faktoren unterstützt, denn Allopurinol wird dann in einem Off-Label-Use genutzt und es fehlen die klinischen Erfahrungen mit der Substanz in dieser Indikation.

Empfehlung	Empfehlungsgrad
Therapie-Manie21	0
Allopurinol kann zusätzlich zu Lithium oder Valproat oder zur Kombination aus Haloperidol und Lithium zur Behandlung der Manie eingesetzt werden. Limitierende Faktoren: Off-Label-Use: Allopurinol ist nicht für die Behandlung affektiver Erkrankungen zugelassen. Weiterer zu beachtender Faktor ist die fehlende klinische Erfahrung.	
(in Konsensuskonferenz (2017) geänderte Empfehlung: Allopurinol zusätzlich zu Valproat neu aufgenommen)	

5.2.1.5.3.2 Valproat und Levetiracetam

Eingeschlossene Studien

Eine randomisierte, kontrollierte, offene Studie untersuchte die *Kombination* aus Valproat mit Levetiracetam gegenüber einer Valproat-Monotherapie (Krüger et al. 2008).

Autoren, Jahr	Design	Diagn Setting	Dauer	Studienarme			Hauptzielkriterium	SIGN
Krüger et al. 2008 (#2091)	Randomisiert, offen	Bipolar I Störung, ggw. Manie	5 Wo	Valproat + Levetiracetam VPA max. 3000 mg/d (max. Plasmalevel 50–120 mg/l) und LEV max. 5.000 mg/d N = 15	Valproat max. 3000 mg/d (max. Plasmalevel 50–120 mg/l) N = 15	-	**Response** (YMRS-Score-Reduzierung ≥ 50 % bei Studienende)	1-

Alle ausgeschlossenen Publikationen (inklusive nicht eingeschlossener nichtvergleichender Studien und vergleichender Studien, deren Ergebnisse nicht genutzt wurden, da die Verlässlichkeit dieser Ergebnisse nicht sicher einzuschätzen war) sind im Anhang A3 aufgelistet.

Ergebnisse

Die antimanische Wirksamkeit war nicht unterschiedlich zwischen den Gruppen. Die Rate unerwünschter Ereignisse war in der Kombinationsgruppe höher (46 % vs. 8 %), allerdings sind wenige detaillierte Angaben zu finden.

Die Qualitätsbewertung und die Extraktionsbögen mit den Ergebnissen der Studien werden auf Anfrage zugänglich gemacht.

Studienfinanzierung und potentielle Interessenkonflikte:
In der Publikation fehlen Angaben zur Studienfinanzierung und eine Stellungnahme zu potentiellen Interessenkonflikten.

Zusammenfassung
Die fehlende bessere Wirksamkeit bei höherer Nebenwirkungsrate und die spärliche Datenlage mit nur einer Studie mit hohem Biasrisiko schränken die Evidenz für die Substanz deutlich ein.

Bewertung in Anlehnung an GRADE:
Ausgangswertung: hoch; Abzug eines Punkts wegen der spärlichen Datenlage und eines zusätzlichen Punktes wegen Limitierungen der Studienqualität (es konnte nur eine Studie eingeschlossen werden, die zudem mit einem hohen Risiko für Bias behaftet war (SIGN 1-)); daher final: gering.

Bemerkungen zum Konsensusprozess:
Die Entscheidung für einen Empfehlungsgrad 0 mit abratender Empfehlung wurde durch die oben erwähnte erhöhte Rate unerwünschter Wirkungen bei nur vergleichbarer Wirksamkeit mit Valproat in Monotherapie unterstützt.

Empfehlung	Empfehlungsgrad
Therapie-Manie22	0
Abratend: Die Gabe von Levetiracetam in der Behandlung der akuten Manie *zusätzlich* zu Valproat kann *nicht* empfohlen werden.	

5.2.1.5.3.3 Lithium bzw. Valproat und Topiramat
Eingeschlossene Studien
In einer randomisierten, doppelt verblindeten, kontrollierten Vergleichsstudie wurde die *zusätzliche* Gabe von Topiramat oder Placebo zu einer bestehenden Lithium- bzw. Valproatbehandlung untersucht (Chengappa et al. 2006).

Autoren, Jahr	Design	Diagn Setting	Dauer	Studienarme			Hauptzielkriterium	SIGN
(Chengappa et al. 2006)	randomisiert, doppelt verblindet	Bipolar I Störung, ggw. Manie oder gemischte Episode bestehende Behandlung mit Lithium oder Valproat* ambulant	12 Wo	Lithium bzw. Valproat + Topiramat N = 143	Lithium bzw. Valproat + Placebo N = 144	-	Symptomschwere Manie (YMRS)	1++

*für mindestens die letzten 6 Wochen vor Screening mit stabiler Dosierung während der letzten zwei Wochen vor Screening, Serumspiegel bei Screening 0,5–1,2 meq/l bei Lithium und 45–100 mg/l für Valproat

Alle ausgeschlossenen Publikationen (inklusive nicht eingeschlossener nichtvergleichender Studien und vergleichender Studien, deren Ergebnisse nicht genutzt wurden, da die Verlässlichkeit dieser Ergebnisse nicht sicher einzuschätzen war) sind im Anhang A3 aufgelistet.

Ergebnisse:
Die Wirksamkeit einer *zusätzlichen* Gabe von Topiramat bei bestehender Lithium- bzw. Valproatbehandlung war vergleichbar mit der einer zusätzlichen Placebogabe. Die Rate unerwünschter Wirkungen war numerisch höher unter Topiramat, die Substanz wurde jedoch gut toleriert.

Die Qualitätsbewertung und die Extraktionsbögen mit den Ergebnissen der Studien werden auf Anfrage zugänglich gemacht.

Studienfinanzierung und potentielle Interessenkonflikte:
Die Studie wurde vom Hersteller des Topiramat-Präparats Ortho-McNeil (-Janssen) Neurologics finanziell unterstützt. Vier der fünf Autoren waren Firmenangestellte. Eine Stellungnahme zu potentiellen Interessenkonflikten ist vorhanden.

Zusammenfassung
Topiramat *zusätzlich* zu einer bestehenden Lithium- bzw. Valproatbehandlung zeigte keinen zusätzlichen antimanischen Effekt, war jedoch mit einer höheren Rate unerwünschter Wirkungen behaftet.

Bewertung in Anlehnung an GRADE:
Ausgangswertung: hoch; Abzug eines Punktes wegen der spärlichen Datenlage. Kein Punktabzug wegen Limitierungen der Studienqualität, da die eingeschlossene Studie nur mit einem geringen Risiko für Bias behaftet war (SIGN 1++); daher final: moderat.

Bemerkungen zum Konsensusprozess:
Die Entscheidung für eine abratende Empfehlung wurde aufgrund der geschilderten Datenlage unterstützt.

Empfehlung	Empfehlungsgrad
Therapie-Manie23	B
Abratend: Wegen fehlender Wirksamkeit sollte Topiramat *nicht* zusätzlich zu Lithium oder Valproat zur Behandlung der akuten Manie eingesetzt werden.	

5.2.1.5.3.4 Lithium bzw. Valproat bzw. deren Kombination und Gabapentin
Eingeschlossene Studien
Eine randomisierte, doppelt verblindete, placebokontrollierte Studie wurde eingeschlossen, welche die *zusätzliche* Gabe von Gabapentin zu einer bestehenden Behandlung mit Lithium bzw. Valproat bzw. der Kombination der beiden Wirkstoffe untersuchte (Pande et al. 2000).

Autoren, Jahr	Design	Diagn Setting	Dauer	Studienarme			Hauptzielkriterium	SIGN
Pande et al. 2000 (#629)	randomisiert, doppelt verblindet	Bipolar I Störung, ggw. Manie, Hypomanie oder gemischte Episode bestehende Behandlung mit Lithium oder Valproat oder deren Kombination* ambulant	10 Wo	Lithium bzw. Valproat bzw. Lithium+- Valproat + Gabapentin Gabapentin: 600– 3600 mg/d (t. i. d.) N = 58	Lithium bzw. Valproat bzw. Lithium+- Valproat + Placebo N = 59	-	Symptomschwere Manie (YMRS) Symptomschwere Depression (HAMD)	1-

*Plasmaspiegel von Lithium von mind. 0,5 meq/l oder von Valproat von mind. 50 µg/ml

Alle ausgeschlossenen Publikationen (inklusive nicht eingeschlossener nichtvergleichender Studien und vergleichender Studien, deren Ergebnisse nicht genutzt wurden, da die Verlässlichkeit dieser Ergebnisse nicht sicher einzuschätzen war) sind im Anhang A3 aufgelistet.

Ergebnisse
Die Wirksamkeit der zusätzlichen Gabe von Gabapentin war signifikant schlechter als die von Placebo. Die Rate unerwünschter Wirkungen war numerisch höher in der Gabapentin-Gruppe (Pande et al. 2000; #629).

Die Qualitätsbewertung und die Extraktionsbögen mit den Ergebnissen der Studien werden auf Anfrage zugänglich gemacht.

Studienfinanzierung und potentielle Interessenkonflikte:
Die Studie wurde vom Hersteller des Gabapentin-Präparats Parke-Davis Research Division der Warner-Lambert Company finanziell unterstützt. Der Erstautor war Firmenangestellter, die Affiliation der Co-Autoren wird nicht berichtet. Eine Stellungnahme zu potentiellen Interessenkonflikten fehlt.

Zusammenfassung

Gabapentin zusätzlich zu einer bestehenden Behandlung mit Lithium bzw. Valproat bzw. der Kombination der beiden Wirkstoffe war weniger gut antimanisch wirksam als Placebo und mit numerisch mehr unerwünschten Wirkungen behaftet.

Bewertung in Anlehnung an GRADE:

Ausgangswertung: hoch; Abzug eines Punkts wegen der spärlichen Datenlage und eines weiteren Punktes wegen Limitierungen der Studienqualität, da die einzige eingeschlossene Studie mit einem hohen Risiko für Bias behaftet war (SIGN 1-); daher final: gering.

Bemerkungen zum Konsensusprozess:

Die Entscheidung für eine abratende Empfehlung wurde aufgrund der geschilderten Datenlage unterstützt.

Empfehlung	Empfehlungsgrad
Therapie-Manie24	0
Abratend: Die Gabe von Gabapentin zusätzlich zu Lithium und/oder Valproat zur Behandlung der Manie kann *nicht* empfohlen werden.	

5.2.1.5.4 Carbamazepin und Free and Easy Wanderer Plus (FEWP)

Das Rezept Xiaoyaosan (Free and Easy Wanderer Plus) (FEWP, dt.: Pulver des heiteren Umherwanderns) gehört laut der International Society for Chinese Medicine (SMS, Societas medicinae sinensis) zu den häufigsten in Deutschland verwendeten Rezepten, da es in Modifikationen für eine Reihe häufiger Beschwerdebilder verwendet wird: Prämenstruelles Syndrom (PMS), Dysmenorrhoe, Spannungszustände, Reizdarmsyndrom, depressive Verstimmung.

Laut der International Society for Chinese Medicine (SMS, Societas medicinae sinensis) sind in der Mixtur folgende Inhaltsstoffe enthalten: Bupleuri radix (Chaihu) 9 g, Angelicae sinensis radix (Danggui) 9 g, Paeoniae radix lactiflora (Baishao) 9 g, Atractylodis macrocephalae rhizoma (Baizhu) 6 g, Poria (Fuling) 6 g, Glycyrrhizae radix (Gancao) 3 g, Zingiberis rhizoma (Ganjiang) 3 g, Menthae herba (Bohe) 3 g.

Eingeschlossene Studien

Eine randomisierte, doppelt verblindete 3-armige Studie wurde eingeschlossen (Zhang et al. 2007), in welcher die *Kombination* von Carbamazepin mit Free and Easy Wanderer Plus (FEWP) gegenüber einer Monotherapie mit Carbamazepin und gegenüber Placebo untersucht wurde.

Autoren, Jahr	Design	Diagn Setting	Dauer	Studienarme			Hauptzielkriterium	SIGN
Zhang et al. 2007 (#1567)	randomisiert, doppelt verblindet	Bipolare Störung, ggw. Manie oder gemischte Episode (Patienten mit depressiver Episode siehe Subkapitel) stationär	12 Wo	Carbamazepin + FEWP Carbamazepin: initial 300 mg/d; ggf. Aufdosierung auf 800 mg/d FEWP: 36 g/d N = 46 (43 in Auswertung)	Carbamazepin (IR) initial 300 mg/d; ggf. Aufdosierung auf 800 mg/d N = 43 (41 in der Auswertung)	Placebo N = 22 (21 in Auswertung)	Nicht explizit getrennt	1+

Alle ausgeschlossenen Publikationen (inklusive nicht eingeschlossener nichtvergleichender Studien und vergleichender Studien, deren Ergebnisse nicht genutzt wurden, da die Verlässlichkeit dieser Ergebnisse nicht sicher einzuschätzen war) sind im Anhang A3 aufgelistet.

Ergebnisse

Die *Kombination* von Carbamazepin mit FEWP war signifikant wirksamer als eine alleinige Placebogabe, jedoch nicht signifikant wirksamer als die Monotherapie mit Carbamazepin. Die Carbamazepin-Monotherapie war, wie im Abschnitt Monotherapie beschrieben, wirksamer als Placebo.

Die Rate der Studienabbrüche aufgrund fehlender Wirksamkeit oder Symptomverschlechterung war im Trend geringer in der Gruppe mit Kombination aus Carbamazepin und FEWP als in der Carbamazepin-Monotherapiegruppe und signifikant geringer als unter Placebo. Schwindel und Müdigkeit traten seltener in der Kombinationsgruppe als in der mit Carbamazepin-Monotherapie auf.

Die Qualitätsbewertung und die Extraktionsbögen mit den Ergebnissen der Studien werden auf Anfrage zugänglich gemacht.

Studienfinanzierung und potentielle Interessenkonflikte:
    Die Studie war nicht herstellerfinanziert (sondern durch das Stanley Medical Research Institute). Eine Stellungnahme zu potentiellen Interessenkonflikten fehlt.

Zusammenfassung

Die Kombination der chinesischen Mixtur Free and Easy Wanderer Plus (FEWP) mit Carbamazepin war wirksam, jedoch nicht signifikant wirksamer als eine Carbamazepin-Monotherapie.

5.2.1.5.5 Entscheidung Konsensuskonferenz

Da (1) die Informationen zu der untersuchten chinesischen Mixtur trotz offizieller Anfragen bei der International Society for Chinese Medicine (SMS, Societas medicinae sinensis) nicht als ausreichend zu bewerten sind, die Zusammensetzung nachvollziehen zu können und mögliche unerwünschte Wirkungen einschätzen zu können, da (2) die Mixtur in der Regelversorgung in Deutschland nicht einfach zu beschaffen ist und (3) auf Grund der spärlichen Datenlage (nur eine Studie eingeschlossen, wenn auch mit einem nur moderaten Risiko für Bias (SIGN 1+)) wurde entschieden, weder Statement noch Empfehlung zu formulieren. Weitere Studien und eine solidere öffentlich erhältliche Information sind erforderlich.

5.2.1.5.6 Einsatz von Benzodiazepinen

Benzodiazepine werden meist als Zusatzbehandlung in der Manie mit dem Ziel eingesetzt, Überaktivität zu reduzieren und Schlaf zu induzieren. Hierbei werden insbesondere Clonazepam (1–2 mg/Tag), Lorazepam (bis zu 8 mg/Tag) und Diazepam (bis zu 40 mg/Tag) eingesetzt.

Für den Einsatz von Lorazepam wurde eine randomisierte, doppelt verblindete Kurzzeitstudie eingeschlossen, welche diese Behandlung akut agitierter manischer Patienten mit der mit Olanzapin und Placebo verglich (intramuskulär, Meehan et al. 2001). Hier war eine Komedikation mit Lithium oder Valproat erlaubt, sofern sie bereits vor Studienbeginn bestand, Dosisanpassungen waren nicht erlaubt.

Autoren, Jahr	Design	Diagn Setting	Dauer	Studienarme			Hauptzielkriterium	SIGN
Meehan et al. 2001 (#566)	randomisiert, doppelt verblindet	Bipolar I Störung, ggw. Manie oder gemischte Episode (DSM-III-R) stationär	24 Stunden	Lorazepam - erste und zweite intramuskuläre Injektion jeweils 2 mg; dritte Injektion 1 mg N = 51	Olanzapin - erste und zweite intramuskuläre Injektion jeweils 10 mg; dritte Injektion 5 mg N = 99	Placebo - erste und zweite intramuskuläre Injektion jeweils Placebo; dritte Injektion Olanzapin 10 mg N = 51	Veränderung Symptom-schwere (PANSS-EC)	1+

Zusätzlich wurden aus einem RCT Daten im Sinne eines Vorher-Nachher-Vergleichs gewonnen, da die Verlässlichkeit der Ergebnisse bezüglich der Studienarmvergleiche nicht sicher einzuschätzen war (Bradwejn et al. 1990, SIGN 2-).

Für Clonazepam wurden aus zwei RCT Daten im Sinne eines Vorher-Nachher-Vergleichs gewonnen, da die Verlässlichkeit der Ergebnisse bezüglich der Studienarmvergleiche nicht sicher einzuschätzen war (Clark et al. 1997, nochmals Bradwejn et al. 1990, SIGN 2-).

In der Studie von Bradwejn et al. 1990 wurden die Patienten mit akuter Manie (DSM-III) für 14 Tage randomisiert und doppelt verblindet mit entweder Clonazepam (2–4 bis max. 24 mg/d) oder Lorazepam (2–4 bis max. 24 mg/d) behandelt. Co-Medikation war nicht erlaubt.

In der Studie von Clark et al. 1997 wurden Patienten mit Bipolar-I-Störung, gegenwärtig manische Episode über 4 Wochen randomisiert und einfach verblindet mit entweder Clonazepam (2 bis max. 16 mg/d) oder Lithium behandelt. Im Falle von Agitiertheit, welche nicht ausreichend mit der Studienmedikation behandelt werden konnte, war in beiden Gruppen die zusätzliche Gabe von Clothiapin bis max. 240 mg/d erlaubt, eine andere Co-Medikation war nicht erlaubt.

Alle ausgeschlossenen Publikationen (inklusive nicht eingeschlossener nichtvergleichender Studien und vergleichender Studien, deren Ergebnisse nicht genutzt wurden, da die Verlässlichkeit dieser Ergebnisse nicht sicher einzuschätzen war) sind im Anhang A3 aufgelistet.

Ergebnisse:

In der Studie von Meehan et al. 2001 war Lorazepam, verglichen mit Placebo, nach 2 Stunden im Trend wirksamer gegen die Agitiertheit ($p = 0,053$), jedoch signifikant weniger gut wirksam als Olanzapin. Nach 24 Stunden blieb Lorazepam weiterhin im Trend besser wirksam verglichen mit Placebo ($p = 0,08$), Olanzapin war weiterhin signifikant wirksamer als Placebo, es bestand jedoch dann kein Unterschied mehr zwischen den aktiven Substanzen. Beide Substanzen waren relativ gut verträglich.

In der Studie von Bradwejn et al. 1990 war der klinische Gesamteindruck der Schwere der Erkrankung unter Lorazepam nach 14 Tagen im Vergleich zu Baseline signifikant besser. Unter Clonazepam kam es zu keiner signifikanten Veränderung gegenüber Baseline. In der Studie von Clark et al. 1997 waren die Schweregrade der Manie und der allgemeinen Psychopathologie nach 4 Wochen unter Clonazepam im Vergleich zu Baseline geringer, d. h. eine Besserung war eingetreten.

Die verwendeten Benzodiazepine waren gut verträglich.

Studienfinanzierung und potentielle Interessenkonflikte:
Die Studie gegen Olanzapin Meehan et al. 2001 wurde durch den Hersteller des Olanzapin-Präparats (Eli Lilly) finanziert. Eine Stellungnahme zu potentiellen Interessenkonflikten fehlt, neun der Autoren inklusive der Erstautorin waren Firmenangestellte.
Die Studie von Bradwejn et al. 1990 war nicht herstellerfinanziert, sondern wurde von in Teilen von der St. Mary's Hospital Foundation und dem St. Mary's Hospital Psychopharmacology Fund finanziell unterstützt. Lediglich die Studienmedikation wurde von Wyeth gestellt. Eine Stellungnahme zu potentiellen Interessenkonflikten fehlt.
In der Publikation der Studie von Clark et al. 1997 ist keine Aussage zur Finanzierung der Studie enthalten, eine Stellungnahme zu potentiellen Interessenkonflikten fehlt.

Zusammenfassung:
Lorazepam war gegen die akute Agitiertheit im Rahmen einer Manie besser wirksam als Placebo und anfangs weniger gut, nach 24 h vergleichbar gut wirksam mit Olanzapin. Zur Frage der längeren Anwendung liegen nur unzureichend gut verwertbare Daten vor.

Entscheidung Konsensuskonferenz:
Empfehlung formulieren.

Empfehlung	Empfehlungsgrad
Therapie-Manie25	0
Benzodiazepine können unterstützend zur Reduktion einer Agitiertheit im Rahmen einer manischen Episode gegeben werden. Wegen des Abhängigkeitsrisikos soll die Behandlung jedoch nur zeitlich eng begrenzt erfolgen.	

5.2.1.6 In Entwicklung befindliche Substanzen zur Behandlung der Manie

5.2.1.6.1 Celecoxib

Celecoxib ist ein Arzneistoff aus der Gruppe der selektiven COX-2-Hemmer, der in der Behandlung von degenerativen Gelenkerkrankungen, chronischer Polyarthritis und Morbus Bechterew eingesetzt wird, und analgetische und anti-inflammatorische Eigenschaften besitzt. Aufgrund der Hypothese, dass affektive Störungen auch mit Entzündungsprozessen assoziiert sind, wurden mehrere Studien zur antidepressiven Wirkung der Substanz bei unipolar depressiven Episoden durchgeführt, allerdings ohne einheitliche Ergebnisse. Eine Arbeitsgruppe aus Iran publizierte 2 Pilotstudien zur Frage ob Celecoxib anti-manische Wirkungen bei Patienten mit bipolarer Manie besitzt.

Autoren, Jahr	Design	Diagn Setting	Dauer	Studienarme		Hauptzielkriterium	SIGN
(Arabzadeh et al. 2015)	randomisiert, doppelblind placebo-kontrolliert	BPD, manisch; YMRS ≥ 20; Iran (2 Zentren)	6 Wochen	Celecoxib 400 mg/d + Valproat N = 23	Placebo + Valproat N = 23	Veränderung Symptomschwere YMRS (Baseline-6 Wochen)	1++
(Kargar et al. 2015)	Randomisiert, placebo-kontrolliert, doppelblind	BPD, manisch; unter EKT-Behandlung	3 Wochen	Celecoxib (2xtgl. 200 mg) und EKT N = 16	Placebo und EKT N = 19	Veränderung Symptomschwere YMRS, Veränderung BDNF Level	1+

Ergebnisse: Es handelt sich um zwei Studien mit relativ kleiner Fallzahl. Die Studie von Arabzadeh et al. (2015) ist eine 6-wöchige, randomisierte, Placebo-kontrollierte, Studie mit 46 Patienten zu Wirksamkeit, Verträglichkeit und Sicherheit von Celecoxib (Tagesdosis 400 mg) als Add-on Therapie zu Valproat bei Patienten, die im Rahmen einer Bipolaren Störung (ohne psychotische Symptome) eine manische Episode hatten. Primärer Endpunkt war die durchschnittliche Änderung vom Ausgangswert bis Woche 6 auf der YMRS Skala. Die Studie von Kargar et al. (Kargar et al. 2015) war eine 3-wöchige randomisierte, Placebo-kontrollierte Studie zur antimanischen Wirksamkeit einer add-on Therapie mit Celecoxib bei Patienten (N = 35) mit Manie, die in den drei Wochen sechs Behandlungen mit EKT erhielten.

> Studienfinanzierung und potentielle Interessenkonflikte:
> Die Studie von Arabzadeh et al. 2015 war nicht herstellerfinanziert (sondern durch die Teheran Univerity of Medical Sciences). Die Autoren geben an, keine potentiellen Interessenkonflikte aufzuweisen. Die Studie von Kargar et al. 2015 war nicht herstellerfinanziert (sondern durch das Research Center for Raional Use of Drugs sowie die Teheran Univerity of Medical Sciences). Die Autoren geben an, keine potentiellen Interessenkonflikte aufzuweisen.

Zusammenfassung: Die zusätzliche Gabe von Celecoxib verbesserte in der ersten Studie signifikant (bei allgemein guter Verträglichkeit) die Symptome der Manie im Vergleich zu Placebo; die Rate der Remitter war signifikant zugunsten von Celecoxib erhöht (87 % vs 43,5 %) (Arabzadeh et al. 2015). Keine signifikanten Unterschiede zwischen den beiden Behandlungsgruppen fanden sich in der zweiten Studie (Kargar et al. 2015).

Weitere Studien mit einer längeren Follow-up Dauer und höheren Fallzahl sind notwendig, bevor die Datenlage zur Empfehlungsgenerierung ausreicht.

5.2.1.6.2 Eslicarbazepin-Acetat
Eingeschlossene Studien:
Eine randomisierte, kontrollierte, doppelt verblindete Studie wurde eingeschlossen (Grunze et al. 2015), in der bei über 18-jährigen Patienten Eslicarbazepin-Acetat gegenüber Plazebo zur Behandlung einer Manie untersucht wurde. Eslicarbazepin-Acetat ist ein Carbamazepin-Abkömmling, der wie Carbamazepin primär zur Behandlung bestimmter Formen von Epilepsie verwendet wird und nur hierfür in Deutschland zugelassen ist.

Autoren, Jahr	Design	Diagn Setting	Dauer	Studienarme			Hauptzielkriterium	SIGN
(Grunze et al. 2015)	randomisiert, doppelt verblindet	Bipolar I Störung, ggw. Manie Stationär oder ambulant	3Wo	Eslicarbazepin - initial 600 mg/d, Aufdosierung bis 1800 mg/d N = 64	Eslicarbazepin - initial 800 mg/d; Aufdosierung bis 2400 mg/d N = 57	Placebo- N = 40	Symptomschwere (YMRS)	1+

Alle ausgeschlossenen Publikationen (inklusive nicht eingeschlossener nichtvergleichender Studien und vergleichender Studien, deren Ergebnisse nicht genutzt wurden, da die Verlässlichkeit dieser Ergebnisse nicht sicher einzuschätzen war) sind im Anhang A3 aufgelistet.

Ergebnisse:
Im Vergleich zu Placebo fand sich kein signikanter Wirksamkeitsunterschied für beide Eslicarbazepin-Actet Studienarme. Bei der Analyse sekundärer Wirkparameter zegte sich für den Eslicarbazepin-Acetat 800–2400 mg Studienarm zu Studienende eine signikant höhere Prozentzahl an Patienten in Remission sowie eine signikant höhere Anzahl an Patienten mit einem CGI Punktwert ≤ 3 für „Manie" und „Bipolare Störung insgesamt".

Nebenwirkungen wurden von < 35 % der Patienten in allen Studienarmen berichtet. Diarrhoe und Kopfschmerz waren numerisch häufiger unter Eslicarbazepin-Acetat als unter Placebo, eine Testung auf Signifikanz wurde nicht durchgeführt.

Die Qualitätsbewertung und die Extraktionsbögen mit den Ergebnissen der Studien werden auf Anfrage zugänglich gemacht.

> Studienfinanzierung und potentielle Interessenkonflikte:
> Die Studie wurde durch den Hersteller des Eslicarbazepin-Acetat-Präparats (BIAL) finanziert. Drei der Co-Autoren waren Firmenangestellte. Eine Stellungnahme zu potentiellen Interessenkonflikte ist vorhanden.

Zusammenfassung:
Eslicarbazepin-Acetat verfehlte den statistisch signifikanten Nachweis antimanischer Wirksamkeit im primären Wirkparameter, und zeigte signifikante Wirksamkeit nur in sekundären Parametern. Bei Fehlen weiterer placebo-kontrollierter Studien (eine zweite Studie wurde aufgrund von Rekrutierungsproblemen vorzeitig beendet) unterstützt die derzeitige Datenlage daher keine Empfehlung für Eslicarbazepin-Acetat als Monotherapie der akuten Manie.

Weitere Antiepileptika, wie beispielsweise Phenytoin, Zonisamid, Retigabin, Topiramat, Gabapentin, Pregabalin und Tiagabin, sowie Substanzen wie Chlorpromazin, Tamoxifen, Calciumantagonisten und Memantin wurden als potentiell antimanisch diskutiert. Aufgrund fehlender eingeschlossener Studien oder solcher mit nur unzureichender Qualität können bezüglich dieser Substanzen gegenwärtig keine Empfehlungen formuliert werden.

5.2.2 Psychotherapie

5.2.2.1 Hintergrund

Die Idee, Psychotherapie in manischen oder hypomanischen Zuständen zu beginnen oder fortzusetzen, scheint auf den ersten Blick eventuell abwegig und wenig erfolgversprechend. Dies kann jedoch unter bestimmten Bedingungen sinnvoll sein. Erstens, wenn die akute manische Symptomatik im Rahmen einer bereits bestehenden Psychotherapie auftritt, ist es wichtig den Kontakt zu halten und die therapeutische Beziehung zu nutzen, um entweder motivationale Voraussetzungen für eine Veränderung zu schaffen oder gemeinsam entsprechende Veränderungen einzuleiten (z. B. durch den Einsatz bereits erarbeiteter kognitiver und/oder verhaltensnaher Strategien). Zweitens kann es sein, dass Betroffene auch gezielt in diesem Zustand Hilfe aufsuchen, wenn frühere Manien für das Individuum katastrophale Konsequenzen hatten und sich in die Euphorie Ängste und Befürchtungen mischen. Insbesondere im zweiten Fall ist aus klinischer Erfahrung damit zu rechnen, dass Angehörige oder andere wichtige Bezugspersonen entweder den Kontakt zu den Therapeuten initiieren oder ebenfalls zum vereinbarten Termin erscheinen. Im Idealfall und wenn die Betroffenen zustimmen, ist der Einbezug der Angehörigen in diesem Fall von großem Nutzen und erhöht die Erfolgschancen der Behandlung.

Eine psychotherapeutische Begleitung in hypomanischen und manischen Zuständen zielt einerseits auf eine Stabilisierung und Reduktion der Symptomatik bei den Betroffenen selbst hin (z. B. durch Stimuluskontrolle, Aktivitätsplan, Reduktion von Stimulation, Strategien zur Energieabfuhr), z. B. (Meyer et al. 2008), aber sie kann auch helfen, die emotionale Expressivität in Familie und Partnerschaften zu reduzieren oder vor einer Eskalation zu schützen. Ein Einüben von klaren Kommunikationsregeln – idealerweise unter Einbezug der Bezugspersonen in der Therapie – ist hierbei hilfreich, auch und vor allem unter Berücksichtigung von potenziell reizbar-aggressivem Verhalten (Meyer und Hautzinger 2004; Miklowitz 2010).

5.2.2.2 Psychotherapie in einer akuten (Hypo-)Manie
Eingeschlossene Studien:

Es wurde eine Studie eingeschlossen (Miller et al. 2004), welche prüft, ob Patienten mit einer akuten Symptomatik (davon etwa 75 % mit aktuell vorliegender manischer Episode) von einer psychotherapeutischen Behandlung hinsichtlich einer Reduktion der (hypo-) manischen Symptomatik profitieren. In dieser Studie wurden die Effekte einer familienfokussierten Psychotherapie auf die (hypo-)manische Symptomatik untersucht.

Autoren, Jahr	Design	Diagn Setting	Dauer	Studienarme			Hauptzielkriterium	SIGN
Miller et al. 2004 (# 713)	Randomisiert, Rater verblindet für Aspekte der Pharmako-therapie	Bipolar I Störung, ggw. affektive Episode (manisch, depressiv oder gemischt) stationär, teilstationär, ambulant	28 Monate	Pharmakotherapie +Individuelle Familientherapie N = 33 (davon N = 24 mit ggw. Manie)	Pharmakotherapie + Mehrfamilien-Gruppentherapie N = 30 (davon N = 23 mit ggw. Manie)	Pharmakotherapie N = 29 (davon N = 22 mit ggw. Manie)	Zeit bis Recovery	1-

Alle ausgeschlossenen Publikationen (inklusive nicht eingeschlossener nichtvergleichender Studien und vergleichender Studien, deren Ergebnisse nicht genutzt wurden, da die Verlässlichkeit dieser Ergebnisse nicht sicher einzuschätzen war) sind im Anhang A3 aufgelistet.

Ergebnisse:
Miller et al. 2004 vergleichen die Effektivität (Zeit bis zur Gesundung/Recovery) der Familientherapie und Pharmakotherapie (FT, n = 33), der Gruppenpsychoedukation in einem Setting mit mehreren Familien und Pharmakotherapie (PE, n = 30) und Pharmakotherapie alleine (n = 29) bei Patienten mit einer Bipolar-I-Erkrankung. Die Familientherapie fand somit entweder nur mit einer einzigen Familie (FT) oder mit mehreren Familien (PE) gleichzeitig statt. Nach 28 Monaten unterschieden sich die Recoveryraten der 69 Patienten mit einer akuten Manie zu Studienbeginn nicht signifikant zwischen den drei Gruppen (FT: 12/24 (50 %) vs. PE: 17/23 (74 %) vs. Pharmakotherapie: 13/22 (59 %), p = 0,24). Auch die Dauer bis zur Recovery unterschied sich nicht signifikant zwischen den Gruppen (FT: 11 Monate vs. PE: 6 Monate vs. Pharmakotherapie: 8 Monate, p = 0,48). Zu beachten ist die geringe Fallzahl pro Arm, die wahrscheinlich nicht ausreicht, potentielle Unterschiede bei zu erwartenden kleinen bis mittleren Effekten zwischen drei Bedingungen aufzuzeigen.

Es finden sich keine Angaben zu unerwünschten Wirkungen.

Die Qualitätsbewertung und die Extraktionsbögen mit den Ergebnissen der Studien werden auf Anfrage zugänglich gemacht.

Studienfinanzierung und potentielle Interessenkonflikte:
Die Studie von Miller et al. 2004 wurde vom amerikanischen National Institute of Mental Health (NIMH) finanziert. Eine Stellungnahme zu potentiellen Interessenkonflikten fehlt.

Bewertung in Anlehnung an GRADE:
Ausgangswertung: hoch; Abzug eines Punktes wegen Limitierungen der Studienqualität und eines weiteren Punktes wegen spärlicher Datenlage (nur eine Studie, die zudem mit einem hohen Risiko für Bias behaftet war (SIGN 1-)). Daher final: gering.

Bemerkungen zum Konsensusprozess:
Im Konsensusprozess wurde darauf hingewiesen, dass die Erforschung der akuten Effektivität einer psychotherapeutischen Maßnahme bei (Hypo-)Manien bislang noch nicht im Forschungsfokus stand. Somit sollte hier weitere Forschung unterstützt werden.

Statement	Empfehlungsgrad
Therapie-Manie26	**Statement**
Es gibt bislang keine empirischen Belege, dass eine spezifische Psychotherapie oder eine Psychoedukation bei der Behandlung einer akuten manischen Episode wirkt.	

5.2.2.3 Psychotherapie bei hypomanischer Symptomatik nach akuten Episoden oder im Verlauf der Erkrankung

5.2.2.3.1 Psychoedukation
Eingeschlossene Studien:
Im Bereich der Psychoedukation wurde die Studie von (van Gent et al. 1988) eingeschlossen, welche Hinweise auf die Wirksamkeit einer zusätzlichen Psychoedukation zu einer bestehenden phasenprophylaktischen Lithiumbehandlung auf die hypomanische Symptomatik lieferte.

Autoren, Jahr	Design	Diagn Setting	Dauer	Studienarme		Hauptzielkriterium	SIGN
van Gent et al. 1988 (#1235)	Nicht randomisiert, Rater verblindet	Bipolare Störung (DSM III) Bestehende Lithiumbehandlung*	15 Monate	Gruppenpsycho-edukation (10 × 90 min) N = 20	Wartegruppe N = 14	Nicht explizit getrennt	1-

*seit mindestens 6 Monaten

Zusätzlich wurden Informationen aus der Studie von (Simon et al. 2005a) gewonnen. In dieser wurde ein komplexes Behandlungsmanagementprogramm zusätzlich zur Standardbehandlung mit der Standardbehandlung verglichen. Das Behandlungsmanagementprogramm bestand aus mehreren Komponenten, u. a. einer Psychoedukationsgruppe und Einzelterminen mit dem Fachpflegepersonal sowie Telefonkontakten. Da der Anteil der Psychoedukation an der Wirkung jedoch nicht separiert werden kann, wurde die Studie nur zur Information aufgenommen.

Alle ausgeschlossenen Publikationen (inklusive nicht eingeschlossener nichtvergleichender Studien und vergleichender Studien, deren Ergebnisse nicht genutzt wurden, da die Verlässlichkeit dieser Ergebnisse nicht sicher einzuschätzen war) sind im Anhang A3 aufgelistet.

Ergebnisse:
Van Gent und Kollegen (van Gent et al. 1988) untersuchten 20 Patienten einer Psychoedukationsgruppe (10 Sitzungen) und 14 Patienten einer Wartekontrollgruppe. Ein Follow-up fand nach 3 und 18 Monaten statt. Die Ergebnisse zeigen zu keinem Zeitpunkt einen signifikanten Unterschied hinsichtlich der gehobenen Stimmung zwischen den beiden Gruppen.

Es finden sich keine Angaben zu unerwünschten Wirkungen.

Die Qualitätsbewertung und die Extraktionsbögen mit den Ergebnissen der Studien werden auf Anfrage zugänglich gemacht.

Studienfinanzierung und potentielle Interessenkonflikte:
Zur Finanzierung der Studie von van Gent et al. 1988 finden sich keine Angaben. Eine Stellungnahme zu potentiellen Interessenkonflikten fehlt.

5 Therapie

In der oben erwähnten Studie von (Simon et al. 2005a) wies die Interventionsgruppe über die 12 Monate hinweg geringere (hypo-)manische Symptome im Vergleich zur Kontrollgruppe (p = 0,025) auf.

Bewertung in Anlehnung an GRADE:
Ausgangswertung: hoch; Abzug eines Punktes wegen Limitierungen der Studienqualität und eines weiteren Punktes wegen spärlicher Datenlage (nur eine Studie, die zudem mit einem hohen Risiko für Bias behaftet war (SIGN 1-)). Bezüglich der Direktheit der Evidenz musste beachtet werden, dass keine getrennte Auswertung für initial hypomanische Patienten erfolgte. Daher final: gering.

5.2.2.3.2 Kognitive Verhaltenstherapie
Eingeschlossene Studien:
Es wurden zwei randomisierte, kontrollierte Studien eingeschlossen. In der Studie von Lam et al. (Lam et al. 2003, 2005a) wurden 52 Patienten einer KVT-Behandlung (über 30 Monate) plus minimaler psychiatrischer Behandlung mit 51 Patienten einer minimalen psychiatrischen Behandlung verglichen, wobei keiner der Patienten die Kriterien einer affektiven Episode zu Studienbeginn erfüllte. Nach 6, 12, 18, 24 und 30 Monaten erfolgte eine Follow-up Untersuchung. Das Hauptziel der Studie bestand in der Rückfallprävention. (Scott et al. 2001) untersuchten 42 Bipolar-I- und II-Patienten, die sich zu Beginn der Behandlung in einem euthymen, depressiven, hypomanischen, gemischten oder Rapid-Cycling-Zustand befanden. Die Patienten wurden einer KVT-Behandlung, einer Einzelpsychotherapie über 6 Monate, oder einer Warte-Kontrollgruppe randomisiert zugeordnet. Die Behandlung auch mit Psychopharmaka wie bislang war erlaubt.

Autoren, Jahr	Design	Diagn Setting	Dauer	Studienarme		Hauptzielkriterium	SIGN
Lam et al. 2003 (#711)	randomisiert, Rater verblindet	Bipolar I Störung, ggw. nicht in Episode bestehende phasen-prophylaktische Behandlung* ambulant	12 Monate	Minimale psychiatrische Versorgung (Stimmungsstabilisierer mit regelmäßiger ambulanter psychiatrischer Behandlung) + KVT N = 51	Minimale psychiatrische Versorgung (Stimmungsstabilisierer mit regelmäßiger ambulanter psychiatrischer Behandlung) N = 52	4 Endpunkte als primär und weiter 4 als sekundär bezeichnet, daher nicht explizit getrennt	1-

Autoren, Jahr	Design	Diagn Setting	Dauer	Studienarme		Hauptzielkriterium	SIGN
Lam et al. 2005a (#711B)							
Scott et al. 2001 (#717)	randomisiert, nicht verblindet	Bipolare Störung (I oder II) ambulant	18 Monate	KVT** N = 21	Wartekontrolle** N = 21	Nicht explizit getrennt	1-

Zusätzliche Publikationen zur Hauptpublikation kursiv
*in adäquater Dosierung lt. British National Formulary
**Behandlung auch mit Psychopharmaka wie bislang erlaubt

Alle ausgeschlossenen Publikationen (inklusive nicht eingeschlossener nichtvergleichender Studien und vergleichender Studien, deren Ergebnisse nicht genutzt wurden, da die Verlässlichkeit dieser Ergebnisse nicht sicher einzuschätzen war) sind im Anhang A3 aufgelistet.

Ergebnisse:
Bei Lam et al. (Lam et al. 2003, 2005a) wies die KVT-Gruppe zu mehreren Messzeitpunkten der ersten 12 Monate signifikant geringere Werte (p = 0,03; p = 0,01) auf der Subskala Activation der Internal State Scale auf im Vergleich zur Kontrollgruppe (Lam et al. 2003). Die Werte der Skala Mania Rating Scale waren in beiden Gruppen über den gesamten Zeitraum gering, sie unterschieden sich nach 30 Monaten signifikant (p = 0,04), nicht jedoch nach 6, 12, 18 und 24 Monaten (p = 0,47, p = 0,06, p = 0,14, p = 0,56, Lam et al. 2003, 2005a).

Im Gegensatz zur Kontrollgruppe zeigte die KVT-Gruppe in der Studie von Scott et al. 2001 eine signifikante Reduktion der Werte auf der Subskala Aktivität der Internal State Scale (p = 0,007), die u. a. Gedankenrasen, Ruhelosigkeit und Impulsivität erfasst.

Es finden sich in den Publikationen keine Angaben zu unerwünschten Wirkungen.

Die Qualitätsbewertung und die Extraktionsbögen mit den Ergebnissen der Studien werden auf Anfrage zugänglich gemacht.

Studienfinanzierung und potentielle Interessenkonflikte:
  Zur Finanzierung der Studie von Lam et al. 2003 finden sich keine Angaben. Eine Stellungnahme zu potentiellen Interessenkonflikten fehlt.
  Die Studie von Scott et al. 2001 wurde durch das britische Medical Research Councel (MRC) finanziert. Eine Stellungnahme zu potentiellen Interessenkonflikten fehlt.

Bewertung in Anlehnung an GRADE:
Ausgangswertung: hoch; Abzug eines Punktes wegen Limitierungen der Studienqualität und eines weiteren Punktes wegen spärlicher Datenlage (nur zwei Studien, die zudem mit einem hohen Risiko für Bias behaftet waren (SIGN 1-)). Bezüglich der Direktheit der

Evidenz musste beachtet werden, dass keine getrennte Auswertung für initial hypomanische Patienten erfolgte. Daher final: gering.

5.2.2.3.3 Familienfokussierte Therapie
Eingeschlossene Studien:
Es wurde eine randomisierte, kontrollierte Studie mit Verblindung der Rater eingeschlossen (Miklowitz et al. 2000, 2003b), in der 31 Bipolar-I-Patienten zusätzlich zur Pharmakotherapie eine Familien-fokussierte Behandlung (FFT) und 70 Patienten als Kontrollbedingung eine Form von Edukation und Krisenmanagement erhielten. Die Intervention dauerte über 9 Monate. Nach 12 Monaten und 24 Monaten erfolgte eine Follow-Up- Untersuchung.

Autoren, Jahr	Design	Diagn Setting	Dauer	Studienarme		Hauptzielkriterium	SIGN
Miklowitz et al. 2000 (#712A)	Randomisiert, Rater verblindet	Bipolar I Störung (DSM-III-R), manische, depressive oder gemischte Episode innerhalb der letzten 3 Monate ambulant und stationär	24 Monate	Pharmakotherapie + Familienfokussierte Intervention (FFT) N = 31	Pharmakotherapie + Edukation und Krisenmanagement (CM) N = 70	Nicht explizit getrennt	1-
Miklowitz et al. 2003 (#712B)							

Zusätzliche Publikationen zur Hauptpublikation kursiv

Alle ausgeschlossenen Publikationen (inklusive nicht eingeschlossener nichtvergleichender Studien und vergleichender Studien, deren Ergebnisse nicht genutzt wurden, da die Verlässlichkeit dieser Ergebnisse nicht sicher einzuschätzen war) sind im Anhang A3 aufgelistet.

Ergebnisse:
Miklowitz et al. (2000, 2003) fanden in der Completer-Analyse (d. h. bei Patienten, die bis zum Follow-Up nach 12 Monaten in der Studie verblieben, n = 28 bzw. n = 51) keinen signifikanten Unterschied hinsichtlich der Manie-Werte auf der SADS-C-Skala (p = 0,59). Nach 24 Monaten gab es einen Trend dahingehend, dass die Patienten mit einer FFT geringer hypomanische Symptome zeigten als die Kontrollgruppe (p = 0,06). Die primären Outcomes Rückfall und Zeit bis zum Rückfall werden im Abschnitt Phasenprophylaxe berichtet.

Es finden sich keine Angaben zu unerwünschten Wirkungen.

Die Qualitätsbewertung und die Extraktionsbögen mit den Ergebnissen der Studien werden auf Anfrage zugänglich gemacht.

Studienfinanzierung und potentielle Interessenkonflikte:
    Zur Finanzierung der Studie von Lam et al. 2003 finden sich keine Angaben. Eine Stellungnahme zu potentiellen Interessenkonflikten fehlt.

Bewertung in Anlehnung an GRADE:
Ausgangswertung: hoch; Abzug eines Punktes wegen Limitierungen der Studienqualität und eines weiteren Punktes wegen spärlicher Datenlage (nur eine Studie, die zudem mit einem hohen Risiko für Bias behaftet war (SIGN 1-)). Bezüglich der Direktheit der Evidenz musste beachtet werden, dass keine getrennte Auswertung für initial hypomanische Patienten erfolgte. Daher final: gering.

5.2.2.3.4 Zusammenfassung zur Psychotherapie bei hypomanischer Symptomatik nach akuten Episoden oder im Verlauf der Erkrankung

Durch begleitende psychotherapeutische Interventionen bei Patienten mit hypomanischer Symptomatik nach einer akuten Episode oder im Verlauf der Erkrankung konnte in den vorliegenden Studien z. T. eine Reduktion der Schwere und Dauer der hypomanischen Symptomatik erreicht werden.

Bemerkungen zum Konsensusprozess:
Auch hier wurde im Konsensusprozess darauf hingewiesen, dass die Erforschung der akuten Effektivität einer psychotherapeutischen Maßnahme bei (Hypo-)Manien bislang noch nicht im Forschungsfokus stand. Somit sollte hier weitere Forschung unterstützt werden.

Empfehlung	Empfehlungsgrad
Therapie-Manie27 Bei leichten Manien und Hypomanien kann eine Psychotherapie (Kognitive Verhaltenstherapie, Psychoedukation, Familien-fokussierte Behandlung) angeboten werden, um positive Effekte auf die Dauer und Intensität der Symptome zu erzielen, indem gemeinsam verhaltensnahe Maßnahmen erarbeitet werden (z. B. konkrete tagesbezogene Aktivitätenpläne, klare Tagesstruktur, eindeutige und umrissene Zielvereinbarungen).	0

5.2.2.4 Akute gemischte Episode

Zu dieser Fragestellung lag keine einschließbare Evidenz vor, da in keiner Studie mit ausreichend hoher Qualität die Auswertungen direkt auf das Ausmaß der gemischten Symptomatik abzielen. Als Indikatoren für potentielle Effekte von Psychotherapie auf gemischte Symptome könnten nur Indikatoren wie z. B. Ausmaß affektiver Symptome oder Summenwerte aus Depressions- und Manieskalen herangezogen werden. Allerdings werden in keiner der vorliegenden Studien Patienten mit akut gemischter Symptomatik getrennt analysiert.

Statement	Empfehlungsgrad
Therapie-Manie28	**Statement**
Die Frage, ob eine psychotherapeutische Behandlung bei der Behandlung einer gemischten Episode im Rahmen einer Bipolaren Störung wirksam ist, kann aufgrund der mangelnden Evidenz zu dieser Fragestellung nicht beantwortet werden.	

5.2.3 Nicht-medikamentöse somatische Therapieverfahren

5.2.3.1 Elektrokonvulsionstherapie (EKT)
Eingeschlossene Studien:
Zur Bewertung der Evidenzlage konnten insgesamt 3 Studien eingeschlossen werden, Zwei davon konnten als vergleichende Studie zweier Applikationensformen genutzt werden (Hiremani et al. 2008; Barekatain et al. 2008). Keine der Studien wurde für den direkten Wirksamkeitsnachweis einer EKT im Vergleich zu Placebo (Sham-EKT) konzipiert.

Autoren, Jahr	Design	Diagn Setting	Dauer	Studienarme			Hauptzielkriterium	E
(Hiremani et al. 2008)	randomisiert einfach verblindet (Patient), Rater verblindet	Manische Episode stationär	3 Wo	Bi-frontale EKT* 3x/Wo N = 17	Bi-temporale EKT* 3x/Wo N = 19	-	Nicht explizit getrennt	1-
(Barekatain et al. 2008)	randomisiert einfach verblindet (Patient), Rater verblindet	Bipolar I Störung, ggw. Manie stationär	2–4 Wo	Bi-frontale EKT** 3x/Wo N = 14	Bi-temporale EKT** 3x/Wo N = 14	-	Nicht explizit getrennt	1-

*zusätzlich Neuroleptika und Benzodiazepine wie benötigt, Stimmungsstabilisierer wurden 3 Tage vor Beginn der Behandlung abgesetzt und erst nach Ende der Behandlung wieder angesetzt
**zusätzlich Benzodiazepine wie benötigt

Eine Studie wurde als Vergleichsstudie zweier Dosierungen entworfen, wurde jedoch auf Grund von nicht sicher einzuschätzender Verlässlichkeit der Ergebnisse nur im vorher/nachher Vergleich pro Studienarm genutzt (Mohan et al. 2009).

Autoren, Jahr	Design	Diagn Setting	Dauer	Studienarme		Hauptzielkriterium	E
(Mohan et al. 2009)	randomisiert einfach verblindet (Patient), Rater verblindet	Bipolar I Störung, ggw. Manie stationär	k. A.	EKT* (Intensität + 30 mC über der Krampfschwelle) N = 26	EKT* (Intensität 2,5-fach der Krampfschwelle) N = 24	Anzahl der Tage und Anzahl der EKT-Behandlungen bis zur Verbesserung und Remission	2-

*zusätzlich Risperidon oder Olanzapin, Haloperidol und Benzodiazepine wie benötigt, Stimmungsstabilisierer wurden vor Beginn der Behandlung abgesetzt und erst nach Ende der Behandlung wieder angesetzt

Alle ausgeschlossenen Publikationen (inklusive nicht eingeschlossener nichtvergleichender Studien und vergleichender Studien, deren Ergebnisse nicht genutzt wurden, da die Verlässlichkeit dieser Ergebnisse nicht sicher einzuschätzen war) sind im Anhang A3 aufgelistet.

Ergebnisse:
In beiden Studien (Hiremani et al. 2008; Barekatain et al. 2008) wurde die Wirksamkeit einer bifrontalen Stimulation mit der der etablierten bitemporalen Stimulation bei 28 oder 36 Patienten verglichen und erwies sich als mindestens gleich gut wirksam.

Es gab keine signifikanten Unterschiede im neurokognitiven Funktionsvermögen am Ende der Studie von Hiremani et al. 2008, wobei die Patienten nach bitemporaler Stimulation numerisch langsamer im Trail Making Test und in der Mini-Mental-State Examination (MMSE) um einen Punkt schlechter waren als nach bifrontaler.

Bei Barekatain et al. 2008 war der Score in der Mini-Mental-State Examination signifikant schlechter nach bitemporaler als nach bifrontaler Stimulation (Unterschied jedoch ebenfalls nur 1,1 Punkte, 24,6 vs. 25,7).

In einer Studie (Mohan et al. 2009) wurde die Wirksamkeit von niedriger und höherer Stimulationsdosis bei bilateraler EKT (keine Angabe, ob bitemporal oder bifrontal stimuliert wurde) untersucht. Beide Dosierungen führten einzeln betrachtet beide zu einer signifikanten Besserung der Symptomatik verglichen mit Baseline.

Die Qualitätsbewertung und die Extraktionsbögen mit den Ergebnissen der Studien werden auf Anfrage zugänglich gemacht.

5 Therapie

Studienfinanzierung und potentielle Interessenkonflikte:
Die Studie von Hiremani et al. 2008 wurde vom Indian Council of Medical Research finanziell unterstützt. Eine Stellungnahme zu potentiellen Interessenkonflikten ist vorhanden.
Zur Finanzierung der Studie von Barekatain et al. 2008 findet sich keine Angabe. Eine Stellungnahme zu potentiellen Interessenkonflikten fehlt.
Die Studie von Mohan et al. 2009 wurde durch das Christian Medical College finanziert. Eine Stellungnahme zu potentiellen Interessenkonflikten fehlt.

Bewertung in Anlehnung an GRADE:

Ausgangswertung: hoch; Abzug eines Punktes wegen Limitierungen der Studienqualität und eines weiteren Punktes wegen spärlicher Datenlage (nur zwei Studien, die zudem mit einem hohen Risiko für Bias behaftet waren (SIGN 1-)) und einer weiteren, bei der nur vorher/nachher-Ergebnisse verwendet werden konnten. Zusätzlich konnte der Einfluss der Komedikation auf die Ergebnisse nicht gut abgeschätzt werden; daher final: gering.

Bemerkungen zum Konsensusprozess:

Upgrade um ein Grad für die Behandlung pharmakotherapieresistenter manischer Episoden aufgrund des Mangels an Behandlungsalternativen, da bei nicht ausreichender Behandlung und längerer Episodendauer eine Chronifizierung der Erkrankung sowie der Zustand fortbestehender Gefährdung betroffener Patienten befürchtet werden muss.

Empfehlung	Empfehlungsgrad
Therapie-Manie29	0
Elektrokonvulsionstherapie (EKT) kann zur Behandlung schwerer manischer Episoden durchgeführt werden. Limitierende Faktoren: Diese Empfehlung basiert nicht auf Placebo-kontrollierten Studienergebnissen. Häufige Nebenwirkungen sind mögliche Kopfschmerzen und vorübergehende kognitive Beeinträchtigungen. Schwerwiegende Nebenwirkungen sind die Risiken der Narkose.	

Empfehlung	Empfehlungsgrad
Therapie-Manie30	B
Elektrokonvulsionstherapie (EKT) sollte bei den seltenen Fällen, in denen eine pharmakotherapieresistente manische Episode vorliegt, durchgeführt werden. Limitierende Faktoren: Diese Empfehlung basiert nicht auf Placebo-kontrollierten Studienergebnissen. Häufige Nebenwirkungen sind mögliche Kopfschmerzen und vorübergehende kognitive Beeinträchtigungen. Schwerwiegende Nebenwirkungen sind die Risiken der Narkose.	

Empfehlung	Empfehlungsgrad
Therapie-Manie31	**KKP**
Neben der obligaten Aufklärung und Einwilligung der Patienten oder des gesetzlichen Vertreters zur Elektrokonvulsionstherapie (EKT) sollen, im Falle des Einverständnisses der Patienten, Angehörige ebenfalls hinzugezogen werden, ein gemeinsamer Konsens ist anzustreben.	

5.2.3.2 Neuere Hirnstimulationsverfahren

5.2.3.2.1 Repetitive Transkranielle Magnetstimulation (rTMS)
Eingeschlossene Studien:
Zur Bewertung der Evidenzlage konnten insgesamt zwei Studien aus derselben Arbeitsgruppe eingeschlossen werden (Grisaru et al. 1998; Kaptsan et al. 2003). Diese wurden als Vergleichsstudien entworfen, konnten jedoch auf Grund von nicht sicher einzuschätzender Verlässlichkeit der Ergebnisse nur im vorher/nachher Vergleich pro Studienarm genutzt werden.

Eine weitere placebo-kontrollierte Studie wurde von (Praharaj et al. 2009) veröffentlicht, in der 41 manischen Patienten eine rechts-präfrontale rTMS mit etwas anderen Parametern (20 Hz, 110 % MS-Intensität) im Vergleich zu einer Sham-Behandlung verabreicht wurde.

Autoren, Jahr	Design	Diagn Setting	Dauer	Studienarme			Hauptzielkriterium	E
(Grisaru et al. 1998)	randomisiert, einfach verblindet (Patient), Rater für erste 6 Patienten nicht verblindet, für weitere 10 Patienten verblindet	Bipolar I Störung, ggw. Manie stationär	2 Wo	links-präfrontale transkranielle Magnetstimulation* 10 Behandlungstage, 20 Hz, 80 % Intensität bezogen auf die motorische Schwelle N = 9	rechts-präfrontale transkranielle Magnetstimulation* 10 Behandlungstage, 20 Hz, 80 % Intensität bezogen auf die motorische Schwelle N = 7	-	Nicht explizit getrennt	2-

Autoren, Jahr	Design	Diagn Setting	Dauer	Studienarme			Hauptzielkriterium	E
(Kaptsan et al. 2003)	Randomisiert, einfach verblindet (Patient), Rater verblindet	ggw. Manie stationär	2 Wo	rechts-präfrontale transkranielle Magnet-stimulation* N = 11	Sham*	-	Nicht explizit getrennt	2-
(Praharaj et al. 2009)	randomisiert, einfach verblindet (Patient)	Bipolare Störung, ggw. Manie** stationär	10 Tage	Rechts-präfrontale rTMS*** 10 Behandlungstage, 20 Hz, 110 % Intensität bezogen auf die motorische Schwelle N = 21	Sham*** N = 20	-	Nicht explizit getrennt	1-

*die laufende Psychopharmakotherapie wurde beibehalten
**medikamentös unbehandelt oder mindestens in den letzten 2 Monaten vor Stimulationsbeginn nicht psychopharmakologisch behandelt
***während der Studie psychopharmakologische Behandlung erlaubt

Alle ausgeschlossenen Publikationen (inklusive nicht eingeschlossener nichtvergleichender Studien und vergleichender Studien, deren Ergebnisse nicht genutzt wurden, da die Verlässlichkeit dieser Ergebnisse nicht sicher einzuschätzen war) sind im Anhang A3 aufgelistet.

Ergebnisse:
In der Studie von Grisaru et al. 1998 senkte rTMS links-präfrontal die Manieschwere geringfügig. rTMS rechts-präfrontal senkte die Manieschwere deutlich, statistische vorher/nachher-Vergleiche wurden nicht berichtet.

In der Studie von Kaptsan et al. 2003 senkte rTMS rechts-präfrontal die Manieschwere deutlich. Sham TMS senkte die Manieschwere ebenfalls deutlich, statistische vorher/nachher-Vergleiche wurden nicht berichtet.

Es finden sich in beiden Publikationen keine Angaben zu unerwünschten Wirkungen.

Methodisch ist dabei insgesamt zu beachten, dass in beiden Studien nur ein spezifisches Protokoll getestet wurde, das hinsichtlich der Stimulationsparameter deutlich unter den heute in der Depressionsbehandlung üblichen Protokollen liegt (Padberg und George 2009).

Diese Studie von Praharaj et al. 2009 zeigte eine signifikant stärkere Verbesserung der Maniesymptomatik in der Gruppe, die zusätzlich zur psychopharmakologischen Behandlung rechts-präfrontal rTMS erhielt gegenüber denen, die Sham bekamen. Die psychopharmakologische Behandlung während der Studie war vergleichbar in den Gruppen.

Die Studie ist mit 21 bzw. 20 Patienten pro Studienarm klein. Das Ergebnis sollte repliziert werden, bevor eine Empfehlung ausgesprochen wird.

Die Qualitätsbewertung und die Extraktionsbögen mit den Ergebnissen der Studien werden auf Anfrage zugänglich gemacht.

Studienfinanzierung und potentielle Interessenkonflikte:
Die Studien von Grisaru et al. 1998 und Kaptsan et al. 2003 wurden vom Stanley Research Center finanziell unterstützt. Eine Stellungnahme zu potentiellen Interessenkonflikten fehlt in beiden Publikationen.

Für die Studie von Praharaj wurden weder Informationen zur Finanzierung noch eine Stellungnahme zu potentiellen Interessenkonflikten veröffentlicht.

Bewertung in Anlehnung an GRADE:
Ausgangswertung: bereits gering (zwei Studien, bei denen nur vorher/nachher-Ergebnisse verwendet werden konnten), zudem Stimulationsparameter veraltet; daher final: gering.

Statement	Empfehlungsgrad
Therapie-Manie32	**Statement**
Die invasiven (Vagusnervstimulation [VNS], tiefe Hirnstimulation [THS]) und die neuen nicht-invasiven Hirnstimulationsverfahren (repetitive transkranielle Magnetstimulation [rTMS], transkranielle Gleichstromstimulation [tDCS]) sind in der Behandlung von Manien derzeit noch als experimentelle Verfahren anzusehen.	

5.2.3.2.2 Vagusnervstimulation (VNS)
Es gab keine Studie, die zur Bewertung der Evidenzlage eingeschlossen werden konnte.

Alle ausgeschlossenen Publikationen (inklusive nicht eingeschlossener nichtvergleichender Studien und vergleichender Studien, deren Ergebnisse nicht genutzt wurden, da die Verlässlichkeit dieser Ergebnisse nicht sicher einzuschätzen war) sind im Anhang A3 aufgelistet.

Statement	Empfehlungsgrad
Therapie-Manie33	**Statement**
Zu den invasiven (VNS, THS) und neuen nicht-invasiven Hirnstimulationsverfahren (rTMS, tDCS) liegen keine ausreichenden, bzw. inkonsistente empirische Belege in der Behandlung von Manien vor.	

5.2.3.3 Lichttherapie

Die Lichttherapie wurde entsprechend ihres Wirkmechanismus bei Manien nicht eingesetzt und nicht in einschließbaren Studien untersucht.

Alle ausgeschlossenen Publikationen (inklusive nicht eingeschlossener nichtvergleichender Studien und vergleichender Studien, deren Ergebnisse nicht genutzt wurden, da die Verlässlichkeit dieser Ergebnisse nicht sicher einzuschätzen war) sind im Anhang A3 aufgelistet.

Statement	Empfehlungsgrad
Therapie-Manie34	**Statement**
Es liegen keine Studienergebnisse und keine hinreichende klinische Erfahrung zur Lichttherapie bei manischen Episoden vor.	

Ein verwandtes und komplementäres Therapieprinzip stellt die Dunkeltherapie, d. h. der freiwillige Aufenthalt des Patienten in einem abgedunkelten Raum dar, zu der eine Pilotstudie (add-on Anwendung zusätzlich zu einer Standardbehandlung) veröffentlicht wurde (Barbini et al. 2005). Die klinische Praktikabilität dieses Ansatzes erscheint aber fraglich.

5.2.3.4 Wachtherapie

Es lagen keine einschließbaren Studienergebnisse für den sinnvollen Einsatz bzw. zur Wirksamkeit von Schlafentzug bei Manie vor.

Alle ausgeschlossenen Publikationen (inklusive nicht eingeschlossener nichtvergleichender Studien und vergleichender Studien, deren Ergebnisse nicht genutzt wurden, da die Verlässlichkeit dieser Ergebnisse nicht sicher einzuschätzen war) sind im Anhang A3 aufgelistet.

Bemerkungen zum Konsensusprozess:
Aufgrund des Risikos des Hervorrufens einer manischen Symptomatik wurde eine ablehnende Empfehlung formuliert.

Empfehlung	Empfehlungsgrad
Therapie-Manie35	**KKP**
Abratend: Ein therapeutischer Schlafentzug kann eine manische Symptomatik hervorrufen bzw. unterhalten und ist bei (Hypo-)Manie *kontraindiziert*.	

5.2.4 Unterstützende Therapieverfahren

Hierunter werden, wie im Supkapitel Grundsätzliches zur Behandlung beschrieben, Therapieverfahren wie Entspannungs- und Bewegungstherapie sowie Ergo-, und Künstlerische Therapien (Kunst- und Musiktherapie u. a.) verstanden.

Wie bereits zu Beginn des Therapiekapitels beschrieben, beziehen sich die vorhandenen Effizienzstudien häufig auf sogenannte „schwere psychische Erkrankungen", die u. a. Patienten mit Bipolaren Störungen mit einschließen. Hierzu verweisen wir auf die aktuell in der Fertigstellung befindliche S3-Leitlinie der DGPPN für „Psychosoziale Therapien bei Menschen mit schweren psychischen Erkrankungen", welche sich detailliert mit der Evidenz für diese unterstützenden Verfahren beschäftigt haben (DGPPN 2019).

Speziell zur Ergotherapie bei manischen Patienten wurde von uns ein RCT identifiziert (Reuster 2006, SIGN 2-). Hier wurde eine Ergotherapie zusätzlich zur Standardbehandlung verglichen mit einer Kontrollbedingung (einfache Selbstbeschäftigung, ebenso zusätzlich zur Standardbehandlung). Die Intervention und Kontrollintervention wurde an je 5 Tagen über vier Wochen durchgeführt. Von den 216 auswertbaren Patienten aus der Grundgesamtheit aller vollstationär aufgenommenen Patienten mit den Diagnosen Schizophrenie, manische Episode sowie depressive Episode (im Rahmen einer unipolar-depressiven oder Bipolaren Störung) konnten 16 manische Patienten mit Intervention und 10 manische Patienten in der Kontrollbedingung ausgewertet werden. Aufgrund von Baseline-Unterschieden zwischen den Gruppen und nicht berichteten Baseline-Charakteristika wurde hier nur der Vorher-Nachher-Vergleich bewertet: im Verlauf besserte sich die Psychopathologie unter Intervention und auch unter der Kontrollbedingung. Die sehr kleine Fallzahl ließ keine verwertbare weitere Auswertung zu.

5.2.5 Übersicht über die Evidenzlage und die konsentierten Empfehlungsgrade zur phasenspezifischen Behandlung der Manie

Therapie	Plac*	SIGN	GRADE	Empf-grad	Referenzen
Pharmakotherapie					
Monotherapie					
Stimmungsstabilisierer					
Carbamazepin	ja	1x 1+ 3x 1-	moderat	B	Zhang et al. 2007; Weisler et al. 2004, 2005; Brown et al. 1989
Lamotrigin	nein	1x 1+	gering	State-ment	Ichim et al. 2000
Lithium	ja	3x 1+ 8x 1-	moderat	B	Bourin et al. 2014; Bowden et al. 2005b, 2008, 2010b; Keck et al. 2009; Ichim et al. 2000; Berk et al. 1999; Revicki et al. 2005; Niufan et al. 2008; Li et al. 2008; Walton et al. 1996
Oxcarbazepin	nein	1x 1-	gering	State-ment	Kakkar et al. 2009
Valproat	ja	1x 1++ 3x 1+ 8x 1-	moderat	B	McElroy et al. 1996, 2010a; Bowden et al. 2006a, 2008, 2010b; Hirschfeld et al. 2010; Pope et al. 1991; Tohen et al. 2002a, 2003b, 2008a; Suppes et al. 2005a; Zajecka et al. 2002; Revicki et al. 2005; Kakkar et al. 2009

5 Therapie

Therapie	Plac*	SIGN	GRADE	Empf-grad	Referenzen
Atypische Neuroleptika					
Aripiprazol	ja	1x 1++ 6x 1-	moderat	B	Kanba et al. 2014; Keck et al. 2003a, 2009; Sachs et al. 2006a; Young et al. 2009; Vieta et al. 2005a; Zimbroff et al. 2007
Asenapin	ja	1x 1++ 1x 1+ 2x 1-	hoch	B	Landbloom et al. 2016; Szegedi et al. 2012; McIntyre et al. 2009, 2010a
Clozapin	-	-	-	-	-
Olanzapin	ja	1x 1++ 3x 1+ 9x 1-	hoch	B	Tohen et al. 1999, 2000a; Sanger et al. 2003; McIntyre et al. 2009, 2010a; Tohen et al. 2002a, 2003a, b, 2008a; Suppes et al. 2005a; Berk et al. 1999; Zajecka et al. 2002; Niufan et al. 2008; Perlis et al. 2006c; Shi et al. 2002; Meehan et al. 2001; Conus et al. 2015
Paliperidon	ja	2x 1++ 1x 1+	moderat	0	Berwaerts et al. 2012a, b; Vieta et al. 2010a
Quetiapin	ja	1x 1++ 1x 1+ 3x 1-	moderat	B	McElroy et al. 2010a; Vieta et al. 2010a; McIntyre et al. 2005a; Bowden et al. 2005b; Li et al. 2008
Risperidon	ja	4x 1-	moderat	B	Hirschfeld et al. 2004; Khanna et al. 2005; Gopal et al. 2005; Smulevich et al. 2005; Perlis et al. 2006c
Ziprasidon	ja	1x 1+ 2x 1-	moderat	B	Vieta et al. 2010b; Keck et al. 2003b; Potkin et al. 2005
Zotepin	-	-	-	-	-
Weitere					
Haloperidol	ja	1x 1+ 6x 1-	moderat	B	Vieta et al. 2010b; McIntyre et al. 2005a; Smulevich et al. 2005; Young et al. 2009; Tohen et al. 2003a; Shi et al. 2002; Vieta et al. 2005a; Brown et al. 1989; McElroy et al. 1996
Kombinationstherapie					
Stimmungsstabilisierer und atypisches Neuroleptikum					
Amisulprid	Nein	1x 1-	Gering	State-ment	Thomas und Vieta 2008
Aripiprazol	Ja	1x 1-	gering	0	Vieta et al. 2008a
Olanzapin	Ja	1x 1+ 3x 1-	moderat	B	Tohen et al. 2002b, 2008a; Houston et al. 2009; Baker et al. 2004; Namjoshi et al. 2004; Maina et al. 2007a
Quetiapin	Ja	2x 1-	gering	0	Sachs et al. 2004; Yatham et al. 2007
Risperidon	Ja	4x 1-	moderat	B	Barekatain et al. 2005; Bahk et al. 2005; Sachs et al. 2002; Yatham et al. 2003b

Therapie	Plac*	SIGN	GRADE	Empf-grad	Referenzen
Zwei Stimmungsstabilisierer					
Lithium anderer Stimmungsstab.	nein	4x 1-	gering	State-ment	Barekatain et al. 2005; Small et al. 1995; Maina et al. 2007a; Juruena et al. 2009
Stimmungsstabilisierer mit weiteren Psychopharmaka					
Stimmungsstabilisierer/ Allopurinol	ja	1x1++ 1x1+ 2x 1-	moderat	0	Akhondzadeh et al. 2006; Machado-Vieira et al. 2008; Jahangard et al. 2014; Weiser et al. 2014
Valproat Levetiracetam	nein	1x 1-	gering	0, abratend	Krüger et al. 2008
Lithium/ Valproat Topiramat	ja	1x 1++	moderat	B, abratend	Chengappa et al. 2006
Lithium/ Valproat Gabapentin	ja	1x 1-	gering	0, abratend	Pande et al. 2000
Carbamazepin Free and Easy Wanderer Plus	Ja	1x 1+	-	-	Zhang et al. 2007
Zusatzbehandlung					
Benzodiazepine	Ja	1x 1+ 2x 2-	-	0	Meehan et al. 2001; Bradwejn et al. 1990; Clark et al. 1997
In Entwicklung befindliche Substanzen					
Celecoxib		1x 1++ 1x 1+	-	-	Arabzadeh et al. 2015; Kargar et al. 2015
Eslicarbazepin-Acetat	ja	1x1+	gering	-	Kargar et al. 2015
Psychotherapie					
Bei ggw. Manie	n. a.	1x 1-	gering	State-ment	Miller et al. 2004
Bei (Hypo-)manie nach Episode oder im Verlauf					
Psychoedukation	.	1x 1-	gering	0	van Gent et al. 1988
Kognitive Verhaltenstherapie	.	2x 1-	gering		Lam et al. 2003, 2005; Scott et al. 2001
Familienfokussierte Therapie	.	1x 1-	gering		Miklowitz et al. 2000, 2003
Nicht-medikamentöse somatische Therapieverfahren					
EKT	nein	2x 1- 1x 2-	gering	0 B KKP	Hiremani et al. 2008; Barekatain et al. 2008; Mohan et al. 2009

5 Therapie

Therapie	Plac*	SIGN	GRADE	Empf-grad	Referenzen
rTMS	Ja	1x1- 2x 2-	gering	State-ment	Praharaj et al. 2009; Grisaru et al. 1998; Kaptsan et al. 2003
VNS	-	-	-	State-ment	-
Lichttherapie	-	-	-	State-ment	-
Wachtherapie	-	-	-	KKP, abratend	-
Unterstützende Therapieverfahren					
Ergotherapie und Künstlerische Therapien					
Ergotherapie	Ja	1x2-	gering	-	Reuster 2006
Bewegungs-therapie	-	-	-	-	-

*Placebo-kontrollierte Studien vorhanden?

5.2.6 Algorithmus

Im Folgenden ist ein Algorithmus abgebildet, der die Empfehlungen zur phasenspezifischen Behandlung der Manie zusammenfasst.

Algorithmus 3: Phasenspezifische Therapie der Manie

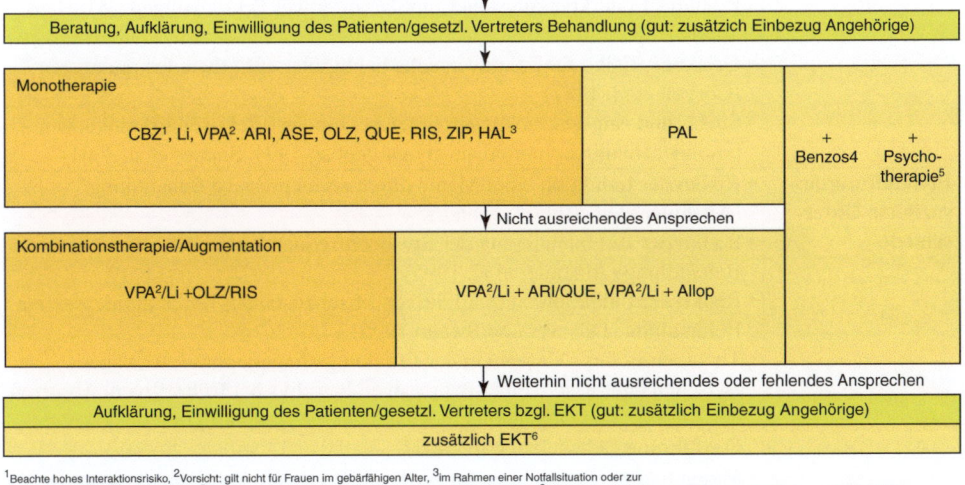

5.3 Phasenspezifische Behandlung der akuten Depression

5.3.1 Pharmakotherapie

5.3.1.1 Unterschiede zwischen unipolarer und bipolarer Depression

Erst in der jüngeren Vergangenheit werden getrennte Studien für bipolare und unipolare Depressionen durchgeführt (Licht et al. 2008a); die Therapie der unipolaren Depression ist hierbei aber deutlich umfangreicher untersucht. In der klinischen Praxis werden daher häufig Therapiestrategien auf bipolare Depressionen übertragen, die nur für unipolar erkrankte Patienten ausreichend untersucht sind. Ferner wird nicht in allen Studien zwischen depressiven Episoden bei Bipolar-I und Bipolar-II-Verläufen unterschieden, obwohl vor allem bei Bipolar-I-Verläufen (mit voll ausgeprägten Manien) und weniger bei Bipolar-II-Verläufen ein Umschlagen der Depression in eine manische Phase unter der medikamentösen Behandlung gefürchtet wird.

Die Entwicklung und systematische Überprüfung spezieller Therapieansätze für depressive Episoden im Verlauf bipolarer Erkrankungen scheint aber erforderlich, da relevante Unterschiede zwischen unipolaren und bipolaren Depressionen bzw. den Erkrankungen selbst bestehen (Tab. 5.1, siehe auch Bschor 2008b; Bschor und Bauer 2005).

Tab. 5.1 Unterschiede bipolarer Depressionen zu unipolaren Depressionen bzw. der Erkrankungen selbst

Unterschiede bipolarer Depressionen zu unipolaren Depressionen	
Krankheitsimmanente Unterschiede	• Gleich häufiges Auftreten bipolarer Erkrankungen bei beiden Geschlechtern (an unipolaren Depressionen erkranken dagegen Frauen doppelt so häufig wie Männer, (Wittchen 2000) • Höheres Rezidivrisiko bipolar affektiver Erkrankungen (Marneros 1999) • Früheres Ersterkrankungsalter bipolar affektiver Erkrankungen (Wittchen 2000) • Größeres Risiko für Suizidversuche bei bipolar affektiven Erkrankungen (Coryell et al. 1987) • Sucht- und Angsterkrankungen treten bei bipolar affektiven Erkrankungen besonders häufig komorbid auf (Fogarty et al. 1994; Suppes et al. 2001)
Behandlungsassoziierte Unterschiede	• Risiko der Induktion einer Manie durch antidepressive Behandlung (Altshuler et al. 1995) (s. unten) • Risiko der Beschleunigung der Episodenfrequenz durch antidepressive Behandlung (Altshuler et al. 1995) • Risiko der Induktion eines affektiven Mischzustandes durch antidepressive Behandlung (Dilsaver und Swann 1995) • Therapeutisches Dilemma in der Erhaltungstherapiephase: Abwägen zwischen dem Risiko eines depressiven Rezidivs bei frühzeitigem Absetzen des Antidepressivums und dem Risiko einer Manieinduktion bei längerer Fortführung (Altshuler et al. 2003) • Mangelhaftes Wissen über die Wirksamkeit vieler Antidepressiva bei bipolarer Depression • Häufig bestehende medikamentöse Vorbehandlung bipolar depressiver Patienten (z. B. sogenannte Durchbruchsepisode unter einem Phasenprophylaktikum)

5.3.1.2 Therapieziele/Therapieabschnitte

Als Ziel der pharmakologischen Behandlung bipolar depressiver Episoden muss die *Akuttherapie* von der *Rezidivprophylaxe* abgegrenzt werden.

Die *Akuttherapie* dauert bis zur relevanten Besserung der akuten Krankheitsepisode. Aufgrund des unterschiedlichen prompten Ansprechens auf die Akutbehandlung kann keine typische Zeitdauer für eine Akuttherapie angegeben werden. Innerhalb der *Akuttherapie* können verschiedene Therapieziele abgegrenzt werden. Dies muss insbesondere bei der Interpretation der verfügbaren Studien berücksichtigt werden, die unterschiedliche primäre und sekundäre Behandlungsziele untersuchen. *Response* wird zumeist als ein relevanter Rückgang der depressiven Symptomatik unter der Behandlung definiert, z. B. als eine mindestens 50-prozentige Reduktion auf der verwendeten Depressionsschweregradskala. *Remission* hingegen beschreibt das nahezu vollständige Abklingen depressiver Symptome, zumeist operationalisiert als das Unterschreiten eines als klinisch nicht mehr bedeutsam angesehenen Wertes auf einer Depressionsschweregradskala (z. B. höchsten 7 Punkte auf der Hamilton-Depressionsskala) (Bauer et al. 2002). Erst in jüngerer Zeit wurde systematisch beachtet, dass auch als remittiert im Sinne der eben genannten Definition geltende Patienten häufig anhaltende Schwierigkeiten in der vollständigen Wiederaufnahme ihres Lebensalltags (z. B. Berufstätigkeit, familiäre Aufgaben) haben. Die *vollständige funktionelle Genesung* wird daher inzwischen als ein noch weiter gefasstes Ziel verstanden. In Fällen, in denen dies nicht erreicht werden kann, gilt es, das individuelle Kompensationsvermögen so weit zu fördern, dass eine Teilhabe an allen wichtigen Lebensbereichen möglich ist.

Der für die Therapie der unipolaren Depression eingeführte Begriff der *Erhaltungstherapie* ist für die bipolare Depression nicht etabliert und auch nicht geeignet. Er wird daher in dieser Leitlinie nicht verwandt. In der Behandlung der *unipolaren* Depression wird hierunter ein circa vier- bis neunmonatiger Zeitraum verstanden, der sich ab dem Zeitpunkt der Remission an die Akuttherapie anschließt und durch ein besonders hohes Risiko eines frühen Rezidivs gekennzeichnet ist. In der Behandlung der *unipolaren* Depression ist etabliert, dass im Erhaltungstherapiezeitraum die zur Remission führende Medikation unverändert fortgeführt werden soll, da unterstellt wird, dass die initiale Krankheitsphase noch fortbesteht und lediglich durch die Medikation unterdrückt ist. Dieses Konzept ist jedoch nicht ohne weiteres auf die Behandlung *bipolarer* Depressionen übertragbar, da bei bipolaren Erkrankungen:

- Prospektive kontrollierte Studien zur dieser Frage für bipolare Erkrankungen fehlen (fehlende Evidenz),
- bei der Fortführung der antidepressiven Pharmakotherapie das Risiko der Manieinduktion bedacht werden muss,
- es Hinweise darauf gibt, dass die Krankheitsphasen bei bipolaren Erkrankungen ein besser abgrenzbares, eindeutiges Ende haben.

Zur *Rezidivprophylaxe* siehe Abschn. 5.4.

5.3.1.3 Allgemeine (substanzunabhängige) Empfehlungen zur Pharmakotherapie bipolarer Depressionen

Wie bei jeder Pharmakotherapie sind auch bei der medikamentösen Behandlung einer bipolaren Depression grundsätzliche Aspekte zu beachten. Diese betreffen unter anderem die Frage nach der Indikation und die systematische Überprüfung von Wirkung und Verträglichkeit. Da sich Erkenntnisse aus kontrollierten Studien zumeist auf spezifische Pharmaka beziehen, wurden die nachfolgenden allgemeinen Empfehlungen überwiegend als klinische Konsenspunkte (KKP) verabschiedet.

Empfehlung	Empfehlungsgrad
Therapie-Depression1	KKP
Bei der Auswahl eines Pharmakons für die Akutbehandlung einer bipolaren Depression sollte dessen Eignung für die (phasenprophylaktische) Langzeitbehandlung mitbedacht werden, da bei den meisten Patienten mit bipolar-affektiver Erkrankung eine Indikation für eine phasenprophylaktische Langzeitmedikation besteht (siehe Abschn. Abschn. 5.4).	

Empfehlung	Empfehlungsgrad
Therapie-Depression2	KKP
Bei der Indikation für die medikamentöse Behandlung einer bipolaren Depression ist der Schweregrad der depressiven Episode zu berücksichtigen.	

Empfehlung	Empfehlungsgrad
Therapie-Depression3	KKP
Bei einer leichten depressiven Episode besteht nur in Ausnahmefällen die Indikation zu einer depressionsspezifischen Pharmakotherapie, da hier Risiken und Nebenwirkungen den erhofften Nutzen überwiegen. Psychoedukation, psychotherapeutische Interventionen im engeren Sinne, Anleitung zum Selbstmanagement und Einbeziehung von Selbsthilfegruppen stehen im Vordergrund.	

5 Therapie

Statement	Empfehlungsgrad
Therapie-Depression4 Für eine akut-antidepressive Pharmakotherapie bei einer leichten depressiven Episode können u. a. sprechen: • Wunsch/Präferenz des Patienten; • positive Erfahrung des Patienten mit gutem Ansprechen auf eine medikamentöse Therapie in der Vergangenheit; • Fortbestehen von Symptomen nach anderen Interventionen; • Episoden mittelgradiger oder schwerer Depression in der Vorgeschichte des Patienten; • rasche Symptomprogredienz als Hinweis auf eine sich möglicherweise entwickelnde schwere depressive Episode; • psychiatrische Komorbidität.	**Statement**

Empfehlung	Empfehlungsgrad
Therapie-Depression5 Wenn bei einem Patienten mit einer akuten bipolaren Depression eine Phasenprophylaxe besteht, dann ist es sinnvoll, diese bezüglich Dosis und ggf. Serumspiegel zu optimieren. Besteht keine Phasenprophylaxe, ist es sinnvoll, zu prüfen, ob eine Indikation besteht und diese ggf. in der akuten depressiven Phase zu beginnen.	**KKP**

Die Studienlage zur Frage der Indikation einer Pharmakotherapie bei bipolarer Depression unterscheidet leider kaum bezüglich des Schweregrades.

Statement	Empfehlungsgrad
Therapie-Depression6 Bei einer mittelgradigen Episode einer bipolaren Depression stellt die depressionsspezifische pharmakotherapeutische Behandlung eine wesentliche Option dar.	**Statement**

Empfehlung	Empfehlungsgrad
Therapie-Depression7 Eine schwere Episode einer bipolaren Depression sollte pharmakotherapeutisch behandelt werden (siehe spezifische Empfehlungen und Therapiealgorithmus).	**KKP**

Empfehlung	Empfehlungsgrad
Therapie-Depression8	KKP
In den ersten vier Wochen der pharmakologischen Behandlung einer akuten bipolaren Depression sind Untersuchung und Gespräch mit dem Patienten mindestens wöchentlich angeraten, um Risiken und Nebenwirkungen der Pharmakotherapie zu erkennen, den Erfolg der eingeleiteten Maßnahmen beurteilen zu können und die Zusammenarbeit zwischen Patient und Arzt zu verbessern. Danach sind Intervalle von zwei bis vier Wochen, nach 3 Monaten bei ausreichender Stabilität eventuell längere Intervalle möglich. Je nach klinischer Situation können häufigere Frequenzen notwendig sein.	

Empfehlung	Empfehlungsgrad
Therapie-Depression9	KKP
Nach drei bis vier Wochen sollte eine genaue Wirkungsprüfung das Ausmaß des noch bestehenden depressiven Syndroms mit der Ausgangsschwere zu Beginn der Pharmakotherapie vergleichen. Hiervon sollte abhängig gemacht werden, ob ein Wechsel oder eine Ergänzung der Behandlungsstrategie indiziert ist oder nicht (siehe Therapiealgorithmus).	

Empfehlung	Empfehlungsgrad
Therapie-Depression10	KKP
In der Behandlung einer bipolaren Depression ist bei Substanzen, für die ein therapeutischer Serumspiegelbereich etabliert ist, die Maßnahme der ersten Wahl, wenn Non-Response festgestellt wurde, die Überprüfung des Serumspiegels. Dieses ist auch hilfreich zur Einschätzung der Einnahmeregelmäßigkeit.	

Wird unter einer Pharmakotherapie, die zur Akutbehandlung einer bipolaren Depression begonnen wurde, eine Remission der depressiven Symptomatik erreicht, so stellt sich die Frage, wie lange diese depressionsspezifische Medikation (zusätzlich zu einer ggf. zusätzlich ohnehin indizierten phasenprophylaktischen Medikation) zur Vorbeugung einer raschen Wiederkehr der depressiven Symptomatik unverändert fortgeführt werden soll. In der Behandlung *unipolarer* Depressionen werden hierfür Konzepte unter dem Begriff der *Erhaltungstherapie* verwandt. Diese Konzepte sind aus den oben genannten Gründen (s. Abschn. 5.3.1.2) jedoch nicht auf bipolare Depressionen übertragbar. In einer randomisierten und kontrollierten Studie (Ghaemi et al. 2010) ergab sich durch die Fortführung des Antidepressivums zusätzlich zu einem Stimmungsstabilisierer (nach überwundener bipolarer Depression) kein Vor- oder Nachteil hinsichtlich Schwere oder Prävalenz neuer depressiver oder manischer Episoden im Vergleich zur alleinigen Gabe eines Stimmungsstabilisierers. In einer nicht-verblindeten (d. h. offenen) Studie mit 114 Patienten, die auf die Akutbehandlung einer bipolaren Depression mit einer Kombination aus Fluoxetin und Olanzapin angesprochen hatten (study completers, d. h. Patienten, die bis zum Ende in der Studie verblieben: 83 Patienten), konnten die Studienteilnehmer, die auf eine Fortführung der Kombination randomisiert waren, die Besserung der depressiven Symptomatik (gemessen mit der MADRS) besser halten, als die Studienteilnehmer, die nur auf Fluoxetin randomisiert worden waren.

Empfohlen wird eine Entscheidung nach Abwägung individueller Gesichtspunkte:

Für eine mehrmonatige unveränderte Fortführung der zur Remission führenden Medikation spricht,

- wenn es sich um eine schwere depressive Phase gehandelt hatte,
- wenn der Patient bereits an mehreren schweren depressiven Episoden erkrankt war,
- wenn die depressive Episode mit psychotischer Symptomatik, Suizidalität oder anderer
- akuter Gefährdung einherging
- wenn der Patient in der Vorgeschichte von einer längeren Fortführung der
- antidepressiven Pharmakotherapie profitiert hat
- oder wenn die zur Remission führende Medikation keine Antidepressiva (von denen am ehesten ein Manieinduktionsrisiko ausgeht) beinhaltete.

Gegen eine mehrmonatige Fortführung der Medikation und somit für ein baldiges ausschleichendes Absetzen mit Übergang in Fortführung einer phasenprophylaktischen Therapie spricht,

- wenn in der Anamnese des Patienten schwere Manien oder gemischte Episoden bekannt sind,
- wenn die aktuelle Medikation ein Medikament mit einem erhöhten Switch-Risiko beinhaltet,
- wenn die genaue Untersuchung bereits Symptome zeigt, die auf eine Manie oder Hypomanie hinweisen,
- Rapid-Cycling aktuell oder in der Anamnese.

5.3.1.4 Pharmaka zur Behandlung bipolarer Depressionen

Zur Behandlung bipolarer Depressionen wurden Pharmaka aus den Substanzklassen *Antidepressiva, Stimmungsstabilisierer, atypische Neuroleptika* und *Phytotherapeutika* systematisch untersucht (zur Problematik der Medikamentenklassen s. Einleitung zum Kapitel Pharmakotherapie).

Im Folgenden werden die Wirkstoffe pro Wirkstoffgruppe bzw. Wirkmechanismus alphabetisch geordnet dargestellt. Innerhalb der Tabellen pro Wirkstoff werden die placebo-kontrollierten Studien vor den nicht-placebokontrollierten Studien präsentiert. Innerhalb dieser Gruppen werden die Studien nach Qualitätsbewertung (SIGN) sortiert (das höchste Level zuerst).

5.3.1.4.1 Antidepressiva in Mono- oder Kombinationstherapie

5.3.1.4.1.1 Antidepressivum in Monotherapie
Eingeschlossene Studien
Zwei randomisierte, doppelt verblindete, placebo-kontrollierte Studien zur Wirksamkeit und Verträglichkeit von Antidepressiva zur Behandlung bipolarer Depressionen wurde eingeschlossen., In der Studie von (Cohn et al. 1989) wurde Fluoxetin gegenüber Imipramin und Placebo untersucht. Die EMBOLDEN II Studie (McElroy et al. 2010b) verglich die Monotherapien mit Paroxetin und Quetiapin (in zwei Dosierungen) mit Placebo. Zwei Studien verglichen die Wirksamkeit von MAO-Hemmern gegenüber Imipramin (Tranylcypromin, Himmelhoch et al. 1991; Moclobemid, Silverstone 2001). Eine offene Studie verglich die Wirksamkeit des dualen Wiederaufnahmehemmers Venlafaxin gegenüber Lithium bei Patienten mit Bipolar-II-Störung (Amsterdam und Shults 2008). Eine randomisierte, doppelblinde Studie zur Weiterführung des Antidepressivums im Vergleich zur stimmungsstabilisierenden Medikation wurde eingeschlossen (Amsterdam et al. 2015).

In einigen Studien wurde das Antidepressivum bzw. Placebo zusätzlich zu einem Stimmungsstabilisierer, den alle Studienteilnehmer erhielten, gegeben. Diese Studien werden im Anschluss dargestellt. Kombinationen mit anderen Wirkstoffgruppen sind im Anschluss an die Monotherapie mit diesen Wirkstoffgruppen dargestellt (z. B. Kombination Antidepressivum mit atypischem Neuroleptikum).

Autoren, Jahr	Design	Diagnose Setting	Dauer	Studienarme				Hauptzielkriterium	E
(McElroy et al. 2010b)	randomisiert, doppelt verblindet	Bipolare Störung mit oder ohne Rapid Cycling, ggw. depressive Episode	8 Wo	Paroxetin 20 mg/d N = 122	Quetiapin 600 mg/d N = 247	Quetiapin 300 mg/d N = 245	Placebo N = 126	Veränderung Symptomschwere Depression (MADRS)	1+
(Cohn et al. 1989)	randomisiert, doppelt verblindet	Bipolare Störung, ggw. depressive Episode (DSM-III) ambulant	6 Wo	Fluoxetin 20–80 mg/d N = 30	Imipramin 75–300 mg/d, N = 30	Placebo N = 29		Nicht explizit getrennt	1-

Autoren, Jahr	Design	Diagnose Setting	Dauer	Studienarme			Hauptziel-kriterium	E
(Himmelhoch et al. 1991)	randomisiert, doppelt verblindet	Bipolare Störung, ggw. depressive Episode (DSM-III +RDC)* ambulant	6 Wo	Tranylcypromin 20–60 mg/d N = 26	Imipramin 150–300 mg/d N = 21	-	Nicht explizit getrennt	1+
(Silverstone 2001)	randomisiert, doppelt verblindet	Bipolare Störung, ggw. depressive Episode (DSM-III-R) ambulant und stationär	8 Wo	Moclobemid 450–750 mg/d N = 81	Imipramin 150–250 mg/d N = 75	-	Veränderung der Symptomschwere Depression im Vergleich zu Baseline, HAM-D-17	1+
(Amsterdam et al. 2015) (U199)	randomisiert, doppelt verblindet	BPD-II, akute depr Epis (HRSD-17 >17), ambul Pat >17a	6 Mon	Venlafaxin (von 37,5 mg/d bis max 375 mg/d nach 4 Wo) (n = 65 randomisiert, ausgewertet n = 42)	Lithiumcarbonat (300–1200 mg/d; Spiegel 0,8–1,5) (n = 64 randomisiert, ausgewertet n = 17)	-	Rückfallrate (HRSD ≥ 14 und CGI ≥ 4 für mind. 14 Tage	1+
(Amsterdam und Shults 2008) #2117	randomisiert offen	Bipolar II Störung, ggw. akute oder chron. depressive Episode ambulant	12 Wo	Venlafaxin initial 37,5 mg/d, erhöht auf 75 mg/d in der ersten Woche, stufenweise Erhöhung um 37,5 oder 75 mg jede Woche, Titration auf max. 375 mg/d in Woche 4 (Dosis konnte auf minimal 37,5 mg/d heruntergesetzt werden) N = 43	Lithiumcarbonat initial 600 mg/d für eine Woche, ggf. Aufdosierung auf 900 mg/d während der zweiten Woche, dann ggf. weitere Aufdosierung bis Level von 0,5–1,5 mmol/L erreicht in Woche 4 N = 40	-	Veränderung der Symptomschwere Depression im Vergleich zu Baseline, HAM-D$_{28}$	1-

Autoren, Jahr	Design	Diagnose Setting	Dauer	Studienarme			Hauptzielkriterium	E
(Amsterdam et al. 2009) (#2055)								

Zusätzliche Publikationen zur Hauptpublikation kursiv
*mit anergischer Symptomatik

Alle ausgeschlossenen Publikationen (inklusive nicht eingeschlossener nichtvergleichender Studien und vergleichender Studien, deren Ergebnisse nicht genutzt wurden, da die Verlässlichkeit dieser Ergebnisse nicht sicher einzuschätzen war) sind im Anhang A3 aufgelistet.

Ergebnisse

In der Studie von McElroy et al. 2010b bestand kein signifikanter Unterschied in der antidepressiven Wirksamkeit zwischen der Monotherapie mit Paroxetin und der Placebogabe. Die Paroxetingabe war im primären Endpunkt signifikant weniger gut wirksam als die Quetiapingabe (dies galt für beide Dosierungen).

Auch die Responseraten unter Paroxetin und Placebo waren nicht signifikant unterschiedlich (55,1 % vs. 52,9 %). Die „Number needed to treat" (NNT) lag für Response (Veränderung MADRS score $\geq$ 50 % gegenüber Baseline) bei 46, das heißt, 46 Patienten müssten mit Paroxetin anstatt Placebo behandelt werden, um eine zusätzliche Response zu erzielen. Die entsprechende NNT für Remission (MADRS score $\leq$ 12) lag bei 71. Die Verbesserung der gesundheitsbezogenen Lebensqualität war zwischen Paroxetin und Placebo nicht signifikant unterschiedlich (und auch nicht zwischen Quetiapin und Placebo).

Bezüglich unerwünschter Wirkungen kam es unter Paroxetin im Vergleich zu Placebo numerisch häufiger zu vor allem Mundtrockenheit, Übelkeit und Kopfschmerzen, die Switch-Rate war nicht signifikant unterschiedlich zwischen Paroxetin und Placebo. Gegenüber Quetiapin war die Gewichtszunahme geringer unter Paroxetin.

Cohn et al. 1989 verglichen Imipramin, Fluoxetin und Placebo in einer Sechs-Wochen-Studie. Bipolar-I- und Bipolar-II-Erkrankungen wurden nicht differenziert. Unter beiden Antidepressiva kam es zu einem signifikant stärkeren Rückgang der mit der Hamilton-Skala gemessenen Depressionsschwere als unter Placebo, ohne signifikanten Unterschied zwischen den beiden Antidepressiva. Beim Vergleich der Responseraten (86 vs. 57 vs. 38 %) schnitt Fluoxetin signifikant besser als Imipramin ab. Die „Number needed to treat" für Response (Veränderung HAMD score $\geq$ 50 % gegenüber Baseline) lag bei 6 Wochen bei 3 für Fluoxetin und 6 für Imipramin, das heißt, es müssten 3 bzw. 6 Patienten mit Fluoxetin bzw. Imipramin anstelle von Placebo behandelt werden, um eine zusätzliche Response zu erzielen (Daten berechnet).

Insomnie und Nervosität waren die unerwünschten Wirkungen, die signifikant häufiger unter Fluoxetin als unter Imipramin auftraten, Mundtrockenheit fand sich signifikant häufiger unter Imipramin. Insgesamt war die Studienabbruchrate höher unter Placebo (66 %, vornehmlich wegen nicht ausreichender Wirksamkeit) als unter Imipramin (53 %, vornehmlich wegen unerwünschter Wirkungen) und Fluoxetin (43 %).

Himmelhoch und Kollegen (Himmelhoch et al. 1991) verglichen den irreversiblen MAO-Hemmer Tranylcypromin mit Imipramin bei Patienten mit Bipolar-I- oder Bipolar-

II-Erkrankung und aktueller so genannter „anergischer" Depression. Sowohl bezüglich des Rückgangs der Depressionsschwere, gemessen mit der Hamilton-Skala, als auch bezüglich der Responseraten schnitt Tranylcypromin signifikant besser ab. Angaben zu unerwünschten Wirkungen außer dem Switchrisiko (siehe unten) finden sich nicht.

Silverstone 2001 fanden keinen Wirksamkeitsunterschied zwischen dem reversiblen MAO-Hemmer Moclobemid und Imipramin, numerisch war Imipramin besser. Mehr Patienten mit Imipramin berichteten unerwünschte Wirkungen als mit Moclobemid. Cholinerge Wirkungen, Herzklopfen und Tremor traten häufiger unter Imipramin auf.

Bei den Bipolar-II-Patienten in der Studie von Amsterdam und Shults war Venlafaxin signifikant effektiver als Lithium (Amsterdam und Shults 2008, (Zusatzpubl. Amsterdam et al. 2008)). Unerwünschte Wirkungen wurden insgesamt als leicht bis moderat eingestuft, wesentliche Unterschiede zwischen den Gruppen betreffen vermehrte Obstipation, Mundtrockenheit und sexuelle Dysfunktionen unter Venlafaxin und vermehrte Polyurie, Polydipsie und Tremor unter Lithium. In einem sechsmonatigen doppelblinden RCT zur Erhaltungstherapie verglichen Amsterdam et al. (2015) Venlafaxin und Lithium in einer Gruppe von Patienten mit Bipolar-II-Störung. Die Patienten mussten auf eine der beiden Substanzen in der Akuttherapie ihrer depressiven Episode respondiert haben (enriched design). In Bezug auf den primären Endpunkt (Rückfall in eine depressive Episode) ergab sich kein statistisch signifikanter Unterschied zwischen beiden Substanzen: 3/40 Rückfälle in der Venlafaxin-Gruppe vs. 4/15 unter Lithium ($p = 0,17$). Die angestrebte Fallzahl wurde im Lithium-Arm knapp nicht erreicht, im Venlafaxin-Arm übertroffen. Bei keinem Patienten entwickelte sich eine manische Episode. Auch in Bezug auf den Rückfall in Hypomanien und subsyndromale manische Symptome ergaben sich keine statistisch signifikanten Unterschiede. Zur Verträglichkeit wurden keine weiteren Angaben gemacht, als dass es zu keiner ernsten Nebenwirkung gekommen sei.

Unter Fluoxetin kam es nicht zu mehr **Umschlägen in eine Manie** als unter Placebo (0 % vs. 3 %). Unter Imipramin erlebten dagegen 7 % eine Manie (Cohn et al. 1989). Verglichen mit MAO-Hemmern (Tranylcypromin bzw. Moclobemid) ging Imipramin in zwei anderen Studien nur mit einer geringfügig höheren Umschlagrate einher (Himmelhoch et al. 1991; Silverstone 2001).

Bei den Bipolar-II-Patienten in der Studie von Amsterdam und Shults war das Switch-Risiko insgesamt gering (2/43 unter Venlafaxin vs. 0/40 unter Lithium) (Amsterdam und Shults 2008, (Zusatzpubl. Amsterdam et al. 2008)).

Die Qualitätsbewertung und die Extraktionsbögen mit den Ergebnissen der Studien werden auf Anfrage zugänglich gemacht.

Studienfinanzierung und potentielle Interessenkonflikte:
Die Studie von McElroy et al. 2010b wurde vom Hersteller des Quetiapin-Präparats AstraZeneca finanziert. Fünf der Co-Autoren waren Firmenangestellte. Eine Stellungnahme zu potentiellen Interessenkonflikten ist vorhanden.

Die Studie von Cohn et al. 1989 wurde wahrscheinlich vom Hersteller des Fluoxetin-Präparats Eli Lilly finanziert, alle drei Co-Autoren waren Firmenangestellte (der Erstautor nicht). Es ist keine Stellungnahme zu potentiellen Interessenkonflikten vorhanden.

Die Studie von Himmelhoch et al. 1991 war nicht Hersteller-finanziert, sondern unterstützt durch das National Institute of Mental Health (NIMH), U.S.A.. Es ist keine Stellungnahme zu potentiellen Interessenkonflikten vorhanden.

Bei der Studie von Silverstone 2001 wurden die Studienzentren finanziell durch den Hersteller des Moclobemid-Präparats Hoffman-La Roche unterstützt. Es ist keine Stellungnahme zu potentiellen Interessenkonflikten vorhanden.

Die Studie von Amsterdam und Shults 2008 war nicht Hersteller-finanziert, sondern wurde von dem Stanley Medical Research Institute und dem Jack Warsaw Fund for Research in Biological Psychiatry (Depression Research Unit, University of Pennsylvania School of Medicine, Philadelphia, Pa) unterstützt. Eine Stellungnahme zu potentiellen Interessenkonflikten ist vorhanden.

Für die Studie von Amsterdam et al. 2015 wurden weder Sponsoren noch potentielle Interessenkonflikte angegeben.

5.3.1.4.1.2 Antidepressivum mit Stimmungsstabilisierer
Eingeschlossene Studien

Eine randomisierte, doppelt verblindete, placebo-kontrollierte Studie wurde eingeschlossen, welche die *zusätzliche* Gabe von Paroxetin bzw. Bupropion zu einer Behandlung mit Stimmungsstabilisierer (Lithium bzw. Valproat bzw. Lithium und Valproat bzw. Carbamazepin) bzw. der mit einem stimmungsstabilisierenden atypischen Neuroleptikum untersuchte (Sachs et al. 2007b). Da unter 10 % der Patienten zusätzlich zu einem stimmungsstabilisierenden atypischen Neuroleptikum behandelt wurden, wurde die Studie hier eingeschlossen.

Yatham und Koautoren (Yatham et al. 2016) veröffentlichten eine Studie, in der sie zur Behandlung depressiver Episoden Agomelatin oder Placebo zusätzlich zu einem Stimmungsstabilisierer (Lithium oder Valproat) gegeben hatten.

Eine weitere randomisierte, doppelt verblindete Studie untersuchte die *zusätzliche* Gabe von Bupropion vs. Sertralin vs. Venlafaxin zu einer bestehenden Behandlung mit Stimmungsstabilisierer (Lithium bzw. Antiepileptikum) bzw. einem stimmungsstabilisierenden Neuroleptikum (Leverich et al. 2006). Obwohl hier nicht angegeben war, welcher Prozentsatz der Patienten zusätzlich zu einem stimmungsstabilisierenden atypischen Neuroleptikum behandelt wurde, wurde die Studie hier eingeschlossen, in der Annahme, dass dieser Prozentsatz gering und vergleichbar mit dem aus der Studie von Sachs et al. 2007b gewesen sei.

In der Studie von (Young et al. 2000) wurde die *zusätzliche* Gabe von Paroxetin mit der eines zweiten Stimmungsstabilisierers (Valproat bzw. Lithium) zu einer bestehenden Behandlung mit Stimmungsstabilisierer (Lithium bzw. Valproat) untersucht. In einer weiteren eingeschlossenen Studie wurde die *zusätzliche* Gabe von Amitriptylin mit der vom atypischen Neuroleptikum L-Sulpirid zu einer bestehenden Behandlung mit Lithium untersucht (Bocchetta et al. 1993).

Zu einer Studie von (Bauer et al. 1999a) mit Patienten mit einer depressiven Episode im Rahmen einer bipolaren affektiven Störung oder einer schizoaffektiven Störung wurde eine zusätzliche Analyse publiziert, welche jetzt nur die Patienten mit der Diagnose Bipolare Störung einschließt (Pilhatsch et al. 2010). In der Studie wurden Patienten mit einer bestehenden Lithiumbehandlung *zusätzlich* mit Paroxetin oder Amitriptylin behandelt.

5 Therapie

Autoren, Jahr	Design	Diagnose Setting	Dauer	Studienarme		Hauptzielkriterium	E
Sachs et al. 2007b (#1562)	randomisiert[a], doppelt verblindet	Bipolare Störung, ggw. depressive Episode	6+20 Wo[b]	Stimmungs-stabilisierer (Lithium bzw. Valproat bzw. Carbamazepin) bzw. stimmungs-stabilisierendes atypisches NL + Paroxetin (N = 93) oder Stimmungs-stabilisierer (Lithium bzw. Valproat bzw. Carbamazepin) bzw. stimmungs-stabilisierendes atypisches NL + Bupropion (N = 86) Gesamt N = 179	Stimmungs-stabilisierer (Lithium bzw. Valproat bzw. Lithium und Valproat bzw. Carbamazepin) bzw. stimmungs-stabilisierendes atypisches NL + Placebo N = 187	Anhaltende Remission über 8 Wochen	1+
Yatham et al. 2016	rand, db, add-on	ambul Pat mit DSM-IV-BPD-I; depress Epis (MD, HRSD > 17), bereits auf Li (0,5–1 mmol/l) o. Valpr (50–100 mg/d)	8 Wo und 52 Wo	Li o Valproat plus Agomelatin (25–50 mg/d); n = 172 Verlängerung bis Wo 52: n = 125	Li o Valproat plus Placebo (1–2 Tbl/d); n = 172 Verlängerung bis Wo 52: n = 122	Veränderung im MADRS-Wert nach 8 Wochen Verlängerung: MADRS-Veränderung zur letzten Messung, spätestens 52 Wo	1+

Autoren, Jahr	Design	Diagnose Setting	Dauer	Studienarme		Hauptziel-kriterium	E
Leverich et al. 2006 (#1011)	randomisiert (mit Ausnahme von 28 Patienten), doppelt verblindet	Bipolare Störung, ggw. depressive Episode bestehende Behandlung mit Stimmungsstabilisierer[e]	10 Wo (+bis 52 Wo)	Stimmungs-stabilisierer (Lithium bzw. Antiepileptikum) bzw. stimmungs-stabilisierendes Neuroleptikum + Bupropion Bupropion: 100–450 mg/d N = 51	Stimmungs-stabilisierer (Lithium bzw. Antiepileptikum) bzw. stimmungs-stabilisierendes Neuroleptikum + Sertralin Sertralin: 50–200 mg/d N = 58	Stimmungs-stabilisierer (Lithium bzw. Antiepileptikum) bzw. stimmungs-stabilisierendes Neuroleptikum + Venlafaxin Venlafaxin: 75–375 mg/d N = 65	nicht definiert	1+
Post et al. 2006 (#1600)								
Young et al. 2000 (#661)	randomisiert, doppelt verblindet	Bipolare Störung, ggw. depressive Episode bestehende Behandlung mit Lithium bzw. Valproat[d]	6 Wo	Lithium bzw. Valproat + Paroxetin mittl. Dosis 36 mg/d N = 11	Lithium bzw. Valproat + Valproat bzw. Lithium mittl. Dosis 35,2 mmol/d oder Divalproex, mittl. Dosis 1200 mg/d (je nachdem, was Studienteilnehmer noch nicht hat) N = 16	–	Nicht definiert	1-

5 Therapie

Autoren, Jahr	Design	Diagnose Setting	Dauer	Studienarme		Hauptzielkriterium	E
Bocchetta et al. 1993 (#652)	randomisiert, doppelt verblindet	Bipolare Störung, ggw. depressive Episode (DSM-III-R) bestehende Behandlung mit Lithium[e]	4 Wo	Lithium + Amitriptylin Amitriptylin 50–75 mg/d N = 15	Lithium + L-Sulpirid L-Sulpirid 50–75 mg/d N = 15	–	Nicht getrennt	1+
Bauer et al. 1999, #4033;	randomisiert, doppelt verblindet	Bipolare Störung, ggw. depressive Episode (DSM-III-R) bestehende Lithium-behandlung[f]	6 Wo	Lithium + Paroxetin Paroxetin: initial 20, ggf. Aufdosierung auf bis zu 40 mg/d	Lithium + Amitriptylin Amitriptylin: initial 75, ggf. Aufdosierung auf bis zu 150 mg/d	–	Nicht explizit getrennt	
Pilhatsch et al. 2010 #4027				*N = 18*	*N = 22*	*–*		*1-*

Zusätzliche Publikationen zur Hauptpublikation kursiv
[a]Equipoise-Randomisierung: Ärzte konnten aus drei Strata (Placebo vs. Bupropion, Placebo vs. Paroxetin, Placebo vs. eines der beiden) auswählen, um Präferenzen der Patienten berücksichtigen zu können
[b]nach 6 Wochen wurden Responder weiter verblindet behandelt, die anderen konnten auswählen, ob sie eine Dosiserhöhung der verabreichten „Substanz" probieren, oder offen weiterbehandelt werden wollten
[c]mit Serumspiegeln im therapeutischen Bereich
[d]seit mind. 3 Monaten mit Serumspiegeln im therapeutischen Bereich
[e]seit mind. einem Jahr
[f]Serumspiegel 0,5–0,8 mmol/l mind. in letzten zwei Visiten vor Baseline-Untersuchung

Alle ausgeschlossenen Publikationen (inklusive nicht eingeschlossener nichtvergleichender Studien und vergleichender Studien, deren Ergebnisse nicht genutzt wurden, da die Verlässlichkeit dieser Ergebnisse nicht sicher einzuschätzen war) sind im Anhang A3 aufgelistet.

Ergebnisse

Sachs und Kollegen (Sachs et al. 2007b) verglichen bei depressiven Patienten (69 % Bipolar-I-, 31 % Bipolar-II-erkrankt), die einen Stimmungsstabilisierer (Lithium, Valproinsäure oder Carbamazepin) oder ein zur antimanischen Behandlung zugelassenes atypisches Neuroleptikum einnahmen, die zusätzliche Gabe von Bupropion oder Paroxetin mit Placebo in einer bis zu 26 Wochen dauernden Studie. Hauptzielkriterium war eine anhaltende Remission von mindestens achtwöchiger Dauer. Die zusätzlich Antidepressivagabe führte zu keiner signifikant unterschiedlichen Rate an Patienten, die dieses Kriterium erfüllten (23 % mit Antidepressivum vs. 27 % mit Placebo) Die Remissionsraten unterschieden sich mit 32 % bzw. 38 % ebenfalls nicht signifikant. Die „Number needed to treat" für behandlungsbedingte Response (Veränderung SUM-D score $\geq$ 50 % gegenüber Baseline und fehlende Hypomanie) lag bei 16 Wochen bei 18, das heißt, es müssten 18 Patienten mit Placebo anstelle eines Antidepressivums zusätzlich zum Stimmungsstabilisierer behandelt werden, um eine zusätzliche Response zu erzielen (die entsprechenden NNT für den primären Endpunkt anhaltende Remission lag bei 27, Daten berechnet).

Bezüglich unerwünschter Ereignisse gab es keine wesentlichen Unterschiede zwischen der Gruppe mit zusätzlicher Gabe eines Antidepressivums und der von Placebo.

Nach acht Wochen bestand in der Studie von Yantham et al. 16 kein statstisch signfikanter Unterschied zwischen den beiden Behandlungsarmen. Die Studie hatte ihr eigenes Fallzahlziel erreicht, zeichnete sich jedoch durch eine hohe Placebo-Response von rund 60 % aus. Patienten, die die achtwöchige Studie durchlaufen hatten, konnten für weitere zehn Monate unter doppelblinden Bedingungen in der Studie verbleiben. Auch nach dieser Zeit ergab sich kein statistisch signifikanter Unterschied zwischen den beiden Gruppen. In Bezug auf die Verträglichkeit ergaben sich keine Unterschiede zwischen den Behandlungsarmen. Es bestand kein statistisch signifikanter Unterschied im Auftreten manischer und hypomanischer Symptomatik.

Leverich und Mitarbeiter (Leverich et al. 2006; Post et al. 2006) fanden keine signifikant unterschiedlichen Response- und Remissionsraten zwischen der zusätzlichen Gabe von Bupropion, Sertralin und Venlafaxin bei Patienten, die einen Stimmungsstabilisierer einnahmen. Angaben zu Unterschieden in der Rate unerwünschter Wirkungen fehlen bis auf die zum Switchrisiko, welche unten besprochen werden.

In der Studie von Young et al. 2000 mit Bipolar-I- und Bipolar-II-erkrankten Patienten fand sich kein Unterschied im Rückgang der Depressionsschwere, gemessen mit der Hamilton-Depressionsskala (Response- oder Remissionsraten nicht angegeben) zwischen der zusätzlichen Gabe von Paroxetin und der eines weiteren Stimmungsstabilisierers bei bestehender Behandlung mit Stimmungsstabilisierer (Young et al. 2000). Es traten signifikant mehr Studienabbrüche unter der Gabe des zusätzlichen Stimmungsstabilisierers auf (6/16 vs. 0/11). Angaben zu Unterschieden in der Rate unerwünschter Wirkungen fehlen.

In der Studie zur zusätzlichen Gabe von Amitriptylin gegenüber L-Sulpirid zu einer bestehenden Lithiumbehandlung (Bocchetta et al. 1993) zeigte sich im HAMD-21 Score kein statistisch signifikanter Unterschied zwischen der L-Sulpirid-Gruppe und der Amitriptylin-Gruppe unter bestehender Lithium-Prophylaxe. Unter beiden Medikationen konnte ein statistisch signifikanter Rückgang der depressiven Symptomatik bei den Patienten erzielt werden. Weiterhin zeigten sich keine statistisch signifikanten Unterschiede in den Response-Raten beider Studiengruppen. In der L-Sulpirid-Gruppe respondierten 93 % der Patienten bei bestehender Lithium-Prophylaxe und in der Amitriptylin-Gruppe ähnlich hohe 86 % der Patienten.

In der Amitriptylin-Gruppe konnte eine höhere Anzahl an Patienten, welche über eine Verschlimmerung ihrer Symptomatik oder Nebenwirkungen klagten, beobachtet werden, wobei nach einer 4-wöchigen Behandlungsdauer keine statistisch signifikanten Unterschiede mehr nachgewiesen werden konnten. Die Nebenwirkungen wurden als mild bis moderat eingestuft. Insgesamt brachen nur 2 von 15 Patienten in der Amitriptylin-Gruppe und 1 von 15 in der L-Sulpirid-Gruppe die Behandlung aufgrund unerwünschter Ereignisse ab.

Unter der zusätzlichen Gabe von Paroxetin bzw. Bupropion zu einem Stimmungsstabilisierer kam es zu einer vergleichbaren Rate an **Umschlägen in eine Manie** wie unter dem Stimmungsstabilisierer in Monotherapie (10,1 % vs. 10,7 %, (Sachs et al. 2007b)).

Unter der zusätzlichen Gabe von Venlafaxin zu einem Stimmungsstabilisierer kam es mit einer Rate von 31 % signifikant häufiger zu einem Umschlag in eine Manie oder gemischte Episode als unter der von Bupropion (14 %) oder Sertralin (16 %) (Leverich et al. 2006; Post et al. 2006).

Young et al. 2000 berichten, dass unter der zusätzlichen Gabe von Paroxetin keine Switches aufgetreten seien. In der Studie zur zusätzlichen Gabe von Amitriptylin zu Lithium gegenüber der von L-Sulpirid (Bocchetta et al. 1993) waren die Switch-Raten in eine Hypomanie zwischen beiden Gruppen vergleichbar und niedrig (1/15 in beiden Gruppen).

In der zusätzlichen Analyse der Studie von Bauer et al. 1999 durch Pilhatsch et al. 2010 fand sich kein signifikanter Unterschied in der Wirksamkeit zwischen den Gruppen mit zusätzlicher Paroxetin- vs. Amitriptylingabe. Unter der zusätzlichen Gabe von Paroxetin zu Lithium gab es mehr Therapieabbrüche auf Grund unerwünschter Ereignisse (3/18 vs. 2/22).

Die Qualitätsbewertung und die Extraktionsbögen mit den Ergebnissen der Studien werden auf Anfrage zugänglich gemacht.

Studienfinanzierung und potentielle Interessenkonflikts:
Sachs et al. 2007: NIMH, antidepressive Studienmedikation gestellt von GlaxoSmithKline. Eine Stellungnahme zu potentiellen Interessenkonflikten ist vorhanden.
Die Studie von Yatham et al. 2016 wurde durch den Pharmakonzern Servier finanziell unterstützt. Eine Stellungnahme zu potentiellen Interessenkonflikte ist vorhanden.

Leverich et al. 2006: nicht Hersteller-finanziert, sondern von NIMH und dem Stanley Medical Research Institute, Präparate und identische Placebos wurden von den Herstellern zur Verfügung gestellt (Bupropion-Präparat: GlaxoSmithKline, Sertralin-Präparat: Pfizer, Venlafaxin-Präparat: Wyeth Pharmaceuticals). Es findet sich keine Stellungnahme zu potentiellen Interessenkonflikten.

Young et al. 2000: nicht Hersteller-finanziert, sondern von Medical Research Council of Canada und dem Stanley International Research Centre. Es findet sich keine Stellungnahme zu potentiellen Interessenkonflikten.

Bocchetta et al. 1993: Es ist weder eine Finanzierungsquelle angegeben noch eine Stellungnahme zu potentiellen Interessenkonflikten vorhanden.

Die Studie von Bauer et al. 1999 wurde vom Hersteller des Paroxetin-Präparats Smith-Kline Beecham Pharma GmbH finanziert, zwei der Co-Autoren waren Firmenangestellte. Es findet sich keine Stellungnahme zu potentiellen Interessenkonflikten.

Auch die Re-Analyse (Pilhatsch et al. 2010) wurde von GlaxoSmithKline finanziert, hier ist eine Stellungnahme zu potentiellen Interessenkonflikten vorhanden, keiner der Co-Autoren war Firmenangestellter.

5.3.1.4.1.3 Antidepressivum mit atypischem Neuroleptikum

Eingeschlossene Studien:

Es wurden zwei randomisierte, doppelt verblindete Studien eingeschlossen. In der Studie von (Tohen et al. 2003c) wurde die *Kombination* von Fluoxetin mit Olanzapin exploratorisch gegenüber der Monotherapie mit Olanzapin und Placebo verglichen. In der Studie von (Brown et al. 2006a) wurde ebenfalls die *Kombination* aus Fluoxetin mit Olanzapin untersucht, diesmal im Vergleich zur Monotherapie mit Lamotrigin.

Autoren, Jahr	Design	Diagnose Setting	Dauer	Studienarme			Hauptzielkriterium	E
(Tohen et al. 2003c)	randomisiert, doppelt verblindet	Bipolar I Störung, ggw. depressive Episode	8 Wo	Olanzapin + Fluoxetin 6+25 mg/d 6+50 mg/d oder 12+50 mg/d N = 82	Olanzapin 5–20 mg/d; N = 351	Placebo N = 355	Veränderung Symptomschwere Depression im Vergleich zu Baseline (MADRS Score), Unterschied Olanzapin vs. Placebo	1++
(Shi et al. 2004) (#659)								
(Keck et al. 2005) (#662)								

5 Therapie

Autoren, Jahr	Design	Diagnose Setting	Dauer	Studienarme			Hauptziel-kriterium	E
(Brown et al. 2006a)	randomisiert, doppelt verblinde	Bipolar I Störung, ggw. depressive Episode ambulant und stationär	7 Wo	Olanzapin + Fluoxetin 6+25 mg/d, 12+25 mg/d, 6+50 mg/d oder 12+50 mg/d; N = 205	Lamotrigin 200 mg/d oder 150 mg/d; N = 205	-	Veränderung Symptomschwere im Vergleich zu Baseline (CGI Score)	1+

Zusätzliche Publikationen zur Hauptpublikation kursiv

Alle ausgeschlossenen Publikationen (inklusive nicht eingeschlossener nichtvergleichender Studien und vergleichender Studien, deren Ergebnisse nicht genutzt wurden, da die Verlässlichkeit dieser Ergebnisse nicht sicher einzuschätzen war) sind im Anhang A3 aufgelistet.

Ergebnisse:
In der Studie von Tohen et al. 2003c war die Kombination aus Fluoxetin mit Olanzapin zum Endpunkt nach 8 Wochen signifikant besser antidepressiv wirksam als Placebo und als die Monotherapie mit Olanzapin. Auch die Response- und Remissionsrate war signifikant höher unter der Kombination als unter Olanzapin und als unter Placebo. Die „Number needed to treat" für Response (Veränderung MADRS score $\geq$ 50 % gegenüber Baseline bei mind. 4 Wochen Studienteilnahme) lag bei 8 Wochen bei 4, das heißt, es müssten 4 Patienten mit der Kombination aus Fluoxetin und Olanzapin anstelle von Placebo behandelt werden, um eine zusätzliche Response zu erzielen (die entsprechenden NNT für Remission lag bei 5, Daten berechnet).

Unter der Kombination gab es signifikant weniger Therapieabbrüche (36 %) als unter der Olanzapin-Monotherapie (52 %) und unter Placebo (62 %). Bezüglich unerwünschter Wirkungen glich das Profil der Kombinationsbehandlung dem der Olanzapin-Monotherapie, es traten jedoch mehr Übelkeit und Diarrhoe auf.

In der Studie von Brown et al. 2006b wurde in der Kombinationsgruppe Olanzapin/Fluoxetin eine statistisch signifikant bessere Symptomschwere-Abnahme sowohl im CGI- als auch im MADRS-Score erreicht, im Vergleich zur Lamotrigingruppe. Es zeigte sich bei den Patienten, welche mit einer Olanzapin/Fluoxetin-Kombinationstherapie behandelt wurden, eine Abnahme der depressiven Symptome um 1,43 Punkten auf der CGI-Skala. In der Placebogruppe konnte eine Abnahme von 1,18 Punkten nachgewiesen werden. Im MADRS-Score wurde eine Symptomschwere-Abnahme von 14,9 Punkten in der Olanzapin/Fluoxetin-Gruppe im Vergleich zu nur 12,9 Punkten in der Lamotrigin-Gruppe gemessen.

In der Olanzapin/Fluoxetin-Gruppe remittierten 56,4 % der Patienten im Vergleich zu 49,2 % in der Lamotrigingruppe (MADRS-Score, der Unterschied erreichte nicht Signifikanzniveau). Insgesamt respondierten 68,8 % der Patienten in der Olanzapin/Fluoxetin-Gruppe im Vergleich zu 59,7 % in der Lamotrigingruppe (MADRS-Score). Auch diese Unterschiede waren statistisch nicht signifikant.

Bezüglich der Lebensqualität zeigte sich ein signifikanter Wirksamkeitsvorteil der Kombinationsbehandlung Fluoxetin/Olanzapin gegenüber Placebo und der Olanzapin-Monotherapie, sowohl in der Lebensqualität insgesamt als auch in der depressionsspezifischen Lebensqualität.

Die Gesamtzahl der unerwünschten Ereignisse wurde für beide Gruppen nicht aufgeführt. Signifikant mehr Patienten, welche mit Olanzapin/Fluoxetin behandelt wurden, zeigten die unerwünschten Ereignisse wie Schläfrigkeit, gesteigerten Appetit, Mundtrockenheit, Benommenheit, Gewichtszunahme und Tremor. Es zeigten sich keine signifikanten Unterschiede zwischen den Gruppen in Bezug auf die Anzahl behandlungsbedürftiger unerwünschter Ereignisse.

Jedoch zeigte sich eine statistisch signifikant höhere Inzidenz von suizidalem und selbstverletzendem Verhalten in der Lamotrigin-Gruppe im Vergleich zur Olanzapin/Fluoxetin-Gruppe. Insgesamt mussten zwei Patienten in der Lamotrigin-Gruppe sowie ein Patient in der Olanzapin/Fluoxetin-Gruppe die Studie aufgrund eines Suizidversuchs vorzeitig abbrechen. Das Gewicht sowie die Werte für Gesamtcholesterol und Triglyzeride lagen in der Olanzapin/Fluoxetin-Gruppe statistisch signifikant höher als in der Lamotrigin-Gruppe.

Unter der Kombination aus Fluoxetin und Olanzapin kam es *nicht* zu mehr **Umschlägen in eine Manie** als unter der Gabe von Placebo (6,4 % vs. 6,7 %) oder Olanzapin in Monotherapie (5,7 %, Tohen et al. 2003c). Auch gegenüber Lamotrigin war die Switch-Rate unter der Kombinationsbehandlung Fluoxetin/Olanzapin vergleichbar (4 % unter der Kombination vs. 5,2 %, Brown et al. 2006b).

Die Qualitätsbewertung und die Extraktionsbögen mit den Ergebnissen der Studien werden auf Anfrage zugänglich gemacht.

Studienfinanzierung und potentielle Interessenkonflikte:
Tohen et al. 2003c: Finanziert vom Hersteller des Kombinationspräparats Lilly Research Laboratories. Acht der Co-Autoren inklusive des Erstautors waren Firmenangestellte. Eine Stellungnahme zu potentiellen Interessenkonflikten ist vorhanden.
Brown et al. 2006b: Finanziert vom Hersteller des Kombinationspräparats Eli Lilly. Fünf der Co-Autoren inklusive des Erstautors waren Firmenangestellte. Eine Stellungnahme zu potentiellen Interessenkonflikten ist vorhanden.

5.3.1.4.1.4 Zusammenfassung Monotherapie mit Antidepressiva und zusätzliche Therapie zu einem Stimmungsstabilisierer oder einem atypischen Neuroleptikum

Antidepressiva in Monotherapie

Sechs Studien konnten eingeschlossen werden, in denen unterschiedliche Antidepressiva in Monotherapie untersucht wurden.

Sowohl der SSRI Fluoxetin als auch das TZA Imipramin waren in einer Studie signifikant besser antidepressiv wirksam als Placebo, Fluoxetin war in der Responserate Imipramin überlegen.

Der irreversible MAO-Hemmer Tranylcypromin war in einer Studie signifikant besser wirksam als Imipramin, während der reversible MAO-Hemmer Moclobemid und Imipramin in einer anderen Studie nicht signifikant unterschiedlich wirksam waren, und numerisch eher Imipramin besser abschnitt.

Venlafaxin war in einer Studie signifikant besser antidepressiv wirksam als Lithium. Die Umschlagsrate in eine Manie war unter Imipramin höher als unter Fluoxetin, und geringfügig höher als unter einem der MAO-Hemmer. Insgesamt wurden unter einer Behandlung mit Imipramin häufiger unerwünschte Wirkungen berichtet.

Die Ergebnisse aus der Studie von McElroy et al. 2010b beeinflussen die Bewertung zur Monotherapie mit Antidepressiva u. a. durch den fehlenden Vorteil gegenüber Placebo.

Antidepressiva zusätzlich zu bestehender Behandlung mit Stimmungsstabilisierer
Nur zwei Studien konnten eingeschlossen werden, in denen unterschiedliche Antidepressiva zusätzlich zu einer bestehenden Behandlung mit einem Stimmungsstabilisierer untersucht wurden. Die beiden anderen eingeschlossenen Studien verglichen die zusätzliche Gabe von Paroxetin bzw. Amitriptylin mit der eines zweiten Stimmungsstabilisierers bzw. mit der von L-Sulpirid.

Die zusätzliche Gabe der Antidepressiva Paroxetin bzw. Bupropion war nicht signifikant unterschiedlich antidepressiv wirksam als die Behandlung mit dem Stimmungsstabilisierer allein (+Placebo), numerisch eher schlechter. Die Studie zum Vergleich der zusätzlichen Gabe von Bupropion, Sertralin oder Venlafaxin zu einer bestehenden Behandlung mit einem Stimmungsstabilisierer zeigte ebenfalls keine Wirksamkeitsunterschiede.

Die Switchrate unter zusätzlicher Gabe von Venlafaxin war signifikant höher als unter Bupropion oder Sertralin und in einer zweiten Studie gleich unter zusätzlicher Gabe von Bupropion und Paroxetin.

Im Vergleich zur zusätzlichen Gabe eines zweiten Stimmungsstabilisierers zu einer bestehenden Behandlung mit einem Stimmungsstabilisierer war die zusätzliche Gabe von Paroxetin nicht signifikant unterschiedlich antidepressiv wirksam, numerisch eher schlechter.

Antidepressiva in Kombination mit atypischem Neuroleptikum
Es konnte keine Studie eingeschlossen werden, in der unterschiedliche Antidepressiva zusätzlich zu einer bestehenden Behandlung oder in Kombination mit einem atypischen Neuroleptikum verglichen wurden. In den zwei eingeschlossenen Studien wurde die Kombination aus Fluoxetin mit Olanzapin in der ersten Studie mit einer Olanzapin-Monotherapie und Placebo und in der zweiten Studie mit einer Lamotrigin-Monotherapie verglichen. Die Kombination aus Fluoxetin mit Olanzapin erwies sich als signifikant besser antidepressiv wirksam als Placebo und als die Olanzapin-Monotherapie. Gegenüber Lamotrigin war die Fluoxetin-Olanzapin-Kombination signifikant besser antidepressiv wirksam. Die Switchrate unter der Kombination war nicht höher als in Vergleichsarmen aller Studien.

Bewertung in Anlehnung an GRADE:
Antidepressiva in Monotherapie
Ausgangswertung: hoch; Abzug eines Punktes wegen Limitierungen der Studienqualität (vier der sechs eingeschlossenen Studien waren mit einem moderaten Risiko für Bias behaftet (SIGN 1+), insgesamt war keine Studie mit einem geringen Risiko für Bias behaftet, das wäre SIGN 1++ gewesen) und eines weiteren Punktes wegen spärlicher Datenlage (6 einschließbare Studien, zwei placebo-kontrollierte, bei einer Gesamtzahl von ca. 30 in Deutschland zugelassenen Antidepressiva-Wirkstoffen); daher final: gering.

Antidepressiva zusätzlich zu bestehender Behandlung mit Stimmungsstabilisierer
Ausgangswertung: hoch; Abzug eines Punktes wegen spärlicher Datenlage (nur sechs einschließbare Studien, nur zwei placebo-kontrollierte, bei einer Gesamtzahl von ca. 30 in Deutschland zugelassenen Antidepressiva-Wirkstoffen); daher final: moderat.

Antidepressiva in Kombination mit atypischem Neuroleptikum
Ausgangswertung: hoch; Abzug eines Punktes wegen spärlicher Datenlage (nur zwei einschließbare Studien, nur eine placebo-kontrollierte, bei einer Gesamtzahl von ca. 30 in Deutschland zugelassenen Antidepressiva-Wirkstoffen); daher final: moderat.

Bemerkungen zum Konsensusprozess:
Im Konsensusprozess wurde bei spärlicher Datenlage die klinische Erfahrung und die indirekte Evidenz aus der Behandlung depressiver Episoden bei unipolar depressiven Störungen diskutiert.

Antidepressivum mit atypischem Neuroleptikum:
In einer weiteren Zusatzanalyse zur Studie (Tohen et al. 2003c) wurde die Posthoc-Analyse der Wirksamkeit bei Patienten mit gemischter Depression (definiert als ≥ 2 YMRS Items mit ≥ 2 Punkten) publiziert (Benazzi et al. 2009). Nach dieser Definition war knapp die Hälfte der Patienten in den Gruppen gemischt-depressiv. Da die Baseline-Vergleichbarkeit nicht abgeschätzt werden kann, kann die vergleichende Wirksamkeit nicht beurteilt werden.

5.3.1.4.1.5 Empfehlungen
Monotherapie mit Antidepressivum

Statement	Empfehlungsgrad
Therapie-Depression11	Statement
Die Datenlage erlaubt *keine* klare Empfehlung dahingehend, ob in der Akutbehandlung einer bipolaren Depression ein Antidepressivum in Monotherapie gegeben werden kann oder nicht.	
Anmerkung: Placebo-kontrollierte Ergebnisse liegen nur für Fluoxetin (positiv), für Paroxetin (negativ) und für Agomelatin (negativ) vor	

Statement	Empfehlungsgrad
Therapie-Depression12	Statement
Auf Basis direkt vergleichender Studien kann in der Gruppe der Antidepressiva im Hinblick auf die Wirksamkeit *keine* Empfehlung für ein bestimmtes Präparat zur Akutbehandlung einer bipolaren Depression gegeben werden.	

5 Therapie

Statement	Empfehlungsgrad
Therapie-Depression13 Im Verlauf einer bipolaren Depression kann es zum relativ plötzlichen Umschlagen der Symptomatik in eine manische oder gemischte Episode kommen. Es ist unklar, welchen Anteil am Risiko eines solchen Umschlagens die Gabe von Antidepressiva überhaupt die Wahl des Wirkstoffs und die Dauer der Behandlung sowie prädisponierende Faktoren des Patienten haben.	**Statement**

Der Vergleich der Substanzklassen und Wirkstoffe bezüglich ihres Umschlagsrisikos gegenüber Placebo und untereinander zeigt folgende Ergebnisse:

Statement	Empfehlungsgrad
Therapie-Depression14 Die verfügbare Datenlage spricht dafür, dass die Behandlung einer bipolaren Depression mit Fluoxetin, Paroxetin oder Bupropion nicht mit einem erhöhten Risiko für ein Umschlagen der Symptomatik in eine Manie oder gemischte Episode einhergeht.	**Statement**

Statement	Empfehlungsgrad
Therapie-Depression15 Die verfügbare Evidenz legt ein erhöhtes Risiko des Umschlagens einer bipolaren Depression in eine manische oder gemischte Episode unter einer Behandlung mit trizyklischen Antidepressiva im Vergleich zu Placebo nahe.	**Statement**

Empfehlung	Empfehlungsgrad
Therapie-Depression16 Trotz der erwähnten Unsicherheit sollten mit Blick auf das Risiko eines Umschlagens einer bipolaren Depression in eine manische oder gemischte Episode SSRI (positive Ergebnisse liegen für Fluoxetin und Sertralin vor) gegenüber Venlafaxin und trizyklischen Antidepressiva sowie Bupropion gegenüber Venlafaxin bevorzugt werden.	**B**

Empfehlung	Empfehlungsgrad
Therapie-Depression17	**KKP**
Bei der Abwägung, ob zur Akutbehandlung einer bipolaren Depression ein trizyklisches Antidepressivum eingesetzt werden soll, ist es wichtig, dass folgende individuelle Aspekte berücksichtigt werden: 1. Patientenpräferenz nach umfassender Aufklärung und Information 2. Risiko für Switch höher bei höherer Anzahl und höherem Schweregrad bisheriger Manien oder gemischter Episoden 3. Manieinduktion unter Antidepressiva in der Behandlungsanamnese 4. Bisherige Wirksamkeit und Verträglichkeit trizyklischer Antidepressiva 5. Vorerfahrungen mit und Verfügbarkeit von Behandlungsalternativen 6. Komorbidität des Patienten, die eine Medikation mit einem trizyklischen Antidepressivum zum Risiko macht (s. allgemeine Einleitung zu den Medikamenten).	

Monotherapie mit Antidepressivum vs. Monotherapie mit Stimmungsstabilisierer

Statement	Empfehlungsgrad
Therapie-Depression18	**Statement**
Aufgrund der spärlichen Datenlage zum Vergleich von Antidepressiva und Stimmungsstabilisierern in der Monotherapie kann *keine* Empfehlung bezüglich einer Bevorzugung einer der Klassen gegeben werden.	

Empfehlung	Empfehlungsgrad
Therapie-Depression19*	**0**
Lediglich bei Patienten mit einer Depression im Rahmen einer Bipolar-II-Erkrankung kann auf der Grundlage einer einzelnen Studie Venlafaxin bei Hinweisen auf eine stärkere Wirksamkeit gegenüber Lithium bevorzugt werden.	

*Zwei stimmberechtigte Mitglieder der Konsensuskonferenz konnten sich dem Konsens für die offene Empfehlung nicht anschließen (Veto), da die Datenlage für eine solche Empfehlung als nicht ausreichend eingeschätzt wurde

Kombinationsbehandlungen bzw. zusätzliche Gabe einer zweiten Substanz

Statement	Empfehlungsgrad
Therapie-Depression20	**Statement**
Medikamentöse Kombinationsbehandlungen der bipolaren Depression sind trotz großer Praxisrelevanz bislang nur unzureichend untersucht, so dass *keine* Empfehlung formuliert werden kann.	

Hinweise bei der Behandlung bei Kinderwunsch, von Schwangeren und in der Stillzeit:
Bitte konsultieren Sie zusätzlich zu obenstehenden Empfehlungen das spezifische Abschn. 5.5.2, speziell für Antidepressiva Abschn. 5.5.2.1.3.

Statement	Empfehlungsgrad
Therapie-Depression21	**Statement**
Bei Patienten mit bipolarer Depression, die bereits mit einem Stimmungsstabilisierer vorbehandelt sind, wurde nur in einer Studie mit methodischen Mängeln die zusätzliche Gabe eines weiteren Stimmungsstabilisierers (Lithium bzw. Valproinsäure) mit der eines Antidepressivums (Paroxetin) zur Akutbehandlung einer bipolaren Depression verglichen. Auf der Grundlage dieser spärlichen Daten kann *keine* Empfehlung für die Bevorzugung eines zusätzlichen (zweiten) Stimmungsstabilisierers gegenüber der eines zusätzlichen Antidepressivums gegeben werden.	

5.3.1.4.2 Stimmungsstabilisierer in Mono- oder Kombinationstherapie
5.3.1.4.2.1 Carbamazepin
Eine randomisierte, doppelt verblindete 3-armige Studie wurde eingeschlossen (Zhang et al. 2007), in welcher die *Kombination* von Carbamazepin mit Free and Easy Wanderer Plus (FEWP, siehe Abschn. 5.2.1.5.4) gegenüber einer Monotherapie mit Carbamazepin und gegenüber Placebo untersucht wurde.

Autoren, Jahr	Design	Diagn Setting	Dauer	Studienarme			Hauptzielkriterium	SIGN
(Zhang et al. 2007) (#1567)	randomisiert, doppelt verblindet	Bipolare Störung, ggw. depressive Episode (Patienten mit Manie und gemischter Episode siehe entsprechendes Subkapitel) stationär	12 Wo	Carbamazepin (IR) initial 300 mg/d; ggf. Aufdosierung auf 800 mg/d N = 49 (47 in der Auswertung)	Carbamazepin + FEWP Carbamazepin: initial 300 mg/d; ggf. Aufdosierung auf 800 mg/d FEWP: 36 g/d N = 50 (46 in Auswertung)	Placebo N = 25 (23 in Auswertung)	Nicht explizit getrennt	1+

Alle ausgeschlossenen Publikationen (inklusive nicht eingeschlossener nichtvergleichender Studien und vergleichender Studien, deren Ergebnisse nicht genutzt wurden, da die Verlässlichkeit dieser Ergebnisse nicht sicher einzuschätzen war) sind im Anhang A3 aufgelistet.

Ergebnisse:
Die Carbamazepin-Monotherapie war in den Wirksamkeitsendpunkten Response und Veränderung der Symptomschwere im CGI signifikant wirksamer als Placebo. Die „Number needed to treat" (NNT) für Response (Veränderung HAMD score ≥ 50 % gegenüber Baseline) lag nach 12 Wochen bei 2, das heißt, zwei Patienten müssten mit Carbamazepin anstatt Placebo behandelt werden, um eine zusätzliche Response zu erhalten. Gegenüber der Kombination mit FEWP war die Monotherapie im Endpunkt Response signifikant weniger gut wirksam (siehe Ergebnisse Weiteres).

Die Rate der Studienabbrüche aufgrund fehlender Wirksamkeit oder Symptomverschlechterung war signifikant geringer in der Gruppe mit Carbamazepin als unter Placebo.

Die Qualitätsbewertung und die Extraktionsbögen mit den Ergebnissen der Studien werden auf Anfrage zugänglich gemacht.

Studienfinanzierung und potentielle Interessenkonflikte:
Die Studie war nicht herstellerfinanziert (sondern durch das Stanley Medical Research Institute). Eine Stellungnahme zu potentiellen Interessenkonflikten fehlt.

Zusammenfassung:
Carbamazepin war im Endpunkt Response und Veränderung der Symptomschwere im CGI signifikant wirksamer als Placebo. Im Vergleich zur Kombination mit FEWP war es im Endpunkt Response signifikant schlechter.

Bewertung in Anlehnung an GRADE:
Ausgangswertung: hoch; Abzug eines Punktes wegen spärlicher Datenlage (nur eine Studie, diese mit moderatem Risiko für Bias, SIGN 1+); daher final: moderat.

Bemerkungen zum Konsensusprozess:
Im Rahmen des Konsensusprozesses wurde eine Herabstufung auf den Empfehlungsgrad 0 aufgrund des hohen Interaktionsrisikos von Carbamazepin beschlossen.

Empfehlung	Empfehlungsgrad
Therapie-Depression22	0
Carbamazepin kann zur Akutbehandlung einer bipolaren Depression eingesetzt werden. Limitierende Faktoren: Off-Label-Use: Carbamazepin ist nicht zur Akutbehandlung einer bipolaren Depression zugelassen. Mögliche Nebenwirkungen, insbesondere Sedierung und hohes Interaktionsrisiko, sind zu beachten.	

5 Therapie

Hinweise bei der Behandlung bei Kinderwunsch, von Schwangeren und in der Stillzeit:
Bitte konsultieren Sie zusätzlich zur obenstehenden Empfehlung das spezifische Abschn. 5.5.2, speziell für Carbamazepin Abschn. 5.5.2.1.1.1.

5.3.1.4.2.2 Lamotrigin

Eingeschlossene Studien:
Eine randomisierte, placebo-kontrollierte Studie zur antidepressiven Wirksamkeit und Verträglichkeit von Lamotrigin in Monotherapie in zwei Dosierungen bei ambulanten Bipolar I Patienten ohne Rapid-Cycling wurde eingeschlossen (Calabrese et al. 1999). Darüber hinaus wurde eine randomisierte, kontrollierte Studie eingeschlossen, in der offen bei ambulanten Bipolar II-erkrankten Patienten Lithium mit Lamotrigin verglichen wurde (Suppes et al. 2008c).

Autoren, Jahr	Design	Diagnose Setting	Dauer	Studienarme			Hauptzielkriterium	E
(Calabrese et al. 1999) (#647)	randomisiert, doppelt verblindet	Bipolar I Störung*, ggw. depressive Episode ambulant	7 Wo	Lamotrigin 50 mg/d initial 25 mg/d; ab 2. Woche 50 mg/d N = 66	Lamotrigin 200 mg/d initial 25 mg/d; ab 2. Woche 50 mg/d; ab 3. Woche 100 mg/d; ab 4. Woche 200 mg/d N = 63	Placebo N = 66	Nicht explizit getrennt	1+
(Suppes et al. 2008c). (#2058)	randomisiert, offen, Rater verblindet	Bipolar II Störung, ggw. depressive Episode ambulant	16 Wo	Lamotrigin 25 mg/d für 2 Wochen, 50 mg/d für nächsten 2 Wochen, 75 mg/d für 1 Woche, 100 mg/d für 1 Woche, 150 mg/d für 1 Woche und 200 mg/d in 8. Woche, danach ggf. Adjustierung (max. Dosis 400 mg/d) N = 41	Lithium 450 mg/d für 1 Woche, Steigerung auf 900 mg/d für 1 Woche, danach ggf. Adjustierung (min. 0,8 bis max. 1,2 mEq/L) N = 49	-	Veränderung der Symptomschwere Depression im Vergleich zu Baseline, HAM-D-17	1-

*ohne Rapid cycling

Alle ausgeschlossenen Publikationen (inklusive nicht eingeschlossener nichtvergleichender Studien und vergleichender Studien, deren Ergebnisse nicht genutzt wurden, da die Verlässlichkeit dieser Ergebnisse nicht sicher einzuschätzen war) sind im Anhang A3 aufgelistet.

Ergebnisse:

In der placebo-kontrollierten Studie von Calabrese et al. 1999 respondierten die Patienten, welche mit Lamotrigin behandelt wurden, häufiger als in der Placebogruppe. Die Unterschiede waren jedoch nur im MADRS Score statistisch signifikant im Vergleich zu Placebo. Die Symptomschwere-Abnahme in den untersuchten Scores (HAMD-17, HAMD-31, MADRS und CGI) lag in beiden Lamotrigin-Gruppen höher im Vergleich zu Placebo. Jedoch waren die Unterschiede im Vergleich zu Placebo allein für die höhere Lamotrigin-Dosierung von 200 mg/d im MADRS-Score sowie CGI-I und CGI-S Score statistisch signifikant. Im HAMD-17 Score wurde für keine der beiden Interventionsgruppen eine statistisch signifikant bessere Symptomschwere-Abnahme im Vergleich zu Placebo nachgewiesen. Die „Number needed to treat" (NNT) für Response nach 7 Wochen (Veränderung HAMD-17 score $\geq$ 50 % gegenüber Baseline) lag für Lamotrigin 50 mg/d bei 13 und für Lamotrigin 200 mg/d bei 8, dass heißt, dass 13 bzw. 8 Patienten mit Lamotrigin anstatt Placebo behandelt werden müssten, um eine zusätzliche Response zu erhalten. Diese Werte lagen für die MADRS-Response bei 6 und 4 und für die CGI-Response bei 7 und 4.

In den Lamotrigin-Gruppen konnte eine gering höhere Inzidenz unerwünschter Ereignisse sowie medikamentenassoziierter unerwünschter Ereignisse beobachtet werden. Die Mehrzahl der schweren medikamentenassoziierten unerwünschten Ereignisse traten in der Lamotrigin 50 mg/d-Gruppe auf. Statistisch signifikant traten Kopfschmerzen häufiger in den Lamotrigin-Gruppen im Vergleich zu Placebo auf. Die Studienabbruch-Rate aufgrund unerwünschter Ereignisse lag in der Placebogruppe bei 15 %, in der Lamotrigin 200 mg/d Gruppe etwas höher bei 16 % und in der Lamotrigin 50 mg/d-Gruppe noch etwas höher bei 18 %. In der Placebogruppe ereignete sich ein Todesfall. Sechs der sieben aufgetretenen Switches in eine Manie/Hypomanie/Mischzustand ereigneten sich in den ersten 3 Behandlungswochen bei einer Lamotrigin-Dosierung von 50 mg/d oder weniger. Als wichtige unerwünschte Ereignisse traten weiterhin auf: Übelkeit, Ausschlag, Schwindel und Schmerz.

Im Vergleich zu Lamotrigin war Lithium bei ambulanten Bipolar-II-Patienten vergleichbar gut wirksam (Suppes et al. 2008c). Die Rate unerwünschter Wirkungen war höher in der Lithium-Gruppe, die Rate von Studienabbrüchen aufgrund der unerwünschten Wirkungen war gleich in den Gruppen.

Die Qualitätsbewertung und die Extraktionsbögen mit den Ergebnissen der Studien werden auf Anfrage zugänglich gemacht.

Studienfinanzierung und potentielle Interessenkonflikte:
Die Studie von Calabrese et al. 1999 wurde durch Glaxo Wellcome Research and Development finanziell unterstützt (Glaxo war Hersteller des Lamotrigin-Präparats). Drei der Co-Autoren waren Firmenangestellte. Es ist keine Stellungnahme zu potentiellen Interessenkonflikten vorhanden.

Die Studie von Suppes et al. 2008c war nicht Hersteller-finanziert, sondern durch National Institute of Mental Health (NIMH) und Stanley Medical Research Institute. GlaxoSmithKline stellte Studienmedikation und erhielt den Publikationsentwurf vor Einreichung für eine Review. Keiner der Co-Autoren war Firmenangestellter. Eine Stellungnahme zu potentiellen Interessenkonflikten ist vorhanden.

Zusammenfassung:
Für ambulante Bipolar-I-Patienten ohne Rapid-Cycling konnte die Wirksamkeit einer Lamotrigin-Monotherapie in einer Dosierung von 200 mg/d zur Behandlung der bipolaren Depression gezeigt werden, wenngleich nicht in allen Erhebungsinstrumenten. Für eine niedrigere Dosierung von 50 mg/d konnte die Wirksamkeit nicht eindeutig bewiesen werden. Insgesamt gesehen zeigte sich eine gute Verträglichkeit der Lamotrigin-Behandlung.

Im Vergleich zu Lamotrigin war Lithium bei ambulanten Bipolar II Patienten vergleichbar gut wirksam. Die Rate unerwünschter Wirkungen war höher in der Lithium-Gruppe, die Rate von Studienabbrüchen aufgrund der unerwünschten Wirkungen war gleich in den Gruppen.

Bewertung in Anlehnung an GRADE:
Ausgangswertung: hoch; Abzug eines Punktes wegen Limitierungen der Studienqualität (nur eine der beiden eingeschlossenen Studien war mit einem nur moderaten Risiko für Bias behaftet (SIGN 1+), insgesamt war keine Studie mit einem geringen Risiko für Bias behaftet, das wäre SIGN 1++ gewesen) und wegen spärlicher Datenlage (nur zwei Studien, nur eine placebo-kontrolliert); daher final: moderat.

Bemerkungen zum Konsensusprozess:
Im Rahmen des Konsensusprozesses wurde insbesondere die Limitierung für die Akuttherapie durch die Erfordernis der langsamen Aufdosierung von Lamotrigin diskutiert. Zweitens wurde die Effektstärke diskutiert. Erst die Meta-Analyse mit individuellen Patientendaten von (Geddes et al. 2009) konnte über die gemeinsame Analyse von fünf Studien eine signifikante Überlegenheit von Lamotrigin über Placebo zeigen (NNT = 11, die Daten der Dosierung 50 mg/d wurden nicht eingeschlossen). Diese Meta-Analyse zeigte, dass der Wirksamkeitsvorteil bei Patienten mit schwererer Depression höher war.

Die Notwendigkeit der langsamen Aufdosierung und die eher geringe Effektstärke führten zu einem Downgrade um ein Grad.

Empfehlung	Empfehlungsgrad
Therapie-Depression23	0
Lamotrigin kann zur Akutbehandlung einer bipolaren Depression eingesetzt werden, jedoch ist zu bedenken, dass aufgrund der Erfordernis des sehr langsamen Aufdosierens eine Wirkung erst nach mehreren Wochen zu erwarten ist. Limitierende Faktoren: Off-Label-Use: Lamotrigin ist nicht zur Akutbehandlung der bipolaren Depression zugelassen.	

Hinweise bei der Behandlung bei Kinderwunsch, von Schwangeren und in der Stillzeit:
Bitte konsultieren Sie zusätzlich zur obenstehenden Empfehlung das spezifische Abschn. 5.5.2, speziell für Lamotrigin Abschn. 5.5.2.1.1.2.

5.3.1.4.2.3 Lithium

Eingeschlossene Studien:
Es konnte eine randomisierte, doppelt verblindete, placebo-kontrollierte Studie, in der Lithium in Monotherapie im Vergleich zu Placebo und Quetiapin untersucht wurde (EMBOLDEN I, Young et al. 2010) eingeschlossen werden.

Drei randomisierte Studien, in denen eine Lithium-Monotherapie mit anderen Wirkstoffen verglichen wurde, wurden eingeschlossen. Eine offene Studie verglich die Wirksamkeit von Lithium mit der des dualen Wiederaufnahmehemmers Venlafaxin bei Patienten mit Bipolar II Störung (Amsterdam und Shults 2008). Suppes et al. verglichen in einer offenen, Rater-verblindeten Studie Lithium mit Lamotrigin (Suppes et al. 2008c).

Autoren, Jahr	Design	Diagnose Setting	Dauer	Studienarme				Hauptzielkriterium	E
Young et al. 2010 (#4021)	randomisiert, doppelt verblindet	Bipolare Störung, ggw. depressive Episode*	8 Wo	Lithium initial 600 mg/d, Tag 4–8 Aufdosierung bis 900 mg/d, danach 600–1800 mg/d, Serumspiegel 0,6–1,2 mEq/L N = 136	Quetiapin 300 mg/d initial 50 mg/d, erhöht auf 300 mg/d an Tag 4 N = 265	Quetiapin 600 mg/d initial 50 mg/d, erhöht auf 600 mg/d an Tag 8 N = 268	Placebo N = 133	Veränderung Symptomschwere im Vergleich zu Baseline, MADRS Vergleich Quetiapin vs. Placebo	1-
Amsterdam und Shults 2008 (#2117)	randomisiert offen	Bipolar II Störung, ggw. akute oder chron. depressive Episode ambulant	12 Wo	Lithium initial 600 mg/d für eine Woche, ggf. Aufdosierung auf 900 mg/d während der zweiten Woche, dann ggf. weitere Aufdosierung bis Level von 0,5–1,5 mmol/L erreicht in Woche 4 N = 40	Venlafaxin initial 37,5 mg/d, erhöht auf 75 mg/d in der ersten Woche, stufenweise Erhöhung um 37,5 oder 75 mg jede Woche, Titration auf max. 375 mg/d in Woche 4 (Dosis konnte auf minimal 37,5 mg/d heruntergesetzt werden) N = 43	-		Veränderung der Symptomschwere Depression im Vergleich zu Baseline, HAM-D$_{28}$	1-

Autoren, Jahr	Design	Diagnose Setting	Dauer	Studienarme			Hauptzielkriterium	E
(Amsterdam et al. 2009) (#2055)								
Suppes et al. 2008c (#2058)	randomisiert, offen, Rater verblindet	Bipolar II Störung, ggw. depressive Episode ambulant	16 Wo	Lithium 450 mg/d für 1 Woche, Steigerung auf 900 mg/d für 1 Woche, danach ggf. Adjustierung (min. 0,8 bis max. 1,2 mEq/L) N = 49	Lamotrigin 25 mg/d für 2 Wochen, 50 mg/d für nächsten 2 Wochen, 75 mg/d für 1 Woche, 100 mg/d für 1 Woche, 150 mg/d für 1 Woche und 200 mg/d in 8. Woche, danach ggf. Adjustierung (max. Dosis 400 mg/d) N = 41	-	Veränderung der Symptomschwere Depression im Vergleich zu Baseline, HAM-D-17	1-

Zusätzliche Publikationen zur Hauptpublikation kursiv
*mit Beginn vor ≥ 4 Wochen

Darüber hinaus gibt es zahlreiche Studien in denen Lithium als Kombinationspartner in der Behandlung bipolarer Depressionen eingesetzt wurde. Da aber meist in allen Studienarmen mit Lithium kombiniert wurde, lassen sich aus diesen Studien keine Hinweise auf Wirksamkeit und Verträglichkeit von Lithium gewinnen.

Alle ausgeschlossenen Publikationen (inklusive nicht eingeschlossener nichtvergleichender Studien und vergleichender Studien, deren Ergebnisse nicht genutzt wurden, da die Verlässlichkeit dieser Ergebnisse nicht sicher einzuschätzen war) sind im Anhang A3 aufgelistet.

Ergebnisse:
Lithium war in der Studie von Young et al. 2010 nicht signifikant wirksamer als Placebo. Verglichen mit Quetiapin 600 mg/d war die Lithiumbehandlung signifikant schlechter wirksam. Die „Number needed to treat" (NNT) für Response (Veränderung MADRS score ≥ 50 % gegenüber Baseline) lag nach 8 Wochen für Lithium bei 15, das heißt, 15 Patienten müssten mit Lithium behandelt werden, um eine zusätzliche Response zu erhalten. Der entsprechende Wert für Remission (MADRS score ≤ 12) lag bei 13. Bezüglich des neurokognitiven und psychosozialen Outcome, gemessen mit der Sheehan Disability Scale und der Medical Outcomes Study Cognitive Scale war die Funktionsfähigkeit in der Lithiumgruppe im Trend besser als die in der Placebogruppe ($p < 0,1$; für Quetiapin waren die Ergebnisse in der Sheehan Disability Scale in beiden Dosierungen signifikant besser als Placebo, in der Medical Outcomes Study Cognitive Scale nur für die höhere Dosierung).

Zu beachten ist, dass der mittlere Serumspiegel von Lithium bei 0,61 mmol/l lag und nur 64 % der Patienten tatsächlich den angestrebten Mindest-Serumspiegel von 0,6 mmol/l erreichten, so dass die Lithiumbehandlung möglicherweise als teilweise insuffizient zu bezeichnen ist.

Die Studienabbruchraten aufgrund unerwünschter Wirkungen waren unter Quetiapin höher als unter Lithium. Die Switchraten in eine Manie waren vergleichbar zwischen den Gruppen. Gegenüber Placebo erlebten unter Lithium signifikant mehr Patienten Übelkeit, Somnolenz und Tremor, gegenüber Quetiapin kam es unter Lithium jedoch seltener zu Somnolenz und Mundtrockenheit und weniger zu Erhöhungen der Triglyzeride und des Gewichts. Dafür waren Übelkeit und Insomnie häufiger unter Lithium.

Unter Quetiapin zeigten sich höhere Studienabbruchraten als unter Lithium, gegenüber Placebo zeigte Lithium jedoch die signifikant höheren Abbruchraten. Die Switchraten waren in allen Studienarmen vergleichbar.

Bei den Bipolar-II-Patienten in der Studie von Amsterdam und Shults war Lithium signifikant weniger gut wirksam als Venlafaxin (Amsterdam und Shults 2008). Unerwünschte Wirkungen wurden insgesamt als leicht bis moderat eingestuft, wesentliche Unterschiede zwischen den Gruppen betreffen weniger Obstipation, Mundtrockenheit und sexuelle Dysfunktionen und mehr Polyurie, Polydipsie und Tremor unter Lithium verglichen mit Venlafaxin. Das Switch-Risiko war insgesamt gering (2/43 unter Venlafaxin vs. 0/40 unter Lithium).

Im Vergleich zu Lamotrigin war Lithium vergleichbar gut wirksam (Suppes et al. 2008c). Die Rate unerwünschter Wirkungen war höher in der Lithium-Gruppe, die Rate von Studienabbrüchen aufgrund der unerwünschten Wirkungen war gleich in den Gruppen.

Die Qualitätsbewertung und die Extraktionsbögen mit den Ergebnissen der Studien werden auf Anfrage zugänglich gemacht.

> Studienfinanzierung und potentielle Interessenkonflikte:
> Die Studie von Young et al. 2010 wurde vom Hersteller des Quetiapin-Präparats Astra-Zeneca finanziert. Vier der Co-Autoren waren Firmenangestellte. Eine Stellungnahme zu potentiellen Interessenkonflikten ist vorhanden.
>
> Die Studie von Amsterdam und Shults 2008 war nicht Hersteller-finanziert, sondern wurde von dem Stanley Medical Research Institute und dem Jack Warsaw Fund for Research in Biological Psychiatry (Depression Research Unit, University of Pennsylvania School of Medicine, Philadelphia, Pa) unterstützt. Eine Stellungnahme zu potentiellen Interessenkonflikten ist vorhanden.
>
> Die Studie von Suppes et al. 2008c war nicht Hersteller-finanziert, sondern durch National Institute of Mental Health (NIMH) und Stanley Medical Research Institute. GlaxoSmithKline stellte Studienmedikation und erhielt den Publikationsentwurf vor Einreichung für eine Review. Keiner der Co-Autoren war Firmenangestellter. Eine Stellungnahme zu potentiellen Interessenkonflikten ist vorhanden.

Zusammenfassung:

In der Studie von Young et al. 2010 war Lithium in Monotherapie nicht signifikant wirksamer als Placebo und signifikant schlechter als Quetiapin in Monotherapie. In zwei eingeschlossenen Studien zeigte sich Lithium weniger gut antidepressiv wirksam als

5 Therapie

Venlafaxin, vergleichbar gut wirksam wie Lamotrigin und weniger gut wirksam in Monotherapie als mit zusätzlicher Gabe von Lamotrigin. Die Rate unerwünschter Wirkungen inklusive Switches in die Manie war bei den Vergleichen mit Venlafaxin und Lamotrigin in Monotherapie vergleichbar.

Bewertung in Anlehnung an GRADE:
Ausgangswertung: hoch; Abzug eines Punktes wegen Limitierungen der Studienqualität (alle drei eingeschlossenen Studien waren mit einem hohen Risiko für Bias behaftet (SIGN 1-), insgesamt war keine Studie mit einem geringen Risiko für Bias behaftet, das wäre SIGN 1++ gewesen) und eines weiteren Punktes wegen spärlicher Datenlage (nur drei Studien, keine placebo-kontrolliert); daher final: gering.

Bemerkungen zum Konsensusprozess:
Keine.

Empfehlung	Empfehlungsgrad
Therapie-Depression24	0
Abratend: Lithium kann als alleinige Medikation *nicht* zur Akutbehandlung einer bipolaren Depression empfohlen werden.	

5.3.1.4.2.4 Valproat

Es konnte keine Studie ausreichender Qualität eingeschlossen werden, in der Valproinsäure in Monotherapie zur Akutbehandlung einer bipolaren Depression gegen Placebo verglichen wurde.

Valproinsäure wurde in verschiedenen Studien als Kombinationspartner zu anderen Pharmaka zur Behandlung bipolarer Depressionen verwendet, überwiegend zum Schutz vor einem Umschlag der Symptomatik in eine Manie. Da in diesen Studien aber die Teilnehmer in allen Studienarmen Valproinsäure erhielten, lassen sich hieraus keine Erkenntnisse zur Wirksamkeit von Valproinsäure in dieser Indikation ableiten.

Alle ausgeschlossenen Publikationen (inklusive nicht eingeschlossener nichtvergleichender Studien und vergleichender Studien, deren Ergebnisse nicht genutzt wurden, da die Verlässlichkeit dieser Ergebnisse nicht sicher einzuschätzen war) sind im Anhang A3 aufgelistet.

Empfehlung	Empfehlungsgrad
Therapie-Depression25	0
Abratend: Valproinsäure kann *nicht* zur Akutbehandlung einer bipolaren Depression empfohlen werden, da Hinweise auf eine akut-antidepressive Wirkung fehlen.	

5.3.1.4.2.5 Stimmungsstabilisierer in Kombination

Eine Studie konnte eingeschlossen werden, in der randomisiert *zusätzlich* Placebo oder Lamotrigin zu einer bestehenden Lithiumbehandlung gegeben wurde (van der Loos et al. 2009).

Autoren, Jahr	Design	Diagnose Setting	Dauer	Studienarme			Hauptzielkriterium	E
van der Loos et al. 2009 #3061	Randomisiert, doppelt verblindet	Bipolare Störung, ggw. depressive Episode ambulant bestehende Lithium-behandlung*	8 Wo	Lithium + Placebo Lithium: Serum-spiegel 0,6–1,0 mmol/l N = 60	Lithium + Lamotrigin Woche 1 und 2: 25 mg/d, Woche 3 und 4: 50 mg/d, Woche 5 und 6: 100 mg/d, Woche 7 und 8: 200 mg/d N = 64	-	Veränderung Symptomschwere Depression im Vergleich zu Baseline, MADRS	1-

*stabile Dosierung (Serumspiegel 0,6–1,2 mmol/l) in letzten 2 Wochen vor Studienbeginn

Ergebnisse:

Die *Kombination* von Lithium mit Lamotrigin war bez. des Endpunkts Reduktion des MADRS Punktwertes signifikant wirksamer als die Monotherapie mit Lithium (−15,38 ± 1,32 Punkte für Lamotrigin und −11,03 ± 1,36 Punkte für Placebo (t = −2,29, df = 104, p = ,024). Prozentual entwickelten numerisch mehr Patienten unter Lamotrigin als unter Placebo eine (Hypo-)Manie unter Therapie (7,8 % vs 3,3 %, p = 0,441)

Die häufigsten (>10 %) berichteten Nebenwirkungen unter der Kombinationstherapie von Lamotrigin und Lithium waren Übelkeit, Müdigkeit, Kopfschmerz und grippeähnliche Symptome; keine Nebenwirkung trat unter Lamotrigin + Lithium signifikant häufiger als unter Placebo + Lithium auf.

Die Qualitätsbewertung und die Extraktionsbögen mit den Ergebnissen der Studien werden auf Anfrage zugänglich gemacht.

> Studienfinanzierung und potentielle Interessenkonflikte:
> Es handelt sich um eine von GlaxoSmithKline, dem Hersteller von Lamotrigin, gesponsorte Studie. Ein Ko-Author ist Firmenangestellter der Herstellerfirma von Lamotrigin. Eine Stellungnahme aller Autoren zu potentiellen Interessenkonflikten liegt vor.

Zusammenfassung:

Die Kombination von Lamotrigin und Lithium war im Endpunkt Reduktion des MADRS-Punktwert signifikant wirksamer als Lithium und Placebo, die Verträglichkeit der Kombination Lamotrigin und Lithium war insgesamt gut. Die Studienlage ist mit einer einzigen Studie aber stark limitiert, und eine Reproduktion der Ergebnisse erscheint vor einer eindeutigen Empfehlung erforderlich.

5.3.1.4.3 Atypische Neuroleptika in Mono- und Kombinationstherapie

5.3.1.4.3.1 Aripiprazol

Es konnte eine Publikation, in der die Daten zweier parallel durchgeführter randomisierter, doppelt verblindeter, placebo-kontrollierter Studien analysiert wurden eingeschlossen werden, in der Aripiprazol in Monotherapie zur Akutbehandlung einer bipolaren Depression untersucht wurde (Studien CN138-096 und CN138-146, Thase et al. 2008).

Autoren, Jahr	Design	Diagnose Setting	Dauer	Studienarme		Hauptzielkriterium	E
(Thase et al. 2008) Studie: CN138-096	randomisiert, doppelt verblindet	Bipolar I Störung, ggw. depressive Episode ohne psychotische Symptome	8 Wo	Aripiprazol initial 10 mg/d, dann flexible Dosierung zw. 5 und 30 mg/d (stufenweise Aufdosierung: + 5 mg/d einmal pro Woche) N = 186	Placebo N = 88	Veränderung Symptomschwere Depression bei 8 Wo im Vergleich zu Baseline, MADRS	1-
(Thase et al. 2008) Studie: CN138-146	randomisiert, doppelt verblindet	Bipolar I Störung, ggw. depressive Episode ohne psychotische Symptome	8 Wo	Aripiprazol initial 10 mg/d, dann flexible Dosierung zw. 5 und 30 mg/d (stufenweise Aufdosierung: + 5 mg/d einmal pro Woche) N = 187	Placebo N = 88	Veränderung Symptomschwere Depression bei 8 Wo im Vergleich zu Baseline, MADRS	1-

Alle ausgeschlossenen Publikationen (inklusive nicht eingeschlossener nichtvergleichender Studien und vergleichender Studien, deren Ergebnisse nicht genutzt wurden, da die Verlässlichkeit dieser Ergebnisse nicht sicher einzuschätzen war) sind im Anhang A3 aufgelistet.

Ergebnisse:
In beiden Studien fand sich im primären Endpunkt kein signifikanter Unterschied in der antidepressiven Wirksamkeit gegenüber Placebo. In beiden Studien war Aripiprazol in den ersten 5 Wochen besser wirksam, bis 8 Wochen glichen sich die Kurven allerdings wieder weitgehend an. Die „Number needed to treat" (NNT) für Response (Veränderung MADRS score $\geq$ 50 % gegenüber Baseline) lag nach 8 Wochen in der ersten berichteten Studie bei 24, das heißt, 24 Patienten müssten mit Aripiprazol anstatt Placebo behandelt werden, um eine zusätzliche Response zu erhalten. Der entsprechende Wert für Remission (MADRS score $\leq$ 8) lag bei 42. In der zweiten berichteten Studie lagen beide Werte deutlich höher bzw. waren sogar negativ.

Die Rate von Studienabbrüchen aufgrund unerwünschter Wirkungen war doppelt so hoch unter Aripiprazol verglichen mit Placebo. Vor allem Akathisie, Insomnie, Übelkeit, Müdigkeit, Ruhelosigkeit und Mundtrockenheit traten häufiger auf. In Bezug auf Gewichtsveränderungen und Laborparameter waren keine wesentlichen Unterschiede zu finden. Im Rahmen beider Studien kam es zu je einem Suizidversuch unter Placebo.

Bewertung in Anlehnung an GRADE:
Ausgangswertung: hoch; Punktabzüge wegen Limitierung der Studienqualität (beide Studien waren mit einem hohen Risiko für Bias behaftet (SIGN 1-) und spärliche Datenlage; daher final: gering.

> Studienfinanzierung und potentielle Interessenkonflikte:
> Die Studien wurden von den Herstellern bzw. Vertreibern des Aripiprazol-Präparats Bristol-Myers Squibb und Otsuka Pharmaceutical Co, Ltd finanziert. Fünf der Co-Autoren waren Firmenangestelltem, eine Stellungnahme zu potentiellen Interessenkonflikten ist vorhanden.

Zusammenfassung:
Die Gabe von Aripiprazol war nicht besser antidepressiv wirksam als Placebo und war mit mehr unerwünschten Wirkungen und Studienabbrüchen verbunden.

Empfehlung	Empfehlungsgrad
Therapie-Depression26	0
Abratend: Aripiprazol kann derzeit *nicht* zur Akutbehandlung einer bipolaren Depression empfohlen werden.	

5.3.1.4.3.2 Lurasidon

Lurasidon ist ein relativ neues atypisches Antipsychotikum, das von der US-amerikanischen Arzneimittelbehörde Food and Drug Administration (FDA) zur Behandlung der Schizophrenie und bipolaren Depression zugelassen wurde, von der Europäischen Arzneimittelbehörde (EMA, englisch European Medicines Agency) bislang nur zur Behandlung der

Schizophrenie. Die Effektivität und das Sicherheitsprofil von Lurasidon bei der Behandlung von Patienten mit einer depressiven Episode einer Bipolar-I-Störung wurde in zwei großen, randomisiert Placebo-kontrollierten Studien untersucht (Studie 1: als Monotherapie Loebel et al. 2014a; Studie 2: als add-on Begleittherapie bei Therapie mit Lithium oder Valproat Loebel et al. 2014b).

Autoren, Jahr	Design	Diagn Setting	Dauer	Studienarme			Hauptzielkriterium	SIGN
(Loebel et al. 2014a) #U447	Randomisiert, placebo-kontrolliert, doppelblind	BPD I akute depressive Episode	6 Wochen	Lurasidon 20–60 mg/Tag N = 166	Lurasidon 80–120 mg/Tag N = 169	Placebo N = 170	Veränderung MADRS baseline-Woche 6	1++
(Loebel et al. 2014b) #U449	Randomisiert, placebo-kontrolliert, doppelblind	BPDI, akute Depression,	6 Wochen	Lurasidon 20–120 mg/Tag N = 183		Placebo N = 165	Veränderung MADRS baseline-Woche 6	1++
(Loebel et al. 2015) #U448	*Post-hoc Analyse zu #U447: open-label*			1-Arm				
(McIntyre et al. 2015) #U466	*Post-hoc zu #U447*							

Ergebnisse:
In die *Studie 1* (Loebel et al. 2014a) wurden Patienten im Alter zwischen 18 und 75 Jahren mit einer depressiven Episode von ≥4 Wochen Dauer und einem Wert ≥20 auf der Montgomery-Asberg-Depressions-Skala (MADRS) eingeschlossen. In der dreiarmigen Studie erhielten die Teilnehmer entweder Lurasidon 20–60 mg/Tag (n = 166), 80–120 mg/Tag (n = 169) oder Placebo (n = 170) über einen Zeitraum von 6 Wochen. Primärer Endpunkt war die Reduktion des MADRS im Vergleich zur Baseline. Eine vorbestehende phasenprophylaktische Begleitmedikation wurde für den Studienzeitraum abgesetzt. Im Vergleich zu Placebo kam es in beiden Dosisgruppen von Lurasidon zu einer signifikanten Überlegenheit gegenüber der Placebo-Bedingung. Nach 6 Wochen war in der 20–60 mg/Tag Gruppe eine Reduktion von 15,4 (Effektstärke = 0,51), in der 80–120 mg/Tag Gruppe eine Reduktion von ebenfalls 15,4 (Effektstärke = 0,51) und in der Placebo-Gruppe eine Reduktion von 10,7 im MADRS Score ermittelt worden. Eine signifikante Verbesserung trat auch in den sekundären Endpunkten dem CGI-BP, sowie der Angstsymptomatik und der Lebensqualität auf. Die Drop-out Raten unterschieden sich zwischen den Gruppen nicht signifikant. Die am häufigsten beobachteten Nebenwirkungen waren Übelkeit, Kopf-

schmerzen, Bewegungsunruhe und Schläfrigkeit. Es wurden minimale Veränderungen im Gewicht, den Blutfetten und dem Zuckerstoffwechsel gemessen.

In *Studie 2* (Loebel et al. 2014b) wurden Patienten im Alter zwischen 18 und 75 Jahren mit einer depressiven Episode von ≥4 Wochen Dauer und einem Wert ≥20 auf der Montgomery-Asberg-Depressions-Skala (MADRS) eingeschlossen. Die Patienten mussten zuvor mindestens 28 Tage mit einer suffizienten Dosis Valproat oder Lithium behandelt worden sein. In der zweiarmigen Studie erhielten die Teilnehmer über einen Zeitraum von 6 Wochen Lurasidon in einer Dosierung zwischen 20–120 mg/Tag (n = 183) oder Placebo (n = 165). Primärer Endpunkt war die Reduktion im MADRS-Score im Vergleich zur Baseline. Die Behandlung mit Lurasidon führte zu einer signifikant stärkeren Reduktion des MADRS-Score im Vergleich zu Placebo (−17,1 vs. −13,5; Effektstärke = 0,34). Bezüglich der sekundären Endpunkte wurde eine signifikante Verbesserung des CGI-BP, der Angst-Symptomatik und der Lebensqualität festgestellt. Die Drop-out Rate war in der Lurasidon Gruppe leicht erhöht (7,9 % vs. 6,0 %). Die am häufigsten berichteten Nebenwirkungen in der Lurasidon Gruppe waren Übelkeit, Schläfrigkeit, Tremor und Bewegungsunruhe. Es wurden minimale Veränderungen im Gewicht, den Blutfetten und dem Zuckerstoffwechsel gemessen.

Studienfinanzierung und potentielle Interessenkonflikte:
Die Studien von Loebel et al. 2014a und Loebel et al. 2014b wurden durch den Pharmakonzern Sunovion finanziert. Fünf der sieben Autoren waren Firmenangestellte von Sunovion. Eine Stellungnahme zu potentiellen Interessenkonflikten ist vorhanden.

Bewertung in Anlehnung an GRADE: Ausgangswertung: hoch; Abzug eines Punktes wegen spärlicher Datenlage (jeweils nur eine Studie zur Monotherapie und eine zur add-on-Therapie); daher final: moderat.

Kommentar: Sowohl eine Monotherapie als auch eine Add-on-Therapie mit Lurasidon führte – bei einem insgesamt günstigen Nebenwirkungsprofil – zu einer signifikanten Besserung der depressiven Symptomatik von Patienten mit einer Bipolar Typ I-Depression. Lurasidon ist eine neue Therapieoption zur Behandlung depressiver Episoden.

Es sei allerdings angemerkt, dass Lurasidon zur Behandlung der Bipolaren Depression bislang nur von der US-amerikanischen FDA zugelassen wurde, aber noch nicht in Europa. Das Präparat kann dennoch als EU-Import (z. B. Dänemark) in Deutschland bezogen werden.

Empfehlung	Empfehlungsgrad
Therapie-Depression27	B
Lurasidon sollte allein oder zusätzlich zu Lithium oder Valproat in der Behandlung der bipolaren Depression eingesetzt werden. Limitierende Faktoren: Lurasidon ist in Deutschland nicht zugelassen.	
(neue Empfehlung laut Konsensuskonferenz 2017)	

5 Therapie

5.3.1.4.3.3 Olanzapin

Eingeschlossene Studien:
Zwei randomisierte, doppelt verblindete Studien wurden eingeschlossen, in der die Monotherapie mit Olanzapin mit Placebo verglichen wurde (Tohen et al. 2003c, 2012), zusätzlich wurde in der ersten Studie exploratorisch auch die Kombination von Fluoxetin mit Olanzapin und Placebo verglichen (Tohen et al. 2003c).

Autoren, Jahr	Design	Diagnose Setting	Dauer	Studienarme			Hauptzielkriterium	E
(Tohen et al. 2003c)	randomisiert, doppelt verblindet	Bipolar I Störung, ggw. depressive Episode	8 Wo	Olanzapin 5–20 mg/d; N = 351	Olanzapin + Fluoxetin 6+25 mg/d, 6+50 mg/d oder 12+50 mg/d N = 82	Placebo N = 355	Veränderung Symptomschwere Depression im Vergleich zu Baseline (MADRS Score), Unterschied Olanzapin vs. Placebo	1++
(Shi et al. 2004) *(#659)*								
(Keck et al. 2005) *(#662)*								
Tohen et al. 2012 #U130	Randomisiert, doppelblind	BPD I, akute depressive Episode	6 Wochen	Olanzapin (5–20 mg/d) N = 343		Placebo N = 171	Veränderung symptomschwere MADRS baseline- Woche 6	1+
Katagiri et al. 2013 #U 676		*Subgruppen-Analyse der japanischen Studienpopulation von Tohen et al. 2012*						

Zusätzliche Publikationen zur Hauptpublikation kursiv

Alle ausgeschlossenen Publikationen (inklusive nicht eingeschlossener nichtvergleichender Studien und vergleichender Studien, deren Ergebnisse nicht genutzt wurden, da die Verlässlichkeit dieser Ergebnisse nicht sicher einzuschätzen war) sind im Anhang A3 aufgelistet.

Ergebnisse
In der Studie von Tohen et al. 2003c wurde in der Olanzapin-Gruppe eine statistisch signifikant bessere Abnahme der Symptomschwere im MADRS-Score erreicht im Vergleich zur Placebogruppe. Insgesamt respondierten in der Olanzapin-Gruppe signifikant mehr Patienten als unter Placebo (39 % vs. 30 %). Auch dieser Unterschied war statistisch signifikant. Die „Number needed to treat" für Response (Veränderung MADRS score $\geq$ 50 % gegenüber Baseline bei mind. 4 Wochen Studienteilnahme) lag bei 8 Wochen bei 12, das heißt, es müssten 12 Patienten mit Olanzapin anstelle von Placebo behandelt werden, um eine zusätzliche Response zu erzielen (die entsprechenden NNT für Remission lag bei 13, Daten berechnet). Im Vergleich zur Kombinationsbehandlung Fluoxetin/Olanzapin war die Monotherapie mit Olanzapin jedoch signifikant weniger gut antidepressiv wirksam.

Bezüglich der Lebensqualität zeigte sich ein signifikanter Wirksamkeitsvorteil der Olanzapin-Monotherapie im Vergleich zu Placebo. Bezüglich der depressionsspezifischen Lebensqualität ließ sich kein Vorteil der Olanzapin-Behandlung im Vergleich zu Placebo nachweisen. Auch hier war die Monotherapie im Vergleich zur Kombinationsbehandlung Fluoxetin/Olanzapin signifikant weniger gut wirksam, sowohl in der Lebensqualität insgesamt als auch in der depressionsspezifischen Lebensqualität.

Insgesamt gesehen brachen nur wenige Patienten in der Olanzapin-Gruppe die Studie aufgrund von unerwünschten Ereignissen ab (9,2 %). Die Rate lag in der Olanzapin-Gruppe geringfügig höher im Vergleich zur Placebogruppe (9,2 % vs 5,0 %). Die Studienabbruchrate gesamt lag mit über 50 % sehr hoch in der Olanzapin-Gruppe, war jedoch niedriger als in der Placebogruppe (52,6 % vs 61,5 %), jedoch lag die Studienabbruchrate aufgrund unerwünschter Ereignisse bei unter 10 % und damit niedriger. Die Studienabbruchrate der Kombinationsbehandlung Fluoxetin/Olanzapin war mit 36 % deutlich geringer als unter der Olanzapin-Monotherapie und unter Placebo, sie betrug für Abbruch aufgrund unerwünschter Ereignisse nur 2,3 %.

Die Inzidenz unerwünschter Ereignisse war im Vergleich zu Placebo statistisch signifikant höher in der Olanzapin-Gruppe, darunter sind zu nennen: Schläfrigkeit, Gewichtszunahme und gesteigerter Appetit, Kopfschmerzen, trockener Mund, Asthenie, Schlaflosigkeit und Übelkeit.

Sowohl in der Olanzapin-Gruppe als auch in der Placebogruppe wurde eine vergleichbare und niedrige Switch-Rate in eine behandlungsbedürftige Manie beobachtet.

In einer weiteren Zusatzanalyse zur Studie Tohen et al. 2003c wurde die Posthoc-Analyse der Wirksamkeit bei Patienten mit gemischter Depression (definiert als $\geq$ 2

YMRS Items mit ≥ 2 Punkten) publiziert (Benazzi et al. 2009). Nach dieser Definition war knapp die Hälfte der Patienten in den Gruppen gemischt-depressiv. Die Ergebnisse zur Wirksamkeit sind vergleichbar denen in der Gesamtgruppe, wobei der Unterschied in der Wirksamkeit zwischen der Monotherapie mit Olanzapin und der Kombinationstherapie mit Fluoxetin/Olanzapin nicht mehr signifikant ist.

In einer weiteren Zusatzanalyse zur Studie Tohen et al. 2003c wurde die Posthoc-Analyse der Wirksamkeit bei Patienten mit gemischter Depression (definiert als ≥ 2 YMRS Items mit ≥ 2 Punkten) publiziert (Benazzi et al. 2009). Nach dieser Definition war knapp die Hälfte der Patienten in den Gruppen gemischt-depressiv. Da die Baseline-Vergleichbarkeit nicht abgeschätzt werden kann, kann die vergleichende Wirksamkeit nicht beurteilt werden.

Tohen et al. 2012:

Olanzapin zeigte signifikant grössere Verbesserungen in den MADRS, HRSD-17 und YMRS Gesamtscores sowie in allen CGI-BP Subskalenscores im Vergleich zu Placebo, zudem fand sich signifikant häufiger Response (Ansprechen) und Remission, jedoch nicht Recovery (Genesung). In der Olanzapin Gruppe fanden sich grössere durchschnittliche Zunahmen im Gewicht, Nüchterncholesterol sowie Triglyceride. Zudem nahmen signifikant mehr Patienten ≥ 7 % an Körpergewicht in der Olanzapingruppe zu, im Vergleich zur Placebogruppe.

Die Qualitätsbewertung und die Extraktionsbögen mit den Ergebnissen der Studien werden auf Anfrage zugänglich gemacht.

Studienfinanzierung und potentielle Interessenkonflikte:
Tohen et al. 2003c: Finanziert vom Hersteller des Kombinationspräparats Lilly Research Laboratories. Acht der Co-Autoren inklusive des Erstautors waren Firmenangestellte. Eine Stellungnahme zu potentiellen Interessenkonflikten ist vorhanden. Die Studie von Tohen et al. 2012 war herstellerfinanziert (Eli Lilly and Company). Drei der Autoren waren Firmensnagestellte. Eine Stellungnahme zu potentiellen Interessenkonflikten fehlt.

Zusammenfassung:

In den beiden eingeschlossenen placebo-kontrollierten Studien wurde für Bipolar-I-Patienten die Wirksamkeit einer Olanzapin-Monotherapie in einer Dosierung von 5–20 mg/d zur Behandlung einer bipolaren Depression nachgewiesen. Gegenüber der Kombinationsbehandlung Fluoxetin/Olanzapin war die Monotherapie jedoch in der Tohen et al. 2003c Studie in beiden Outcomes (MADRS Gesamtscore, Lebensqualität) signifikant weniger gut wirksam.

Insgesamt gesehen zeigte sich eine gute Verträglichkeit der Olanzapin-Behandlung (jedoch bei insgesamt hoher Studienabbruchrate). Bei einer Olanzapin-Monotherapie in der obigen Dosierung kann im Vergleich zu Placebo von keinem erhöhten Switch-Risiko in eine Manie ausgegangen werden.

Bewertung in Anlehnung an GRADE:
Ausgangswertung: hoch; Abzug eines Punktes wegen spärlicher Datenlage (nur zwei Studien der gleichen Arbeitsgruppe); daher final: moderat.

Bemerkungen zum Konsensusprozess:
Im Rahmen des Konsensusprozesses wurde diskutiert, dass die beiden einzigen vorliegenden Studien nur an Bipolar I-Patienten durchgeführt wurden und dass die Studienabbruchrate bei Tohen et al. 2003c sehr hoch war.

In Zusammenschau der Diskussion wurde eine Herabstufung um ein Grad beschlossen.

Empfehlung	Empfehlungsgrad
Therapie-Depression28	0
Olanzapin kann in Monotherapie zur Akutbehandlung der bipolaren Depression eingesetzt werden. Die Wirksamkeit konnte bei Bipolar-I-Patienten nachgewiesen werden. Limitierende Faktoren: Off-Label-Use: Olanzapin ist nicht zur Akutbehandlung einer bipolaren Depression zugelassen. Das häufigere Auftreten einer signifikanten Gewichtszunahme und die damit assoziierten Risiken müssen beachtet werden.	

Hinweise bei der Behandlung bei Kinderwunsch, von Schwangeren und in der Stillzeit:
Bitte konsultieren Sie zusätzlich zur obenstehenden Empfehlung das spezifische Abschn. 5.5.2 speziell für Olanzapin Abschn. 5.5.2.1.2.2.6.

5.3.1.4.3.4 Quetiapin
Eingeschlossene Studien:
Insgesamt wurden sechs randomisierte, doppelblinde, Placebo-kontrollierte Studien eingeschlossen. Zwei randomisierte, doppelt verblindete, placebo-kontrollierte Studien untersuchten die Wirksamkeit von Quetiapin 300 mg/d, Quetiapin 600 mg/d oder Placebo bei depressiven Bipolar-I- und II-Patienten (BOLDER I: Calabrese et al. 2005a, BOLDER II: Thase et al. 2006). In der EMBOLDEN I Studie wurde Quetiapin in zwei Dosierungen (300 und 600 mg/d) mit Lithium und Placebo verglichen (Young et al. 2010). In der EMBOLDEN II Studie wurde ebenfalls Quetiapin 300 und 600 mg/d mit Paroxetin und Placebo verglichen (McElroy et al. 2010b) und in der Studie von (Suppes et al. 2010) und (Li et al. 2016) wurde Quetiapin XR 300 mg/d mit Placebo verglichen.

5 Therapie

Autoren, Jahr	Design	Diagnose Setting	Dauer	Studienarme				Hauptziel-kriterium	E
(Calabrese et al. 2005a) (#664)	randomisiert, doppelt verblindet	Bipolare Störung, ggw. depressive Episode* ambulant	8 Wo	Quetiapin 300 mg/d N = 172	Quetiapin 600 mg/d N = 170	Placebo N = 169		Veränderung der Symptom-schwere Depression, MADRS	1++
(Endicott et al. 2007) (#1589)									
(Cookson et al. 2007) (#1563)									
(Thase et al. 2006) (#1529)	randomisiert, doppelt verblindet	Bipolare Störung, ggw. depressive Episode* ambulant	8 Wo	Quetiapin 300 mg/d N = 172	Quetiapin 600 mg/d N = 169	Placebo N = 168		Veränderung der Symptom-schwere Depression, MADRS	1++
(McElroy et al. 2010b) (#4022)	randomisiert, doppelt verblindet	Bipolare Störung (I oder II) mit oder ohne Rapid Cycling, ggw. depressive Episode	8 Wo	Quetiapin 600 mg/d N = 247	Quetiapin 300 mg/d N = 245	Paroxetin 20 mg/d N = 122	Placebo N = 126	Veränderung Symptom-schwere im Vergleich zu Baseline, MADRS	1+
(Li et al. 2016) #U677	randomisiert, doppelblind	BPD I oder II, HAM-D17 = 20	8 Wo	Quetiapin XR, 300 mg/Tag N = 139	Placebo N = 140			Veränderung Symptomschwere MADRS baseline zur Woche 8	1+

Autoren, Jahr	Design	Diagnose Setting	Dauer	Studienarme				Hauptzielkriterium	E
(Young et al. 2010) (#4021)	randomisiert, doppelt verblindet	Bipolare Störung (I oder II), ggw. depressive Episode*	8 Wo	Quetiapin 300 mg/d initial 50 mg/d, erhöht auf 300 mg/d an Tag 4 N = 265	Quetiapin 600 mg/d initial 50 mg/d erhöht auf 600 mg/d an Tag 8 N = 268	Lithium initial 600 mg/d, Tag 4–8 Aufdosierung bis 900 mg/d, danach 600–1800 mg/d, Serumspiegel 0,6–1,2 mEq/L N = 136	Placebo N = 133	Veränderung Symptom-schwere im Vergleich zu Baseline, MADRS Vergleich Quetiapin vs. Placebo	1-
(Suppes et al. 2010) #4030	randomisiert, doppelt verblindet	Bipolare Störung (I oder II), ggw. depressive Episode** ambulant	8 Wo	Quetiapin XR initial 50 mg/d, Tag 2: 100 mg/d, Tag 3: 200 mg/d, 300 mg/d ab Tag 4 N = 140	Placebo N = 140	-	-	Veränderung Symptom-schwere im Vergleich zu Baseline, MADRS	1-

Zusätzliche Publikationen zur Hauptpublikation kursiv
*Dauer ≥ 4 Wochen
**mit Beginn vor ≥ 4 Wochen

Des Weiteren wurden zwei gepoolte Analysen der beiden eingeschlossenen Studien BOLDER I und II durchgeführt, eine zu antidepressiven Wirksamkeitsunterschieden (Weisler et al. 2008) und eine zum Einfluss der Behandlung auf die Lebens- und Schlafqualität (Endicott et al. 2008).

Alle ausgeschlossenen Publikationen (inklusive nicht eingeschlossener nichtvergleichender Studien und vergleichender Studien, deren Ergebnisse nicht genutzt wurden, da die Verlässlichkeit dieser Ergebnisse nicht sicher einzuschätzen war) sind im Anhang A3 aufgelistet.

Ergebnisse

In beiden BOLDER Studien zeigte sich unter Quetiapin in zwei verschiedenen Dosierungen eine bessere Symptomschwere-Abnahme im MADRS-Score im Vergleich zu Placebo. Es wurde eine Symptomschwere-Abnahme um rund 16 Punkte im MADRS-Score für beide Quetiapin-Dosierungen in beiden Studien erreicht. Die Unterschiede im Vergleich zu Placebo waren statistisch signifikant. In beiden Quetiapin-Gruppen wurden vergleichbare Remissionsraten von rund 52 % in beiden Studien gemessen. Die Unterschiede im Vergleich zu Placebo waren in beiden Studien statistisch signifikant. Es zeigten sich ebenfalls statistisch signifikant höhere Responseraten in beiden Quetiapin-Gruppen von rund 58 % im Vergleich zur Placebogruppe in beiden Studien. Die „Number needed to treat" (NNT) lag für Response (Veränderung MADRS score $\geq$ 50 % gegenüber Baseline) nach 8 Wochen bei 5 bzw. 7 für beide Quetiapindosierungen, das heißt, es müssten 5 bzw. 7 Patienten mit Quetiapin statt Placebo behandelt werden, um eine zusätzliche Response zu erhalten. Die entsprechenden NNT für Remission (MADRS score $\leq$ 12) lagen ebenfalls bei 5 bzw. 7 (Cookson et al. 2007, für BOLDER II berechnet aus Thase et al. 2006).

In explorativen Subgruppen-Analysen der BOLDER II Studie zeigte sich, dass vor allem Bipolar-I-Patienten auf eine Quetiapin-Monotherapie ansprachen, unabhängig davon, ob diese von einem Rapid-Cycling betroffen waren oder nicht. Bei den Bipolar-II-Patienten konnten nach 8 Wochen keine statistisch signifikanten Unterschiede zwischen den Quetiapingruppen und der Placebogruppe im MADRS Score erreicht werden.

In einer gepoolten Analyse beider Studien (Weisler et al. 2008) zeigte sich, dass sowohl die Bipolar-I-Patienten als auch die Bipolar-II-Patienten statistisch signifikant bessere Symptomschwere-Abnahme unter einer Quetiapin-Monotherapie zeigten als in der Placebogruppe, wobei die Bipolar I Patienten die größere Symptomschwere-Abnahme zeigten.

In der Studie von Calabrese et al. konnte für beide Dosierungen eine vergleichbar gute Symptomschwere-Abnahme erreicht werden, unabhängig davon, ob die Patienten von einem Rapid-Cycling betroffen waren oder nicht.

In einer weiteren gepoolten Analyse beider BOLDER-Studien zeigte sich, dass sich die Lebens- und Schlafqualität unter beiden Quetiapin-Dosierungen signifikant stärker verbesserte als unter Placebo (Endicott et al. 2008).

Die Studienabbruch-Raten aufgrund von unerwünschten Ereignissen lagen in der BOLDER II Studie zwischen 8 und 11 %. In der BOLDER I Studie fanden sich höhere Raten zwischen 16 und 26 %. In den beiden Quetiapin-Gruppen brachen die Studie deutlich mehr Patienten aufgrund von unerwünschten Ereignissen ab als in der Placebogruppe, wobei unter diesen die meisten Patienten mit der höheren Dosierung von 600 mg/d Quetiapin behandelt wurden. Es zeigten sich mehr extrapyramidale Nebenwirkungen in den Quetiapingruppen im Vergleich zu Placebo, diese führten aber nur äußerst selten zu einem Studienabbruch. Die Studienabbruchrate gesamt in der BOLDER I Studie betrugen 33 % unter Quetiapin 300 mg/d, 46 % unter Quetiapin 600 mg/d und 41 % unter Placebo. In der BOLDER II Studie lagen sie bei 41 %, 47 % und 35 %. Somit waren die Abbruchraten insgesamt relativ hoch.

In beiden Studien zeigten sich vergleichbare niedrige Switch-Raten in beiden Quetiapin-Gruppen und in der Placebogruppe. Es gab keine statistisch signifikanten Unterschiede im Vergleich zu Placebo.

In der EMBOLDEN I Studie war Quetiapin in beiden Dosierungen signifikant besser wirksam als Placebo. Dies wurde für beiden Dosierungen für die Subgruppe der Bipolar I-Patienten signifikant und für die Bipolar-II-Patienten numerisch gezeigt.

In der Dosierung von 600 mg/d war Quetiapin auch signifikant besser wirksam als Lithium. Die „Number needed to treat" (NNT) für Response (Veränderung MADRS score ≥ 50 % gegenüber Baseline) lag nach 8 Wochen für Quetiapin 300 mg/d bzw. 600 mg/d bei 8 bzw. 7, das heißt, 8 bzw. 7 Patienten müssten mit Quetiapin anstatt Placebo behandelt werden, um eine zusätzliche Response zu erhalten. Der entsprechende Wert für Remission (MADRS score ≤ 12) lag bei 7 für beide Dosierungen.

Bezüglich des neurokognitiven und psychosozialen Outcome, gemessen mit der Sheehan Disability Scale und der Medical Outcomes Study Cognitive Scale war die Funktionsfähigkeit in der Gruppe mit Quetiapin 600 mg/d in beiden Skalen signifikant besser als die in der Placebogruppe, in der Medical Outcomes Study Cognitive Scale nur die höhere Dosierung.

Zu beachten ist, dass der mittlere Serumspiegel von Lithium bei 0,61 mmol/l lag und nur 64 % der Patienten tatsächlich den angestrebten Mindest-Serumspiegel von 0,6 mmol/l erreichten, so dass die Lithiumbehandlung als teilweise insuffizient zu bezeichnen ist.

Die Studienabbruchraten aufgrund unerwünschter Wirkungen waren unter Quetiapin höher als unter Lithium. Die Switchraten in eine Manie waren vergleichbar zwischen den Gruppen. Gegenüber Placebo erlebten unter Quetiapin Patienten häufiger Somnolenz, Mundtrockenheit, Schwindel, Obstipation und Insomnie. Gegenüber Lithium kam es häufiger zu Somnolenz und Mundtrockenheit und zu Erhöhungen der Triglyzeride und des Gewichts. Dafür waren Übelkeit und Insomnie seltener.

In der EMBOLDEN II Studie waren beide Dosierungen von Quetiapin signifikant antidepressiv wirksamer als Placebo und Paroxetin. Dies wurde sowohl für die Subgruppe von Patienten mit Bipolar I- als auch mit Bipolar-II-Störung gezeigt.

Die „Number needed to treat" (NNT) für Response (Veränderung MADRS score ≥ 50 % gegenüber Baseline) lag nach 8 Wochen für Quetiapin 300 mg/d bzw. 600 mg/d bei 7 für beide Dosierungen, das heißt, 7 Patienten müssten mit Quetiapin anstatt Placebo behandelt werden, um eine zusätzliche Response zu erhalten. Die entsprechenden Werte für Remission (MADRS score ≤ 12) lagen bei 11 bzw. 8.

Die Verbesserung der gesundheitsbezogenen Lebensqualität war zwischen Quetiapin und Placebo nicht signifikant unterschiedlich.

Bezüglich unerwünschter Wirkungen kam es unter Quetiapin im Vergleich zu Placebo häufiger zu Somnolenz, Mundtrockenheit, Sedierung und Schwindel. Gegenüber Paroxetin war die Gewichtszunahme höher unter Quetiapin. Die Switch-Rate war geringer als unter Paroxetin und Placebo.

In der Studie von Suppes et al. 2010 war Quetiapin XR 300 mg/d signifikant antidepressiv wirksamer als Placebo. Dies wurde für beide Subgruppen von Patienten (Bipolar-I- und Bipolar-II-Störung) gezeigt. Die „Number needed to treat" (NNT) für Response (Veränderung MADRS score $\geq 50\%$ gegenüber Baseline) lag nach 8 Wochen für Quetiapin 300 mg/d bei 4, das heißt, 4 Patienten müssten mit Quetiapin anstatt Placebo behandelt werden, um eine zusätzliche Response zu erhalten. Die entsprechenden Werte für Remission (MADRS score ≤ 12) lagen bei 7.

Es gab häufiger unerwünschte Wirkungen unter Quetiapin (vor allem mehr Somnolenz, Mundtrockenheit und Sedierung), was auch häufiger zu Studienabbrüchen aufgrund unerwünschter Wirkungen führte. Switches zu einer Manie waren numerisch geringer unter Quetiapin.

Auch in der Studie von (Li et al. 2016) zeigte sich Quetiapin XR 300 mg/Tag als Monotherapie Placebo in der Behandlung einer depressiven Episode bei Patienten aus 11 chinesischen Provinzen mit Bipolar I/Bipolar II Erkrankung überlegen. Die Inzidenz von schwerwiegenden unerwünschten Ereignissen unterschied sich hierbei nicht zwischen den Behandlungsgruppen.

Die Qualitätsbewertung und die Extraktionsbögen mit den Ergebnissen der Studien werden auf Anfrage zugänglich gemacht.

Studienfinanzierung und potentielle Interessenkonflikte:
Die Studien von Thase et al. 2006 und Calabrese et al. 2005a wurden vom Hersteller des Quetiapin-Präparats AstraZeneca finanziert. In der Publikation zur BOLDER I Studie war mindestens einer der Co-Autoren Firmenangestellter. Es ist keine Stellungnahme zu potentiellen Interessenkonflikten vorhanden.

In der Publikation zur BOLDER II Studie waren mindestens drei der Co-Autoren Firmenangestellte. Es ist keine Stellungnahme zu potentiellen Interessenkonflikten vorhanden.

Die EMBOLDEN-Studien und auch die Studie von Suppes et al. 2010 wurden vom Hersteller des Quetiapin-Präparats AstraZeneca finanziert. In der Publikation zu EMBOLDEN I waren vier der Co-Autoren Firmenangestellte, in der der EMBOLDEN II Studie fünf. Eine Stellungnahme zu potentiellen Interessenkonflikten ist bei beiden Publikationen vorhanden.

In der Publikation von Suppes et al. 2010 waren alle fünf Co-Autoren Firmenangestellte, eine Stellungnahme zu potentiellen Interessenkonflikten ist vorhanden.

Die Studie von Li et al. 2016 wurde durch den Pharmakonzern AstraZeneca finanziell unterstützt. Die Autoren geben an, keine potentiellen Interessenkonflikte aufzuweisen.

Zusammenfassung:
In den beiden randomisierten, doppelt verblindeten und placebo-kontrollierten BOLDER Studien wurde für ambulante Bipolar-I- oder II-Patienten mit oder ohne Rapid-Cycling-

Verlauf die Wirksamkeit einer Quetiapin-Monotherapie in den Dosierungen von 300 mg/d und 600 mg/d zur Behandlung der bipolaren Depression nachgewiesen. Die Unterschiede waren im primären Endpunkt, dem MADRS Score, statistisch signifikant. Die Wirksamkeit war in den beiden Dosierungen von Quetiapin vergleichbar. In explorativen Subgruppenanalysen wurde gezeigt, dass vor allem Bipolar-I-Patienten von einer Therapie mit Quetiapin bei bipolarer Depression profitieren. Für Bipolar-II-Patienten konnte nach 8 Wochen für Quetiapin kein statistisch signifikanter Unterschied zu Placebo nachgewiesen werden.

Insgesamt gesehen zeigte sich eine relativ gute Verträglichkeit der Quetiapin-Monotherapie, jedoch zeigte sich ein deutlicher Anstieg der unerwünschten Ereignisse mit höherer Dosierung an Quetiapin. Ein höheres Switch-Risiko in die behandlungsbedürftige Manie konnte für die Quetiapin-Monotherapie in keiner Dosierung nachgewiesen werden.

Bezüglich der Veränderung der Lebens- und Schlafqualität der Patienten gibt es Hinweise dafür, dass diese unter Quetiapin stärker verbessert werden als unter Placebo.

Die beiden EMBOLDEN Studien konnten obige Ergebnisse weitgehend replizieren. In den Studien von Suppes et al. 2010 als auch Li et al. 2016 konnte schließlich auch die Wirksamkeit von Quetiapin XR 300 mg/Tag nachgewiesen werden.

Bewertung in Anlehnung an GRADE:
Ausgangswertung: hoch; keine Abzüge; daher final: hoch.

Bemerkungen zum Konsensusprozess:
Im Konsensusprozess wurde einerseits das Risiko für das Auftreten von Sedierung und extrapyramidal-motorischer Symptome diskutiert, andererseits wurde auf das Fehlen einer langfristigen klinischen Erfahrung und das Fehlen von Daten zu längerfristigen unerwünschten Wirkungen wie bspw. metabolischen Veränderungen hingewiesen. Daten der Food and Drug Administration (FDA) aus 2010 weisen die Häufigkeit einer Gewichtszunahme von > = 7 % mit 8 % unter Quetiapin (n = 554) vs. 2 % unter Placebo (n = 295) über 3 bis 12 Wochen aus (Reference ID: 2970592, FDA).
Hinweise bei der Behandlung bei Kinderwunsch, von Schwangeren und in der Stillzeit:

Empfehlung	Empfehlungsgrad
Therapie-Depression29	A
Quetiapin soll als Monotherapie zur Akutbehandlung einer bipolaren Depression eingesetzt werden. Limitierende Faktoren: Mögliche Arzneimittelnebenwirkungen wie Sedierung, extrapyramidale Nebenwirkungen und Gewichtszunahme müssen berücksichtigt werden.	
(in Konsensuskonferenz (2017) geänderte Empfehlung: Upgrade des Empfehlungrads von B auf A)	

Bitte konsultieren Sie zusätzlich zur obenstehenden Empfehlung das spezifische Abschn. 5.5.2 speziell für Carbamazepin Abschn. 5.5.2.1.1.1.

Eine Dosierung von 300 mg/d war vergleichbar effektiv mit der von 600 mg/d, und mit weniger unerwünschten Wirkungen verbunden, so dass die geringere Dosierung zu bevorzugen ist.

5.3.1.4.3.5 Cariprazin
Eingeschlossene Studien:
Eine randomisierte placebo-kontrollierte, doppelblinde Studie konnte eingeschlossen werden (Durgam et al. 2016).

Autoren, Jahr	Design	Diagnose Setting	Dauer	Studienarme				Hauptzielkriterium	E
(Durgam et al. 2016) #U292	Randomisiert, placebo-kontrolliert, doppelblind	BPD I, $HAMD_{17} \geq 20$	8 Wochen	Cariprazin (0,75 mg/d) N = 143	Cariprazin (1,5 mg/d) N = 147	Cariprazin (3 mg/d) N = 146	Placebo N = 148	Veränderung Symptomschwere Baseline zu Woche 6	1+

Alle ausgeschlossenen Publikationen (inklusive nicht eingeschlossener nichtvergleichender Studien und vergleichender Studien, deren Ergebnisse nicht genutzt wurden, da die Verlässlichkeit dieser Ergebnisse nicht sicher einzuschätzen war) sind im Anhang A3 aufgelistet.

Ergebnisse
Ziel dieser 8-wöchigen, doppelblinden Placebo-kontrollierten Phase-II-Studie (Durgam et al. 2016) war die Bewertung des neuen atypischen Antipsychotikums Cariprazin (partialagonistisch Wirkung am D3/D2-Rezeptor) hinsichtlich seiner Wirksamkeit und Verträglichkeit bei bipolarer Depression. Hierzu wurden insgesamt 571 Patienten zu unterschiedlichen Dosierungen Cariprazin bzw. Placebo randomisiert (Placebogruppe, Cariprazin 0,75 mg/Tag, 1,5 mg/Tag, und 3,0 mg/Tag Gruppen).

Hinsichtlich der klinischen Wirksamkeit erwies sich Cariprazin in der Dosierung von 1,5 mg/Tag gegenüber Placebo um 4 Punkte auf der MADRS Skala als überlegen. In einer täglichen Dosierung von 0,75 mg fand sich keine gegenüber Placebo signifikant erhöhte Wirksamkeit. Für den Studienarm der mit 3,0 mg/Tag behandelten Patienten fand sich bei einer erhöhten Abbruchrate insgesamt keine gegenüber Placebo überlegene Wirksamkeit. Die Verträglichkeiten von Cariprazin 0,75 mg/Tag und 1,5 mg/Tag waren dagegen bis auf ein etwas gehäuftes Auftreten von Akathisie und Schlafstörungen ähnlich gut wie Placebo.

Die Qualitätsbewertung und die Extraktionsbögen mit den Ergebnissen der Studien werden auf Anfrage zugänglich gemacht.

Studienfinanzierung und potentielle Interessenkonflikte:
    Die Studie von Durgam et al. 2016 war herstellerfinanziert von Forest Laboratories (USA) und Gedeon Richter Plc (Ungarn). Eine Stellungnahme zu potentiellen Interessenkonflikten ist vorhanden. Ein Teil der Autoren sind bzw. waren Firmenangestellte.

Zusammenfassung:
Da Cariprazin nicht zur Behandlung bipolarer Erkrankungen zugelassen ist und da die Zulassung (zur Schizophrenie-Behandlung) in Deutschland erst nach dem Abschluss des Konsensusprozesses für diese Leitlinie erfolgte, kann keine Empfehlung zum Einsatz von Cariprazin zur Behandlung der bipolaren Depression ausgesprochen werden. Zudem ist die Datenlage mit nur einer Studie, in der nur die mittlere Cariprazin-Dosis, nicht aber die höhere signifikant wirksamer war als Placebo, unzureichend, um eine antidepressive Wirkung als gesichert ansehen zu können.

5.3.1.4.3.6 Atypische Neuroleptika in Kombination
Es wurde eine Publikation eingeschlossen, welche die antidepressive Wirksamkeit von Ziprasidon zusätzlich zu einem Stimmungsstabilisierer in der Behandlung einer depressiven Episode bei Bipolar I Erkrankung mit Placebo zusätzlich zu einem Stimmungsstabilisierer verglich (Sachs et al. 2011).

Autoren, Jahr	Design	Diagnose Setting	Dauer	Studienarme		Hauptzielkriterium	E
Sachs et al. 2011 #U111	Randomisiert, placebo-kontrolliert, doppelblind	BPD I (DSM-IV)	6 Wo	Ziprasidon (20–80 mg 2x/d) + Stimmungsstabilisierer N = 147	Placebo +Stimmungsstabilisierer N = 147	Veränderung Symptomschwere MADRS zur Baseline	1++

Ergebnisse:
In der Studie fand sich im primären als auch im Wesentlichen sekundären Endpunkt (CGI-S) kein signifikanter Unterschied in der antidepressiven Wirksamkeit von Ziprasidon und Placebo. Die Verträglichkeit von add-on Ziprasidon war bei einer durchschnittlichen Dosis 89,8 ± 29,1 mg/Tag gut.

Studienfinanzierung und potentielle Interessenkonflikte:
    Die Studie von Sachs et al. 2011 wurde durch den Pharmakonzern Pfizer finanziell unterstützt. Eine Stellungnahme zu potentiellen Interessenkonflikten ist vorhanden.

Bewertung in Anlehnung an GRADE: Ausgangswertung: hoch; Abzug eines Punktes wegen der spärlichen Datenlage (nur eine Studie); daher final: moderat

Fazit:
Die Gabe von Ziprasidon, add-on zu einem Stimmungsstabilisierer, war nicht besser antidepressiv wirksam als Placebo.

Empfehlung	Empfehlungsgrad
Therapie-Depression30 Abratend: Ziprasidon (in Kombination mit einem Stimmungsstabilisierer*) sollte *nicht* zur Akutbehandlung einer bipolaren Depression eingesetzt werden.	B

(neue Empfehlung laut Konsensuskonferenz 2017)
*untersucht wurden Lamotrigin, Lithium, Valproat

5.3.1.4.4 Weiteres: Carbamazepin und Free and Easy Wanderer Plus (FEWP)

Wie bereits im Subkapitel Behandlung der Manie (Verweis) erwähnt, gehört das Rezept Xiaoyaosan (Free and Easy Wanderer Plus (FEWP, dt.: Pulver des heiteren Umherwanderns)) laut der International Society for Chinese Medicine (SMS, Societas medicinae sinensis) zu den häufigsten in Deutschland verwendeten Rezepten, da es in Modifikationen für eine Reihe häufiger Beschwerdebilder verwendet wird: Prämenstruelles Syndrom (PMS), Dysmenorrhoe, Spannungszustände, Reizdarmsyndrom, depressive Verstimmung.

Laut der International Society for Chinese Medicine (SMS, Societas medicinae sinensis) sind in der Mixtur folgende Inhaltsstoffe enthalten: Bupleuri radix (Chaihu) 9 g, Angelicae sinensis radix (Danggui) 9 g, Paeoniae radix lactiflora (Baishao) 9 g, Atractylodis macrocephalae rhizoma (Baizhu) 6 g, Poria (Fuling) 6 g, Glycyrrhizae radix (Gancao) 3 g, Zingiberis rhizoma (Ganjiang) 3 g, Menthae herba (Bohe) 3 g.

Eingeschlossene Studien:

Eine randomisierte, doppelt verblindete 3-armige Studie wurde eingeschlossen (Zhang et al. 2007), in welcher die *Kombination* von Carbamazepin mit Free and Easy Wanderer Plus (FEWP) gegenüber einer Monotherapie mit Carbamazepin und gegenüber Placebo untersucht wurde.

Autoren, Jahr	Design	Diagn Setting	Dauer	Studienarme			Hauptziel-Kriterium	SIGN
(Zhang et al. 2007) (#1567)	randomisiert, doppelt verblindet	Bipolare Störung, ggw. depressive Episode (Patienten mit Manie und gemischter Episode siehe entsprechendes Subkapitel) stationär	12 Wo	Carbamazepin + FEWP Carbamazepin: initial 300 mg/d; ggf. Aufdosierung auf 800 mg/d FEWP: 36 g/d N = 50 (46 in Auswertung)	Carbamazepin (IR) initial 300 mg/d; ggf. Aufdosierung auf 800 mg/d N = 49 (47 in der Auswertung)	Placebo N = 25 (23 in Auswertung)	Nicht explizit getrennt	1+

Alle ausgeschlossenen Publikationen (inklusive nicht eingeschlossener nichtvergleichender Studien und vergleichender Studien, deren Ergebnisse nicht genutzt wurden, da die Verlässlichkeit dieser Ergebnisse nicht sicher einzuschätzen war) sind im Anhang A3 aufgelistet.

Ergebnisse:
Die *Kombination* von Carbamazepin mit FEWP war Endpunkt Response signifikant wirksamer als die Monotherapie mit Carbamazepin (85 % vs. 64 %), in der Veränderung der Punktwerte im HAMD und MADRS war die Kombination numerisch besser, der Unterschied erreichte jedoch nicht statistische Signifikanz.

Die Rate der Studienabbrüche aufgrund fehlender Wirksamkeit oder Symptomverschlechterung war vergleichbar unter der Kombination und der Carbamazepin-Monotherapie.

Die Qualitätsbewertung und die Extraktionsbögen mit den Ergebnissen der Studien werden auf Anfrage zugänglich gemacht.

> Studienfinanzierung und potentielle Interessenkonflikte:
> Die Studie war nicht herstellerfinanziert (sondern durch das Stanley Medical Research Institute). Eine Stellungnahme zu potentiellen Interessenkonflikten fehlt.

Zusammenfassung:
Die Kombination der chinesischen Mixtur Free and Easy Wanderer Plus (FEWP) mit Carbamazepin war im Endpunkt Response signifikant wirksamer als eine Carbamazepin-Monotherapie, die Studienabbruchraten waren vergleichbar.

Entscheidung Konsensuskonferenz:
Da (1) die Informationen zu der untersuchten chinesischen Mixtur trotz offizieller Anfragen bei der International Society for Chinese Medicine (SMS, Societas medicinae sinensis) nicht als ausreichend zu bewerten sind, die Zusammensetzung nachvollziehen zu können und mögliche unerwünschte Wirkungen einschätzen zu können, da (2) die Mixtur in der Regelversorgung in Deutschland nicht einfach zu beschaffen ist und (3) auf Grund der spärlichen Datenlage (nur eine Studie eingeschlossen, wenn auch mit einem nur moderaten Risiko für Bias (SIGN 1+)) wurde entschieden, weder Statement noch Empfehlung zu formulieren. Weitere Studien und eine solidere öffentlich erhältliche Information sind erforderlich.

5.3.1.4.4.1 In Entwicklung befindliche Substanzen zur Behandlung der bipolaren Depression
5.3.1.4.4.1.1 Armodafinil

Armodafinil (R-Modafinil) ist ein Arzneimittel aus der Gruppe der Psychostimulantien, der sich in der Molekülstruktur von den Amphetamin-artigen Stimulanzien allerdings deutlich unterscheidet. Es ist das (R)-Enantiomer des Racemats Modafinil und wurde 2007 von der Food and Drug Administration (FDA) in den USA zur Behandlung starker Schläfrigkeit bei Schichtarbeitern, Narkolepsie und als Zusatztherapie bei obstruktiver Schlafapnoe zugelassen. In einer ersten Proof-of-Concept-Study (Phase II) hatten Calabrese und Mitarbeiter 2010 gezeigt, dass die Zugabe (add-on) von Armodafinil zu einer Behandlung mit einem Stimmungsstabilisierer eine signifikante Verbesserung depressiver Symptome bei Patienten mit Bipolar-I-Erkrankung im Vergleich zu Placebo brachte.

Autoren, Jahr	Design	Diagn Setting	Dauer	Studienarme		Hauptzielkriterium	SIGN
(Calabrese et al. 2010) #U687	Randomisiert, placebo-kontrolliert, doppelblind, multizentrisch	BPD I, akute depressive Episode	8 Wochen	Armodafinil (150 mg) zusätzlich zu Olanzapin, Lithium oder Valproat N = 128	Placebo zusätzlich zu Olanzapin, Lithium oder Valproat N = 129	Veränderung Symptomschwere IDS-C30 baseline-Woche 8	1+
(Calabrese et al. 2014) #U243	randomisiert, placebo-kontrolliert, doppelblind	BPD I	8 Wochen	Armodafinil (150 mg/Tag) zusätzlich zu mood stabilizer N = 201	Placebo zusätzlich zu mood stabilizer N = 199	Veränderung Symptomschwere IDS-C30 baseline-Woche 8	1+
(Ketter et al. 2015) #U407	randomisiert, placebo-kontrolliert, doppelblind	BPDI	8 Wochen	Armodafinil (150 mg/Tag) zusätzlich zu mood stabilizer N = 232	Armodafinil (200 mg/Tag)* zusätzlich zu mood stabilizer N = 30	Veränderung Symptomschwere IDS-C30 baseline-Woche 8	1+
(Frye et al. 2015) #U675	randomisiert, placebo-kontrolliert, doppelblind	BPD I, akute depressive Episode ohne psychot.	8 Wochen	Armodafinil (150 mg/Tag) zusätzlich zu mood stabilizer N = 200	Placebo zusätzlich zu mood stabilizer N = 199	Veränderung Symptomschwere IDS-C30 baseline-Woche 8	1+

*Arm aufgrund mangelnder Rekrutierung vorzeitig eingestellt
Infomaterial zur Pharmakokinetik: (Darwish et al. 2014) und (Darwish et al. 2015)

Ergebnisse: Es liegen 4 randomisierte, Placebo-kontrollierte, multizentrische Studien zu Wirksamkeit, Verträglichkeit und Sicherheit einer zusätzlichen Gabe von Armodafinil (Tagesdosis 150 mg oder 200 mg) bei Patienten, die im Rahmen einer Bipolar-I-Störung eine depressive Episode hatten, vor. Primärer Endpunkt war die durchschnittliche Änderung vom Ausgangswert bis Woche 8 in dem 30-Item Inventar des „Depressive Symptomatology Clinician rated total score" (IDS-C30). Bestätigt wurde das signifikante Ergebnis der ersten Proof-of-concept Studie (Calabrese et al. 2010) in einer Phase III Studie (Calabrese et al. 2014), nicht jedoch in zwei weiteren (Frye et al. 2015; Ketter et al. 2016).

> Studienfinanzierung und potentielle Interessenkonflikte:
> Die Studien von Calabrese et al. 2010 und 2014 wurden durch den Pharmakonzern Cephalon (Teva Pharmaceuticals) finanziert. Eine Stellungnahme zu potentiellen Interessenkonflikten ist vorhanden.
> Die Studie von Ketter et al. 2015 wurde durch den Pharmakonzern Teva Pharmaceutical Industries, Ltd. Finanziell unterstützt. Eine Stellungnahme zu potentiellen Interessenkonflikten ist vorhanden.
> Die Studie von Frye et al. 2015 wurde durch den Pharmakonzern Teva Pharmaceutical Industries, Ltd. Finanziell unterstützt. Eine Stellungnahme zu potentiellen Interessenkonflikten ist vorhanden.

Kommentar: Die zusätzliche Gabe von Armodafinil verbesserte (bei allgemein guter Verträglichkeit) die Symptome der bipolaren Depression in dieser Studie nur leicht im Vergleich zu Placebo. Insgesamt muss die Datenlage für Armodafinil in der Indikation Bipolare Depression damit als relativ moderat wirksam gewertet werden. Eine Option der 1. Wahl ist die Substanz in dieser Indikation nicht.

Da die Studienlage widersprüchlich ist, in den positiven Studien nur ein schwacher Effekt gefunden wurde, und da Armodafinil in Deutschland nicht zur Behandlung bipolarer Erkrankungen zugelassen ist, sollte Armodafinil nicht in der Routinebehandlung der bipolaren Depression eingesetzt werden.

Empfehlung	Empfehlungsgrad
Therapie-Depression31	**0**
Abratend: Armodafinil zusätzlich zu einer stimmungsstabilisierenden Behandlung* kann *nicht* in der Behandlung der bipolaren Depression empfohlen werden. Limitierende Faktoren: Armodafinil ist in Deutschland nicht zur Behandlung bipolarer Erkrankungen zugelassen.	
(neue Empfehlung laut Konsensuskonferenz 2017) *ein oder zwei der folgenden Substanzen: Lithium, Valproat, Olanzapin, Aripiprazol, Risperidon, Lamotrigin oder Ziprasidon (Ziprasidon nur in Kombination mit Lithium oder Valproat)	

5.3.1.4.4.1.2 Memantin

Eine gesteigerte glutamaterge Neurotransmission wird als ein pathophysiologischer Faktor bei affektiven Störungen postuliert; eine Inhibition der glutamatergen Neurotransmission ist mit antidepressiven Effekten assoziiert. Memantin ist ein NMDA-Rezeptor-Antagonist (NMDA = N-Methyl-D-Aspartat), der zur Behandlung von moderaten bis schweren Demenz-Formen vom Alzheimer-Typ eingesetzt wird.

Autoren, Jahr	Design	Diagnose Setting	Dauer	Studienarme		Hauptzielkriterium	E
(Lee et al. 2014) #U436 #U437	Randomisiert, placebo-kontrolliert, doppelblind	BPD II	12 Wochen	Add-on Memantin (5 mg/d) zu Valproat N = 115	Add-on Placebo zu Valproat N = 117	Veränderung Symptomschwere HDRS und YMRS	1+

Ergebnisse:
Von (Lee et al. 2014) liegt eine randomisierte, doppelt verblindete Placebo-kontrollierte Studie vor, die prüfte, ob eine Add-on Therapie mit Memantin zugegeben zu Valproat antidepressive Effekte bei Patienten mit Bipolar II Störung, gegenwärtig depressiv, bewirkt. Beide Behandlungsgruppen verbesserten sich signifikant während der 12-wöchigen Behandlung, ohne dass es allerdings zu signifikanten Unterschieden zwischen den beiden Gruppen kam.

Studienfinanzierung und potentielle Interessenkonflikte:
Die Studie von Lee et al. 2014 war nicht herstellerfinanziert (sondern durch das Taiwan National Science Council, Taiwan Department of Health, Taiwan National Research Institute und National Cheng Kung University). Die Autoren geben an, keine potentiellen Interessenkonflikte aufzuweisen.

Kommentar: Weitere Untersuchungen einer längeren Follow-up Dauer und höheren Fallzahl sind notwendig, bevor diese Therapieoption empfohlen werden kann.
Anmerkung: Bisher wurde die Substanz nur bei Patienten mit Bipolar II Störung untersucht.

5.3.1.4.4.1.3 Naltrexon

Naltrexon ist ein Opioidantagonist, der als kompetitiver Antagonist an allen Opioidrezeptoren wirkt. Naltrexon ist in Deutschland zur medikamentösen Unterstützung bei der psychotherapeutisch oder psychologisch geführten Entwöhnungsbehandlung Alkohol- oder

Opioid-Abhängiger nach einer erfolgten Entgiftung zugelassen. Nach systematischen Übersichtsarbeiten u. a. der Cochrane Collaboration ist allerdings die Datenlage für die Erhaltungstherapie bei Opioid-Abhängigen bislang unzulänglich, während es Belege für eine Wirksamkeit bei der Behandlung Alkoholabhängiger gibt. Es gibt zudem Hinweise aus kleineren Pilotstudien, dass dieses Wirkprinzip an Opioidrezeptoren auch antidepressive Eigenschaften besitzen kann.

Es konnte eine randomisierte, doppelblinde, placebo-kontrollierte Studie von (Murphy et al. 2014) eingeschlossen werden.

Autoren, Jahr	Design	Diagnose Setting	Dauer	Studienarme		Hauptzielkriterium	E
(Murphy et al. 2014) #U484	Randomisiert,	BPD I oder II	12 Wochen	Naltrexon N = 17	Placebo N = 15	Veränderung MADRS baseline-Woche 12	1-Arm

Ergebnisse:
In der 12-wöchigen Studie untersuchten (Murphy et al. 2014) die antidepressive Wirksamkeit und Sicherheit einer zusätzlichen Naltrexongabe (Zieldosis 50 mg/Tag) bei insgesamt 32 Patienten mit Bipolar Typ I oder II Störung und ohne Alkoholabusus, die während der aktuellen depressiven Episode nicht auf eine bestehende Standardbehandlung ansprachen. Beide Gruppen zeigten vergleichbare Ergebnisse im Hauptzielkriterium.

Studienfinanzierung und potentielle Interessenkonflikte:
Die Studie von Murphy et al. 2014 war nicht herstellerfinanziert (sondern durch das Stanley Medical Research Intitute). Die Autoren geben an, keine potentiellen Interessenkonflikte aufzuweisen.

Kommentar: Nach bisherigem Wissenstand kann keine Empfehlung ausgesprochen werden.

5.3.1.4.4.1.4 Pioglitazone

Pioglitazon ist ein synthetischer Arzneistoff aus der Gruppe der „Insulin-Sensitizer", der zur Behandlung des Diabetes mellitus Typ 2 eingesetzt wird. Das Wirkprinzip ist eine Sensibilisierung des Gewebes auf Insulin, dessen Wirkung bei der typischen Insulinresistenz dieser Diabetesform herabgesetzt ist. Pharmakologisch betrachtet ist die Substanz ein Agonist des PPARγ-Rezeptors (Peroxisom-Proliferator-aktivierten Rezeptor-gamma), der an der Regulation verschiedener Mechanismen im Kohlenhydrat- und Fettstoffwechsel beteiligt ist. Einige kleinere Pilotstudien weisen darauf hin, dass Substanzen mit agonistischer Wirkung des PPARγ-Rezeptors antidepressive Wirkungen bei depressiven Patienten mit metabolischem Syndrom haben könnten.

Es konnte eine randomisierte, doppelblinde, placebo-kontrollierte multizentrische Studie von (Zeinoddini et al. 2015) eingeschlossen werden.

5 Therapie

Autoren, Jahr	Design	Diagnose Setting	Dauer	Studienarme		Hauptzielkriterium	E
(Zeinoddini et al. 2015) #U668	Randomisiert, doppelblind, placebo-kontrolliert, multizentrisch	BPDI, akute depressive Episode	6 Wochen	Lithium+Pioglitazone N = 22	Lithium+Placebo N = 22	Veränderung Symptomschwere HDRS baseline-Woche 6	1++

Ergebnisse: In der 6-wöchigen Studie untersuchten (Zeinoddini et al. 2015) erstmalig die antidepressive Wirksamkeit und Sicherheit einer zusätzlichen Pioglitazongabe (15–30 mg/Tag) bei 44 Patienten, die nicht an metabolischem Syndrom oder Diabetes erkrankt waren und während der aktuellen depressiven Episode nicht auf eine bestehende Behandlung mit Lithium und Antidepressivum ansprachen. In der mit Lithium und Pioglitazon behandelten Gruppe konnte eine signifikante Verbesserung der Symptomatik (HDRS) gegenüber der Lithium-Placebo-Gruppe verzeichnet werden. Zwar trat bereits nach 2 Wochen eine signifikante Verbesserung bei den mit Pioglitazon statt mit Placebo behandelten Patienten ein, die Anzahl der Responder war nach 6 Wochen in beiden Therapiearmen jedoch nicht signifikant unterschiedlich. Bezüglich Nebenwirkungen zeigten sich keine Unterschiede zwischen den beiden Gruppen.

Kommentar: Zur Behandlung der bipolaren Depression werden Therapiemöglichkeiten mit einem schnelleren antidepressiven Ansprechen gesucht. Die zusätzliche Gabe von Pioglitazon zu Lithium zeigte ein signifikant früheres Einsetzen antidepressiver Wirkung im Vergleich zu Placebo und Lithium. Weitere Untersuchungen sollten neben einer längeren Follow-up Dauer und höheren Fallzahl jedoch auch metabolische Marker und Insulinresistenz mit berücksichtigen.

Studienfinanzierung und potentielle Interessenkonflikte:
Die Studie von Zeinoddini et al. 2015 war nicht herstellerfinanziert (sondern durch die Tehran University of Medical Sciences). Die Autoren geben an, keine potentiellen Interessenkonflikte aufzuweisen.

5.3.2 Psychotherapie

5.3.2.1 Hintergrund

Wie bereits im Abschn. 5.1.2 dargestellt, suchen Patienten mit bipolaren Störungen vor allem im Rahmen einer akuten depressiven Phase um psychotherapeutische Hilfe nach. Eine effiziente Psychotherapie sollte dabei phasenübergreifend gestaltet werden, sprich fokussiert je nach Zustand der Betroffenen eher auf aktuelle affektive und assoziierte Symptome und deren Bewältigung oder eher auf die rezidivprophylaktischen Aspekte.

5.3.2.2 Einfache Psychoedukation/ausführliche und interaktive Psychoedukation

Obwohl im stationären Alltag psychoedukative Maßnahmen oft bereits zum Einsatz kommen, wenn die Patienten durchaus noch symptomatisch sind, ist von der Evidenzlage her unklar, was in diesem Stadium bei akut depressiven bipolaren Patienten erreicht werden kann. In die Studien zur Psychoedukation wurden aufgrund der Zielsetzung einer Rezidivprophylaxe nur remittierte Patienten eingeschlossen oder entsprechende Angaben zur aktuellen, eventuell subsyndromalen Symptomatik nicht im Detail berichtet. Das primäre Outcome-Kriterium war nie die Behandlung und Remission akuter Depressionen, so dass keine Informationen vorliegen, um entsprechende Schlussfolgerungen über die Effekte auf depressive Symptome und Episoden zu ziehen und daraus Empfehlungen abzuleiten.

5.3.2.3 Kognitive Verhaltenstherapie

Eingeschlossene Studien:

Etliche Studien zur Kognitiven Verhaltenstherapie (KVT) untersuchten, ob zusätzlich zur Rezidivprophylaxe auch Veränderungen in der akuten subsyndromalen depressiven Symptomatik erzielt werden, was im Allgemeinen entweder in Selbstbeurteilungen und/oder Fremdbeurteilungen auch aufgezeigt werden konnte (z. B. Ball et al. 2006; Lam et al. 2003). Jedoch nur in einer randomisierten kontrollierten Studie (Miklowitz et al. 2007b) mit ausreichend hoher Qualität war das primäre Ziel die Behandlung depressiver Episoden bei Patienten mit einer Bipolaren Störung. Die Studie von Miklowitz et al. 2007b wurde im Kontext des Systematic Treatment Enhancement Programs for Bipolar Disorder (STEP-BD: https://www.nimh.nih.gov/funding/clinical-research/practical/step-bd/index.shtml, 21.09.2017) durchgeführt. Hier wurden die Patienten randomisiert einer intensiven Psychotherapie (familienfokussierter Therapie, FFT; kognitiver Verhaltenstherapie, KVT; oder interpersoneller und sozialer Rhythmustherapie, IPSRT) oder der Kontrollbedingung einer kurzen Psychoedukation zugeteilt. Die Blockrandomisierung berücksichtigte auch die Randomisierung bezüglich der Pharmakotherapie (wobei ein Teil der Patienten nicht am Pharmakotherapieteil der Studie teilnahm).

Autoren, Jahr	Design	Diagn Setting	Dauer	Studienarme		Hauptzielkriterium	SIGN
(Miklowitz et al. 2007b) (#1557)	Randomisiert, kontrolliert, nicht verblindet	Bipolare Störung (I oder II), ggw. depressive Episode (keine gemischte Episode, keine Depression NOS) Bei einem Teil bereits bestehende Behandlung mit Stimmungsstabilisierer*	12 Monate	bei einem Teil Pharmakotherapie** + Intensive Psychotherapie (FFT, KVT oder IPSRT) N = 163 (FFT n = 26, IPSRT n = 62, KVT n = 75)	bei einem Teil Pharmakotherapie** +Kurze Psychoedukation N = 130	Zeit bis zur Genesung, gesamte Zeitdauer der Genesung innerhalb eines Jahres	1-

Autoren, Jahr	Design	Diagn Setting	Dauer	Studienarme		Hauptziel-kriterium	SIGN
(Miklowitz et al. 2007a) (#2176)			9 Monate	N = 84 (FFT n = 13, IPSRT n = 33, KVT n = 38)	N = 68		

Zusätzliche Publikationen zur Hauptpublikation kursiv
*Lithium, Valproat oder Carbamazepin, ab 2004 auch antimanische atypische Neuroleptika
**Lithium, Valproat oder Carbamazepin, ab 2004 auch antimanische atypische Neuroleptika plus zusätzlich Antidepressiva (Bupropion oder Paroxetin) oder Placebo

Alle ausgeschlossenen Publikationen (inklusive nicht eingeschlossener nichtvergleichender Studien und vergleichender Studien, deren Ergebnisse nicht genutzt wurden, da die Verlässlichkeit dieser Ergebnisse nicht sicher einzuschätzen war) sind im Anhang A3 aufgelistet.

Ergebnisse:
Nach 12 Monaten zeigten Patienten mit intensiver Psychotherapie in der Studie von Miklowitz et al. 2007b signifikant höhere Recovery-Raten im Vergleich zur Kontrollgruppe (64 % vs. 52 %). In der KVT-Gruppe waren dies 45/75 (60 % vs. 52 %, hazard ratio 1,34). Zudem wurden mehr Patienten der KVT-Gruppe nach einem Jahr als „gesund" bewertet im Vergleich zur Kontrollgruppe (odds ratio 1,55).

In einer Subgruppe derselben Stichprobe ((Miklowitz et al. 2007a), n = 84 mit intensiver Psychotherapie, davon n = 38 mit KVT, n = 68 mit kurzer psychoedukativer Intervention (Kontrollgruppe)) wurde die Wirksamkeit der intensiven psychotherapeutischen Behandlung auf das Funktionsniveau der Patienten im Vergleich zu einer kurzen psychoedukativen Intervention untersucht. Patienten mit einer intensiven Psychotherapie zeigten nach 9 Monaten insgesamt ein signifikant höheres Funktionsniveau als die Kontrollgruppe. Es wurde aber nicht getestet, ob sich die Therapieformen signifikant unterscheiden, Die Veränderungen der Werte waren im Gegensatz zur Kontrollgruppe in der KVT-Gruppe kaum größer (−1,05, SD = 4,77 vs. −0,94, SD = 3,5; Effektstärke berechnet d = −0,03).

Die Qualitätsbewertung und die Extraktionsbögen mit den Ergebnissen der Studien werden auf Anfrage zugänglich gemacht.

Studienfinanzierung und potentielle Interessenkonflikte:
Die Studie von Miklowitz et al. 2007b wurde durch das National Institute of Mental Health (NIMH) der U.S.A. und die National Alliance for Research on Schizophrenia and Depression (NARSAD) finanziert. Eine Stellungnahme zu potentiellen Interessenkonflikten ist vorhanden.

Zusammenfassung:
Die Patienten, die KVT erhielten, wiesen eine höhere Recovery-Rate im Vergleich zu einer Kontrollgruppe auf. Post-hoc Analysen zum Unterschied auf die Remissionsraten zwischen den drei Therapieformen zeigten keine Signifikanz.

5.3.2.4 Familienfokussierte Therapie
Eingeschlossene Studien:
Zwar zeigten auch (Miklowitz et al. 2003c) positive Effekte auf subsyndromale depressive Symptome, aber wie zuvor bei der kognitiven Verhaltenstherapie wurde nur in der bereits oben genannten randomisierten kontrollierten Studie von (Miklowitz et al. 2007b) mit ausreichend hoher Qualität der Einfluss einer familienfokussierten psychotherapeutischen Behandlung auf die akute depressive Episode bei Patienten mit einer Bipolaren Störung untersucht.

Autoren, Jahr	Design	Diagn Setting	Dauer	Studienarme		Hauptzielkriterium	SIGN
(Miklowitz et al. 2007b) (#1557)	Randomisiert, kontrolliert, nicht verblindet	Bipolare Störung (I oder II), ggw. depressive Episode (keine gemischte Episode, keine Depression NOS) Bei einem Teil bereits bestehende Behandlung mit Stimmungsstabilisierer*	12 Monate	bei einem Teil Pharmakotherapie** + Intensive Psychotherapie (FFT, KVT oder IPSRT) N = 163 (FFT n = 26, IPSRT n = 62, KVT n = 75)	bei einem Teil Pharmakotherapie** +Kurze Psychoedu-kation N = 130	Zeit bis zur Genesung, gesamte Zeitdauer der Genesung innerhalb eines Jahres	1-
(Miklowitz et al. 2007a) (#2176)			9 Monate	*N = 84 (FFT n = 13, IPSRT n = 33, KVT n = 38)*	N = 68		

Zusätzliche Publikationen zur Hauptpublikation kursiv
*Lithium, Valproat oder Carbamazepin, ab 2004 auch antimanische atypische Neuroleptika
**Lithium, Valproat oder Carbamazepin, ab 2004 auch antimanische atypische Neuroleptika plus zusätzlich Antidepressiva (Bupropion oder Paroxetin) oder Placebo

Alle ausgeschlossenen Publikationen (inklusive nicht eingeschlossener nichtvergleichender Studien und vergleichender Studien, deren Ergebnisse nicht genutzt wurden, da die Verlässlichkeit dieser Ergebnisse nicht sicher einzuschätzen war) sind im Anhang A3 aufgelistet.

Ergebnisse:
Wie bereits oben dargestellt zeigten nach 12 Monaten Patienten mit intensiver Psychotherapie signifikant höhere Recovery-Raten im Vergleich zur Kontrollgruppe (64 % vs. 52 %).

In der FFT-Gruppe waren dies 20/26 (77 % vs. 52 %, hazard ratio 1,87). Zudem wurden mehr Patienten der FFT-Gruppe nach einem Jahr als „gesund" bewertet im Vergleich zur Kontrollgruppe (odds ratio 1,60).

Wie ebenfalls bereits dargestellt zeigten Patienten mit einer intensiven Psychotherapie nach 9 Monaten insgesamt ein signifikant höheres Funktionsniveau als die Kontrollgruppe, die Veränderungen der Werte waren im Gegensatz zur Kontrollgruppe in der FFT-Gruppe (n = 13) größer (Miklowitz et al. 2007a, −3,17, SD = 3,06 vs. −0,94, SD = 3,5, Effektstärke berechnet d = −0.65).

Die Qualitätsbewertung und die Extraktionsbögen mit den Ergebnissen der Studien werden auf Anfrage zugänglich gemacht.

Studienfinanzierung und potentielle Interessenkonflikte:
Die Studie wurde durch das National Institute of Mental Health (NIMH) der U.S.A. und die National Alliance for Research on Schizophrenia and Depression (NARSAD) finanziert. Eine Stellungnahme zu potentiellen Interessenkonflikten ist vorhanden.

Zusammenfassung:
Die Patienten, die eine familienfokussierte Psychotherapie erhielten, wiesen eine höhere Recovery-Rate auf im Vergleich zu einer Kontrollgruppe. Post-hoc Analysen zum Unterschied im Effekt zwischen den drei Therapieformen auf die Remissionsraten zeigten keine Signifikanz.

5.3.2.5 Interpersonelle und Soziale Rhythmustherapie (IPSRT)
Eingeschlossene Studien:
Nur in der bereits oben genannten randomisierten kontrollierten Studie von (Miklowitz et al. 2007b) wurde mit ausreichend hoher Qualität der Einfluss einer IPSRT auf die akute depressive Episode bei Patienten mit einer Bipolaren Störung untersucht.

Autoren, Jahr	Design	Diagn Setting	Dauer	Studienarme		Hauptzielkriterium	SIGN
(Miklowitz et al. 2007b) (#1557)	Randomisiert, kontrolliert, nicht verblindet	Bipolare Störung (I oder II), ggw. depressive Episode (keine gemischte Episode, keine Depression NOS) Bei einem Teil bereits bestehende Behandlung mit Stimmungsstabilisierer*	12 Monate	bei einem Teil Pharmakotherapie** + Intensive Psychotherapie (FFT, KVT oder IPSRT) N = 163 (FFT n = 26, IPSRT n = 62, KVT n = 75)	bei einem Teil Pharmakotherapie** +Kurze Psychoedukation N = 130	Zeit bis zur Genesung, gesamte Zeitdauer der Genesung innerhalb eines Jahres	1-

Autoren, Jahr	Design	Diagn Setting	Dauer	Studienarme		Hauptzielkriterium	SIGN
(Miklowitz et al. 2007a) (#2176)			*9 Monate*	*N = 84 (FFT n = 13, IPSRT n = 33, KVT n = 38)*	*N = 68*		

Zusätzliche Publikationen zur Hauptpublikation kursiv
*Lithium, Valproat oder Carbamazepin, ab 2004 auch antimanische atypische Neuroleptika
**Lithium, Valproat oder Carbamazepin, ab 2004 auch antimanische atypische Neuroleptika plus zusätzlich Antidepressiva (Bupropion oder Paroxetin) oder Placebo

Alle ausgeschlossenen Publikationen (inklusive nicht eingeschlossener nichtvergleichender Studien und vergleichender Studien, deren Ergebnisse nicht genutzt wurden, da die Verlässlichkeit dieser Ergebnisse nicht sicher einzuschätzen war) sind im Anhang A3 aufgelistet.

Ergebnisse

Wie bereits oben dargestellt zeigten nach 12 Monaten Patienten mit intensiver Psychotherapie signifikant höhere Recovery-Raten im Vergleich zur Kontrollgruppe (64 % vs. 52 %). In der IPSRT-Gruppe waren dies 40/62 (65 % vs. 52 %, hazard ratio 1,48). Zudem wurden mehr Patienten der IPSRT-Gruppe nach einem Jahr als „gesund" bewertet im Vergleich zur Kontrollgruppe (odds ratio 1,61).

Wie ebenfalls bereits dargestellt zeigten Patienten mit einer intensiven Psychotherapie nach 9 Monaten insgesamt ein signifikant höheres Funktionsniveau als die Kontrollgruppe, die Veränderungen der Werte waren im Gegensatz zur Kontrollgruppe in der IPSRT-Gruppe etwas größer (Miklowitz et al. 2007a, $-1,63$, SD = 4,35 vs. $-0,94$, SD = 3,5, Effektstärke berechnet d = $-0,18$).

Die Qualitätsbewertung und die Extraktionsbögen mit den Ergebnissen der Studien werden auf Anfrage zugänglich gemacht.

> Studienfinanzierung und potentielle Interessenkonflikte:
> Die Studie wurde durch das National Institute of Mental Health (NIMH) der U.S.A. und die National Alliance for Research on Schizophrenia and Depression (NARSAD) finanziert. Eine Stellungnahme zu potentiellen Interessenkonflikten ist vorhanden.

Zusammenfassende Beurteilung der Evidenz:
Die Patienten, die IPSRT erhielten, wiesen eine höhere Recovery-Rate im Vergleich zu einer Kontrollgruppe auf. Post-hoc Analysen zum Unterschied in den Remissionraten zwischen den drei Therapieformen zeigten keine Signifikanz.

Bewertung in Anlehnung an GRADE:
Ausgangswertung: hoch; Abzug eines Punktes wegen Limitierungen der Studienqualität und eines weiteren Punktes wegen spärlicher Datenlage (nur eine Studie insgesamt, die zudem mit einem eher hohen Risiko für Bias behaftet war (SIGN 1-)); daher final: moderat.

Bemerkungen zum Konsensusprozess:
Im Konsensusprozess erfolgte ein Upgrade auf A. Begründet wurde dieses mit der teilweisen Übertragbarkeit der Evidenzlage der Wirksamkeit von KVT und IPSRT bei der unipolaren Depression, der klinischen Relevanz depressiver Symptome inklusive ihrer schwierigen medikamentösen Behandlung und der Patientenpräferenz für eine psychotherapeutische Behandlung.

Empfehlung	Empfehlungsgrad
Therapie-Depression32 Zur Behandlung akuter depressiver Episoden im Rahmen einer Bipolaren Störung soll eine Psychotherapie angeboten werden. Limitierende Faktoren: Empirische Belege liegen für die Kognitive Verhaltenstherapie (KVT), die Familien-fokussierte Behandlung (FFT) und die Interpersonelle und Soziale Rhythmustherapie (IPSRT) vor.	A

5.3.2.6 Verfahren: Tiefenpsychologisch fundierte Psychotherapie und Psychoanalyse

Zu anderen psychotherapeutischen Verfahren wie z. B. tiefenpsychologisch fundierter Therapie oder Psychoanalyse wurden keine den hier gesetzten methodischen Anforderungen entsprechenden empirischen Studien gefunden, die systematisch die Wirksamkeit im Hinblick auf bipolar depressive Episoden untersuchten. Aus diesem Grund kann derzeit keine spezifische Empfehlung im Hinblick auf den Einsatz dieser Verfahren bei dieser Patientenpopulation formuliert werden. Siehe hierzu nochmals Ausführungen im Abschn. 5.1.

5.3.3 Nicht-medikamentöse somatische Verfahren

5.3.3.1 Elektrokonvulsionstherapie (EKT)
Eingeschlossene Studien:
Zur Bewertung der Evidenzlage konnte nur eine Studie mit Evidenz 1. Grades herangezogen werden (Schoeyen et al. 2015; Kessler et al. 2014). Die Autoren randomisierten hier 73 Patienten mit einer therapierefraktären depressiven Episode bei bipolarer Störung entweder zu einer EKT Behandlung oder zu einem Algorithmus basierten pharmakologischen Stufentherapieschema.

Als nicht vergleichende Studie wurde die Publikation von (Ciapparelli et al. 2001) herangezogen, die jedoch nicht für einen Wirksamkeitsnachweis einer EKT bei bipolarer Depression, sondern für einen Vergleich der Wirksamkeit der EKT bei affektivem Mischzustand und bipolarer Depression konzipiert worden. Daher wurde nur das Ergebnis des vorher/nachher-Vergleichs genutzt.

RCT:

Autoren, Jahr	Design	Diagnose Setting	Dauer	Studienarme		Hauptziel-kriterium	SIGN
(Schoeyen et al. 2015) #U571	Randomi-siert, kontrolliert	BPD I oder II; MADRS ≥ 25 (kein Ansprechen auf mind. 2 Behand-lungsversu-che Antidepres-siva und/oder Stimmungs-stabilisierer	6 Wochen	EKT (3 × 7 Wo-che, max. 18 Behandlun-gen) N = 38	Algorith-mus-ba-sierte pharma-kologi-sche Behand-lung (APT) N = 35	Veränderung Symptom-schwere MADRS baseline-Woche 6	1-
(Kessler et al. 2014)							

Zusätzliche Publikationen zur Hauptpublikation kursiv

Nicht verleichende klinische Studie:

Autoren, Jahr	Design	Diagn Setting	Dauer	Studienarme		Hauptziel-kriterium	SIGN
(Ciappa-relli et al. 2001) (#3040)	nicht randomi-siert, offen	Bipolar I Störung, ggw. depressive Episode Non-Res-ponse auf Pharma-ko-therapie*	Bis Zeit-punkt letzte EKT	EKT 2x wöchent-lich N = 23 (bipolare Depres-sion)	Nicht relevant.	Nicht explizit getrennt	2-

Alle ausgeschlossenen Publikationen (inklusive nicht eingeschlossener nichtverglei-chender Studien und vergleichender Studien, deren Ergebnisse nicht genutzt wurden, da die Verlässlichkeit dieser Ergebnisse nicht sicher einzuschätzen war) sind im Anhang A3 aufgelistet.

Ergebnisse:
Zum Endpunkt nach 6 Wochen war die depressive Symptomatik (MADRS) bei den mit EKT behandelten Patienten signifikant verbessert im Vergleich zur pharmakologischen Stufentherapie (P = 0,002). Die Response-Rate war ebenfalls im EKT-Arm signifikant hö-her als bei der Algorithmus basierten Pharmakotherapie (73,9 % vs. 35,0 %), allerdings zeigte sich kein signifikanter Unterschied in der Remmissions-Rate.

Die Qualitätsbewertung und die Extraktionsbögen mit den Ergebnissen der Studien werden auf Anfrage zugänglich gemacht.

Die gute Wirksamkeit der EKT bei der Behandlung der bipolaren Depression konnten Ciapparelli et al. (2001) an 23 Patienten, die nicht auf eine Pharmakotherapie respondierten, belegen. Die depressive Symptomatik war zum Endpunkt signifikant geringer als zu Baseline. Insgesamt respondierten 52 % der Patienten, gemessen mittels einer 50 %-igen Reduktion des MADRS-Wertes. Aufgrund des Fehlens einer Kontrollgruppe sind Aussagen zur Kausalität der Verbesserung der Symptomatik in diesem Fall nur eingeschränkt möglich.

> Studienfinanzierung und potentielle Interessenkonflikte:
> Die Studie von Schoeyen et al. (2015) wurde durch die regionale Gesundheitsbehörde Westnorwegens finanziert. Eine Erklärung zu Interessenkonflikten ist vorhanden. Die Studie von Ciapparelli et al. (2001) wurde durch das Mental Health Projekt des Instituto Superiore di Sanita und das Ministero dell Universita e della Ricerca Scientifica e Tecnologica Italiens unterstützt. Eine Stellungnahme zu potentiellen Interessenkonflikten fehlt

Bewertung in Anlehnung an GRADE:
Ausgangsniveau: hoch; Abzug eines Punkts wegen der spärlichen Datenlage (nur eine Studie Evidenz 1. Grades) und eines weiteren Punkts wegen Limitierungen der Studienqualität (nur SIGN 1-) daher final: gering.

Bemerkungen zum Konsensusprozess:
Im Konsensusprozess wurde der empfohlene Empfehlungsgrad für die Gesamtheit der Patienten mit schwerer depressiver Episode bestätigt. Für die Behandlung von Patienten mit therapieresistenter schwerer depressiver Episode wurde ein Upgrade auf B beschlossen, da indirekte Evidenz aus der Behandlung unipolar depressiver Patienten vorliegt. Der Wirksamkeitsnachweis einer EKT für unipolare Depressionen ist vielfach und bestens durch randomisierte kontrollierte und verblindete Studien sowie durch Metaanalysen belegt. Die Studie von (Bailine et al. 2010) fand keinen Unterschied in der Behandelbarkeit uni- und bipolarer Depressionen mit einer EKT. Auch im Rahmen akut lebensbedrohlicher Situationen wurde ein Upgrade auf B beschlossen.

Empfehlung	Empfehlungsgrad
Therapie-Depression33 Die Elektrokonvulsionstherapie (EKT) sollte zur Behandlung schwerer depressiver Episoden im Rahmen einer Bipolaren Störung eingesetzt werden. Limitierende Faktoren: Diese Empfehlung basiert auf einer randomisierten, aber nicht placebo-kontrollierten Studie mit einem pharmakologischen Stufentherapieschema als Vergleichsbedingung sowie auf Studien bei unipolarer Depression. Häufige Nebenwirkungen sind Kopfschmerzen und vorübergehende kognitive Beeinträchtigungen. Schwerwiegende Nebenwirkungen sind die Risiken der Narkose.	B
(in Konsensuskonferenz (2017) geänderte Empfehlung: Upgrade des Empfehlungrads von 0 auf B)	

Empfehlung	Empfehlungsgrad
Therapie-Depression34	B
Die Elektrokonvulsionstherapie (EKT) sollte zur Behandlung therapieresistenter depressiver Episoden im Rahmen einer Bipolaren Störung eingesetzt werden. Limitierende Faktoren: Diese Empfehlung basiert auf einer randomisierten, aber nicht placebo-kontrollierten Studie mit einem pharmakologischen Stufentherapieschema als Vergleichsbedingung sowie auf Studien bei unipolarer Depression. Häufige Nebenwirkungen sind Kopfschmerzen und vorübergehende kognitive Beeinträchtigungen. Schwerwiegende Nebenwirkungen sind die Risiken der Narkose.	

Zum Einsatz von EKT bei akut lebensbedrohlichen Situationen:
Akut lebensbedrohliche Episoden einer Bipolaren Störung sind dadurch gekennzeichnet, dass beispielsweise akute Suizidalität auch im Rahmen einer beschützten Station kaum beherrscht werden kann. Einer akuten Gefährdung muss in diesem Rahmen manchmal auch durch längerfristige mechanische Beschränkung (Fixierung) entgegengewirkt werden. Eine weitere typische Akutgefährdung kann durch Nahrungsverweigerung entstehen, die eine Sondenernährung über eine Nasensonde oder eine perkutane endoskopisch angelegte Gastrostomie (PEG) erforderlich macht.

Empfehlung	Empfehlungsgrad
Therapie-Depression35	KKP
Elektrokonvulsiontherapie (EKT) sollte zur Behandlung lebensbedrohlicher depressiver Episoden im Rahmen einer Bipolaren Störung (z. B. mit Nahrungsverweigerung oder bei akuter Suizidalität) durchgeführt werden, die auch im stationären Setting nicht anders beherrschbar sind. Limitierende Faktoren: Häufige Nebenwirkungen sind mögliche Kopfschmerzen und vorübergehende kognitive Beeinträchtigungen. Schwerwiegende Nebenwirkungen sind die Risiken der Narkose.	

Siehe Empfehlung **Therapie-Manie33** für den Hinweis, dass ein gemeinsamer Konsens zwischen Patient, Therapeut und wenn möglich und gewünscht, den Angehörigen für die Behandlung anzustreben ist.

5.3.3.2 Neuere Hirnstimulationsverfahren
5.3.3.2.1 Repetitive Transkranielle Magnetstimuation (rTMS)
Eingeschlossene Studien:
Zur Bewertung der Evidenzlage konnten zwei randomisierte Studien herangezogen werden (Nahas et al. 2003 und Tavares et al. 2017). Tavares et al. (2017) verglichen eine tiefe transkranielle Magnetstimulation des linken dorsolateralen präfrontalen Cortex mit einer H1-Spule (18 Hz, 120 % MT-Intensität) und eine Schein-Behandlung zusätzlich zur bestehenden pharmakologischen Behandlung. In der randomisierten kontrollierten Studie von Nahas et al. 2003 wurden 23 Patienten mit akuter bipolarer Depression bzw. gemischter

Episode mit einer rTMS des linken präfrontalen Kortex (DLPFC, 5 Hz, 110 % MS-Intensität) im Vergleich zu Sham (Placebo-rTMS) behandelt.

RCTs:

Autoren, Jahr	Design	Diagn Setting	Dauer	Studienarme		Hauptzielkriterium	SIGN
(Tavares et al. 2017) #U734	Randomisiert, scheinkontrolliert	BPD I oder II, depressive Episode (HAM > 17), therapieresistent	8 Wochen = 4 Wochen aktive Behandlung + 4 Wochen Follow up	Add on dTMS zu pharmakologischer Behandlung: 20 Sitzungen dTMS (5/ Woche) N = 25	Add on „Schein –dTMS" zu pharmakologischer Behandlung N = 25	Veränderung Symptomschwere depressive Symptomatik HDRS-17 baseline zu Woche 4	1++
(Nahas et al. 2003) (#650)	Randomisiert, einfach verblindet (Patient), Rater verblindet	Bipolare Störung (1 oder II), ggw. depressive oder gemischte Episode Teilweise bestehende Pharmakotherapie* ambulant	2 Wo	rTMS links präfrontal 2 Wo jeden Werktag N = 11	Sham links präfrontal 2 Wo jeden Werktag N = 12	Prozentuale Veränderung der Symptomschwere Depression im Vergleich zu Baseline (HRSD)	1+

*Carbamazepin und Valproat (in Mono- oder Kombinationstherapie) mit stabiler Dosierung seit mind. 2 Wo erlaubt, andere Medikation ausgeschlossen oder Patienten ausgeschlossen

Eine nicht vergleichende klinische Studie (Dell'Osso et al. 2009) untersuchte Patienten mit therapieresistenter (2–3 vorhergehende Medikamente) Depression, die rTMS als add-on Behandlung (15 Tage, 1 Hz, 110 % MS-Intensität, Stimulationsort in Brodmann Area 46 mittels Neuronavigation bestimmt) erhielten.

Nicht vergleichende klinische Studie:

Autoren, Jahr	Design	Diagn Setting	Dauer	Studienarme		Hauptzielkriterium	SIGN
(Dell'Osso et al. 2009) (#3072)	nicht kontrolliert, einfach verblindet (Patient)	Bipolare Störung (1 oder II), ggw. depressive Episode* ambulant	3 Wo	Niederfrequente TMS N = 11	-	Veränderung der Symptomschwere Depression im Vergleich zu Baseline (HAMD und MADRS)	2-

*bestehend seit mind. 6 Wochen mit Non-Response auf mind. einen aber nicht mehr als drei adäquate Behandlungsversuche mit Antidepressiva in der aktuellen Episode (je in adäquater Dosierung über mind. 6 Wochen)

Alle ausgeschlossenen Publikationen (inklusive nicht eingeschlossener nichtvergleichender Studien und vergleichender Studien, deren Ergebnisse nicht genutzt wurden, da die Verlässlichkeit dieser Ergebnisse nicht sicher einzuschätzen war) sind im Anhang A3 aufgelistet.

Ergebnisse:
Zum Endpunkt nach der 4-wöchigen dTMS Behandlung konnten Tavares et al. (2017) eine signifikante Verbesserung der depressiven Symptomatik (HDRS; Differenz Baseline zu Woche 4) im Vergleich zur Schein-Behandlung aufzeigen (p = 0,03). Jedoch war nach einem weiteren 4-wöchigen Beobachtungszeitraum die dTMS nicht mehr überlegen. Weiterhin zeigte sich ein Trend einer höheren Response-Rate der aktiven Behandlung, der aber nicht signifikant war (48 % vs. 24 %; p = 0,08). Zwischen den Remissions-Raten beider Arme gab es keine signifikanten Unterschiede (28 % vs. 16 %; n.s.). Sowohl Rater als auch die Patienten waren nicht in der Lage, die Behandlungsgruppe besser als rein zufällig zu erraten.

In der Studie von Nahas et al. 2003 zeigte sich zwischen den Patienten, die rTMS erhielten, und den Patienten, die Sham zugeordnet waren, kein signifikanter Unterschied in primären (prozentuale Besserung im HAM-D und Response) und sekundären (YMRS, HAMA, BDI, GAF) Zielkriterien. Die Integrität der Verblindung wurde getestet und war gewahrt.

Zu unerwünschten Wirkungen ist zu sagen, dass keine kognitiven Einschränkungen als Beschwerden berichtet wurden und es keine Studienabbrüche gab.

In der Studie von Dell'Osso et al. 2009 ergab sich in den primären (MADRS und HAM-D) und sekundären (CGI) Zielkriterien ein signifikanter Unterschied zwischen den Werten zu Baseline und zum Endpunkt: bei 6 Patienten wurde eine Response und bei 4 Patienten eine Remission ≤ 8 HAM-D erreicht, ohne dass ein Switch zu Manie/Hypomanie beobachtet wurde.

In beiden Studien wurden unterschiedliche Stimulationsprotokolle eingesetzt, die wiederum nicht den Protokollen entsprechen, für die bei unipolaren Depressionen die beste Wirksamkeit gefunden wurde (Padberg und George 2009).

Die Qualitätsbewertung und die Extraktionsbögen mit den Ergebnissen der Studien werden auf Anfrage zugänglich gemacht.

Studienfinanzierung und potentielle Interessenkonflikte:
Die Studie von Tavares et al. 2017 ist herstellerfinanziert (Brainsway), eine Erklärung zu potentiellen Interessenkonflikten ist vorhanden. Die Studie von Nahas et al. 2003 wurde hauptsächlich von der Stanley Foundation finanziert. Eine Stellungnahme zu potentiellen Interessenkonflikten ist vorhanden. Die Studie von Dell'Osso et al. 2009 wurde zum Teil durch eine europäische Förderung finanziert. Eine Stellungnahme zu potentiellen Interessenkonflikten ist vorhanden.

Bewertung in Anlehnung an GRADE:
Ausgangsniveau: hoch; Abzug eines Punktes wegen Problemen bezüglich der Direktheit (Stimulationsprotokolle zweier Studien entsprechen nicht dem State of the Art), eine Studie mit SIGN 1++, aber geringe Fallzahl; daher final: gering.

5 Therapie

Bemerkungen zum Konsensusprozess:
Die aktuellen Multicenter-Studien bei unipolaren Depressionen (O'Reardon et al. 2007; George et al. 2010), die Ergebnisse kritischer Metaanalysen sowie die geringe Nebenwirkungsrate und die hohe Sicherheit der Methode (Rossi et al. 2009) unterstützen auch die Anwendung bei bipolarer Depression. Limitationen zu fehlendem Wissen über längerfristige Effekte.

Empfehlung	Empfehlungsgrad
Therapie-Depression36	**0**
Die hochfrequente repetitive transkranielle Magnetstimulation (rTMS) des linken dorsolateralen präfrontalen Cortex (DLPFC), bzw. die deepTMS als Sonderform der rTMS kann bei depressiven Episoden im Rahmen einer bipolaren Störung eingesetzt werden. Limitationen: Diese Empfehlung basiert auf Meta-Analysen und randomisierten, placebo-kontrollierten Studien bei unipolarer Depression (rTMS des DLPFC) sowie zwei placebo-kontrollierten Studien (deepTMS: 18 Hz mit einer sog. H1-Spule). Empirische Belege für eine längerfristige Wirksamkeit fehlen.	

5.3.3.2.2 VNS

Eingeschlossene Studien:
Zur Bewertung der Evidenzlage konnten zwei Publikationen genutzt werden, welche zum Teil Daten einer randomisierten, kontrollierten Studie beinhalten, die unipolar depressive und bipolar depressive Patienten eingeschlossen hatte, die mit VNS oder Sham (Placebo-VNS) zusätzlich zu TAU behandelt wurden. In der Publikation der 10-Wochen-Ergebnisse (Akutstudie, Rush et al. 2005a) wurde leider nur eine Responserate von 2/23 bipolaren Patienten angegeben, ohne eine Zuordnung zu den Gruppen (VNS+TAU vs. Sham+TAU) mit anzugeben. In der Publikation (Rush et al. 2005b) wurden die Ergebnisse der naturalistischen Weiterbehandlung (VNS-Gruppe: weitere 9 Monate VNS, Sham-Gruppe: 12 Monate VNS) nicht separat für die bipolaren Patienten berichtet.

In der ersten hier genutzten Publikation wurden die 24-Monats-Daten der Studie berichtet (Nierenberg et al. 2008), allerdings sind für bipolare Patienten nur Daten aus dem Arm VNS+TAU nutzbar. In der zweiten hier genutzten Publikation (George et al. 2005) wurden die Daten des VNS+TAU-Arms der beschriebenen Studie mit den Daten einer parallel durchgeführten Beobachtungsstudie mit vergleichbaren Patienten unter TAU verglichen.

Autoren, Jahr	Design	Diagn Setting	Dauer	Studienarme	Hauptziel-kriterium	SIGN
(Nierenberg et al. 2008) (#2212)	doppelt verblindet 10 Wochen, dann weiter offen,	Bipolare Störung (I oder II), ggw. depressive Episode*	24 Monate	VNS+TAU N = 25	Unterschied in Responserate (HAMD)	2-

Autoren, Jahr	Design	Diagn Setting	Dauer	Studienarme	Hauptziel-kriterium	SIGN
(George et al. 2005) (#3112)	VNS+TAU: doppelt verblindet 10 Wochen, dann weiter offen, TAU: Beobachtungs-studie	Bipolare Störung (I oder II), ggw. depressive Episode*	12 Monate	VNS+TAU N = 20	Unterschied in Responserate (IDS-SR**)	2-
				TAU N = 15		

Zusätzliche Publikationen zur Hauptpublikation kursiv
*therapieresistente Depression
**für die Studie, aus der der VNS+TAU-Arm stammt (Rush et al. 2005b) war die Responserate im HAMD primäres Zielkriterium

Alle ausgeschlossenen Publikationen (inklusive nicht eingeschlossener nichtvergleichender Studien und vergleichender Studien, deren Ergebnisse nicht genutzt wurden, da die Verlässlichkeit dieser Ergebnisse nicht sicher einzuschätzen war) sind im Anhang A3 aufgelistet.

Ergebnisse:
Bei Nierenberg et al. 2008b fand sich nach 24 Monaten in der Gesamtgruppe eine Responserate von 44/205 im $IDS-SR_{30}$ (unipolar 36, bipolar 8) und im $HAM-D_{24}$ eine Responserate von 52/205 (unipolar 46, bipolar 6). Somit wurde hier eine Responserate von 8/205 bzw. 6/205 berichtet (4 % bzw. 3 %).

In der Analyse von George et al. 2005 fand sich nach 12 Monaten eine Responserate von 22 % unter VNS+TAU für den $IDS-SR_{30}$ (39 von 180 Patienten). Im Vergleich uni- und bipolarer Patienten respondierten 21 % der unipolaren Patienten (34 von 163) und 29 % (5 von 17) der bipolar Erkrankten. Die Gesamtresponserate im $HAM-D_{24}$-Score betrug für VNS und TAU 30 %, für unipolare depressive Patienten ebenfalls 30 % und für bipolare Patienten 29 %. Im Vergleich dazu ergaben sich in der TAU-Gruppe aus der Beobachtungsstudie eine Responserate von 12 % insgesamt, bei unipolarer Depression ebenfalls 12 % und für bipolare Erkrankungen 7 %. Im HAM-D respondierten 13 % der Gesamtgruppe, 12 % der Patienten mit unipolaren Depressionen und 15 % mit bipolaren Depressionen. Die Unterschiede zwischen unipolaren und bipolaren Patienten waren dementsprechend nicht signifikant.

Die Qualitätsbewertung und die Extraktionsbögen mit den Ergebnissen der Studien werden auf Anfrage zugänglich gemacht.

Studienfinanzierung und potentielle Interessenkonflikte:
Die Analyse von Nierenberg et al. 2008 wurde wie die Gesamtstudie von Cyberonics , dem Hersteller des VNS-Geräts finanziell unterstützt. Ein Co-Autor war Firmenangestellter. Eine Stellungnahme zu potentiellen Interessenkonflikten ist vorhanden. Die Analyse von George et al. 2005 wurde ebenfalls wie die Gesamtstudie, aus der die Daten für den VNS+TAU-Arm stammen, von Cyberonics, dem Hersteller des VNS-Geräts finanziell unterstützt. Mindestens ein Co-Autor war Firmenangestellter. Eine Stellungnahme zu potentiellen Interessenkonflikten ist vorhanden.

5 Therapie

Bewertung in Anlehnung an GRADE:
Ausgangsniveau: gering; daher final: gering.

Bemerkungen zum Konsensusprozess:
Im Rahmen des Konsensusprozesses wurde entschieden, nur ein Statement und keine Empfehlung zu formulieren. Zusätzlich zu den oben erläuterten Schwächen im Design beider Analysen war die klinische Relevanz der klinischen Besserung unter VNS aus zwei Gründen nicht einzuschätzen, da: erstens im Laufe der Monate nicht nur die Stimulationsparameter sondern auch die Begleitmedikationen verändert wurden, so dass spezifische Effekte der VNS nicht gegenüber Effekten der übrigen Veränderungen in der Behandlung differenziert werden können. Zweitens war die Gruppe bipolarer Patienten erheblich kleiner als die Gruppe unipolarer Patienten, so dass aufgrund eines hohen Beta-Fehlers nicht die Äquivalenz der VNS in beiden Gruppen gezeigt werden konnte.

Statement	Empfehlungsgrad
Therapie-Depression37	**Statement**
Die Wirksamkeit der Vagusnervstimulation (VNS) in der Akuttherapie der bipolaren Depression ist *nicht* belegt.	

5.3.3.3 Lichttherapie
Eingeschlossene Studien:
Es konnte nur eine Studie mit 6 Patienten zur Evidenzbewertung der Lichttherapie genutzt werden, die für diese Daten zu Baseline und nach 3 Wochen (davon 1 Woche mit Placebo-LT und 2 Wochen mit 2500 lux) berichtete, der Vergleichsarm der Studie waren gesunde Kontrollen (Krauss et al. 1992).

Autoren, Jahr	Design	Diagn Setting	Dauer	Studienarme	Hauptzielkriterium	SIGN
(Krauss et al. 1992) (#1815)	Offen, Rater verblindet	Bipolar II Störung, saisonale Depression, ggw. depressiv, unmediziert	3 Wo	Lichttherapie 1. Woche Placebo-LT (300 lux) 2 weitere Wochen LT (2500 lux) N = 6	Nicht explizit getrennt	2-

Alle ausgeschlossenen Publikationen (inklusive nicht eingeschlossener nichtvergleichender Studien und vergleichender Studien, deren Ergebnisse nicht genutzt wurden, da die Verlässlichkeit dieser Ergebnisse nicht sicher einzuschätzen war) sind im Anhang A3 aufgelistet.

Ergebnisse:
(Krauss et al. 1992) konnten zeigen, dass eine Monotherapie mit 2500 Lux einen Rückgang depressiver Symptome auf einer Selbstbewertungsskala im Vergleich zu einer vorhergehenden Behandlung mit 300 Lux bewirkte. Die unmedizierten Patienten wurden hierbei täglich 4 Stunden einer Beleuchtung ausgesetzt, wobei zunächst eine Woche lang 300 Lux und dann 2500 Lux angewandt wurden, sodass der Vergleich aufgrund möglicher Konfundierung durch Ordnungseffekte als schwierig anzusehen ist. Als Hauptkriterium der Wirkung wird ein Verschwinden eines Unterschiedes in depressiven Symptomen der HAM-D-Seasonal Affective Disorders Version (SIGH-SAD) angelegt. Die Exposition über 4 Stunden liegt über den üblichen Standards.

Die Qualitätsbewertung und die Extraktionsbögen mit den Ergebnissen der Studien werden auf Anfrage zugänglich gemacht.

Studienfinanzierung und potentielle Interessenkonflikte:
Die Studie wurde vom National Institute of Mental Health (NIMH) der U.S.A. finanziert. Eine Stellungnahme zu potentiellen Interessenkonflikten fehlt.

Bewertung in Anlehnung an GRADE:
Ausgangsniveau: gering; daher final: gering.

Bemerkungen zum Konsensusprozess:
Obwohl die Evidenzlage bei depressiven Episoden im Rahmen Bipolarer Störungen als sehr gering einzuschätzen war, erschien im Konsensusprozess eine Empfehlungsformulierung als zusätzliche Option sinnvoll, u. a. aufgrund der geringen Nebenwirkungsrate, der guten Akzeptanz durch die Patienten sowie durch die gute Studienlage bei unipolarer Depression.

Empfehlung	Empfehlungsgrad
Therapie-Depression38 Trotz spärlicher Evidenz bei der bipolaren Depression kann die Lichttherapie als nebenwirkungsarme Therapieoption mit guter Akzeptanz durch Patienten vor allem bei saisonalen Verläufen *zusätzlich* erwogen werden.	0

5.3.3.4 Wachtherapie

5.3.3.4.1 Monotherapie
Eingeschlossene Studien:
In mehreren Studien wurde Wachtherapie (WT) bei nicht-medizierten Patienten mit Bipolarer Störung als antidepressive Intervention eingesetzt, wobei der Fokus auf der kurzfristigen Wirkung lag und die Nachhaltigkeit der Effekte nicht untersucht wurde.

Als vergleichende Studien wurden die Studien von (Smeraldi et al. 1999) und (Benedetti et al. 1999a) eingeschlossen.

Autoren, Jahr	Design	Diagn Setting	Dauer	Studienarme		Hauptzielkriterium	SIGN
(Smeraldi et al. 1999) (#1831)	Randomisiert, doppelt verblindet für Pharmakotherapie	Bipolar I Störung, ggw. depressive Episode stationär	9 Tage (Follow-up 6 Monate*)	WT + Placebo 3 Schlafentzugszyklen (Tag 1, 3, 5) N = 20	WT + Pindolol 3 Schlafentzugszyklen (Tag 1, 3, 5) Pindolol: 2,5 mg dreimal täglich N = 20	Nicht explizit getrennt	1++
(Benedetti et al. 1999a) (#1830)	Nicht randomisiert, offen	Bipolar I Störung, ggw. depressive Episode stationär	6 Tage (Follow-up 3 Monate)	WT N = 20	Lithium** + WT WT – 3 aufein-anderfolg. Zyklen mit 36 Stunden Wachzeit (Tage 1–6) N = 20	Nicht explizit getrennt	1-

**Patienten mit bestehender Lithiumbehandlung seit mind. 6 Monaten

Die Kontrollbedingungen waren von einigen anderen Studien nicht verwertbar, da nicht relevant (Benedetti et al. 1996, 2001b), nur unterschiedliche Dosierungen untersucht (Colombo et al. 2000) oder es lagen Einschränkungen bei der Einschätzbarkeit der Baselinevergleichbarkeit vor (Benedetti et al. 2001a; Colombo et al. 2000; Barbini et al. 1998), so dass hier einzelne Studienarme im vorher/nachher-Vergleich berichtet werden.

Autoren, Jahr	Design	Diagn Setting	Dauer	Studienarme	Hauptzielkriterium	SIGN
(Benedetti et al. 2001b) (#1820)	Doppelt-verblindet für Kombination mit Placebo, daher hier nicht relevant	Bipolare Störung, ggw. depressive Episode ohne psychotische Symptome****	1 Wo (Follow-up 2 Monate)	WT +Placebo N = 14 (weiterer Arm nicht relevant)	Nicht explizit getrennt	2-

Autoren, Jahr	Design	Diagn Setting	Dauer	Studienarme	Hauptziel-kriterium	SIGN
(Benedetti et al. 2001a) (#1821)	Offen	Bipolare Störung, ggw. depressive Episode ohne psychotische Symptome	6 d (Follow-up 3 Monate)	WT WT mit Schlafphasen-Vorverlagerung) N = 14	Nicht explizit getrennt	2-
				Lithium*** +WT (WT mit Schlafphasen-Vorverlagerung) N = 16		
(Colombo et al. 2000) (#1824)	offen	Bipolare Störung, ggw. depressive Episode	6 d	Lithium*** +WT +150 lux rotes Licht N = 14	Nicht explizit getrennt	2-
				WT +150 lux rotes Licht N = 19		
				Lithium*** +WT +2500 lux weißes Licht N = 17		
				WT +2500 lux weißes Licht N = 23		
				Lithium*** +WT +80 lux Umgebungslicht N = 15		
				WT +80 lux Umgebungslicht N = 20		
(Barbini et al. 1998) (#1835)	offen	Bipolare Störung I oder II, ggw. depressive Episode***	2 Wo	WT N = 17 mit Bipolar I Störung N = 8 mit Bipolar II Störung (restliche Arme nicht relevant)	Nicht explizit getrennt	2-

Autoren, Jahr	Design	Diagn Setting	Dauer	Studienarme	Hauptziel-kriterium	SIGN
(Benedetti et al. 1996) (#1841)	Doppelt-verblindet für Kombination mit Placebo, daher hier nicht relevant	Bipolare Störung I oder II, ggw. depressive Episode**** stationär	12 d	WT +Placebo N = 15 (weiterer Arm nicht relevant)	Nicht explizit getrennt	2-

Zusätzliche Publikationen zur Hauptpublikation kursiv
*im Follow-up nur Patienten mit kompletter Response am Tag 10 (HAMD < 8), die eine weitere Woche bestand, ab Tag 17 Lithiumbehandlung
**Patienten mit bestehender Lithiumbehandlung seit mind. 6 Monaten
***Patienten mit bereits bestehender Lithiumbehandlung wurden damit weiterbehandelt
****unmediziert seit mind. einer Woche vor Studieneinschluss

Alle Studien entstammen einer Arbeitsgruppe.

Alle ausgeschlossenen Publikationen (inklusive nicht eingeschlossener nichtvergleichender Studien und vergleichender Studien, deren Ergebnisse nicht genutzt wurden, da die Verlässlichkeit dieser Ergebnisse nicht sicher einzuschätzen war) sind im Anhang A3 aufgelistet.

Ergebnisse:
Bei Smeraldi et al. 1999 war die Monotherapie mit WT am Tag 10 signifikant schlechter antidepressiv wirksam gegenüber der Kombinationsbehandlung mit Pindolol, einem 5-HT$_{1a}$-Autorezeptorblocker. Die Responseraten betrugen 3/20 vs. 15/20. Gegenüber einer WT bei bestehender Lithiumbehandlung (Benedetti et al. 1999a) war die Monotherapie mit WT ebenfalls signifikant schlechter antidepressiv wirksam. Die Responseraten betrugen am Tag 10,5/20 vs. 14/20.

Ergebnisse aus den Studien, die für vorher/nachher-Vergleiche genutzt werden konnten:
In der Studie von Benedetti et al. 1996 führte WT zu einer signifikanten Verbesserung der Stimmung (Selbstbeurteilung) im Vergleich zu Baseline in der Gruppe von 15 mit einem Placebomedikament behandelten Patienten. Die Switchrate bei alleiniger WT betrug 20 %.

Eine andere Untersuchung mit WT (Barbini et al. 1998), bei der eine Woche vor Studienbeginn die Antidepressiva abgesetzt wurden, ergab, dass die Stimmung bei Patienten sowohl mit Bipolar-I- (N = 17) als auch bei Bipolar-II (N = 8) Störung am Tag 7 signifikant gebessert war als zu Baseline.

Auch in der Kombination von WT mit Schlafphasen-Vorverlagerung bei Benedetti et al. 2001a war die Symptomschwere in der Eigen- und Fremdbeobachtung der mit WT allein behandelten Patientengruppe nach sechs 6 Tagen gebessert, allerdings blieb dieser Effekt nur bei 4 der 14 Patienten nach 3 Wochen aufrechterhalten (Responder ohne Rückfall).

In der Placebo-Gruppe (N = 14) einer weiteren Amineptin-Studie von Benedetti et al. 2001b wurde eine Stimmungsverbesserung am Tag 7 beobachtet, wobei das Signifikanzniveau nicht erreicht wurde und nur ein Patient das Responsekriterium (MADRS < 6) erreichte.

In einer Studie von Colombo et al. 2000 zu kombinierten WT-Effekten unter Lithium und verschiedenen Lichttherapieformen mit 115 Patienten wurde bei keinem der 20 Patienten, die neben der WT nur dem Umgebungslicht (80 Lux) ausgesetzt waren, ein Switch in die Manie beobachtet.

Die Rate an unerwünschten Wirkungen unter WT war insgesamt gering, Switches in die Manie wurden selten berichtet.

Die Qualitätsbewertung und die Extraktionsbögen mit den Ergebnissen der Studien werden auf Anfrage zugänglich gemacht.

Studienfinanzierung und potentielle Interessenkonflikte:
In allen Publikationen fehlen Hinweise auf die Studienfinanzierung, eine Stellungnahme zu potentiellen Interessenkonflikten fehlt ebenso.

Zusammenfassung:
Insgesamt wurde eine kurzfristige Wirksamkeit von kompletter WT als Monotherapie in der Behandlung einer akuten depressiven Episode bei bipolarer Erkrankung beschrieben. Die tatsächliche Remission bzw. Responserate (MADRS < 6, HAM-D < 8) nach einer Woche mit drei WT-Behandlungen ist allerdings – sofern angegeben – sehr gering. Die Daten zu Rückfallraten im Follow-up sind oft nicht aussagekräftig, u. a. da zusätzliche Behandlungen genutzt wurden.

Bewertung in Anlehnung an GRADE:
Ausgangsniveau: hoch; Abzug eines Punktes wegen Limitationen der Studienqualität vieler der eingeschlossenen Studien und eines weiteren Punktes wegen Inkonsistenzen bei den Ergebnissen; daher final: gering.

Bemerkungen zum Konsensusprozess:
Im Konsensusprozess wurde diskutiert, dass für die Rückfallrate keine ausreichend vergleichbaren Daten vorlagen. Für das Risiko einer erhöhten Switchrate unter WT bei Depressionen finden sich keine Hinweise. Eine abschließende Bewertung ist jedoch noch nicht möglich. Die Bewertung der Evidenz wird zusätzlich dadurch eingeschränkt, dass alle unter Evidenzkriterien eingeschlossenen Arbeiten von einer einzigen Arbeitsgruppe stammen. Trotzdem wurde entschieden, eine Empfehlung zu formulieren.

Empfehlung	Empfehlungsgrad
Therapie-Depression39	0
Wachtherapie als Monotherapie kann bei einer akuten depressiven Episode im Rahmen einer Bipolaren Störung durchgeführt werden, wenn kurzfristig eine rasche antidepressive Wirkung angestrebt wird.	

5 Therapie

Grundsätzlich führt die WT nicht zu nachhaltigen Akuteffekten, so dass eine zusätzliche Therapie klinisch üblich und indiziert ist. In der Regel wird die WT in Kombination mit einer Pharmakotherapie (z. B. Lithium und andere Moodstabilizer) durchgeführt. Auch für nicht-medikamentöse Ansätze (z. B. Kombination mit Schlafphasenvorverlagerung und mit transkranieller Magnetstimulation) gibt es Hinweise, dass diese Therapieformen zu einer Stabilisierung der WT-Effekte führen können.

Wichtig ist es, sicher zu sein, dass keine gemischte Episode vorliegt, da durch eine Wachtherapie ein Switch in eine Manie oder ein Rapid-Cycling getriggert werden könnten.

Empfehlung	Empfehlungsgrad
Therapie-Depression40	KKP
Es ist wichtig, zwischen depressiver und gemischter Episode möglichst genau zu unterscheiden, da Wachtherapie bei der gemischten Episode *kontraindiziert* ist.	

5.3.3.4.2 Kombination mit bzw. zusätzliche Anwendung von WT zu Pharmakotherapie

Eingeschlossene Studien:

Zur Kombinationstherapie von WT mit Antidepressiva liegen zahlreiche Untersuchungen bei unipolaren Depressionen oder gemischten Gruppen (uni- und bipolar) mit überwiegend positivem Ergebnis vor (Leibenluft und Wehr 1992). Allerdings wurden nur wenige Studien bei bipolaren Patienten durchgeführt.

Als vergleichende Studien konnten für die Evidenzbewertung der *Kombination* die folgenden Studien herangezogen werden:

Autoren, Jahr	Design	Diagn Setting	Dauer	Studienarme		Hauptzielkriterium	SIGN
(Smeraldi et al. 1999) (#1831)	Randomisiert, doppelt verblindet für Pharmako-therapie	Bipolar I Störung, ggw. depressive Episode stationär	9 Tage (Follow-up 6 Monate*)	WT + Pindolol 3 Schlafentzugs-zyklen (Tag 1, 3, 5) Pindolol: 2,5 mg dreimal täglich N = 20	WT + Placebo 3 Schlafentzugs-zyklen (Tag 1, 3, 5) N = 20	Nicht explizit getrennt	1++

Autoren, Jahr	Design	Diagn Setting	Dauer	Studienarme		Hauptziel-kriterium	SIGN
(Benedetti et al. 1997) (#1840)	Randomi-siert, offen	Bipolar I Störung, ggw. depressive Episode (DSM III-R)***	4 Wo	Fluoxetin + WT 20 mg/d WT (3 Zyklen an Tag 6, 8, 10) N = 5	Fluoxetin 20 mg/d N = 5	Nicht explizit getrennt	1-

*im Follow-up nur Patienten mit kompletter Response am Tag 10 (HAMD < 8), die eine weitere Woche bestand, ab Tag 17 Lithiumbehandlung
**Patienten mit bestehender Lithiumbehandlung seit mind. 6 Monaten
***unmediziert seit mind. einer Woche vor Studieneinschluss

Als vergleichende Studien konnten für die Evidenzbewertung der *zusätzlichen Gabe* die folgenden Studien herangezogen werden:

Autoren, Jahr	Design	Diagn Setting	Dauer	Studienarme		Hauptziel-kriterium	SIGN
(Benedetti et al. 1999a) (#1830)	Nicht randomi-siert, offen	Bipolar I Störung, ggw. depressive Episode stationär	6 Tage (Follow-up 3 Monate)	Lithium** + WT WT – 3 aufein-an-derfolg. Zyklen mit 36 Stunden Wach-zeit (Tage 1–6) N = 20	WT N = 20	Nicht explizit getrennt	1-

**Patienten mit bestehender Lithiumbehandlung seit mind. 6 Monaten

Für einen vorher/nachher-Vergleich konnten einzelne Studienarme folgender Studien zusätzlich berücksichtigt werden:

Autoren, Jahr	Design	Diagn Setting	Dauer	Studienarme	Hauptziel-kriterium	SIGN
(Bene-detti et al. 2001a) (#1821)	offen	Bipolare Störung, ggw. depressive Episode ohne psychotische Symptome	6 d (Follow-up 3 Monate)	Lithium* +WT (WT mit Schlafpha-sen-Vorverlagerung) N = 16	Nicht explizit getrennt	2-
				WT WT mit Schlafpha-sen-Vorverlagerung N = 14		

5 Therapie

Autoren, Jahr	Design	Diagn Setting	Dauer	Studienarme	Hauptziel-kriterium	SIGN
(Colombo et al. 2000) (#1824)	offen	Bipolare Störung, ggw. depressive Episode	6 d	Lithium* +WT +150 lux rotes Licht N = 14	Nicht explizit getrennt	2-
				WT +150 lux rotes Licht N = 19		
				Lithium* +WT +2500 lux weißes Licht N = 17		
				WT +2500 lux weißes Licht N = 23		
				Lithium* +WT +80 lux Umgebungslicht N = 15		
				WT +80 lux Umgebungslicht N = 20		

Zusätzliche Publikationen zur Hauptpublikation kursiv
*Patienten mit bereits bestehender Lithiumbehandlung wurden damit weiterbehandelt

Alle ausgeschlossenen Publikationen (inklusive nicht eingeschlossener nichtvergleichender Studien und vergleichender Studien, deren Ergebnisse nicht genutzt wurden, da die Verlässlichkeit dieser Ergebnisse nicht sicher einzuschätzen war) sind im Anhang A3 aufgelistet.

Ergebnisse:
Insbesondere die zusätzliche WT zu einer bestehenden Lithiumbehandlung führt zu einem Ansprechen und einer verringerten Rückfallrate über Zeiträume von zwei Wochen bis zu drei Monaten (Benedetti et al. 1999a, 2001a): Die Symptomausprägung und Responserate waren in der Studie von Benedetti et al. 1999a nach 10 und 17 Tagen bei jeweils 20 Patienten mit Lithium gegenüber Patienten ohne Lithium signifikant gebessert; die Ansprechrate war höher und die Rückfallrate nach drei Monaten betrug bei fortgesetzter Lithiumprophylaxe 1/14 Patienten, wobei jedoch keine Zahlen für die medikationsfreie Gruppe genannt wurden. Benedetti et al. 2001a fanden bei 15 Patienten, dass WT und Schlafphasenvorverlagerung unter Lithium zu einem guten kurzfristigen antidepressiven Effekt nach sechs Tagen führten und die Responserate nach zwei Wochen mit 9/26 über drei Monate stabil blieb.

Bei bipolaren Patienten, die in der Vorgeschichte auf mindestens ein Antidepressivum nicht angesprochen haben, gibt es Hinweise, dass durch eine Kombination von WT und Lichttherapie sowohl das akute Ansprechen als auch das Rückfallrisiko (unter paralleler Lithiumprophylaxe) verbessert sind (Benedetti et al. 2005).

In der Kombination mit Pindolol (5-HT$_{1a}$-Autorezeptorblocker) zeigte sich eine erhöhte Ansprechrate auf WT, die sich unter einer nachfolgenden Erhaltungstherapie mit Lithium (über 6 Monate) stabilisieren ließ (Smeraldi et al. 1999): nach WT am 10. Tag war eine deutlicher Reduktion der depressiven Symptomatik in der zusätzlich mit Pindolol behandelten Gruppe sowie eine hohe Responserate von 15/20 gegenüber 3/20 Patienten, die ausschließlich WT erhielten, zu finden. Die Rückfallrate nach sechs Monaten betrug 1/14 in der Gruppe der medizierten Patienten.

Eine weitere kontrollierte Studie von Benedetti et al. 1997 mit sehr kleiner Fallzahl (N = 10) weist darauf hin, dass zusätzliche WT das Ansprechen auf eine antidepressive Medikation mit Fluoxetin 20 mg in den ersten 14 Tagen erhöht.

Die Rate an unerwünschten Wirkungen unter WT war insgesamt gering, Switches in die Manie wurden selten berichtet.

Die Qualitätsbewertung und die Extraktionsbögen mit den Ergebnissen der Studien werden auf Anfrage zugänglich gemacht.

Studienfinanzierung und potentielle Interessenkonflikte:
In allen Publikationen fehlen Hinweise auf die Studienfinanzierung, eine Stellungnahme zu potentiellen Interessenkonflikten fehlt ebenso.

Zusammenfassung:
Zum kombinierten Einsatz von WT und Pharmakotherapie liegen Evidenzen bei serotonerg wirksamen Substanzen (Lithium, SSRI, Pindolol) vor. Für die Rückfallrate nach 3–6 Monaten liegen keine ausreichenden Daten vor. Für das Risiko einer erhöhten Switchrate bei akuter Depression finden sich keine Hinweise.

Bewertung in Anlehnung an GRADE:
Ausgangsniveau: hoch; Abzug eines Punktes wegen Limitationen der Studienqualität vieler der eingeschlossenen Studien und eines weiteren Punktes wegen Inkonsistenzen bei den Ergebnissen; daher final: gering.

Bemerkungen zum Konsensusprozess:
Die Bewertung der Evidenz wurde dadurch eingeschränkt, dass alle unter Evidenzkriterien eingeschlossenen Arbeiten von einer einzigen Arbeitsgruppe stammen. Trotzdem wurde entschieden, für die Kombinations- bzw. zusätzliche Behandlung ein Upgrade um ein Grad zu formulieren. Dies wurde mit der klinischen Erfahrung mit der WT, der indirekten Evidenz aus der Behandlung der unipolaren Depression, der geringen Rate an unerwünschten Wirkungen und der Patientenpräferenz für diese Methode begründet.

Empfehlung	Empfehlungsgrad
Therapie-Depression41 Wachtherapie sollte zusätzlich zu einer anderen leitliniengerechten Behandlung in Erwägung gezogen werden, wenn kurzfristig eine rasche antidepressive Wirkung angestrebt wird.	B

5.3.4 Unterstützende Therapieverfahren

Hierunter werden, wie im Subkapitel Grundsätzliches zur Behandlung beschrieben, Therapieverfahren wie Entspannungs- und Bewegungstherapie sowie Ergo-, und künstlerische Therapien (Kunst- und Musiktherapie u. a.) verstanden.

Wie bereits zu Beginn des Therapiekapitels beschrieben, beziehen sich die vorhandenen Effizienzstudien häufig auf sogenannte „schwere psychische Erkrankungen", die u. a. Patienten mit Bipolaren Störungen mit einschließen. Hierzu verweisen wir auf die aktuell in der Fertigstellung befindliche S3-Leitlinie der DGPPN für „Psychosoziale Therapien bei Menschen mit schweren psychischen Erkrankungen", welche sich detailliert mit der Evidenz für diese unterstützenden Verfahren beschäftigt haben (S3-Leitlinie Psychosoziale Therapien 2012, DGPPN 2019).

Untersuchungen zur Wirksamkeit der **Ergotherapie** bei der Behandlung depressiver Episoden im Rahmen einer Bipolaren Störung liegen nicht vor. Allerdings gibt es Ergebnisse aus dem Bereich der unipolaren Depressionen:

In einer randomisierten kontrollierten Studie führte ambulante Ergotherapie zusätzlich zur ambulanten Routinebehandlung dazu, dass die Patienten im Durchschnitt drei Monate früher, häufiger und länger ihre Arbeit wieder aufnehmen konnten. Allerdings konnte durch die zusätzliche Ergotherapie keine schnellere Symptomverbesserung erreicht werden (Schene et al. 2007).

Im stationären Bereich erzielte tägliche Ergotherapie bei Depression im Vergleich zur unspezifischen Beschäftigung eine deutliche Reduktion von Angst, Verstimmung und sozialen Kontaktstörungen (Reuster 2006: Patienten mit unipolar depressiver und mit bipolarer Depression gemischt ohne separate Auswertung für bipolar-depressive Patienten). Berichtet wird außerdem eine hohe subjektive Akzeptanz und damit ein hoher Beitrag zur Patienten- und Angehörigenzufriedenheit (vgl. z. B. Kramer et al. 1996; Ziemann 2002).

Eine Übertragung der Wirksamkeit im Hinblick auf die depressive Symptomatik Bipolarer Störungen kann angenommen werden, sollte aber gezielt untersucht werden.

Für die **Tanztherapie** verhält es sich ähnlich: Koch et al. (2007) konnten in einer empirischen Studie die positive Wirkung eines Tanzes mit spezifischen Bewegungsmustern auf Patienten mit depressiver Verstimmung nachweisen, es befanden sich auch Patienten mit Bipolarer Störung unter den Probanden, die sich während der Studie in einer depressiven Phase befanden (Koch, schriftliche Mitteilung) (Koch 2008).

5.3.5 Übersicht über die Evidenzlage und die konsentierten Empfehlungsgrade zur phasenspezifischen Behandlung der akuten bipolaren Depression

Therapie	Plac*	SIGN	GRADE	Empf-grad	Referenzen
Pharmakotherapie					
Antidepressivum					
In Monotherapie	ja	4x 1+ 2x 1-	gering	State-ment	Cohn et al. 1989; Himmelhoch et al. 1991; Silverstone 2001; McElroy et al. 2010b; Amsterdam und Shults 2008; Amsterdam et al. 2015
Mit Stimmungs-stabilisierer	ja	4x 1+ 2x 1-	moderat	B 0 State-ment	Sachs et al. 2007b; Yatham et al. 2016; Leverich et al. 2006; Young et al. 2000; Bocchetta et al. 1993; Bauer et al. 1999; Pilhatsch et al. 2010
Mit atypischem Neuroleptikum	ja	1x 1++ 1x 1+	moderat	keine	Tohen et al. 2003c; Brown et al. 2006b
Stimmungsstabilisierer					
Carbamazepin	ja	1x 1+	moderat	0	Zhang et al. 2007
Lamotrigin	ja	1x 1+ 1x 1-	moderat	0	Calabrese et al. 1999; Suppes et al. 2008c
Lithium	ja	3x 1-	gering	Abratend: 0	Young et al. 2010; Amsterdam und Shults 2008; Suppes et al. 2008c
Valproat	nein	-	-	abratend: 0	-
Stimmungsstabilisierer kombiniert (Lamotrigin+ Lithium)	ja	1x 1-	-	0	van der Loos et al. 2009
Atypisches Neuroleptikum					
Aripiprazol	ja	2x 1-	gering	abratend: 0	Thase et al. 2008 (Studie 1:CN138-096, Studie 2: CN138-146)
Olanzapin	ja	1x 1++ 1x 1+	moderat	0	Tohen et al. 2003c, 2012
Quetiapin	ja	2x 1++ 2x 1+ 2x 1-	hoch	A	Calabrese et al. 2005a; Thase et al. 2006; McElroy et al. 2010b; Li et al. 2016; Young et al. 2010; Suppes et al. 2010

Therapie	Plac*	SIGN	GRADE	Empf-grad	Referenzen
Atypische Neuroleptika in Kombination (Ziprasidon + Stimmungsstabilisierer)	ja	1x 1++	moderat	B	Sachs et al. 2011
Weiteres					
Carbamazepin + FEWP	ja	1x 1+	moderat	keine	Zhang et al. 2007
In der Entwicklung befindliche Substanzen					
Armodafinil	ja	4x 1+	-	0	Calabrese et al. 2010, 2014; Ketter et al. 2015; Frye et al. 2015
Lurasidon	ja	2x 1++ 1x 1-	-	B	Loebel et al. 2014a, b, 2015; McIntyre et al. 2015
Memantin	ja	1x 1+	-	0	Lee et al. 2014
Naltrexon	ja	1x 1-	-	0	Murphy et al. 2014
Pioglitazone	ja	1x 1++	-	Statement	Zeinoddini et al. 2015
Psychotherapie					
KVT**	.	1x 1-	gering	A	Miklowitz et al. 2007b
FFT**	.	1x 1-			Miklowitz et al. 2007b
IPSRT**	.	1x 1-			Miklowitz et al. 2007b
Nicht medikamentöse somatische Verfahren					
EKT	nein	1x 1- 1x 2-	gering	B	Schoeyen et al. 2015; Ciapparelli et al. 2001
rTMS	ja	1x 1++ 1x 1+ 1x 2-	gering	State-ment0	Tavares et al. 2017; Nahas et al. 2003; Dell'Osso et al. 2009
VNS	nein	2x 2-	gering	State-ment	Nierenberg et al. 2008; George et al. 2005
Lichttherapie	nein	1x 2-	gering	0	Krauss et al. 1992
Wachtherapie (Monotherapie)	n.a.	1x 1++ 1x 1- 5x 2-	gering	0 KKP	Smeraldi et al. 1999; Benedetti et al. 1996, 1999a, 2001a, b; Colombo et al. 2000; Barbini et al. 1998
Wachtherapie mit Pharmakoth.	n.a.	1x 1++ 2x 1- 2x 2-	gering	B	Smeraldi et al. 1999; Benedetti et al. 1997, 1999a, 2001a; Colombo et al. 2000
Unterstützende Therapieverfahren					
Ergotherapie	Ja	1x2-	gering	-	Reuster 2006

*Placebo-kontrollierte Studien vorhanden?
**zusätzlich zu Pharmakotherapie

5.3.6 Algorithmus

Im Folgenden ist ein Algorithmus abgebildet, der die Empfehlungen zur phasenspezifischen Behandlung der Depression zusammenfasst.

Algorithmus 4: Phasenspezifische Therapie der Depression

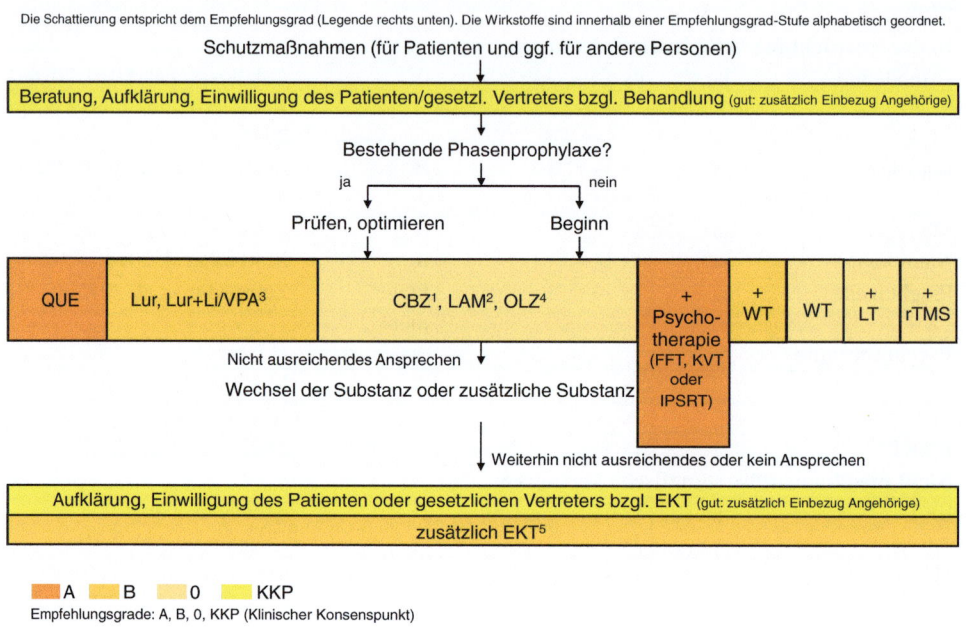

5.4 Phasenprophylaxe

5.4.1 Allgemeiner Hintergrund für alle Therapieoptionen

Wenngleich die akuten Krankheitsepisoden bipolar affektiven Erkrankungen (insbesondere Manie und Depression) aufgrund der mit ihnen verbundene Leiden und Beeinträchtigungen vorrangig wahrgenommen werden, sind es Langzeitverlauf und Langzeitbehandlung, die für die Erkrankten entscheidend sind für die Frage, in welchem Ausmaß die Krankheit die Biografie und die Partizipation am Leben beeinträchtigt. Die Bedeutung einer optimierten Phasenprophylaxe kann daher kaum überschätzt werden.

Wie auch bei der Therapie der akuten Krankheitsphasen der Bipolaren Störung und generell bei den meisten psychiatrischen Behandlungen ist in der Regel eine Kombination pharmako- und psychotherapeutischer Strategien sowie psychosozialer Therapien und gegebenenfalls weiterer Ansätze für eine effektive Phasenprophylaxe am erfolgversprechendsten.

5 Therapie

Eine ideale Phasenprophylaxe führt zu einer völligen Freiheit von depressiven, manischen und gemischten Episoden, zu allenfalls minimaler interepisodischer Symptomatik und zum Erhalt einer unbeeinträchtigten Teilhabe am Leben (übergeordnetes Therapieziel). Es gelingt häufig nicht unmittelbar, dieses Ziel in vollem Umfang zu erreichen, so dass zum Teil vorübergehend nur das Erreichen von nachgeordneten Therapiezielen (s. unten) akzeptiert werden muss. Dennoch sollte das übergeordnete Therapieziel nie aus den Augen verloren werden und eine kontinuierliche Optimierung der phasenprophylaktischen Behandlung erfolgen (siehe auch Empfehlung G2 im Subkapitel Grundsätzliches zur Behandlung).

Nachgeordnete Therapieziele können sein:

- Krankheitsepisoden seltener
- Krankheitsepisoden kürzer
- Krankheitsepisoden schwächer ausgeprägt
- verringerte interepisodische Symptomatik
- eine Kombination mehrerer dieser Ziele.

Während das Erreichen des übergeordneten Therapieziels in der Regel von Patient und Behandler leicht erkannt werden, können Teilerfolge (das Erreichen nachgeordneter Therapieziele) aufgrund der langen Behandlungs- und Beobachtungsdauer einer phasenprophylaktischen Behandlung leicht übersehen werden. Hier besteht die Gefahr, aus einer solchen Fehleinschätzung heraus eine phasenprophylaktische Strategie zu beenden und damit den Teilerfolg wieder aufzugeben. Auch wenn zu diesen behandlungsstrategischen Fragen kaum Erkenntnis aus systematischen Studien besteht, wird bei vollkommener Wirkungslosigkeit einer Phasenprophylaxe eher die Entscheidung zur Beendigung der Behandlung und dem Beginn einer neuen Therapie (Umstellen) fallen, während bei Teilerfolgen eher eine Kombinationsbehandlung unter Beibehaltung der bisherigen Therapie vorgezogen werden dürfte.

Statement	Empfehlungsgrad
Therapie-Prophylaxe1 Trotz weitgehend fehlender Evidenz bietet sich in der Verlaufskontrolle bei vollkommener Wirkungslosigkeit der phasenprophylaktischen Strategie eher eine Umstellung auf eine neue Therapie, bei Teilerfolgen eher eine zusätzliche Maßnahme zur bereits laufenden Strategie an.	Statement

Um auch phasenprophylaktische Teilerfolge sicher zu erkennen, ist es unumgänglich, dass jede Form der Phasenprophylaxe grundsätzlich von einer systematischen Verlaufsdokumentation begleitet wird. Ähnlich dem obligaten Anfallskalender in der Epilepsiebehandlung ermöglicht nur dieses Vorgehen, das Erreichen von nachgeordneten Therapiezielen

(s. oben) sicher festzustellen. Für die Langzeitdokumentation stehen unterschiedliche Selbst- und Fremdbeurteilungsstrategien zur Verfügung, die im Kapitel Diagnostik dieser Leitlinie dargestellt werden.

Eine gleichermaßen wichtige und schwierig zu beantwortende Frage in der Phasenprophylaxe ist, wie lange eine Behandlung beibehalten werden soll, bis ihre Wirksamkeit beurteilt werden kann und darüber entschieden wird, ob eine Veränderung der Behandlung erfolgen soll. Während in der Behandlung akuter Episoden die Therapie in der Regel nach wenigen Wochen ansprechen soll, muss in der Phasenprophylaxe zum Teil sehr viel länger gewartet werden. Dies liegt nicht nur daran, dass für viele phasenprophylaktische Behandlungen eine Wirklatenz angenommen wird (diesbezüglich ist die Erkenntnislage allerdings ausgesprochen dünn), sondern vor allem daran, dass die Phasenprophylaxe nicht auf die Veränderung eines akuten (Krankheits-) Zustands, sondern auf die Verhinderung eines (zu einem unbekannten Zeitpunkt) zu erwartenden Ereignisses (neue Krankheitsepisode) abzielt. Daher ist es auch nicht möglich, pauschale Empfehlungen für die Beobachtungsdauer bis zur Entscheidung über eine eventuelle Therapieveränderung abzugeben.

Gleichwohl ist zu vermeiden, dass eine nicht vollständig erfolgreiche Phasenprophylaxe ungeprüft und unverändert über Jahre fortgeführt wird. Den besten Anhaltspunkt für die Dauer, die eine phasenprophylaktische Strategie bis zur Beurteilung erprobt werden sollte, gibt der individuelle Verlauf. Bei Patienten mit häufigen Krankheitsphasen ist auch nach Beginn einer Phasenprophylaxe schneller mit einer neuen Krankheitsepisode zu rechnen (deren Ausbleiben ein Hinweis auf eine Wirksamkeit sein kann), als bei Patienten mit seltenen Krankheitsphasen. Als ein aus der klinischen Erfahrung abgeleiteter Anhaltspunkt kann gelten, dass eine phasenprophylaktische Behandlung nach Ablauf der doppelten Dauer des letzten (oder eines typischen) Krankheitszyklus des Patienten beurteilt werden sollte. Ein Krankheitszyklus umfasst dabei die Zeitspanne von Beginn einer Krankheitsepisode bis zum Beginn der nächsten Krankheitsepisode, also einschließlich des interepisodischen Intervalls.

Statement	Empfehlungsgrad
Therapie-Prophylaxe2	**KKP**
Die Wirksamkeit einer phasenprophylaktischen Behandlung sollte entsprechend dem individuellen Krankheitsverlauf überprüft werden. Nach klinischer Erfahrung bietet es sich an, diese nach Ablauf der doppelten Dauer des durchschnittlichen Krankheitszyklus des Patienten zu beurteilen. In der Regel sollte bei Rezidiven innerhalb der ersten 6 Monate nach Beginn einer phasenprophylaktischen Behandlung keine Veränderungen im Behandlungsregime vorgenommen werden.	

Siehe auch Spezifische Situationen Abschn. (5.5.5).

Die nachfolgenden Abschnitte dieser Leitlinie geben Hinweise und Empfehlungen zur Einleitung und zur Optimierung einer Phasenprophylaxe auf der Basis der wissenschaftlichen Erkenntnis.

5.4.2 Pharmakotherapie

5.4.2.1 Hintergrund

Die Pharmakotherapie stellt bei den allermeisten Patienten mit einer gesicherten bipolaren Erkrankung einen unverzichtbaren Bestandteil der Phasenprophylaxe dar. Wenngleich eine lange klinische Erfahrung in der pharmakologischen Phasenprophylaxe besteht (Lithium wird zum Beispiel seit den 1950er-Jahren umfangreich eingesetzt), gibt es, wie diese Leitlinie im Detail aufzeigt, an vielen Stellen erhebliche Defizite bezüglich der wissenschaftlichen Fundierung.

Zur phasenprophylaktischen Behandlung werden sehr unterschiedliche Pharmaka verwendet. Unter der Bezeichnung Phasenprophylaktika, die zumeist synonym mit „Stimmungsstabilisierer" verwendet wird, werden unterschiedliche Substanzen zusammengefasst. Es gibt weder eine einheitliche Definition für „Stimmungsstabilisierer" oder „Phasenprophylaktika" noch eine allgemein gültige Übereinkunft, welche Substanzen hierzu gezählt werden. Auch wenn ein Stimmungsstabilisierer vor manischen *und* vor depressiven Episoden schützen können sollte, finden sich in der Literatur sowohl Konzepte, „Stimmungsstabilisierer von oben" und „Stimmungsstabilisierer von unten" abzugrenzen (Substanzen, die besser als Antimanika und Antidepressiva bezeichnet werden sollten), als auch die Forderung, dass ein Stimmungsstabilisierer auch akut-antimanisch und akut-antidepressiv wirken sollte (Bauer und Mitchner 2004). Zumeist werden Lithium und einige Antiepileptika zu dieser Medikamentengruppe gezählt, während die ebenfalls zur Phasenprophylaxe eingesetzten atypischen Neuroleptika eher mit eben diesem Terminus bezeichnet werden. Letztlich ist die Frage der Gruppenzuordnung von untergeordneter Bedeutung, da es erforderlich ist, jede Substanz einzeln zu betrachten (s. nachfolgende Abschnitte). Aufgrund der erheblichen pharmakologischen Unterschiede darf weder von einem Antiepileptikum auf andere Antiepileptika, noch von einem atypischen Neuroleptikum auf andere atypischen Neuroleptika geschlossen werden.

Alle in dieser Indikation eingesetzten Pharmaka haben potentielle Nebenwirkungen und Risiken, sowie eine relevante Quote an Non- oder Partial-Respondern. Die allgemeinen Grundsätze zur phasenprophylaktischen Behandlung (siehe vorhergehender Abschnitt) sind daher zu beachten, dies betrifft insbesondere die Erfordernis einer systematischen Dokumentation und Evaluation einer neu begonnenen Behandlung. Erste Schritte bei unzureichender Response sind die Überprüfung der Einnahmeregelmäßigkeit, die Überprüfung der Dosis und, sofern für das Pharmakon etabliert, des Serumspiegels und die Anpassung von Dosis oder Serumspiegel nach oben, sofern hier noch Spielraum besteht und die Verträglichkeit dies ermöglicht (siehe auch Empfehlung im Kapitel Diagnostik und Subkapitel Spezifische Situationen/Therapieresistenz).

Aufgrund der hohen Quote unzureichender Response finden in der klinischen Praxis häufig pharmakologische Kombinationsbehandlungen statt, was im Missverhältnis zu der nur dürftigen Erkenntnislage zu Kombinationsbehandlungen aus kontrollierten Studien steht.

5.4.2.2 Stimmungsstabilisierer

5.4.2.2.1 Carbamazepin
Eingeschlossene Studien:
Es konnte keine placebo-kontrollierte Studie eingeschlossen werden. In den eingeschlossenen Studien wurde Carbamazepin in zwei doppelt verblindeten RCT mit Lithium verglichen (Coxhead et al. 1992; Hartong et al. 2003), eine Studie verglich die Substanzen offen (Greil et al. 1997).

Autoren, Jahr	Design	Diagnose Setting	Dauer	Studienarme		Hauptzielkriterium	E
(Coxhead et al. 1992) (#674)	randomisiert, doppelt verblindet	Bipolare Störung (DSM-III), ggw. euthym Bestehende Lithium-behandlung	12 Monate	Carbamazepin – initial: 400 mg/d, dann bis Serumkonz. 38–51 mmol/l N = 15	Lithium – initial 800 mg/d, dann bis Serumkonz. 0,6–1,0 mmol/l N = 16	Nicht explizit getrennt	1-
(Greil et al. 1997) (#1192)	randomisiert, offen	Bipolare Störung (ICD-9), ggw. euthym Keine Phasenprophylaxe unmittelbar vor letzter akuter Episode	30 Monate	Carbamazepin – Serumkonz. 4–12 µg/ml N = 70	Lithium – Serumkonz. 0,6–0,8 mmol/l N = 74	Nicht explizit getrennt	1-
(Greil und Kleindienst 1999b) (#1190)		*Subgruppe Bipolar I Störung nach DSM-IV*		*Carbamazepin N = 56*	*Lithium N = 58*		
(Greil und Kleindienst 1999a) (#1193)		*Subgruppe Bipolar II Störung+ Bipolar NOS nach DSM-IV*		*Carbamazepin = 29*	*Lithium N = 28*		
(Kleindienst und Greil 2002) (#1191)		*Weitere Outcome-Parameter*		*Carbamazepin N = 85*	*Lithium N = 86*		

Autoren, Jahr	Design	Diagnose Setting	Dauer	Studienarme		Hauptziel-kriterium	E
(Hartong et al. 2003) (#683)	randomisiert, doppelt verblindet	Bipolare Störung (DSM-III-R), ggw. euthym *oder* Manie, Hypomanie oder depressive Episode	24 Monate	Carbamazepin – 1.Woche: 200 mg/d; 2. Woche: 2 × 200 mg bzw. Serumkonz. 6 und 10 mg/L N = 50	Lithium – 1. Woche: 400 mg/d; 2.Woche: 2 × 400 mg bzw. Serumkonz. 0,6– 1,0 mmol/L N = 44	Rückfall	1-

Zusätzliche Publikationen zur Hauptpublikation kursiv

Die Publikation (Simhandl et al. 1993) wurde darüber hinaus als Informationen zur Dosisfindung genutzt.

Alle ausgeschlossenen Publikationen (inklusive nicht eingeschlossener nichtvergleichender Studien und vergleichender Studien, deren Ergebnisse nicht genutzt wurden, da die Verlässlichkeit dieser Ergebnisse nicht sicher einzuschätzen war) sind im Anhang A3 aufgelistet.

Ergebnisse:
In der Studie von (Coxhead et al. 1992) fand sich kein Unterschied in der Zahl der Rezidive oder der Manie- bzw. Depressionsschwere zwischen der Lithium- und der Carbamazepin-Gruppe. Die Untersuchung zeichnet sich durch kleine Gruppen (Gesamt-N = 31) aus, ihr Design benachteiligt Carbamazepin (enriched design mit Lithium als Ausgangssubstanz, es besteht der Verdacht auf Absetzrezidive in der Carbamazepin-Gruppe, weil Rezidive in dieser Gruppe sehr schnell auftraten). Die größte und längste Studie stammt von Greil et al. 1997, in der 144 Patienten (74 Lithium vs. 70 Carbamazepin) über 2,5 Jahre rezidivprophylaktisch behandelt wurden. In Bezug auf die Kriterien Hospitalisation und Rezidiv waren beide Arme nicht signifikant unterschiedlich. Unter Berücksichtigung der Häufigkeit von Komedikation und schwerer UAW zeigte sich Lithium signifikant überlegen. Dies zeigte sich auch in einer Completer-Analyse.

Bei (Hartong et al. 2003) ergab sich in Bezug auf das Hauptkriterium (Rückfall) kein Unterschied zwischen Lithium und Carbamazepin. In dieser Studie ereigneten sich die meisten Rezidive in der Lithiumgruppe früh, während sie sich in der Carbamazepin-Gruppe konstant ereigneten (Risiko für ein Rezidiv etwa 40 % pro Jahr). Die Studie ist insofern etwas besonderes, als die Patienten bisher noch nicht rezidivprophylaktisch behandelt waren (bei Greil et al. aber auch immerhin 84 %).

Obwohl es in Bezug auf die Hauptkriterien zu keinen signifikanten Unterschieden kam, vermitteln die Studien insgesamt das Bild, dass Carbamazepin Lithium in der Wirksamkeit etwas unterlegen sein könnte. In einer Post-hoc-Analyse zeigten (Kleindienst und Greil 2002), dass für das Globalmaß „Hospitalisierung, Studienabbruch und interepisodische Symptomatik" Lithum überlegen war. Es wurde versucht, durch Post-hoc-Analysen Erfolgsprädiktoren für beide Substanzen zu finden. Dabei konnte keine differenzielle Wirksamkeit in Bezug auf die Subgruppe der Bipolar-II-Patienten nachgewiesen werden (Greil und Kleindienst 1999a), es fand sich jedoch eine Überlegenheit von Lithium bei Bipolar-I-Patienten und bei klassischen bipolaren Patienten sowie in Bezug auf Patienten mit suizidalem Verhalten (Greil und Kleindienst 1999b; Kleindienst und Greil 2000). In dieser Studie favorisierten die Patienten Carbamazepin.

Für Carbamazepin wurde in keiner randomisierten Studie eine Überlegenheit entweder gegenüber Placebo oder einer als wirksam etablierten Vergleichssubstanz gezeigt.

Sicherheit/Verträglichkeit: Bei (Coxhead et al. 1992) trat unter Carbamazepin weniger Gewichtszunahme als unter Lithium auf, zwei Fälle von Carbamazepin-Exanthem wurden beschrieben. Bei Hartong et al. 2003 war Carbamazepin besser verträglich, obwohl die Zahl der Studienabbrecher wegen UAW in beiden Gruppen klein war (Lithium: 5/44; Carbamazepin: 4/50). In der Studie von Greil et al. 1997 kam es in der Carbamazepin-Gruppe zu sieben Behandlungsabbrüchen wegen eines Arzneimittelexanthems. In dieser Studie hatten allerdings die Carbamazepin-Patienten deutlich weniger leichte UAW als die Lithiumpatienten.

Es scheinen die in der Epilepsiebehandlung üblichen **Serumspiegel** wirksam zu sein, in einer Studie von (Simhandl et al. 1993) ergab sich zumindest kein Wirkunterschied zwischen einer Hochdosis- und einer Niedrigdosisgruppe.

In der Greil-Studie wurde ein Serumspiegel von 4–12 Mikrogramm/ml angestrebt (durchschnittliche Carbamazepin-Dosis: 621 mg/d [SD 186 mg/d]). Die Gruppe von (Coxhead et al. 1992) strebte einen Serumspiegel von 38–51 mmol/l an, während in der niederländischen Arbeit (Hartong et al. 2003) der Ziel-Serumspiegel 6–10 Mikrogramm/ml betrug (Durchschnitt: 6,8 Mikrogramm/ml, SD: 1,2 Mikrogramm/ml).

Die Qualitätsbewertung und die Extraktionsbögen mit den Ergebnissen der Studien werden auf Anfrage zugänglich gemacht.

Studienfinanzierung und potentielle Interessenkonflikte:
Die Studie von Coxhead et al. 1992 wurde durch den Hersteller des Carbamazepin-Präparats (Ciba-Geigy) finanziell unterstützt, keiner der Autoren war Firmenangestellter. Eine Stellungnahme zu potentiellen Interessenkonflikten fehlt.

Die Studie von Greil et al. 1997 war nicht Hersteller-finanziert, sondern wurde vom Bundesministerium für Forschung und Technik finanziert. Eine Stellungnahme zu potentiellen Interessenkonflikten fehlt.

Die Studie von Hartong et al. 2003 wurde teils vom Hersteller des Carbamazepin-Präparats (Ciba-Geigy) und vom National Fonds voor de Geestelijke Volksgezongheid (Holländischer

5 Therapie

Fond für Seelischen Gesundheit) finanziell unterstützt. Die Medikation wurde durch ICN Pharmaceuticals Holland (Lithium) und Ciba-Geigy (Carbamazepin) gestellt. Keiner der Autoren war Firmenangestellter, eine Stellungnahme zu potentiellen Interessenkonflikten ist vorhanden.

Bewertung in Anlehnung an GRADE:
Ausgangswertung: hoch; Abzug eines Punktes wegen Limitierungen der Studienqualität (alle Studien mit hohem Risiko für Bias behaftet (SIGN 1-)) und eines weiteren Punktes wegen Ungewissheit bezüglich der Direktheit (eine Studie mit enriched design, in einer anderen waren alle Patienten ohne Komedikation). Zudem konnte keine Placebo-kontrollierte Studie eingeschlossen werden; daher final: gering.

Bemerkungen zum Konsensusprozess:
Keine.

Empfehlung:

Empfehlung	Empfehlungsgrad
Therapie-Prophylaxe3	**0**
Carbamazepin kann in der Phasenprophylaxe Bipolarer Störungen eingesetzt werden. Limitationen: In der Zulassung ist spezifiziert, dass Carbamazepin dann zugelassen ist, wenn die Therapie mit Lithium versagt hat bzw. wenn Patienten unter Lithium schnelle Phasenwechsel erlebten und wenn mit Lithium nicht behandelt werden darf. Mögliche Nebenwirkungen, insbesondere Sedierung und hohes Interaktionsrisiko, sind zu beachten.	

Hinweise bei der Behandlung bei Kinderwunsch, von Schwangeren und in der Stillzeit:
Bitte konsultieren Sie zusätzlich zur obenstehenden Empfehlung das spezifische Abschn. 5.5.2 speziell für Carbamazepin Abschn. 5.5.2.1.1.1.

5.4.2.2.2 Lamotrigin
Eingeschlossene Studien:
Es konnten drei doppelt verblindete RCT zur Wirksamkeit (3x Vergleich mit Placebo, Calabrese et al. 2000, Bowden et al. 2003 und Bowden et al. 2003; 2x zusätzlich mit Lithium, Bowden et al. 2003 und Calabrese et al. 2003) eingeschlossen werden. Zudem wurde eine randomisierte, offene Studie zum Vergleich von Lamotrigin mit Lithium (Licht et al. 2010) eingeschlossen.

Autoren, Jahr	Design	Diagnose Setting	Dauer	Studienarme		Hauptziel-kriterium	E
(Calabrese et al. 2000) (#670)	randomisiert, doppelt verblindet	Bipolar I oder II Störung, rapid cycling, ggw. euthym oder im Abklingen einer Episode (Manie, Hypomanie, Depression oder gemischte Episode) Initial offene Phase mit Lamotrigin*	6 Monate	Lamotrigin – initial bei randomisierter Phase: selbe Dosis wie am Ende der offenen Phase, dann flexibel zwischen 100 und 500 mg/d N = 93	Placebo N = 89	Zeit bis zu zusätzlicher Pharmakotherapie gegen neu aufgetretener affektiver Symptome	1+
(Goldberg et al. 2008a) (#2151)	zusätzliche Outcomes untersucht						
(Bowden et al. 2003) (#671)	randomisiert, doppelt verblindet	Bipolar I Störung, ggw. Manie, Hypomanie oder euthym Lamotrigin-Responder** Randomisierung innerhalb von 2 Monaten in oder nach Manie oder Hypomanie***	18 Monate	Lamotrigin – 100–400 mg/d, initial 200 mg/d N = 59	Lithium Serum-konz. 0,8–1,1 mEq/l N = 46	Placebo N = 70	Zeit bis zur Intervention wegen einer erneuten Episode	1-

5 Therapie

Autoren, Jahr	Design	Diagnose Setting	Dauer	Studienarme			Hauptziel-kriterium	E
(Calabrese et al. 2003) (#669)	randomisiert, doppelt verblindet	Bipolar I Störung, ggw. depressive Episode Randomisierung innerhalb von 2 Monaten****	18 Monate	Lamotrigin N = 221 Lamotrigin – 50 mg/d N = 50 Lamotrigin – 200 mg/d N = 124 Lamotrigin – 400 mg/d, N = 47	Lithium Serumkonz. 0,8–1,1 mEq/l N = 121	Placebo N = 121	Zeit bis zur Intervention wegen einer erneuten affektive Episode	1-
(Licht et al. 2010) #4205	Randomisiert, offen	Bipolar I Störung, ggw. Abklingen einer Manie, depressiven oder gemischten Episode	Bis 5,8 Jahre	Lamotrigin bis 400 mg/d N = 77	Lithium Serumkonz. 0,5–1,0 mmol/L N = 78	-	Zeit bis Eintritt eines der vier folgenden Ereignisse: -zu 6 Monaten weiterhin zusätzliche psychotrope Medikation nötig* -zu 6 Monaten weiterhin zusätzliche stationäre Behandlung nötig -nach Monat 6 mind. 1 Wo zusätzliche psychotrope Medikation nötig* -nach Monat 6 stationäre Behandlung für mind. 1 Wo nötig	1-

Zusätzliche Publikationen zur Hauptpublikation kursiv
*klinische Effektivität der offenen Lamotrigin-Behandlung Voraussetzung für Randomisierung
**nur Responder auf offene Lamotrigin-Behandlung randomisiert
***initiale 8 bis 16wöchige offene Phase mit Lamotrigininbehandlung in Mono- oder Kombinationsbehandlung.
****initiale 8 bis 16wöchige offene Phase mit Lamotriginbehandlung in Mono- oder Kombinationsbehandlung

Folgende Publikation wurde darüber hinaus als Informationen genutzt: gepoolte Analysen der Studien (Calabrese et al. 2003) und (Bowden et al. 2003) (Goodwin et al. 2004; Frye et al. 2006; Sajatovic et al. 2005b).

Alle ausgeschlossenen Publikationen (inklusive nicht eingeschlossener nichtvergleichender Studien und vergleichender Studien, deren Ergebnisse nicht genutzt wurden, da die Verlässlichkeit dieser Ergebnisse nicht sicher einzuschätzen war) sind im Anhang A3 aufgelistet.

Ergebnisse

Eine Placebo-kontrollierte Studie bei Patienten mit Rapid-Cycling (Calabrese et al. 2000) über sechs Monate ergab keine Gruppenunterschiede in der Zeit bis zu zusätzlicher Pharmakotherapie wegen neu aufgetretenen affektiven Symptomen (primäres Erfolgskriterium). Die „Number needed to treat" (NNT) für Verhinderung einer zusätzlichen Pharmakotherapie wegen neu aufgetretener affektiver Symptome lag bei 6 Monaten Behandlung gegenüber Placebo bei 16, das heißt, es müssten 16 Patienten mit Lamotrigin anstelle vom Placebo behandelt werden, um eine zusätzliche Pharmakotherapie zu verhindern.

Bei insgesamt hoher Abbruchrate war die mittlere Verweildauer im Lamotrigin-Arm signifikant länger als im Placebo-Arm, auch lag die Zahl der Patienten, welche über die gesamte Laufzeit ohne zusätzliche Medikation auskamen, im Lamotrigin-Arm signifikant höher (41 % vs. 26 %).

In einer Subgruppenanalyse ergab sich ein Hinweis auf eine bessere Wirkung bei BPD-II-Patienten mit Rapid-Cycling.

In einer zusätzlichen Auswertung der Daten (Calabrese et al. 2000) untersuchten Goldberg und Koautoren (Goldberg et al. 2008a) mit Hilfe von Life-Charts, ob Patienten mit Lamotrigin öfter euthym waren als Patienten mit Placebo. Nach den Berechnungen der Autoren hatten die Lamotrigin-Patienten eine um den Faktor 1,8 höhere Chance, Euthymie zu erreichen (95 %-Konfidenzintervall von 1,03–3,13). Es ist zu betonen, dass die Rate an Studienabbrechern sehr hoch war und nach drei Monaten bereits rund die Hälfte der Patienten nicht mehr teilnahm.

In einer dreiarmigen Studie mit initial depressiven Bipolar-I-Patienten (Calabrese et al. 2003) zeigten sich Lamotrigin und Lithium Placebo überlegen, Lamotrigin war in der Prophylaxe depressiver Episoden Placebo überlegen, ohne dass es einen signifikanten Unterschied zu Lithium gegeben hätte. Während Lithium in der Verhütung manischer Phasen Placebo überlegen war, war dies für Lamotrigin nicht der Fall, es gab dabei keinen signifikanten Unterschied zwischen den aktiven Substanzen, Aus dieser Studie ergeben sich Hinweise auf eine optimale Dosierung von 200 mg Lamotrigin.

Ein ähnliches Resultat zeigte die Studie von (Bowden et al. 2003), welche die Wirksamkeit von Lamotrigin, Lithium und Placebo in einer Gruppe von 175 Patienten, die zuletzt manisch/hypomanisch gewesen waren, untersucht hatten (Studie war unterpowert für den Vergleich von Lithium und Lamotrigin).

Diese Ergebnisse wurden durch gepoolte Post-hoc-Analysen der beiden letztgenannten Studien bestätigt (Goodwin et al. 2004; Frye et al. 2006). Eine Post-hoc-Analyse der gleichen Studien von (Sajatovic et al. 2005b) bestätigte die Ergebnisse zur Wirksamkeit und Verträglichkeit in Bezug auf ältere Patienten (ab 55 Jahren).

Im Hinblick auf die Verträglichkeit und Sicherheit sind die RCTs nur eingeschränkt aussagefähig (enriched design). In den offenen Stabilisierungsphasen vor Beginn der Prophylaxe kam es wiederholt zu Exanthemen, ein Fall von Stevens-Johnson-Syndrom wurde berichtet (Calabrese et al. 2003). In den Prophylaxephasen der Studien erwies sich Lamotrigin als gut verträglich. (Bowden et al. 2006b) und (Sachs et al. 2006b) weisen darauf hin, dass es unter Lamotrigin seltener zur Gewichtszunahme kommt als unter Lithium, was besonders für übergewichtige Patienten bedeutsam sein könne.

In einer randomisierten, offenen Studie verglichen (Licht et al. 2010) Lamotrigin mit Lithium bei 155 Bipolar-I-Patienten. Die Besonderheit dieser Studie liegt darin, dass sie sich keines „Enriched design" bediente. Die ersten sechs Monate dienten als Aufdosierungs- und Etablierungsphase, in der Rezidive noch nicht gewertet wurden. Auch durfte die Index-Episode sowohl manisch als auch depressiv (oder gemischt) sein. Nicht zuletzt kann die Studie mit einer eindrucksvollen Beobachtungszeit aufwarten: Alle Patienten wurden mindestens ein Jahr beobachtet, mehr als drei Viertel mindestens zwei Jahre und knapp ein Fünftel sogar mindestens fünf Jahre. Die mittlere Lamotrigin-Dosis betrug zum Ende der Studie 379 mg/d (SD: 66; Serumlevel: 22,5 Mikromol/l, SD: 12,7) und die mittlere Lithium-Serumkonzentration belief sich auf 0,69 mmol/l (SD: 0,20).

Es ergaben sich für keine der Zielparameter (u. a. therapeutische Maßnahmen wegen Rezidiv, z. B. Medikation oder Hospitalisierung) Unterschiede zwischen beiden Gruppen, auch nicht bei gesonderter Analyse der depressiven und der manischen Rezidive. Hier zeigte sich aber durchaus ein Signal in Richtung der aus den bisherigen Lamotrigin-Studien bekannten Überlegenheit von Lamotrigin in der Verhütung depressiver Rezidive und von Lithium in Bezug auf manische Rezidive. Lamotrigin wurde etwas besser vertragen als Lithium, das häufiger Diarrhöe, Tremor, Polyurie und Durst verursachte, ohne dass es deswegen zu mehr Studienabbrüchen gekommen wäre. Der einzige Suizid ereignete sich in der Lithiumgruppe. Die Ergebnisse dieser Studie können die Aussagefähigkeit zur Wirksamkeit von Lamotrigin bei der Prophylaxe manischer Episoden allerdings nicht wesentlich verbessern.

Die Qualitätsbewertung und die Extraktionsbögen mit den Ergebnissen der Studien werden auf Anfrage zugänglich gemacht.

Studienfinanzierung und potentielle Interessenkonflikte
Die Studien von Calabrese et al. 2000, Bowden et al. 2003 und Calabrese et al. 2003 wurden alle vom Hersteller des Lamotrigin-Präparats Glaxo Wellcome bzw. GlaxoSmithKline finanziert. In der Publikation von Calabrese et al. 2000 waren vier der Co-Autoren Firmenangestellte, in den Publikationen von Bowden et al. 2003 und Calabrese et al. 2003 waren es je fünf. Eine Stellungnahme zu potentiellen Interessenkonflikten ist in allen Publikationen vorhanden.
Die Studie von Licht et al. 2010 wurde zum Teil durch einen unrestricted Grant des Stanley Medical Instituts und zum Teil durch den Hersteller des Lamotrigin-Präparats GlaxoSmithKline finanziert. GlaxoSmithKline stellte die Medikamente für die Studie. Keiner der Co-Autoren war Firmenangestellter. Eine Stellungnahme zu potentiellen Interessenkonflikten ist vorhanden.

Bewertung in Anlehnung an GRADE:
Ausgangswertung: hoch; Abzug eines Punktes wegen Limitierungen der Studienqualität (nur eine Studie mit einem nur moderaten Risiko für Bias (SIGN 1+), keine mit einem geringen Risiko (wäre SIGN 1++ gewesen)); daher final: moderat.

Bemerkungen zum Konsensusprozess:
Keine.

Empfehlungen:

Empfehlung	Empfehlungsgrad
Therapie-Prophylaxe4	**B**
Lamotrigin sollte in der Langzeitbehandlung zur Prophylaxe depressiver Episoden bei Patienten mit Bipolarer Störung eingesetzt werden, die das Präparat in der Akutphase der Erkrankung erhalten und ausreichend gut vertragen haben.	

Empfehlung	Empfehlungsgrad
Therapie-Prophylaxe5	**KKP**
Der Einsatz von Lamotrigin kann in der Langzeitbehandlung zur Prophylaxe depressiver Episoden erwogen werden, auch wenn es nicht in der depressiven Akutphase gegeben wurde.	

Statement	Empfehlungsgrad
Therapie-Prophylaxe6	**Statement**
Zur Prophylaxe manischer Episoden mit Lamotrigin gibt es keine gesicherten Erkenntnisse. Limitierung: Off-Label-Use: Lamotrigin ist zur Prophylaxe depressiver Episoden bei Patienten mit überwiegend depressiven Episode zugelassen	

Hinweise bei der Behandlung bei Kinderwunsch, von Schwangeren und in der Stillzeit:
Bitte konsultieren Sie zusätzlich zur obenstehenden Empfehlung das spezifische Abschn. 5.5.2, speziell für Lamotrigin Abschn. 5.5.2.1.1.2.

5.4.2.2.3 Lithium
Eingeschlossene Studien:
Es wurden 13 RCT eingeschlossen, in denen Lithium insgesamt sechsmal gegen Placebo und zwölfmal gegen andere Substanzen untersucht wurde (Carbamazepin, Lamotrigin, Olanzapin, Valproat, Quetiapin).

5 Therapie

Autoren, Jahr	Design	Diagnose Setting	Dauer	Studienarme			Hauptziel-kriterium	E
(Bowden et al. 2000) (#667)	randomisiert, doppelt verblindet	Bipolar I Störung, ggw. Manie, Manie im Abklingen oder euthym Randomisierung innerhalb von 3 Monaten in oder nach Manie[a] ambulant	12 Monate	Lithium – Serumkonz. 0,8–1,2 mmol/l N = 90	Valproat – Serumkonz. 71–125 µg/ml N = 187	Placebo N = 92	Zeit bis zur nächsten affektiven Episode	1+
(Bowden et al. 2005a) (#665)								
(Gyulai et al. 2003) (#667A)								
(McElroy et al. 2008) (#2120)								
(Weisler et al. 2011) #U143	randomisiert, doppelt verblindet	Bipolar I; alle Pat. in akuter Phase durch Quetiapin stabilisiert (enriched design), dann Randomisierung auf weiter Quet. oder Li. oder Placebo	bis 104 Wochen	Lithium Initial 600 mg/d bis 900 mg/d bzw. Serumkonz. 0,6–1,2 mEq/l) N = 364	Quetiapin initial 100 mg/d bis max. 800 mg/d N = 404	Placebo N = 404	Zeit bis Rezidiv (HR zum Vergleich gg. Placebo)	1+

(Fortsetzung)

Autoren, Jahr	Design	Diagnose Setting	Dauer	Studienarme			Hauptziel-kriterium	E
(Nolen und Weisler 2013) #U98	Post-hoc zu Weisler et al. 2011			Lithium < 0,6 mEq/l; N = 137 Lithium 0,6–1,2 mEq/L; N = 201		Placebo N = 404	Vergleich der Rückfallrate	
(Amsterdam und Shults 2010) #4102	Randomisiert, doppelt verblindet	Bipolar II Störung, ggw. remittiert nach depressiver Episode Remission nach 12 Wochen offener Fluoxetin-Behandlung ambulant	11,5 Monate	Lithium Serumkonz. 0,5–1,5 mmol/L N = 26	Fluoxetin 10–40 mg/d N = 28	Placebo N = 27	Unterschied in Zeit bis zu neu auftretender depressiver Episode bzw. Rückfall zwischen Lithium und Fluoxetin	1-
(Bowden et al. 2003) (#671)	randomisiert, doppelt verblindet	Bipolar I Störung, ggw. Manie, Hypomanie oder euthym Lamotrigin-Responder[b] andomisierung inner-halb von 2 Monaten in oder nach Manie oder Hypomanie[c]	18 Monate	Lithium Serum-konz. 0,8–1,1 mEq/l N = 46	Lamotrigin – 100–400 mg/d, initial 200 mg/d N = 59	Placebo N = 70	Zeit bis zur Intervention wegen einer erneuten Episode	1-

Autoren, Jahr	Design	Diagnose Setting	Dauer	Studienarme		Hauptziel-kriterium	E
(Calabrese et al. 2003) (#669)	randomisiert, doppelt verblindet	Bipolar I Störung, ggw. depressive Episode Randomisierung innerhalb von 2 Monaten[d]	18 Monate	Lithium Serumkonz. 0,8–1,1 mEq/l N = 121	Lamotrigin N = 221 Lamotrigin – 50 mg/d N = 50 Lamotrigin – 200 mg/d N = 124 Lamotrigin – 400 mg/d N = 47	Placebo N = 121	Zeit bis zur Intervention wegen einer erneuten affektive Episode	1-
(Prien et al. 1973) (#687)	randomisiert, einfach verblindet (Patient) Rater verblindet	Bipolar I Störung, ggw. Manie in Remission Randomisierung vor Entlassung stationär	24 Monate	Lithium carbonat – Serumkonz. 0,5–1,4 mEq/l N = 101	Placebo N = 104	-	Nicht explizit getrennt	1-
(Tohen et al. 2005) (#703)	randomisiert, doppelt verblindet	Bipolare Störung, ggw. Manie oder gemischte Episode[e] ambulant und stationär	11 Monate	Lithium – initial 600 mg/d, dann Serum-konz. 0,6–1,2 mEq/l n = 214	Olanzapin – initial 15 mg/d, dann 5–20 mg/d N = 217	-	Wiederauftreten einer affektiven Episode	1+

(Fortsetzung)

Autoren, Jahr	Design	Diagnose Setting	Dauer	Studienarme		Hauptziel-kriterium	E
(Coxhead et al. 1992) (#674)	randomisiert, doppelt verblindet	Bipolare Störung (DSM-III), ggw. euthym Bestehende Lithium-behandlung	12 Monate	Lithium – initial 800 mg/d, dann bis Serumkonz. 0,6–1,0 mmol/l N = 16	Carbamazepin – initial: 400 mg/d, dann bis Serumkonz. 38–51 mmol/l N = 15	Nicht explizit getrennt	1-
(Greil et al. 1997) (#1192)	randomisiert, offen	Bipolare Störung (ICD-9), ggw. euthym Keine Phasenpro-phylaxe unmittelbar vor letzter akuter Epis	30 Monate	Lithium – Serumkonz. 0,6–0,8 mmol/l N = 74	Carbamazepin – Serumkonz. 4–12 µg/ml N = 70	Nicht explizit getrennt	1-
(Greil und Kleindienst 1999b) (#1190)		Subgruppe Bipolar I Störung nach DSM-IV		*Lithium* *N = 58*	*Carbamazepin* *N = 56*	-	
(Greil und Kleindienst 1999a) (#1193)		Subgruppe Bipolar II Störung+ Bipolar NOS nach DSM-IV		*Lithium* *N = 28*	*Carbamazepin* *N = 29*	-	
(Kleindienst und Greil 2002) (#1191)		*Weitere Outco-me-Parameter*		*Lithium* *N = 86*	*Carbamazepin* *N = 85*	-	

5 Therapie

Autoren, Jahr	Design	Diagnose Setting	Dauer	Studienarme			Hauptziel-kriterium	E
(Hartong et al. 2003) (#683)	randomisiert, doppelt verblindet	Bipolare Störung (DSM-III-R), ggw. euthym *oder* Manie, Hypomanie oder depr. Episode	24 Monate	Lithium – 1. Woche: 400 mg/d; 2. Woche: 2 × 400 mg bzw. Serumkonz. 0,6–1,0 mmol/L N = 44	Carbamazepin – 1.Woche: 200 mg/d; 2. Woche: 2 × 200 mg bzw. Serumkonz. 6 und 10 mg/L N = 50	–	Rückfall	1-
(Geddes 2010) #4103	Randomisiert, offen Rater verblindet	Bipolar I Störung, ggw. nicht in akuter Episode Aktive Run-in Phase von ca. 4–8 Wo mit Lithium+Valproat	bis 24 Monate	Lithium Plasmakonz. 0,4–1,0 mmol/L N = 110	Valproat 750–1250 mg/d N = 110	Lithium +Valproat N = 110	Hazard Ratio für Intervention wegen einer neuaufgetretenen affektiven Episode	1-
(Licht et al. 2010) #4205	Randomisiert, offen	Bipolar I Störung, ggw. Abklingen einer Manie, depressiven oder gemischten Episode	Bis 5,8 Jahre	Lithium Serumkonz. 0,5–1,0 mmol/L N = 78	Lamotrigin bis 400 mg/d N = 77	–	Zeit bis Eintritt eines der vier folgenden Ereignisse: -zu 6 Monaten weiterhin zusätzliche psychotrope Medikation nötig[f] -zu 6 Monaten weiterhin stationäre Behandlung nötig -nach Monat 6 mind. 1 Wo zusätzliche psychotrope Medikation nötig[f] -nach Monat 6 stationäre Behandlung für mind. 1 Wo nötig	1-

(Fortsetzung)

Autoren, Jahr	Design	Diagnose Setting	Dauer	Studienarme		Hauptziel-kriterium	E
(Nierenberg et al. 2016) #U490	Bipolar CHOICE ParallelGruppenDesign, Randomisiert, raterverblindet, open-label	BPD I+II, akut symptomatisch multizentrisch	6 Monate	Quetiapin + adjunctive personalized treatment (APT) N = 242	Lithium +(APT) N = 240	-Nutzen-Risiko Clinical Global Impression Efficacy Index CGI-EI (von: −3 kein Nutzen, signifikantes Risiko bis +3 signifikanter Nutzen, kein Risiko) –notwendige klinische Anpassungen	1-
(Bobo et al. 2014, Bobo et al. 2015) #U230 #U231	*Subgruppen-Analysen zu Bipolar CHOICE: Benzodiazepin-user vs. Non-users*						

Zusätzliche Publikationen zur Hauptpublikation kursiv

[a] initiale ≤ 3monatige offene Phase, in der die Manie behandelt wurde. Zur Randomisierung wurden alle Wirkstoffe außer Lithium und Valproat abgesetzt, bei Patienten, welche mit beiden Wirkstoffen behandelt wurden, wurde einer ebenfalls abgesetzt.
[b] nur Responder auf offene Lamotrigin-Behandlung randomisiert
[c] initiale 8 bis 16 wöchige offene Phase mit Lamotriginbehandlung in Mono- oder Kombinationsbehandlung.
[d] initiale 8 bis 16 wöchige offene Phase mit Lamotrigin in Mono- oder Kombinationsbehandlung. Zur Randomisierung wurden alle Wirkstoffe außer Lamotrigin abgesetzt.
[e] initial 6–12 Wochen offene Phase mit Olanzapin+Lithium, anschließend 4 Wochen doppelt verblindetes Ausschleichen der Medikation, für die der Patient nicht randomisiert wurde.
[f] außer zusätzliche Benzodiazepine

Folgende Publikationen wurden darüber hinaus als Informationen genutzt:

- Subgruppenvergleich reine vs. gemischte Manie: (Prien et al. 1988)
- Endpunkt psychosoziales Funktionsniveau: (Solomon et al. 1996)
- Verträglichkeit/Nebenwirkungen: (Bowden et al. 2006b; Sachs et al. 2006b)
- Dosisfindung: (Gelenberg et al. 1989; Keller et al. 1992; Perlis et al. 2002; Coppen et al. 1983; Abou-Saleh und Coppen 1989; Waters et al. 1982).

Alle ausgeschlossenen Publikationen (inklusive nicht eingeschlossener nichtvergleichender Studien und vergleichender Studien, deren Ergebnisse nicht genutzt wurden, da die Verlässlichkeit dieser Ergebnisse nicht sicher einzuschätzen war) sind im Anhang A3 aufgelistet.

Ergebnisse:
In vier der sechs placebo-kontrollierten Studien (Bowden et al. 2003 und Calabrese et al. 2003 doppelblind; Prien et al. 1973 einfachblind; Weisler et al. 2011 doppelblind) zeigte sich Lithium Placebo überlegen, in einer (Bowden et al. 2000 doppelblind) waren weder Lithium noch Valproat signifikant besser als Placebo, in einer anderen Studie mit bipolar II-erkrankten Patienten (Amsterdam und Shults 2010) war Lithium in der Verhütung neuer depressiver Phasen nicht effektiver als Placebo.

Eine aktuelle Metaanalyse (Severus et al. 2014) errechnete eine signifikant bessere Schutzwirkung von Lithium gegenüber Placebo für das Auftreten neuer affektiver Phasen (Risk Ratio 0,61 [0,54–0,68] bzw. 0,66 [0,53–0,82] für fixed bzw. random effects model).

In den vergleichenden Studien erwies sich Lithium bezogen auf die Gesamtzahl der Rezidive jeweils Carbamazepin, Lamotrigin, Olanzapin und Valproat ebenbürtig. Es gab Hinweise, dass der Effekt von Lithium auf manische Phasen besser ist als auf depressive. Außerdem gibt es Hinweise aus einer Studie, dass Olanzapin Lithium in Bezug auf die Verhinderung manischer Rückfälle überlegen sein könnte (Tohen et al. 2005).

In einer großen Vergleichsstuddie (insg. 482 Pat.) (Nierenberg et al. 2014) waren Lithium und Quetiapin, jeweils zusätzlich zu weiterer (auch medikamentöser) Behandlung gegeben, gleich effektiv. In einer weiteren großen Vergleichsstudie (insg. 1172 Pat.) (Lithium ggü. Quetiapin und ggü. Placebo) (Weisler et al. 2011) war Quetiapin effektiver als Lithium in der Verhinderung neuer affektiver Episoden, was auf eine schlechtere Wirksamkeit von Lithium bezüglich neuer depressiver Episoden (bei vergleichbarem Schutz gegenüber neuen manischen Episoden) zurückzuführen war. Dennoch schützte Lithium besser vor neuen depressiven Episoden als Placebo. Da alle Patienten zunächst akut mit Quetiapin behandelt worden waren, weist die Studie ein so genanntes angereichertes Design (enriched design) auf, was zu einer methodisch bedingten Bevorzugung von Quetiapin gegenüber Lithium führen kann. Eine Re-Analyse der Studie (Nolen und Weisler 2013) zeigte allerdings, dass nur die 201 Lithium-behandelten Patienten von der Lithiumtherapie profitierten, deren Lithium-Serumspiegel über 0,6 millimol pro Liter eingestellt war, während die 137 Patienten mit einem Lithium-Serumspiegel darunter keinen besseren Schutz hatten, als die 404 Placebo-behandelten Patienten. Dies galt sowohl bezüglich des Schutzes vor einer neuen manischen, als auch vor einer neuen depressiven Krankheitsepisode. Nicht mitgeteilt wird in der Re-Analyse, wie der Vergleich der Patienten mit dem höheren Lithiumspiegel zu den Quetiapin-behandelten Patienten ausfällt.

Die Studie BALANCE (Geddes 2010) verglich Valproat mit Lithium und mit der Kombination von Lithium mit Valproat. Bezogen auf das Hauptkriterium (Hazard für Intervention wegen einer neuen affektiven Episode) ergab sich eine Überlegenheit der Kombination gegenüber der Valproat-Monotherapie (NNT = 7) sowie eine Überlegenheit der Lithium-Monotherapie gegenüber der Valproat-Monotherapie (NNT = 10), während sich kein siginfkanter Unterschied zwischen der Kombinationstherapie und der Lithium-Monotherapie zeigte. Die Verträglichkeit war in dieser Studie in allen drei Armen ähnlich. Zusatzmedikation war erlaubt. Die Beobachtungszeit betrug bis zu zwei Jahre (Durchschnitt: 21,4 Monate).

In einer offenen, randomisierten Studie, die den Bedingungen der Routine-Versorgung möglichst nahe kommen sollte, verglichen Licht et al. 2010 Lamotrigin mit Lithium bei 155 Bipolar-I-Patienten. Die Besonderheit dieser Studie liegt darin, dass sie sich keines „Enriched design" bediente. Die ersten sechs Monate dienten als Aufdosierungs- und Etablierungsphase, in der Rezidive noch nicht gewertet wurden. Auch durfte die Index-Episode sowohl manisch als auch depressiv (oder gemischt) sein. Nicht zuletzt kann die Studie mit einer eindrucksvollen Beobachtungszeit aufwarten: Alle Patienten wurden mindestens ein Jahr beobachtet, mehr als drei Viertel mindestens zwei Jahre und knapp ein Fünftel sogar mindestens fünf Jahre. Die mittlere Lamotrigin-Dosis betrug zum Ende der Studie 379 mg/d (SD: 66; Serumlevel: 22,5 Mikromol/l, SD: 12,7) und die mittlere Lithium-Serumkonzentration belief sich auf 0,69 mmol/l (SD: 0,20). Es ergaben sich für keinen der Zielparameter (u. a. Zeit bis zu therapeutischen Maßnahmen wegen Rezidiv, z. B. Medikation oder Hospitalisierung) Unterschiede zwischen beiden Gruppen, auch nicht bei gesonderter Analyse der depressiven und der manischen Rezidive. Hier zeigte sich aber durchaus ein Signal in Richtung der aus den bisherigen Lamotrigin-Studien bekannten Überlegenheit von Lamotrigin in der Verhütung depressiver Rezidive und von Lithium in Bezug auf manische Rezidive. Lamotrigin wurde etwas besser vertragen als Lithium, das häufiger Diarrhöe, Tremor, Polyurie und Durst verursachte, ohne dass es deswegen zu mehr Studienabbrüchen gekommen wäre. Der einzige Suizid ereignete sich in der Lithiumgruppe.

Prien et al. 1988 fanden, dass Lithium bei Patienten mit *gemischter Manie* zur Phasenprophylaxe weniger wirksam war als bei solchen mit reiner Manie.

Solomon et al. (Solomon et al. 1996) fanden, dass sich eine Lithiumprophylaxe positiv auf das psychosoziale Funktionsniveau der Patienten auswirkte.

Die Ergebnisse aus den randomisierten und kontrollierten Studien wurden jüngst bestätigt durch eine große landesweite Registerstudie aus Großbritannien. Da randomisierte, kontrollierte Studien aufgrund ihrer häufig engen Ein- und Ausschlusskriterien teilweise als nur eingeschränkt repräsentativ kritisiert werden, sind Registerstudien, in denen fast

5 Therapie

vollständig der Behandlungsverlauf aller Lithium-medizierter Patienten ausgewertet wird, wichtige wissenschaftliche Ergänzungen. Hayes und Kollegen (Hayes et al. 2016) fanden in der Registerstudie, dass eine Monotherapie mit Lithium (1505 Patienten) signifikant seltener zu einem „Therapieversagen" führte, als eine Monotherapie mit Valproinsäure (1173 Patienten), mit Olanzapin (1366 Patienten) oder mit Quetiapin (1075 Patienten). „Therapieversagen" war definiert als die Beendigung der Monotherapie oder aber die Hinzugabe einer zweiten phasenprophylaktischen Substanz.

Die Qualitätsbewertung und die Extraktionsbögen mit den Ergebnissen der Studien werden auf Anfrage zugänglich gemacht.

Studienfinanzierung und potentielle Interessenkonflikte:

Die Studie Bowden et al. 2000 wurde durch den Hersteller des Valproat-Präparats (Abbott Laboratories) finanziert. In der Hauptpublikation war eine der Co-Autoren (letztgenannt) Firmenangestellte, eine Stellungnahme zu potentiellen Interessenkonflikten fehlt.

Die Studie von Bowden et al. 2003 wurde durch einen Grant des Herstellers des Lamotrigin-Präparats GlaxoSmithKline finanziell unterstützt. Fünf der Co-Autoren waren Firmenangestellte, eine Stellungnahme zu potentiellen Interessenkonflikten ist vorhanden. Ebenso verhält es sich bei der Studie von Calabrese et al. 2003.

Die Studie von Prien et al. 1973 wurde durch mehrere Förderungen des öffentlichen Gesundheitswesens finanziert. Eine Stellungnahme zu potentiellen Interessenkonflikten fehlt.

Die Studie von Tohen et al. 2005 wurde durch den Hersteller des Olanzapin-Präparats (Lilly Research Laboratories) finanziert. Mindestens der Erstautor war Firmenangestellter, eine Stellungnahme zu potentiellen Interessenkonflikten fehlt.

Die Studie von Coxhead et al. 1992 wurde durch den Hersteller des Carbamazepin-Präparats (Ciba-Geigy) finanziell unterstützt, keiner der Autoren war Firmenangestellter. Eine Stellungnahme zu potentiellen Interessenkonflikten fehlt.

Die Studie von Greil et al. 1997 war nicht Hersteller-finanziert, sondern wurde vom Bundesministerium für Forschung und Technik finanziert. Eine Stellungnahme zu potentiellen Interessenkonflikten fehlt.

Die Studie von Hartong et al. 2003 wurde teils vom Hersteller des Carbamazepin-Präparats (Ciba-Geigy) und vom National Fonds voor de Geestelijke Volksgezondheid (Holländischer Fond für Seelischen Gesundheit) finanziell unterstützt. Die Medikation wurde durch ICN Pharmaceuticals Holland (Lithium) und Ciba-Geigy (Carbamazepin) gestellt. Keiner der Autoren war Firmenangestellter, eine Stellungnahme zu potentiellen Interessenkonflikten ist vorhanden.

Die Studie von Geddes et al. 2010 wurde zum Teil durch das Stanley Medical Research Instituts und zum Teil (französische Studienzentren) durch den Hersteller des Valproat- und Lithium-Präparats Sanofi-Aventis finanziert. Letztere Firma stellte auch die Studienmedikation. Keiner der Autoren war Firmenangestellter, eine Stellungnahme zu potentiellen Interessenkonflikten ist vorhanden.

Die Studie von Amsterdam und Shults 2010 wurde nicht Hersteller-finanziert, sondern durch das National Institute for Mental Health der U.S.A. Eine Stellungnahme zu potentiellen Interessenkonflikten ist vorhanden.

Die Studie von Licht et al. 2010 wurde zum Teil durch einen unrestricted Grant des Stanley Medical Instituts und zum Teil durch den Hersteller des Lamotrigin-Präparats GlaxoSmithKline finanziert. GlaxoSmithKline stellte die Medikamente für die Studie. Keiner der Co-Autoren war Firmenangestellter. Eine Stellungnahme zu potentiellen Interessenkonflikten ist vorhanden. Die Studie von Weisler et al. 2011 wurde durch den Hersteller des Quetiapin-Präparates AstraZeneca Pharmaceuticals finanziert. Zwei der Mitautoren sind Firmenangestellte. Eine Stellungnahme zu potentiellen Interessenkonflikten ist vorhanden.

Bewertung in Anlehnung an GRADE:
Ausgangswertung: hoch; Abzug eines Punktes wegen Limitierungen der Studienqualität (nur zwei der Studien vs. Placebo und eine vs. aktive Substanz war mit einem moderaten Risiko für Bias behaftet (SIGN 1+), keine mit einem geringen (das wäre SIGN 1++ gewesen)). Auch bezüglich der Direktheit gab es Zweifel: Lithium diente in vielen Studien als Goldstandard im Vergleich zu anderen Substanzen. Diese Studien sind in der Regel darauf ausgelegt, eine Gleichwertigkeit der neuen Substanz zu zeigen und nicht die Überlegenheit eines der Präparate. Die längste Beobachtungsdauer dieser Studien betrug 2,5 Jahre, sonst sind die Studien zum Teil deutlich kürzer und entsprechen damit natürlich nicht der Behandlungsdauer bei Patienten mit Bipolaren Störungen. Daher final: moderat.

Bemerkungen zum Konsensusprozess:
Im Rahmen der Konsensfindung wurde die Heraufstufung um ein Grad wegen der trotz Mängeln vorhandenen umfangreichen Evidenz und der langjährigen klinischen Erfahrung beschlossen.
Bei Patienten mit hohem Suizidrisiko wurde ebenfalls eine Heraufstufung um ein Grad beschlossen, da der Suizid die schwerwiegendste Komplikation im Verlauf Bipolarer Störungen ist und Lithium die bislang einzige Substanz mit belegter antisuizidaler Potenz ist.

Empfehlungen:

Empfehlung	Empfehlungsgrad
Therapie-Prophylaxe7	A
Lithium soll zur Phasenprophylaxe bei Bipolaren Störungen eingesetzt werden. Limitierende Faktoren: Folgende Faktoren sind zu beachten: komplizierte Handhabbarkeit (Erfordernis von Blutkontrollen vor Therapiebeginn und unter der Behandlung); enger Dosisbereich und Risiken bei Überdosierung.	

Hinweise bei der Behandlung bei Kinderwunsch, von Schwangeren und in der Stillzeit:

5 Therapie

Bitte konsultieren Sie zusätzlich zur obenstehenden Empfehlung das spezifische Abschn. 5.5.2, speziell für Lithium Abschn. 5.5.2.1.1.3.

Empfehlung	Empfehlungsgrad
Therapie-Prophylaxe8	A
Lithium soll bei Patienten mit Bipolarer Störung und einem hohen Suizidrisiko zur Phasenprophylaxe eingesetzt werden, da es Hinweise darauf gibt, dass Lithium im Langzeitverlauf antisuizidal wirkt.	

Zur **Bestimmung der optimalen Serumspiegel** für eine Lithiumprophylaxe zeigt sich in aktuellen großen Studien, dass ein Serumspiegel unter 0,6 mmol/L nicht sicher prophylaktisch wirkt.

Eine aktuelle, große (141+142 Patienten), randomisierte Studie (Nierenberg et al. 2013) verglich, ob eine explizit niedrig-dosierte Lithiumtherapie (16,3 mmol/Tag für mindestens die ersten zwei Monate) zusätzlich zu einer individualisierten pharmakologischen Rezidivprophylaxe einen Vorteil bringt (Nierenberg et al. 2013). Die durchschnittlichen Lithiumspiegel in der Gruppe, die zusätzlich Lithium erhielt, lagen zu den verschiedenen Messzeitpunkten (2, 12 und 24 Wochen) zwischen 0,4 und 0,47 Millimol pro Liter. Die zusätzliche niedrig- (unter-)dosierte Lithiumtherapie ergab kaum Vorteile, so wiesen beide Patientengruppen eine gleiche Krankheitsschwere auf (CGI-BP-S-Skala), benötigten gleich häufig Anpassungen der Behandlung und zeigten in vergleichbarem Anteil eine anhaltende Remission. Die Lithium-behandelten Patienten benötigten allerdings seltener eine zusätzliche Behandlung mit atypischen Antipsychotika. Zusammengefasst weist die Studie darauf hin, dass nur eine Lithiumbehandlung mit den etablierten Dosierungen und Serumspiegeln zuverlässig wirksam ist.

Auch die oben bereits erwähnte Re-Analyse (Nolen und Weisler 2013) der Studie von Weisler et al. 2011 zeigte, dass nur die 201 Lithium-behandelten Patienten von der Lithiumtherapie profitierten, deren Lithium-Serumspiegel über 0,6 millimol pro Liter eingestellt war, während die 137 Patienten mit einem Lithium-Serumspiegel darunter keinen besseren Schutz hatten, als die 404 Placebo-behandelten Patienten. Dies galt sowohl bezüglich des Schutzes vor einer neuen manischen, als auch vor einer neuen depressiven Krankheitsepisode.

Auch ältere Studien weisen zum Teil auf die unzureichende Wirksamkeit von (sehr) niedrigen Lithium-Serumspiegeln hin (Gelenberg et al. 1989) fanden einen besseren Verlauf von Patienten, die auf einen Serumspiegel von 0,8–1 mmol/l eingestellt waren im Vergleich zu solchen mit Werten zwischen 0,4–0,6 mmol/l, wobei die letztere Gruppe weniger UAW aufwies. Eine Post-hoc-Analyse ergab, dass die Patienten mit niedrigen Lithiumspiegeln auch mehr unter subsyndromalen Symptomen litten (Keller et al. 1992).

Eine Reanalyse der Daten von Gelenberg et al. 1989 durch (Perlis et al. 2002) zeigte, dass eine Erklärung für die Ergebnisse eher in der methodenbedingt schnellen Dosisveränderung dieser Studie liegen könnte als in der Lithiumdosis selbst.

Demgegenüber hatten (Coppen et al. 1983) in einem gemischten, nicht randomisiert zugeordneten Sample (mehr unipolare als bipolare Patienten) keinen Unterschied zwischen verschiedenen Serumspiegeln feststellen können, ein Ergebnis, das sie in einer späteren Studie noch einmal bestätigten (Abou-Saleh und Coppen 1989). Demgegenüber bestätigte eine kleine Studie von (Waters et al. 1982), die zwei Gruppen mit Serumspiegeln von 0,3–0,8 mmol/l und 0,8–1,4 mmol/l verglichen hatte, das Resultat von Gelenberg. In einer weiteren Studie, die sich dieser Frage widmete, zeigten (Vestergaard et al. 1998) dass zwischen einer Gruppe bipolarer Patienten mit einem Serumspiegel von 0,5–0,8 mmol/l und einer mit einem Spiegel von 0,8–1,0 mmol/l kein signifikanter Unterschied bestand (allerdings war in dieser Studie die Randomisierung nicht erfolgreich und in der Gruppe der Patienten mit hohem Serumspiegel befanden sich mehr Patienten mit Abhängigkeitserkrankungen oder körperlicher Komorbidität).

Aus einer umfangreichen Literaturübersicht zogen (Severus et al. 2008) den Schluss, dass der optimale Lithiumspiegel zwischen 0,6–0,75 mmol/l liegt, höhere Spiegel möglicherweise den Schutz vor Manien verbessern können und der niedrigste noch wirksame Spiegel 0,4 mmol/l beträgt. Insgesamt folgt aus diesen Studien, dass man mit einer Dosis behandeln sollte, die möglichst über 0,6 mmol/l liegt (Severus et al. 2008 schreiben: 0,4 mmol/l), aber nicht so hoch ist, dass die Patienten sie nicht vertragen. Es ist nicht sinnvoll, die Fortsetzung der Therapie zu riskieren, um in einen bestimmten Spiegelbereich zu gelangen, solange man oberhalb eines Spiegels von 0,4 mmol/l (obere Grenze: 1,2 mmol/l) bleibt.

Es gibt allerdings sehr guten Grund zu der Annahme, dass zur Aufrechterhaltung der prophylaktischen Wirksamkeit eine tägliche Einnahme von Lithium nötig ist (etwa im Vergleich zu einer Einnahme alle zwei Tage; Jensen et al. 1995). Es ist ebenfalls sicher, dass es bei schnellem Absetzen von Lithium zu Absetzrezidiven kommen kann (Christodoulou und Lykouras 1982; Faedda et al. 1993). Dagegen gibt es keinen Hinweis, dass eine der in Deutschland verfügbaren Darreichungsformen von Lithium besonders wirksam oder nebenwirkungsarm wäre.

Eine unkontrollierte Langzeit-Beobachtungsstudien über zwanzig Jahre (Berghöfer et al. 2013) (initial 346 bipolar affektiv erkrankten Patienten) zeigte, dass es zwar zu einer relativ hohen Rate an Abbruch der Lithiumbehandlung kam (aus unterschiedlichen Gründen: nach 10 Jahren waren noch 165 Patienten in der Studie, nach 15 Jahren 93, nach 20 Jahren 45), dass aber bei den Patienten, die Lithium fortsetzten, eine gute und über die Zeit stabile, d. h. nicht nachlassende Wirksamkeit festzustellen war (gemessen mit dem Morbidity Index).

Die immer wieder geäußerte Sorge, dass Lithium nach einer zwischenzeitlichen Unterbrechung nicht mehr die gleiche phasenprophylaktische Wirksamkeit aufweisen könnte, konnte in einer aktuellen Metaanalyse (de Vries et al. 2013), in die fünf Studien eingeschlossen wurden, nicht bestätigt werden. Die Odds Ratio für Rezidive nach Unterbrechung der Lithiumbehandlung im Vergleich zu einer fortgesetzten Lithiumbehandlung war mit 1,40 (95 %CI: 0,85–2,31) nicht signifikant erhöht (p = 0,19).

Empfehlung	Empfehlungsgrad
Therapie-Prophylaxe9	B
Lithium sollte zur Phasenprophylaxe, wenn nicht individuelle Verträglichkeits- oder Sicherheitsgründe dagegen sprechen, so dosiert werden, dass ein Serumspiegel von mindestens 0,6 mmol/l erreicht wird.	
(neue Empfehlung laut Konsensuskonferenz 2017)	

Lithiumverträglichkeit
Eine große, methodisch hochwertige, aktuelle systematische Übersicht und Metaanalyse von (McKnight et al. 2012) bestätigte im Wesentlichen die bekannten Lithium-Nebenwirkungen. McKnight und Kollegen analysierten hierfür 385 Studien. Die beiden zentralen physiologischen Aufgaben der Niere, das Blut zu filtern und anschließend den Primärharn zu konzentrieren, werden durch Lithium eingeschränkt. Die Filterfunktion, ausgedrückt in der glomerulären Filtrationsrate, zeigte sich allerdings nur gering und nicht statistisch signifikant vermindert (−6,22 mL/Min.; 95 % CI -14,65 bis 2•20, p = 0,148), wobei die Übersichtsarbeit leider offenlässt, ob diese Verminderung über lange Behandlungszeiträume stabil oder progredient ist. Die maximale Urinkonzentrationsfähigkeit der Niere zeigte sich unter Lithium um 158 mOsm/Kg reduziert, was sich klinisch typischerweise in vermehrtem Harndrang und nachfolgend vermehrtem Durst zeigt. Diese Reduktion ist vermutlich nicht voranschreitend und bildet sich nach Beendigung einer Lithiumtherapie zurück.

Die Metaanalyse bestätigte eine recht deutlich erhöhte Rate an klinisch manifester Schilddrüsenunterfunktion unter einer Lithiumtherapie im Vergleich zu Placebo (Odds ratio 5,78, 95 % CI 2,00–16,67; p = 0,001), der allerdings in aller Regel durch eine Thyroxin-Medikation unkompliziert entgegengewirkt werden kann. Die Konzentration des Parathormons im Blut und hierzu passend auch des Kalziums waren unter Lithium signifikant höher als unter Placebo, und unter einer Lithiummedikation kam es zu einer stärkeren Gewichtszunahme. Nicht bestätigen konnte die Arbeit eine erhöhte Rate an Haar- oder Hauterkrankungen.

Nachdem eine kleinere Fall-Kontroll-Serie (Zaidan et al. 2014) (mit 170 Lithium-behandelte Patienten) Besorgnis ausgelöst hatte, dass eine Lithium Behandlung bei Patienten mit chronischer Nierenerkrankung zu gehäuftem Auftreten von Nierentumoren führen könnte (im Vergleich zu Patienten mit chronischer Nierenerkrankung ohne Lithium), konnte dieser Befund in mehreren sehr großen Registerstudien widerlegt werden. Der Befund geht vermutlich darauf zurück, dass Lithium-behandelte Patienten sorgfältiger und engmaschiger medizinisch untersucht werden, gerade auch mit Blick auf die Nierenfunktion, so dass hier häufiger Nierentumoren erkannt werden (Licht et al. 2014).

(Kessing et al. 2015) fanden hingegen im nationalen Krankheitsregister von Dänemark keine erhöhte Rate von Tumoren der Nieren oder der oberen Harnwege bei 24.272 mit Lithium oder bei 386.255 mit Antikonvulsiva behandelten Patienten im Vergleich zu 1,5 Millionen Kontrollpersonen ohne diese Medikation. Auch bei der Beschränkung auf Patienten, die die Medikamente wegen einer bipolar affektiven Erkrankungen erhielten, und einer getrennten Analyse nach gutartigen und bösartigen Tumoren, fanden sich keine Unterschiede. (Pottegård et al. 2016) werteten das dänische Krebsregister aus und fand bei den 6477 Patienten mit gesichertem Krebs der Niere oder des oberen Urintraktes nicht häufiger eine Lithium-Verordnung in der Vorgeschichte als bei knapp 260.000 Kontrollpersonen ohne Krebserkrankung. (Huang et al. 2016) fanden bei der Analyse der Datenbank der nationalen Krankenversicherung von Taiwan sogar ein signifikant verringertes Krebsrisiko bei bipolar erkrankten Patienten, die Lithium erhalten hatten, im Vergleich mit denen, die mit Antikonvulsiva behandelt worden waren.

5.4.2.2.4 Valproat
Eingeschlossene Studien:
Es lag eine doppelblinde, placebo- und Lithium-kontrollierte, randomisierte Studie vor (Bowden et al. 2000). Weiterhin wurde eine offene randomisierte Studie zum Vergleich von Valproat mit Lithium und der Kombination aus Valproat mit Lithium eingeschlossen (BALANCE, Geddes 2010).

Autoren, Jahr	Design	Diagnose Setting	Dauer	Studienarme			Hauptzielkriterium	E
(Bowden et al. 2000) (#667)	randomisiert, doppelt verblindet	Bipolar I Störung, ggw. Manie, Manie im Abklingen oder euthym Randomisierung innerhalb von 3 Monaten in oder nach Manie* ambulant	12 Monate	Valproat – Serumkonz. 71–125 µg/ml N = 187	Lithium – Serumkonz. 0,8–1,2 mmol/l N = 90	Placebo N = 92	Zeit bis zur nächsten affektiven Episode	1+
(Bowden et al. 2005a) (#665)								
(Gyulai et al. 2003) (#667A)								

Autoren, Jahr	Design	Diagnose Setting	Dauer	Studienarme			Hauptzielkriterium	E
(McElroy et al. 2008) (#2120)								
(Geddes 2010) #4103	Randomisiert, offen Rater verblindet	Bipolar I Störung, ggw. nicht in akuter Episode ktive Run-in Phase von ca. 4–8 Wo mit Lithium+Valproat	bis 24 Monate	Valproat 750–1250 mg/d N = 110	Lithium Plasmakonz. 0,4–1,0 mmol/L N = 110	Lithium +Valproat N = 110	Hazard Ratio für Intervention wegen einer neuaufgetretenen affektiven Episode	1-

Zusätzliche Publikationen zur Hauptpublikation kursiv
*initiale ≤ 3monatige offene Phase, in der die Manie behandelt wurde. Zur Randomisierung wurden alle Wirkstoffe außer Lithium und Valproat abgesetzt, bei Patienten, welche mit beiden Wirkstoffen behandelt wurden, wurde einer ebenfalls abgesetzt

Alle ausgeschlossenen Publikationen (inklusive nicht eingeschlossener nichtvergleichender Studien und vergleichender Studien, deren Ergebnisse nicht genutzt wurden, da die Verlässlichkeit dieser Ergebnisse nicht sicher einzuschätzen war) sind im Anhang A3 aufgelistet.

Ergebnisse:
Es liegt eine doppelblinde, Placebo-kontrollierte Studie vor, deren Hauptergebnis (Zeit bis zur nächsten affektiven Episode) keinen Unterschied zwischen Valproat, Lithium und Placebo auswies. Bei der Analyse der sekundären Zielparameter zeigte sich eine Überlegenheit von Valproat gegenüber Lithium und Placebo (Ausscheiden aus der Studie wegen Rezidivs).

Post-hoc-Analysen der gleichen Studie ergaben Hinweise auf erstens eine bessere Verträglichkeit von Valproat als Lithium bei initial euphorischen (im Vergleich zu dysphorischen) Patienten (Bowden et al. 2005b), zweitens eine bessere Wirkung von Valproat in Bezug auf depressive Symptomatik bei Patienten, die in der Akutphase mit Valproat behandelt worden waren oder die schwerer erkrankt waren (Gyulai et al. 2003) und drittens einen Serum-Wirkspiegel von Valproat mit optimalem Effekt von 75–100 Mikrogramm pro Liter. Wie die Ergebnisse anderer Post-hoc-Analysen auch, sind diese Befunde als vorläufig zu betrachten.

In Bezug auf die Verträglichkeit und Sicherheit sind methodenbedingt keine zuverlässigen Schlussfolgerungen in Bezug auf seltene UAW zu ziehen. In der Valproat-Gruppe traten folgende UAW häufiger auf als in der Placebo- oder Lithium-Gruppe (zu den Lithium-UAW siehe dort): Tremor, Müdigkeit, Infektionen, Tinnitus, Gewichtszunahme, Haarausfall, Thrombozytopenie, Leukozytopenie. Die Analyse von Bowden et al. 2005b ergab, dass Patienten mit dysphorischer Manie das Präparat schlechter vertrugen als solche mit euphorischer Manie. Es gilt, das teratogene Risiko von Valproat zu beachten.

Informativer für die klinische Anwendung erscheint die offene, aber randomisierte BALANCE –Studie (Geddes 2010). Bezogen auf das Hauptkriterium (Hazard für Intervention wegen einer neuen affektiven Episode) ergab sich eine Überlegenheit der Kombination Lithium +Valproat gegenüber der Valproat-Monotherapie (NNT = 7) sowie eine Überlegenheit der Lithium-Monotherapie gegenüber der Valproat-Monotherapie (NNT = 10), während sich kein siginifkanter Unterschied zwischen der Kombinationstherapie und der Lithium-Monotherapie zeigte. Die Verträglichkeit war in dieser Studie in allen drei Armen ähnlich. Zusatzmedikation war erlaubt. Die Beobachtungszeit betrug bis zu zwei Jahre (Durchschnitt: 21,4 Monate).

Das Ergebnis der BALANCE Studie wird zusätzlich durch eine offene, retrospektive Studie bestätigt, in der Lithium gegenüber Valproat in der Langzeittherapie signifikant überlegen war (Peselow et al. 2016); diese Studie wurde aufgrund unzureichender Qualität (offen, nicht randomisiert) aber hier nicht weiter berücksichtigt, für weitere Angaben siehe Anhang A3.

Die Qualitätsbewertung und die Extraktionsbögen mit den Ergebnissen der Studien werden auf Anfrage zugänglich gemacht.

Studienfinanzierung und potentielle Interessenkonflikte
Die Studie Bowden et al. 2000 wurde durch den Hersteller des Valproat-Präparats (Abbott Laboratories) finanziert. In der Hauptpublikation war eine der Co-Autoren (letztgenannt) Firmenangestellte, eine Stellungnahme zu potentiellen Interessenkonflikten fehlt. Die Studie von Geddes et al. 2010 wurde zum Teil durch das Stanley Medical Research Instituts und zum Teil (französische Studienzentren) durch den Hersteller des Valproat- und Lithium-Präparats Sanofi-Aventis finanziert. Letztere Firma stellte auch die Studienmedikation. Keiner der Autoren war Firmenangestellter, eine Stellungnahme zu potentiellen Interessenkonflikten ist vorhanden.

Bewertung in Anlehnung an GRADE:
Ausgangswertung: hoch; Abzug eines Punktes wegen Ungewissheit bezüglich der Direktheit (ungewöhnlich hohe Zahl von Vorepisoden, Unterschiede in Erkrankungsschwere der randomisierten gegenüber den ausgeschlossenen Patienten) und eines weiteren wegen spärlicher Datenlage (nur eine Studie mit einem moderaten Risiko für Bias, zudem underpowert); daher final: gering.

Bemerkung zum Konsensusprozess:
Im Konsensusprozess wurde auf die Limitierung beim Einsatz zur Behandlung von Frauen im gebärfähigen Alter verwiesen.

Fazit:
Das Ergebnis der BALANCE-Studie mit einer Unterlegenheit der Valproat-Monotherapie ergänzt die Ergebnisse von Bowden et al. 2000, die keinen Unterschied im primären Outcome fanden (wobei hier die Diskussion zum Biasrisiko beachtet werden sollte). Somit bietet sich bei der gegenwärtigen Kenntnislage eine offene Empfehlungsformulierung mit

Empfehlungsgrad 0 an. Weitere Studien müssen zeigen, ob es bei dieser Empfehlung bleiben kann oder gar ein höherer Empfehlungsgrad erreicht wird, oder ob weitere Daten dazu führen, dass man zukünftig von einer Valproat-Phasenprophylaxe abraten sollte.

Empfehlung:

Empfehlung	Empfehlungsgrad
Therapie-Prophylaxe10	0
Valproat kann zur Phasenprophylaxe bei Bipolaren Störungen eingesetzt werden. Limitierende Faktoren: Mögliche Nebenwirkungen, vor allem gastrointestinale Beschwerden und Fatigue, sowie selten Thrombozytopenien, sind zu beachten. Einschränkend ist zu beachten, dass Valproat wegen der Teratogenität und des Risikos polyzistischer Ovarien *nicht* für Frauen im gebärfähigen Alter empfohlen wird.	

Hinweise bei der Behandlung bei Kinderwunsch, von Schwangeren und in der Stillzeit:
Bitte konsultieren Sie zusätzlich zur obenstehenden Empfehlung das spezifische Abschn. 5.5.2, speziell für Valproat Abschn. 5.5.2.1.1.4

5.4.2.3 Atypische Neuroleptika

5.4.2.3.1 Aripiprazol
Eingeschlossene Studien:
Eine Studie wurde eingeschlossen (Keck et al. 2006a).

Autoren, Jahr	Design	Diagnose Setting	Dauer	Studienarme		Hauptzielkriterium	E
(Keck et al. 2006a) (#1626)	randomisiert, doppelt verblindet	Bipolar I Störung, ggw. in Stabilisierungsphase nach Manie oder gemischter Episode* Stabilisierungsphase mit offener Aripiprazol-Behandlung Randomisierung bei Stabilisierung	6,5 Monate	Aripiprazol – Stabilierungsphase 30 mg/d, Anpassung je nach Verträglichkeit, Senkung bis auf 15 mg/d N = 78	Placebo N = 83	Zeit bis Rückfall in eine affektive Episode oder Notwendigkeit zusätzlicher Medikation, die nicht Protokoll-konform war	1-

(Fortsetzung)

Autoren, Jahr	Design	Diagnose Setting	Dauer	Studienarme	Hauptziel-kriterium	E
(Keck et al. 2007) (#2168)			*24 Monate*			

Zusätzliche Publikationen zur Hauptpublikation kursiv
*Zusammensetzung der Studienteilnehmer: entweder nach Teilnahme an 3-wöchiger Akutbehandlungsstudie mit Aripiprazol, oder bei Ablehnung der Teilnahme an der Studie oder bei stationärer Aufnahme wegen Manie oder gemischter Episode

Alle ausgeschlossenen Publikationen (inklusive nicht eingeschlossener nichtvergleichender Studien und vergleichender Studien, deren Ergebnisse nicht genutzt wurden, da die Verlässlichkeit dieser Ergebnisse nicht sicher einzuschätzen war) sind im Anhang A3 aufgelistet.

Ergebnisse
Nach den vorliegenden Ergebnissen der Studie von Keck et al. (2007) hatte Aripiprazol nur eine Wirkung auf manische Symptome oder Rezidive (Kriterium: Zeit bis zum Rezidiv). Für depressive Symptome/Rezidive konnte keine Wirkung gezeigt werden. Insgesamt erlitten in den 26 Wochen Beobachtungszeit ein Viertel aller Patienten im Aripiprazol-Arm ein Rezidiv in der oben genannten Definition (19/77), während im Placebo-Arm 43 % einen Rückfall erlitten (38/83; von den Autoren als sekundäres Ergebniskriterium eingeordnet). Es ergibt sich also für 26 Wochen eine „Number needed to treat" (NNT) von 5, dass heißt, fünf Patienten müssten mit Aripiprazol anstelle von Placebo behandelt werden, um ein Rezidiv zu verhindern.

In der Verlängerungsphase (bis Woche 100, Keck et al. 2007) blieb die Wirksamkeit in Bezug auf manische Episoden erhalten und es zeigte sich weiterhin keine Wirksamkeit auf depressive Episoden. Einschränkend muss gesagt werden, dass in beiden Gruppen (Aripiprazol und Placebo) über 80 % der Patienten die Studie in der Verlängerungsphase abbrachen (oder ausschieden, weil die vom Sponsor zuvor berechnete Zahl an Rückfällen erreicht worden war), so dass nur 5 (Aripiprazol) bzw. 7 (Placebo) Patienten über die volle Studiendauer teilnahmen. Den Ergebnissen ist zu entnehmen, dass die Ereignis-Zeit-Kurven nach dem ersten halben Jahr praktisch parallel verlaufen und dass offenbar in dieser Zeit keine wesentliche zusätzliche Protektion stattfindet. Dies könnte allerdings auch an der geringe Zahl an Patienten liegen.

In Bezug auf **Sicherheit und Verträglichkeit** lässt sich feststellen, dass es deutlich mehr extrapyramidal-motorische unerwünschte Wirkungen in der Aripiprazol-Gruppe gab. Etwas mehr als jeder vierte Patient in der Aripiprazol-Gruppe brach die Behandlung wegen unerwünschter Wirkungen ab (28 % vs. 16 % in der Placebo-Gruppe).

Die Qualitätsbewertung und die Extraktionsbögen mit den Ergebnissen der Studien werden auf Anfrage zugänglich gemacht.

Studienfinanzierung und potentielle Interessenkonflikte

Die Studie von Keck et al. 2006a wurde vom Hersteller des Aripiprazol-Präparats Bristol –Myers Squibb und Otsuka Pharmaceutical finanziert. Je 6 der Coautoren waren Firmenangestellte. Eine Stellungnahme zu potentiellen Interessenkonflikten ist vorhanden.

Bewertung in Anlehnung an GRADE:
Ausgangswertung: hoch; Abzug eines Punktes wegen Limitierungen der Studienqualität und eines weiteren wegen spärlicher Datenlage (nur eine Studie mit einem hohen Risiko für Bias (SIGN 1-)), zudem Ungewissheit bezüglich der Direktheit (enriched design, viele Studienabbrüche, Patienten mit non-response auf Clozapin ausgeschlossen); daher final: gering.

Bemerkungen zum Konsensprozess:
Keine.

Empfehlung:

Empfehlung	Empfehlungsgrad
Therapie-Prophylaxe11	0
Aripiprazol kann in der Langzeitbehandlung zur Prophylaxe manischer Episoden bei Bipolaren Störungen bei Patienten eingesetzt werden, die auf eine antimanische Akuttherapie mit Aripiprazol bei ausreichender Verträglichkeit angesprochen haben.	
Limitierende Faktoren: Im Placebovergleich treten vermehrte Schlafstörungen, Unruhe und Akathisie mit Aripiprazol auf. Akathisie ist häufig und kann den Nutzen deutlich limitieren.	

Anmerkung: Aripiprazol ist nur für die Prophylaxe manischer, nicht aber depressiver Phasen zugelassen

Hinweise bei der Behandlung bei Kinderwunsch, von Schwangeren und in der Stillzeit:
Bitte konsultieren Sie zusätzlich zur obenstehenden Empfehlung das spezifische Abschn. 5.5.2, speziell für Aripiprazol Abschn. 5.5.2.1.2.2.1.

5.4.2.3.2 Asenapin

Es konnte eine Studie identifiziert und eingeschlossen (McIntyre et al. 2010b) werden, in der Asenapin oder Olanzapin über 40 Wochen doppelt verblindet weitergegeben wurden, nachdem die Patienten randomisiert in der Akutphase Asenapin, Placebo oder Olanzapin erhalten hatten (Akutstudien McIntyre et al. 2009 und McIntyre et al. 2010a). Die Placebo-Patienten erhielten dann Asenapin. Im Fokus standen die Outcomes zu Sicherheit und Verträglichkeit.

Autoren, Jahr	Design	Diagnose Setting	Dauer	Studienarme		Hauptzielkriterium	E
(McIntyre et al. 2010b) #4100	Doppelt verblindet, Weiterführung nach Randomisierung*	Bipolar I Störung, ggw. behandelt nach Manie oder gemischte Episode	10 Monate	Asenapin N = 79 (+N = 32 aus Placebo-Gruppe)	Olanzapin N = 107	Nicht explizit getrennt	1-

*Randomisierung in Manie oder gemischter Episode, 3 Wochen doppelt verblindet Asenapin, Olanzapin oder Placebo, weitere 9 Wochen Weiterführung doppelt verblindet, Patienten aus Placebo-Gruppe erhielten Asenapin

Alle ausgeschlossenen Publikationen (inklusive nicht eingeschlossener nichtvergleichender Studien und vergleichender Studien, deren Ergebnisse nicht genutzt wurden, da die Verlässlichkeit dieser Ergebnisse nicht sicher einzuschätzen war) sind im Anhang A3 aufgelistet.

Ergebnisse:
Auch diese Studie macht sich ein „Enriched design" zunutze, indem von initial 960 Patienten, die in den zwei dreiwöchigen Olanzapin- und Placebo-kontrollierten Studien bei akuter Manie eingeschlossen worden waren, nach einer weiteren neunwöchigen Phase unter Asenapin (im Mittel 15 mg) und Olanzapin 218 Patienten eingeschlossen wurden. Die Wirksamkeit war ein sekundärer Endpunkt. Es wurde eine für Asenapin und Olanzapin vergleichbare Verringerung der Symptomschwere (gemessen mit der YMRS und der MADRS) berichtet.

Bezüglich der Sicherheit und Verträglichkeit, den im Fokus stehenden Endpunkten, beschreiben die Autoren ähnliche Ergebnisse in den Gruppen. Es gab zwei Todesfälle in der Studie (einen Kindstod bei einer schwangeren Patientin in der Asenapin-Gruppe und einen Suizid in der Olanzapin-Gruppe). Ersterer wurde als möglicherweise mit der Studienmedikation in Zusammenhang stehend betrachtet, auch wenn die Patientin schon mehrere Fehl- und Frühgeburten erlebt hatte.

Studienfinanzierung und potentielle Interessenkonflikte
Die Studie wurde vom Hersteller des Asenapin-Präparats (Schering-Plough und Pfizer) finanziert. Zwei der Co-Autoren waren Firmenangestellte. Eine Stellungnahme zu potentiellen Interessenkonflikten ist vorhanden.

5 Therapie

Empfehlung:

Statement	Empfehlungsgrad
Therapie-Prophylaxe12	**Statement**
Auf Grund der unzureichenden Datenlage kann derzeit *keine* Empfehlung bezüglich Asenapin zur Phasenprophylaxe bei Bipolaren Störungen formuliert werden.	

5.4.2.3.3 Olanzapin

Eingeschlossene Studien:

Es lagen zwei randomisierte, doppelt verblindete Studien (Olanzapin vs. Placebo, Tohen et al. 2006a bzw. vs. Lithium, Tohen et al. 2005) vor.

Autoren, Jahr	Design	Diagnose Setting	Dauer	Studienarme		Hauptzielkriterium	E
(Tohen et al. 2006a) (#698)	randomisiert, doppelt verblindet	Bipolar I Störung, ggw. remittiert nach Manie oder gemischter Episode Randomisierung nach offener Akutbehandlung für 6–12 Wo mit Olanzapin* ambulant und stationär	11 Monate	Olanzapin 5–20 mg/d N = 225	Placebo N = 136	Zeit bis zum symptomatischen Rückfall	1+
(Tohen et al. 2005) (#703)	randomisiert, doppelt verblindet	Bipolare Störung, ggw. remittiert nach Manie oder gemischter Episode Randomisierung nach offener Akutbehandlung für 6–12 Wo mit Olanzapin und Lithium** ambulant und stationär	11 Monate	Olanzapin – initial 15 mg/, dann 5–20 mg/d erlaubt = 217	Lithium – initial 600 mg/d, dann Level von 0,6–1,2 mEq/l N = 214	Auftreten einer erneuten symptomatischen affektiven Episode	1+

*5–20 mg/d

**Olanzapin 5–20 mg/d und Lithium bis Ziel-Serumlevel von 0,6–1,2 mEq/l

Alle ausgeschlossenen Publikationen (inklusive nicht eingeschlossener nichtvergleichender Studien und vergleichender Studien, deren Ergebnisse nicht genutzt wurden, da die Verlässlichkeit dieser Ergebnisse nicht sicher einzuschätzen war) sind im Anhang A3 aufgelistet.

Ergebnisse:

In der Placebo-kontrollierten Studie von (Tohen et al. 2006a) wurde ein enriched design für Olanzapin genutzt, 49,4 % aller mit Olanzapin in manischer oder gemischter Akutphase behandelten Patienten respondierten und wurden randomisiert. Im Ergebnis zeigten 46,7 % der Olanzapin-Patienten und 80,1 % der Placebo-Patienten ein symptomatisches Rezidiv, was einer „Number needed to treat" (NNT) von 3 (95 %-KI: 2,3–4,1) über 48 Wochen für Olanzapin im Hinblick auf die Verhinderung eines symptomatischen Rezidivs entspricht, das heißt, drei Patienten müssten mit Olanzapin anstatt Placebo behandelt werden, um ein symptomatisches Rezidiv zu verhindern.

In der Studiengruppe kam es nur zu wenigen Hospitalisierungen (n = 9, 2,5 %); hiervon waren zwei Patienten aus der Olanzapin-Gruppe und sieben Patienten aus der Placebo-Gruppe betroffen. Es ergibt sich eine NNT von 23,5 (95 %-KI: 12,2–287,9) über 48 Wochen für die Verhinderung einer Hospitalisierung.

In der Vergleichsstudie mit Lithium (Tohen et al. 2005) wurde ebenfalls ein enriched design gewählt, allerdings für die Kombination aus Olanzapin und Lithium. Hier respondierten deutlich mehr Patienten (79,4 %) und wurden in die Prophylaxestudie aufgenommen. Im doppelblinden RCT war Olanzapin Lithium in der Prophylaxe eines symptomatischen Rezidivs nicht unterlegen. Olanzapin war jedoch in Bezug auf die Prophylaxe manischer und gemischter Symptome und Phasen überlegen. In Bezug auf depressive Symptome und Phasen bestand kein signifikanter Unterschied. Im Vergleich mit Lithium kam es in der Olanzapin-Gruppe zu deutlich weniger Hospitalisierungen (14,3 vs. 22,9 %). Auch in Bezug auf syndromatische Rezidive (gesamt) schnitt Olanzapin günstiger ab (26,2 vs. 35,8 %, p = 0,05).

Die Frage nach der **Verträglichkeit** ist bei einer Studie im Enriched-design-Format und in Ermangelung von Daten zu metabolischen Störungen nicht umfassend zu beantworten. In der Placebo-kontrollierten Studie betrug die Abbruchrate im Olanzapin-Arm 32 % (Placebo: 13 %), dabei brachen 7,6 % der Patienten die Behandlung wegen unerwünschter Wirkungen ab.

In der Olanzapin-vs.-Lithium-Studie starben zwei Patienten in der Lithiumgruppe (ein Suizid, ein Unfall), in der Lithium-Gruppe traten häufiger Verschlechterungen der Manien auf, in der Olanzapin-Gruppe kam es öfter zu behandlungsassoziierten Depressionen. Schlafstörungen und Übelkeit traten unter Lithium öfter auf, Schläfrigkeit häufiger unter Olanzapin.

Die Qualitätsbewertung und die Extraktionsbögen mit den Ergebnissen der Studien werden auf Anfrage zugänglich gemacht.

5 Therapie

Studienfinanzierung und potentielle Interessenkonflikte
Beide Studien wurden vom Hersteller des Olanzapin-Präparats (Lilly Research Laboratories) finanziert und publiziert. Mindestens der Erstautor war Firmenangestellter, eine Stellungnahme zu potentiellen Interessenkonflikten fehlt.

Bewertung in Anlehnung GRADE:
Ausgangswertung: hoch; Abzug eines Punktes wegen spärlicher Datenlage (nur eine Studie vs. Placebo, nur enriched design, keine Studie mit einem geringen Risiko (wäre SIGN 1++ gewesen)); daher final: moderat.

Bemerkungen zum Konsensprozess:
Um eine Einschätzung bezüglich der längerfristigen Gewichtsveränderungen mit deren assoziierten Risiken vornehmen zu können, wurden öffentlich zugängliche Daten der amerikanischen Food and Drug Administration (FDA) genutzt:
FDA-Daten vom 19.03.2009:

- Häufigkeit der Gewichtszunahme um >5 kg: 16,8 % unter Olanzapin nach 6 Wochen (n = 7465), 39,8 % nach 24 Wochen (n = 4162), 53,2 % unter Olanzapin nach 12 Monaten (n = 1345), 53,4 % nach 24 Monaten (n = 474)
- Häufigkeit der Erhöhung der Nüchtern-Glucosespiegel auf > = 100 mg/dl: 17,4 % unter Olanzapin (n = 178) vs. 11,5 % unter Placebo (n = 96) nach 12 Wochen und 26,0 % unter Olanzapin (n = 127) nach 48 Wochen
- Häufigkeit der Erhöhung Nüchtern-Triglyceridspiegel auf > = 150 mg/dl: 39,3 % unter Olanzapin (n = 135) vs. 20,0 % unter Placebo (n = 65) nach 12 Wochen und 70,7 % unter Olanzapin (n = 75) nach 48 Wochen
- FDA-Daten vom 10.07.2003: Inzidenz Diabetes mellitus Typ 2: 0,4 % (1/229) unter Olanzapin vs. 0/115 unter Placebo nach 6 Wochen.

Des Weiteren wurde diskutiert, dass nur vom Hersteller finanzierte und federführend publizierte Studienergebnisse vorlagen.
Es wurde eine Herabstufung um ein Grad wegen Erhöhung der Häufigkeit signifikanter Gewichtszunahme gegenüber Placebo und damit assoziierten Risiken für das Eintreten eines metabolischen Syndroms beschlossen.

Empfehlung:

Empfehlung	Empfehlungsgrad
Therapie-Prophylaxe13	0
Olanzapin kann zur Prophylaxe Bipolarer Störungen bei Patienten, bei denen das Präparat in einer manischen Akutphase wirksam und verträglich war, eingesetzt werden. Limitierende Faktoren: Das bei längerer Einnahme festgestellte häufigere Auftreten einer signifikanten Gewichtszunahme und die damit assoziierten Risiken müssen beachtet werden.	

Hinweise bei der Behandlung bei Kinderwunsch, von Schwangeren und in der Stillzeit:
Bitte konsultieren Sie zusätzlich zur obenstehenden Empfehlung das spezifische Abschn. 5.5.2, speziell für Olanzapin Abschn. 5.5.2.1.2.2.6.

5.4.2.3.4 Paliperidon
Eingeschlossene Studien:
Es konnte nur eine randomiserte, placebokontrollierte Studie engeschlossen werden (Berwaerts et al. 2012a).

Autor, Jahr	Design	Diagnose, Setting	Dauer	Studienarme		Hauptzielkriterium	SIGN
(Berwaerts et al. 2012a) (#U10)	randomisiert, doppelt verblindet	Bipolar I Störung, Pat., die auf Paliperidon in akuter. Manie oder gemischte Episode angesprochen hatten und hierunter 12 Wochen stabil geblieben waren		Paliperidon-Dosis die zur Response geführt hat N = 152	Placebo N = 148	Zeit bis zum ersten Rückfall irgendeiner Episode	1++

Lediglich in einem „enriched design" wurde die phasenprophylaktische Wirksamkeit von Paliperidon untersucht. Bei Patienten, die bereits in einer akuten manischen Episode auf Paliperidon respondiert hatten und unter Paliperidon 12 Wochen lang stabil geblieben waren, führte Paliperidon in fester Dosierung (Fortsetzung der in der Akutbehandlung [3 Wochen] gefundenen Dosierung zwischen 3 und 12 mg/d) im Vergleich zu Placebo zu einer längeren Zeitdauer bis zu einem Rückfall (558 Tage vs. 283 Tage). Bezüglich der Zeitdauer bis zu einem depressiven Rezidiv zeigte sich allerdings kein statistisch signifikanter Unterschied.

Studienfinanzierung: Die Studie von Berwaerts et al. 2012 wurde durch Johnson & Johnson Pharmaceutical Research & Development (jetzt Janssen Research & Development LLC) finanziert. Alle Autoren waren Angestellte bei Janssen Research & Development LLC.

Bewertung in Anlehnung an GRADE:
Ausgangswertung: hoch; Abzug eines Punktes aufgrund nur einer Studie und diese mit Ungewissheit bezüglich der Direktheit, da enriched design, daher final: moderat

5 Therapie

Bemerkung zum Konsensprozess:
Herabstufung wegen Konsistenz mit Empfehlung in Akutbehandlung Manie (aktuell schwer einschätzbare längerfristige Nebenwirkungen)

Empfehlung	Empfehlungsgrad
Therapie-Prophylaxe14	**0**
Paliperidon als Monotherapie kann zur Prophylaxe einer erneuten manischen Phase nur bei Patienten eingesetzt werden, die bereits in der Akuttherapie einer Manie oder gemischten Episode auf Paliperidon angesprochen hatten. Limitierende Faktoren: Off-Label-Use: Paliperidon ist nicht zur Behandlung bipolarer Störungen zugelassen. Mögliche Nebenwirkungen wie Gewichtszunahme, Prolaktinerhöhung und EPMs in höheren Dosierungen sind zu beachten.	

(neue Empfehlung laut Konsensuskonferenz 2017)

5.4.2.3.5 Quetiapin

Eingeschlossene Studien:
Es konnte eine randomisierte placebo- und Lithium-kontrollierte Studie über 104 Wochen (Weisler et al. 2011) eingeschlossen werden. Zudem wurden eine randomisierte, offene Studie mit Quetiapin-Monotherapie im Vergleich zu Stimmungsstabilisierern (Altamura et al. 2003), eine Post-hoc Analyse zu EMBOLDEN I (Young et al. 2010) + EMBOLDEN II ((McElroy et al. 2010c) in (Young et al. 2014), sowie schließlich eine 6-monatige pragmatische real-world Studie, in der Lithium mit Quetiapin in der Behandlung von Patienten mit Bipolar-I/II Erkrankung verglichen wurde (Nierenberg et al. 2016).

Autoren, Jahr	Design	Diagnose Setting	Dauer	Studienarme			Hauptzielkriterium	E
(Young et al. 2014) #U683	gepoolte Analyse zu EMBOLDEN I (Young et al. 2010) (#4021)+ EMBOLDEN II (McElroy et al. 2010 (#4022)	BPD I+II,	52 Wochen	Quetiapin 300 mg/d N = 141	Quetiapin 600 mg/d N = 149	Placebo N = 294	Zeit bis Rückfall affektive Episode	1+

(Fortsetzung)

Autoren, Jahr	Design	Diagnose Setting	Dauer	Studienarme			Hauptzielkriterium	E
(Weisler et al. 2011) #U143	Randomisiert, placebo-kontrolliert, doppelblind	BPD I, akut manisch, depressiv oder gemischt Multizentrisch (15 Länder)	104 Wochen	Quetiapin initial 100 mg/d bis max. 800 mg/d N = 404	Lithium Initial 600 mg/d bis 900 mg/d bzw. Serumkonz. 0,6–1,2 mEq/l) N = 364	Placebo N = 404	Zeit bis Rückfall (definiert: zusätzliche psychotrope Medikation nötig, stationäre Behandlung nötig, Abbruch der Studie)	1-
(Altamura et al. 2003) #1113	randomisiert, offen	Bipolare Störung, ggw. in partieller oder vollständiger Remission* ambulant	12 Monate	Quetiapin – flexible Dosis Mittlere Dosis zu Studienende war 157,7 (SD 157,6 mg/d) N = 14	Klassischer Stimmungsstabilisierer (Valproat n = 8, Lithium n = 4, Gabapentin n = 1) – flexible Dosis N = 14		Nicht explizit getrennt	1-

Autoren, Jahr	Design	Diagnose Setting	Dauer	Studienarme			Hauptzielkriterium	E
(Nierenberg et al. 2016) #U490	Bipolar CHOICE Parallel-Gruppen-Design, randomisiert, rater-verblindet, open-label	BPD I+II, akut symptomatisch multizentrisch	6 Monate	Quetiapin + adjunctive personalized treatment (APT) N = 242	Lithium +(APT) N = 240		-Nutzen-Risiko Clinical Global Impression-Efficacy Index CGI-EI (von: −3 kein Nutzen, signifikantes Risiko bis +3 signifikanter Nutzen, kein Risiko) -notwendige klinische Anpassungen	1-

*Patienten, die noch nie mit Stimmungsstabilisierern behandelt wurden (sondern nur mit Antidepressiva oder antimanischen Wirkstoffen inkl. Antipsychotika)

Alle ausgeschlossenen Publikationen (inklusive nicht eingeschlossener nichtvergleichender Studien und vergleichender Studien, deren Ergebnisse nicht genutzt wurden, da die Verlässlichkeit dieser Ergebnisse nicht sicher einzuschätzen war) sind im Anhang A3 aufgelistet.

Ergebnisse:
In der Studie von (Weisler et al. 2011) wurden Patienten mit Bipolar I Erkrankung, die zuvor auf Quetiapin für ihre depressive, manische oder gemischte Episode angesprochen hatten und dieses zudem gut vertrugen zu Quetiapin, Lithium oder Placebo randomisiert (enriched design für Quetiapin). Die Zeit bis zu einer erneuten affektiven Episode war hierbei für Quetiapin im Vergleich zu Placebo als auch für Lithium im Vergleich zu Placebo signifikant länger, gleiches galt für die Zeit bis zu einer erneuten depressiven oder manischen Episode. Quetiapin zeigte sich zudem Lithium hinsichtlich der Zeit bis zu einer erneuten affektiven sowie depressiven Episode überlegen. Die Rate an unerwünschten Nebenwirkungen war zwischen den Behandlungsgruppen insgesamt vergleichbar.

Die Studie von (Altamura et al. 2003) ist wegen der kleinen Fallzahl und der heterogenen Gruppe von Patienten mit Stimmungsstabilisierern (Valproat: n = 8; Lithium: n = 4,

Gabapentin: n = 1; dabei bleibt unklar, wie hier randomisiert wurde) wenig geeignet, über die Wirksamkeit der Quetiapin-Monotherapie Auskunft zu geben. Es fand sich kein signifikanter Unterschied zwischen den Gruppen. Auch diesbezüglich reicht die Fallzahl der Studie nicht aus, um zuverlässige Aussagen zu treffen. (Altamura et al. 2003) sprechen von guter Verträglichkeit in beiden Gruppen (lediglich nahmen die Quetiapin-Patienten zu, während das Gewicht in der Kontrollgruppe abnahm).

In der Studie von (Nierenberg et al. 2016) wurden Patienten mit Bipolar I/II Erkrankung zu Lithium oder Quetiapin randomisiert, wobei beide Substanzen mit anderen Medikamenten, die üblicherweise in der Behandlung von Patienten mit Bipolaren Erkrankungen zum Einsatz kommen kombiniert wurden. Bezüglich der Veränderungen der primären als auch sekundären Outcome Parameter zeigten sich adequater Power keine signifikanten Unterschiede zwischen den Behandlungsgruppen, wobei beide Gruppen sich über alle Parameter hinweg während der Studienzeit verbesserten und über 20 % ein nachhaltiges Ansprechen zeigten. Interessanterweise wurde Lithium hinsichtlich der Last der Nebenwirkungen (Häufigkeit, intensität sowie Beeinträchtigung) besser toleriert als Quetiapin.

In der Studie von (Young et al. 2014) wurden Patienten mit BipolarI/II Erkrankung, die nach einer 8-wöchigen Behandlung mit Quetiapin (300 or 600 mg/Tag) auf Grund einer depressiven Episode eine Remission erreicht hatten, zur selben Dosis von Quetiapin oder zu Placebo für 26–52 Wochen randomisiert bzw. bis eine neue affektive Episode auftrat (enriched design). Das Risiko für eine neue affektive Episode war hierbei für Quetiapin bei Patienten mit Bipolar I als auch Bipolar II Erkrankung signifikant niedriger als für Placebo, gleiches galt für die Zeit bis zu einer depressiven, jedoch nicht manischen Episode (Bipolar I/II). Die Verträglichkeit von Quetiapin war gut.

In den Studien wurde eine große Spannbereite von Dosierungen eingesetzt, von unter 100 bis 800 mg pro Tag. Klassische Dosisfindungsstudien, in denen verschiedenen Dosierungen randomisiert miteinander verglichen wurden, liegen für die Indikation Phasenprophylaxe nicht vor. Young et al. 2014 analysierten 300 und 600 mg pro Tag. Die Gruppen stammten allerdings aus zwei verschiedenen Studien, waren also nicht randomisiert zugeteilt worden. Die höhere Dosierung schnitt bezüglich der Verhinderung depressiver Rezidive nummerisch etwas besser ab; es wurde von den Autoren allerdings nicht berechnet, ob der Unterschied statistische Signifikanz erreicht. Eine Dosisempfehlung für die phasenprophylaktische Behandlung mit Quetiapin auf der Basis methodisch hochwertiger Studien ist daher nicht möglich. Pragmatisch empfiehlt sich daher, die Phasenprophylaxe zunächst mit der Dosierung fortzuführen, mit der in der akuten Episode behandelt wurde und bei unzureichender Schutzwirkung die Möglichkeit einer Dosiserhöhung zu prüfen.

Die Qualitätsbewertung und die Extraktionsbögen mit den Ergebnissen der Studien werden auf Anfrage zugänglich gemacht.

Studienfinanzierung und potentielle Interessenkonflikte

Die Studie von Weisler et al. 2011 wurde durch Astra Zeneca Pharmaceuticals finanziert. Eine Stellungnahme zu potentiellen Interessenkonflikten ist vorhanden. Zwei der Autoren sind und einer war Angestellter von Astra Zeneca Pharmaceutials.

Zur Studie von Altamura et al. 2003 finden sich keine Angaben zur Studienfinanzierung und zu potentiellen Interessenkonflikten.

Die Studie von Nierenberg et al. 2016 war nicht herstellerfinanziert (sondern durch die Agency for Healthcare Research and Quality; AHRQ). Eine Stellungnahme zu potentiellen Interessenkonflikten ist vorhanden. Die Studie von Young et al. 2014 wurde durch Astra Zeneca Pharmaceuticals finanziert. Eine Stellungnahme zu potentiellen Interessenkonflikten ist vorhanden.

Bewertung in Anlehnung an GRADE:

Ausgangswertung: hoch; Abzug eines Punktes wegen Limitierungen der Studienqualität (keine Studie mit SIGN 1++), daher final: moderat.

Bemerkungen zum Konsensusprozess:

In Deutschland ist Quetiapin zur Phasenprophylaxe für bipolare Patienten zugelassen, die in der Akutbehandlung Quetiapin erhalten und darauf angesprochen haben. Dies umfasst die Verhinderung sowohl manischer, depressiver als auch gemischter Episoden. Die nunmehr vorliegende Evidenz unterstützt diese Bewertung.

Empfehlung:

Empfehlung	Empfehlungsgrad
Therapie-Prophylaxe15	B
Quetiapin sollte (als Monotherapie) in der Phasenprophylaxe *nur* von Patienten, die unter Quetiapin eine Remission ihrer depressiven, manischen oder gemischten Episode erfuhren und die Substanz zudem gut tolerierten, eingesetzt werden.	
(in Konsensuskonfenenz (2017) geänderte Empfehlung)	

Hinweise bei der Behandlung bei Kinderwunsch, von Schwangeren und in der Stillzeit:
Bitte konsultieren Sie zusätzlich zur obenstehenden Empfehlung das spezifische Abschn. 5.5.2, speziell für Quetiapin Abschn. 5.5.2.1.2.2.5.

5.4.2.3.6 Risperidon
Eingeschlossene Studien:
Es konnten zwei RCT eingeschlossen werden. Darunter befindet sich eine randomisierte Studie zum Vergleich von Risperidon mit Placebo (Quiroz et al. 2010) und eine randomisierte, verblindete Langzeitstudie zum Vergleich von Risperiodn, Olanzapin und Placebo (Vieta et al. 2012).

Autoren, Jahr	Design	Diagnose Setting	Dauer	Studienarme				Hauptzielkriterium	E
(Quiroz et al. 2010) #4101	Randomisiert, doppelt-verblindet Initial offene Behandlung mit Risperidon über 3+bis 26 Wochen, nur stabilisierte Patienten randomisiert	Bipolar I Störung, ggw. stabilisiert nach Manie oder gemischter Episode	24 Monate	Risperidon-Depot alle 2 Wo 12,5.50 mg N = 154	Placebo N = 149			Zeit bis zu erneuter affektiver Episode (Episode nach DSM-IV, Hospitalisierung aufgrund affektiver Episode oder zusätzliche nicht erlaubte Medikation nötig)	1+
(Vieta et al. 2012) #U140	randomisiert, doppelt verblindet	Bipolar I	12 W offen + 18 Monate rdb	Initial N = 560 Risperidon LAI 18 Monate Risperidon LAI: N = 132	Initial N = 560 Risperidon LAI 18 Monate Placebo: N = 135	Initial N = 560 Risperidon LAI 18 Monate oral Olanzapin: N = 131 10 mg/d		Zeit bis zum Auftreten eines Rückfalls	1-

Alle ausgeschlossenen Publikationen (inklusive nicht eingeschlossener nichtvergleichender Studien und vergleichender Studien, deren Ergebnisse nicht genutzt wurden, da die Verlässlichkeit dieser Ergebnisse nicht sicher einzuschätzen war) sind im Anhang A3 aufgelistet.

Ergebnisse:

Das „Enriched design" der Studie von (Quiroz et al. 2010) ist insofern ungewöhnlich, als nicht nur eine dreiwöchige Phase offener oraler Risperidon-Medikation (N = 559; es bleibt aber unklar, wie viele Patienten ursprünglich auf Einschlussfähigkeit untersucht wurden), sondern auch eine bis zu 26-wöchige Phase offener Depot-Medikation (N = 501) vorgeschaltet war, bevor etwas mehr als die Hälfte der initial eingeschlossenen Patienten (54 %) in einer maximal 24-monatigen doppelblinden Phase auf Risperidon-Depot (n = 154) oder Placebo (n = 149) verteilt wurden.

In Bezug auf das primäre Zielkriterium (Zeit bis zum ersten Rezidiv – in einer weiten Definition) war die Risperidon-Gruppe überlegen (173 Tage versus 82 Tage), allerdings nicht bezüglich depressiver Rezidive. Im Risperidon-Arm erlitten 30 % der Patienten Rezidive, unter der Kontrollbedingung 56 %. Die Autoren geben die „Number needed to treat" (NNT) mit 3 für den Zeitpunkt von 9 Monaten an, dass heißt, 3 Patienten müssten mit Risperidon-Depot statt Placebo behandelt werden, um ein Rezidiv zu verhindern. Der größte Unterschied zwischen Verum und Kontrolle ergab sich in den ersten Monaten nach Beginn der doppelblinden Phase, so dass nicht auszuschließen ist, dass auch Absetzrezidive in der Placebogruppe für das Ergebnis verantwortlich sein könnten.

Unerwünschte Wirkungen wurden in beiden Armen gleich häufig angegeben (je 53 %). Extrapyramidale Symptome traten in der doppelblinden Phase im Gegensatz zu den vorherigen Studienzeiträumen im Risperidon-Arm nicht mehr vermehrt auf. Auch Prolaktinerhöhungen traten vor allem vor der doppelblinden Phase auf, waren mit 4 % aber auch noch währenddessen häufiger als im Placebo-Arm (1 %). Die Behandlung führte zu mehr Gewichtszunahme als die Einnahme von Placebo (NNH = 12) und zu etwas mehr Schlafbeschwerden. Man muss allerdings wiederholen, dass die in den Behandlungsarm eingeschlossenen Patienten Risperidon bereits außergewöhnlich lange gut vertragen hatten, so dass noch weniger Aussagen zur Sicherheit und Verträglichkeit in einer nicht vergleichbar vorsortierten Population gemacht werden können als ohnehin bei RCT.

Bei der Langzeitstudie von (Vieta et al. 2012) wurden zunächst 560 Patienten in eine offene Behandlungsphase mit Risperidon Depot (66 % 25 mg, 31 % 37,5 mg, 4 % 50 mg) eingeschlossen. Alle Patienten, die keinen Rückfall erlitten wurden in eine 18-monatige randomisierten doppel-blinden Erhaltungsphase eingeschlossen und erhielen Risperdal Depot (N = 132), Placebo (N = 135) oder 10 mg orales Olanzapin (n = 131). Im Placebo-Arm lag der Median der Zeit bis zum einem Rückfalls bei 198 Tagen, in der Risperdalgruppe wurde der Median nicht erreicht (p = 0,057). Die Zeit bis zu einem Rückfall war signifikant länger in der Gruppe mit Risperdal Depot als in der Placebogruppe (p = 0,031). Der Unterschied war signifikant für die Zeit bis zum wiederauftreten einer manischen (p = 0,005) aber nicht einer depressive Episode (p = 0,655).

Eine Metaanalyse über sechs Studien mit Risperidon-Depot zur Phasenprophylaxe (Kishi et al. 2016) bestätigt die bessere Wirksamkeit des Depots gegenüber Plazebo zur Prävention neuer manischer (nicht aber depressiver) Phasen. Das Depot war einer oralen Risperidon-Medikation nicht eindeutig überlegen.

Studienfinanzierung und potentielle Interessenkonflikte:
Die Studie von Quiroz et al. 2010 wurde vom Hersteller des Risperidon-Depot-Präparats Johnson & Johnson finanziert. Fünf der sechs Autoren inklusive des Erst- und Letztautoren waren Firmenangestellte. Eine Stellungnahme zu potentiellen Interessenkonflikten ist vorhanden.
Die Studie von Vieta et al. 2012 wurde durch den Pharmakonzern Janssen EMEA finanziell unterstützt. Eine Stellungnahme zu potentiellen Interessenkonflikten ist vorhanden.

Bewertung in Anlehnung an GRADE:
Ausgangswertung: hoch; Abzug eines Punktes wegen Limitierungen der Studienqualität (eine Studie mit moderatem (SIGN 1+) und eine Studie mit einem hohen Risiko für Bias (SIGN 1-)), ein weiterer Punkt Abzug aufgrund Ungewissheit bezüglich der Direktheit (beide Studien enriched design), daher final: gering.

Bemerkungen zum Konsensusprozess:
keine

Empfehlung:

Empfehlung	Empfehlungsgrad
Therapie-Prophylaxe16	0
Risperidon-Depot kann als Monotherapie zur Prophylaxe bei Patienten eingesetzt werden, die bereits in der Akuttherapie auf diese Substanz angesprochen haben. Dies gilt vor allem für bipolare Patienten mit überwiegend manischen Episoden im Krankheitsverlauf. Limitierende Faktoren: Off-Label-Use: Risperidon ist nicht zur Phasenprophylaxe bei Bipolaren Störungen zugelassen. Mögliche Nebenwirkungen, wie Gewichtszunahme, Prolaktinerhöhung und EPMS in höheren Dosierungen, sind zu beachten.	

Hinweise bei der Behandlung bei Kinderwunsch, von Schwangeren und in der Stillzeit:
Bitte konsultieren Sie zusätzlich zur obenstehenden Empfehlung das spezifische Abschn. 5.5.2, speziell für Risperidon Abschn. 5.5.2.1.2.2.7.

5.4.2.4 Kombinationen und zusätzliche Medikation zu bestehender Behandlung

Eingeschlossene Studien:
Sieben Studien zur Phasenprophylaxe mittels *zusätzlicher* Gabe von Wirkstoffen zu einem bestehenden Behandlungsregime konnten eingeschlossen werden.

Zwei randomisierte, doppelt verblindete Studien verglichen eine *zusätzliche* Gabe von einmal Risperidon-Depot zu Behandlung wie üblich (Macfadden et al. 2009) und einmal Ziprasidon zu Lithium bzw. Valproat (Bowden et al. 2010a).

Drei randomisierte, doppelt verblindete Studien verglichen die zusätzliche Gabe von atypischen Neuroleptika (oder Placebo) zu einer bestehenden Behandlung mit Lithium bzw. Valproat (Olanzapin: Tohen et al. 2004, Quetiapin: Vieta et al. 2008d und Suppes et al. 2009). Eine offene, nicht randomisierte Studie verglich die zusätzliche Gabe von typischen oder atypischen Neuroleptika zu einer bestehenden Behandlung mit Lithium oder Valproat (Lin et al. 2008) und eine randomisierte, doppelt verblindete Studie verglich die zusätzliche Gabe von Gabapentin zu einer bestehenden Behandlung mit Lithium, Valproat oder Carbamazepin mit der von Placebo (Vieta et al. 2006). Außerdem verglich eine offene Studie mit verblindeten Ratern die *Kombination* von Lithium und Valproat mit der jeweiligen Monotherapie – BALANCE, (Geddes 2010).

Autoren, Jahr	Design	Diagnose Setting	Dauer	Studienarme		Hauptzielkriterium	E
(Macfadden et al. 2009) #3181	Randomisiert, doppelt verblindet	Bipolar I Störung, mind. 4 Episoden in letzten 12 Monaten, ggw. stabil remittiert nach 16 Wo Stabilisierungsphase mit offener Behandlung mit TAU[c]+Risperidon-Depot bei Manie, depressiver oder gemischter Episode	12 Monate	TAU[b] +Risperidon-Depot N = 65	TAU[b] +Placebo N = 59	Zeit bis zum Rückfall	1+
(Carlson et al. 2012) #U17	Randomisiert, doppelt verblindet	BD I, ggw. mit gemischter oder manischer Episode Remission unter Aripiprazol (in einer Dosis von 10–30 mg/d) + Lamotrigin (100 oder 200 mg/d) Randomisierung nach Stabilisierung	52 Wochen	Lamotrigin (100–200 mg/d) + Aripiprazol (10–30 mg/d) N = 178	Lamotrigin (100–200 mg/d) + Placebo N = 173	Zeit bis Rückfall in eine manische oder gemischte Episode (stat. Aufnahme), SAE, Abbruch aufgrund fehlender Effektivität	1+
(Marcus et al. 2011) #U85	Randomisiert, doppelt verblindet	BD I manisch oder gemischte Episode mit ungenügender Response auf eine Lithium oder Valproat Monotherapie und Stabilisierung erst auf zusätzliche Aripiprazolgabe. Pat. mit stabilier Response dann doppelblind ARI+ Li/VLP vs. Plac+Li/VLP	52 Wochen	Lithium oder Valproat Lithium 0,6–1,0 mmol/l oder Valproat 50–125 lg/ml + Aripiprazol 10–30 mg/d	Lithium oder Valproat Lithium 0,6–1,0 mmol/l oder Valproat 50–125 lg/ml + Placebo	Zeit von Randomisierung bis zum Rückfall (stationäre Aufnahme wg. affektiver Episode, SAE, eine nicht ausreichende Effektivität (YMRS > 16, MADRS > 16)	1+

(Fortsetzung)

Autoren, Jahr	Design	Diagnose Setting	Dauer	Studienarme		Hauptzielkriterium	E
(Tohen et al. 2004) #696	randomisiert, doppelt verblindet	Bipolar I Störung, ggw. in syndromaler Remission nach 6 Wo Behandlung mit Olanzapin zusätzlich zu Lithium bzw. Valproat bei Manie oder gemischter Episode[d]	18 Monate	Lithium bzw. Valproat +Olanzapin Olanzapin initial 10 mg/d, dann ggf. Auf- bzw. Abdosierung um jew. 5 mg N = 51	Lithium bzw. Valproat +Placebo N = 48	Zeit bis zu syndromalem Rückfall	1-
(Vieta et al. 2008d) #2067	randomisiert, doppelt verblindet ambulant	Bipolar I Störung, ggw. stabil seit mind. 12 Wochen unter Lithium bzw. Valproat +Quetiapin nach Manie, depressiver oder gemischter Episode[e]	24 Monate	Lithium bzw. Valproat +Quetiapin N = 336	Lithium bzw. Valproat +Placebo N = 367	Hazard für nächste affektive Episode	1-
(Suppes et al. 2009) #3069	randomisiert, doppelt verblindet	Bipolar I Störung, ggw. stabil seit mind. 12 Wochen unter Lithium bzw. Valproat +Quetiapin nach Manie, depressiver oder gemischter Episode[e]	24 Monate	Lithium bzw. Valproat +Quetiapin N = 310	Lithium bzw. Valproat +Placebo N = 313	Hazard für nächste affektive Episode	1-
(Bowden et al. 2010a). #3180	Randomisiert, doppelt verblindet	Bipolar I Störung, ggw. stabil seit mind. 8 Wochen nach offener Behandlung mit Ziprasidon zusätzlich zu Lithium bzw. Valproat über 16 Wo nach Manie oder gemischter Episode	6 Monate	Lithium bzw. Valproat +Ziprasidon 80–160 mg/d N = 127	Lithium bzw. Valproat +Placebo N = 113	Unterschied in Rückfallrate -	1-

5 Therapie

Autoren, Jahr	Design	Diagnose Setting	Dauer	Studienarme	Aktuelle Medikation[f]	Aktuelle Medikation[f]	Hauptzielkriterium	E
(Vieta et al. 2006) (#1628)	randomisiert, doppelt verblindet	Bipolare Störung, ggw. euthym, innerhalb von 6 Monaten nach akuter Episode ambulant	12 Monate	Aktuelle Medikation[f] +Gabapentin – initial: 1200 mg/d, ggf. Auf- oder Abdosierung im Bereich zw. 900–2400 mg/d 3x tgl. N = 13	Aktuelle Medikation[f] +Placebo N = 12		Veränderung Symptomschwere Gesamteindruck von Baseline zu Endpunkt (CGI-BP-M)	1-
(Geddes 2010) #4103	Randomisiert, offen Rater verblindet	Bipolar I Störung, ggw. nicht in akuter Episode Aktive Run-in Phase von ca. 4–8 Wo mit Lithium+Valproat	bis 24 Monate	Lithium +Valproat N = 110	Lithium Plasmakonz. 0,4– 1,0 mmol/L N = 110	Valproat 750–1 250 mg/d N = 110	Hazard Ratio für Intervention wegen einer neuaufgetretenen affektiven Episode	1-
(Lin et al. 2008) #3079	Nicht randomisiert, offen	Bipolar I Störung, ggw. in Remission mit gutem Ansprechen auf die Kombination Lithium bzw. Valproat und Antipsychotikum bei inadäquatem Ansprechen auf eine Monotherapie mit Stimmungsstabilisierern ambulant	12 Monate	Lithium +Neuroleptikum (typisch oder atypisch) N = 177 davon 165 mit typischen Neuroleptika	Valproat +Neuroleptikum (typisch oder atypisch) N = 105 davon 78 mit typischen Neuroleptika		Zeit bis zu erneuter Hospitalisierung	1-

(Fortsetzung)

ᵇTAU beinhaltete jede Monotherapie und Kombination von Antidepressiva Stimmungsstabilisierer und Anxiolytika (von letzten 4 Wochen vor Randomisierung relativ unverändert weitergeführt, ausgeschlossen waren Carbamazepin, Oxcarbamazepin, Fluoxetin, Paroxetin oder Clozapin)
ᶜjede Monotherapie und Kombination von Antidepressiva, Stimmungsstabilisierer und Anxiolytika erlaubt
ᵈ(Tohen et al. 2002b)
ᵉPrä-Randomisierungsphase : 12–26 Wochen Lithium bzw. Valproat+Quetiapin offen bei akuter Manie, depressiver oder gemischte Episode bzw. einer solchen Episode in letzten 26 Wo, die mit Lithium bzw. Valproat+Quetiapin behandelt wurde
ᶠValproat, Lithium, Carbamazepin (Mono- oder Kombinationstherapie), keine Neuroleptika und Antidepressiva

Alle ausgeschlossenen Publikationen (inklusive nicht eingeschlossener nichtvergleichender Studien und vergleichender Studien, deren Ergebnisse nicht genutzt wurden, da die Verlässlichkeit dieser Ergebnisse nicht sicher einzuschätzen war) sind im Anhang A3 aufgelistet.

Ergebnisse:
In einer Depot-Studie untersuchten (Macfadden et al. 2009), ob Risperidon-Depot (25–50 mg alle zwei Wochen) als *Zusatzmedikation* einer üblichen Therapie (TAU beinhaltete jede Monotherapie und Kombination von Antidepressiva Stimmungsstabilisierer und Anxiolytika (von letzten 4 Wochen vor Randomisierung relativ unverändert weitergeführt, ausgeschlossen waren Carbamazepin, Oxcarbamazepin, Fluoxetin, Paroxetin oder Clozapin) bei anfänglich 124 Patienten mit häufigen Rezidiven (viele mit Rapid-Cycling) im Vergleich zu einer Placebo-Zusatzmedikation die Zeit bis zum Rezidiv oder die Zahl der Rezidive positiv beeinflusste. Es handelt sich um eine „Enriched-design"-Studie. Rund die Hälfte der Patienten schloss die Studie nicht ab, etwas mehr in der Placebo-Gruppe (57,5 % vs. 40 %). Die Patienten, die zusätzlich das Risperidon-Depot erhalten hatten, erlitten weniger Rezidive (23,1 % vs. 45,8 %) und verlebten eine signifikant längere rezidivfreie Zeit (primäres Zielkriterium). Die Rückfälle in der Placebogruppe ereigneten sich nicht schwerpunktmäßig in der ersten Phase der Studie, so dass Absetzrezidive hier nicht wahrscheinlich sind. Es zeigte sich keine differenzielle Wirkung mit Bezug auf die Polarität der Episoden oder auf das Geschlecht der Patienten.

Nach Angaben der Autoren brachen nur wenige Patienten die Studie wegen unerwünschter Wirkungen ab (3 vs. 1). In der Risperidon-Gruppe traten am häufigsten auf: Tremor (24,6 % vs. 10,2 %), Schlafstörungen (20 % vs. 18,6 %), Rigidität (12,3 % vs. 5,1 %), Hypokinesie (7,7 % vs. 0 %).

In der Studie von (Tohen et al. 2004) zur zusätzlichen Gabe von Olanzapin zu Lithium bzw. Valproat ergab sich kein Unterschied zwischen der Verum- und der Placebogruppe in Bezug auf die Zeit bis zum ersten syndromalen Rückfall (primäres Outcome, 94 vs. 41 Tage). Es zeigte sich allerdings eine signifikante Differenz für den Parameter symptomatischer Rückfall: Insgesamt vergingen für Patienten in der Gruppe mit zusätzlicher Gabe von Olanzapin 163 Tage, in der Placebogruppe 42 Tage bis zum Rezidiv. Der Effekt zeigte sich in der Subgruppenanalyse ausschließlich bei Frauen.

Die durchschnittliche Lithium-Serumkonzentration betrug 0,76 mmol/l in der Gruppe mit Olanzapin, der Serumspiegel von Valproat lag in dieser Gruppe bei 67,8 Mikrogramm/ml. In der Gruppe mit Olanzapin kam es zu einer durchschnittlichen Zunahme des Körpergewichts von 2 kg (über 18 Monate, nachdem sie in der sechswöchigen Akutphase bereits 3,1 kg zugenommen hatten), während in der Placebogruppe im Durchschnitt 1,8 kg abgenommen wurde.

Marcus R et al. untersuchten 2011, ob Patienten deren manische oder gemischte Episode nicht auf Lithium oder Valproat allein, sondern erst auf eine zusätzliche Aripiprazolgabe angesprochen hatte, länger in Remission blieben, wenn Aripiprazol fortgeführt (N = 168), statt auf Placebo umgesetzt (N = 169) wurde (jeweils unter Fortführung der Lithium- bzw. Valproatmedikation). Es handelt sich also um ein so genanntes enriched Design, das potentiell die Prüfmedikation (Aripiprazol) bevorteilt. Die Kombination von Aripiprazol und Lithium bzw. Valproat verlängerte die Zeit bis zu einem Rückfall signifikant im Vergleich zu Placebo und Lithium bzw. Valproat. Zu den häufigsten Nebenwirkungen zählten Kopfschmerzen, Gewichtszunahme, Tremor und Schlafstörungen.

Eine neuere Arbeit von (Carlson et al. 2012) untersuchte in einem doppelblinden, randomisierten und multizentrischen Design die rückfallprophylaktische Wirksamkeit einer Kombinationsbehandlung von Aripiprazol und Lamotrigin versus Placebo und Lamotrigin bei Patienten, die in einer manischen oder gemischten Episode einer Bipolar I Störung auf die Kombinationsbehandlung angesprochen hatten. Patienten, die nach einer 9–24-wöchigen Akutbehandlung, in der sie mit Aripiprazol (in einer Dosis von 10–30 mg/d) und Lamotrigin (100 oder 200 mg/d) behandelt und darunter affektiv remittiert waren, setzten für weitere 8 Wochen die Aripiprazol und amotrigin-Kombination zur Stabilisierung fort und wurden anschließend auf Aripiprazol und Lamotrigin (N = 178) oder auf Placebo und Lamotrigin (N = 173) randomisiert. Es handelt sich also um ein so genanntes enriched Design, das potentiell die Prüfsubstanz (Aripiprazol) bevorteilt. Die Therapie mit Aripiprazol und Lamotrigin verlängerte zwar die Zeit bis zu einem Rezidiv (gemischt oder manisch) im Vergleich zu Placebo und Lamotrigin, dies war aber statistisch nicht signifikant.

Die Studien mit zusätzlicher Gabe von Quetiapin zu Lithium bzw. Valproat (Vieta et al. 2008d; Suppes et al. 2009) nutzten ein enriched-design. In beiden Studien war der Hazard signifikant geringer bei zusätzlicher Quetiapin-Gabe (detaillierte Angaben zu Tagen bis zum Ereignis fehlen).

In einer nicht randomisierten, kontrollierten Studie fanden (Lin et al. 2008), dass sich bei Bipolar-I-Patienten, die ein typisches oder atypisches Neuroleptikum zusätzlich zu Lithium bzw. Valproat erhalten hatten kein signifikanter Unterschied in Bezug auf Zeit bis zur Wiederaufnahmen ins Krankenhaus ergab (242 ± 11 vs. 219 ± 15 Tage), wobei signifikant mehr Patienten in der Lithium-Gruppe ein zusätzliches typisches Neuroleptikum erhalten hatten (93 vs. 74 %).

In der kleinen Studie von (Vieta et al. 2006) zeigte sich eine zusätzliche Gabe von Gabapentin zu einer bestehenden Behandlung mit den Stimmungsstabilisierern Lithium, Valproat bzw. Carbamazepin gegenüber Placebo überlegen in Bezug auf die Gesamteinschätzung der Erkrankung (gemessen mit der Skala CGI-BP-M). Auf der siebenstufigen Skala hatten die Gabapentin-Patienten am Studienende einen Wert von 2,1 (von 4,2 zu Studienbeginn) gegenüber 3,7 (von 4,3 zu Studienbeginn) für die Placebo-Patienten. In Bezug auf die Zeit bis zum ersten Rezidiv oder in Bezug auf zahlreiche andere eingesetzte Skalen ergaben sich keine Unterschiede.

In der Studie war das Präparat verträglich, es kam zu überwiegend milden UAW: am häufigsten waren Verstopfung, Kopfschmerzen, Übelkeit, Schwindel, Schlaflosigkeit und Tremor. Die geringe Fallzahl ist hier jedoch zu beachten.

(Bowden et al. 2010a) untersuchten, ob die *zusätzliche* Gabe von 80–160 mg Ziprasidon die Therapie von Bipolar-I-Patienten mit Stimmungsstabilisierern (Lithium oder Valproat) im Vergleich zur zusätzlichen Gabe von Placebo verbessern kann. Es handelt sich ebenfalls um eine „Enriched-design"-Studie. Es ergab sich eine Überlegenheit der Verum-Gruppe für die Zeit bis zur ersten Intervention (43 vs. 27 Tage). In der Ziprasidon-Gruppe erlitten rund 20 % ein Rezidiv (25/127), während es im Kontrollarm etwa 32 % waren (36/111). Es zeigte sich eine rezidivprophylaktische Wirkung nur für manische (inklusive gemischter) Episoden, nicht für depressive. Auch war die Wirkung auf Rezidive weit stärker unter Patienten, die das Ziprasidon zusätzlich zu Lithium erhalten hatten (N = 57; rund 45 % vs. etwa 21 % Rückfälle) als in der Valproat-Gruppe (N = 70; 22,6 % vs. 28,6 %), allerdings zeigte sich auch bei den Valproat-Patienten ein deutlicher Unterschied im von den Autoren definierten primären Zielkriterium der Studie der Zeit bis zur ersten Intervention.

Von den unerwünschten Wirkungen wurden in der Ziprasidon-Gruppe mehr als gravierend eingeschätzt als in der Kontrollgruppe (8,7 % vs. 5,4 %), allerdings trat von den häufigen unerwünschten Wirkungen nur Tremor in der Verum-Gruppe öfter auf. Prolactin war bei etwa doppelt so vielen Ziprasidon-Patienten als Placebo-Patienten erhöht (12,3 % vs. 6 %). Die QT-Zeiten unterschieden sich nicht zwischen den Gruppen.

Die Studie ist ein Beispiel für die starke Selektion bei „Enriched design"-Studien: insgesamt wurden von 1088 Patienten, die im Hinblick auf ihre Eignung für die Akutphase der Studie geprüft wurden rund die Hälfte behandelt, und nur 240 dieser Patienten wurden für die Prophylaxestudie randomisiert. Nur 84 Patienten im Ziprasidon-Arm (66 %) und 54 Patienten im Placebo-Arm (48 %) schlossen die sechsmonatige Beobachtungszeit in der Studie ab.

Die Studie BALANCE (Geddes 2010) verglich die *Kombination* aus Valproat mit Lithium mit der jeweiligen Monotherapie. Bezogen auf das Hauptkriterium (Hazard für Intervention wegen einer neuen affektiven Episode) ergab sich eine Überlegenheit der Kombination gegenüber der Valproat-Monotherapie (NNT = 7) sowie eine Überlegenheit der Lithium-Monotherapie gegenüber der Valproat-Monotherapie (NNT = 10), während sich kein siginfkanter Unterschied zwischen der Kombinationstherapie und der Lithium-Monotherapie zeigte. Die Verträglichkeit war in dieser Studie in allen drei Armen ähnlich. Zusatzmedikation war erlaubt. Die Beobachtungszeit betrug bis zu zwei Jahre (Durchschnitt: 21,4 Monate).

Die Qualitätsbewertung und die Extraktionsbögen mit den Ergebnissen der Studien werden auf Anfrage zugänglich gemacht.

Studienfinanzierung und potentielle Interessenkonflikte
Die Studie von Tohen et al. 2004 wurde vom Hersteller des Olanzapin-Präparats (Eli Lilly) finanziert. Fünf der Autoren inklusive des Erstautors waren Firmenangestellte. Eine Stellungnahme zu potentiellen Interessenkonflikten ist vorhanden.
Die Studien von Vieta et al. 2008d und Suppes et al. 2009 wurden vom Hersteller des Quetiapin-Präparats AstraZeneca finanziert. Bei Vieta et al. 2008d ist angegeben, dass die Firma beim Design der Studie, der Datensammlung, -analyse und -interpretation sowie beim Schreiben des Manuskripts und der Einreichung zur Publikation beteiligt war. Vier der Co-Autoren inklusive des Letztautors waren Firmenangestellte, eine Stellungnahme zu potentiellen Interessenkonflikten ist vorhanden. Bei der Publikation von Suppes et al. 2009 waren drei der Co-Autoren inklusive des Letztautors Firmenangestellte, eine Stellungnahme zu potentiellen Interessenkonflikten ist vorhanden.
Die Studie von Lin et al. 2008 wurde nicht von einem Hersteller, sondern vom National Science Council und des National Health Research Instituts Taiwans finanziert. Eine Stellungnahme zu potentiellen Interessenkonflikten fehlt.
Die Studie von Vieta et al. 2006 wurde vom Hersteller des Gabapentin-Präparats Pfizer finanziert. Ein Co-Autor war Firmenangestellter. Eine Stellungnahme zu potentiellen Interessenkonflikten ist vorhanden.
Die Studie von Geddes et al. 2010 wurde zum Teil durch das Stanley Medical Research Instituts und zum Teil (französische Studienzentren) durch den Hersteller des Valproat- und Lithium-Präparats Sanofi-Aventis finanziert. Letztere Firma stellte auch die Studienmedikation. Keiner der Autoren war Firmenangestellter, eine Stellungnahme zu potentiellen Interessenkonflikten ist vorhanden.
Die Studie von Bowden et al. 2010a wurde vom Hersteller des Ziprasidon-Präparats (Pfizer) finanziert. Vier Co-Autoren inklusive des Letztautors waren Firmenangestellte. Eine Stellungnahme zu potentiellen Interessenkonflikten ist vorhanden.
Die Studie von Marcus et al. 2011 wurde vom Hersteller des Aripiprazol-Präparats Bristol-Myers Squibb und Otsuka Pharmaceutical finanziert. 6 der 7 Autoren waren Firmenangestellte. Eine Stellungnahme zu potentiellen Interessenkonflikten ist vorhanden.
Die Studie von Carlson et al. 2012 wurde vom Hersteller des Aripiprazol-Präparats Bristol-Myers Squibb und Otsuka Pharmaceutical finanziert. Je 7 der Coautoren waren Firmenangestellte. Eine Stellungnahme zu potentiellen Interessenkonflikten ist vorhanden.

Zusammenfassung:
Insgesamt kann zur Fragestellung, ob eine zusätzliche Gabe von Wirkstoffen zu einer bestehenden Behandlung in der Prophylaxe Bipolarer Störungen geeignet ist, keine generelle Aussage getroffen werden, weil dies spärlich untersucht wurde. Aussagen sind nur in Bezug auf einige wenige Wirkstoffe möglich.

Bewertung in Anlehnung an GRADE:
Ausgangswertung: hoch; Abzug eines Punktes wegen Limitierungen der Studienqualität (nur eine Studie mit nur moderatem Risiko für Bias, SIGN 1+, keine mit geringem Risiko, wäre SIGN 1++ gewesen) und eines weiteren wegen Unsicherheit bezüglich der Direkt-

heit (u. a. häufig enriched design). Zudem sind nur einige der möglichen Kombinationen bzw. zusätzlichen Gaben untersucht worden und diese dann häufig nur in einer einschließbaren Studie; daher final: gering.

Bemerkungen zum Konsensusprozess:
Im Konsensusprozess wurde noch einmal betont, dass es zu dem wichtigen Punkt Kombinations- bzw. zusätzliche Behandlung nur wenig Evidenz gibt. Je nach Studienlage wurde entschieden, ob derzeit Empfehlungen generiert werden können, oder ob in einem Statement auf die Evidenzlage hingewiesen wird.

Empfehlungen:

Statement	Empfehlungsgrad
Therapie-Prophylaxe17	**Statement**
Ziel ist eine pharmakologische Monotherapie, bei unzureichender Wirksamkeit sollte eine pharmakologische Kombinationsbehandlung bzw. die zusätzliche Gabe eines Wirkstoffs erwogen werden. Eine Kombinationstherapie bzw. die zusätzliche Gabe eines Wirkstoffs kann erwogen werden, wenn ein Prophylaxeversuch mit einer Substanz zu einem nur partiellen Erfolg geführt hat. Es gibt keine Untersuchungen über die Frage, ob in diesem Fall der Wechsel auf eine andere Monotherapie oder die Kombination bzw. die zusätzliche Gabe eines Wirkstoffs sinnvoller ist. Hier müssen der Arzt und der Patient gemeinsam den bisherigen Erfolg und die Verträglichkeit abwägen.	

Statement	Empfehlungsgrad
Therapie-Prophylaxe18	**Statement**
Auf Grund der unzureichenden Datenlage kann derzeit *keine* Empfehlung bezüglich *der zusätzlichen* Gabe von Gabapentin zur Phasenprophylaxe bei Bipolaren Störungen formuliert werden.	

Statement	Empfehlungsgrad
Therapie-Prophylaxe19	**Statement**
Es gibt einen Hinweis auf die Wirksamkeit der Kombination von Olanzapin mit Lithium oder Valproat als Phasenprophylaxe bei Patienten mit Bipolaren Störungen, welche vorher in der Akutbehandlung auf eine dieser Kombinationen respondiert haben. Wegen der bislang spärlichen Datenlage kann derzeit *keine* Empfehlung formuliert werden.	

Empfehlung	Empfehlungsgrad
Therapie-Prophylaxe20	0
Quetiapin kann *zusätzlich* zu Lithium oder Valproat in der Phasenprophylaxe bei Patienten mit Bipolaren Störungen eingesetzt werden, welche vorher in der Akutbehandlung auf eine dieser Kombinationen respondiert haben.	

Empfehlung	Empfehlungsgrad
Therapie-Prophylaxe21	0
Lithium kann *kombiniert* mit Valproat in der Phasenprophylaxe bei Patienten mit Bipolaren Störungen gegeben werden. Es gibt jedoch keinen Hinweis darauf, dass eine *zusätzliche* Gabe von Valproat eine *bestehende* Lithiumtherapie verstärkt.	

Empfehlung	Empfehlungsgrad
Therapie-Prophylaxe22	0
Ziprasidon kann *zusätzlich* zu Lithium oder Valproat in der Phasenprophylaxe bei Patienten mit Bipolaren Störungen eingesetzt werden, die in einer manischen oder gemischten Phase auf Ziprasidon respondiert haben.	

Empfehlung	Empfehlungsgrad
Therapie-Prophylaxe23	0
Risperidon-Depot kann *zusätzlich* zu Stimmungsstabilisierern in der Prophylaxe der Bipolaren Störung bei Patienten mit Rapid-Cycling eingesetzt werden.	

5.4.2.5 In Entwicklung befindliche Substanzen zur Phasenprophylaxe

Acetylcystein

Acetylcystein (häufig abgekürzt ACC) ist ein Arzneistoff, der bei Atemwegserkrankungen als Hustenlöser in der klinischen Praxis weite Verbreitung findet. Aufgrund seiner Wirkung auf den Glutamatstoffwechsel im Gehirn ist die Substanz in den letzten Jahren auch zunehmend in der Forschung bei Schizophrenie, Zwangsstörungen und Depressionen eingesetzt worden, allerdings ohne dabei einen „Durchbruch" erreicht zu haben.

Dabei wurde in zwei randomisierten, doppelt verblindeten Studien N-Acetyl-Cystein (NAC) oder Placebo zusätzlich zur Standardbehandlung untersucht (Berk et al. 2008a, 2012).

Autoren, Jahr	Design	Diagnose Setting	Dauer	Studienarme		Hauptzielkriterium	E
(Berk et al. 2012) #U3	Randomisiert, placebo-kontrolliert, doppelblind	BPD I, vorwiegend ambulante Pat.	32 Wochen	N-Acetyl-Cystein (NAC) 2 g/d N = 44	Placebo N = 49	Zeit bis Intervention wg. neuer affektiver Episode	1++
(Berk et al. 2008a) #2066	randomisiert, doppelt verblindet	Bipolare Störung, ggw. innerhalb von 6 Monaten nach Episode (Manie, depressive oder gemischte Episode) ambulant	6 Monate	Standardtherapie* +N-Acetyl-Cystein (NAC) täglich 2 × 2 Kapseln á 500 mg (insgesamt 2 g/d) N = 38	Standardtherapie* +Placebo N = 37	Veränderung Symptomschwere Depression Woche 24 i. V. zu Baseline (MADRS) Zeit bis zu erneuter affektiver Episode	1+

*naturalistisch: Valproat, Lithium, Carbamazepin, Lamotrigin, Neuroleptika, Antidepressiva, Benzodiazepine u. a.

Ergebnisse:
Innerhalb der Studie von (Berk et al. 2012) erfolgte zunächst in einer unkontrollierten 8-wöchigen Studie bei bipolaren Patienten, gegenwärtig depressiv, die Gabe von ACC zusätzlich zur Standardtherapie („treatment as usual"). Anschließend erfolgte eine 32-wöchige randomisierte, Placebo-kontrollierte Studie zu Wirksamkeit und Verträglichkeit von ACC (Tagesdosis 2 g) als Add-on Therapie zu Standardtherapie bei 156 Patienten. Primärer Endpunkt war die Zeit bis zur Intervention wegen einer Krankheitsepisode; Veränderung von affektiven Symptomen, Verbesserung von Lebensqualität und Funktionalität waren sekundäre Outcome-Parameter.

In der Studie, in der zusätzlich zur Standardtherapie N-Acetyl-Cystein gegeben wurde (Berk et al. 2008a) zeigte sich in Bezug auf die Reduktion des MADRS-Wertes (eines der primären Outcomes) ein signifikantes Ergebnis zugunsten der N-Acetyl-Cystein-Therapie. Dieses Ergebnis wurde indirekt noch bestätigt durch eine deutliche MARDS-

Verschlechterung nach Absetzen der Studienmedikation nach Ende der 24-wöchigen Beobachtungsperiode. Bezüglich der Zeit bis zur erneuten affektiven Episode (zweites primäres Outcome) ergab sich kein signifikanter Unterschied (detaillierte Daten werden nicht präsentiert). Bezüglich der Sicherheit zeigten sich keine signifikanten Unterschiede gegenüber der Placebogruppe.

Die Qualitätsbewertung und die Extraktionsbögen mit den Ergebnissen der Studien werden auf Anfrage zugänglich gemacht.

Studienfinanzierung und potentielle Interessenkonflikte
In der Studie von Berk et al. 2012 finden sich keine Angaben bezüglich der Studienfinanzierung. Eine Stellungnahme zu potentiellen Interessenkonflikten ist vorhanden.
Die Studie von Berk et al. 2008a wurde nicht vom Hersteller, sondern vom Stanley Medical Research Institute und dem Mental Health Research Institute of Victoria finanziell unterstützt. Eine Stellungnahme zu potentiellen Interessenkonflikten ist vorhanden.

Kommentar der Konsensuskonferenz:
Die zusätzliche Gabe von ACC bewirkte lediglich eine nicht statistisch signifikante Abnahme depressiver Symptome in der unkontrollierten Behandlungsphase; danach, also in der doppelblinden Phase der Prophylaxe, kam es zu keinen bedeutsamen Verbesserungen des primären oder der sekundären Outcome Parameter. Weitere Untersuchungen sind notwendig, eine eine Bewertung vornehmen zu können.

5.4.3 Psychotherapie

5.4.3.1 Hintergrund

Psychotherapie Bipolarer Störungen kann zu verschiedenen Zeitpunkten mit unterschiedlichen Zielsetzungen beginnen (siehe Abschn. 6.1 und die Subkapitel zur phasenspezifischen Behandlung von Episoden Abschn. 6.2 und Abschn. 6.3). In der *Phasenprophylaxe* ist das Ziel, den gebesserten bzw. remittierten (euthymen) Zustand zu erhalten und neue Krankheitsepisoden zu verhindern. Die Behandlung setzt somit nach Abklingen einer akuten depressiven bzw. (hypo-)manischen Episode ein. In einem solchen, zumindest teilremittierten Zustand scheinen Patienten mit einer Bipolaren Störung am meisten von einer Psychotherapie zu profitieren.

Um das Ziel der Verhinderung von Rückfällen und Rezidiven zu erreichen, müssen die Betroffenen lernen, ihr eigenes Verhalten, Denken und Fühlen besser zu beobachten und bei Veränderungen in Richtung (hypo-)manischer oder depressiver Zustände angemessen und flexibel zu reagieren. Das Neulernen und die Verbesserung der Adaptionsfähigkeit erfordert Zeit und sollte nicht massiert in einem kurzen Zeitraum erfolgen. Günstiger ist es, nach anfänglichen wöchentlichen Kontakten (in Krisen sogar mehrmals wöchentlich), die Psychotherapiekontakte über mehrere Monate, über ein Jahr oder sogar auf mehrere Jahre zu verteilen.

5.4.3.2 Phasenprophylaxe insgesamt/generelle Prophylaxe

5.4.3.2.1 Einfache Psychoedukation

Es liegt eine Studie (Perry et al. 1999) vor, die die Wirksamkeit einfacher Psychoedukation für die Rezidivprophylaxe Bipolarer Störungen untersucht hat. Diese Studie beinhaltet keine Angaben zur generellen Prophylaxe, sondern wertet die Rezidivprophylaxe separat für manische bzw. depressive Episoden aus. Diese Ergebnisse und die daraus resultierenden Empfehlungen sind unter den entsprechenden Unterpunkten zur Phasenprophylaxe bezüglich manischer bzw. depressiver Episoden berichtet (siehe unten).

5.4.3.2.2 Ausführliche und interaktive Gruppenpsychoedukation
Eingeschlossene Studien:

Drei Studien konnten eingeschlossen werden. In den Studien von Colom et al. wurde (Colom et al. 2003a, b, 2009b) über einen Zeitraum von 2 bzw. 5 Jahren die generelle rezidivprophylaktische Wirkung von Psychoedukation untersucht.

In einer weiteren Studie verglichen (Castle et al. 2010) 42 bipolare Patienten, die zu einer Gruppenpsychoedukation in Kombination zu Treatment as usual randomisiert wurden, mit ebenfalls 42 bipolaren Patienten, die wöchentliche Telefonanrufe zusätzlich zu Treatment as usual erhielten. (D'Souza et al. 2010) verglichen eine Psychoedukation, an der neben dem Patienten auch ein Angehöriger teilnahm und über 12 Wochen ging, mit TAU.

Autoren, Jahr	Design	Diagnose Setting	Dauer	Studienarme		Hauptzielkriterium	SIGN
(Colom et al. 2003b) (#707)	randomisiert, einfach verblindet	Bipolar I Störung, ggw. euthym ambulant	6 Monate, Follow-up nach 24 Monaten	Ausführliche Psychoedukation (20 Gruppensitzungen à 90 min) N = 25	TAU+ Gesprächsgruppe N = 25	Rückfall (YMRS ≥ 12 oder HAMD ≥ 12)	1-
(Colom et al. 2003a) (#708)	randomisiert, einfach verblindet	Bipolar I und II Störung, ggw. euthym ambulant	6 Monate, Follow-up nach 24 Monaten	Ausführliche Psychoedukation (21 Gruppensitzungen à 90 min) N = 60	TAU+ Gesprächsgruppe N = 60	Rückfall	1-

Autoren, Jahr	Design	Diagnose Setting	Dauer	Studienarme		Hauptzielkriterium	SIGN
(Colom et al. 2009b) (#3031)			*Follow-up nach 60 Monaten*	*Ausführliche Psychoedukation (21 Gruppensitzungen à 90 min) N = 50 (60)*	*TAU+ Gesprächsgruppe N = 49 (60)*		*1-*
(Castle et al. 2010) (#4200)	randomisiert, nicht verblindet	Bipolare Störung, I, II oder NOS, aktuell nicht in Episode	3 Monate, Follow-up nach 12 Monaten	PE (MAPS) (12+3 Gruppensitzungen à 90 min) N = 42	TAU + 12 wöchentliche Telefonanrufe N = 42	Rückfall	1-
D'Souza et al. 2010 #U157	randomisiert, Rater verblindet	BPD eutyhm (YMRS < 10 u. MADRS < 8)	12 Wochen; FU nach 60 Wochen	SIM-SEP-BD: Patient-Begleitperson kombinierte Psychoedukation (Sessions 90 min wöchentlich) N = 27	TAU (community based case management model) N = 31	Zeit bis Rückfall	1-

Zusätzliche Publikationen zur Hauptpublikation kursiv

Alle ausgeschlossenen Publikationen (inklusive nicht eingeschlossener nichtvergleichender Studien und vergleichender Studien, deren Ergebnisse nicht genutzt wurden, da die Verlässlichkeit dieser Ergebnisse nicht sicher einzuschätzen war) sind im Anhang A3 aufgelistet.

Ergebnisse:
(Colom et al. 2003a, 2009b) untersuchten 120 euthyme bipolare Patienten, die zu einer ausführlichen und interaktiven Psychoedukationsgruppe bzw. zu einer unstrukturierten Gesprächsgruppe randomisiert wurden. Die Intervention dauerte 6 Monate. Follow-Up-Untersuchungen wurden nach 24 Monaten sowie nach 5 Jahren durchgeführt. Patienten der Psychoedukationsgruppe zeigten zu allen Zeitpunkten nach der Intervention signifikant weniger Rückfälle: nach 6 Monaten 23/60 vs. 36/60 ($p < 0,05$), nach 24 Monaten 40/60 vs. 55/60 ($p < 0,001$) und nach 60 Monaten betrug die durchschnittliche Anzahl an Rückfällen: 3,86 vs. 8,37 ($p < 0,0001$).

(Colom et al. 2003b) verglichen 50 euthyme Patienten mit einer Bipolar-I-Störung, welche eine gute Compliance zeigten, und im Rahmen der Studie zu einer ausführlichen und interaktiven Psychoedukationsgruppe über 20 Sitzungen bzw. einer unstrukturierten Gesprächsgruppe über ebenfalls 20 Sitzungen randomisiert wurden. Die Intervention dauerte 6 Monate, nach 24 Monaten wurde eine Follow-up-Untersuchung durchgeführt. Nach 6 Monaten waren in der Psychoedukationsgruppe bereits signifikant weniger Patienten rückfällig (4/25 vs. 14/25; p = 0,003). Auch nach 24 Monaten konnte dieses Ergebnis bestätigt werden (15/25 vs. 23/25; p = 0,008).

(Castle et al. 2010) zeigten, dass die Gruppe, die Psychoedukation erhielt, eine signifikant geringere Rückfallrate aufwies im Vergleich zur Kontrollgruppe (p = 0,04), sowie insgesamt weniger Zeit in einem affektiven Rückfall verbrachten als die Kontrollgruppe (p = 0,02).

Eine signifikant geringere Rückfallrate zeigte sich auch in der Studie von (D'Souza et al. 2010) nach 60 Wochen, bei der neben den Patienten ebenfalls Angehörige über 12 Wochen an der Psychoedukation teilnahmen.

Die Qualitätsbewertung und die Extraktionsbögen mit den Ergebnissen der Studien werden auf Anfrage zugänglich gemacht.

Studienfinanzierung und potentielle Interessenkonflikte:
Die Studien wurden zum Teil durch Grants des Stanley Medical Research Institute, des Spanischen Insituto des Salud Carlos III sowie der Fundacio' Marato' de TV3, Barcelona, Catalonia, und der Fundacio' Roviralta, Barcelona, Catalonia aus Spanien finanziell unterstützt. In der Publikation Colom et al. 2003b ist eine Stellungnahme zu potentiellen Interessenkonflikten vorhanden.

Die Studie von Castle et al. 2010 wurde durch Grants der Medical Benefits Fund Foundation und dem beyondblue Victorian Centre of Excellence in Depression and Related Disorders finanziell unterstützt. Eine Stellungnahme zu potentiellen Interessenkonflikten ist vorhanden.

Zusammenfassung:
Die Arbeitsgruppe um Colom konnte in zwei Studien die Wirksamkeit einer ausführlichen und interaktiven Gruppenpsychoedukation hinsichtlich einer generellen Rückfallverhütung zeigen.

Die Studie von (Castle et al. 2010) unterstützt die Ergebnisse der beiden Studien von Colom et al. (2003a, b), dass eine ausführliche Psychoedukation bei der Rezidivprophylaxe wirksam ist.

Bewertung nach GRADE:
Ausgangswertung: hoch; Abzug eines Punktes wegen Limitierungen der Studienqualität (alle Studien mit einem hohen Risiko für Bias behaftet (SIGN 1-), keine mit geringem Risiko, wäre SIGN 1++ gewesen); daher final: moderat.

Bemerkungen zum Konsensusprozess:
Keine.

5 Therapie

Empfehlungen:

Empfehlung	Empfehlungsgrad
Therapie-Prophylaxe24	**B**
Zur rezidiv-prophylaktischen Behandlung einer Bipolaren Störung sollte eine ausführliche und interaktive Gruppenpsychoedukation durchgeführt werden.	

5.4.3.2.3 Kognitive Verhaltenstherapie (KVT)
Eingeschlossene Studien:
Einige randomisiert kontrollierte Studien haben die generelle rezidiv-prophylaktische Wirkung von KVT untersucht:

(Ball et al. 2006) verglichen 52 Patienten mit Bipolar-I- und II-Erkrankungen, wobei 25 Patienten über einen Zeitraum von 6 Monaten eine Kognitive Verhaltenstherapie mit emotiven Elementen und 27 Patienten lediglich „Treatment as usual" (TAU) erhielten.

(Gonzalez-Isasi et al. 2010) **untersuchten in einer Pilotstudie die Wirksamkeit einer** kognitiv-verhaltenstherapeutischen Gruppenintervention zusätzlich zur psychiatrischen Behandlung (N = 10) im Vergleich zur alleinigen psychiatrischen Behandlung (N = 10).

(Gomes et al. 2011) verglichen bei Patienten eine KVT (N = 23) im Gruppensetting zu TAU (N = 27).

(Jones et al. 2015b) verglichen in einer Pilotstudie 67 Patienten, von denen 33 Patienten über 6 Monate eine KVT mit Elementen zum Recovery erhielten, mit 34 Patienten, die TAU erhielten.

(Lam et al. 2003, 2005a) und (Lam et al. 2005b) untersuchten 52 Patienten einer KVT-Behandlung (über 30 Monate) plus minimaler psychiatrischer Behandlung vs. 51 Patienten einer minimalen psychiatrischen Behandlung.

In ihrer 18 monatigen Studie randomiserten Parikh et al. 2012 die Patienten zu 2 unterschiedlichen Psychotherapien: einer individuellen KVT (N = 109) und einer Gruppen-Psychoedukation (N = 95).

Achtsamkeitsbasierte Elemente enthielt die KVT, die (Perich et al. 2013) an 48 Patienten im Vergleich zu TAU (N = 47) in ihrer 18 monatigen Studie einsetzten.

In der Studie von (Scott 2001) wurden 42 Bipolar-I- und II-Patienten, die zu einer KVT-Behandlung bzw. einer Warte-Kontrollgruppe randomisiert wurden, verglichen. Die KVT bestand aus einer Einzelpsychotherapie über 6 Monate.

(Scott et al. 2006) untersuchten 253 Bipolar-I- und II-Patienten, die zu einer TAU (n = 127) bzw. einer KVT in Ergänzung zu TAU (n = 126) randomisiert wurden. Die KVT bestand aus einer 22 Sitzungen Einzelpsychotherapie über 6 Monate.

Lediglich Meyer et al. 2012 untersuchten die KVT im Vergleich zu einer in Intensität und Häufigkeit vergleichbaren Psychotherapie, indem sie je 38 Patienten entweder zu einer KVT oder zu einer supportiven Therapie randomisierten.

Autoren, Jahr	Design	Diagnose, Setting	Dauer	Studienarme		Hauptziel-kriterium	E
(Ball et al. 2006) (# 705)	randomisiert, Rater verblindet	Bipolare Störung I oder II ambulant	6 Monate Follow-up nach 12 Monaten	KVT einschl. emotiven Techniken (20 Sitzungen à 1 h) N = 25	TAU N = 27	Nicht explizit getrennt	1-
(Gonzalez-Isasi et al. 2010) (#4201)	randomisiert, nicht verblindet	Bipolare Störung, I oder II, schwerer Verlauf in letzten Jahren, RC ambulant und teilstationär	3 Monate Follow-up nach 12 Monaten	psychiatrische Behandlung +KVT (13 Sitzungen à 90 Min) N = 10	Psychiatrische Behandlung N = 10	Nicht explizit getrennt	1-
(Gomes et al. 2011) #U56	Randomisiert, Rater verblindet	BPD I+II, ambulante Patienten in Remission YMRS < 6 HAMD < 8	12 Monate	KVT (Gruppentherapie)+ TAU N = 23	TAU N = 27	Zeit bis Rückfall in affektive Episode	1-
(Jones et al. 2015b) #U67	Randomisiert, Pilotstuide, Rater verblindet	BPD (Diagnose vor 2–3 Jahren)	12 Monate	KVT (recovery-focused) (18 Sitzungen à 45–60 min über 6 Monate) N = 33	TAU N = 34	Zeit bis Rückfall in affektive Episode	1-
(Lam et al. 2003) (#711)	randomisiert, Rater verblindet	Bipolar I Störung, ggw. nicht in Episode ambulant	Interventionsdauer: 52 Wochen, Endpunkt: 6 und 12 Monate	minimale psychiatrische Behandlung (MS u. ambulante psychiatrische Behandlung) + KVT N = 51	Minimale psychiatrische Behandlung (s. o.), N = 52	Nicht explizit getrennt	1-
(Lam et al. 2005b) (#711 A) *(Lam et al. 2005a) (#711B)*			*Endpunkt: 6 Monate Endpunkt: 18, 24 und 30 Monate*				

5 Therapie

Autoren, Jahr	Design	Diagnose, Setting	Dauer	Studienarme		Hauptziel-kriterium	E
(Meyer und Hautzinger 2012) #U92	randomisiert, Rater verblindet	BPDI+II	9 Monate Behandlung + 24 Monate FU	KVT (20 Sitzungen à 50–60 min) N = 38	Supportive Therapie N = 38	Rückfall in affektive Episode	1-
(Parikh et al. 2012) #U102	Randomisert, Rater verblindet	BPD I+II	18 Monate	Individuelle KVT (20 Sitzungen) +TAU N = 109	Gruppen-Psychoedukation+TAU N = 95	Reduktion der Belastung durch affektive Episoden (LIFE)	1-
(Perich et al. 2013) #U107	Randomisiert, Rater veblindet	BPD	18 Monate	KVT (mindfulness-based)+TAU N = 48	TAU N = 47	Zeit bis Auftreten affektive Episode	1-
(Scott 2001) (#717)	randomisiert, nicht verblindet	Bipolare Störung, I oder II ambulant	6 Monate KVT, Follow-up 6, 18 Monate	KVT (25 Sitzungen) N = 21	Warte-Kontrollgruppe N = 21	Nicht explizit getrennt	1-
(Scott et al. 2006) (#1234)	randomisiert, Rater verblindet	Bipolare Störung* ambulant	6 Monate KVT, Follow-up alle 2 Mo bis 18 Monate	TAU +KVT (22 Sitzungen) N = 127	TAU N = 126	Zeit bis zum Auftreten einer neuen Episode	1-

Zusätzliche Publikationen zur Hauptpublikation kursiv
*Eingeschlossen wurden hier nicht nur ausreichend remittierte Patienten, sondern auch 32 % mit bestehender akuter Symptomatik (hypomanisch, depressiv oder gemischt)

Alle ausgeschlossenen Publikationen (inklusive nicht eingeschlossener nichtvergleichender Studien und vergleichender Studien, deren Ergebnisse nicht genutzt wurden, da die Verlässlichkeit dieser Ergebnisse nicht sicher einzuschätzen war) sind im Anhang A3 aufgelistet.

Ergebnisse:
Die Studien von (Jones et al. 2015b), (Lam et al. 2003, 2005a) und (Lam et al. 2005b) konnten die prophylaktische Wirkung der KVT nachweisen, andere Studien zeigten dies nicht so eindeutig. In der KVT-Bedingung waren bei (Lam et al. 2003, 2005a) und (Lam et al. 2005b) bereits nach 6 Monaten weniger Patienten rückfällig (p = 0,02). Nach 12 (p = 0,001) und 30 Monaten (p < 0,02) konnte dies weiter bestätigt werden. Auch bei (Jones et al. 2015b) wurden im Verlauf des Follow ups von 15 Monaten signifikant weniger Rückfälle in der KVT-Gruppe verzeichnet.

Auch (Scott 2001) stellten zwischen der KVT- und der Warte-Kontrollgruppe einen Trend zugunsten den kognitiv verhaltenstherapeutisch behandelten Patienten (p = 0,06) fest. Im Verlauf zeigte sich, dass Patienten vor der Intervention signifikant mehr Rückfälle aufwiesen als während und nach der Intervention.

(Parikh et al. 2012) konnten weder in der Symptombealstung noch in dem Anteil der Rückfälle im Follow up von 18 Monaten einen Unterschied zwischen der individuellen KVT und der Gruppen-Psychoedukation feststellen.

(Ball et al. 2006) konnten, obwohl es in der Therapiegruppe weniger Rückfälle als in der Kontrollgruppe gab, weder nach 6 Monaten (5/25 vs. 9/27) noch beim Follow-up nach 12 Monaten (13/25 vs. 16/27) einen signifikanten Unterschied zeigen, ebenso weinig wie (Perich et al. 2013). Auch (Meyer und Hautzinger 2012) konnten beim Follow up nach 24 Monaten keinen Unterschied zwischen der KVT- und der supportiven Therapie- Gruppe bezüglich der Rückfallrate feststellen.

Sowohl in der Studie von (Gomes et al. 2011) als auch in der von (Scott et al. 2006) konnte im Follow-up nach 12 resp. 18 Monaten insgesamt kein signifikanter Unterschied bezüglich eines Rückfalls zwischen den Gruppen festgestellt werden. Post-hoc-Analysen von Scott et al. 2006 zeigten jedoch, dass Patienten mit weniger Episoden (< 12) in der Vorgeschichte von KVT im Hinblick auf eine Rezidivprophylaxe profitierten.

In der Studie von (Gonzalez-Isasi et al. 2010) zeigt sich, dass der Anteil an Patienten mit depressiven Symptomen in der Kontrollgruppe von Baseline bis zur Verlaufsuntersuchung nach 12 Monaten stabil bleibt, während dieser sich in der Interventionsgruppe reduziert. Dabei ergab sich allerdings kein signifikanter Unterschied. Der Anteil an Patienten mit (hypo-)manischen Symptomen reduziert sich in beiden Gruppen. In der Studie wurde das Outcome Rückfall nicht explizit untersucht.

Die Qualitätsbewertung und die Extraktionsbögen mit den Ergebnissen der Studien werden auf Anfrage zugänglich gemacht.

Studienfinanzierung und potentielle Interessenkonflikte:

Die Studie von Ball et al. 2006 wurde vom Australischen Rotary Health Research Fund, EliLilly und dem Black Dog Institute finanziell unterstützt. Keiner der Autoren war Firmenangestellter von EliLilly, eine Stellungnahme zu potentiellen Interessenkonflikten ist vorhanden.

Die Studie von Gonzalez-Isasi et al. 2010 und die Fertigung der Publikation wurden durch Health Research Funds der Spanischen Regierung, Entwicklungsfunds der EU (FEDER) und lokale Funds unterstützt. Die Stanley Research Foundation unterstützte die Forschung am Institut insgesamt. Die Letztautorin erhielt eine Förderung im Rahmen eines Kooperationsvertrags der Spanischen und der Baskischen Regierung. Eine Stellungnahme zu weiteren potentiellen Interessenkonflikten ist nicht vorhanden.

Die Studie von Gomes et al. (2011) wurde finanziert von der Thompson Motta Familie und dem Nationalrat für Forschung und technologische Entwicklung Braziliens. Eine Stellungnahme zu potentiellen Interessenkonflikten ist vorhanden. Einer die Autoren war Firmenangestellter bei Eli Lilly Brasilien.

Die Studie von Jones et al. 2015 wurde vom NHS finanziert, die Autoren geben an, keine Interesenkonflikte zu haben.

Für die Studie von Lam et al. 2003 ist keine Stellungnahme zur Finanzierung und zu potentiellen Interessenkonflikten vorhanden.

Die Studie von Meyer et al. 2012 wurde von der Deutschen Forschungsgemeinschaft finanziert. Eine Erklärung liegt vor, dass keine Interessenkonflikte bestehen.

Die Studie von Parikh et al. (2012) wurde finanziert durch das Canadian Institutes for Health Research und das Stanley Medical Research Institut.

Die Studie von Perich et al. (2013) wurde mit staatlichen Mitteln des National Health and Medical Research Council of Australia finanziert. Eine Stellungnahme zu potentiellen Interessenkonflikten liegt vor. Die Studie von Scott et al. 2001 wurde durch einen Medical Research Counsil (UK) Projekt-Grant finanziert. Eine Stellungnahme zu potentiellen Interessenkonflikten ist nicht vorhanden.

Auch die Studie von Scott et al. 2006 wurde durch einen Medical Research Counsil (UK) Projekt-Grant finanziert. Eine Stellungnahme zu potentiellen Interessenkonflikten ist nicht vorhanden.

Zusammenfassung:

Die Arbeitsgruppe um Lam (Lam et al. 2003, 2005a und Lam et al. 2005b) und die Pilotstudie von (Jones et al. 2015b) konnten die Wirksamkeit von KVT hinsichtlich einer generellen Rückfallverhütung zeigen. Die Studie von (Scott 2001) weist einen entsprechenden Trend nach. (Scott et al. 2006), (Ball et al. 2006), (Gomes et al. 2011), (Perich et al. 2013) und (Meyer und Hautzinger 2012) konnten dagegen keine Wirksamkeit hinsichtlich einer generellen Rückfallverhütung zeigen, dennoch erwies sich KVT bei Patienten mit weniger als 12 Episoden in der Vorgeschichte als rezidivprophylaktisch (Scott et al. 2006).

Die Studie von (Gonzalez-Isasi et al. 2010) stellt eine Pilotstudie mit kleiner Stichprobengröße dar, die keine signifikanten Unterschiede hinsichtlich der depressiven und (hypo-)manischen Symptome zwischen der Kontrollgruppe und Interventionsgruppe zur Verlaufsuntersuchung nach 12 Monaten nachweisen kann.

Bewertung in Anlehnung an GRADE:
Ausgangswertung: hoch; Abzug eines Punktes wegen Limitierungen der Studienqualität (alle Studien mit hohem Risiko für Bias behaftet (SIGN 1-), keine mit geringem Risiko, wäre SIGN 1++ gewesen); final: moderat

Bemerkungen zum Konsensusprozess:
Keine.

Empfehlung:

Empfehlung	Empfehlungsgrad
Therapie-Prophylaxe25	**B**
Eine rezidiv-prophylaktische Behandlung einer Bipolaren Störung mit einer manualisierten, strukturierten kognitiven Verhaltenstherapie sollte bei aktueller Stabilität und weitgehend euthymer Stimmungslage empfohlen werden.	

5.4.3.2.4 Familienfokussierte Psychotherapie
Eingeschlossene Studien:
Zwei randomisierte kontrollierte Studien (Miklowitz et al. 2000, 2003a; Rea et al. 2003) haben die generelle rezidiv-prophylaktische Wirkung von familienfokussierter Psychotherapie bzw. Familientherapie untersucht und konnten eingeschlossen werden.

Autoren, Jahr	Design	Diagnose, Setting	Dauer	Studienarme		Hauptzielkriterium	E
(Miklowitz et al. 2000) (#712A)	randomisiert, Rater verblindet	Bipolar I Störung (DSM-III-R), akute Episode in letzten 3 Monaten (noch nicht remittiert) Stationär und ambulant	Interventions-dauer: 9 Monate, Endpunkt: 12 Monate	Pharmakotherapie +FFT N = 31	Pharmakotherapie +CM (Crisis Management) N = 70	Veränderung Symptomschwere (SADS-C)	1-
(Miklowitz et al. 2003a) (#712B)			*Endpunkt: 24 Monate*				
(Rea et al. 2003) (#715)	randomisiert, Rater verblindet	Bipolare Störung, manischer Typ stationär	Interventions-dauer: 9 Monate, Endpunkt: 12 und 24 Monate	Pharmakotherapie +FFT N = 28	Pharmakotherapie +Einzeltherapie N = 25	Nicht explizit getrennt	1-

Zusätzliche Publikationen zur Hauptpublikation kursiv

Zusätzlich wurden die Ergebnisse einer Subgruppenanalyse der Studie von (Miller et al. 2004; Solomon et al. 2008) berücksichtigt.

Alle ausgeschlossenen Publikationen (inklusive nicht eingeschlossener nichtvergleichender Studien und vergleichender Studien, deren Ergebnisse nicht genutzt wurden, da die Verlässlichkeit dieser Ergebnisse nicht sicher einzuschätzen war) sind im Anhang A3 aufgelistet.

Ergebnisse:
Eine Studie (Miklowitz et al. 2000, 2003a) konnte einen signifikanten Effekt hinsichtlich der Zeit bis zum ersten Rezidiv zwischen der Behandlungsgruppe und der Kontrollgruppe nachweisen. Eine weitere Studie (Rea et al. 2003) zeigte zwar keinen Effekt bezüglich der Zeit bis zum ersten Rückfall, aber die Anzahl der Rezidive pro Person ließ sich durch die familienfokussierte Behandlung reduzieren.

(Miklowitz et al. 2000 und Miklowitz et al. 2003a) verglichen 31 Patienten mit einer Bipolar-I-Störung, die randomisiert einer familienfokussierten Behandlung (FFT) zugeordnet wurden, mit 70 Patienten, die lediglich „Clinical Management" erhielten. Die Intervention dauerte 9 Monate, nach 12 und 24 Monaten erfolgte eine Follow-Up Untersuchung. Bei der Untersuchung der Patienten, die bis zum Follow-Up in der Studie verblieben, zeigte sich, dass die Patienten der FFT nach 12 Monaten signifikant weniger Rückfälle aufwiesen im Vergleich zur Kontrollgruppe ($p = 0{,}037$). Nach 24 Monaten wurde dieses Ergebnis noch deutlicher ($p < 0{,}005$).

(Rea et al. 2003) verglichen 53 Bipolar-I-Patienten nach 12 und 24 Monaten. 28 Patienten erhielten zusätzlich zur Pharmakotherapie eine familienfokussierte Therapie über 9 Monate, während die 25 Patienten in der Kontrollgruppe einer Einzeltherapie ohne Einbezug der Familie zugeordnet wurden. Die Anzahl der Patienten, die einen Rückfall erlitten unterschied sich nach 24 Monaten nicht signifikant zwischen FFT und Einzeltherapie ($p > 0{,}10$). Die Anzahl der Rückfälle in der FFT-Gruppe war jedoch signifikant geringer als in der Einzeltherapie-Gruppe ($p < 0{,}05$), sprich die Patienten, die FFT erhielten, erlebten im Durchschnitt weniger Rezidive.

In einer Subgruppenanalyse der Studie von (Miller et al. 2004) verglichen (Solomon et al. 2008) bei Bipolar-I-Patienten, welche in der Akutbehandlung unter den Studienbedingungen eine Remission erreicht hatten, die Ergebnisse unter individueller Familientherapie zusätzlich zu Pharmakotherapie (N = 16) mit denen unter Multifamilientherapie zusätzlich zu Pharmakotherapie (N = 21) und denen unter Pharmakotherapie allein (N = 16) erhielten. Nach 28 Monaten zeigte sich eine Rückfallrate von 69 % (11/16) vs. 62 % (13/21) vs. 63 % (10/16), $p = 0{,}90$. Auch die Zeit bis zu einem Rückfall unterschied sich in allen drei Gruppen nicht signifikant (Median Anzahl Monate: 6,0 vs. 8,0 vs. 12,0, $p = 0{,}75$).

Die Qualitätsbewertung und die Extraktionsbögen mit den Ergebnissen der Studien werden auf Anfrage zugänglich gemacht.

Studienfinanzierung und potentielle Interessenkonflikte:
Die Studie von Miklowitz et al. 2000, 2003 wurde durch Grants des National Institute of Mental Health, des John D. und Catherine T. MacArthur Foundation Network on the

Psychobiology of Depression, eines Young Investigator Award (Dr. Miklowitz) der National Alliance for Research on Schizophrenia and Depression, und einem Faculty Fellowship (Dr. Miklowitz) der Universität von Colorado unterstützt. Eine Stellungnahme zu weiteren potentiellen Interessenkonflikten ist nicht vorhanden.

Die Studie von Rea et al. 2003 wurde durch einen Ausbildungs-Grant des National Institute of Mental Health (NIMH) und einen weiteren NIMH Grant sowie durch einen Grant der Universität von Californien, Los Angeles finanziert. Eine Stellungnahme zu weiteren potentiellen Interessenkonflikten ist nicht vorhanden.

Zusammenfassung:
Die Arbeitsgruppe um Miklowitz konnte die Wirksamkeit von familienfokussierter Therapie hinsichtlich einer generellen Rückfallverhütung nicht konsistent zeigen. (Miklowitz et al. 2000) und (Miklowitz et al. 2003a) konnten zwar eine signifikante Verbesserung zeigen, in der Studie von (Rea et al. 2003) zeigte sich dieser Effekt jedoch nur im Hinblick auf mehrfache Rezidive und nicht im Hinblick auf die Zeit, bis das erste Rezidiv zu beobachten ist.

Wenn eine FFT angeboten wird, dann kann sie aufsuchend oder im klinischen Einzel- oder Gruppensetting erfolgen.

Bewertung in Anlehnung an GRADE:
Ausgangswertung: hoch; Abzug eines Punktes wegen Limitierungen der Studienqualität (alle Studien mit hohem Risiko für Bias behaftet (SIGN 1-), keine mit geringem Risiko, wäre SIGN 1++ gewesen). Die Arbeitsgruppe sah zudem wichtige Inkonsistenzen in den Ergebnissen. Auch gab es Ungewissheit bezüglich der Direktheit, da nur Patienten mit einem Familienangehörigen eingeschlossen wurden, der auch an der Therapieform teilnehmen konnte, was eine Selektion der Patientenpopulation darstellt; daher final: gering.

Bemerkungen zum Konsensusprozess:
Im Konsensusprozess wurde angemerkt, dass nur einschließbare Studien vorlagen, die unter der Leitung eines Wissenschaftlers durchgeführt wurden.

Empfehlungen:

Empfehlung	Empfehlungsgrad
Therapie-Prophylaxe26	0
Zur rezidiv-prophylaktischen Behandlung einer Bipolaren Störung kann eine familienfokussierte Therapie angeboten werden	

5.4.3.2.5 Interpersonelle und Soziale Rhythmustherapie (IPSRT)
Eingeschlossene Studien:
Eine Studie konnte eingeschlossen werden (Frank et al. 2005b, Publikation 1999 mit ersten Ergebnissen bei laufender Studie nicht berücksichtigt), in der die generelle rezidivprophylaktische Wirkung von IPSRT bei Bipolar-I-Patienten untersucht wurde.

Autoren, Jahr	Design	Diagnose, Setting	Dauer	Studienarme				Hauptzielkriterium	E
(Frank et al. 2005b) (#709A)	randomisiert, einfach verblindet Rater für Recurrence verblindet	Bipolare I Störung, ggw. manisch, depressiv oder gemischt geringer Anteil schizoaffektiver Patienten	präventive Phase: 24 Monate	Akute IPSRT + präventive IPSRT = 39	Akute IPSRT + präventives intensives klinisches Management (ICM) N = 48	Akutes ICM + präventives ICM N = 43	Akutes ICM + präventives IPSRT N = 45	Nicht explizit getrennt	1-

Alle ausgeschlossenen Publikationen (inklusive nicht eingeschlossener nichtvergleichender Studien und vergleichender Studien, deren Ergebnisse nicht genutzt wurden, da die Verlässlichkeit dieser Ergebnisse nicht sicher einzuschätzen war) sind im Anhang A3 aufgelistet.

Ergebnisse:
In der Studie von (Frank et al. 2005b) wurden 175 Patienten verglichen, die zu einer von vier Bedingungen randomisiert wurden: 39 Patienten erhielten akut und präventiv IPSRT, 48 Patienten akut IPSRT und präventiv intensives klinisches Management (kurze psychoedukative Sitzungen, ICM), 43 Patienten akut und präventiv ICM und 45 Patienten akut ICM und präventiv IPSRT. Die Präventivphase dauerte 2 Jahre an. Patienten, die bereits in der Akutphase IPSRT erhalten hatten, wiesen in der Präventivphase eine längere Dauer bis zum Rückfall auf als Patienten, die in der Akutphase ICM zugeordnet waren ($p = 0{,}01$).

Die Qualitätsbewertung und die Extraktionsbögen mit den Ergebnissen der Studien werden auf Anfrage zugänglich gemacht.

Studienfinanzierung und potentielle Interessenkonflikte:
Die Studie wurde durch Grants des National Institute of Mental Health finanziert. Eine Stellungnahme zu weiteren potentiellen Interessenkonflikten ist nicht vorhanden.

Zusammenfassung:
Bislang liegt nur eine Studie (Frank et al. 2005b) vor, die die generelle rezidivprophylaktische Wirkung von IPSRT bei Bipolaren Störungen untersuchte. Die Wirksamkeit von IPSRT hinsichtlich einer generellen Rückfallverhütung konnte in der Studie gezeigt werden: Patienten, die in der Akutphase IPSRT durchführten, blieben länger stabil als Patienten, die lediglich Intensive Clinical Management erhalten hatten. Es ist wichtig anzumerken, dass die Behandlung über den gesamten zweijährigen Zeitraum in Form von IPSRT oder ICM weitergeführt wurde, sprich eine konstante Betreuung erhalten blieb.

Bewertung in Anlehnung an GRADE:
Ausgangswertung: hoch; Abzug eines Punktes wegen Limitierungen der Studienqualität (Studie mit hohem Risiko für Bias behaftet (SIGN 1-) und eines weiteren Punktes wegen spärlicher Datenlage); daher final: gering.

Bemerkungen zum Konsensusprozess:
Keine.

Empfehlung:

Empfehlung	Empfehlungsgrad
Therapie-Prophylaxe27	0
Zur rezidiv-prophylaktischen Behandlung einer Bipolaren Störung kann dann eine Interpersonelle und Soziale Rhythmustherapie fortgeführt werden, wenn sie bereits in der akuten Episode begonnen wurde und eine langfristige und kontinuierliche Betreuung intendiert ist (und keine zeitlich befristete Kurzzeittherapie).	

5.4.3.2.6 Weitere psychotherapeutische Verfahren (tiefenpsychologisch fundierte Therapie, Psychoanalyse)

Zu anderen psychotherapeutischen Verfahren wie z. B. tiefenpsychologisch fundierte Therapie oder Psychoanalyse wurden keine den hier angelegten methodischen Anforderungen entsprechenden empirischen Studien gefunden, die systematisch die Wirksamkeit dieser Therapien für die Rezidivprophylaxe Bipolarer Störungen untersuchten. Aus diesem Grund können wir keine spezifischen Empfehlungen im Hinblick auf den Einsatz dieser Verfahren bei dieser Patientenpopulation formulieren. Siehe hierzu nochmals Ausführungen im Abschn. Abschn. 5.1.

5.4.3.2.6.1 Kognitive und funktionale Remediation
Eingeschlossene Studien:
Eine Studie inklusive publizierter Zusatzauswertungen konnte eingeschlossen werden. (Torrent et al. 2013) randomisierte 239 remittierte Patienten, die jedoch Einschränkungen im allgemeinen Funktionsniveau aufwiesen, zu einem Programm aus funktioneller Remediation, Psychoedukation oder TAU.

(Demant et al. 2015) randomisierte 46 partiell remittierte Patienten mit kognitiven Defiziten zu einem 12-wöchigen gruppenbasierten Programm, das auf die Verbesserung kognitiver Fertigkeiten abzielt oder zu TAU.

Studien zu funktionaler Remediation

Autoren, Jahr	Design	Diagn Setting	Dauer	Studienarme		Hauptzielkriterium	SIGN
(Torrent et al. 2013) #U132	multizentrisch, randomisiert, Rater verblindet	BPD, euthym, HAMD ≤ 8 YMRS ≤ 6 ambulantes Setting	21 Wochen	Psychoedukation+pharmakolog. TAU N = 82	Funktionelle remediation +pharmakolog. TAU N = 77	TAU (pharmakologische Behandlung ohne psychosoziale Therapie) N = 80	Veränderung baseline zu Woche 21 Functioning Assessment Short Test	1-
(Bonnin et al. 2016) #U672 Zu#U132							
(Sole et al. 2015a) Post-hoc-Analyse zu #U132							

Studien zu kognitiver Remediation

Autoren, Jahr	Design	Diagn Setting	Dauer	Studienarme		Hauptzielkriterium	SIGN
(Demant et al. 2015)	randomisiert, Rater verblindet	BPD, Pat. in Voll- oder Teilremission (YMRS ≤ 14, HAMD ≤ 14)	12 Wochen	Add-on Cognitive remediation N = 18	Standard Therapie (Psycho.+ Pharmakotherapie) N = 22	Veränderung RAVLT (Rey Auditory Verbal Learning Test) Baseline-Woche 12	1-

Alle ausgeschlossenen Publikationen (inklusive nicht eingeschlossener nichtvergleichender Studien und vergleichender Studien, deren Ergebnisse nicht genutzt wurden, da die Verlässlichkeit dieser Ergebnisse nicht sicher einzuschätzen war) sind im Anhang A3 aufgelistet.

Ergebnisse:
Das 21-wöchige Programm zur funktionellen Remediation, das von Torrent et al. 2013 beschrieben wird, verbesserte das allgemeien Funktionsniveau signifikant mehr als die pharmakologische Behandlung allein, jedoch nicht mehr als die Psychoedukation. Die Verbesserung betraf besonders die Dömänen der interpersonellen und beruflichen Fähigkeiten.

Demant et al. 2015 konnte keine Verbesserung kognitiver oder psychosozialer Funktionen vergleichen mit TAU finden.

Ein strukturiertes Vorgehen in der Psychotherapie kann allerdings eventuell bestehende kognitive Defizite ausgleichen. Bauer et al. (2017a) fanden, dass Unterschiede im verbalen Lernen und Gedächtnis keine Auswirkungen auf Rückfallraten in der kognitiven Verhaltenstherapie hatten, aber in der Supportiven Therapie hatten die mit geringeren verbalen Lern- und Merkfähigkeiten schneller wieder (hypo)manische Episoden im Verlauf.

Bewertung in Anlehnung an GRADE: Ausgangslage: hoch (Vorliegen randomisierter Studien); Abzug eines Punktes wegen Limitierungen der Studienqualität (Studien mit hohem Risiko für Bias behaftet (SIGN 1-)); Abzug eines Punktes wegen spärlicher Datenlage (nur je eine Studie zu funktioneller und kognitiver Remediation); final: gering

Bemerkung zum Konsensusprozess:

Keine.

Empfehlung	Empfehlungsgrad
Therapie-Prophylaxe28	**0**
Bei Einschränkungen des allgemeinen oder kognitiven Funktionsniveaus können entsprechende Programme (kognitive und/oder funktionale Remediation) zur Vermittlung dieser Fertigkeiten angeboten werden. Limitationen: Empirische Belege für Wirksamkeit liegen nur für die funktionale Remediation vor.	

5.4.3.2.6.2 Internet-basierte Programme
Eingeschlossene Studien:
Es konnten drei randomisierte, kontrollierte Studien eingeschlossen werden.

5 Therapie

Autoren, Jahr	Design	Diagn Setting	Dauer	Studienarme		Hauptziel-kriterium	SIGN
(Lauder et al. 2015) #U432	randomisiert, einfach-blind	BPD I, II	3 Monate (Follow up 6. und 12. Monat)	Webbasierte Psychoedukation + KVT-basierte, interaktive Elemente (MoodS-wings-Plus) N = 71	Webbasierte Psychoedukation (MoodS-wings) N = 59	Nicht explizit getrennt	1-
(Proudfoot et al. 2012) #U110	Randomisiert, kontrolliert	MSQ-27 ≥ 22, BPD I+II	8 Wochen	Bipolar education program (BEP) N = 141	BEP-Informed supporters N = 139	Veränderung Krankheitswahrnehmung	1-
					Kurzer Online-Text zu BPD N = 139		
(Todd et al. 2014)	randomisiert, kontrolliert	BPD I, II	6 Monate	Interaktives, KVT-basiertes Selbst-Management-Programm N = 61	TAU N = 61	Lebensqualität	1-

Ergebnisse:
Todd et al. (2014) randomisierten 122 Patienten, die online Interesse bekundet hatten, entweder auf „Treatment as usual", eine Wartekontrollgruppe oder auf das Online Programm „Living with Bipolar". Das aus 15 Modulen bestehende Online Programm wurde gut angenommen. Lebensqualität und Wohlbefinden nahmen in der Gruppe, die Zugang zu diesem Programm hatte, über die Zeit zu, was in der Kontrollbedingung nicht der Fall war.

Lauder et al. (2015) untersuchten an insgesamt 156 Patienten zwei Varianten des Internetprogramms „Mood Swings". Beide beinhalteten psychoedukative Elemente, aber das angereicherte Program war stärker interaktiv und kognitiv verhaltenstherapeutisch ausgerichtet und verfügte über eine Diskussionsplattform. In beiden Gruppen zeigte sich über die Zeit eine Verbesserung der Symptomatik, der Medikamenten Compliance, Steigerung des Funktionsniveuas und der Lebensqualität. Unterschiede zwischen den Online Interventionen ergaben sich nicht.

Proudfoot et al. (2012) untersuchten, ob ein online verfügbares 8 Sitzungen umfassendes psychoedukatives Programm mit und ohne Peer-Support bessere Effekte zeigen würde als ein Aufmerksamkeitsplacebo in Form von Emails mit Informationen. Zwar verbesserte sich generell das Gefühl, mehr Kontrolle über die Erkrankung zu haben, aber der Effekt war in allen drei Bedingungen beobachtbar.

Bewertung in Anlehnung an GRADE: Ausgangslage: hoch (Vorliegen randomisierter Studien); Abzug eines Punktes wegen Limitierungen der Studienqualität (Studien mit hohem Risiko für Bias behaftet (SIGN 1-); Abzug eines Punktes wegen spärlicher Datenlage (jeweils nur Einzelstudien zu unterschiedelichen Programm); final: gering.

Bemerkung zum Konsensusprozess:

Keine

Statement	Empfehlungsgrad
Therapie-Prophylaxe29	**Statement**
Apps, Online- und andere Internet-basierte Programme zur Therapie Bipolarer Störungen und assoziierter Probleme (z. B. Schlaf, Angst, Stress) existieren und werden von Betroffenen und ihren Angehörigen genutzt. Die Studienlage ist jedoch im Hinblick auf die Effekte gemischt, und nur wenige wurden unter Einbezug von Experten entwickelt. Die Evidenz ist nicht ausreichend, um zum derzeitigen Zeitpunkt eine Empfehlung auszusprechen.	

5.4.3.3 Rezidivprophylaxe bezüglich manischer Episoden

Viele Studien haben keine explizite Unterteilung bzgl. der Art des Rückfalls (depressiv, hypomanisch, manisch oder gemischt) gemacht, so dass zu den meisten Therapieverfahren nur wenige Studien vorliegen.

5.4.3.3.1 Einfache Psychoedukation
Eingeschlossene Studien:
Zwei randomisierte, kontrollierte Studien (Perry et al. 1999) und (Javadpour et al. 2013) haben die rezidiv-prophylaktische Wirkung einfacher psychoedukativer Therapie bezüglich manischer Episoden gezielt untersucht und ausgewertet.

Autoren, Jahr	Design	Diagnose, Setting	Dauer	Studienarme		Hauptzielkriterium	E
(Perry et al. 1999) (#714)	randomisiert, nicht verblindet	Bipolare Störung, I und II (DSM-III-R)	12 Einzelsitzungen, Follow-up 6,12, 18 Monate	TAU +Training im Erkennen von Frühwarnsymptomen (7–12 Sitzungen à 1 h) N = 34	TAU N = 35	Zeit bis Rückfall	1-
Javadpour et al. 2013 #U63	randomisiert, einfachblind,	BPD, Patienten in Remission HAMD < 8, Bech-MS < 9	18 Monate	Psychoedukation (8 × 50 min + mtl. Anrufe) + Pharmakotherapie N = 54	Pharmakotherapie N = 54	Veränderung Symptomschwere baseline -18 Monate (HAMD, BRMAS)	1-

Alle ausgeschlossenen Publikationen (inklusive nicht eingeschlossener nichtvergleichender Studien und vergleichender Studien, deren Ergebnisse nicht genutzt wurden, da die Verlässlichkeit dieser Ergebnisse nicht sicher einzuschätzen war) sind im Anhang A3 aufgelistet.

Ergebnisse:
(Perry et al. 1999) untersuchten 69 bipolare Patienten: 34 Patienten erhielten zusätzlich zu TAU 7–12 Einzelsitzungen, in denen ein Training im Erkennen von Frühwarnsymptomen stattfand, 35 Patienten wurden zur Kontrollgruppe randomisiert, die lediglich TAU beinhaltete. Ein Follow-Up erfolgte 6, 12 und 18 Monate nach der Randomisierung. Nach 18 Monaten zeigte sich, dass die Zeit bis zu einem manischen Rückfall in der Trainingsgruppe (65 Wochen) signifikant länger war als in der Kontrollgruppe (17 Wochen; p = ,008).

Die Qualitätsbewertung und die Extraktionsbögen mit den Ergebnissen der Studien werden auf Anfrage zugänglich gemacht.

> Studienfinanzierung und potentielle Interessenkonflikte:
> Die Studie wurde durch einen Projekt-Grant der North West Regional Health Authority finanziert. Eine Stellungnahme zu weiteren potentiellen Interessenkonflikten ist nicht vorhanden.

Zusammenfassung:
Es konnte nur eine Studie zu dieser Form der Psychoedukation eingeschlossen werden. Diese Studie (Perry et al. 1999) konnte die Wirksamkeit einer kurzen psychoedukativen Maßnahme mit Schwerpunkt auf Rückfallverhütung hinsichtlich einer Rückfallverhütung für manische Episoden zusätzlich zu TAU zeigen.

Bewertung in Anlehnung an GRADE:
Ausgangswertung: hoch; Abzug eines Punktes wegen Limitierungen der Studienqualität (Studie mit hohem Risiko für Bias behaftet (SIGN 1-)) und eines weiteren wegen spärlicher Datenlage; daher final: gering.

Bemerkungen zum Konsensusprozess:
Keine.

Empfehlung:

Empfehlung	Empfehlungsgrad
Therapie-Prophylaxe30	0
Zur rezidiv-prophylaktischen Behandlung manischer Episoden einer Bipolaren Störung kann eine einfache Psychoedukation, die auf das Erkennen von Frühwarnzeichen fokussiert, durchgeführt werden.	

5.4.3.3.2 Ausführliche und interaktive Gruppenpsychoedukation

Eingeschlossene Studien:
Zwei randomisierte, kontrollierte Studien (Colom et al. 2003a, b) konnten eingeschlossen werden, in welchen die rezidiv-prophylaktische Wirkung bezüglich manischer Episoden von ausführlicher psychoedukativer Gruppentherapie gezielt untersucht und ausgewertet wurde. Eine weitere einschließbare Studie wurde von (Castle et al. 2010) (Studienbeschreibung siehe Abschn. 5.4.3.2) veröffentlicht.

Autoren, Jahr	Design	Diagnose Setting	Dauer	Studienarme		Hauptzielkriterium	SIGN
(Colom et al. 2003b) (#707)	randomisiert, einfach verblindet	Bipolar I Störung, ggw. euthym ambulant	6 Monate, Follow-up nach 24 Monaten	Ausführliche Psychoedukation (20 Gruppensitzungen à 90 min) N = 25	TAU+ Gesprächsgruppe N = 25	Rückfall (YMRS ≥ 12 oder HAMD ≥ 12)	1-

Autoren, Jahr	Design	Diagnose Setting	Dauer	Studienarme		Hauptziel-kriterium	SIGN
(Colom et al. 2003a) (#708)	randomisiert, einfach verblindet	Bipolar I und II Störung, ggw. euthym ambulant	6 Monate, Follow-up nach 24 Monaten	Ausführliche Psychoedukation (21 Gruppensitzungen à 90 min) N = 60	TAU+ Gesprächsgruppe N = 60	Rückfall	1-
(Colom et al. 2009b) (#3031)			Follow-up nach 60 Monaten	*Ausführliche Psychoedukation (21 Gruppen-sitzungen à 90 min) N = 50 (60)*	*TAU+ Gesprächs-gruppe N = 49 (60)*		
(Castle et al. 2010) (#4200)	randomisiert, nicht verblindet	Bipolare Störung, I, II oder NOS, aktuell nicht in Episode	3 Monate, Follow-up nach 12 Monaten	PE (MAPS) (12+3 Gruppensitzungen à 90 min) N = 42	TAU + 12 wöchentliche Telefonanrufe N = 42	Rückfall	1-

Zusätzliche Publikationen zur Hauptpublikation kursiv

Alle ausgeschlossenen Publikationen (inklusive nicht eingeschlossener nichtvergleichender Studien und vergleichender Studien, deren Ergebnisse nicht genutzt wurden, da die Verlässlichkeit dieser Ergebnisse nicht sicher einzuschätzen war) sind im Anhang A3 aufgelistet.

Ergebnisse
Für die Studienbeschreibung siehe Abschn. 5.4.3.2.

Bei (Colom et al. 2003a) hatten Patienten der Psychoedukationsgruppe weniger (hypo-)manische Rückfälle im Vergleich zur Kontrollgruppe: Nach 6 Monaten 12/60 vs. 20/60 (p = 0,13), nach 24 Monaten 28/60 vs. 45/60 (p = 0,003) und nach 60 Monaten lag weiterhin ein mittlerer Effekt für den Unterschied zwischen den beiden Gruppen vor (Cohen's d = 0,57 für manische Episoden und 0,41 für hypomanische Episoden). Die durchschnittliche Anzahl an Tagen in manischen Episoden betrug nach 5 Jahren 26,1 Tage bei der Interventionsgruppe und 61,27 Tage bei der Kontrollgruppe (p = 0,035).

Bei (Colom et al. 2003b) waren nach 6 Monaten in der Psychoedukationsgruppe bereits signifikant weniger Patienten mit einer Manie bzw. Hypomanie rückfällig (3/25 vs. 9/25; p = ,04), auch nach 24 Monaten konnte dieses Ergebnis bestätigt werden (12/25 vs. 20/25; p = ,01).

In der Studie von (Castle et al. 2010) hatte in der neunmonatigen Verlaufsbeobachtung kein Teilnehmer der Interventionsgruppe einen manischen Rückfall, im Gegensatz zur Kontrollgruppe, in der insgesamt 6 manische Rückfälle auftraten (Überlebenskurve bis zum ersten manischen Rückfall, p = 0,01). Andererseits wurden in der Gruppe, die Psychoedukation erhielt, insgesamt 9 Patienten mit einer hypomanischen Episode rückfällig, im Vergleich zu 5 Patienten der Kontrollgruppe.

Die Qualitätsbewertung und die Extraktionsbögen mit den Ergebnissen der Studien werden auf Anfrage zugänglich gemacht.

> Studienfinanzierung und potentielle Interessenkonflikte:
> Die Studie Colom et al. 2003b wurde zum Teil durch einen unrestricted Grant des Stanley Medical Research Institute und der Fundatio Maria Francisca Roviralta (Barcelona/Spanien) finanziert. Eine Stellungnahme zu potentiellen Interessenkonflikten ist vorhanden.
> Die Studie Colom et al. 2003a wurde zum Teil durch einen unrestricted Grant des Stanley Medical Research Institute und vom Instituto de Salud Carlos III-Fondos para la Investigacion Sanitaria, Madrid, Spanien, von der Fundacio Marato de TV3, Barcelona, Catalonia, Spanien, und der Fundacio Roviralta, Barcelona, Catalonia. Eine Stellungnahme zu potentiellen Interessenkonflikten ist nicht vorhanden.
> Die Studie von Castle et al. 2010 wurde durch Grants der Medical Benefits Fund Foundation und dem beyondblue Victorian Centre of Excellence in Depression and Related Disorders finanziell unterstützt. Eine Stellungnahme zu potentiellen Interessenkonflikten ist vorhanden.

Zusammenfassung:
Sowohl die Arbeitsgruppe um Colom et al. (2003a, b, 2009b) als auch (Castle et al. 2010) konnten die Wirksamkeit einer ausführlichen und interaktiven Gruppenpsychoedukation bzgl. der Rückfallverhütung manischer Episoden in drei Studien zeigen.

Bewertung nach GRADE:
Ausgangswertung: hoch; Abzug eines Punktes wegen Limitierungen der Studienqualität (beide Studien mit einem hohen Risiko für Bias behaftet (SIGN 1-), keine mit geringem Risiko, wäre SIGN 1++ gewesen)); daher final: moderat.

Bemerkungen zum Konsensusprozess:
Im Konsensusprozess wurde angemerkt, dass nur einschließbare Studien vorlagen, die in der gleichen Arbeitsgruppe durchgeführt wurden.

5 Therapie

Empfehlung:

Empfehlung	Empfehlungsgrad
Therapie-Prophylaxe31	**B**
Zur rezidiv-prophylaktischen Behandlung manischer Episoden einer Bipolaren Störung sollte eine ausführliche und interaktive Gruppenpsychoedukation durchgeführt werden.	

5.4.3.3.3 Kognitive Verhaltenstherapie

Eingeschlossene Studien:

Insgesamt konnten 3 Studien eingeschlossen werden. Zwei randomisierte, kontrollierte Studien (Ball et al. 2006; Lam et al. 2003, 2005a, b) haben die rezidiv-prophylaktische Wirkung der Kognitiven Verhaltenstherapie bezüglich manischer Episoden gezielt untersucht und ausgewertet. Eine weitere Studie (Gonzalez-Isasi et al. 2010) **untersuchte in einer Pilotstudie die Wirksamkeit einer** kognitiv-verhaltenstherapeutischen Gruppenintervention zusätzlich zur psychiatrischen Behandlung (N = 10) im Vergleich zur psychiatrischen Behandlung ohne formale psychotherapeutische Intervention (N = 10).

Autoren, Jahr	Design	Diagnose, Setting	Dauer	Studienarme		Hauptzielkriterium	E
(Ball et al. 2006); (# 705)	randomisiert, Rater verblindet	Bipolare Störung I oder II ambulant	6 Monate Follow-up nach 12 Monaten	KVT einschl. emotiven Techniken (20 Sitzungen à 1 h) N = 25	TAU N = 27	Nicht explizit getrennt	1-
(Lam et al. 2003), (#711)	randomisiert, Rater verblindet	Bipolar I Störung, ggw. nicht in Episode ambulant	Interventionsdauer: 52 Wochen, Endpunkt: 6 und 12 Monate	minimale psychiatrische Behandlung (MS u. ambulante psychiatrische Behandlung) + KVT N = 51	Minimale psychiatrische Behandlung (s. o.), N = 52	Nicht explizit getrennt	1-
(Lam et al. 2005b) (#711 A)			*Endpunkt: 6 Monate*				

Autoren, Jahr	Design	Diagnose, Setting	Dauer	Studienarme		Hauptzielkriterium	E
(Lam et al. 2005a) (#711B)			*Endpunkt: 18, 24 und 30 Monate*				
(Gonzalez-Isasi et al. 2010) (#4201)	randomisiert, nicht verblindet	Bipolare Störung, I oder II, schwerer Verlauf in letzten Jahren, RC ambulant und teilstationär	3 Monate, Follow-up nach 12 Monaten	Psychiatrische Behandlung +KVT (13 Sitzungen à 90 Min) N = 10	Psychiatrische Behandlung N = 10	Nicht explizit getrennt	1-

Zusätzliche Publikationen zur Hauptpublikation kursiv

Alle ausgeschlossenen Publikationen (inklusive nicht eingeschlossener nichtvergleichender Studien und vergleichender Studien, deren Ergebnisse nicht genutzt wurden, da die Verlässlichkeit dieser Ergebnisse nicht sicher einzuschätzen war) sind im Anhang A3 aufgelistet.

Ergebnisse:
Für die Studienbeschreibung (siehe Abschn. 5.4.3.2. Ball et al. 2006) konnte bezüglich der Prophylaxe manischer Episoden kein Unterschied zwischen den Gruppen festgestellt werden.

(Lam et al. 2003, 2005b) und (Lam et al. 2005a) konnten lediglich im 12-Monats-Follow-up signifikant weniger manische Episoden in der KVT-Bedingung im Vergleich zur Kontrollbedingung registrieren (8/48 vs. 15/48, p = 0,002). Dieser Effekt zeigte sich jedoch nicht bezüglich hypomanischer Episoden (8/48 vs. 6/48, p = 0,26). Nach 30 Monaten wiesen 50 % der KVT-Gruppe einen (hypo-)manischen Rückfall auf im Vergleich zu 67 % der Kontrollgruppe (p = 0,30).

In der Studie von (Gonzalez-Isasi et al. 2010) zeigt sich, dass der Anteil an Patienten mit (hypo-) manischen Symptomen sich in beiden Gruppen vergleichbar reduziert. In der Studie wurde das Outcome Rückfall nicht explizit untersucht.

Die Qualitätsbewertung und die Extraktionsbögen mit den Ergebnissen der Studien werden auf Anfrage zugänglich gemacht.

Studienfinanzierung und potentielle Interessenkonflikte:
Die Studie Ball et al. 2006 wurde durch den Australia Rotary Research Fund, Eli Lilly Australia und das Black Dog Institute Australia finanziert. Eine Stellungnahme zu potentiellen Interessenkonflikten ist vorhanden.

Zur Studie von Lam et al. 2003 ist keine Stellungnahme zur Finanzierung und zu potentiellen Interessenkonflikten vorhanden.

Die Studie von Gonzalez-Isasi et al. 2010 und deren Publikation wurden durch Health Research Funds der Spanischen Regierung, Entwicklungsfunds der EU (FEDER) und lokale Funds unterstützt. Die Stanley Research Foundation unterstützte die Forschung am Institut insgesamt. Die Letztautorin erhielt eine Förderung im Rahmen eines Kooperationsvertrags der Spanischen und der Baskischen Regierung. Eine Stellungnahme zu weiteren potentiellen Interessenkonflikten ist nicht vorhanden.

Zusammenfassung:
Die Arbeitsgruppen um (Ball et al. 2006) und (Lam et al. 2003, 2005a, b) konnten die Wirksamkeit von KVT hinsichtlich einer Rückfallverhütung für manische Episoden nicht konsistent zeigen. Obwohl in der Studie von Lam et al. nach einem Jahr signifikant weniger Patienten, die KVT erhielten, manische Rückfälle aufwiesen, schwächt sich dieser Effekt im weiteren Verlauf ab. Eine Kognitive Verhaltenstherapie im engeren Sinn scheint hier trotz medikamentöser Behandlung weniger erfolgreich zu sein. Die Studie von (Gonzalez-Isasi et al. 2010) stellt eine Pilotstudie mit kleiner Stichprobengröße dar, die keine signifikanten Unterschiede hinsichtlich der (hypo-)manischen Symptome zwischen der Kontrollgruppe und Interventionsgruppe zur Verlaufsuntersuchung nach 12 Monaten nachweisen kann, explizite Ergebnisse für Rückfälle in (hypo-)manische Episoden liegen nicht vor.

Bewertung in Anlehnung an GRADE:
Ausgangswertung: hoch; Abzug eines Punktes wegen Limitierungen der Studienqualität (alle Studien mit hohem Risiko für Bias behaftet (SIGN 1-), keine mit geringem Risiko, wäre SIGN 1++ gewesen)). Die Arbeitsgruppe sah zudem wichtige Inkonsistenzen in den Ergebnissen; daher final: gering.

Bemerkungen zum Konsensusprozess:
Keine.

Empfehlung:

Empfehlung	Empfehlungsgrad
Therapie-Prophylaxe32	**KPP**
Im Sinne eines phasenübergreifenden Ansatzes und aufgrund der Erfahrung der Betroffenen und der klinischen Erfahrung kann eine rezidiv-prophylaktische Behandlung manischer Episoden mit einer zusätzlichen KVT angeboten werden. Limitationen: Allerdings gibt es keine empirischen Belege dafür, dass im Rahmen einer rezidiv-prophylaktischen Behandlung manischer Episoden eine zusätzliche kognitiv-verhaltenstherapeutische Behandlung besser wirkt als eine rein medikamentöse Behandlung.	

5.4.3.3.4 Familienfokussierte Psychotherapie
Eingeschlossene Studien:
Nur eine randomisierte kontrollierte Studie (Miklowitz et al. 2000, 2003a) hat die rezidiv-prophylaktische Wirkung bezüglich manischer Episoden von familienfokussierter Psychotherapie bzw. Familientherapie spezifisch ausgewertet und konnte eingeschlossen werden.

Autoren, Jahr	Design	Diagnose, Setting	Dauer	Studienarme		Hauptziel-kriterium	E
(Miklowitz et al. 2000) (#712A)	rando-misiert, Rater verblin-det	Bipolar I Störung (DSM-III-R), akute Episode in letzten 3 Monaten (noch nicht remittiert) Stationär und ambulant	Interven-tions-dauer: 9 Monate, End-punkt: 12 Monate	Pharma-kothera-pie +FFT N = 31	Pharmako-therapie +CM (Crisis Manage-ment) N = 70	Verände-rung Symptom-schwere (SADS-C)	1-
(Miklowitz et al. 2003a) (#712B)			End-punkt: 24 Monate				

Zusätzliche Publikationen zur Hauptpublikation kursiv

Zusätzlich wurden die Ergebnisse einer Subgruppenanalyse der Studie von (Miller et al. 2004; Solomon et al. 2008) berücksichtigt.

Alle ausgeschlossenen Publikationen (inklusive nicht eingeschlossener nichtvergleichender Studien und vergleichender Studien, deren Ergebnisse nicht genutzt wurden, da die Verlässlichkeit dieser Ergebnisse nicht sicher einzuschätzen war) sind im Anhang A3 aufgelistet.

Ergebnisse:
Für die Studienbeschreibung siehe Abschn. 5.4.3.2. (Miklowitz et al. 2000, 2003a) konnten keinen rezidivprophylaktischen Effekt der FFT explizit bezüglich manischer Rückfälle zeigen. Bei der Untersuchung der Patienten, die bis zum Follow-Up in der Studie verblieben, zeigte sich, dass es in der FFT-Gruppe 3 manische Rückfälle bei insgesamt 28 Patienten und in der Kontrollgruppe 7 Rückfälle bei insgesamt 51 Patienten auftraten. Auch nach zwei Jahren unterschied sich die Anzahl der manischen Rückfälle, die innerhalb des Follow-up's eintraten, nicht zwischen den beiden Gruppen (5/31 vs. 6/70). Allerdings wiesen die Patienten der FFT-Gruppe geringere manische Symptomatik über die Zeit im Vergleich zur Kontrollgruppe auf (p = 0,049; korrigiert für manische Symptomatik zu Baseline).

In der Subgruppenanalyse der Studie von (Miller et al. 2004; Solomon et al. 2008) wurden bis zur Verlaufsuntersuchung nach 28 Monaten in der Gruppe der individuellen Familientherapie acht manische Rückfälle, in der Gruppe der Multifamilientherapie 10 und in der Pharmakotherapie-gruppe 6 manische Rückfälle beobachtet. Die Analyse konnte folglich keine Unterschiede zwischen den Gruppen hinsichtlich der Rückfallverhütung manischer Episoden aufzeigen.

Die Qualitätsbewertung und die Extraktionsbögen mit den Ergebnissen der Studien werden auf Anfrage zugänglich gemacht.

Studienfinanzierung und potentielle Interessenkonflikte:
Die Studie von Miklowitz et al. 2000, 2003 wurde durch Grants des National Institute of Mental Health, des John D. und Catherine T. MacArthur Foundation Network on the Psycho-

biology of Depression, eines Young Investigator Award (Dr. Miklowitz) der National Alliance for Research on Schizophrenia and Depression, und einem Faculty Fellowship (Dr. Miklowitz) der Universität von Colorado unterstützt. Eine Stellungnahme zu weiteren potentiellen Interessenkonflikten ist nicht vorhanden.

Zusammenfassung:
Die Arbeitsgruppe um Miklowitz konnte die Wirksamkeit von familienfokussierter Therapie hinsichtlich einer Rückfallverhütung speziell für manische Episoden nicht zeigen. Allerdings wiesen die Patienten, die eine familienfokussierte Behandlung erhielten, geringere manische Symptome im Vergleich zur Kontrollgruppe auf.

Bewertung in Anlehnung an GRADE:
Ausgangswertung: hoch; Abzug eines Punktes wegen Limitierungen der Studienqualität und eines weiteren Punktes wegen spärlicher Datenlage (eine Studie mit hohem Risiko für Bias behaftet, SIGN 1-); daher final: gering.

Bemerkungen zum Konsensusprozess:
Im Konsensusprozess wurde beschlossen, ein Statement zu formulieren.

Statement	Empfehlungsgrad
Therapie-Prophylaxe33	**Statement**
Wenn eine rezidiv-prophylaktische Behandlung manischer Episoden einer Bipolaren Störung im Vordergrund steht, kann aufgrund der Datenlage für die familienfokussierte Behandlung *keine* Empfehlung formuliert werden. Es gibt keine empirischen Belege dafür, dass eine zusätzliche familienfokussierte Behandlung konsistent und dauerhaft besser wirkt als eine rein medikamentöse Behandlung.	

5.4.3.3.5 Interpersonelle und Soziale Rhythmustherapie

Es lag keine qualitativ ausreichend gute Studie vor, die eine separate Auswertung der Rezidive im Hinblick auf die Polarität der Episoden vorgenommen hat. Folglich kann nicht genau abgeschätzt werden, ob der rezidiv-prophylaktische Effekt der IPSRT auch spezifisch für manische Episoden gegeben ist (siehe Kapitel generelle Prophylaxe, IPSRT).

5.4.3.3.6 Weitere psychotherapeutische Verfahren (tiefenpsychologisch fundierte Therapie, Psychoanalyse)

Da kontrollierte Studien zur tiefenpsychologisch fundierten Therapie oder Psychoanalyse, welche den hier gesetzten methodischen Anforderungen entsprechen, fehlen, lässt sich keine Aussage hinsichtlich der Prävention manischer Episoden durch diese Therapieformen treffen. Siehe hierzu nochmals Ausführungen im Abschn. 5.1.

5.4.3.4 Rezidivprophylaxe bezüglich depressiver Episoden
Auch hier gilt, dass viele Studien keine explizite Unterteilung bzgl. der Art des Rückfalls (depressiv, hypomanisch, manisch oder gemischt) gemacht haben, so dass zu den meisten Therapieverfahren nur wenige Studien vorliegen.

5.4.3.4.1 Einfache Psychoedukation
Eingeschlossene Studien:
Zwei randomisierte, kontrollierte Studien (Perry et al. 1999) und (Javadpour et al. 2013) haben die rezidiv-prophylaktische Wirkung einfacher psychoedukativer Therapie bezüglich depressiver Episoden gezielt untersucht und ausgewertet.

Autoren, Jahr	Design	Diagnose, Setting	Dauer	Studienarme		Hauptzielkriterium	E
(Perry et al. 1999) (#714)	randomisiert, nicht verblindet	Bipolare Störung, I und II (DSM-III-R)	12 Einzelsitzungen, Follow-up 6, 12, 18 Monate	TAU +Training im Erkennen von Frühwarnsymptomen (7–12 Sitzungen à 1 h) N = 34	TAU N = 35	Zeit bis Rückfall	1-
Javadpour et al. 2013 #U63	randomisiert, einfach-blind,	BPD, Patienten in Remission HAMD < 8, Bech-MS < 9	18 Monate	Psychoedukation (8 × 50 min + mtl. Anrufe) + Pharmakotherapie N = 54	Pharmakotherapie N = 54	Veränderung Symptomschwere baseline -18 Monate (HAMD, BRMAS)	1-

Alle ausgeschlossenen Publikationen (inklusive nicht eingeschlossener nichtvergleichender Studien und vergleichender Studien, deren Ergebnisse nicht genutzt wurden, da die Verlässlichkeit dieser Ergebnisse nicht sicher einzuschätzen war) sind im Anhang A3 aufgelistet.

Ergebnisse:
Für die Studienbeschreibung siehe Abschn. 5.4.3.2. Nach 18 Monaten unterschied sich die Zeit bis zu einem depressiven Rückfall nicht zwischen den beiden Gruppen.

Die Qualitätsbewertung und die Extraktionsbögen mit den Ergebnissen der Studien werden auf Anfrage zugänglich gemacht.

Studienfinanzierung und potentielle Interessenkonflikte:

Die Studie wurde durch einen Projekt-Grant der North West Regional Health Authority finanziert. Eine Stellungnahme zu weiteren potentiellen Interessenkonflikten ist nicht vorhanden.

Zusammenfassung:
Die Studie der Arbeitsgruppe um (Perry et al. 1999) zeigt keine signifikanten Effekte hinsichtlich der rezidivprophylaktischen Wirkung depressiver Episoden.

Bewertung in Anlehnung an GRADE:
Ausgangswertung: hoch; Abzug eines Punktes wegen Limitierungen der Studienqualität (2 Studien mit hohem Risiko für Bias behaftet (SIGN 1-)) und eines weiteren wegen spärlicher Datenlage; daher final: gering.

Bemerkungen zum Konsensusprozess:
Keine.
Gemeinsames Statement s. folgendes Unterkapitel (Abschn. 5.4.3.4.2).

5.4.3.4.2 Ausführliche und interaktive Gruppenpsychoedukation
Eingeschlossene Studien:
Drei randomisierte, kontrollierte Studien (Colom et al. 2003a, b; Castle et al. 2010) konnten eingeschlossen werden, in welchen die rezidiv-prophylaktische Wirkung bezüglich depressiver Episoden von ausführlicher psychoedukativer Gruppentherapie gezielt untersucht und ausgewertet wurde.

Autoren, Jahr	Design	Diagnose Setting	Dauer	Studienarme		Hauptzielkriterium	SIGN
(Colom et al. 2003b) (#707)	randomisiert, einfach verblindet	Bipolar I Störung, ggw. euthym ambulant	6 Monate, Follow-up nach 24 Monaten	Ausführliche Psychoedukation (20 Gruppensitzungen à 90 min) N = 25	TAU+ Gesprächsgruppe N = 25	Rückfall (YMRS ≥ 12 oder HAMD ≥ 12)	1-
(Colom et al. 2003a) (#708)	randomisiert, einfach verblindet	Bipolar I und II Störung, ggw. euthym ambulant	6 Monate, Follow-up nach 24 Monaten	Ausführliche Psychoedukation (21 Gruppensitzungen à 90 min) N = 60	TAU+ Gesprächsgruppe N = 60	Rückfall	1-

(Fortsetzung)

Autoren, Jahr	Design	Diagnose Setting	Dauer	Studienarme		Hauptziel-kriterium	SIGN
(Colom et al. 2009b) (#3031)			*Follow-up nach 60 Monaten*	*Ausführliche Psychoedukation (21 Gruppensitzungen à 90 min) N = 50 (60)*	*TAU+ Gesprächsgruppe N = 49 (60)*		
(Castle et al. 2010) (#4200)	randomisiert, nicht verblindet	Bipolare Störung, I, II oder NOS, aktuell nicht in Episode	3 Monate, Follow-up nach 12 Monaten	PE (MAPS) (12+3 Gruppensitzungen à 90 min) N = 42	TAU + 12 wöchentliche Telefonanrufe N = 42	Rückfall	1-

Zusätzliche Publikationen zur Hauptpublikation kursiv

Alle ausgeschlossenen Publikationen (inklusive nicht eingeschlossener nichtvergleichender Studien und vergleichender Studien, deren Ergebnisse nicht genutzt wurden, da die Verlässlichkeit dieser Ergebnisse nicht sicher einzuschätzen war) sind im Anhang A3 aufgelistet.

Ergebnisse:
Für die Studienbeschreibung siehe Abschn. 5.4.3.2. Bei (Colom et al. 2003b, 2009b) zeigten Patienten der Psychoedukationsgruppe zu allen Zeitpunkten nach der Intervention signifikant weniger depressive Rückfälle ($p < 0,001$): nach 6 Monaten: 8/60 vs. 19/60 ($p < ,01$), nach 24 Monaten 24/60 vs. 43/60 ($p < 0,001$) und nach 60 Monaten betrug die durchschnittliche Anzahl an Tagen in depressiven Episoden: 364,17 vs. 398,55 ($p < 0,001$).

Bei (Colom et al. 2003b) waren in den ersten 6 Monaten in der Psychoedukationsgruppe weniger Patienten mit einer depressiven Episode rückfällig geworden (1/25 vs. 5/25; n. s.), der Unterschied wurde allerdings erst zur Verlaufsuntersuchung nach 24 Monaten signifikant (6/25 vs. 16/25; $p = 0,004$).

In der Studie von (Castle et al. 2010) traten in der neunmonatigen Verlaufsbeobachtung nach der Behandlung in der Interventionsgruppe insgesamt 4 depressive Rückfälle und in der Kontrollgruppe insgesamt 15 depressive Rückfälle auf (Überlebenskurve bis zum ersten depressiven Rückfall, $p = 0,02$). Die Rückfallrate war in der Interventionsgruppe signifikant geringer ($p = 0,03$) und die Patienten der Kontrollgruppe verbrachten mehr Zeit in einem affektiven Rückfall ($p = 0,02$).

5 Therapie

Die Qualitätsbewertung und die Extraktionsbögen mit den Ergebnissen der Studien werden auf Anfrage zugänglich gemacht.

Studienfinanzierung und potentielle Interessenkonflikte:
Die Studie Colom et al. 2003b wurde zum Teil durch einen unrestricted Grant des Stanley Medical Research Institute und der Fundatio Maria Francisca Roviralta (Barcelona/Spanien) finanziert. Eine Stellungnahme zu potentiellen Interessenkonflikten ist vorhanden.

Die Studie Colom et al. 2003a wurde zum Teil durch einen unrestricted Grant des Stanley Medical Research Institute und vom Instituto de Salud Carlos III-Fondos para la Investigacion Sanitaria, Madrid, Spanien, von der Fundacio Marato de TV3, Barcelona, Catalonia, Spanien, und der Fundacio Roviralta, Barcelona, Catalonia. Eine Stellungnahme zu potentiellen Interessenkonflikten ist nicht vorhanden.

Die Studie Castle et al. 2010 wurde durch Grants der Medical Benefits Fund Foundation und dem beyondblue Victorian Centre of Excellence in Depression and Related Disorders finanziell unterstützt. Eine Stellungnahme zu potentiellen Interessenkonflikten ist vorhanden.

Zusammenfassung:
Die Arbeitsgruppe um Colom konnte in zwei Studien die Wirksamkeit einer ausführlichen und interaktiven Psychoedukation hinsichtlich einer Rückfallverhütung für depressive Episoden zeigen. Für die Validität der Effekte spricht die Replikation der Ergebnisse in den unabhängigen Studien. Die Studie von (Castle et al. 2010) unterstützt die Ergebnisse der beiden Studien von Colom (Colom et al. 2003a, b), dass eine ausführliche Psychoedukation bei der Rezidivprophylaxe depressiver Episoden wirksam ist.

Bewertung nach GRADE:
Ausgangswertung: hoch; Abzug eines Punktes wegen Limitierungen der Studienqualität (beide Studien mit einem hohen Risiko für Bias behaftet (SIGN 1-), keine mit geringem Risiko, wäre SIGN 1++ gewesen)); daher final: moderat.

Bemerkungen zum Konsensusprozess:
Keine Bemerkungen.

Gemeinsames Statement für einfache (Abschn. 5.4.3.4.1) und ausführliche, interaktive Psychoedukation (Abschn. 5.4.3.4.1):

Statement	Empfehlungsgrad
Therapie-Prophylaxe34 Zur rezidiv-prophylaktischen Behandlung von depressiven Episoden einer Bipolaren Störung sollte eine Psychoedukation angeboten werden. Jedoch wurden für eine einfache Psychoedukation keine ausreichenden empirischen Belege der Wirksamkeit gefunden, sehr wohl aber für ausführliche und interaktive Verfahren.	**Statement**

5.4.3.4.3 Kognitive Verhaltenstherapie
Eingeschlossene Studien:
Zwei randomisierte, kontrollierte Studien (Ball et al. 2006; Lam et al. 2003, 2005a, b) konnten eingeschlossen werden, diese haben die rezidiv-prophylaktische Wirkung der Kognitiven Verhaltenstherapie bezüglich depressiver Episoden gezielt untersucht und ausgewertet. Nach Ende der letzten systematischen Literaturrecherche wurde eine Studie publiziert und konnte eingeschlossen werden (Gonzalez-Isasi et al. 2010). Die Autoren untersuchten in einer Pilotstudie die Wirksamkeit einer kognitiv-verhaltenstherapeutischen Gruppenintervention zusätzlich zur psychiatrischen Behandlung (N = 10) im Vergleich zur psychiatrischen Behandlung ohne formale psychotherapeutische Intervention (N = 10).

Autoren, Jahr	Design	Diagnose, Setting	Dauer	Studienarme		Hauptzielkriterium	E
(Ball et al. 2006) (# 705)	randomisiert, Rater verblindet	Bipolare Störung I oder II ambulant	6 Monate Follow-up nach 12 Monaten	KVT einschl. emotiven Techniken (20 Sitzungen à 1 h) N = 25	TAU N = 27	Nicht explizit getrennt	1-
(Lam et al. 2003) (# 711)	randomisiert, Rater verblindet	Bipolar I Störung, ggw. nicht in Episode ambulant	Interventionsdauer: 52 Wochen, Endpunkt: 6 und 12 Monate	minimale psychiatrische Behandlung (MS u. ambulante psychiatrische Behandlung) + KVT N = 51	Minimale psychiatrische Behandlung (s. o.), N = 52	Nicht explizit getrennt	1-
(Lam et al. 2005b) (#711 A) (Lam et al. 2005a) (#U711B)			*Endpunkt: 6 Monate Endpunkt: 18, 24 und 30 Monate*				

Autoren, Jahr	Design	Diagnose, Setting	Dauer	Studienarme		Hauptziel-kriterium	E
(Perich et al. 2013) (#U107)	Randomisiert, Rater veblindet	BPD	18 Monate	KVT (mindfulness-based)+TAU N = 48	TAU N = 47	Zeit bis Auftreten depressive oder (hypo-)mane Episode	1-
(Gonzalez-Isasi et al. 2010) (#4201)	randomisiert, nicht verblindet		3 Monate, Follow-up nach 12 Monaten	Psychiatrische Behandlung +KVT (13 Sitzungen à 90 Min) N = 10	Psychiatrische Behandlung N = 10	Nicht explizit getrennt	1-

Zusätzliche Publikationen zur Hauptpublikation kursiv

Alle ausgeschlossenen Publikationen (inklusive nicht eingeschlossener nichtvergleichender Studien und vergleichender Studien, deren Ergebnisse nicht genutzt wurden, da die Verlässlichkeit dieser Ergebnisse nicht sicher einzuschätzen war) sind im Anhang A3 aufgelistet.

Ergebnisse:
Für die Studienbeschreibung siehe Abschn. 5.4.3.2.3. (Ball et al. 2006) konnten, obwohl es in der Therapiegruppe nach 6 Monaten weniger depressive Rückfälle (1/25) als in der Kontrollgruppe gab (7/27), nur einen Trend zeigen (p = 0,06). Nach 18 Monaten betrug die Rückfallrate bezogen auf depressive Episoden 24 % (6/25) in der Therapiegruppe und 40,7 % (11/27) in der Kontrollgruppe. Die Zeit bis zum depressiven Rückfall war nicht signifikant unterschiedlich (p = 0,36).

Bei (Lam et al. 2003) waren bereits nach 6 Monaten in der KVT-Bedingung weniger Patienten mit einer Depression rückfällig (p = 0,003), nach 12 (p = 0,001) und 30 (p < 0,006) Monaten konnte dies weiter bestätigt werden.

Für die Studienbeschreibung siehe Abschn. 5.4.3.2. (Gonzalez-Isasi et al. 2010).

Die Qualitätsbewertung und die Extraktionsbögen mit den Ergebnissen der Studien werden auf Anfrage zugänglich gemacht.

Studienfinanzierung und potentielle Interessenkonflikte:
Die Studie von Ball et al. 2006 wurde vom Australischen Rotary Health Research Fund, EliLilly und dem Black Dog Institute finanziell unterstützt. Keiner der Autoren war Firmenangestellter von EliLilly, eine Stellungnahme zu potentiellen Interessenkonflikten ist vorhanden.

Für die Studie von Lam et al. 2003 ist keine Stellungnahme zur Finanzierung und zu potentiellen Interessenkonflikten vorhanden.

Die Studie von Scott et al. 2001 wurde durch einen Medical Research Counsil (UK) Projekt-Grant finanziert. Eine Stellungnahme zu potentiellen Interessenkonflikten ist nicht vorhanden.

Auch die Studie von Scott et al. 2006 wurde durch einen Medical Research Counsil (UK) Projekt-Grant finanziert. Eine Stellungnahme zu potentiellen Interessenkonflikten ist nicht vorhanden.

Die Studie Gonzalez-Isasi et al. 2010 und die Fertigung der Publikation wurden durch Health Research Funds der Spanischen Regierung, Entwicklungsfunds der EU (FEDER) und lokale Funds unterstützt. Die Stanley Research Foundation unterstützte die Forschung am Institut insgesamt. Die Letztautorin erhielt eine Förderung im Rahmen eines Kooperationsvertrags der Spanischen und der Baskischen Regierung. Eine Stellungnahme zu weiteren potentiellen Interessenkonflikten ist nicht vorhanden.

Zusammenfassung:

Die Arbeitsgruppe um Lam konnte die Wirksamkeit einer kognitiv-verhaltenstherapeutischen Psychotherapie hinsichtlich einer Rückfallverhütung für depressive Episoden zeigen. Die Studie von Ball zeigte keinen signifikanten Effekt. Eine Rückfallrate wurde für die Studie von (Gonzalez-Isasi et al. 2010) nicht analysiert, die depressive Symptomatik besserte sich stärker unter der Intervention mit KVT, der Unterschied wurde aber nicht statistisch signifikant.

Empfehlung s. Abschn. 5.4.3.4.4.

5.4.3.4.4 Familienfokussierte Therapie
Eingeschlossene Studien:

Nur eine randomisierte kontrollierte Studie (Miklowitz et al. 2000, 2003a) hat die rezidivprophylaktische Wirkung bezüglich depressiver Episoden von familienfokussierter Psychotherapie bzw. Familientherapie untersucht und konnte eingeschlossen werden.

Autoren, Jahr	Design	Diagnose, Setting	Dauer	Studienarme		Hauptzielkriterium	E
(Miklowitz et al. 2000) (#712A)	randomisiert, Rater verblindet	Bipolar I Störung (DSM-III-R), akute Episode in letzten 3 Monaten (noch nicht remittiert) Stationär und ambulant	Interventions-dauer: 9 Monate, Endpunkt: 12 Monate	Pharmakotherapie +FFT N = 31	Pharmakotherapie +CM (Crisis Management) N = 70	Veränderung Symptomschwere (SADS-C)	1-

Autoren, Jahr	Design	Diagnose, Setting	Dauer	Studienarme	Hauptzielkriterium	E
(Miklowitz et al. 2003a) (#712B)			*Endpunkt: 24 Monate*			

Zusätzliche Publikationen zur Hauptpublikation kursiv

Zusätzlich wurden die Ergebnisse einer Subgruppenanalyse der Studie von (Miller et al. 2004; Solomon et al. 2008) berücksichtigt.

Alle ausgeschlossenen Publikationen (inklusive nicht eingeschlossener nichtvergleichender Studien und vergleichender Studien, deren Ergebnisse nicht genutzt wurden, da die Verlässlichkeit dieser Ergebnisse nicht sicher einzuschätzen war) sind im Anhang A3 aufgelistet.

Ergebnisse:
Für die Studienbeschreibung siehe Abschn. 5.4.3.2. Wenn die Patienten betrachtet wurden, welche bis zum Follow-Up nach 12 Monaten in der Studie verblieben, zeigt sich, dass die Patienten der FFT (5/28) signifikant weniger depressive Rückfälle zeigen im Vergleich zur Kontrollgruppe (20/51; p = 0,034).

In der Subgruppenanalyse der Studie von (Miller et al. 2004; Solomon et al. 2008) wurden unter individueller Familientherapie drei depressive Rückfälle, unter Multifamily-Therapie einer und unter Pharmakotherapie drei beobachtet.

Die Qualitätsbewertung und die Extraktionsbögen mit den Ergebnissen der Studien werden auf Anfrage zugänglich gemacht.

Studienfinanzierung und potentielle Interessenkonflikte:
Die Studie von Miklowitz et al. 2000, 2003 wurde durch Grants des National Institute of Mental Health, des John D. und Catherine T. MacArthur Foundation Network on the Psychobiology of Depression, eines Young Investigator Award (Dr. Miklowitz) der National Alliance for Research on Schizophrenia and Depression, und einem Faculty Fellowship (Dr. Miklowitz) der Universität von Colorado unterstützt. Eine Stellungnahme zu weiteren potentiellen Interessenkonflikten ist nicht vorhanden.

Zusammenfassung:
Die Arbeitsgruppe um Miklowitz konnte in einer Studie die Wirksamkeit von familienfokussierter Psychotherapie hinsichtlich einer Rückfallverhütung für depressive Episoden zeigen.

Bewertung in Anlehnung an GRADE:
Ausgangswertung: hoch; Abzug eines Punktes wegen Limitierungen der Studienqualität und eines weiteren Punktes wegen spärlicher Datenlage (eine Studie mit hohem Risiko für Bias behaftet, SIGN 1-); daher final: gering.

Bemerkungen zum Konsensusprozess:
Keine.

Gemeinsame Empfehlung für die Abschn. 5.4.3.4.4 und 5.4.3.4.5:

Empfehlung	Empfehlungsgrad
Therapie-Prophylaxe35	B
Zur rezidiv-prophylaktischen Behandlung depressiver Episoden einer Bipolaren Störung sollte eine Psychotherapie angeboten werden. Limitationen: Evidenz liegt zu einer familienfokussierten und einer kognitiven Verhaltenstherapie vor.	

5.4.3.4.5 Interpersonelle und soziale Rhythmustherapie

Da (Frank et al. 2005b) keine separate Auswertung der Rezidive im Hinblick auf die Polarität der Episoden vorgenommen haben, kann nicht genau abgeschätzt werden, ob der rezidiv-prophylaktische Effekt auch spezifisch für depressive Episode gegeben war, wenn in der Akutphase IPSRT zum Einsatz kam.

5.4.3.4.6 Weitere psychotherapeutische Verfahren (tiefenpsychologisch fundierte Therapie, Psychoanalyse)

Da kontrollierte Studien zu anderen Verfahren wie z. B. tiefenpsychologisch fundierter Therapie oder Psychoanalyse, die den hier gesetzten methodischen Anforderungen entsprechen, fehlen, lässt sich keine Aussage hinsichtlich der Prävention depressiver Episoden durch diese Therapieformen treffen. Siehe hierzu nochmals Ausführungen im Abschn. 5.1.

5.4.4 Nicht-medikamentöse somatische Therapieverfahren

5.4.4.1 Hintergrund

Für die Anwendung nicht-medikamentöser somatischer Therapieverfahren in der Phasenprophylaxe bipolarer Erkrankungen liegen keine systematischen und methodisch höherwertigen Studien vor. Hinzu kommt, dass alle genannten Verfahren mit Ausnahme von Vagusnervstimulation (VNS) und tiefe Hirnstimulation (DBS) akute und im Rahmen von wiederholten Einzelbehandlungen eingesetzte Interventionen sind und methodisch an sich nicht für eine kontinuierliche Langzeitbehandlung optimiert sind. Wenn eine Langzeitbehandlung erfolgt, geht es darum, die intermittierende Einzelbehandlung bezüglich Zeitpunkt und Intervall zwischen den Behandlungen so abzustimmen, dass der therapeutische Effekt der Einzelbehandlung möglichst bis zur nächsten Behandlung aufrechterhalten bleibt.

5.4.4.2 Elektrokonvulsionstherapie (EKT)

Eine Erhaltungs-EKT ist eine nichtpharmakologische Rezidivprophylaxe nach erfolgreicher Akutbehandlung. Die Behandlungsserie wird dabei in der Regel für mindestens 6 Monate bei langsamer und an der klinischen Stabilität orientierter Reduktion der Behandlungsfrequenz fortgesetzt. Üblich ist nach Akutbehandlung, die mit 2–3 Behandlungssitzungen pro Woche durchgeführt wird, die Behandlung 1x/Woche für ca. 8 Wochen, dann eine weitere langsame Frequenzreduktion auf eine Behandlung alle 4 Wochen. Diese Frequenz wird in der Regel bis Ende des 6. Monats nach vollständiger Remission fortgesetzt. Bei klinischer Verschlechterung kann die Behandlungsdauer verlängert und die Behandlungsfrequenz erhöht werden. Maßgeblich sind hierfür immer Wirksamkeit und Verträglichkeit der Therapie sowie der Wunsch der Patienten.

Die Durchführung der Erhaltungs-EKT wird üblicherweise im tagklinischen oder kurzstationären Setting angeboten.

Eingeschlossene Studien:

Es lagen keine Studien ausreichender Qualität vor, die zur Bewertung der Evidenzlage herangezogen werden kann.

Alle ausgeschlossenen Publikationen (inklusive nicht eingeschlossener nichtvergleichender Studien und vergleichender Studien, deren Ergebnisse nicht genutzt wurden, da die Verlässlichkeit dieser Ergebnisse nicht sicher einzuschätzen war) sind im Anhang A3 aufgelistet.

Zusammenfassung:

Die Empfehlung basiert lediglich auf klinischer Erfahrung und gibt eine Handlungsempfehlung unabhängig vom klinischen Erscheinungsbild der Indexepisode.

Empfehlung	Empfehlungsgrad
Therapie-Prophylaxe36	0
Nach erfolgreicher Durchführung einer Elektrokonvulsionstherapie (EKT) zur Akutbehandlung kann aufgrund klinischer Erfahrung zur Aufrechterhaltung des therapeutischen Erfolgs als Therapieoption auch eine Fortführung der EKT angeboten werden. Dies kommt vor allem dann in Frage, wenn Patienten auf eine andere leitliniengerechte phasenprophylaktische Therapie nicht angesprochen haben, diese nicht vertragen haben oder explizit eine Fortführung der EKT wünschen. Limitierende Faktoren: Diese Empfehlung basiert nicht auf Studienergebnissen bei bipolarer Depression. Häufige Nebenwirkungen sind mögliche Kopfschmerzen und vorübergehende kognitive Beeinträchtigungen. Schwerwiegende Nebenwirkungen sind die Risiken der Narkose.	

5.4.4.3 Neuere Hirnstimulationsverfahren

5.4.4.3.1 Repetitive transkranielle Magnetstimulation (rTMS)
Eingeschlossene Studien:
Zum Einsatz der repetitiven transkraniellen Magnetstimulation (rTMS) in der Phasenprophylaxe bipolarer Erkrankungen liegen bislang nur kasuistische Berichte vor.

Alle ausgeschlossenen Publikationen (inklusive nicht eingeschlossener nichtvergleichender Studien und vergleichender Studien, deren Ergebnisse nicht genutzt wurden, da die Verlässlichkeit dieser Ergebnisse nicht sicher einzuschätzen war) sind im Anhang A3 aufgelistet.

Zusammenfassung:
Neben der bislang fehlenden Evidenz aus methodisch ausreichend guten Studien gibt es keine hinreichende klinische Erfahrung zur Anwendung der rTMS in der Phasenprophylaxe.

Statement	Empfehlungsgrad
Therapie-Prophylaxe37	**Statement**
Für die tiefe Hirnstimulation (THS) und die neuen nicht-invasiven Hirnstimulationsverfahren (repetitive transkranielle Magnetstimulation [rTMS], transkranielle Gleichstromstimulation [tDCS]) liegen keine ausreichenden empirischen Belege zur Phasenprophylaxe vor.	

5.4.4.3.2 Vagusnervstimulation (VNS)

Eingeschlossene Studien:
Zur Bewertung der Evidenzlage konnten zwei Publikationen genutzt werden, welche zum Teil Daten einer randomisierten, kontrollierten Studie beinhalten, die unipolar depressive und bipolar depressive Patienten eingeschlossen hatte, die mit VNS oder Sham (Placebo-VNS) zusätzlich zu TAU behandelt wurden. Während im Untersuchungszeitraum des ersten Jahres eine Vergleichsgruppe bipolarer Patienten vorlag (George et al. 2005), wurden im weiteren Verlauf (1–3 Jahre) ausschließlich Patienten mit unipolaren Depressionen als Vergleichsgruppe herangezogen.

Autoren, Jahr	Design	Diagn Setting	Dauer	Studienarme	Hauptziel-kriterium	SIGN
(Nierenberg et al. 2008) (#2212)	doppelt verblindet 10 Wochen, dann weiter offen,	Bipolare Störung (I oder II), ggw. depressive Episode*	24 Monate	VNS+TAU N = 25	Unterschied in Response-rate (HAMD)	2-

Autoren, Jahr	Design	Diagn Setting	Dauer	Studienarme	Hauptziel-kriterium	SIGN
(George et al. 2005) (#3112)	VNS+TAU: doppelt verblindet 10 Wochen, dann weiter offen, TAU: Beobachtungsstudie	Bipolare Störung (I oder II), ggw. depressive Episode*	12 Monate	VNS+TAU N = 20 TAU N = 15	Unterschied in Responserate (IDS-SR**)	2-

*therapieresistente Depression
**für die Studie, aus der der VNS+TAU-Arm stammt (Rush et al. 2005b), war die Responserate im HAMD primäres Zielkriterium

Alle ausgeschlossenen Publikationen (inklusive nicht eingeschlossener nichtvergleichender Studien und vergleichender Studien, deren Ergebnisse nicht genutzt wurden, da die Verlässlichkeit dieser Ergebnisse nicht sicher einzuschätzen war) sind im Anhang A3 aufgelistet.

Ergebnisse:
Die Ergebnisse und die Limitationen der Beurteilung wurden im Abschnitt Behandlung der akuten Depression detailliert dargestellt (siehe Abschn. 5.3). Aufgrund des spezifischen Ansatzes der VNS im Sinne einer über 24 Stunden gehenden Stimulation mittels eines implantierten Stimulators liegen bereits Langzeitergebnisse über 1 bis 3 Jahre vor. Bislang fehlt hier allerdings der Vergleich mit etablierten Langzeittherapien und rezidivprophylaktischer Standardbehandlung.

Die Qualitätsbewertung und die Extraktionsbögen mit den Ergebnissen der Studien werden auf Anfrage zugänglich gemacht.

Studienfinanzierung und potentielle Interessenkonflikte:
Die Analyse von Nierenberg et al. 2008b wurde wie die Gesamtstudie von Cyberonics, dem Hersteller des VNS-Geräts finanziell unterstützt. Ein Co-Autor war Firmenangestellter. Eine Stellungnahme zu potentiellen Interessenkonflikten ist vorhanden. Die Analyse von George et al. 2005 wurde ebenfalls wie die Gesamtstudie, aus der die Daten für den VNS+TAU-Arm stammen, von Cyberonics, dem Hersteller des VNS-Geräts finanziell unterstützt. Mindestens ein Co-Autor war Firmenangestellter. Eine Stellungnahme zu potentiellen Interessenkonflikten ist vorhanden.

Statement	Empfehlungsgrad
Therapie-Prophylaxe38	**Statement**
Trotz der vorliegenden offenen Langzeitstudien kann für die Vagusnervstimulation (VNS) derzeit noch *keine* Empfehlung zur phasenprophylaktischen Behandlung der Bipolaren Störung formuliert werden.	

5.4.4.4 Lichttherapie

Zur Wirksamkeit und Verträglichkeit der Lichttherapie in der Langzeittherapie Bipolarer Störungen lagen keine einschließbaren Studienergebnisse vor.

Alle ausgeschlossenen Publikationen (inklusive nicht eingeschlossener nichtvergleichender Studien und vergleichender Studien, deren Ergebnisse nicht genutzt wurden, da die Verlässlichkeit dieser Ergebnisse nicht sicher einzuschätzen war) sind im Anhang A3 aufgelistet.

Statement	Empfehlungsgrad
Therapie-Prophylaxe39	**Statement**
Es liegen keine qualitativ ausreichenden Studienergebnisse und keine hinreichende klinische Erfahrung zur Lichttherapie in der Phasenprophylaxe Bipolarer Störungen vor.	

5.4.4.5 Wachttherapie

Zur Wirksamkeit und Verträglichkeit der Wachtherapie in der Langzeittherapie Bipolarer Störungen lagen keine einschließbaren Studienergebnisse vor.

Alle ausgeschlossenen Publikationen (inklusive nicht eingeschlossener nichtvergleichender Studien und vergleichender Studien, deren Ergebnisse nicht genutzt wurden, da die Verlässlichkeit dieser Ergebnisse nicht sicher einzuschätzen war) sind im Anhang A3 aufgelistet.

Statement	Empfehlungsgrad
Therapie-Prophylaxe40	**Statement**
Es liegen keine qualitativ ausreichenden Studienergebnisse und keine hinreichende klinische Erfahrung zur Wachtherapie in der Phasenprophylaxe Bipolarer Störungen vor.	

5.4.5 Unterstützende Therapieverfahren

Hierunter werden, wie im Supkapitel Grundsätzliches zur Behandlung beschrieben, Therapieverfahren wie Entspannungs- und Bewegungstherapie sowie Ergo-, und Künstlerische Therapien (Kunst- und Musiktherapie u. a.) verstanden.

Wie bereits zu Beginn des Therapiekapitels beschrieben, beziehen sich die vorhandenen Effizienzstudien häufig auf sogenannte „schwere psychische Erkrankungen", die u. a. Patienten mit Bipolaren Störungen mit einschließen. Hierzu verweisen wir auf die aktuell in der Fertigstellung befindliche S3-Leitlinie der DGPPN für „Psychosoziale Therapien bei Menschen mit schweren psychischen Erkrankungen", welche sich detailliert mit der Evidenz für diese unterstützenden Verfahren beschäftigt hat (S3-Leitlinie Psychosoziale Therapien 2019, DGPPN 2019).

Zur Wirksamkeit der **Ergotherapie** in der Phasenprophylaxe bei Bipolaren Störungen findet sich keine spezifische Evidenz, für Evidenz zum Einsatz bei manischen und depressiven Patienten siehe entsprechende Subkapitel. Verbesserungen bezüglich der Berufstätigkeit mit einer früheren, häufigeren und längeren Wiederaufnahme der Tätigkeit weisen auf einen positiven Langzeiteffekt der Ergotherapie hin. In einem integrierten Versorgungskonzept kann Ergotherapie der gezielten Rehabilitation und Rückfallprophylaxe dienen.

Zum Einsatz von **Kunsttherapie** bei schweren psychischen Erkrankungen gibt es inzwischen sowohl Grundlagenliteratur als auch empirische Studien und spezifische Fachtexte (vgl. S3-Leitlinie Psychosoziale Therapien bei schweren psychischen Erkrankungen, 2019). Doch bis auf Erfahrungsberichte finden sich keine störungsspezifischen Untersuchungen. Aufgrund der eher begleitenden und unterstützenden Funktion dieser Therapieform stand dieser Aspekt bisher auch nicht im Fokus der Untersuchungen. Kunsttherapie kann in einem integrierten Behandlungskonzept eine wichtige ergänzende Funktion haben und sowohl der Rehabilitation als auch der Rückfallprophylaxe dienen, indem sie Affektregulation, Selbstwertgefühl und soziale Kompetenz fördert.

Zur Anwendung von **Musiktherapie** gibt es bisher keine störungsspezifischen Studien. Ein Review inkl. Metaanalyse zur Frage einer dosisabhängigen Wirkung von Musiktherapie bei schweren psychischen Störungen (Gold et al. 2009) berichtet von positiven Effekten insbesondere auch hinsichtlich des Zugangs zu Gefühlen, des Ausdrucks von Stimmungen und des Zuwachses an Selbstbewusstsein.

Bislang ist unklar, inwieweit Musiktherapie durch die angenommene Förderung der Affektregulation, des Selbstwertgefühls und der sozialen Kompetenz in einem integrierten Behandlungskonzept eine ergänzende Funktion im Hinblick auf die Rehabilitation und Rückfallprophylaxe hat. Ähnliches gilt für die Tanztherapie.

Statement	Empfehlungsgrad
Therapie-Prophylaxe41	**Statement**
Obwohl empirische Untersuchungen spezifisch zu Bipolaren Störungen in ausreichender Qualität fehlen, legt die klinische Erfahrung nahe, dass kreative und handlungsorientierte Therapieverfahren wie beispielsweise Ergo- und Künstlerische Therapien (Kunst- und Musiktherapie u. a.) im Rahmen eines ambulanten oder (teil-)stationären Behandlungskonzepts zur psychischen und sozialen Stabilisierung bipolarer Patienten beitragen können.	

Entspannungsverfahren werden häufig im stationären und ambulanten Bereich als Methoden eingesetzt, um mit verschiedensten Belastungssituationen umzugehen. Auch wenn kontrollierte Studien fehlen, die spezifisch und ausschließlich die Effekte von Entspannungsverfahren bei Patienten mit Bipolaren Störungen evaluierten, spricht nichts gegen den Einsatz von Entspannungsverfahren im Rahmen einer Behandlung von

Bipolaren Störungen aufgrund der nachgewiesenen Effekte auf spezifische Symptome, wie z. B. Unruhe, Angst, Anspannung, Schmerz oder Schlafstörungen. Der Nachweis der Wirksamkeit bezieht sich insbesondere auf die Progressive Relaxation (Jacobson 1929) und vor allem auf die verkürzte Version (Bernstein und Borkovec 1973). Eine sinnvolle Anwendung ergibt sich in der Regel primär im Rahmen eines umfassenden Behandlungskonzepts und daher in Kombination mit anderen Behandlungsmaßnahmen wie z. B. Kognitive Verhaltenstherapie (Doubrawa 2006). Von einer kurzfristigen und alleinigen Anwendung vom Tonträger seien hingegen kaum anhaltende Wirkungen zu erwarten. Für Übersichtsarbeiten siehe (Doubrawa 2006) und (Grawe et al. 1994).

Statement	Empfehlungsgrad
Therapie-Prophylaxe42	**Statement**
Obwohl empirische Untersuchungen spezifisch zu Bipolaren Störungen in ausreichender Qualität fehlen, legt die klinische Erfahrung nahe, dass Entspannungsverfahren (wie z. B. die Progressive Muskelrelaxation) im Rahmen eines ambulanten oder (teil-) stationären Behandlungskonzepts bipolarer Patienten beitragen können, Patienten durch die Linderung spezifischer Symptome (wie z. B. Anspannung oder Schlafstörungen) zu stabilisieren.	

5.4.6 Übersicht über die Evidenzlage und die konsentierten Empfehlungsgrade zur Phasenprophylaxe

Therapie	Plac*	SIGN	GRADE	Empfgrad	Referenzen
Pharmakotherapie					
Monotherapie					
Stimmungsstabilisierer					
Carbamazepin	nein	3x 1-	gering	0	Coxhead et al. 1992; Greil et al. 1997; Hartong et al. 2003
Lamotrigin	ja	1x 1+ 3x 1-	moderat	B KKP Statement	Calabrese et al. 2000, 2003; Bowden et al. 2003; Licht et al. 2010
Lithium	ja	3x 1+ 10x 1-	moderat	A A B	Bowden et al. 2000, 2003; Weisler et al. 2011; Calabrese et al. 2003; Prien et al. 1973; Tohen et al. 2005; Coxhead et al. 1992; Greil et al. 1997; Hartong et al. 2003; Amsterdam und Shults 2010; Geddes et al. 2010; Licht et al. 2010; Nierenberg et al. 2016
Valproat	ja	1x 1+ 1x 1-	gering	0	Bowden et al. 2000; Geddes et al. 2010

5 Therapie

Therapie	Plac*	SIGN	GRADE	Empf-grad	Referenzen
Atypische Neuroleptika					
Aripiprazol	ja	1x 1-	gering	0	Keck et al. 2006a
Asenapin	ja	1x 1-	-	Statement	McIntyre et al. 2010b
Olanzapin	ja	2x 1+	moderat	0	Tohen et al. 2005, 2006a
Quetiapin	nein	2x1+ 2x 1-	moderat	B	Weisler et al. 2011; Altamura et al. 2003; Nierenberg et al. 2016; Young et al. 2014
Paliperidon		1x1++	moderat	0	Berwaerts et al. 2012a
Risperidon	ja	1x 1+ 1x 1-	gering	0	Quiroz et al. 2010; Vieta et al. 2012
Kombinationen und zusätzliche Medikation					
Alle	Ja	2x 1+ 8x1-	gering	Statement Statement Statement 0 0 0 0	Macfadden et al. 2009; Tohen et al. 2004; Vieta et al. 2008d; Suppes et al. 2009; Bowden et al. 2010a; Vieta et al. 2006; Geddes et al. 2010; Lin et al. 2008; Carlson et al. 2012; Marcus et al. 2011
In Entwicklung befindliche Substanzen zur Phasenprophylaxe					
Acetylcystein	ja	1x 1++ 1x 1+	-	0	Berk et al. 2008a, 2012
Psychotherapie					
Phasenprophylaxe gesamt					
Ausführliche und interaktive Psychoedukation	.	4x 1-	moderat	B	Colom et al. 2003a, b Castle et al. 2010; D'Souza et al. 2010
KVT	.	10x 1-	gering	B	Ball et al. 2006; Lam et al. 2003; Scott et al. 2001, 2006; Gonzalez-Isasi et al. 2010; Meyer und Hautzinger 2012; Gomes et al. 2011; Jones et al. 2015; Parikh et al. 2012; Perich et al. 2013
FFT	.	2x 1-	gering	0	Miklowitz et al. 2000; Rea et al. 2003
IPSRT	.	1x 1-	gering	0	Frank et al. 2005
Programme zur Verbesserung kognitiver Fertigkeiten und des allgemeinen Funktionsniveaus	.	1x 1- 1x 1-	gering	0	Torrent et al. 2013; Demant et al. 2015

(Fortsetzung)

Therapie	Plac*	SIGN	GRADE	Empf-grad	Referenzen
Phasenprophylaxe manische Episode					
Einfache Psychoedukation	.	1x 1-	gering	0	Perry et al. 1999
Ausführliche und interaktive Psychoedukation	.	3x 1-	moderat	B	Colom et al. 2003a, b; Castle et al. 2010
KVT	.	3x 1-	gering	KKP	Ball et al. 2006; Lam et al. 2003; Gonzalez-Isasi et al. 2010
FFT	.	1x 1-	gering	Statement	Miklowitz et al. 2000
Phasenprophylaxe depressive Episode					
Einfache Psychoedukation	.	1x 1-	gering	Statement	Perry et al. 1999
Ausführliche und interaktive Psychoedukation	.	3x 1-	moderat		Colom et al. 2003a, b; Castle et al. 2010
KVT	.	3x 1-	gering	B	Ball et al. 2006; Lam et al. 2003; Gonzalez-Isasi et al. 2010
FFT	.	1x 1-	gering		Miklowitz et al. 2000
Nicht-medikamentöse somatische Therapieverfahren					
EKT	-	-	-	0	-
rTMS	-	-	-	Statement	-
VNS	-	2x 2-	-	Statement	Nierenberg et al. 2008b; George et al. 2005
Lichttherapie	-	-	-	Statement	-
Wachtherapie	-	-	-	Statement	-
Unterstützende Therapieverfahren					
Ergo-, und Künstlerische Therapien	-	-	-	Statement	-
Entspannungsverfahren	-	-	-	Statement	-

5.4.7 Algorithmus

Im Folgenden ist ein Algorithmus abgebildet, der die Empfehlungen zur Phasenprophylaxe bei Bipolaren Störungen zusammenfasst.

5 Therapie

Algorithmus 5: Phasenprophylaxe bei Bipolaren Störungen

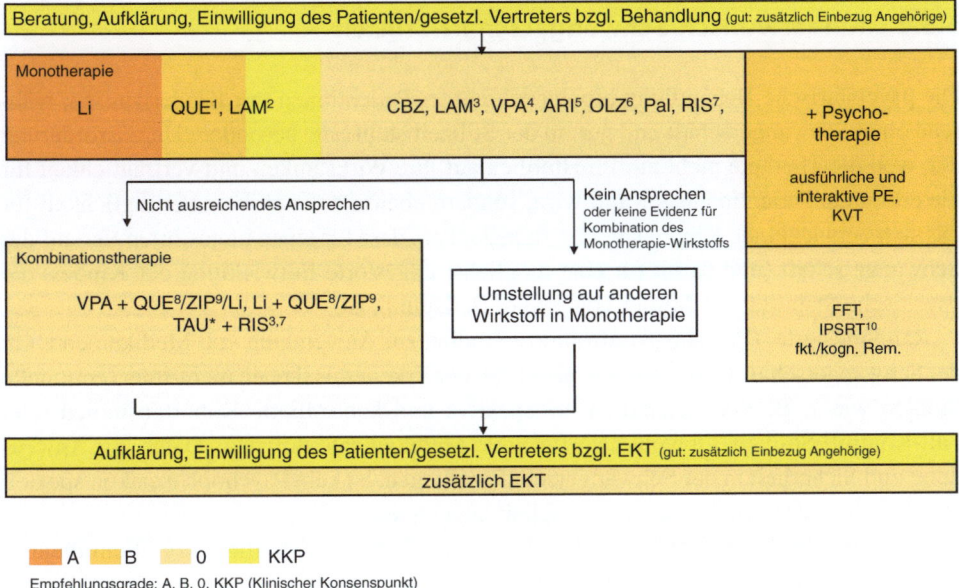

5.5 Behandlung spezifischer Patientengruppen bzw. in speziellen Situationen

5.5.1 Einleitung

Im folgenden Subkapitel werden Behandlungsmöglichkeiten spezifischer Patientengruppen und solchen in speziellen Situationen dargestellt. Insgesamt ist die Datenlage spärlicher als bei Bipolaren Störungen ohnehin, da diese Patienten (und Situationen) in klassischen randomisierten kontrollierten klinischen Studien häufig Ausschlusskriterien erfüllen. Dennoch stehen Therapeuten, Patienten und Angehörige gerade hier in häufig komplexen Situationen schwierigen Therapieentscheidungen gegenüber.

Die methodische Vorgehensweise unterscheidet sich dahingehend von den vorangegangenen Therapiekapiteln, als dass hier auch Evidenz präsentiert wird, welche die hohen methodischen Anforderungen der Vorkapitel nicht erfüllen konnte. In einigen Bereichen, zum Beispiel dem der nicht-medikamentösen somatischen Behandlungsmethoden liegen überwiegend kasuistische Erfahrungen vor, so dass eine Anwendung im Einzelfall zwar nicht gänzlich ausgeschlossen ist, aber diskutiert und sorgfältig bezüglich des Kosten-Nutzen-Risikos abgewogen werden sollte.

Bei einigen der geschilderten Situationen und Patientengruppen ist eine fachärztliche Mitbehandlung sicher wichtig und anzustreben (siehe Kap. 7).

5.5.2 Kinderwunsch/Schwangerschaft/Stillzeit

Die psychiatrische Behandlung bipolar erkrankter Patientinnen mit Kinderwunsch, während einer Schwangerschaft und ggf. in der Stillzeit stellt eine besondere Herausforderung dar, weil die Therapie nicht nur im Hinblick auf ihre Wirksamkeit und Verträglichkeit für die erkrankte Patientin ausgewählt wird, sondern ebenso anhand ihrer Verträglichkeit für das sich entwickelnde Kind. Dabei ist zu bedenken, dass für einen ungestörten Verlauf der Schwangerschaft (und damit für eine möglichst ungestörte Entwicklung des Kindes) die psychische Stabilität der Mutter von großer Bedeutung ist.

Randomisierte, (Placebo-)kontrollierte Studien zur Anwendung von Medikamenten in der Schwangerschaft verbieten sich, als Mittel der Erkenntnis dienen nicht-interventionelle Studien wie z. B. Registerstudien, prospektive und kontrollierte Kohortenstudien oder Fall-Kontroll-Studien. Obwohl also für viele Medikamente durchaus Daten zur Anwendung und Sicherheit in der Schwangerschaft vorliegen, ist kein Psychopharmakon speziell für die Anwendung in der Schwangerschaft zugelassen.

Die Auswahl der im Folgenden beschriebenen Substanzen umfasst vor allem diejenigen mit einer Zulassung zur Behandlung der bipolaren Störung sowie eine Auswahl anderer häufig eingesetzter Substanzen. Da nicht alle im klinischen Alltag eingesetzten Substanzen hier beschrieben werden können und da die wissenschaftliche Datenlage zur Arzneimittelsicherheit in Schwangerschaft und Stillzeit ständig wächst, sollten vor der Neu- bzw. Weiterverordnung von Psychopharmaka an schwangere und stillende Frauen aktuelle Informationen zum Sicherheitsprofil der verschriebenen Substanzen eingeholt werden. Dies kann zum Beispiel bei Beratungs- und Pharmakovigilanzzentren für Embryonaltoxikologie geschehen, die auch Unterstützung bei der individuellen Nutzen-Risiko-Abwägung anbieten.

Die Auswahl des Therapieverfahrens erfolgt für jede einzelne Patientin im Rahmen einer individuellen Nutzen-Risiko-Analyse: Eine Bewertung des individuellen Nutzens einer Medikation in der Schwangerschaft beinhaltet u. a. Überlegungen zum Rezidivrisiko (einschließlich der Eigen- und Familienanamnese in Bezug auf post partum-Rückfälle), zu nicht-medikamentösen Behandlungsalternativen, zur Krankheitsschwere und zum bisherigen Ansprechen auf Therapieversuche. In die Einschätzung des Risikos einer Medikation fließt u. a. ein, ob und ggf. in welchem Ausmaß im 1. Trimenon ein erhöhtes Fehlbildungsrisiko besteht und wie viele Schwangerschaftsverläufe unter dieser Substanz wissenschaftlich dokumentiert und ausgewertet wurden. Des Weiteren spielen eventuelle fetotoxische Effekte oder auch die Schwere neonataler Anpassungsstörungen nach der Geburt eine Rolle.

Im Wochenbett ist die Rückfallgefahr für bipolar erkrankte Frauen besonders hoch, vor allem in den allerersten Tagen bis Wochen nach der Geburt (Jones et al. 2014a). In einer

Metaanalyse (Wesseloo et al. 2016) hatte die rückfallprophylaktische Medikation während der Schwangerschaft auch einen protektiven Effekt in Bezug auf Rückfälle im Wochenbett. Rückfälle können dazu führen, dass insgesamt mehr und höher dosierte Medikamente während der Schwangerschaft eingesetzt werden, und dass krankheitsbedingt u. U. Verhalten mit ungünstiger Wirkung auf den Schwangerschaftsverlauf auftritt (z. B. Suchtmittelkonsum, allgemeine Risikofreudigkeit, Verausgabung der Kräfte während einer Manie).

Für die Stillzeit schließlich sind die prinzipiell positiven Effekte des Stillens abzuwägen gegen ein eventuelles Risiko von unerwünschten Arzneimittelwirkungen via Muttermilch beim Kind und gegen die möglichen Auswirkungen der mit dem nächtlichen Stillen verbundenen Schlafunterbrechungen bei der Mutter. Eine Rolle dabei spielt auch das pharmakokinetische Profil der Substanz in der Stillzeit, z. B. ihre Konzentration in der Muttermilch.

Prinzipiell lassen sich folgende klinische Situationen gesondert betrachten:

Alle Frauen im gebärfähigen Alter: Bei bipolar erkrankten Frauen im gebärfähigen Alter sollten die Themen Kontrazeption und Schwangerschaft im Rahmen der Routinebehandlung und Psychoedukation besprochen werden (Jones et al. 2014a), zumal bei einigen stimmungsstabilisierenden Medikamenten Arzneimittelinteraktionen mit hormonalen Kontrazeptiva auftreten können. Außerdem entsteht ein beträchtlicher Teil aller Schwangerschaften ungeplant. Auch bei Frauen im gebärfähigen Alter ohne Kinderwunsch sollte deshalb die Indikation für ein potentiell fruchtschädigendes Medikament sehr kritisch gestellt werden.

Kinderwunsch: Bei bipolar erkrankten Patientinnen mit Kinderwunsch ist zunächst die aktuell eingenommene Medikation bezüglich ihrer Sicherheit in der Schwangerschaft zu prüfen. Wenn möglich sollte eine medikamentöse Monotherapie erfolgen. Bei Einnahme von Valproat ist vor Planung einer Schwangerschaft die Umstellung auf eine medikamentöse Alternative notwendig, da Valproat bei schwangeren Frauen aufgrund des erheblichen Risikos für kindliche Fehlbildungen und neuro-kognitive Entwicklungsstörungen laut Fachinformation kontraindiziert ist (Sachs und Kleinau 2018). Bei allen Medikamenten sollte eine individuelle Nutzen-Risiko-Abwägung für die betreffende Patientin erfolgen. Falls die Medikation umgestellt werden soll, ist die neue Medikation auf ihre individuelle Wirksamkeit und Verträglichkeit hin zu prüfen, bevor die Schwangerschaft eintritt. Da der Serumspiegel vieler Psychopharmaka im Verlauf der Schwangerschaft trotz gleichbleibender Dosierung sinkt, kann auch bei Substanzen, die gewöhnlich nicht nach Serumspiegel dosiert werden, ein therapeutisches Drug Monitoring (TDM) sinnvoll sein (z. B. Quetiapin).

Der Wunsch nach einer Schwangerschaft kann Patientinnen zusätzlich motivieren, gesundheitsfördernde Verhaltensweisen zu etablieren, die auch einen günstigen Einfluss auf den Schwangerschaftsverlauf haben, z. B. Nikotin-, Alkohol- und Suchtmittelabstinenz, ausgewogene Ernährung, körperliche Bewegung und Normalisierung des Körpergewichtes. Es bietet sich deshalb an, diese Aspekte bei Kinderwunsch mit der Patientin zu thematisieren.

Bei Einnahme diabetogener Medikamente und weiteren Risikofaktoren für einen Diabetes mellitus ist sicherzustellen, dass die Patientin nicht mit einer hyperglykämen Stoffwechsellage in die Schwangerschaft startet, da chronisch erhöhte Blutzuckerspiegel u. a. mit einem erhöhten Risiko für verschiedene Fehlbildungen assoziiert sind.

1. Trimenon: Die embryonalen Organe entstehen im 1. Trimenon der Schwangerschaft (bis 13. Schwangerschaftswoche post menstruationem). Schwerere morphologische Anomalien, die in der Gesamtbevölkerung bei etwa 3–5 % aller Neugeborenen auftreten, entstehen in diesem Zeitfenster. Im 1. Trimenon besteht deshalb auch eine Vulnerabilität für die teratogene Wirkung bestimmter Medikamente. Insgesamt sind Medikamente aber nur für einen sehr geringen Teil aller Fehlbildungen verantwortlich, für die meisten ist die Ätiologie nicht bekannt. Vor allem ungeplante Schwangerschaften werden oft erst in der zweiten Hälfte des 1. Trimenons festgestellt, so dass hier sehr sorgfältig zu prüfen ist, ob eine Umstellung der Medikation noch sinnvoll ist. Ein eventuelles Risiko der Medikation für den Embryo muss immer gegen das Risiko eines Rezidivs im Rahmen einer Medikationsumstellung abgewogen werden. Wenn möglich sollte eine medikamentöse Monotherapie angestrebt werden.

Die Schwangerschaft sollte sorgfältig gynäkologisch überwacht und engmaschig psychiatrisch begleitet werden. In der Regel ist es sinnvoll, dass psychiatrische und gynäkologische Behandler im 1. Trimenon miteinander Kontakt aufnehmen, um den interdisziplinären Behandlungsplan abzustimmen und Verunsicherungen bei der Schwangeren durch nicht abgestimmtes Vorgehen möglichst zu vermeiden.

2. und 3. Trimenon: Nach der 13. Schwangerschaftswoche, im 2. und 3. Trimenon der Schwangerschaft, reifen die Organe des werdenden Kindes, der Fetus wächst und nimmt an Gewicht zu. In dieser Phase ist der Fetus vulnerabel für eventuelle fetotoxische Wirkungen bestimmter Medikamente sowie für fetale Entwicklungskomplikationen wie z. B. Wachstumsretardierung, Frühgeburtsbestrebungen, Polyhydramnion oder Makrosomie. Für einen möglichst ungestörten Verlauf der Schwangerschaft sollte diese weiterhin engmaschig gynäkologisch und psychiatrisch begleitet werden, auch um eventuellen Krisen oder Frühwarnsymptomen der Mutter rechtzeitig begegnen zu können.

Gemeinsam mit der Patientin sollte frühzeitig eine sorgfältige Planung der Peripartalzeit erfolgen und schriftlich festgehalten werden. Wegen möglicher Anpassungsstörungen beim Neugeborenen sollte die Geburt immer in einem Perinatalzentrum erfolgen. Je nach klinischer Situation ist auch zu prüfen, ob eine psychiatrische Mitbetreuung auf der geburtshilflichen Station möglich ist, ggf. ob die Medikation mit dem Stillen kompatibel ist, und welche Unterstützung die Patientin nach der Geburt benötigt. Auch die peripartale Dosierung der Medikation sollte vorgeplant werden.

Geburt: Bei Einnahme von ZNS-aktiven Medikamenten bis zur Geburt sind in den ersten Lebenstagen zentralnervöse, gastrointestinale und kardiorespiratorische Anpassungsstörungen beim Neugeborenen möglich. Je nach Art und Dosierung der jeweiligen Medikation können diese milde und selbstlimitierend verlaufen oder auch eine ärztliche Behandlung des Neugeborenen notwendig machen. Die Entbindung sollte daher in einem Perinatalzentrum erfolgen.

Wochenbett und Stillzeit: Prinzipiell ist die Rückfallgefahr für bipolar erkrankte Frauen im Wochenbett hoch (Jones et al. 2014a). Prophylaktisch kann die Medikation postpartal höher dosiert werden. Ansonsten ist sicherzustellen, dass die Medikation in gewohnter Dosierung weiter eingenommen wird. Wenn kein Stillwunsch besteht oder die Medikation nicht mit dem Stillen kompatibel ist, sollte nicht-medikamentös abgestillt werden. Ob unter einem bestimmten Medikament gestillt werden kann, hängt nicht nur von den pharmakologischen Eigenschaften des Medikamentes ab; auch z. B. das Alter und der Gesundheitszustand des Kindes sowie eine eventuelle Frühgeburtlichkeit spielen eine Rolle, ebenso die psychosoziale Gesamtsituation von Mutter und Kind während der Stillzeit. Es ist zu prüfen, ob die Versorgung des Kindes nachts in den ersten Tagen bis Wochen durch eine andere Person übernommen werden soll, um die Störung des Schlaf-Wach-Rhythmus durch das nächtliche Stillen zu vermeiden (Bergink et al. 2012). Des Weiteren sollte der Patientin auf der geburtshilflichen Station und auch im weiteren Verlauf des Wochenbetts eine gewisse Reizabschirmung ermöglicht und angeraten werden. Auch kann bei individuell hoher Rezidivgefahr der psychiatrische Konsildienst die Patientin auf der geburtshilflichen Station mitbetreuen (z. B. bei psychischer Instabilität bereits während der Schwangerschaft oder Wochenbettpsychose nach einer früheren Schwangerschaft).

Empfehlung	Empfehlungsgrad
Therapie-spezifisch 1	**KKP**
Vor Anwendung pharmakologischer Substanzen in Schwangerschaft und Stillzeit sollten aktuelle Informationen zur Embryonaltoxikologie bei entsprechenden Beratungs- und Pharmakovigilanzzentren (z. B. embryotox.de) eingeholt werden.	

Beachte:
Im Folgenden wird der aktuelle Wissensstand zu Risiken und besonderen Herausforderungen bei Patientinnen mit Kinderwunsch sowie in Schwangerschaft und Stillzeit für einzelne Wirkstoffgruppen und Wirkstoffe näher beleuchtet. Parallel dazu sollen die entsprechenden Aussagen der Therapie-Kapitel 5.2 bis 5.4 konsultiert werden. Auf weitere separate Empfehlungen und Statements für die Patientinnen wurde bewusst verzichtet. Im Text konnten Modalverben wie kann, sollte oder soll nicht immer vermieden werden, sie haben jedoch keinen Empfehlungscharakter im Sinne offizieller abgestimmter Empfehlungen.

5.5.2.1 Pharmakotherapie

5.5.2.1.1 Stimmungsstabilisierer

5.5.2.1.1.1 Carbamazepin

Carbamazepin ist ein Teratogen und erhöht insbesondere das Risiko für Neuralrohrdefekte (Jentink et al. 2010a), jedoch auch für andere große Fehlbildungen; das ergab die Auswertung von wissenschaftlichen Studien mit mehr als 7000 Schwangerschaftsverläufen unter Carbamazepin (Vajda et al. 2016; Tomson et al. 2018; Campbell et al. 2014; Veiby et al. 2013b; Hernandez-Diaz et al. 2012; Meador et al. 2006; Samren et al. 1997; Kallen et al. 2013). Verglichen mit gesunden Schwangeren ohne Antiepileptika-Therapie zeigte sich in einem Cochrane-Review (Weston et al. 2016) eine Verdopplung des Fehlbildungsrisikos nach Carbamazepin-Exposition im 1. Trimenon. Im Vergleich zu schwangeren Frauen mit Epilepsie, aber ohne Antiepileptika-Therapie, war das Fehlbildungsrisiko etwa um das 1,5fache erhöht. In Kombination mit Valproat zeigte sich ein bis zu 5fach erhöhtes Fehlbildungsrisiko (Holmes et al. 2011).

Die Ergebnisse zur kognitiven und mentalen Entwicklung pränatal exponierter Kinder sind nicht einheitlich (Baker et al. 2015; Scolnik et al. 1994; Gaily et al. 2004; Ornoy und Cohen 1996; Veiby et al. 2013a), so dass diesbezüglich noch keine abschließende Bewertung möglich ist.

In verschiedenen Studien wurde eine Dosisabhängigkeit des teratogenen Risikos gezeigt (Tomson et al. 2018; Campbell et al. 2014); die Carbamazepin-Dosis sollte deshalb so gering wie möglich gehalten und Plasmaspitzen sollten vermieden werden (Retardpräparate, Verteilung der Tagesdosis auf mehre Einzeldosen). Da Carbamazepin ein Folsäure-Antagonist ist, sollten zuverlässig ab Planung einer Schwangerschaft bis mindestens Schwangerschaftswoche 10 täglich 0,8 mg Folsäure eingenommen werden. Aufgrund des Vitamin-K-Antagonismus von Carbamazepin muss die effektive Vitamin K-Gabe an das Kind unmittelbar nach der Geburt sichergestellt sein.

Zum Stillen bei Carbamazepin-Therapie liegen Daten zu mehr als 150 Mutter-Kind-Paaren vor, bei den meisten gestillten Kindern wurden keine unerwünschten Symptome beobachtet (Meador et al. 2014; Uguz und Sharma 2016). In wenigen Fällen kam es zu Sedierung, Trinkschwäche, Erbrechen oder vorübergehenden lebertoxischen Veränderungen (Frey et al. 1990; Antonucci et al. 2018). Die kindlichen Serumkonzentrationen lagen in der Regel deutlich unter 50 % der maternalen Serumspiegel. Stillen erscheint bei Monotherapie und guter Beobachtung des Kindes akzeptabel.

Zusammenfassung:

- Eine Carbamazepin-Therapie in der Schwangerschaft erhöht das Risiko für kindliche Fehlbildungen.
- Die Möglichkeit einer während der Stillzeit eintretenden erneuten Schwangerschaft ist bei der sorgfältigen individuellen Nutzen-Risiko-Abwägung zur Carbamazepin-Therapie bei stillenden Frauen mit einzubeziehen.

5.5.2.1.1.2 Lamotrigin

Aufgrund von Interaktionen mit oralen Kontrazeptiva ist darauf zu achten, dass der Lamotrigin-Spiegel nach Absetzen der hormonalen Kontrazeption nicht unnötig hoch ist (Ohman et al. 2008). Insgesamt wurden etwa 7000 Schwangerschaftsverläufe unter Lamotrigin-Therapie wissenschaftlich ausgewertet (Campbell et al. 2014; Hernandez-Diaz et al. 2012; Tomson et al. 2011, 2016). Bisher ergaben sich keine eindeutigen Hinweise auf teratogene Effekte. Insbesondere fanden sich unter Lamotrigin-Monotherapie kein spezifisches Fehlbildungsmuster und keine Dysmorphie-Zeichen wie bei den klassischen Antiepileptika (Campbell et al. 2014; Dolk et al. 2016). In zwei Registern wurde ein Trend zu einer etwas höheren Fehlbildungsrate unter hohen Lamotrigin-Dosen zum Zeitpunkt der Konzeption gesehen (Campbell et al. 2014; Tomson et al. 2011; Morrow et al. 2006). Hier ist allerdings zu bedenken, dass Lamotrigin-exponierte Schwangerschaftsverläufe und damit auch die dosisabhängigen Effekte ganz überwiegend bei Frauen untersucht wurden, die an Epilepsie litten und damit ein anderes Risikoprofil aufwiesen als Frauen mit einer bipolaren Erkrankung. Da die Lamotrigin-Clearance während der Schwangerschaft um ein Mehrfaches ansteigen kann, sollte der Lamotrigin-Spiegel regelmäßig kontrolliert und die Dosis ggf. entsprechend nach oben korrigiert werden. Nach der Geburt findet eine schnelle Normalisierung der Lamotrigin-Clearance statt, so dass die Dosis zur Vermeidung toxischer Lamotrigin-Spiegel zügig wieder reduziert werden muss (Polepally et al. 2014; Clark et al. 2013). Eine Beeinträchtigung der neuropsychiatrischen Entwicklung beim Kind nach Lamotrigin-Exposition in der Schwangerschaft wurde bisher nicht nachgewiesen (Baker et al. 2015; Bromley und Baker 2017), die bisherigen Studien reichen für eine abschließende Beurteilung jedoch noch nicht aus.

Zum Stillen unter Lamotrigin-Therapie liegen Daten zu etwa 120 Mutter-Kind-Paaren vor. Die Mehrzahl der Kinder war unauffällig, allerdings traten vereinzelt auch eine leichte Thrombozytose, Unruhe, Transaminasen-Erhöhung und gastrointestinale Symptome auf (Newport et al. 2008; Ohman et al. 2000). Bei einem 16 Tage alten, voll gestillten Kind mit hohen Lamotrigin-Plasmakonzentrationen wurden Atemstörungen beobachtet (Nordmo et al. 2009). Die bisherigen Studien zeigen keine Beeinträchtigung der kindlichen Langzeit-Entwicklung (Meador et al. 2009, 2010, 2014). Lamotrigin erscheint in relevanten Mengen in der Muttermilch und wird beim Säugling nur langsam eliminiert, so dass bei einigen gestillten Kindern therapeutische Plasma-Konzentrationen nachgewiesen wurden. Wenn dies in Kauf genommen wird, erscheint Stillen unter Monotherapie und guter Beobachtung des Kindes akzeptabel, im Verlauf kann die Plasmakonzentration beim Kind bestimmt werden.

Zusammenfassung:

- Der indikationsgerechte Einsatz von Lamotrigin in der Schwangerschaft ist nach individueller Nutzen-Risiko-Abwägung akzeptabel, wenn ein für die Phasenprophylaxe zugelassenes atypisches Antipsychotikum nicht in Frage kommt.

- In die Nutzen-Risiko-Abwägung zur Lamotrigin-Therapie bei stillenden Frauen ist auch die Tatsache mit einzubeziehen, dass das gestillte Kind u. U. therapeutische Plasmakonzentrationen aufbaut.

5.5.2.1.1.3 Lithium

Lithium ist ein schwaches Teratogen, das insbesondere das Risiko für kardiovaskuläre Fehlbildungen erhöht. Vor allem die ansonsten sehr seltene Ebstein-Anomalie wird bei etwa 1/1000 bis 1/100 exponierten Kindern beobachtet (Diav-Citrin et al. 2014; Jacobson et al. 1992; Schou et al. 1973; Weinstein und Goldfield 1975; Kallen und Tandberg 1983). In einer großen Registerstudie (Patorno et al. 2017) wurde bei den exponierten Kindern im Vergleich zu einer nicht-exponierten Kontrollgruppe ein relatives Risiko von 1,65 (95 % CI 1,02–2,68) für kardiale Fehlbildungen beobachtet sowie ein relatives Risiko von 1,37 (95 % CI 1,01–1,87) für alle Fehlbildungen. Die gleiche Studie zeigte erstmals eine Dosisabhängigkeit des Risikos für kardiale Fehlbildungen, ohne allerdings über Daten zu den Serumspiegeln zu verfügen. Lithium-Serumspitzen sollten dennoch vermieden werden (Retardpräparate, Verteilung der Tagesdosis auf mehrere Einzeldosen). Bei einer Exposition im 1. Trimenon sollte der Schwangeren eine weiterführende sonographische Untersuchung einschließlich einer fetalen Echokardiographie angeboten werden.

Da die Lithium-Clearance während der Schwangerschaft meist ansteigt, sollte der Lithium-Spiegel engmaschig (z. B. monatlich) kontrolliert und die Dosis gegebenenfalls angepasst werden (Westin et al. 2017; Broeks et al. 2017). Es empfiehlt sich, auch die Schilddrüsenparameter regelmäßig zu überwachen, um eine mütterliche Hypothyreose während der Schwangerschaft auszuschließen. Aufgrund der geringen therapeutischen Breite von Lithium ist unter der Geburt auf eine ausreichende maternale Flüssigkeitszufuhr zu achten, um toxische Symptome bei Mutter und Kind zu vermeiden. Postpartal müssen sehr engmaschig die Plasmakonzentrationen gemessen und die Lithium-Dosis daran angepasst werden.

Intrauterin exponierte Feten entwickeln gelegentlich eine Hypothyreose mit Struma oder einen Diabetes insipidus mit Polyhydramnion, auch kardiale Arrhythmien und Bradykardie wurden beschrieben (Llewellyn et al. 1998). Postnatal kann ein „Floppy-Infant-Syndrom" auftreten, das mit Lethargie, Trinkschwäche, Tachypnoe, Tachykardie, Zyanose, Temperaturregulationsstörung und Muskelhypotonie einhergehen kann (Llewellyn et al. 1998; Pinelli et al. 2002). Jedes Lithium-exponierte Neugeborene muss deshalb in den ersten Lebenstagen auf diese Symptome hin beobachtet werden. Auch muss beim Neugeborenen eine Hypothyreose ausgeschlossen werden. Eine Beeinträchtigung der neuropsychiatrischen Entwicklung beim Kind wurde nach Lithium-Exposition in der Schwangerschaft bisher nicht beschrieben (Schou 1976; van der Lugt et al. 2012), die bisherigen Daten reichen für eine differenzierte Beurteilung jedoch nicht aus.

Zum Stillen unter Lithium-Therapie liegen Daten zu mehr als 30 Mutter-Kind-Paaren vor (Pacchiarotti et al. 2016). Die beim Kind gemessenen Plasma-Konzentrationen sind interindividuell sehr unterschiedlich: In der Regel werden beim gestillten Säugling Lithium-Plasmakonzentrationen gemessen, die etwa ein Viertel der mütterlichen Konzentration erreichen, im Einzelfall jedoch auch deutlich mehr (Moretti et al. 2003; Viguera et al. 2007; Schou und Amdisen 1973). Die meisten gestillten Kinder hatten keine klinischen Symptome, beobachtet wurden jedoch in einem Fall Hypotonie sowie in mehreren Fällen auffällige Nieren-und Schilddrüsenparameter (Hale 2017). Auch beim Stillen ist die geringe therapeutische Breite von Lithium zu bedenken: Bei toxischen maternalen Plasmaspiegeln, Dehydratation des Säuglings oder gestörter Nierenfunktion können beim Kind toxische Plasmakonzentrationen erreicht werden. Das Stillen unter Lithium-Therapie kann deshalb nicht allgemein empfohlen werden, kann aber im Einzelfall akzeptabel sein. Auch Varianten des Teilstillens mit entsprechend verminderter-Lithium-Exposition des Kindes können in Betracht gezogen werden, zumal Schlafmangel im Wochenbett möglichst vermieden werden sollte. Bei reif geborenem und gesunden Kind, Lithium-Monotherapie mit niedrigen maternalen Plasmaspiegeln sowie genauer Beobachtung des Säuglings (Muskeltonus, Tremor, Zyanose, Dehydratation Hypothyreose, Nierenfunktionsstörung) kann eine Fortsetzung des Stillens akzeptabel sein. Dabei muss aber berücksichtigt werden, dass Säuglinge besonders gefährdet sind zu dehydrieren, wodurch die Lithium-Plasmakonzentration schnell ansteigen kann. Gegebenenfalls sollte die Lithium-Plasmakonzentration des Säuglings bestimmt werden, insbesondere bei neu auftretender Symptomatik.

Zusammenfassung:

- Der indikationsgerechte Einsatz von Lithium ist nach individueller Nutzen-Risiko-Abwägung in der Schwangerschaft akzeptabel, wenn eine Behandlung mit nicht teratogenen Phasenprophylaktika nicht in Frage kommt.
- Der indikationsgerechte Einsatz von Lithium bei stillenden Frauen erfordert ebenfalls eine sorgfältige und individuelle Nutzen-Risiko-Abwägung unter Einbeziehung der oben beschriebenen Risiken und Vorsichtsmaßnahmen.

5.5.2.1.1.4 Valproat

Valproat ist ein Teratogen, das zur Behandlung einer bipolaren Erkrankung in der Schwangerschaft kontraindiziert ist (Sachs und Kleinau 2018). Bei Patientinnen im gebärfähigen Alter sollte es nach Möglichkeit vermieden werden. Falls es dennoch zum Einsatz kommt, müssen die Bedingungen eines Schwangerschaftsverhütungsprogramms erfüllt werden (Sachs und Kleinau 2018). Insgesamt wurden mehr als 4000 Schwangerschaftsverläufe unter Valproat wissenschaftlich ausgewertet (Tomson et al. 2018; Campbell et al. 2014; Veiby et al. 2014; Hernandez-Diaz et al. 2012; Meador et al. 2006; Samren et al. 1997; Vajda et al. 2012). Verglichen mit gesunden Schwangeren ohne Antiepileptika-Therapie zeigte sich in einem Cochrane-Review (Weston et al. 2016) ein mehr als verfünffachtes Fehlbildungsrisiko nach Valproat-Exposition im 1. Trimenon. Im Vergleich zu schwangeren Frauen mit Epilepsie, aber ohne Antiepileptika-Therapie, war das Fehlbildungsrisiko etwa um das Dreifache erhöht. Das Fehlbildungsrisiko ist dosisabhängig (Tomson et al. 2011, 2015, 2018), für Tagesdosen ab 1500 mg Valproat wurden Fehlbildungsraten von bis zu 25 % dokumentiert (Tomson et al. 2018). Dabei wurden verschiedene, teils auch kombinierte Fehlbildungen bei den Kindern beschrieben, u. a. auch ein spezifisches fetales Valproat-Syndrom (DiLiberti et al. 1984; Kozma 2001). Insbesondere erhöht sich jedoch das Risiko für eine Spina bifida oder andere Neuralrohrdefekte um etwa das 12fache (Tomson et al. 2018; Jentink et al. 2010b; Vajda et al. 2013), so dass ca. 1–2 % der exponierten Kinder betroffen sind.

Diverse Studien haben einen Zusammenhang zwischen intrauteriner Valproat-Exposition und späteren Entwicklungsstörungen beobachtet, wie zum Beispiel reduziertem IQ (Baker et al. 2015; Meador et al. 2009), Sprachentwicklungs- und Lernstörungen (Adab et al. 2001; Nadebaum et al. 2011; Bromley et al. 2016) und Autismus-Spektrum-Störungen (Dean 2002; Christensen et al. 2013). Auch bezüglich der neurokognitiven Entwicklungsstörungen wurde eine Dosisabhängigkeit beschrieben (Baker et al. 2015; Bromley et al. 2016).

Zum Stillen bei Valproat-Therapie liegen Daten zu mehr als 50 Mutter-Kind-Paaren vor, bei den meisten gestillten Kindern wurden keine unerwünschten Symptome beobachtet (Crettenand et al. 2018), insbesondere gab es keinerlei Hinweise auf neurokognitive Entwicklungsstörungen durch das Stillen während einer Valproat-Therapie (Veiby et al. 2013b; Meador et al. 2014). Die kindlichen Serumkonzentrationen erreichten in der Regel weniger als 10 % der mütterlichen Serumspiegel (Pacchiarotti et al. 2016). Während diese Daten das Stillen bei Monotherapie und guter Beobachtung des Kindes als akzeptabel erscheinen lassen, spricht die ausgeprägte Teratogenität im Falle einer während der Stillzeit eintretenden erneuten Schwangerschaft gegen den Einsatz von Valproat bei stillenden Frauen.

Zusammenfassung:

- Valproat ist während der Schwangerschaft zur Behandlung einer bipolaren Erkrankung kontraindiziert, weil es das Risiko für kindliche Fehlbildungen und neurokognitive Entwicklungsstörungen deutlich erhöht.
- Die sorgfältige, individuelle Nutzen-Risiko-Abwägung zur Valproat-Therapie bei stillenden Frauen muss auch die ausgeprägte Teratogenität im Falle einer während der Stillzeit eintretenden erneuten Schwangerschaft mit einbeziehen.

5.5.2.1.2 Neuroleptika
5.5.2.1.2.1 Typische Neuroleptika

Für keines der typischen Antipsychotika wurde bisher ein eindeutiger Hinweis auf Teratogenität gefunden. Allerdings ist trotz der langen Markteinführung die Menge und Qualität der Daten zu den einzelnen Substanzen teils nicht ausreichend, um eine differenzierte Risikobewertung vorzunehmen. Von den typischen Antipsychotika ist Haloperidol für die Anwendung in der Schwangerschaft am besten untersucht (Kallen et al. 2013; Habermann et al. 2013; Diav-Citrin et al. 2005) und kann bei schwangeren Frauen eingesetzt werden.

Ob Haloperidol bei einer stillenden Frau eingesetzt werden kann, hängt u. a. von Dauer und Dosierung der Haloperidol-Behandlung ab und ist im Einzelfall zu entscheiden (Yoshida et al. 1998; Mendhekar und Andrade 2011).

5.5.2.1.2.2 Atypische Neuroleptika
5.5.2.1.2.2.1 Aripiprazol

Zu Aripiprazol liegen Daten zu fast 2000 ausgewerteten Schwangerschaftsverläufen ohne erhöhtes Fehlbildungsrisiko vor (Huybrechts et al. 2016; Habermann et al. 2013; Bellet et al. 2015). Bei Behandlung mit Aripiprazol bis zur Geburt können in den ersten Lebenstagen neonatale Anpassungsstörungen auftreten.

Die Erfahrungen zum Stillen mit Aripiprazol stützen sich auf nur wenige Fallberichte (Lutz et al. 2010; Nordeng et al. 2014; Hale 2017; Schlotterbeck et al. 2007; Watanabe et al. 2011; Morin und Chevalier 2017). An unerwünschten Wirkungen wurde bei gestillten Kindern Schläfrigkeit beobachtet, auch über eine ungenügende Milchproduktion wurde berichtet. Ein Fallbericht beschreibt das Auftreten einer hypernatriämischen Dehydratation beim Stillkind unter maternaler Therapie mit Aripiprazol in Kombination mit anderen Psychopharmaka. Ein kausaler Zusammenhang mit der Medikation ist jeweils nicht gesichert. Da aber außerdem die bisherigen pharmakokinetischen Daten zur Stillzeit unzureichend und variabel sind und eine Kumulation des Wirkstoffs beim Kind aufgrund der langen Halbwertzeit nicht auszuschließen ist, ist vom Stillen bei Aripiprazol-Behandlung eher abzuraten.

Zusammenfassung:

- Der indikationsgerechte Einsatz von Aripiprazol ist nach individueller Nutzen-Risiko-Abwägung in der Schwangerschaft akzeptabel.
- Vom Einsatz von Aripiprazol in der Stillzeit ist eher abzuraten.

5.5.2.1.2.2.2 Asenapin

Zu Asenapin liegen bisher keine Daten zur Anwendung in der Schwangerschaft und Stillzeit beim Menschen vor.

5.5.2.1.2.2.3 Clozapin

Zu Clozapin liegen Daten zu mehr als 400 Schwangerschaftsverläufen vor, die allerdings teils nicht systematisch erhoben und ausgewertet wurden. Es zeigte sich kein eindeutig erhöhtes Fehlbildungsrisiko (McKenna et al. 2005; Damkier und Videbech 2018; Paulus et al. 2005; Gentile 2010); für eine differenzierte Risikobewertung reichen Quantität und Qualität der Daten jedoch nicht aus. Bei Behandlung mit Clozapin bis zur Geburt können in den ersten Lebenstagen ausgeprägte neonatale Anpassungsstörungen auftreten. Es ist auch nicht auszuschließen, dass die beim Erwachsenen bekannten unerwünschten Wirkungen von Clozapin (einschließlich Agranulozytose) auch beim Neugeborenen auftreten.

Zum Stillen unter Clozapin liegen nur wenige Fallberichte vor (Uguz 2016), in denen u. a. über eine Sedierung von gestillten Kindern sowie über das Auftreten einer Agranulozytose bei einem gestillten Kind berichtet wurde. Da die Studienlage zur Stillzeit außerdem unzureichend ist, ist das Stillen unter Clozapin nicht zu empfehlen.

Zusammenfassung:

- Der indikationsgerechte Einsatz von Clozapin ist nach individueller Nutzen-Risiko-Abwägung in der Schwangerschaft akzeptabel.
- Vom Stillen unter Clozapin ist eher abzuraten.

5.5.2.1.2.2.4 Loxapin

Zu Loxapin liegen bisher keine Daten zur Anwendung in der Schwangerschaft und Stillzeit beim Menschen vor.

5.5.2.1.2.2.5 Quetiapin

Quetiapin ist das derzeit am besten für die Schwangerschaft untersuchte atypische Antipsychotikum (Huybrechts et al. 2016; Kallen et al. 2013; Ennis und Damkier 2015). Die wissenschaftliche Auswertung von mehr als 4500 Schwangerschaftsverläufen ergab keinen Hinweis auf ein erhöhtes Fehlbildungsrisiko. Da unter Quetiapin das Risiko für einen Gestationsdiabetes steigt (Park et al. 2018), sollte die Stoffwechsellage regelmäßig kontrolliert werden. Bei Behandlung mit Quetiapin bis zur Geburt können in den ersten Lebenstagen neonatale Anpassungsstörungen auftreten.

Zum Stillen bei Quetiapin-Therapie liegen Daten zu mehr als 20 Mutter-Kind-Paaren vor (Uguz 2016; Yazdani-Brojeni et al. 2018). Stillen erscheint bei Monotherapie mit Quetiapin und guter Beobachtung des Kindes aufgrund der bisher gesehenen guten Verträglichkeit und des sehr geringen Übergangs in die Muttermilch akzeptabel.

Zusammenfassung:

- Der indikationsgerechte Einsatz von Quetipain bei schwangeren und stillenden Frauen ist nach individueller Nutzen-Risiko-Abwägung akzeptabel.

5.5.2.1.2.2.6 Olanzapin

Mehr als 2000 Schwangerschaftsverläufe unter Olanzapin wurden wissenschaftlich ausgewertet. Diese ergaben keinen Hinweis auf ein erhöhtes Fehlbildungsrisiko (Huybrechts et al. 2016; Kallen et al. 2013; Ennis und Damkier 2015; Vigod et al. 2015; Brunner et al. 2013). Da unter Olanzapin das Risiko für einen Gestationsdiabetes steigt (Park et al. 2018), sollte die Stoffwechsellage regelmäßig kontrolliert werden. Bei Behandlung mit Olanzapin bis zur Geburt können in den ersten Lebenstagen neonatale Anpassungsstörungen auftreten.

Zum Stillen bei Olanzapin-Therapie liegen Daten zu mehr als 150 Mutter-Kind-Paaren vor (Uguz 2016; Manouilenko et al. 2018). Bei den meisten gestillten Kindern wurden keine unerwünschten Symptome beobachtet. Stillen erscheint bei Monotherapie mit Olanzapin und guter Beobachtung des Kindes aufgrund der bisher gesehenen guten Verträglichkeit und des eher geringen Übergangs in die Muttermilch akzeptabel.

Zusammenfassung:
- Der indikationsgerechte Einsatz von Olanzapin ist nach individueller Nutzen-Risiko-Abwägung bei schwangeren und stillenden Frauen akzeptabel.

5.5.2.1.2.2.7 Risperidon

Zu Risperidon wurden bisher fast 2000 Schwangerschaftsverläufe wissenschaftlich ausgewertet (Huybrechts et al. 2016; Kallen et al. 2013; Habermann et al. 2013; McKenna et al. 2005). Der größte Teil der Daten stammt aus einer großen US-amerikanischen Registerstudie, die in Bezug auf Fehlbildungen ein adjustiertes relatives Risiko (aRR) von 1,26 (95 % CI 1,02–1,56) im Vergleich zur nicht-exponierten Kontrollkohorte ermittelte und deshalb ein gering erhöhtes Gesamtfehlbildungsrisiko diskutierte; ein spezifisches Fehlbildungsmuster wurde jedoch nicht gesehen (Huybrechts et al. 2016). Andere Studien beschreiben kein teratogenes Risiko. Da Risperidon zu einer Erhöhung des Blutzuckerspiegels führen kann, sollte die Stoffwechsellage regelmäßig kontrolliert werden. Bei Behandlung mit Risperidon bis zur Geburt können in den ersten Lebenstagen neonatale Anpassungsstörungen auftreten.

Stillen bei Monotherapie und guter Beobachtung des Kindes erscheint aufgrund der bisher gesehenen guten Verträglichkeit und des eher geringen Übergangs in die Muttermilch akzeptabel. Allerdings liegen zum Stillen unter Risperidon bisher nur Fallberichte vor und es wurden nur bei wenigen Mutter-Kind-Paaren pharmakokinetische Parameter bestimmt (Uguz 2016).

Zusammenfassung:
- Der indikationsgerechte Einsatz von Risperidon ist nach individueller Nutzen-Risiko-Abwägung unter Einbeziehung der oben genannten Studienergebnisse bei schwangeren und stillenden Frauen akzeptabel.

5.5.2.1.2.2.8 Ziprasidon

Zu Ziprasidon liegen Daten zu mehr als 700 ausgewerteten Schwangerschaftsverläufen ohne erhöhtes Fehlbildungsrisiko vor (Damkier und Videbech 2018). Die Daten stammen zum größten Teil aus einer großen US-amerikanischen Registerstudie (Huybrechts et al. 2016). Bei Behandlung mit Ziprasidon bis zur Geburt können in den ersten Lebenstagen neonatale Anpassungsstörungen auftreten.

Zum Stillen mit Ziprasidon liegen nur zwei Fallberichte vor (Schlotterbeck et al. 2009; Werremeyer 2009), in einem Fall wurde u. a. der Übergang in die Muttermilch gemessen, der sehr gering war. Unerwünschte Wirkungen beim Kind wurden bisher nicht dokumentiert.

Stillen bei Monotherapie und guter Beobachtung des Kindes erscheint unter Vorbehalt akzeptabel, wenn der geringe Erfahrungsumfang in Kauf genommen wird.Zusammenfassung:

- Der indikationsgerechte Einsatz von Ziprasidon ist nach individueller Nutzen-Risiko-Abwägung in der Schwangerschaft akzeptabel.
  Die Daten zur Stillzeit sind unzureichend für eine differenzierte Bewertung.

5.5.2.1.3 Antidepressiva

Zu den SSRI wurden insgesamt mehr als 100.000 Schwangerschaftsverläufe wissenschaftlich ausgewertet. Citalopram und Sertralin sind bezüglich ihrer Verträglichkeit und Sicherheit in Schwangerschaft und Stillzeit am besten erprobt (Furu et al. 2015; Reefhuis et al. 2015; Ban et al. 2014; Byatt et al. 2013; Orsolini und Bellantuono 2015). Weniger geeignet für die Schwangerschaft erscheinen Fluoxetin und Paroxetin, da zu beiden SSRI heterogene Ergebnisse bezüglich eines leicht erhöhten Risikos für Herzfehlbildungen vorliegen (Furu et al. 2015; Reefhuis et al. 2015; Huybrechts et al. 2014; Wang et al. 2015; Bérard et al. 2016). Aufgrund der langen Halbwertzeit können bei Fluoxetin außerdem etwas ausgeprägtere neonatale Anpassungsstörungen auftreten und die Substanz kann beim Stillkind kumulieren (Byatt et al. 2013; Orsolini und Bellantuono 2015).

Auch die Anwendung anderer Substanzen wie z. B. Amitriptylin (Ban et al. 2014; McElhatton et al. 1996; Kallen et al. 2013; Misri und Sivertz 1991; Yoshida et al. 1997) oder Venlafaxin (Furu et al. 2015; Lassen et al. 2016; Newport et al. 2009; Ilett et al. 2002) zur Behandlung schwangerer und stillender Frauen ist akzeptabel. Ebenso kann Bupropion bei schwangeren Frauen eingesetzt werden (Huybrechts et al. 2014; Cole et al. 2007; Alwan et al. 2010; Chun-Fai-Chan et al. 2005; Louik et al. 2007), eine Behandlung während der Stillzeit ist individuell zu prüfen (Haas et al. 2004; Chaudron und Schoenecker 2004; Baab et al. 2002; Neuman et al. 2015).

5.5.2.2 Psychotherapie

Spezifische Studien zur Wirksamkeit psychotherapeutischer Interventionen bei schwangeren Frauen mit einer Bipolaren Störung fehlen. Da psychotherapeutische Interventionen jedoch geeignet sind, psychologische Prozesse positiv zu beeinflussen wie z. B. Stress, Ängste oder dysfunktionale Erwartungen abzubauen, die auch im Verlauf oder im Zusammenhang mit einer Schwangerschaft auftreten können, spricht nichts dagegen, diese schwangeren bipolaren Patienten als zusätzliche Unterstützung anzubieten.

Empfehlung	Empfehlungsgrad
Therapie-spezifisch2	**KKP**
Bei schwangeren oder stillenden Patientinnen soll eine spezifische Psychotherapie, die wesentliche Elemente wie z. B. Psychoedukation, individuelle Rezidivanalyse und Identifikation von Frühwarnsymptomen beinhaltet, zur Behandlung depressiver oder manischer Episoden zusätzlich zur medikamentösen Behandlung angeboten werden.	

Empfehlung	Empfehlungsgrad
Therapie-spezifisch3	**KKP**
Wenn eine schwangere oder stillende Patientin trotz eingehender Aufklärung über die Notwendigkeit einer akuten oder langfristigen Pharmakotherapie oder anderer biologischer Behandlungsmaßnahmen diese ablehnt, kann ihr eine spezifische Psychotherapie angeboten werden.	

5.5.2.3 Nicht-medikamentöse somatische Therapieverfahren

Beachte:
Im Folgenden wird der aktuelle Wissensstand zu Risiken und besonderen Herausforderungen bei Patientinnen mit Kinderwunsch sowie in Schwangerschaft und Stillzeit für einzelne nicht-medikamentöse somatische Therapieverfahren näher beleuchtet. Parallel dazu sollen die entsprechenden Aussagen der Therapie-Kapitel 5.2 bis 5.4 konsultiert werden.

5.5.2.3.1 Elektrokonvulsionstherapie (EKT)

Es gab keine prospektive Studie, die zur Bewertung der Evidenzlage herangezogen werden konnte. Da eine EKT lege artis nur in Kurznarkose, bei medikamentöser Muskelrelaxation und nach Beatmung mit 100 % Sauerstoff durchgeführt wird, kann davon ausgegangen werden, dass sie für die schwangere Patientin ohne eine wesentliche Risikoerhöhung über das übliche Risiko einer Kurznarkose hinaus durchgeführt werden kann. Dies wird in der Literatur vielfach in Fallberichten bestätigt. Ein geringfügig erhöhtes Gesundheitsrisiko für das Kind kann aufgrund der bestehenden Fallberichte jedoch nicht sicher ausgeschlossen werden (Leiknes et al. 2015).

Zusammenfassung:

- Trotz fehlender Evidenz stellt die EKT auf Grund klinischer Erfahrung bei Versagen oder Kontraindikation anderer Therapiemaßnahmen zur Behandlung Bipolarer Störungen in der Schwangerschaft und postpartal eine therapeutische Option dar.
- Limitierender Faktor: Spezielle Narkoserisiken für Mutter und Kind müssen beachtet werden.

5.5.2.3.2 Neuere Hirnstimulationsverfahren

5.5.2.3.2.1 Repetitive transkranielle Magnetstimulation (rTMS)

Zur rTMS-Behandlung bei schwangeren Patienten mit einer bipolaren Störung liegen bislang lediglich Einzelfallberichte vor (Nahas et al. 1999; Zhang und Hu 2009), in denen keine Nebenwirkungen für Mutter und Kind beschrieben wurden. Aktuelle Konsensusleitlinien zur TMS weisen darauf hin, dass eine direkte Einwirkung des TMS Magnetfeldes auf den Fetus aufgrund der raschen Abnahme der Feldstärke mit Abstand von der Spule unwahrscheinlich ist und schließen eine therapeutische Anwendung in der Schwangerschaft bei sorgfältiger Risiko-Nutzen-Abwägung nicht aus (Rossi et al. 2009). Die Anwendung der rTMS wurde bei schwangeren Patienten mit einer unipolaren Depression im Rahmen einer Studie (n = 30) ohne signifikante Nebenwirkungen für Mutter und Kind evaluiert (Hizli Sayar et al. 2014).

Zusammenfassung:

- Es liegen keine Studienergebnisse und keine hinreichende klinische Erfahrung zur repetitiven transkraniellen Magnetstimulation (rTMS) in Schwangerschaft und Stillzeit vor.

5.5.2.3.2.2 Vagusnervstimulation (VNS)

Bislang wurde nur kasuistisch über die Anwendung der VNS in der Schwangerschaft berichtet (Husain et al. 2005). Sicherheit und Wirksamkeit der VNS bei Schwangeren können daher noch nicht eingeschätzt werden.

5.5.2.3.3 Lichttherapie

Zur Lichttherapie liegen Untersuchungen bei schwangeren, depressiven Patientinnen vor, die für eine Wirksamkeit des Verfahrens sprechen (Oren et al. 2002; Epperson et al. 2004; Wirz-Justice et al. 2011). Die Anwendung der Lichttherapie in der Schwangerschaft bei bipolarer Erkrankung wurde hierbei nicht speziell untersucht. Auch in dieser Indikation ist eine Anwendung der Lichttherapie bei sorgfältiger Risiko-Nutzen-Abwägung angesichts der guten Verträglichkeit des Ansatzes im Einzelfall nicht grundsätzlich ausgeschlossen.

5.5.2.4 Unterstützende Therapieverfahren

Zur Rolle unterstützender Therapieverfahren bei dieser spezifischen Patientengruppe wurde keine Evidenz identifiziert. Im individuellen Fall muss die Übertragbarkeit der Evidenz zur Gruppe bipolarer Patienten allgemein überprüft werden.

5.5.3 Altersspezifische Besonderheiten

Im Folgenden werden Besonderheiten bei der Behandlung älterer Patienten mit Bipolaren Störungen dargestellt. Hierzu zählen an dieser Stelle, wenn nicht anders dargestellt, Patienten ab dem 65. Lebensjahr, da diese Grenze in klinischen Studien häufig als Ein- bzw. Ausschlusskriterium genutzt wird.

Wichtig ist anzumerken, dass das Alter an sich keine Einschränkung des therapeutischen Repertoires bedeuten sollte. Gerade Patienten mit einer dann oftmals längeren Erkrankungsgeschichte sind behandlungsbedürftig. Das hier vorliegende Subkapitel soll den Anwendern helfen, auch für ältere Patienten eine moderne und wirksame Behandlungsstrategie zu wählen, sehr wohl angepasst an die zu beachtenden Besonderheiten dieser spezifischen Patientengruppe.

5.5.3.1 Pharmakotherapie

Nach derzeitigem Kenntnisstand liegen mit einer Ausnahme (Young et al. 2017) keine RCT für die Pharmakotherapie der Bipolaren Störung im höheren Lebensalter (65+) vor (siehe auch Aziz et al. 2006). Empfehlungen müssen deswegen den Therapieempfehlungen für gemischte Altersgruppen folgen und für Besonderheiten des höheren Lebensalters angepasst werden. Insbesondere ist auf die im Alter veränderte Pharmakokinetik, Pharmakodynamik und auf die Interaktion mit anderen Medikamenten zu achten. Dosierungen sind dementsprechend anzupassen. Die im Alter erhöhte somatische und psychische Komorbidität und die häufige Multimorbidität müssen berücksichtigt werden. Zudem weisen ältere Patienten eine erhöhte Empfindlichkeit für Nebenwirkungen auf. Die erhöhte Vulnerabilität bei komorbiden demenziellen Prozessen und bei Vorliegen geriatrietypischer Beeinträchtigungen (z. B. eingeschränkte Mobilität, Sturzneigung, Visusminderung) ist dabei besonders zu berücksichtigen. Die individuelle Eignung des Nebenwirkungsprofils der Pharmakotherapie ist von entscheidender Bedeutung. Unter Beachtung der genannten mit dem Alter assoziierten veränderten Bedingungen können vermehrte unerwünschte Arzneimittelwirkungen und -wechselwirkungen weitgehend vermieden werden.

Statement	Empfehlungsgrad
Therapie-spezifisch6	Statement
Bei der Pharmakotherapie von älteren Patienten sind die veränderte Pharmakokinetik, Pharmakodynamik und die Interaktion mit anderen Medikamenten zu beachten. Die im Alter erhöhte somatische und psychische Komorbidität und die häufige Multimorbidität müssen berücksichtigt werden. Zudem weisen ältere Patienten eine erhöhte Empfindlichkeit für Nebenwirkungen auf. Dosierungen sind dementsprechend anzupassen.	

Eine wichtige Informationsquelle zu möglichen Interaktionen und Nebenwirkungen findet sich z. B. in der PRISCUS-Liste (http://priscus.net/download/PRISCUS-Liste_PRISCUS-TP3_2011.pdf), welche in einem vom Bundesministerium für Bildung und Forschung (BMBF) geförderten Verbundprojekt des Programms „Gesundheit im Alter" (genauer im Teilprojekt 3: Multimorbidität und Polypharmakotherapie: Analyse von Interaktionen, inadäquater Medikation und Nebenwirkungen) erarbeitet wurde (siehe auch Holt et al. 2010). In Bezug auf die PRISCUS-Liste ist weiter anzumerken, dass diese Liste seit der Erstveröffentlichung nicht mehr überarbeitet bzw. durch neuere Pharmaka ergänzt wurde. Weiterhin ist die ebenfalls im deutschen Sprachraum entwickelte FORTA-Liste zu nennen, die gängige Medikamente (auch Psychopharmaka) in Bezug auf ihre Tauglichkeit für Alterspatienten klassifiziert (Kuhn-Thiel et al. 2014). Besondere Aufmerksamkeit hinsichtlich Verträglichkeit und Interaktionsrisiken der eingesetzten Medikamente ist bei Patienten mit Polypharmazie (Einnahme von 5 und mehr Substanzen gleichzeitig) erforderlich.

5.5.3.1.1 Stimmungsstabilisierer

5.5.3.1.1.1 Carbamazepin

Für Carbamazepin liegen für ältere Patienten keine kontrollierten Studien für das Indikationsgebiet der Bipolaren Störung vor. Nur wenige Einzelfallberichte untersuchen den Einsatz von Carbamazepin im höheren Lebensalter (Schneier und Kahn 1990; Kellner und Neher 1991). Ältere Patienten scheinen besonders empfindlich für hämatologische Nebenwirkungen von Carbamazepin zu sein (Cates und Powers 1998). Bei älteren Patienten mit hepatischer Insuffizienz ist die Metabolisierung von Carbamazepin um mehr als 20 % reduziert und damit die Gefahr spiegelabhängiger zentralnervöser Nebenwirkungen erhöht (Battino et al. 2003). Ältere Patienten dürften für eine Carbamazepin induzierte Hyponatriämie empfindlicher sein, ebenso für kardiale und gastrointestinale Nebenwirkungen. Carbamazepin induziert diverse Subsysteme des Zytochrom P 450, insbesondere das 3A4

System (Benkert und Hippius 2017). Daraus resultiert ein erhebliches Potential für Medikamenteninteraktionen, das angesichts der häufigen Polypharmazie im höheren Lebensalter eine kritische Indikationsstellung für eine Therapie mit Carbamazepin notwendig macht. Insbesondere werden die Serumspiegel diverser Medikamente der internistischen Pharmakotherapie gesenkt, wie auch vieler Psychopharmaka.

Statement	Empfehlungsgrad
Therapie-spezifisch7	**Statement**
Carbamazepin ist wegen der schlechteren Verträglichkeit *nicht gut* zur Behandlung älterer Patienten *geeignet*. Sollte dennoch eine Therapie mit Carbamazepin erfolgen, müssen die veränderte Pharmakokinetik und Pharmakodynamik, Komorbiditäten und mögliche Interaktion mit anderen Medikamenten berücksichtigt werden.	

5.5.3.1.1.2 Lamotrigin

Auch zu Lamotrigin ist die Datenlage zur Behandlung der Bipolaren Störung im höheren Lebensalter schwach. Ein positiver Effekt auf den Verlauf der bipolaren Depression deutet sich an (Robillard und Conn 2002; Sajatovic et al. 2005a, 2011). Die Verträglichkeit scheint gut zu sein (Bowden et al. 2004a).

Bei einer eingeschränkten Leber- und/oder Nierenfunktion sollte eine niedrigere Dosierung genutzt werden.

Statement	Empfehlungsgrad
Therapie-spezifisch8	**Statement**
Lamotrigin kann auch im Alter eine Behandlungsoption sein, eine abschließende Beurteilung ist jedoch noch nicht möglich.	

5.5.3.1.1.3 Lithium

Weltweit ist ein Trend zu reduzierten Neuverordnungen von Lithiumsalzen im höheren Lebensalter zu beobachten (Shulman et al. 2003). Finden jedoch pharmakokinetische Besonderheiten im Alter entsprechende Berücksichtigung, können Lithiumsalze auch in dieser Altersgruppe sicher angewendet werden.

Es liegen Daten vor, die für ältere Patienten eine klinische Wirksamkeit schon bei niedrigeren Serumspiegeln um 0,5 mmol/l angeben (Shulman et al. 1987), andere Autoren empfehlen, auch im höheren Lebensalter Serumspiegel um 0,8 mmol anzustreben, um eine volle klinische Wirkung zu erhalten (Chen et al. 1999). Die Dosierung ist anzupassen; eine Studie zeigt, dass ältere Patienten um bis zu 36 % reduzierte Tagesdosierungen benötigen, um therapeutische Serumspiegel aufzubauen (Greil et al. 1985). Zumindest zu Beginn der Behandlung sollten die Tagesdosen daher halbiert werden. Die Verabreichung einer einmaligen Tagesdosis ist gut möglich (Hardy et al. 1987), die Gabe zweimal täglich ist jedoch empfehlenswert, da gerade bei älteren Patienten Serumspiegelspitzen vermieden werden sollten.

Einige Kontraindikationen treten häufiger auf und sind daher besonders zu beachten, so beispielsweise schwere Nierenfunktionsstörungen, schwere Herz-Kreislauferkrankungen und Störungen des Natriumhaushalts.

Da die Nierenfunktion im Alter oftmals eingeschränkt ist, sind engmaschigere Kontrollen des Lithium-Spiegels und der Nierenfunktionsparameter zu empfehlen. Exsikkosen treten häufiger auf und können zu Intoxikationen führen, der Patient und die Betreuungspersonen müssen darüber detailliert aufgeklärt werden.

Auf die im Alter potentiell erhöhte Neurotoxizität von Lithium (Evidenz aus Fallberichten) (Mavrogiorgou und Hegerl 1997) ist besonders zu achten.

Auf Wechselwirkungen mit anderen Medikamenten, die den Lithiumspiegel erhöhen oder absenken können, ist zu achten (u. a. Diuretika, ACE-Hemmer, nicht – steroidale Antiphlogistika).

Statement	Empfehlungsgrad
Therapie-spezifisch9	Statement
Lithium kann auch bei älteren Patienten mit Bipolaren Störungen angewandt werden. Die veränderte Pharmakokinetik und Pharmakodynamik, Komorbiditäten und mögliche Interaktion mit anderen Medikamenten müssen berücksichtigt werden.	

5.5.3.1.1.4 Valproat

Bisher liegen neben einem RCT (Young et al. 2017) zum Einsatz von Valproinsäurepräparaten bei älteren bipolaren Patienten nur Einzelfallstudien und kleinere Fallserien vor (Ketter 2010). Leber- und Niereninsuffizienz können Metabolismus und Ausscheidung von Valproat reduzieren und so eine Dosisreduktion erfordern. Die hauptsächlichen Nebenwirkungen sind Sedierung und gastrointestinaler Art; auch diese können eine Absenkung der Tagesdosen erforderlich machen. Valproat ist ein schwacher Inhibitor des Zytochrom P 450 2D6. Entsprechende Arzneimittelinteraktionen sind zu beachten, dies gilt insbesondere für die Wechselwirkung mit Warfarin (Janicak 1993). Die Gefahr einer Valproat-Enzephalopathie ist in die therapeutische Abwägung einzubeziehen.

Statement	Empfehlungsgrad
Therapie-spezifisch10	Statement
Valproat kann auch bei älteren Patienten mit Bipolaren Störungen angewandt werden. Die veränderte Pharmakokinetik und Pharmakodynamik, Komorbiditäten und mögliche Interaktion mit anderen Medikamenten müssen berücksichtigt werden.	

5.5.3.1.2 Neuroleptika

5.5.3.1.2.1 Typische Neuroleptika

Zu typischen Neuroleptika liegen für die Anwendung bei Bipolaren Störungen im höheren Lebensalter keine RCT vor. Die bei Älteren höhere Inzidenz extrapyramidal-motorischer Nebenwirkungen wie tardiver Dyskinesien (Kane et al. 1988), anticholinerger Nebenwirkungen vor allem der niederpotenten Substanzen, und kardialer Nebenwirkungen (Arrhythmien) beschränken den Einsatz bei älteren Patienten mit Bipolaren Störungen (Ray et al. 2009).

Statement	Empfehlungsgrad
Therapie-spezifisch11	**Statement**
Typische Neuroleptika können in der *Notfallsituation* und zur *Kurzzeittherapie* zum Einsatz kommen. Bei vorhandener Indikation zu einer längerfristigen neuroleptischen Behandlung stellen typische Neuroleptika nicht die erste Behandlungsoption dar.	

5.5.3.1.2.2 Atypische Neuroleptika

Für atypische Neuroleptika stehen zur Behandlung der Bipolaren Störung vorwiegend Daten zur Verfügung, welche an Populationen mit breiter Altersverteilung erhoben wurden. Die Datenlage zu gerontopsychiatrischen Patienten ist auch hier schmal (Gareri et al. 2006).

Antipsychotika-induzierte EPMS und tardive Dyskinesien sind unter der Behandlung älterer Patienten mit atypischen Neuroleptika geringer ausgeprägt und treten seltener auf als unter typischen Neuroleptika (Jeste 2004). Folgerisiken der Behandlung, wie Sturzfolgen und Pneumonien sind jedoch nicht unbedingt seltener.

Mögliche Verlängerungen der QT-Zeit sind zu berücksichtigen und erfordern EKG-Kontrollen. Dieser Effekt gilt besonders für Risperidon, Quetiapin und Ziprasidon. Bei älteren Patienten ist das metabolische Risiko der atypischen Neuroleptika in erhöhtem Maße zu berücksichtigen, dies gilt besonders für Clozapin und Olanzapin, weniger deutlich für Quetiapin und Risperidon, und in geringerem Maße für Aripiprazol und Ziprasidon (Correll et al. 2006, 2015). Wahrscheinlich ist die Differenz im Risiko zwischen den Wirkstoffen bei älteren Patienten geringer als bei jüngeren (Lambert et al. 2006). Die regelmäßige Kontrolle der Stoffwechselparameter gilt für Patienten jeder Altersgruppe (siehe Kap. 3).

Bei den **Arzneimittelinteraktionen** bei älteren Patienten sind insbesondere folgende Kombinationen zu beachten:

- Kombinationen von cholinergen und anticholinergen Substanzen (z. B. mit bestimmten Antidementiva)

- Kombinationen von zwei anticholinergen Substanzen (z. B. mit bestimmten Antidepressiva, Antiallergika oder Parkinsonmedikamenten)
- Kombinationen von Clozapin mit anderen potenziell Blutbild-schädigenden Substanzen (z. B. mit Carbamazepin, Metamizol und einigen Thyreostatika)
- Kombinationen von QT-Zeit-verlängernden Substanzen (z. B. mit bestimmten Antiarrhythmika, Antibiotika, Antihistaminika und Antimykotika).

(nach Dietmaier und Schaub 2008).

Neuroleptika sind oftmals Substrate der CYP-Enzyme und als solche von potenziellen Wechselwirkungen betroffen, die im Voraus bedacht werden müssen.

Statement	Empfehlungsgrad
Therapie-spezifisch12	**Statement**
Bei einer Indikation für eine neuroleptische Behandlung ist bei älteren Patienten den *atypischen* Neuroleptika der *Vorzug* zu geben. Kardiale und metabolische Nebenwirkungen, die bei den einzelnen Substanzen unterschiedlich ausgeprägt sind, sind bei der Indikationsstellung und im Monitoring der Behandlung besonders zu beachten.	

Obwohl die Datenlage aufgrund methodischer Limitationen der Studien nicht als gesichert anzusehen ist, geht man von einer erhöhten Mortalität älterer Demenzpatienten unter einer Behandlung mit sowohl typischen als auch atypischen Neuroleptika aus. Auch Risperidon ist nur zur Kurzzeitbehandlung (bis zu 6 Wo) von anhaltender Aggressivität bei Patienten mit mäßiger bis schwerer Alzheimer-Demenz, die auf nicht-pharmakologische Methoden nicht angesprochen haben und wenn ein Risiko für Eigen- und Fremdgefährdung besteht, zugelassen (S3-Leitlinie „Demenzen", gültig bis Januar 2021, (DGPPNDGN 2016) (letzter Zugriff: 19.03.2017)).

5.5.3.1.3 Antidepressiva

Auch wenn Studien zur Wirksamkeit von Antidepressiva (in Mono- oder Kombinationstherapie) bei der akuten bipolaren Depression älterer Patienten fehlen, ist im Analogieschluss zur Evidenz bei unipolar-depressiven Verläufen davon auszugehen, dass Antidepressiva auch bei älteren Patienten sicher sind. Die Einschränkungen bezüglich des Einsatzes von Antidepressiva bei Patienten mit einer Bipolaren Störung, sowie die Empfehlungen des Abschn. 5.3.1.4.1 sollten dabei beachtet werden. Zudem sollten die oben angesprochenen erhöhten Nebenwirkungs- und Interaktionsrisiken älterer Patienten sowie deren häufige Multimedikation die Wahl des geeigneten Wirkstoffs beeinflussen. Die oben angesprochenen erhöhten Nebenwirkungs- und Interaktionsrisiken älterer Patienten sowie deren häufige Multimedikation werden die Wahl des geeigneten Wirkstoffs beeinflussen. Neuere Antidepressiva wie SSRI sind auch bei älteren Patienten oft besser verträglich. TZA sind häufiger mit kardiovaskulären und anticholinergen Nebenwirkungen behaftet.

5 Therapie

Zu beachten ist dennoch ein erhöhtes Risiko für z. B. Bewegungsstörungen, Hyponatriämie und gastrointestinaler Blutungen unter SSRI. Für eine ausführliche Darstellung siehe S3-Leitlinie unipolare Depression (DGPPN 2009). Ob das Switchrisiko bei älteren Patienten unter Antidepressiva anders einzuschätzen ist als bei jüngeren Patienten, ist nicht geklärt.

Statement

Statement	Empfehlungsgrad
Therapie-spezifisch13	**Statement**
Bei einer Indikation für eine Behandlung mit einem Antidepressivum ist bei älteren Patienten den *neueren Substanzen* wie den SSRI aufgrund des oftmals günstigeren Nebenwirkungs- und Interaktionsprofils der *Vorzug* zu geben. Die substanzspezifischen Risiken für unerwünschte Wirkungen und Interaktionen sind bei der Indikationsstellung und im Monitoring der Behandlung zu beachten.	

5.5.3.2 Psychotherapie

Um Belege für altersspezifische Besonderheiten bei der Behandlung der Bipolaren Störung zu erhalten, bedarf es Studien, die Patienten verschiedener Altersspannen vergleichen. Bei den eingeschlossenen Studien werden keine Altersgruppen separat untersucht, sondern Patienten im jungen (ab 18 Jahren) und mittleren Erwachsenenalter bis einschließlich 60, 65 oder 70 Jahren gemeinsam analysiert. Bei wenigen Studien ist die Altersspanne begrenzt, z. B. schlossen Rea et al. (2003) nur Patienten zwischen 18 und 45 Jahren in ihre Studie ein. (Depp et al. 2007) untersuchten Patienten zwischen 53 und 73 Jahren, wobei keine Altersgruppen miteinander verglichen wurden.

Statement	Empfehlungsgrad
Therapie-spezifisch14	**Statement**
Es gibt bislang keine Hinweise auf altersspezifische Besonderheiten bei der psychotherapeutischen Behandlung erwachsener Patienten mit Bipolaren Störungen.	

5.5.3.3 Nicht-medikamentöse somatische Therapieverfahren

Wie in der Einleitung geschildert, liegen hier allenfalls kasuistische Erfahrungen vor. Für die Behandlung der bipolaren Depression mit EKT liegen Evidenzen vor, die in einer Metaanalyse publiziert sind. Allerdings waren bei den Originalstudien nur wenige Patienten im Alter über 65 Jahren einbezogen (Dierckx et al. 2012).

5.5.3.4 Unterstützende Therapieverfahren

Zur Rolle unterstützender Therapieverfahren bei dieser spezifischen Patientengruppe wurde keine Evidenz identifiziert. Im individuellen Fall muss die Übertragbarkeit der Evidenz zur Gruppe bipolarer Patienten allgemein überprüft werden.

5.5.3.5 Fazit und praktische Hinweise

Wie eingangs beschrieben, sollte das Alter an sich keine Einschränkung des therapeutischen Repertoires bedeuten. Gerade Patienten mit einer dann oftmals längeren Erkrankungsgeschichte sind behandlungsbedürftig. Auch für ältere Patienten sollte eine moderne und wirksame Behandlungsstrategie gewählt werden, angepasst an die zu beachtenden Besonderheiten dieser spezifischen Patientengruppe.

Bei einer Pharmakotherapie sind die veränderte Pharmakokinetik, Pharmakodynamik und die Interaktion mit anderen Medikamenten zu beachten. Die im Alter erhöhte somatische und psychische Komorbidität und die häufige Multimorbidität müssen berücksichtigt werden. Zudem weisen ältere Patienten eine erhöhte Empfindlichkeit für Nebenwirkungen auf. Abgesehen von generellen Anpassungen im Einzelfall (z. B. größere Schrift bei therapiebegleitenden Materialien, Berücksichtigung von Gedächtnisproblemen), liegen im Rahmen der Psychotherapie bislang keine Hinweise darauf vor, dass altersspezifische Besonderheiten eine wesentliche Rolle spielen. Zu nicht-medikamentösen somatischen Behandlungsstrategien ist durch die fehlende Evidenz derzeit keine Aussage möglich.

Die Deutsche Gesellschaft für Gerontopsychiatrie und Psychotherapie (DGGPP) hat praktische Hinweise für den Leitliniennutzer formuliert, die hier wiedergegeben werden: Danach können bei leichteren manischen Syndromen im Alter in erster Linie Stimmungsstabilisierer genutzt werden, wobei vorher verordnete Antidepressiva ausschleichend abgesetzt werden sollten. Schwere manische Syndrome können die gleichzeitige Gabe eines Neuroleptikums, ggf. auch kurzfristig eines Benzodiazepins, notwendig machen. Dabei ist sorgfältig auf zerebrovaskuläre Ereignisse, auch unter atypischen Neuroleptika, zu achten. Siehe auch (Alexopoulos et al. 2004) für eine Experten-Konsensus-Empfehlung zu Antipsychotika bei älteren Patienten. Insgesamt sei auch hier nochmals auf die sehr spärliche Evidenzlage verwiesen.

5.5.4 Komorbidität

Im Folgenden wird die vorhandene Evidenz zur Behandlung der im Kapitel Diagnostik dargestellten häufigsten komorbiden Erkrankungen dargestellt.

5.5.4.1 Psychiatrische Komorbidität

5.5.4.1.1 Komorbide Angststörung
In der STEP-BD-Studie hatten Patienten mit einer bipolaren Depression und komorbider aktueller Angststörung eine um 34 % geringere Wahrscheinlichkeit, nach 12 Monaten Recovery erreicht zu haben als Patienten ohne diese Komorbidität. Patienten, die aktuell episodenfrei waren, hatten mit Komorbidität ein um 76 % erhöhtes Risiko für eine erneute Episode (Otto et al. 2006).

5.5.4.1.1.1 Pharmakotherapie
In einer randomisierten, placebo-kontrollierten, doppelt-verblindeten Studie über 8 Wochen untersuchten Sheehan et al. (2009) die Wirksamkeit von Risperidon in Monotherapie bezüglich der Reduzierung der Angstsymptomatik bei ambulanten bipolaren Patienten (mit Bipolar-I oder II-Störung oder Bipolar NOS) mit komorbider Panikstörung oder GAS und gegenwärtig mindestens mittelgradig-schwerer Angstsymptomatik (Risperidon n = 54, Placebo n = 57). Es fand sich kein signifikanter Unterschied in der Reduktion der Angstsymptomatik zwischen den Gruppen. Die Verträglichkeit von Risperidon war gut (Sheehan et al. 2009).

In der Patienten- und Rater-verblindeten Pilot-Studie von (Maina et al. 2008) wurde die zusätzliche Gabe eines zweiten stimmungsstabilisierenden Wirkstoffs zu einer bestehenden Lithiumbehandlung über 12 Wochen bei 49 euthymen (remittierten) bipolaren Patienten (Typ Bipolar I und II) mit einem HAM-A-Wert von ≥12 untersucht. Alle eingeschlossenen Patienten erfüllten die Diagnosekriterien einer komorbiden Angststörung. Dabei wurde die zusätzliche Gabe von Olanzapin mit der von Lamotrigin verglichen. Primäres Outcome-Kriterium war der Unterschied in der Veränderung der HAM-A-Werte zwischen den Gruppen. Gemessen an der Abnahme des HAM-A-Wertes in den Wochen 6 und 12 zeigte sich eine signifikante Überlegenheit der zusätzlichen Gabe von Olanzapin im Vergleich zu der von Lamotrigin. Das Funktionsvermögen (GAF-Wert) war nach 6 Wochen signifikant, nach 12 Wochen im Trend besser unter Olanzapin. Die Ergebnisbewertung ist u. a. durch die kurze Laufzeit, die geringe Fallzahl und die fehlende Verblindung der Behandler limitiert.

In einer weiteren randomisierten, kontrollierten, doppelt-verblindeten Studie über 8 Wochen bei Patienten mit einer Bipolaren Störung und einer komorbiden Generalisierten Angststörung (GAS) oder Panikstörung wurden Quetiepin, Valproat und Placebo in Monotherapie bezüglich der Angstsymptomatik miteinander verglichen (Sheehan et al. 2013). Eingeschlossen wurden Patienten mit mittel bis schwerer Angstsymptomatik (CGI 21 Anxiety ≥ 4). Es wurden insgesamt 149 Patienten eingeschlossen (Quetiapin n = 49, Valproat n = 49, Placebo n = 51). Während sich in der Quetiapin-behandelten Gruppe zum

Ende der Studie eine signifikante Besserung der Angstsymptomatik, gemessen anhand des CGI 21 (Anxiety) darstellte, fand sich kein Unterschied zwischen den Patienten, die mit Valproat bzw. Placebo behandelt worden waren.

In einer weiteren Studie mit vergleichbarem Design wurden ebenfalls Patienten mit einer Bipolaren Störung und einer komorbiden GAS 8 Wochen in Monotherapie mit Ziprasidon oder Placebo behandelt (Suppes et al. 2014). Eingeschlossen wurden insgesamt 49 Patienten (Ziprasidon n = 25, Placebo n = 24). Anhand des Hauptoutcomes, der CGI21-Anxiety war Ziprasidon der Placebo Behandlung gegenüber nicht überlegen.

In einer Studie mit Patienten mit Panikstörung und komorbider Bipolar-II-Störung, welche in einer unkontrollierten, nicht verblindeten Studie zusätzlich zu einer Behandlung mit Antidepressiva (Imipramin, Clomipramin, Paroxetin) Valproat erhielten (im Mittel 600–700 mg/d), erreichten 87 % der Patienten eine symptomatische Remission ihrer Angsterkrankung. In den drei Jahren Follow-up erlebten 49 % der Patienten eine neue Episode ihrer Panikstörung, jedoch keine depressive oder hypomane Episode (wobei nur 55 % der Patienten über drei Jahre nachuntersucht werden konnten (Perugi et al. 2010).

Empfehlung	Empfehlungsgrad
Therapie-spezifisch15	0
Bei Patienten mit einer Bipolaren Störung und einer komorbiden Generalisierten Angststörung oder Panikstörung kann Quetiapin in einer Dosis zwischen 50–300 mg eingesetzt werden.	

Empfehlung	Empfehlungsgrad
Therapie-spezifisch16	B
Abratend: Bei Patienten mit einer Bipolaren Störung und einer komorbiden Generalisierten Angststörung oder Panikstörung sollte Valproat zur Behandlung der Angststörung *nicht* eingesetzt werden.	

Empfehlung	Empfehlungsgrad
Therapie-spezifisch17	0
Abratend: Bei Patienten mit einer Bipolaren Störung und einer komorbiden Generalisierten Angststörung oder Panikstörung kann Ziprasidon zur Behandlung der Angststörung *nicht* empfohlen werden.	

5.5.4.1.1.2 Psychotherapie

In einer Subgruppen-Analyse fanden Frank et al. (Frank et al. 2005b im Subkapitel Phasenprophylaxe dargestellt) eine signifikante Interaktion dahingehend, dass Patienten mit einer komorbiden Angststörung, die in der Akutphase IPSRT erhalten hatten, schlechter abschnitten und schneller wieder ein Rezidiv hatten, als diejenigen, die ein intensives Case-Management erhalten hatten. Erklärt wird dies damit, dass in der intensiven supportiven Kontrollbedingung mehr Freiraum war, auch auf andere Probleme der Betroffenen einzugehen, während der Fokus in der IPSRT eindeutig auf dem sozialen Rhythmus und interpersonellen Schwierigkeiten lag.

In der Studie von (Deckersbach et al. 2014), die aufgrund von fehlenden Angaben für die Einschätzung der Vergleichbarkeit der Gruppen zu Baseline, hier nur im Vorher-Nacher Vergleich betrachtet werden kann, profitierten Patienten mit einer komorbiden Angststörung von der Psychotherapie (66 % Recovery über ein Jahr).

In einer Post-hoc-Analyse der Studie von (Miller et al. 2004; Gaudiano und Miller 2005) untersuchten die Autoren die Effektivität einer zusätzlichen Familientherapie zur Psychopharmakotherapie gegenüber Pharmakotherapie allein bei den 20 bipolaren Patienten (von 92 bei Miller et al. 2004 eingeschlossenen), welche zusätzlich aktuell oder anamnestisch die diagnostischen Kriterien einer Angststörung erfüllten. Insgesamt war der Behandlungserfolg geringer als bei den Patienten ohne Komorbidität. Explorativ zeigte sich kein signifikanter Unterschied im Behandlungserfolg zwischen den Behandlungsstrategien, wobei hier die geringe Fallzahl und damit fehlende Power berücksichtigt werden muss. Hinzu kommt, dass einige Patienten nur anamnestisch, aber nicht akut, eine Angststörung aufzeigten (DGPPN 2014).

Empfehlung	Empfehlungsgrad
Therapie-spezifisch18	**B**
Psychotherapie, bevorzugt KVT, sollte zur Behandlung einer komorbiden Angststörung bei Patienten mit bipolaren Störungen angeboten werden.	

5.5.4.1.1.3 Nicht-medikamentöse somatische Therapieverfahren
Auch hier liegen, wie in der Einleitung beschrieben, allenfalls kasuistische Erfahrungen vor.

5.5.4.1.1.4 Unterstützende Therapieverfahren
Zur Rolle unterstützender Therapieverfahren bei dieser spezifischen Patientengruppe wurde keine Evidenz identifiziert. Im individuellen Fall muss die Übertragbarkeit der Evidenz zur Gruppe bipolarer Patienten allgemein überprüft werden.

5.5.4.1.1.5 Indirekte Evidenz aus der Behandlung unipolar depressiver Erkrankungen
In der S3-Leitlinie Unipolare Depression werden bei Vorliegen depressiver Episoden und komorbider Angststörung als wirksame Therapieverfahren die Psychotherapie (mit empirischen Belegen für KVT und die Interpersonelle Psychotherapie, IPT) und Pharmakotherapie (mit empirischen Belegen für SSRI und Venlafaxin) genannt (DGPPN 2009).

5.5.4.1.1.6 Fazit
Das Vorliegen einer komorbiden Angststörung verschlechtert das Therapieansprechen und erhöht das Risiko für neue Episoden, daher muss die Komorbidität in der Behandlung beachtet werden. Die Evidenzlage ist dünn. Psychopharmakotherapeutisch konnte in placebo-kontrollierten, doppelt verblindeten RCTs bei bipolaren Patienten mit komorbider Panikstörung oder GAD kein signifikanter Unterschied in der Reduktion der Angstsymptomatik bei Monotherapie mit Risperidon, VAlproat oder Ziprasidon gegenüber Placebo gefunden werden. Lediglich für die Substanz Quetiapin liegt nun eine Studie vor, die eine signifikante Besserung der Angstsymptomatik nachweisen konnte. Eine Studie mit hohem Biasrisiko zeigte die Überlegenheit der zusätzlichen Gabe von Olanzapin gegenüber der von Lamotrigin zu einer bestehenden Lithiumbehandlung bezüglich Angstsymptomatik und allgemeinem Funktionsvermögen. In einer unkontrollierten Studie mit der zusätzlichen Gabe von Valproat zu Antidepressiva bei Panikpatienten mit komorbider Bipolar-II-Störung war dies mit einer hohen Remissionsrate der Angstsymptomatik verbunden. Die indirekte Evidenz für die Wirksamkeit von SSRI kann konform der im Subkapitel „Phasenspezifische Behandlung der akuten bipolaren Depression" (5.3) formulierten Empfehlungen übertragen werden, da SSRI dort gegenüber vielen anderen Antidepressiva-Wirkstoffgruppen bevorzugt empfohlen werden (ob allein oder in Kombination mit einem stimmungsstabilisierenden Wirkstoff konnte dort nicht beantwortet werden). Venlafaxin war aufgrund des gegenüber SSRI erhöhten Risikos für Switch eher nicht empfohlen worden.

Zur Effektivität psychotherapeutischer Interventionen kann derzeit aufgrund nicht vorliegender aussagekräftiger direkter Evidenz nur indirekt über die Evidenz zur Behandlung von Depressionen im Rahmen unipolar-depressiver Verläufe der Schluss gezogen werden, dass eine KVT angeboten werden könnte, was sich mit den Empfehlungen aus dem oben genannten Subkapitel zur phasenspezifischen Behandlung deckt. Die indirekte Evidenz für IPT kann nur mit der Einschränkung übertragen werden, dass die im entsprechenden Subkapitel empfohlene IPSRT eine Erweiterung der IPT darstellt und die Ergebnisse der IPSRT Studie (Frank et al. 2005b) eher nahelegen, dass eine komorbide Angststörung prognostisch ungünstig war. Zu den nicht-medikamentösen somatischen Therapieverfahren ist durch die fehlende Evidenz derzeit keine Aussage möglich.

5.5.4.1.2 Komorbide Substanzabhängigkeit
5.5.4.1.2.1 Komorbide Alkoholabhängigkeit
Patienten mit komorbider Substanzabhängigkeit (davon 71 % mit Alkoholabhängigkeit oder kombinierter Abhängigkeit von Alkohol und anderen Drogen) zeigten signifikant weniger häufig eine hohe Compliance (Keck et al. 1998). Daten der STEP-BD-Studie wiesen darauf hin, dass insgesamt Patienten mit aktueller oder anamnestischer Komorbidität schlechter eine Remission der bipolaren Symptomatik erreichten, dass jedoch Patienten, die eine anhaltende Abstinenz erreichen konnten, eine höhere Lebensqualität erzielten,

welche jedoch immer noch schlechter war als die nicht-abhängiger Patienten (Weiss et al. 2005).

5.5.4.1.2.1.1 Pharmakotherapie

In einer randomisierten, doppelt-verblindten Add-on-Studie über 24 Wochen (Salloum et al. 2005, n = 59) wurde die zusätzliche Gabe von Valproat versus Plazebo zu einer bestehenden Lithiumbehandlung bei Patienten mit akuter Episode der Bipolaren Störung (manisch, depressiv oder gemischt) und komorbider Alkoholabhängigkeit mit aktuellem Alkoholmissbrauch untersucht.

Im Studienverlauf ergaben sich Hinweise auf einen besseren Verlauf der Abhängigkeitserkrankung (gemessen in Tagen mit starkem Alkoholkonsum) unter Valproat: in der Valproat-Gruppe lag der Anteil solcher Tage bei 9 %, in der Placebogruppe bei 19 %; dies entspricht einer Number needed to treat (NNT) von 10. Auch nahm die Zahl der Drinks pro Tag mit starkem Alkoholkonsum ab. In Bezug auf die affektive Symptomatik ergab sich allerdings kein Vorteil für die zusätzliche Valproat-Gabe, wobei die Power der Studie hierfür nicht ausreichend erscheint.

In der Valproat-Gruppe traten folgende unerwünschte Wirkungen häufiger auf als in der Plazebo- oder Lithium-Gruppe (zu den Lithium-UAW siehe dort): Tremor, Müdigkeit, Infektionen, Tinnitus, Gewichtszunahme, Haarausfall, Thrombozytopenie, Leukozytopenie. Der Ziel-Serumspiegel hatte in dieser Untersuchung 50–100 Mikrogramm/ml betragen (Durchschnitt: 51,5, SD 29, µg/ml).

In der randomisierten, kontrollierten Studie von (Brown et al. 2008) wurde Quetiapin (n = 52) oder Placebo (n = 50) zusätzlich zu ihrer bestehenden psychopharmakologischen Behandlung (Stimmungsstabilisierer, Antidepressiva, wenige mit Sedativa/Anxiolytika) bei bipolaren Patienten (aktuell überwiegend in depressiver Episode) über 12 Wochen gegeben. Es fand sich kein signifikanter Unterschied im Alkoholkonsum und Craving (primärer Endpunkt) oder der manischen Symptomatik zwischen den Gruppen, lediglich die depressive Symptomatik ging signifikant stärker zurück.

5.5.4.1.2.1.2 Psychotherapie

Schmitz (2002) untersuchten die Wirksamkeit einer individuellen spezifischen kognitiven Verhaltenstherapie für Bipolare Störungen und komorbide Substanzabhängigkeit im Rahmen einer randomisierten, nicht-verblindeten Studie zusätzlich zu vier kurzen Visiten zum Medikationsmonitoring (n = 25) verglichen mit diesem Monitoring allein (n = 21) (ambulante Patienten, Schmitz 2002). Die spezifische KVT bestand in 16 einstündigen Einzel-Therapiesitzungen (im ersten Monat 2x/Wo, dann einmal wöchentlich). Die Patienten erhielten ihren Stimmungsstabilisierer weiter (Valproat in 93 %, Lithium in 7 % der Fälle). Aufgrund von fehlenden Angaben für die Einschätzung der Vergleichbarkeit der Gruppen zu Baseline konnten die Ergebnisse nur im vorher/nachher-Vergleich genutzt werden. Unter der kombinierten Behandlung verbesserte sich die affektive Symptomatik signifikant, der Konsum von Drogen, inklusive Alkohol, veränderte sich nicht. Immerhin 60 % der

Patienten dieser Gruppe nahm die Therapie bis zum Ende der 12 Wochen wahr, und 50 % zeigten eine gute Medikamenten-Compliance.

In einer Post-hoc-Analyse der Studie von (Miller et al. 2004; Gaudiano et al. 2008a, b) untersuchten die Autoren die Effektivität einer zusätzlichen Familientherapie zur Psychopharmakotherapie gegenüber Pharmakotherapie allein bei den 41 bipolaren Patienten (von 92 bei Miller et al. 2004 eingeschlossenen), welche zusätzlich die diagnostischen Kriterien einer remittierten Substanzmissbrauchs- oder -abhängigkeitserkrankung erfüllten (substance use disorder, SUD; ein aktueller Substanzmissbrauch war ein Ausschlusskriterium bei Miller et al. 2004 gewesen). Insgesamt war der Behandlungserfolg geringer als bei den Patienten ohne Komorbidität. Explorativ zeigte sich kein signifikanter Unterschied im Behandlungserfolg zwischen den Behandlungsstrategien.

5.5.4.1.2.1.3 Nicht-medikamentöse somatische Therapieverfahren
Auch hier liegen, wie in der Einleitung beschrieben, allenfalls kasuistische Erfahrungen vor.

5.5.4.1.2.1.4 Unterstützende Therapieverfahren
Zur Rolle unterstützender Therapieverfahren bei dieser spezifischen Patientengruppe wurde keine Evidenz identifiziert. Im individuellen Fall muss die Übertragbarkeit der Evidenz zur Gruppe bipolarer Patienten allgemein überprüft werden.

5.5.4.1.2.1.5 Indirekte Evidenz aus der Behandlung unipolar depressiver Erkrankungen
In der S3-Leitlinie Unipolare Depression wird bei Vorliegen einer depressiven Störung und komorbider Alkoholabhängigkeit ausgesagt, dass eine Pharmakotherapie mit Antidepressiva (mit empirischen Belegen für Fluoxetin, Desipramin und Mirtazapin) sowohl die depressiven Symptome als auch die Wahrscheinlichkeit eines Alkoholrückfalls reduziere. Zur Wirksamkeit der Psychotherapie wird berichtet, dass eine antidepressiv-ausgerichtete Psychotherapie die depressiven Symptome reduzieren könne (sowohl einzeln als auch in Kombinationsbehandlung mit einer Pharmakotherapie oder einer auf die Alkoholabhängigkeit ausgerichteten Psychotherapie (mit empirischen Belegen für KVT)) (DGPPN 2009).

5.5.4.1.2.1.6 Fazit
Patienten mit Bipolaren Störungen weisen häufig eine **komorbide Alkoholabhängigkeit** auf, welche die Compliance negativ beeinflusst und das Erreichen einer Remission weniger wahrscheinlich macht. Die Alkoholabhängigkeit muss daher und aufgrund der durch diese Komorbidität verursachten psychischen Folgen und erhöhten somatischen Risiken immer mitbehandelt werden, häufig wird die Behandlung der Abhängigkeitserkrankung zu Beginn im Vordergrund stehen (von Kriseninterventionen und bei schwerer affektiver Episode, mit Suizidalität, abgesehen). Die Evidenz bezüglich pharmakotherapeutischer Interventionen ist sehr begrenzt. Eine Placebo-kontrollierte Studie mit moderatem Biasri-

siko lässt den Schluss zu, dass Valproat zusätzlich zu einer bestehenden Lithiumtherapie zur Behandlung der Alkoholabhängigkeit (Verminderung des Alkoholkonsums) eingesetzt werden sollte. Die zusätzliche Gabe von Quetiapin zu einer bestehenden psychopharmakologischen Behandlung zeigte in einer randomisierten, placebokontrollierten Studie keinen zusätzlichen Nutzen bezüglich des Alkoholkonsums und des Cravings.

Die indirekte Evidenz aus der Behandlung komorbider unipolar-depressiver Patienten bezüglich der Wirksamkeit von Fluoxetin kann konform der im Subkapitel „Phasenspezifische Behandlung der akuten bipolaren Depression" (5.3) formulierten Empfehlungen übertragen werden, da SSRI dort gegenüber vielen anderen Antidepressiva-Wirkstoffgruppen bevorzugt empfohlen werden (ob allein oder in Kombination mit einem stimmungsstabilisierenden Wirkstoff konnte dort nicht beantwortet werden). Desipramin wurde als TZA dort aufgrund des höheren Switch-Risikos eher nicht empfohlen, über Mirtazapin konnte keine Aussage getroffen werden.

Zur Effektivität psychotherapeutischer Interventionen kann derzeit aufgrund nur eingeschränkt aussagekräftiger direkter Evidenz nur indirekt über die Evidenz zur Behandlung von Depressionen im Rahmen unipolar-depressiver Verläufe der Schluss gezogen werden, dass eine Psychotherapie (dort KVT, FFT, IPSRT) angeboten werden könnte, was sich mit den Empfehlungen aus dem oben genannten Subkapitel zur phasenspezifischen Behandlung deckt. Zu den nicht-medikamentösen somatischen Therapieverfahren ist durch die fehlende Evidenz derzeit keine Aussage möglich.

5.5.4.1.2.2 Komorbide Abhängigkeit von Kokain und Amphetaminen

In einer 20-wöchigen randomisierten, doppelt verblindeten Studie von Nejtek et al. (Nejtek et al. 2008) erhielten ambulante Patienten mit Bipolarer Störung und komorbider Abhängigkeit von Kokain oder Amphetaminen, die gegenwärtig eine (hypo-)manische, depressive oder gemischte Episode hatten, Quetiapin (n = 42) oder Risperidon (n = 38). Sowohl Quetiapin als auch Risperidon verbesserten signifikant die affektive Symptomatik und verminderten das Craving, es fand sich kein signifikanter Unterschied in der Wirksamkeit zwischen den Gruppen. Beide Wirkstoffe wurden gut toleriert.

In einer randomisierten, Placebo-kontrollierten, doppel-verblindeten Studie wurde das Nahrungsergänzungsmittel Citicoline (GDP-Choline) bei Patienten mit einer Bipolar-I-Störung (gegenwärtig depressive oder gemischte Episode) und einer komorbiden Kokainabhängigkeit evaluiert (Brown et al. 2015). Es wurden insgesamt 130 Patienten eingeschlossen. Der Behandlungszeitraum betrug 12 Wochen. Das Studienmedikament wurde als Add-on zur bestehenden Phasenprophylaxe verordnet. In der Intent-to-Treat-Analyse (Citicoline n = 61; Placebo n = 61) war ein signifikant geringerer Anteil an Kokain-positiven Urinproben in der Citicoline Gruppe festzustellen.

In einer weiteren Studie mit analogem Design wurde Lamotrigin als Add-on bei Patienten mit einer Bipolaren Störung (gegenwärtig depressive oder gemischte Episode) und einer komorbiden Kokainabhängigkeit mit Placebo verglichen (Brown et al. 2015). Insgesamt 120 Patienten wurden über einen 10-wöchigen Zeitraum behandelt. Im Hauptoutcome-Parameter, der Anzahl Kokain-positiver Urinproben, zeigte sich zum Ende der Studie kein

Unterschied zwischen den zwei Gruppen. Es konnte lediglich festgestellt werden, dass die Gruppe der Lamotrigin behandelten Patienten insgesamt weniger Geld für Kokain ausgegeben hatte.

Empfehlung	Empfehlungsgrad
Therapie-spezifisch19	**B**
Abratend: Für Patienten mit einer Bipolaren Störung und einer komorbiden Kokainabhängigkeit sollte adjunktives Lamotrigin zur Behandlung der Suchterkrankung *nicht* eingesetzt werden.	

5.5.4.1.2.3 Fazit

Deutlich seltener im Vergleich zum Alkohol aber nicht zu vernachlässigen ist der schädliche Gebrauch oder die Abhängigkeit von Stimulanzien, insbesondere Kokain, bei Patienten mit einer Bipolaren Störung. Während die adjunktive Behandlung mit Lamotrigin in einer Studie keine Besserung des Suchtverhaltens bewirkte, konnte in einer weiteren Studie ein positiver Einfluss des frei verkäuflichen Nahrungsergänzungsmittels Citicoline nachgewiesen werden. Aufgrund des ungeklärten pharmakologischen Stellenwertes dieser Substanz wurde von einer Empfehlung vorerst abgesehen.

5.5.4.1.3 Komorbide Impulskontrollstörungen und Essstörungen sowie Aufmerksamkeitsdefizit-/Hyperaktivitätsstörung (ADHD)

5.5.4.1.3.1 Pharmakotherapie

Zur Frage nach Behandlungsstrategien bei Patienten mit Bipolaren Störungen und komorbider Essstörung haben (McElroy et al. 2006) in einer Übersichtsarbeit berichtet, dass bis dahin keine randomisierte kontrollierte Studie vorlag. Ergebnisse von Studien an Patienten mit Essstörung ohne affektiver Symptomatik hätten Hinweise für ein Ansprechen der Manie und Anorexia nervosa auf Lithium und atypische Neuroleptika sowie der bipolaren Depression und Binge eating auf Antidepressiva (nicht aber von Manie und Anorexia nervosa auf Antidepressiva) ergeben (McElroy et al. 2006). Rybakowski und Kaminska berichteten von fünf mit Lamotrigin behandelten Patienten mit Diagnose aus bipolarem Spektrum und komorbider Bulimia (Rybakowski und Kaminska 2008).

Zur Frage nach Behandlungsstrategien bei erwachsenen Patienten mit Bipolaren Störungen und komorbider ADHD konnte keine klinische Studie eingeschlossen werden. Es liegen einzelne Studienergebnisse an Kindern und Jugendlichen mit dieser Komorbiditätskonstellation vor, die jedoch auf Grund der Fokussierung der vorliegenden Leitlinie auf Patienten ab 18 Jahren nicht detailliert berichtet werden. Die Evidenzlage sollte im Sinne einer frühen Erkennung und frühen Intervention beobachtet und deren Übertragbarkeit auf erwachsene Patienten untersucht werden.

5.5.4.1.3.2 Psychotherapie

Es gibt bislang keine Untersuchungen, die spezifisch untersucht haben, welche Formen psychotherapeutischer Interventionen speziell bei bipolaren Patienten helfen könnten, Essstörungen erfolgreich zu behandeln. Es ist allerdings nicht zu erwarten, dass differentielle Effekte zu erwarten sind, wenn die Behandlung hinreichend sowohl die Bipolare Störung als auch die Essstörung berücksichtigt.

5.5.4.1.3.3 Nicht-medikamentöse somatische Therapieverfahren

Hier liegen, wie in der Einleitung beschrieben, allenfalls kasuistische Erfahrungen vor.

5.5.4.1.3.4 Unterstützende Therapieverfahren

Zur Rolle unterstützender Therapieverfahren bei dieser spezifischen Patientengruppe wurde keine Evidenz identifiziert. Im individuellen Fall muss die Übertragbarkeit der Evidenz zur Gruppe bipolarer Patienten allgemein überprüft werden.

5.5.4.1.3.5 Indirekte Evidenz aus der Behandlung unipolar depressiver Erkrankungen

In der S3-Leitlinie Unipolare Depression wird bei Vorliegen einer depressiven Episode und komorbider Bulimia nervosa ausgesagt, dass eine Pharmakotherapie angeboten werden sollte (empirische Belege lägen für Fluoxetin vor) zur Verbesserung der depressiven Symptomatik angeboten werden sollte (EG: KKP), wobei substanzspezifische Effekte einer Pharmakotherapie auf die Essstörung beachtet werden sollten (wie z. B. Gewichtszunahme (z. B. Mirtazapin, Mianserin, sedierende TZA) und Übelkeit und Appetitreduktion (z. B. SSRI), aber auch die Reduktion von Essattacken (empirisch belegt für Fluoxetin)). Zur Psychotherapie lagen keine verwertbaren Studien vor (DGPPN 2015).

5.5.4.1.3.6 Fazit

Eine Komorbidität mit Impulskontrollstörung, Essstörung und ADHD ist wahrscheinlich häufig bei Patienten mit Bipolaren Störungen, nicht nur im Kindes- und Jugendalter. Evidenz aus randomisierten, kontrollierten Studien wurde nicht identifiziert, so dass hier nur Hinweise aus Fallserien o. ä. und indirekte Evidenz aus der Behandlung der Störungen ohne Vorliegen einer affektiven Diagnose und aus der Behandlung mit komorbider unipolarer Depression genutzt werden kann. Hier müssen substanzspezifische Effekte auf die komorbide Störung beachtet werden (die negativ sein, aber auch positiv genutzt werden können). Die indirekte Evidenz aus der Behandlung einer Bulimia nervosa bei komorbider unipolar-depressiver Störung bezüglich der Wirksamkeit von Fluoxetin kann konform der im Subkapitel „Phasenspezifische Behandlung der akuten bipolaren Depression" (5.3) formulierten Empfehlungen übertragen werden, da SSRI dort gegenüber vielen anderen Antidepressiva-Wirkstoffgruppen bevorzugt empfohlen werden (ob allein oder in Kombination mit einem stimmungsstabilisierenden Wirkstoff konnte dort nicht beantwortet werden).

Speziell zur Frage komorbider Impulskontrollstörungen und ADHD sollte die Evidenzlage zur Behandlung bei Kindern und Jugendlichen im Sinne einer frühen Erkennung und frühen Intervention beobachtet und deren Übertragbarkeit auf erwachsene Patienten untersucht werden.

5.5.4.1.4 Komorbide Persönlichkeitsstörung

5.5.4.1.4.1 Pharmakotherapie
Hier liegen, wie in der Einleitung beschrieben, allenfalls kasuistische Erfahrungen vor.

5.5.4.1.4.2 Psychotherapie
In einer Subgruppenanalyse der randomisierten, einfach-verblindeten Studie von (Colom et al. 2003a, 2004) wurden die 37 bipolaren Patienten (Bipolar-I) von 120 bipolaren Patienten der Studie von (Colom et al. 2003b) mit einer komorbiden Persönlichkeitsstörung (nach den Kriterien des DSM IV) untersucht, von denen 15 in eine Psychoedukationsgruppe und 22 in eine unstrukturierte Gesprächsgruppe jeweils zusätzlich zur Standardbehandlung randomisiert worden waren.

Nach 2 Jahren Follow-up erfüllten 100 % der Patienten aus der Kontrollgruppe die Kriterien für einen Rückfall, während es in der Psychoedukationsgruppe lediglich 67 % der Patienten waren (p < 0,005). Patienten der Psychoedukationsgruppe zeigten signifikant weniger manische und depressive Rückfälle sowie Rückfälle gesamt. Es zeigte sich kein Unterschied in der Anzahl der Patienten, die einen Krankenhausaufenthalt benötigten, aber die durchschnittliche Aufenthaltsdauer war bei Patienten aus der Kotrollgruppe signifikant höher.

(Swartz et al. 2005) untersuchten in einer quasi-experimentellen Studie die differentielle Wirksamkeit einer Kombination aus einer pharmakologischen Behandlung mit IPSRT bei Bipolar-I-Patienten mit (n = 12) vs. ohne (n = 58) komorbide Borderline-Persönlichkeitsstörung. Nur 25 % der Patienten mit zusätzlicher Persönlichkeitsstörung erreichten eine Stabilisierung (4 Wochen HAMD-17 und BRMS $\leq$ 7) gegenüber 74 % der Patienten ohne. Zwei der drei stabilisierten Patienten mit BPS brauchten über 95 Wochen, um sich zu stabilisieren, in der Bipolar-I-Gruppe lag der Median der Zeit bis zur Stabilisierung bei 35 Wochen. Außerdem erhielten die komorbiden Patienten häufiger nicht-klassische Stimmungsstabilisierer und die Dropoutrate in dieser Gruppe war sehr hoch.

5.5.4.1.4.3 Nicht-medikamentöse somatische Therapieverfahren
Hier liegen, wie in der Einleitung beschrieben, allenfalls kasuistische Erfahrungen vor.

5.5.4.1.4.4 Unterstützende Therapieverfahren
Zur Rolle unterstützender Therapieverfahren bei dieser spezifischen Patientengruppe wurde keine Evidenz identifiziert. Im individuellen Fall muss die Übertragbarkeit der Evidenz zur Gruppe bipolarer Patienten allgemein überprüft werden.

5.5.4.1.4.5 Indirekte Evidenz aus der Behandlung unipolar depressiver Erkrankungen

In der S3-Leitlinie Unipolare Depression wird bei Vorliegen einer depressiven Störung und komorbider Borderline-Persönlichkeitsstörung dargelegt, dass empirische Hinweise für die Wirksamkeit einer Pharmakotherapie mit einem SSRI oder MAO-Hemmer oder atypischem Neuroleptikum vorlägen. Für die Wirksamkeit einer Psychotherapie (mit empirischen Belegen KVT, IPT und psychodynamische Kurzzeitpsychotherapie) bei Patienten mit komorbider Borderline-, paranoider, ängstlich vermeidender und dependenter Persönlichkeitsstörung gäbe es empirische Belege einzeln oder als Teil einer Kombinationsbehandlung mit Pharmakotherapie (DGPPN 2015).

5.5.4.1.4.6 Fazit

Das Vorliegen komorbider Persönlichkeitsstörungen, insbesondere die des Borderline-Typ, führt häufig zu schwerwiegenderen Verläufen, u. a. mit mehr Substanzmissbrauch und -abhängigkeit sowie mehr Suizidalität. Während bei Persönlichkeitsstörungen ohne komorbide Bipolare Störung eher die Psychotherapie die wichtigste Therapiesäule darstellt, ist dies bei bipolaren Patienten auch aufgrund der durch die Persönlichkeitsstörung zusätzlich schlechteren Outcome-Chancen eher die psychopharmakologische Behandlung. Hierbei ist allerdings zu beachten, dass Persönlichkeitsstörungen sich insbesondere negativ auf interpersonelle Bereiche auswirken, was somit auch die Arzt-Patient Beziehung betrifft. Es könnte deswegen sein, dass eine parallel psychotherapeutische Behandlung sich auch positiv auf die Mitarbeit in der Pharmakotherapie auswirkt. Dennoch liegt hier keine ausreichende Evidenz vor. Die indirekte Evidenz zur Pharmakotherapie bei Borderline-Störung und komorbider unipolar-depressiver Erkrankung bezüglich der Wirksamkeit von SSRI kann konform der im Subkapitel „Phasenspezifische Behandlung der akuten bipolaren Depression" (5.3) formulierten Empfehlungen übertragen werden, da SSRI dort gegenüber vielen anderen Antidepressiva-Wirkstoffgruppen bevorzugt empfohlen werden (ob allein oder in Kombination mit einem stimmungsstabilisierenden Wirkstoff konnte dort nicht beantwortet werden). Auch die Hinweise zur Wirksamkeit atypischer Neuroleptika können übertragen werden.

5.5.4.1.5 Empfehlung

Statement	Empfehlungsgrad
Therapie-spezifisch20	**Statement**
Komorbidität mit Abhängigkeitserkrankungen, Angststörungen und Persönlichkeitsstörungen kommt sehr häufig vor. Bei der Therapieplanung ist es wichtig, im Einzelfall vorliegende komorbide psychische Störungen hinreichend zu berücksichtigen und das therapeutische Vorgehen anzupassen.	

Neue Manuale psychotherapeutischer und psychosozialer Therapien, die speziell auf Patienten mit Komorbiditäten zugeschnitten sind, sollten etabliert und auf ihre Wirksamkeit überprüft werden.

5.5.4.2 Somatische Komorbidität

Zur Frage der Behandlung bei Komorbidität mit somatischen Erkrankungen wurden liegen nur wenige Studien vor, die diese Frage explizit untersuchten und eingeschlossen werden konnten. Gleichwohl sprechen, wie im Kapitel Diagnostik diskutiert, u. a. die Häufigkeit somatischer Komorbiditäten (durch gemeinsame Risikofaktoren, kausalem Zusammenhang u. a. Mechanismen) bei steigender Lebenserwartung dafür, dass dem Thema in der Zukunft mehr Beachtung zukommen muss.

Patienten mit einem erhöhten kardiometabolischem Risikoprofil
In einer randomisierten, offenen Studie wurde bei Patienten mit einer Bipolaren Störung und mindestens einem kardiovaskulären Risikofaktor (Hyperlipidämie, Hypertonie, Diabetes, Adipositas oder Diagnose einer kardiovaskulären Erkrankung) eine strukturierte nicht-pharmakologische Intervention evaluiert (Kilbourne et al. 2013). Die Intervention enthielt edukative Gruppensitzungen zum Gesundheitsverhalten und eine regelmäßiges personalisiertes Follow-Up über einen Zeitraum von 12 Monaten. In der Kontrollgruppe erhielten Studienteilnehmer einen regelmäßigen Newsletter. Es wurden insgesamt 134 Patienten eingeschlossen, von denen 118 ausgewertet werden konnten (Intervention n = 58, Kontrollgruppe n = 60). Nach 24monatigem Follow-up konnte eine geringfügige, aber signifikante Reduktion des Blutdrucks, jedoch keine Veränderung er weiteren primären Outcome-Parameter (Blutfette, Gewicht, SF-12, WHO-DAS) festgestellt werden.

In einer weiteren Studie wurde eine nicht-pharmakologische Intervention zur Gewichtsreduktion bei Patienten mit einer Bipolar-1-Störung durchgeführt (Frank et al. 2015a). Die Intervention bestand aus einem regelmäßigem gesundheitsbezogenen Monitoring durch eine Krankenschwester, sowie einem „Lifestyle-Programm" durch einen Coach. Insgesamt wurden 122 Patienten eingeschlossen, von denen 114 ausgewertet werden konnten (Intervention n = 58, Kontrollgruppe n = 56). Nach sechs Monaten war eine kleine aber signifikante Reduktion des BMI in der Interventionsgruppe nachweisbar.

Fazit
Neben einer adäquaten Behandlung der bipolaren und der komorbiden somatischen Erkrankung sollten präventive Ansätze bei Wissen um ein für bipolare Patienten erhöhtes Risiko für bestimmte somatische Komorbiditäten besser erforscht und praktisch genutzt werden. Hier ist zu beachten, dass neben den in den individuellen somatischen Disziplinen angewandten Strategien solche entwickelt und erprobt werden müssen, die sich speziell an den besonderen Bedürfnissen psychisch erkrankter Patienten orientieren, da diese u. a. durch erkrankungsimmanente Verhaltensmuster (z. B. mit vermindertem Antrieb) in z. B. Präventionsprogrammen mit mehr sportlicher Aktivität adäquat angesprochen werden müssen. Etablierte Früherkennungsmaßnahmen sollten genutzt bzw. die Patienten zur Nutzung explizit ermutigt werden. Die Studienlage im kardiometabolischen Bereich deutet jedoch auch an, dass trotz recht intensiver verhaltensbezogener Interventionen z. T. nur schwache Effekte erzielt werden können.

In der Pharmakotherapie beider komorbid auftretender Erkrankungen müssen, wie bereits oben erwähnt, auch hier substanzspezifische Effekte auf die jeweils komorbide Störung (in beide Richtungen) beachtet werden (z. B. den Stoffwechsel beeinflussende psychopharmakologische Interventionen oder den Affekt beeinflussende somatische Pharmakotherapie). Auch das Interaktionspotential multipler medikamentöser Interventionen muss hier fortwährend bedacht werden.

5.5.4.2.1 Indirekte Evidenz aus der Behandlung unipolar depressiver Erkrankungen

Für die Behandlung bei komorbider koronarer Herzkrankheit empfiehlt die S3-Leitlinie Unipolare Depression (DGPPN 2015) bei mittelschwerer bis schwerer depressiver Episode eine Pharmakotherapie, vorzugsweise mit SSRI anzubieten (EG: A) und insgesamt TZA nicht zu verordnen (EG: A). Eine Psychotherapie solle angeboten werden (EG: A).

Für die Behandlung einer Depression nach Schlaganfall sollte eine Pharmakotherapie mit nicht-cholinergen Substanzen angeboten werden (mit empirischen Hinweisen für Fluoxetin und Citalopram) (EG: B).

Für die Behandlung von Depressionen bei komorbidem Diabetes mellitus sollten laut der Leitlinie substanzspezifische Effekte auf die Stoffwechsellage beachtet werden, wie bspw. ein reduzierter Insulinbedarf unter SSRI oder eine potentielle Gewichtszunahme unter Mirtazapin, Mianserin und sedierenden TZA. SSRI sollten angeboten werden (EG: A). Wenn zusätzlich eine diabetische sensomotorische schmerzhafte Neuropathie bestehe, könne eine Therapie mit TZA oder Duloxetin angeboten werden (jedoch unter Beachtung der mit TZA verbundenen möglichen Gewichtszunahme und Verschlechterung der glykämischen Kontrolle) (EG: 0). Eine Psychotherapie zur Verringerung depressiver Symptome und Verbesserung des allgemeinen Funktionsniveaus sollte angeboten werden (EG A).

5.5.4.2.2 Fazit

Obgleich die Frage der Behandlung bei Komorbidität mit somatischen Erkrankungen ein Thema mit steigender Wichtigkeit ist, wurden nur wenige Studien identifiziert, die diese Frage explizit untersuchten und eingeschlossen werden konnten.

Neben einer adäquaten Behandlung der bipolaren und der komorbiden somatischen Erkrankung sollten präventive Ansätze bei Wissen um ein für bipolare Patienten erhöhtes Risiko für bestimmte somatische Komorbiditäten erforscht und praktisch genutzt werden. Hier ist zu beachten, dass Strategien entwickelt und erprobt werden sollten, die sich an den besonderen Bedürfnissen psychisch erkrankter Patienten orientieren. Etablierte Früherkennungsmaßnahmen sollten genutzt bzw. die Patienten zur Nutzung explizit ermutigt werden.

Mittels verhaltensbezogener nicht-pharmakologischer Interventionen schwinden relevante kardiovaskuläre Parameter in geringem Umfang positiv beeinflusst werden zu können.

In der Pharmakotherapie beider komorbid auftretender Erkrankungen müssen substanzspezifische Effekte auf die jeweils komorbide Erkrankung (in beide Richtungen) beachtet und das Interaktionspotential multipler medikamentöser Interventionen bedacht werden.

Für die Versorgung von Patienten mit psychiatrischer und somatischer (Ko)morbidität könnten Ansätze im Sinne des Chronic Care Modell (inklusive Case-Management) von besonderem Wert sein (siehe Abschn. 6.4 Perspektiven der Versorgung im Kap. 7).

5.5.4.2.3 Empfehlung

Empfehlung	Empfehlungsgrad
Therapie-spezifisch21	**0**
Strukturierte nicht-pharmakologische Interventionen zur Modifikation von Lifestyle und Gesundheitsverhalten mit edukativen, beratenden und/oder psychotherapeutischen Elementen können zur Verbesserung des kardiometabolischen Risikoprofils (BMI, RR) eingesetzt werden.	

Statement	Empfehlungsgrad
Therapie-spezifisch22	**Statement**
Komorbidität mit somatischen Erkrankungen wie kardiovaskuläre Erkrankungen, metabolisches Syndrom bzw. Diabetes mellitus, muskuloskeletale Erkrankungen und Migräne kommt sehr häufig vor. Bei der Therapieplanung ist es wichtig, im Einzelfall vorliegende komorbide somatische Erkrankung hinreichend zu berücksichtigen und das therapeutische Vorgehen anzupassen.	
Präventive Ansätze, inklusive Früherkennungsmaßnahmen für häufige komorbide somatische Erkrankungen, sollten auf die besonderen Bedürfnisse bipolarer Patienten (wenn diese im speziellen Fall eine wesentliche Rolle spielen) ausgerichtet werden.	

5.5.5 Therapieresistenz einschließlich Rapid-Cycling

5.5.5.1 Definition Therapieresistenz

Zeigt ein Patient ein nur partielles oder kein Ansprechen auf die Behandlung, wird das Behandlungsregime angepasst, um ein adäquates Ansprechen zu erreichen. Es gibt jedoch eine nicht geringe Anzahl Patienten, die auch auf die Anpassung des („Standard")-Behandlungsregimes nicht ausreichend gut respondieren. Dabei ist es wichtig, das übergeordnete Ziel einer jeden Behandlung, nämlich (wie bereits zu Beginn des Therapiekapitels beschrieben) die Aufrechterhaltung eines möglichst hohen psychosozialen Funktionsvermögens, im Fokus zu behalten, und nicht einzig die Reduktion der akuten Symptomatik unter einen bestimmten Punktwert eines Erfassungsinstrumentes oder die Freiheit von jeglichen Episoden mit der Konsequenz einer ungünstigen Nutzen-Nebenwirkungs-Relation.

Bei unipolar depressiven Verläufen wird eine Therapieresistenz allgemein dann festgestellt, wenn ein Patient auf mindestens zwei adäquat erfolgte Behandlungsversuche mit verschiedenen antidepressiven Wirkstoffklassen nicht ausreichend gut angesprochen hat. Ein adäquater Behandlungsversuch muss ausreichend lange in ausreichend hoher Dosierung erfolgt sein (siehe auch Wijeratne und Sachdev 2008).

Bei bipolaren Verläufen ist es aufgrund der Unterschiedlichkeit der Behandlungsregime in den unterschiedlichen Phasen der Erkrankung schwerer, eine Therapieresistenz zu definieren. Es gibt derzeit keinen internationalen Konsens über eine solche Definition.

Für manische Phasen wurde z. B. von (Sachs 1996) vorgeschlagen, eine ausbleibende Remission trotz adäquater Behandlung über mindestens sechs Wochen mit mindestens zwei antimanischen Substanzen unter Vermeidung von die Stimmung hebenden Substanzen als Therapieresistenz zu bezeichnen.

Für bipolar-depressive Phasen schlug (Sachs 1996) parallel zur oben genannten Definition vor, eine ausbleibende Remission trotz zwei adäquater Behandlungsversuche mit Antidepressiva (über mindestens je 6 Wochen) mit oder ohne Augmentation als Therapieresistenz zu bezeichnen. Nach (Yatham et al. 2003a) sollte dies nach einem Behandlungsversuch mit Lithium über mindestens 8 Wochen mit einem Serumspiegel von mindestens 0,8 mmol/l bei ausbleibender Remission erfolgen.

Da es bei gemischten Episoden und bei Patienten mit Rapid-Cycling wahrscheinlich länger dauert, bis eine Remission zu erreichen ist (Berk et al. 2007), sollten diese vorgeschlagenen Definitionen in solchen Fällen angepasst werden.

Als Definition für eine phasenprophylaktische Resistenz haben (Bauer und Strohle 1999) das Nichtansprechen auf mindestens zwei verschiedene, adäquat durchgeführte Behandlungsversuche (d. h. länger als 12 Monate bzw. länger als 6 Monate bei RC) in Form von Mono- oder Kombinationsprophylaxe mit Standardprophylaktika (siehe Empfehlungen) vorgeschlagen. Dabei sollten im Beobachtungszeitraum nach spontanem Verlauf mehrere Episoden aufgetreten sein.

Sowohl bei unipolar depressiven als auch bipolaren Verläufen ist es wichtig, Intoleranz und Pseudotherapieresistenz gegenüber einer Behandlung von Therapieresistenz zu unterscheiden. Pseudotherapieresistenz umfasst diagnostische Probleme (Fehldiagnose einer anderen psychiatrischen oder einer somatischen Erkrankung als Depression oder (Hypo-)Manie, unerkannte komorbide psychische Erkrankung, welche die Symptomatik aufrechterhält, pharmakogen verursachte Symptomatik), inadäquat durchgeführte Behandlungsversuche (zum Beispiel zu kurz, ungeeignete Dosis, ungeeignetes Therapieverfahren), Non-Compliance, (unerkannte) psychosoziale Faktoren, welche die Symptomatik verursachen oder aufrechterhalten und einen hohen sekundären Krankheitsgewinn des Patienten (nach Bschor 2008b).

5.5.5.2 Faktoren, welche mit Therapieresistenz assoziiert sind

In einer multizentrischen Studie hat die Group for the Study of Resistant Depression untersucht, welche klinischen Faktoren bei Patienten mit einer bipolaren Depression mit einem fehlenden Ansprechen auf mindestens zwei Behandlungsversuche mit Antidepressiva assoziiert waren. Die 99 von 261 Patienten der Studie, welche nicht ausreichend ansprachen, waren häufiger durch melancholische Symptome (OR 2,4), Komorbidität mit sozialer Phobie (OR 2,3), aktuelle Suizidalität (OR 1,8) und eine schwere aktuelle depressive Episode (OR 1,8) charakterisiert (Mendlewicz et al. 2010).

Bezüglich des Ansprechens auf eine phasenprophylaktische Behandlung mit Lithium wurde gezeigt, dass Patienten eher eine geringere Effektivität zeigen, die sogenannte atypische Charakteristika aufweisen (wie beispielsweise psychiatrische Komorbidität, stimmungsinkongruente psychotische Symptome, Residualsymptomatik und einen Verlauf mit mehr manischen als depressiven Episoden vor Beginn der Lithiumbehandlung) (Berghofer et al. 2008; Pfennig et al. 2010).

5.5.5.3 Therapieoptionen bei Therapieresistenz

Zur Vermeidung und Überwindung von Therapieresistenz ist eine Behandlung nach einem Stufenplan o. ä. sicher sinnvoll. In der Regel sollten bei Rezidiven innerhalb der ersten 6 Monate nach Beginn der phasenprophylaktischen Behandlung keine Veränderungen im Behandlungsregime vorgenommen werden. Treten nach dieser Frist Rezidive auf, müssen Entscheidungen einer Anpassung der Behandlung anhand der Schwere und Dauer des Rezidivs, der Zeitspanne zwischen Rezidiven und der Veränderungen der Episodenfrequenz getroffen werden. Vor einer solchen Anpassung muss eine Pseudotherapieresistenz soweit möglich ausgeschlossen worden sein.

5.5.5.3.1 Pharmakotherapie

Bei inadäquater Response kommen in der pharmakologischen Behandlung natürlich alle für die Patientengruppe mit Bipolaren Störungen insgesamt genannten Optionen potentiell in Frage. In den Algorithmen der Subkapitel der Therapie bei akuter Depression, Manie und zur Prophylaxe sind bereits Vorschläge zum Vorgehen bei Nicht-Ansprechen enthalten.

Zudem wurde für die folgenden Optionen Evidenz identifiziert, wenn auch oftmals aus Studien mit einem hohen Risiko für Bias, unkontrollierten Studien oder solchen mit einer kleinen Fallzahl:

5.5.5.3.1.1 Zur Behandlung einer resistenten bipolaren Depression:

- *Ketamin*: Insgesamt 18 Patienten mit einer therapierefraktären bipolaren Depression wurden im Rahmen einer Studie mit einem Cross-over Design mit Ketamin bzw. Placebo behandelt (Diazgranados et al. 2010). Die Studie war randomisiert, doppelverblindet und Placebo-kontrolliert. Ketamin wurde zusätzlich zur Monotherapie mit entweder Lithium oder Valproat als Kurzinfusion über 40 Minuten i.v. appliziert (0,5 mg/kg). Die Infusionen erfolgten im Abstand von zwei Wochen. 13 Patienten nahmen an beiden Teilen der Studie teil. Bereits 40 Minuten nach der Ketamin Infusion war eine statistisch Signifikante Besserung der depressiven Symptomatik, gemessen anhand des MADRS, gegenüber Placebo erkennbar. Die Intervention war bis zum dritten Tag post-Infusion, der Placebo-Bedingung überlegen. Die häufigste Nebenwirkung während der infusion waren leichtgradige dissoziative Symptome.

In einer Replikations-Studie mit sehr ähnlichem cross-over Design wurde Ketamin (0,5 mg/kg i.v. über 40 min.) erneut mit Placebo verglichen (Zarate et al. 2012). Hauptoutcome war die Veränderung der Depressionsschwere, gemessen anhand der MADRS. Es wurden 15 Patienten eingeschlossen, von denen 11 beide Phasen absolvierten. Die Behandlung mit Ketamin führte 40 Minuten nach Infusionsende und durchgehend bis zum dritten Tag post-Infusion zu einer signifikante Besserung der depressiven Symptomatik im Vergleich zu Placebo. Zudem kam es bei 79 % der Ketaminbehandelten Patienten zu irgendeinem Zeitpunkt zu einer Response im Vergleich zu 0 % in der Placebo Gruppe. Es gab keine signifaknten Unterschiede zwischen den Gruppen bezüglich des Auftretens unerwünschter Ereignisse.

- *Venlafaxin-Monotherapie* bei 17 depressiven Bipolar-II-Patienten, welche nicht ausreichend auf eine Lithium-Monotherapie (angewandt im Rahmen eines RCT, Amsterdam und Shults 2008) angesprochen hatten, in einer offenen, nicht-kontrollierten, nicht randomisierten klinischen Studie (Amsterdam et al. 2009, Information): nach 12 Wochen war eine Reduktion des HAMD-17-Werts um knapp 10 Punkte auf im Mittel unter 8 zu verzeichnen. Die eine hypomane und die drei subsyndromal hypomanen Episoden, die unter Venlafaxin auftraten, waren kurz und führten nicht zum Studienabbruch.
- *Zusätzliche Gabe von Paroxetin zur Behandlung mit Lamotrigin oder Placebo (bei bestehender Lithiumbehandlung)* bei unzureichender Response nach 8 Wochen im Rahmen eines RCT mit bipolar-depressiven Patienten (van der Loos et al. 2009): In der Zusatzanalse von (van der Loos et al. 2010) zeigte sich, dass Paroxetin bei Patienten, welche im Studienarm Lithium+Placebo gewesen waren, zusätzlich wirksam war, nicht jedoch bei denen, welche bereits Lithium+Lamotrigin erhielten
- *Zusätzliche Gabe von Lithium zu einem Antidepressivum* (2/3 TZA) in der Behandlung bei therapieresistenter bipolarer Depression bei 14 Patienten mit einer Bipolaren Störung in einer offenen, nicht-kontrollierten, nicht randomisierten klinischen Studie (Rybakowski und Matkowski 1992, Information): 11 der 14 Patienten (79 %) remittierten innerhalb von vier Wochen.
- *Zusätzliche Gabe von Lamotrigin (n = 21), Inositol (n = 23) oder Risperidon (n = 21) zu einem Stimmungsstabilisierer* bei depressiven Bipolar-I- oder II-Patienten mit Therapieresistenz gegenüber mindestens zwei Antidepressiva oder einer Kombination aus einem Antidepressivum mit einem Stimmungsstabilisierer (STEP-BD-Studie, Nierenberg et al. 2006): In der Gruppe der Patienten, die zusätzlich Lamotrigin erhielten, reduzierte sich die depressive Symptomatik erheblich und es wurde eine Remissionsrate von 24 % erreicht. In der Gruppe mit Inositol betrug die Remissionsrate 17 % und in der mit Risperidon 5 %. Ein Vergleich zwischen den Wirkstoffen ist aufgrund der mangelnden Baseline-Vergleichbarkeit der Gruppen nicht zulässig.

- *Zusätzliche Gabe des irreversiblen MAO-Hemmers Tranylcypromin (n = 8) oder Lamotrigin (n = 11)* über 10 Wochen zu einer bestehenden Behandlung mit einem Stimmungsstabilisierer (Lithium, Valproat oder Carbamazepin) bei depressiven Bipolar-I- oder II-Patienten, die in der jetzigen oder vorhergehenden Episode nicht ausreichend auf eine mindestens 6-wöchige Behandlung mit einem herkömmlichen Antidepressivum (SSRI, TZA, Venlafaxin, Bupropion) angesprochen hatten (Nolen et al. 2007). Unter der zusätzlichen Gabe von Tranylcypromin erreichten 5/8 Patienten eine Response, unter der von Lamotrigin 4/11. Auch hier war ein Vergleich zwischen den Wirkstoffen aufgrund der mangelnden Baseline-Vergleichbarkeit der Gruppen nicht zulässig. Zudem war die Fallzahl sehr gering, es konnten nur 19 der ursprünglich geplanten 70 Patienten rekrutiert werden.
- *Zusätzliche Gabe von Trijodthyronin* (T3) in einer allerdings nur retrospektiven Studie bei 159 depressiven Bipolar-II-Patienten oder solchen mit Bipolar NOS, welche vor der T3-Augmentation nicht ausreichend stabilisiert werden konnten: Bei 84 % der Bipolar-II und 85 % der Bipolar NOS-Patienten stellte sich eine Verbesserung ein, 32 bzw. 38 % remittierten. 10 % der Patienten brachen die Behandlung mit T3 wegen unerwünschten Wirkungen ab. Die häufigste unerwünschte Wirkung, Tremor, konnte meist durch Dosisreduktion gemindert werden. (Kelly und Lieberman 2009, Information).
- *Zusätzliche Gabe von hochdosiertem Thyroxin* (T4, Dosierung in Schritten von 50 µg/d bis zur Zieldosis von 500 µg/d) zur bestehenden Behandlung mit Antidepressiva in einer offenen, 8-wöchigen Studie mit 12 bipolaren Patienten mit einer behandlungsresistenten Depression (nach mindestens zwei Antidepressiva): 5 von 12 Patienten remittierten vollständig, einer partiell und 6 nicht. Fünf dieser Patienten zeigten keine unerwünschten Wirkungen, die anderen hatten eher leichtere (Tremor, Schwitzen, Flush, leichte Erhöhung der Pulsfrequenz), so dass seine Dosisreduktion nur bei einem Patienten nötig wurde. (Bauer et al. 1998, Information). In einer nicht-kontrollierten, nicht-verblindeten und nicht randomisierten 7-wöchigen PET-Studie untersuchten Bauer et al. zehn Frauen mit Bipolar-I- (n = 9) und eine Frau mit Bipolar-II-Störung in einer depressiven Episode bei Therapieresistenz (nach mindestens einem Antidepressivum über mindestens 6 Wochen). Die Frauen erhielten L-Thyroxin zusätzlich zu ihrer bestehenden Behandlung (Antidepressivum und Stimmungsstabilisierer) (Dosiserhöhung L-T4 in Schritten von 100 µg/Woche bis 300 µg, bei nicht supprimiertem TSH bis auf 400 µg). Sieben der 10 Frauen respondierten vollständig, drei partiell (Bauer et al. 1998, 2005a).
- Hochdosis LT4: In einer weiteren Studie mit einem randomisierten, Placebo-kontrollierten Design wurden insgesamt 74 Patienten eingeschlossen, von denen 65 randomisiert wurden (Stamm et al. 2014). Die Intervention bestand aus 300 µg/Tag Levothyroxin, welches adjunktiv zur bestehenden Phasenprophylaxe verordnet wurde. Eingeschlossen wurden Patienten mit einer Bipolaren Depression, bei denen ein adäquater pharmakologischer Behandlungsversuch über sechs Wochen erfolglos geblieben war. Nach sechswöchiger Behandlung konnte keine signifikante Überlegenheit des Levothyroxin gegenüber Placebo anhand des Hauptoutcomeparameters (Veränderung

der HDRS) festgestellt werden. In einer post-hoc Analyse zeigte sich ein signifikanter Effekt für die Gruppe der Frauen (p = 0,012). Die Verträglichkeit wurde insgesamt als gut berichtet; innere Unruhe trat in der Verumgruppe häufiger auf. Bei therapieresistenter bipolarer Depression kann zumindest bei Frauen der Einsatz von hochdosiertem L-Thyroxin erwogen werden. Hierbei ist auf den Ausschluss von Kontraindikationen durch vorhergehende Diagnostik (z. B. Ausschluss kardial kranker Patienten) zu achten, so dass diese Behanddlungsoption in der Regel einem Facharzt/-ärztin für Psychiatrie vorbehalten sein sollte.

Empfehlung	Empfehlungsgrad
Therapie-spezifisch23	0
Zur Behandlung einer therapierefraktären depressiven Episode kann Ketamin i.v. (0,5 mg/kg) als einmalige Kurzinfusion zur kurzfristigen Symptomlinderung eingesetzt werden. Limitierende Faktoren: Eine abschließende Bewertung zur antidepressiven Wirksamkeit ist aufgrund der eingeschränkten Datenlage aktuell nicht möglich. Eine Wirksamkeit über 3 Tage hinaus ist nicht belegt. Es ist unklar, wie die Anschlussbehandlung erfolgen soll.	

5.5.5.3.1.2 Zur Behandlung einer resistenten Manie

Zusätzliche Gabe von Verapamil oder Lithium bei 12 manischen Patienten, welche nicht ausreichend auf eine Monotherapie mit Lithium (4/8) oder Verapamil (7/10) angesprochen hatten (welches im Rahmen der ersten zwei Phasen einer klinischen Studie gegeben worden war): randomisierte, doppelt verblindete Phase 3) (Mallinger et al. 2008). Acht der 11 Patienten respondierten auf die zusätzliche Gabe von Verapamil zu Lithium.

5.5.5.3.1.3 Zur Behandlung bei Patienten mit resistenter gemischter, manischer oder depressiver Episode

Zusätzliche Gabe von Gabapentin zu einer bestehenden psychopharmakologischen Behandlung (Stimmungsstabilisierer, Benzodiazepine, Neuroleptika oder Antidepressiva) über 8 Wochen bei 43 Patienten mit einer Bipolaren Störung (gemischte Episode n = 24, depressive Episode n = 14, manische Episode n = 5), welche durch eine Behandlung mit Standard-Stimmungsstabilisierer(n) nicht ausreichend stabilisiert werden konnten (Perugi et al. 2002, Information): 18 der 43 Patienten respondierten unter der zusätzlichen Gabapentin-Gabe (8 sehr gut, 10 moderat). Nur drei Patienten brachen die Studie aufgrund von unerwünschten Wirkungen ab. 17/18 Respondern blieben zwischen vier und 18 Monate stabil.

5.5.5.3.1.4 Zur Behandlung einer Resistenz auf die Phasenprophylaxe:
Monotherapie mit niedrig-dosiertem Clozapin über ein Jahr bei 9 Bipolar-I-Patienten (aus einer klinischen Studie mit einer gemischten Population, Suppes et al. 1999), welche trotz Behandlungsversuchen nicht ausreichend stabilisiert werden konnten (Kombination zweier Stimmungsstabilisierer, Lithium mit Valproat oder mit Carbamazepin, oder bei psychotischen Symptomen Kombination aus einem Stimmungsstabilisierer mit einem atypischen Neuroleptikum): drei der 9 Patienten konnten vollständig stabilisiert werden, fünf erreichten eine signifikante Verbesserung (moderate Stabilisierung), ein Patient zeigt nur eine minimale Response (Fehr et al. 2005, Information).

5.5.5.3.2 Psychotherapie
Zur psychotherapeutischen Behandlung von Patienten mit der Sonderform Rapid-Cycling siehe unten.

5.5.5.3.3 Nicht-medikamentöse somatische Therapieverfahren
Die hier erwähnten Studien wurden oftmals bereits in den vorhergehenden Subkapiteln Phasenspezifische Behandlung der akuten Depression/der Manie und Phasenprophylaxe dargestellt, da z. B. die EKT und VNS meist bei Patienten eingesetzt wird, welche auf eine pharmakotherapeutische Behandlung nicht ausreichend gut angesprochen haben.

- EKT: In einer randomisierten, kontrollierten Studie mit insgesamt 73 Teilnehmern die jeweils an einer therapierefraktären depressiven Episode im Rahmen einer Bipolaren Störung litten, wurde EKT mit Pharmakotherapie verglichen (Schoeyen et al. 2015). Die Patienten in der EKT Gruppe erhielten drei EKT Behandlungen (rechts unilateral) bis zur Remission, oder maximal sechs Wochen. Die Kontrollbedingung bestand aus einer Algorithmus basierten Pharmakotherapie. In der Intention to Treat Analyse konnten 66 Patienten ausgewertet werden (EKT n = 36, Kontrollbedingung n = 30). Es zeigte sich eine signifikante Überlegenheit der EKT-Behandlung im Hauptoutcome, der Reduktion der depressiven Symptomatik, gemessen anhand der MADRS.
- *Zusätzliche EKT* (bilateral, 2x/Wo) bei Bipolar-I-Patienten in manischer oder gemischter (n = 41) oder depressiver (n = 23) Episode, welche gegenüber einer psychopharmakologischen Behandlung resistent waren (manisch/gemischt: mind. 2 Stimmungsstabilisierer oder typische oder atypische Neuroleptika oder Antidepressiva, depressiv: mind. 2 mind. 8-wöchige Behandlungen mit erstens Stimmungsstabilisierer(n) und TZA und zweitens das Vorgenannte und SSRI (Ciapparelli et al. 2001), Studie ist im Subkapitel Phasenspezifische Behandlung der akuten Depression dargestellt): 23 von 41 Patienten mit manischer/gemischter Episode und 6 von 23 depressiven Patienten respondierten auf die zusätzliche EKT. In einer unkontrollierten, nicht-randomisierten und nicht-verblindeten Studie von (Medda et al. 2010) wurden ebenfalls Bipolar-I-Patienten mit therapieresistenter depressiver (n = 46) oder gemischter Episode (n = 50) (Kriterien vergleichbar mit vorgenannter Studie) mit einer bilateralen EKT (2x/Wo) behandelt. 70 % bzw. 66 % der Patienten respondierten auf die Behandlung (Remission 26 % bzw. 30 %).

5 Therapie

- *Zusätzliche VNS* bei therapieresistenten bipolar-depressiven Patienten (George et al. 2005, Nierenberg et al. 2008, beide Studien sind im Subkapitel Phasenspezifische Behandlung der akuten Depression dargestellt): bei (Nierenberg et al. 2008) (10 Wochen doppelt-verblindet, dann weiter offen) respondierten 6 der 25 bipolaren Patienten im primären Outcome (Response im HAMD) im Beobachtungszeitraum von 24 Monaten. Bei (George et al. 2005) respondierten nach 12 Monaten 5 der 17 bipolaren Patienten.

Empfehlung/Statement	Empfehlungsgrad
Therapie-spezifisch24	**B**
Die Elektrokonvulsionstherapie (EKT) sollte zur Behandlung therapieresistenter depressiver Episoden im Rahmen einer Bipolaren Störung eingesetzt werden. Limitierende Faktoren: Diese Empfehlung basiert auf einer randomisierten, aber nicht placebo-kontrollierten Studie mit einem pharmakologischen Stufentherapieschema als Vergleichsbedingung sowie auf Studien bei unipolarer Depression. Häufige Nebenwirkungen sind Kopfschmerzen und vorübergehende kognitive Beeinträchtigungen. Schwerwiegende Nebenwirkungen sind die Risiken der Narkose.	

5.5.5.3.4 Unterstützende Therapieverfahren

Zur Rolle unterstützender Therapieverfahren bei dieser spezifischen Patientengruppe wurde keine Evidenz identifiziert. Im individuellen Fall muss die Übertragbarkeit der Evidenz zur Gruppe bipolarer Patienten allgemein überprüft werden.

5.5.5.4 Sonderform Rapid Cycling

Rapid-Cycling kann als besondere Form der Prophylaxeresistenz angesehen werden. Von einem Rapid-Cycling-Verlauf spricht man, wenn vier oder mehr affektive Episoden innerhalb von 12 Monaten auftreten, entweder getrennt durch mindestens zwei Monate Remission oder mit Polaritätswechsel (z. B. Übergang einer depressiven in eine (hypo-)manische Episode).

Analysen haben ergeben, dass Patienten mit Rapid-Cycling eher weiblich sind und u. a. einen frühen Krankheitsbeginn aufweisen als Patienten ohne diese Form der Erkrankung (Schneck et al. 2004; Kupka et al. 2005).

Rapid-Cycling ist eine Verlaufsform, die besondere Herausforderungen an die Behandlung stellt. Insgesamt ist die Evidenzlage zu Behandlungsstrategien sehr begrenzt, da in vielen Studien RC als Ausschlusskriterium gilt oder die Auswertungen bezüglich der Auswirkungen von RC auf die Wirksamkeit von Interventionen nur post-hoc (und damit oftmals mit erheblichen Limitationen) erfolgten.

5.5.5.4.1 Pharmakotherapie

Da ein Zusammenhang zwischen einer Behandlung mit Antidepressiva und dem Entstehen von Rapid Cycling gefunden wurde, wird eine Antidepressiva-Behandlung eher vermieden.

- *Lamotrigin (n = 93) vs. Placebo (n = 89)* über sechs Monate in der randomisierten, doppelt verblindeten Studie (Calabrese et al. 2000, Studie ist im Subkapitel Phasenprophylaxe dargestellt): keine Gruppenunterschiede in der Zeit bis zu zusätzlicher Pharmakotherapie wegen neu aufgetretenen affektiven Symptomen (primäres Erfolgskriterium). Die „Number needed to treat" (NNT) für Verhinderung einer zusätzlichen Pharmakotherapie wegen neu aufgetretener affektiver Symptome lag bei 6 Monaten Behandlung gegenüber Placebo bei 16, das heißt, es müssten 16 Patienten mit Lamotrigin anstelle vom Placebo behandelt werden, um eine zusätzliche Pharmakotherapie zu verhindern.
- In einer weiteren Studie wurden Lamotrigin und Placebo in einem randomisierten, doppel-verblindeten Design zur Behandlung des Rapid-Cycling geprüft (Wang et al. 2010). Eingeschlossen wurden bipolare Patienten mit einer Abhängigkeitserkrankung und einem aktuell vorliegenden Rapid Cycling. Die Intervention erfolgte adjunktiv zu einer Phasenprophylaxe mit Lithium oder Valproat. Insgesamt wurden 36 Patienten randomisiert. Abgeschlossen wurde die Studie jedoch nur durch 16 Patienten. Es wurden keine signifikanten Unterschiede in den Hauptoutcomeparameteren (Veränderung der MADRS bzw. YMRS) festgestellt.
- Bei insgesamt hoher Abbruchrate war die mittlere Verweildauer im Lamotrigin-Arm signifikant länger als im Placebo-Arm, auch lag die Zahl der Patienten, welche über die gesamte Laufzeit ohne zusätzliche Medikation auskamen, im Lamotrigin-Arm signifikant höher (41 % vs. 26 %).
- In einer Subgruppenanalyse ergab sich ein Hinweis auf eine bessere Wirkung bei BPD-II-Patienten mit Rapid Cycling.
- *Lithium bzw. Valproat* über 20 Monate aus einer randomisierten, doppelt verblindeten Studie (Calabrese et al. 2005b) bei Patienten mit Rapid-Cycling (Patienten, die unter der offenen Behandlung mit Lithium+Valproat weiter Cycling boten): aufgrund von Unterschieden der Gruppen zu Baseline konnten nur vorher/nachher-Vergleiche in den Behandlungsarmen genutzt werden. 18/32 Patienten mit Lithium erlebten eine erneute Episode und 14 der 28 mit Valproat behandelte. 27/32 Patienten beendeten mit Lithium die Studie vorzeitig und 20/28 mit Valproat.
- *Quetiapin (n = 21) vs. Valproat (n = 16)* über 12 Monate in einer randomisierten, offenen Studie (Langosch et al. 2008) bei remittierten oder teilremittierten bipolaren Patienten mit RC: aufgrund von Unterschieden der Gruppen zu Baseline konnten nur vorher/nachher-Vergleiche in den Behandlungsarmen genutzt werden. Die mit Quetiapin behandelten Patienten waren im Durchschnitt 44 % der Studientage euthym (vor allem weniger schwer-depressiv), die mit Valproat behandelten Patienten 21 % der Studientage.
- *Zusätzliche Gabe von hochdosiertem Thyroxin* (T4) zur bestehenden medikamentösen Behandlung, unter der sie weiterhin RC boten (Lithium bei 8 Patienten, teils in Kombination mit Neuroleptika oder Carbamazepin; Antidepressiva bei 2 Patienten, Benzodiazepin bei einem Patienten) bei elf bipolaren Patienten mit RC: bei 10 der 11 Patienten respondierte die depressive Symptomatik, bei 5 von 7 die manische. Es kam zu keinen gravierenden unerwünschten Wirkungen. Sechs der 10 Patienten erlitten einen Rück-

fall, wobei bei vier durch Dosisadjustierung und Regulierung des Schlaf-Wach-Rhythmus wieder eine ausreichende Stabilisierung erreicht werden konnte (Bauer und Whybrow 1990, Information).

5.5.5.4.2 Psychotherapie

Wie oben bereits erwähnt liegen zur psychotherapeutischen Behandlung von Patienten mit Rapid-Cycling bislang nur vielversprechende Fallberichte vor, aber keine kontrollierten Studien (z. B. Reilly-Harrington et al. 2007; Reilly-Harrington und Knauz 2005; Satterfield 1999).

5.5.5.4.3 Nicht-medikamentöse somatische Behandlungsmethoden

- *EKT*: Es konnte keine Studie zur Bewertung der Evidenzlage herangezogen werden. Klinische Erfahrung siehe Empfehlung.
- *VNS*: (Marangell et al. 2008) haben die Anwendung der VNS bei therapieresistenten bipolaren Patienten mit Rapid-Cycling in einer offenen Studie untersucht. Neun Patienten wurden über 40 Wochen behandelt. Die Begleitmedikation wurde im Verlauf verändert. Die Wirksamkeit wurde mittels prospektiver Lifechart-Untersuchungen, Stimmungsmessungen und der HAM-D_{28} sowie der MADRS (Montgomery Asberg Depressions Rating Skala) und zusätzlich der IDS-SR_{30} erfasst. Der primäre Wirksamkeitsendpunkt war die Veränderung in der Symptomausprägung im Laufe der VNS-Behandlung, die mittels der LCM-P (Prospective Life Charting Methodology) erfasst wurde. Im Verlauf der zwölfmonatigen Studie zeigte sich eine Verbesserung um 38 % im Vergleich zu den Baseline-Werten. Für die Depressions-Scores ergab sich eine Verbesserung um 38 % und für die Manie-Scores eine Verbesserung um 40 %. Insgesamt erwies sich die VNS dabei als gut verträglich. Aufgrund des Fehlens einer Kontrollgruppe kann jedoch aufgrund der vorliegenden Daten nicht festgestellt werden, ob VNS bei Rapid Cycling überhaupt wirksam ist (da das RC ggf. auch von selbst remittiert sein kann).
- *Wachtherapie*: Über eine erhöhte Switchrate von Depression zur Manie bei einem hohen Anteil bipolarer Patienten mit Rapid-Cycling wurde berichtet (Wehr et al. 1982; Wehr 1992). Dieses Risiko sollte insbesondere bei gleichzeitiger medikamentöser Therapie mit monoaminerg wirksamen Antidepressiva berücksichtigt werden (Solomon et al. 1990). Für das Risiko einer erhöhten Switchrate bei Anwendung von WT und v. a. serotonerg wirkenden Psychopharmaka bei akuter Depression finden sich in den einbezogenen Studien: (Colombo et al. 2000; Smeraldi et al. 1999) keine Hinweise. Eine abschließende Bewertung ist jedoch nicht möglich. Allerdings scheint die Switchrate von WT nicht oberhalb der Switchrate von 5–7 % unter serotonerg wirksamen Antidepressiva bzw. 12–17 % bei SNRI zu liegen.

5.5.5.4.4 Unterstützende Therapieverfahren

Zur Rolle unterstützender Therapieverfahren bei dieser spezifischen Patientengruppe wurde keine Evidenz identifiziert. Im individuellen Fall muss die Übertragbarkeit der Evidenz zur Gruppe bipolarer Patienten allgemein überprüft werden.

5.5.5.4.5 Sonderfall Ultrarapid Cycling

Es gibt Patienten, bei denen sich die Phasen sogar innerhalb von mehreren Tagen abwechseln. Hierzu sind Fallberichte (bspw. Juckel et al. 2000) und Übersichtsarbeiten (bspw. Tillman und Geller 2003) veröffentlicht worden.

5.5.5.4.6 Empfehlungen

Empfehlung	Empfehlungsgrad
Therapie-spezifisch25 Lamotrigin kann zur Phasenprophylaxe bei Bipolaren Störungen bei Patienten mit Rapid-Cycling eingesetzt werden.	0

Statement	Empfehlungsgrad
Therapie-spezifisch26 Trotz fehlender systematischer Studien legen Einzelfallberichte nahe, dass auch Betroffene mit Rapid- Cycling von einem entsprechend adaptierten Vorgehen in der Psychotherapie profitieren können.	Statement

Statement	Empfehlungsgrad
Therapie-spezifisch27 Trotz fehlender Evidenz stellt EKT auf Grund klinischer Erfahrung bei Versagen anderer Therapiemaßnahmen zur Behandlung von Rapid-Cycling-Verläufen eine therapeutische Option dar.	Statement

Statement	Empfehlungsgrad
Therapie-spezifisch28 Es liegen keine Studienergebnisse und keine hinreichende klinische Erfahrung zur repetitiven transkraniellen Magnetstimulation (rTMS) bei speziellen Verlaufsformen Bipolarer Störungen vor.	Statement

Statement	Empfehlungsgrad
Therapie-spezifisch29 Obwohl aktuell eine offene Studie darauf hinweist, dass die Vagusnervstimulation (VNS) den Verlauf bei Rapid-Cycling günstig beeinflusst, kann derzeit noch keine Behandlungsempfehlung gegeben werden.	Statement

5.5.6 Weitere Patientengruppen und Situationen

Außer den vorgenannten spezifischen Patientengruppen und Situationen gibt es Weitere, zu deren spezifischen Behandlungsmöglichkeiten im Rahmen der vorliegenden Version der Leitlinie nicht oder nur sehr eingeschränkt Stellung genommen wird oder werden kann. Ausdrücklich wird darauf hingewiesen, dass dies keinesfalls bedeutet, dass die spezielle Frage weniger wichtig als ausführlicher Bearbeitete ist. Der Hauptgrund ist die weitgehend fehlende Evidenz für diese Bereiche. Ein weiterer Grund ist, dass bei einigen der Fragen nicht bipolar-spezifische, sondern allgemeine, für psychisch erkrankte Patienten zutreffende Aussagen nötig sind, deren Erarbeitung den Leitlinienrahmen aktuell überfordert hätte. Beide Gründe treffen beispielsweise für *bipolare Patienten mit Intelligenzminderung* und für *bipolare Patienten mit Migrationshintergrund* zu. Zu letztem Punkt sei auf die S3-Leitlinie zu Psychosozialen Therapien bei schweren psychischen Erkrankungen hingewiesen, die für diese Patientengruppe Empfehlungen beinhaltet (S3-Leitlinie Psychosoziale Therapien 2012, DGPPN 2012). Diese Leitlinie wird derzeit aktualisiert.

Zu zwei spezifischen Situationen werden hier einzelne Aussagen getroffen:

Bei Vorliegen einer *Katatonie* (meist katatone Schizophrenie, aber auch katatones Syndrom bei uni- oder bipolarer Depression möglich) kann eine hochfrequent eingesetzte EKT, d. h. die tägliche Initialbehandlung über meist 5 Tage mit rascher Reduktion der Behandlungsfrequenz auf 2–3 Behandlungen pro Woche zu einem besonders raschen Therapieerfolg, meist innerhalb der ersten Behandlungswoche, führen.

Bei Vorliegen einer perniziösen Katatonie mit vegetativer Entgleisung (Hyperthermie), die manchmal auch im Rahmen einer intensivmedizinischen Behandlung nicht ausreichend therapiert werden kann, stellt die EKT eine lebensrettende Therapiemaßnahme dar.

Bei Vorliegen eines *malignen neuroleptischen Syndroms*, das durch Gabe typischer, aber auch atypischer Antipsychotika ausgelöst werden kann, stellt die EKT aufgrund der Kontraindikation der Gabe einer neuroleptischen Medikation eine rasch wirksame und gut verträgliche Therapieoption dar, die zur Behandlung von Bipolaren Störungen mit psychotischen Symptomen eingesetzt werden kann.

Spezifische Situation: Suizidalität

DGBS, DGPPN

Inhaltsverzeichnis

6.1	Epidemiologie	460
6.2	Risikopersonen	461
6.3	Diagnostik	462
6.4	Allgemeine Therapiemaßnahmen	463
6.5	Pharmakotherapie	468
	6.5.1 Allgemeines	468
	6.5.2 Wirkstoffe, für die eine potentielle antisuizidale Wirksamkeit explizit untersucht wurde	469
	6.5.3 Antidepressiva	476
	6.5.4 Neuroleptika	477
	6.5.5 Gabapentin	477
	6.5.6 Benzodiazepine	478
6.6	Psychotherapie von Suizidalität	478
6.7	Nicht-medikamentöse somatische Behandlungsmethoden	479
	6.7.1 EKT	479
	6.7.2 Andere Verfahren	480
6.8	Unterstützende Therapieverfahren	480
6.9	Bevölkerungsweite Suizidprävention	481

DGBS (✉)
Kempten, Deutschland

DGPPN
Berlin, Deutschland

Mit dem separaten Kapitel zur Suizidalität wird der Häufigkeit und Schwere der Konsequenz von Suizidgedanken, Suizidversuchen und vollendeten Suiziden bei Patienten mit Bipolaren Störungen Rechnung getragen.

Wo passend, sind wörtliche Zitate und am Inhalt angelehnte Textpassagen aus der S3-Leitlinie Unipolare Depression (DGPPN 2009) enthalten. Diese sind gekennzeichnet und mit Verweis auf diese Leitlinie versehen.

6.1 Epidemiologie

In der Bundesrepublik Deutschland nehmen sich jedes Jahr etwa 10.000 Menschen das Leben (2015 waren es 10.078 Personen (7397 Männer und 2681 Frauen, Quelle: Statistisches Bundesamt 2018). Diese Zahl ist immer noch deutlich höher als die der Verkehrstoten (dies waren 2016 laut Statistischem Bundesamt 3206 Personen).

Für die Altersverteilung der Suizidziffern findet sich für Deutschland das sogenannte „ungarische Muster", d. h. die Suizidgefährdung nimmt mit dem Alter für Männer und Frauen signifikant zu. Aktuell sind 35 % der Männer, die sich das Leben nehmen, über 60 Jahre, ihr Anteil an der Gesamtbevölkerung beträgt dagegen nur 20 %. Bei den Frauen sind 50 % der Suizidenten über 60 Jahre, ihr Anteil an der Gesamtbevölkerung beträgt dagegen nur 27 %. „Durch die Veränderung der Alterspyramide und des dadurch zu erwartenden weiteren Ansteigens des Anteils älterer Altersgruppen werden die Absolutzahlen von Suiziden älterer Menschen mit hoher Wahrscheinlichkeit zunehmen, auch wenn sich innerhalb der einzelnen Altersgruppen das Suizidrisiko nicht ändert. Es sollten daher entsprechende Suizidpräventionsmaßnahmen für diese Altersgruppe gefördert werden (vgl. Sachs und Kleinau 2018; McIntosh 1992)" (Deutsche Gesellschaft für Suizidprävention: www.suizidprophylaxe.de, 21.9.2017). Seit Mitte der 70er-Jahre nehmen die Suizidziffern der Männer und Frauen in Deutschland ab. Suizide bei Kindern sind sehr selten, bei Jugendlichen und jüngeren Erwachsenen waren und sind sie nach Unfällen jedoch die häufigste Todesursache (Hasselkus 1988; Schmidtke et al. 1996). In der Altersgruppe der 10 bis 25-jährigen wurden insgaesamt 531 Suizide registriert (Statistisches Bundesamt 2018).

Zur Abschätzung der Suizidversuchshäufigkeit liegen keine offiziellen statistischen Angaben vor. Die Altersverteilung der Personen mit Suizidversuchen ist der der Suizide entgegengesetzt. Die höchsten Raten sind für die jüngeren Altersgruppen, besonders bei den weiblichen Jugendlichen und jungen Frauen zwischen 15 und 30 Jahren, zu ermitteln.

„Das Risiko, suizidale Handlungen zu unternehmen, ist bei verschiedenen psychiatrischen Störungen deutlich erhöht (Tomson et al. 2018; Clark und Fawcett 1992; Cavanagh et al. 2003). Patienten mit psychiatrischen Erkrankungen sind besonders gefährdet, mehrere Suizidversuche zu unternehmen (Asnis et al. 1993; Petronis et al. 1990)." (Deutsche Gesellschaft für Suizidprävention: www.suizidprophylaxe.de, 21.9.2017). Etwa 10 % der Menschen, die einen Suizidversuch begehen, sterben später durch Suizid (Angst und Clayton 1998).

Circa 15 bis 20 % der Patienten mit einer Bipolaren Störung nehmen sich das Leben (Veiby et al. 2013a; Guze und Robins 1970). Die Suizidalität scheint bei Patienten mit

Bipolaren Störungen nochmals schwerer als bei denen mit unipolarer Depression zu sein (Sharma und Markar 1994; Jamison 1986; Zalsman und Mann 2005), es gibt jedoch auch Untersuchungen, die eine vergleichbare (Lönnqvist 2000) oder geringere (Angst et al. 2005b) Rate fanden. Ob die Schätzung von 15 bis 20 % auf die Gesamtgruppe Bipolarer Patienten bezogen exakt ist, ist aktuell nicht geklärt. Zu einer Diskussion methodischer Aspekte (z. B. der Auswahl der Studienpopulationen) siehe (Tomson et al. 2018)

Suizide finden sich am Häufigsten in depressiven Phasen bipolarer Patienten, sie kommen auch in gemischen Phasen vor, selten in der Manie (Veiby et al. 2013a; Isometsä et al. 1994).

6.2 Risikopersonen

Personen, welche ein erhöhtes Risiko für suizidales Verhalten tragen können, sind u. a.:

- Menschen mit psychischen Erkrankungen (z. B. mit Bipolaren Störungen, unipolar depressiven Störungen, Suchterkrankungen, Schizophrenien und Persönlichkeitsstörungen). Bei Komorbidität steigt das Risiko zusätzlich an!
- Menschen mit Suizidversuch in der Vorgeschichte
- Menschen mit bereits vorliegender Suizidalität (d. h. wenn bereits eine Ankündigung oder gar bereits ein Suizidversuch erfolgt ist)
- Alte Menschen (aufgrund u. a. von Vereinsamung; schmerzhaften, chronischen und/oder einschränkenden Erkrankungen; nach Partnerverlust)
- Jugendliche und junge Erwachsene (u. a. mit Entwicklungs- und/oder Beziehungskrisen sowie solche mit Problemen bezüglich der familiären Situation und/oder der Ausbildung und/oder einem bestehenden Drogenkonsum)
- Menschen in traumatischen Krisen und Veränderungskrisen (Beziehungskrisen, Partnerverlust, Kränkungen; Verlust des sozialen, kulturellen und/oder politischen Lebensraumes, Identitätskrisen, chronische Arbeitslosigkeit, Kriminalität)
- Menschen mit körperlichen Erkrankungen (z. B. mit schmerzhaften, chronischen, einschränkenden und/oder verstümmelnden körperlichen Erkrankungen, insbesondere des ZNS und des Bewegungsapparats sowie mit terminalen Erkrankungen).

Speziell für Patienten mit Bipolaren Störungen fanden sich folgende Risikofaktoren (von denen sich einige mit den oben genannten überschneiden):

- Suizidversuch in der Vorgeschichte
- Gegenwärtig depressive oder gemischte Phase
- Schwere Depression in der Vorgeschichte
- Junges Alter bei Ersterkrankung (< 30 Jahre)
- Komorbider Substanzmissbrauch
- Abruptes Absetzen einer Phasenprophylaxe mit Lithium.

(Baldessarini et al. 1999)

Die Erhebung dieser Faktoren liefert lediglich eine Entscheidungshilfe zur Einschätzung des Suizidrisikos; sie stellt keine Checkliste zur validen Diagnostik von Suizidalität dar.

6.3 Diagnostik

Da Suizidalität ein häufiges Phänomen bei Bipolaren Störungen darstellt, ist im ärztlichen bzw. therapeutischen Gespräch unbedingt danach zu fragen. Bei jedem Patienten mit einer Bipolaren Störung, und zwar unabhängig, ob eine depressive oder manische Phase bzw. ein Mischzustand vorliegt, sollte Suizidalität regelmäßig, bei jedem Patientenkontakt klinisch eingeschätzt und gegebenenfalls exploriert werden.

„Bei der Diagnostik von Suizidalität ist auf eine möglichst konkrete Erfassung Wert zu legen und direkt nachzufragen, da sich daraus Handlungskonsequenzen ableiten." (Deutsche Gesellschaft für Suizidprävention: www.suizidprophylaxe.de, 21.9.2017). Dabei soll der aktuelle Handlungsdruck erfasst werden (ansteigend von Todesgedanken über Suizidabsichten, Suizidpläne und Suizidversuche). Das Befragen der Patienten über ihre suizidalen Gedanken, Impulse und Pläne führt entgegen einer weit verbreiteten Fehleinschätzung nicht dazu, dass diese erst dadurch auf die Idee gebracht werden. Die meisten Patienten sind sehr erleichtert, wenn das Thema entlastend angesprochen wird.

Die folgenden Fragebeispiele sind der S3-Leitlinie Unipolare Depression (DGPPN 2009) entnommen:

- Haben Sie in letzter Zeit daran denken müssen, nicht mehr leben zu wollen?
- Häufig?
- Haben Sie auch daran denken müssen, ohne es zu wollen? D. h. mit anderen Worten: Haben sich Suizidgedanken aufgedrängt?
- Konnten Sie diese Gedanken beiseite schieben?
- Haben Sie konkrete Ideen, wie Sie es tun würden?
- „Haben Sie Vorbereitungen getroffen?"
- Umgekehrt: Gibt es etwas, was Sie davon abhält?
- Haben Sie schon mit jemandem über Ihre Suizidgedanken gesprochen?
- Haben Sie jemals einen Suizidversuch unternommen?
- Hat sich in Ihrer Familie oder Ihrem Freundes- und Bekanntenkreis schon jemand das Leben genommen?

6 Spezifische Situation: Suizidalität

Empfehlungen:

Empfehlung	Empfehlungsgrad
Suizidalität1	**KKP**
Aufgrund des besonders hohen Risikos muss der Behandler Suizidalität bei jedem Patientenkontakt klinisch einschätzen und ggf. direkt thematisieren, präzise und detailliert erfragen und vor dem Hintergrund der Anamnese früherer Suizidalität und vorhandener Eigenkompetenz und sozialer Bindungen beurteilen.	

Statement	Empfehlungsgrad
Suizidalität2	**Statement**
Die Diagnostik bei suizidalen Patienten schließt die Erfassung der graduellen Ausprägung der Suizidalität und die Abschätzung des aktuellen Handlungsdrucks bzw. die aktuelle Distanziertheit von Suizidalität ein.	

6.4 Allgemeine Therapiemaßnahmen

Allgemeine Maßnahmen in der Behandlung suizidaler Patienten beinhalten:

- die Herbeiführung und kontinuierliche Aufrechterhaltung eines Gesprächskontaktes (langfristig und über Phasen ohne oder mit weniger akuter Suizidalität hinweg)
- die Behandlung der zugrundeliegenden Erkrankung und
- das Abwenden akuter Gefahr (z. B. über die Aufnahme auf eine geschützte Station).

Aktuelle akute Suizidalität kann insbesondere bei Vorliegen weiterer Risikofaktoren für suizidales Verhalten die Auswahl der therapeutischen Maßnahmen in Hinsicht auf eine langfristige das Suizidrisiko senkende Behandlung beeinflussen.

Werden in einem Gespräch oder durch Beobachtungen suizidale Äußerungen offensichtlich, muss aus der abgeklärten konkreten Gefährdung das weitere Handeln bestimmt werden:

1. Ausführliche Krisengespräche mit dem Angebot engmaschiger, d. h. möglichst täglicher therapeutischer und/oder pflegerischer Begleitung durch die Krise. Dabei richtet sich das Betreuungsangebot nach den individuellen Risikofaktoren, der Absprachefähigkeit des Patienten sowie den Umgebungsfaktoren.
2. Ist eine Bewältigung der Krise unter ambulanten Bedingungen nicht mehr möglich bzw. bestehen eindeutige Hinweise für eine starke Gefährdung des Patienten (z. B. psychotisches Erleben), ist die Einweisung in ein Krankenhaus zu erwägen. Eine Einweisung sollte vorgenommen werden, wenn ein Patient akut suizidal ist bzw. nach einer Intervention bleibt, nach einem Suizidversuch mit einer daraus notwendigen medizinischen Therapie, beim Vorliegen einer schweren Episode der bipolaren Erkrankung, bei einer nicht ausreichend zuverlässigen Einschätzung der Suizidgefährdung und wenn es nicht möglich ist, eine tragfähige therapeutische Beziehung zu etablieren.
3. Bei Weglaufgefahr während einer stationären Behandlung oder bei fehlender Absprache- oder Bündnisfähigkeit in Bezug auf das Verbleiben auf der Station soll eine engmaschige oder Einzelbetreuung rund um die Uhr durchgeführt werden, falls durchführbar, und/oder im Notfall die Unterbringung auf einer geschützten Station geprüft werden.
4. Neben einer adäquaten Behandlung der Grundkrankheit ist eine zusätzliche Medikation mit niederpotenten, sedierenden Neuroleptika bzw. Benzodiazepinen zu bedenken. Auf ausreichende Dosierung ist zu achten. Ziel von dieser Medikation ist Anxiolyse, Entspannung, Sedierung, Herbeiführung von Schlaf sowie Dämpfung des Handlungsdruckes.
5. Häufige, d. h. tägliche Gesprächskontakte, möglichst mit konstanter Bezugsperson, mit jeweiliger Abklärung von Suizidalität und Bündnisfähigkeit.
6. Während der stationären Behandlung häufiger Informationsaustausch aller Beteiligten im Behandlerteam oder mit diensthabenden Ärzten.
7. Alle getroffenen Maßnahmen müssen gemeinsam überdacht und möglichst täglich überwacht werden.
8. Bei stationärer Behandlung hat das Pflegepersonal oder jedes Teammitglied bis zum Eintreffen und zur Entscheidung des Arztes entsprechende Sicherungsmaßnahmen selbständig und verantwortlich zu treffen.

Die eindeutige schriftliche Dokumentation sollte folgende Daten beinhalten:

a) Art und Ausmaß von Suizidalität, z. B. konkrete Suizidabsichten; hoher Handlungsdruck.
b) Konkrete Handlungsanweisungen zum Umgang mit dem Patienten (offene oder geschützte Unterbringung; engmaschige Betreuung; Einzelbetreuung oder freier Ausgang; häufige Kontrollen etc.), ebenso besondere Absprachen mit dem verantwortlichen Facharzt.

c) Die Art der Kontakte zu Außenstehenden, z. B. mit welchen Bekannten und/oder Verwandten der Patient Ausgang haben soll. Grundsätzlich sollen die Besucher, mit denen ein suizidaler Patient die Station verlassen darf, über die suizidale Gefahr informiert sein.

Aus der Dokumentation sollte die Handlungskonsequenz ableitbar sein.

Folgende bei der Gesprächsführung mit suizidalen Menschen zu berücksichtigenden Punkte sind der S3-Leitlinie Unipolare Depression (DGPPN 2009) entnommen:

- Raum und Zeit zur Verfügung stellen (Zuwendungsangebot);
- Sicherung eines emotionalen Zugangs und einer entsprechenden emotionalen Reaktion des Patienten;
- beruhigende Versicherung, dass Hilfe möglich ist;
- offenes, direktes, ernst nehmendes Ansprechen von Suizidalität;
- Entdramatisierung sowie Vermeidung von Bagatellisierung;
- Fragen nach bindenden, d. h. am Suizid hindernden *äußeren* (z. B. Familie, Kinder, religiöse Bindung usw.) und *inneren Faktoren* (z. B. Hoffnung auf Hilfe, frühere Erfahrungen, Vertrauen); je mehr bindende Faktoren genannt werden können, je mehr Gründe Patienten finden, die für das Leben sprechen, desto unwahrscheinlicher ist es, dass sie ihren Suizidgedanken entsprechend handeln (Blumenthal 1990);
- Vermittlung von Hoffnung, Hilfe und Chancen auf Veränderung (Zukunftsorientierung) sowie ein Angebot für weitere Therapie (selbst oder Vermittlung) und eine entsprechende Planung;
- konkrete Vereinbarung über regelmäßigen zusätzlichen Kontakt (direkt oder telefonisch, mit Uhrzeit und Ort) und Klärung des Behandlungssettings (ambulant/stationär). Grundsätzlich ist zu empfehlen, dass die Bezugsperson/der Therapeut im Verlauf nicht wechselt und damit eine kontinuierliche Betreuung ermöglicht wird.

Empfehlungen:

Empfehlung	Empfehlungsgrad
Suizidalität3*	**KKP**
Suizidale Patienten müssen eine besondere Beachtung und Betreuung im Sinne einer Intensivierung des zeitlichen Engagements und der therapeutischen Bindung erhalten.	
*wörtlich übernommener Satz einer Empfehlung aus der S3-Leitlinie Unipolare Depression (DGPPN 2009).	

Empfehlung	Empfehlungsgrad
Suizidalität4*	KKP
Eine stationäre Einweisung muss für suizidale Patienten erwogen werden, • die akut suizidgefährdet sind; • die nach einem Suizidversuch medizinischer Versorgung bedürfen; • die wegen der zugrunde liegenden Bipolaren Störung einer intensiven psychiatrischen bzw. psychotherapeutischen Behandlung bedürfen; • wenn eine hinreichend zuverlässige Einschätzung des Weiterbestehens der Suizidalität anders nicht möglich ist, oder • wenn die Etablierung einer tragfähigen therapeutischen Beziehung nicht gelingt und die Person trotz initialer Behandlung akut suizidal bleibt; • die bereits einen Suizidversuch in der Vorgeschichte haben.	
*geänderte Empfehlung mit wörtlicher Übernahme einzelner Elemente einer Empfehlung aus der S3-Leitlinie Unipolare Depression (DGPPN 2009).	

(Diese Empfehlung wird durch die Empfehlung Versorgung 8–10 und den dazugehörigen Zusatz zur stationären Einweisung bei Eigen- und Fremdgefährdung ergänzt.)

Bei Suizidgefahr und fehlender Behandlungsbereitschaft muss eine Krankenhauseinweisung gegen den Willen des Patienten erwogen werden. Dies ist in den *Unterbringungsgesetzen* oder *Psychisch-Kranken-Gesetzen* (Psych-KGs) der einzelnen Bundesländer (bzw. im BGB für die betreuungsrechtliche Unterbringung, siehe unten) geregelt. Maßnahmen nach einem Unterbringungsgesetz können dann ergriffen werden, wenn eine Person psychisch krank, geistig behindert oder suchtkrank ist, wenn im Rahmen der Krankheit die Gefahr besteht, dass sie sich selbst oder anderen Schaden zufügt und wenn diese Gefahr nicht auf andere Weise abzuwenden ist.

Günstig für alle Beteiligten ist es, wenn Angehörige oder Freunde den Patienten selbst in das zuständige psychiatrische Krankenhaus bringen können. Der Wille des Patienten muss solange handlungsleitend sein, bis keine andere Möglichkeit mehr besteht, den Patienten selbst oder andere zu schützen. Der Patient und ggf. Angehörige müssen über ihre Rechte und das anstehende Procedere ausreichend informiert werden. Patienten sollten, wenn möglich in gesunden Phasen festlegen, wer ihre Interessen im Notfall für sie vertreten darf.

Wenn der Patient eine stationäre Aufnahme trotz der oben genannten Umstände verweigert bzw. die Angehörigen oder Freunde mit der Situation überfordert sind, ist die Polizei befugt, den Patienten auch gegen seinen Willen in ein Krankenhaus zu bringen. In diesem Falle ist es besonders wichtig, die Beziehung zwischen Patient und Therapeut bestmöglich zu halten. Ausdrücklich ist darauf hinzuweisen, dass eine Unterbringung nicht automatisch eine Medikation gegen den Willen des Patienten erlaubt, sondern diese der richterlichen Genehmigung bedarf.

Wie in der S3-Leitlinie Unipolare Depression (DGPPN 2009) ausgeführt, ist das Unterbringungsverfahren nach Psych-KG in den einzelnen Bundesländern sehr ähnlich. In der Regel muss ein Arzt die Notwendigkeit der Behandlung gegen den Willen bestätigen. Die Polizei entscheidet unter Berücksichtigung des ärztlichen Zeugnisses, ob die Einweisung in eine zur Behandlung autorisierte Einrichtung erforderlich ist. Der Leiter der psychiatrischen Einrichtung oder sein Vertreter, der Facharzt für Psychiatrie sein muss, fertigt ein ärztliches Gutachten an. Nach einer Frist von bis zu 72 Stunden – dies ist in den einzelnen Bundesländern verschieden – die als längstmögliche Dauer der Aufnahme oder Zurückhaltung eines Patienten ohne Antragstellung auf Anordnung einer Unterbringung erlaubt ist, muss der Amtsrichter den Patienten persönlich anhören, falls er sich nicht inzwischen zu einer Behandlung auf freiwilliger Basis entschlossen hat. Der Richter trifft aufgrund einer persönlichen Anhörung, aufgrund des ärztlichen Gutachtens eine Entscheidung über die Unterbringung. Falls der Richter die Auffassung vertritt, dass eine Unterbringung nicht erforderlich ist, muss der Patient entlassen werden.

Ist bereits eine Betreuung für den Patienten eingerichtet, welche die Gesundheitssorge einschließt und sind die Voraussetzungen nach § 1906 des Bürgerlichen Gesetzbuches (BGB) erfüllt, kann eine Unterbringung auch betreuungsrechtlich erfolgen. In Absatz 1 wird dort vermerkt, dass eine Unterbringung des Betreuten durch den Betreuer, die mit Freiheitsentziehung verbunden ist, nur zulässig ist, solange sie zum Wohl des Betreuten erforderlich ist, weil auf Grund einer psychischen Krankheit oder geistigen oder seelischen Behinderung des Betreuten die Gefahr besteht, dass er sich selbst tötet oder erheblichen gesundheitlichen Schaden zufügt, oder eine Untersuchung des Gesundheitszustands, eine Heilbehandlung oder ein ärztlicher Eingriff notwendig ist, der ohne die Unterbringung des Betreuten nicht durchgeführt werden kann und der Betreute auf Grund einer psychischen Krankheit oder geistigen oder seelischen Behinderung die Notwendigkeit der Unterbringung nicht erkennen oder nicht nach dieser Einsicht handeln kann. In den folgenden Absätzen ist geregelt, dass dies nur mit Genehmigung des Betreuungsgerichts zulässig ist (ohne die Genehmigung nur, wenn mit dem Aufschub Gefahr verbunden ist; die Genehmigung ist unverzüglich nachzuholen) und dass sie unverzüglich zu beenden ist, wenn die Voraussetzungen nicht mehr erfüllt sind. Für weitere Details siehe BGB.

Die Umgebung eines geschützten stationären Bereichs sollte dem Patienten Ruhe, Sicherheit, Kompetenz und Sensibilität für kulturelle Unterschiede bieten. Folgende Faktoren sollten berücksichtigt sein:

- Das Personal muss speziell und fortwährend geschult/fortgebildet werden.
- Eine Supervision für das Team sollte auch wegen ständiger Belastung durch akut kranke, ggf. fremdgefährdende Patienten kontinuierlich erfolgen.
- Spezifische Anforderungen an die bauliche Ausstattung einer geschützten Station sind unter anderem:
  – sogenannte „Time-out-Räume" (auch „Isolierzimmer" genannt), um den Patienten, wenn nötig vor Reizüberflutung abschirmen zu können und Fixierungen vermeiden zu helfen;

- für Ausnahmefälle die Möglichkeiten der Fixierung (wobei eine Traumatisierung des Patienten bedacht werden muss und diese Maßnahme unbedingt so wenig und kurz wie irgend möglich angewandt werden sollte). Für Fixierungen wurden und werden (institutionelle) Standards erarbeitet, die eingehalten werden sollten, und deren Einhaltung geprüft werden sollte, wenn psychisch kranke Patienten in anderen medizinischen Fachabteilungen fixiert werden müssen.
- Bei Aufnahme des Patienten muss eine Untersuchung der Kleidung und Taschen des Patienten auf potentiell gefährliche Gegenstände erfolgen.
- Die Betreuung des Patienten erfolgt weitgehend individuell, es sind jedoch auch Gruppenangebote möglich.
- Ein strukturierter Tagesablauf trägt u. a. zur Stressreduktion und Möglichkeit der Entspannung und Regenerierung bei.
- Die Behandlung sollte Therapiebausteine zu Coping mit Stress, Angst, Aggressionen, selbstverletzendem Verhalten enthalten.
- Dabei sollte eine Lenkung der Aktivität/der Energie des Patienten auf sinnvolle Tätigkeiten statt Aggressionen erfolgen.
- Deeskalierende Techniken sollten genutzt werden.

6.5 Pharmakotherapie

6.5.1 Allgemeines

In den meisten klinischen Studien wird die Wirksamkeit der Pharmakotherapie auf die Gesamtheit der vorliegenden Symptomatik der jeweiligen Episode untersucht. Sehr wenige Studien haben explizit die Wirksamkeit auf die Suizidalität berichtet. Suizidales Verhalten (Suizidgedanken, Suizidversuche, Suizide) wird häufig unter den Ergebnissen zu unerwünschten Ereignissen registriert. Da Suizidversuche und vollendete Suizide eher seltenere Komplikationen darstellen, würde ihre adäquate Untersuchung im Rahmen klinischer Studien große Fallzahlen und/oder lange Laufzeiten bedingen. Akut suizidale Patienten werden zudem von der Teilnahme an klinischen Studien aus verständlichen Gründen ausgeschlossen.

Daher werden auch Daten von Beobachtungsstudien genutzt, um die Frage der spezifischen antisuizidalen Wirksamkeit zu untersuchen. Hier müssen die methodischen Besonderheiten von nicht-interventionellen Studien beachtet werden, welche u. a. die Beurteilung kausaler Zusammenhänge einschränken. Zudem werden oftmals gemischte Sample (d. h. Patienten mit verschiedenen Erkrankungen) eingeschlossen.

6 Spezifische Situation: Suizidalität

Empfehlung	Empfehlungsgrad
Suizidalität5*	KKP
Bei einem suizidalen Patienten soll die Auswahl der Pharmaka auch hinsichtlich ihres Nutzen-Risiko-Verhältnisses (Pharmaka mit Letalität in hoher Dosis, Agitationssteigerung in der Frühphase) abgewogen werden. Im ambulanten Bereich sollen nur kleine Packungsgrößen verordnet werden.	
*geänderte Empfehlung mit wörtlicher Übernahme einzelner Elemente einer Empfehlung aus der S3-Leitlinie Unipolare Depression (DGPPN 2009).	

Die Verringerung von Packungsgrößen aus Gründen der Suizidprävention wurde im Nationalen Suizidpräventionsprogramm gefordert und konnte in einigen Fällen bereits durchgesetzt werden. Für weitere diesbezügliche Informationen siehe Deutsche Gesellschaft für Suizidprävention: www.suizidpraevention-deutschland.de, 21.9.2017.

6.5.2 Wirkstoffe, für die eine potentielle antisuizidale Wirksamkeit explizit untersucht wurde

Im Folgenden werden die Ergebnisse zu den Wirkstoffen präsentiert, für die eine potentielle antisuizidale Wirksamkeit explizit untersucht wurde. Für die nicht erwähnten Substanzen liegen aktuell keine ausreichend spezifischen Hinweise vor.

6.5.2.1 Lithium

Die antisuizidale Wirkung von Lithium, speziell bei der Behandlung der Bipolaren Störung, wurde nur von wenigen klinischen Studien untersucht (Oquendo et al. 2011). Einige Studien berichten das Auftreten von Suizidalität zusätzlich zu vordefinierten Endpunkten, z. B. (Young et al. 2010). Weitere für diese Fragestellung berücksichtigte Studien schlossen neben Patienten mit Bipolaren Störungen auch Patienten mit unipolar-depressiven und schizoaffektiven Störungen ein (Ahrens et al. 1995; Ahrens und Muller-Oerlinghausen 2001; Coppen und Farmer 1998; Lepkifker et al. 2007; Müller-Oerlinghausen et al. 1992a, b). Neben den RCT werden auch Studien ohne unabhängige Vergleichsgruppe (Müller-Oerlinghausen et al. 1992b; Baldessarini et al. 1999; Coppen und Farmer 1998; Lepkifker et al. 2007), registerbasierte prospektive Kohortenstudien (Toffol et al. 2015) sowie retrospektive Beobachtungsstudien mit Vergleichsgruppen (Goodwin et al. 2003) zur Beurteilung des Effekts von Lithium auf die Suizidalität herangezogen.

Lauterbach et al. (Lauterbach et al. 2008) untersuchten im einzigen publizierten placebokontrollierten RCT nur Patienten mit unipolarer depressiver Störung, Anpassungsstörung oder Dysthymie und schlossen explizit Patienten aus, bei denen Lithium zur Langzeitbehandlung (Phasenprophylaxe) indiziert wäre (wegen der Placebokontrolle). Wegen der Möglichkeit der indirekten Übertragbarkeit der Ergebnisse werden die Studienergebnisse dennoch berichtet.

Insgesamt handelt es sich bei den dargestellten Studien um eine Auswahl der publizierten Studien, solche mit einer sehr geringen Fallzahl und einer kurzen Beobachtungsdauer wurden nicht berücksichtigt.

(Oquendo et al. 2011) veröffentlichten Ergebnisse einer 2,5 Jahre währenden randomisierten, kontrollierten, doppelt verblindeten Studie mit 98 Patienten mit Bipolarer Störung (davon 83 mit depressiver und 15 mit gemischter Episode) und Suizidversuchsanamnese, in der die Patienten randomisiert Lithium oder Valproat erhielten. Zusätzlich konnten alle Patienten nach einem Algorithmus unverblindet Antidepressiva und Neuroleptika erhalten, sofern benötigt. Die primären Endpunkte der Studie waren Zeit bis zu einem Suizid, Suizidversuch, oder einem Ereignis aufgrund akuter Suizidalität (neben Suizidversuch auch stationäre Aufnahme oder Medikationsanpassung). Im Verlauf der Studie kam es nicht zu Suiziden, jedoch traten 18 Suizidversuche bei 14 Patienten (6 aus der Lithiumgruppe und 8 aus der Valproatgruppe) auf. Ein Unterschied konnte weder in der Zeit bis zu einem Suizidversuch noch – ereignis gezeigt werden. Eine Poweranalyse zeigte, dass die Studie erst bei einem RR von 5 einen signifikanten Unterschied gefunden hätte. Die bei Studienplanung berechnete benötigte Kollektivgröße von 232 Patienten war in der Studie nicht erreicht worden (SIGN 1++, Oquendo et al. 2011).

(Young et al. 2010) untersuchten in einer randomisierten kontrollierten Studie (EMBOLDEN I, im Subkapitel Behandlung depressiver Episoden genannt) die Wirksamkeit und Verträglichkeit von Lithium (n = 136) und Quetiapin (n = 265 für 300 mg/d, n = 268 für 600 mg/d) im Vergleich zu Placebo (n = 133) bei der Behandlung depressiver Episoden im Rahmen einer Bipolaren Störung. Zusätzlich zu den primären und sekundären Endpunkten wurde der Anteil der Patienten mit Suizidalität mittels Item 3 der HAMD-Skala (Punktwert > = 3) sowie dem Auftreten der unerwünschten Ereignisse Suizidgedanken, Suizidversuch oder Suizid berichtet. In der Placebogruppe lag dieser Anteil mit 2,3 % am höchsten, in den mit Quetiapin behandelten Gruppen lag er bei 1,9 bzw. 1,1 %, in der Lithiumgruppe zeigte sich mit 0,7 % der niedrigste Anteil. Es werden keine Suizidversuche oder Suizide genannt (Young et al. 2010, SIGN 1-).

(Baldessarini et al. 1999) untersuchten Daten von 310 Patienten mit einer Bipolar-I- bzw. Bipolar-II-Störung in Hinsicht auf lebensbedrohliche Suizidversuche vor, während und nach Absetzen einer Lithiumbehandlung. Die Daten waren im Rahmen der klinischen Routine standardisiert erhoben worden, die Patienten wurden im Mittel sechseinhalb Jahre mit Lithium behandelt (mittlerer Serumspiegel um 0,62 mmol/l). Eine Subgruppe von 128 Patienten wurde über im Mittel 3,7 Jahre nach Absetzen von Lithium beobachtet. Die Rate lebensbedrohlichen suizidalen Verhaltens war während der Lithiumbehandlung 6,6-fach geringer als vor der Lithiumbehandlung (0,36 vs. 2,3 pro 100 Patientenjahre) und 13,7-

fach geringer als nach der Lithiumbehandlung (N = 128). Besonders hoch war die Rate suizidalen Verhaltens im ersten Jahr nach Beendigung der Lithiumtherapie, mit einem 20-fach erhöhten suizidalen Verhalten im Vergleich zu der Zeit unter Lithiumbehandlung (Baldessarini et al. 1999, SIGN 2+)

(Goodwin et al. 2003) untersuchten in einer retrospektiven Beobachtungsstudie die Rate der Suizidversuche sowie Suizide bei bipolaren Patienten ab 14 Jahren, die Lithium, Valproat, Carbamazepin, eine Kombination dieser Substanzen oder keine dieser Substanzen erhielten (Patienten aus repräsentativen Stichproben zweier Managed-Care-Anbieter). Die Suizidversuchsrate (gemessen pro 1000 Personen-Jahre) war bei mit Lithium behandelten Patienten mit 4,2 geringer als bei Patienten, die Valproat (10,5), Carbamazepin (15,5) oder eine Kombination dieser Substanzen (12,4) erhielten ($p < 0{,}001$). Allerdings zeigte sich kein signifikanter Unterschied zur Patientengruppe, die mit keiner dieser Substanzen behandelt wurden (4,8, p = ,44). Die Suizidrate (ebenfalls berechnet auf 1000 Personen-Jahre) betrug in der Lithiumgruppe 0,7, in der Valproatgruppe 1,7, in der Carbamazepingruppe 1,0, in der Kombinationsgruppe 1,5 und in der Kontrollgruppe 1,2, wobei sich nur die Lithium- von der Valproatgruppe signifikant unterschied (p = 0,04) (Goodwin et al. 2003, SIGN 2+).

(Lepkifker et al. 2007) untersuchten Patientenakten älterer Patienten (> 60 Jahre) mit Bipolarer Störung (N = 41) oder unipolarer Depression (N = 19). Sie verglichen die Verläufe der Erkrankung vor Beginn mit denen ab Beginn der Lithiumtherapie, wobei sie auch das suizidale Verhalten (Suizidgedanken und -versuche) erfassten. Bezüglich des suizidalen Verhaltens berichten die Autoren keine getrennten Daten für bipolare Patienten. Sie geben an, dass die Suizidversuchsrate der gesamten Stichprobe während der Lithiumbehandlung geringer (3,33 %, 2/60) als vor der Lithiumbehandlung (13,33, 8/60) war. Weniger Patienten entwickelten während der Lithiumbehandlung Suizidgedanken (10 %, 6/60) als vor der Behandlung (61,67 %, 37/60) ($p < 0{,}01$) (Lepkifker et al. 2007, SIGN 2-).

(Coppen und Farmer 1998) untersuchten Patienten mit einer Bipolaren Störung (n = 30), unipolar-depressiver (n = 67) oder schizoaffektiver (n = 6) Störung über längstens 18 Jahre (Coppen und Farmer 1998, SIGN 2-). Insgesamt gab es zwei Suizide (einen unter Lithiumbehandlung, einen nach einem Jahr, nachdem die Patientin ihre Unzufriedenheit mit der Behandlung geäußert hatte und nicht mehr in die Ambulanz kam). Die Zugehörigkeit zur Diagnosegruppe wurde nicht berichtet.

(Müller-Oerlinghausen et al. 1992a, SIGN 2-) untersuchten die Mortalität u. a. bei bipolaren Patienten (55 % von 827, daher 455), die länger als 6 Monate mit Lithium behandelt wurden (Daten aus vier Spezialambulanzen für Lithiumtherapie, mittlere Zeit unter Lithium knapp 7 Jahre). Dabei konnten sie zeigen, dass die Mortalität, darunter auch Suizide (7 insgesamt), in der Population der bipolaren Patienten sowie auch in der gesamten Stichprobe (mit bipolaren, unipolar-depressiven und schizoaffektiven Patienten) nicht höher war, als die Mortalität in der Gesamtbevölkerung. In einer weiteren Analyse dieser Daten (Ahrens und Muller-Oerlinghausen 2001, #4414) konnte festgestellt werden, dass die Suizidrate bei Patienten, die weniger als zwei Jahre eine Lithium-Prophylaxe erhielten, wesentlich höher war als bei Patienten, die Lithium länger als 2 Jahre einnahmen (50-fach vs. 3,88-fach erhöhte Suizidrate im Vergleich zur Allgemeinbevölkerung). Eine weitere Analyse, ausschließlich der Hochrisiko-Patienten (mindestens ein Suizidversuch in der Vorgeschichte), mit Bipolarer Störung, unipolarer Depression und schizoaffektiver Störung (Ahrens und Muller-Oerlinghausen 2001) konnte zeigen, dass sich unabhängig von der Güte des phasenprophylaktischen Ansprechens (sehr gute Lithium-Responder, moderate Responder, Non-Responder) eine reduzierte Rate an Suizidversuchen im Vergleich zu vor der Lithiumbehandlung fand. Insgesamt gab es 4 Suizide bei N = 167 Patienten, so dass die Suizidrate in der Studienpopulation im Vergleich zur erwarteten Suizidrate der allgemeinen Bevölkerung erhöht war. Dabei zeigte sich, dass die Non-Respondern mit einem 17-fach erhöhten Suizidrisiko das höchste Risiko aufwiesen im Vergleich zu den exzellenten Lithium-Respondern mit einem 11-fachen Risiko und den moderaten Respondern mit einem 10-fachen Risiko.

(Born et al. 2005) untersuchen in einer retrospektiven Analyse die Daten von 128 Patienten mit Bipolaren Störungen, die pharmakotherapeutisch unterschiedlich behandelt wurden (Patientenkollektiv aus „„Naturalistic Follow-up Study", NFS, des Stanley Foundation Bipolar Network, SFBN). Suizidalität wurde im Rahmen des Inventory of Depressive Symptoms – Clinician Version (IDS-C, Item 18) erhoben. Das relative Risiko für Suizidalität (mittlere Beobachtungszeit 13 Monate) war in der Valproatgruppe (n = 34) höher als das der Lithiumgruppe (n = 61) (RR = 1,16), der Unterschied war jedoch nicht signifikant (p = 0,14). Ebenso war der Unterschied von Lithium zu Carbamazepin (1,54) und Lamotrigin (0,85) nicht signifikant (Born et al. 2005, SIGN 2-), was auch an der kleinen Fallzahl gelegen haben kann. Auch (Collins und McFarland 2008) untersuchten den Zusammenhang von suizidalem Verhalten und Psychopharmakabehandlung bei 12662 Patienten mit Bipolarer Störung, die im Oregon Medicaid-Programm betreut wurden. Die Suizidrate unter Lithium war zwar nicht signifikant niedriger als in der Valproatgruppe (Hazard ratio für Valproat 1,5, p = 0,1), es fanden jedoch signifikant weniger Suizidversuche statt (Hazard ratio für Valproat 2,7, p < 0,001) (Suizidversuchsraten 18,52 pro tausend Personen-Jahre unter Valproat, Lithium 5,86, Gabapentin 9,49 und Carbamazepin 16,51) (Collins und McFarland 2008, SIGN 2-).

In der oben erwähnten randomisierten, doppelt verblindeten, placebokontrollierten Studie von (Lauterbach et al. 2008) wurden Patienten mit unipolarer depressiver Störung, Anpassungsstörung oder Dysthymie für 12 Monate zusätzlich zu ihrer bestehenden/benötigten Therapie mit Lithium oder Placebo behandelt, die mindestens einen Suizidversuch (den letzten innerhalb der letzten 3 Monate) unternommen hatten. Der kombinierte primäre Endpunkt war das Eintreten eines Suizidversuchs oder vollendeten Suizids. In der multizentrischen Studie (6 Zentren) konnten nur 167 Patienten eingeschlossen werden (entspricht 36 % der avisierten Fallzahl). Insgesamt waren nur 17 Endpunkte eingetreten (3 vollendete Suizide und 14 Suizidversuche; alle 3 Suizide und die Hälfte der Suizidversuche unter Placebo). Die mittlere Zeit bis zu einem Ereignis betrug 16,3 Wochen unter Lithium und 10,0 Wochen unter Placebo. Nach einer verblindeten Zwischenanalyse wurde die Studie vorzeitig beendet, da sich nicht abzeichnete, dass man die primäre Hypothese in einer vernünftigen Zeit erhärten oder widerlegen würde können (Hazard Ratio 0,517; 95 % CI 0,186-1,438, p = 0,206). Dennoch lässt sich im sekundären Endpunkt Suizid unter Berücksichtigung der Monate unter Beobachtung erkennen, dass die Inzidenzrate unter Placebo im Vergleich mit Lithium mit 0,065 (95 % CI 0,013-0,190) signifikant höher lag.

Zusammenfassung:
Insgesamt weisen die Studien auf ein geringeres Suizidversuchs- bzw. Suizidrisiko unter der Behandlung von Lithium hin. Einschränkend sind bei der bislang vorliegenden Studienlage die meist geringe Studienqualität sowie die Stichproben, die sich aus Patienten verschiedener Störungen zusammensetzen.

Empfehlung	Empfehlungsgrad
Suizidalität6*	A
In der Rezidivprophylaxe bei suizidgefährdeten bipolaren Patienten soll zur Reduzierung suizidaler Handlungen (Suizidversuche und Suizide) eine Medikation mit Lithium in Betracht gezogen werden.	
*Empfehlung mit wörtlicher Übernahme aus der S3-Leitlinie Unipolare Depression(DGPPN 2009)	

6.5.2.2 Valproat

In der oben bereits erwähnten jüngst publizierten Studie von (Oquendo et al. 2011) kam es im Verlauf nicht zu Suiziden, jedoch traten 18 Suizidversuche bei 14 Patienten (6 aus der Lithiumgruppe und 8 aus der Valproatgruppe) auf. Ein Unterschied konnte weder in der Zeit bis zu einem Suizidversuch noch –ereignis gezeigt werden (SIGN 1++, Oquendo et al. 2011).

In der ebenfalls bereits vorgestellten retrospektiven Beobachtungsstudie von Goodwin et al. war die *Suizidversuchs*rate (gemessen pro 1000 Personen-Jahre) bei mit Valproat behandelten Patienten mit 10,5 höher als bei Patienten, die Lithium (4,2) oder keine der Substanzen Lithium, Valproat oder Carbamazepin (4,8) erhielten, jedoch geringer als bei Patienten, die Carbamazepin (15,5) oder eine Kombination dieser Substanzen (12,4) einnahmen (p<,001). Die *Suizid*rate (ebenfalls berechnet auf 1000 Personen-Jahre) betrug in der Valproatgruppe 1,7, in der Lithiumgruppe 0,7, in der Carbamazepingruppe 1,0, in der Kombinationsgruppe 1,5 und in der Kontrollgruppe 1,2, dabei war im Vergleich zur Lithiumgruppe die Suizidrate in der Valproatgruppe signifikant höher (p = 0.04) (Goodwin et al. 2003, SIGN 2+).

Wie bereits oben beschrieben fanden Born et al. in ihren Beobachtungsdaten bipolarer Patienten ein höheres relatives Risiko für Suizidalität in der Valproatgruppe (n = 34) als in der Lithiumgruppe (n = 61) (RR = 1,16), der Unterschied war jedoch nicht signifikant (p = 0,14) (Born et al. 2005, SIGN 2-, beachte geringe Fallzahl). Und bei den bipolaren Patienten des Oregon Medicaid-Programms (Collins und McFarland 2008, SIGN 2-) war, wie bereits beschrieben, die Suizidrate in der Valproatgruppe im Vergleich zu Lithium zwar nicht signifikant unterschiedlich (Hazard ratio 1,5, p = 0,1), es fanden jedoch signifikant mehr Suizidversuche statt (Hazard ratio 2,7, p < 0,001) (Suizidversuchsraten 18,52 pro tausend Personen-Jahre unter Valproat, Lithium 5,86, Gabapentin 9.49 und Carbamazepin 16,51).

Weiterhin wurden Auswertungen von Registerstudien, welche mit Valproat behandelte Patienten (unabhängig von ihrer Diagnose) einschlossen, einbezogen. (Olesen et al. 2010) fanden in dänischen Registerdaten (alle Einwohner, unabhängig von Behandlung) ein erhöhtes Risiko für Suizid nach Ansetzen von Valproat (OR 2,08; CI 1,04-4,16; case-crossover). In den ersten 180 Tagen nach Ansetzen des Wirkstoffs betrug die Hazard Ratio gegenüber einer Behandlung mit Carbamazepin (welche das Risiko eher nicht zu erhöhen schien) 2,40 (CI 1,42-4,05; historische Kohorte) (Olesen et al. 2010). (Patorno et al. 2010) fanden in Registerdaten (HealthCore Integrated Research Database (HIRD)) bei Patienten, welche begonnen hatten, Antikonvulsiva einzunehmen, ein erhöhtes Risiko für Suizidversuche und vollendete Suizide in den ersten 180 Tagen unter Valproat im Vergleich zu Topiramat (HR 1,65; CI 1,25-2,19).

Zusammenfassung:
Die Evidenz zur Beurteilung eines potentiellen antisuizidalen Effekts von Valproat weist nicht darauf hin, dass Valproat – zumindest im Vergleich zu Lithium – die Suizidraten und Suizidversuchsraten reduziert (im Gegenteil, das Risiko ist in den ersten 180 Tagen nach Ansetzen des Wirkstoffs wahrscheinlich sogar erhöht).

Empfehlung	Empfehlungsgrad
Suizidalität7	**0**
Abratend: Nach der vorhandenen Datenlage kann Valproat in der Rezidivprophylaxe bei suizidgefährdeten bipolaren Patienten zur Reduzierung suizidaler Handlungen (Suizidversuche und Suizide) *nicht* empfohlen werden.	

6.5.2.3 Lamotrigin

Im RCT von (Calabrese et al. 2003) zum Vergleich der phasenprophylaktischen Effektivität von Lamotrigin (n = 221) mit Lithium (n = 121) und Placebo (n = 121) begingen während der offenen Phase, in der die Patienten zusätzlich Lamotrigin erhielten, zwei Patienten Suizid. Ein weiterer Patient nahm sich drei Wochen nach der offenen Phase das Leben. Ca. 6 Wochen nach der Randomisierung zu Lamotrigin (400 mg/d) beging ein vierter Patient Suizid. Insgesamt berichteten die Autoren 11 Suizidversuche: davon 10 in der offen Phase und einer in der Placebo-Gruppe nach Randomisierung. Die Autoren gaben an, dass kein Tod in direktem Zusammenhang mit der Studienmedikation zu sehen sei.

In der bereits oben beschrieben Beobachtungsstudie von (Born et al. 2005) wurde das Risiko für Suizidalität unter Lamotrigin (n = 38) gegenüber Lithium mit 0,85 angegeben,

6 Spezifische Situation: Suizidalität

der Unterschied war jedoch nicht signifikant (p = 0,17) (Born et al. 2005, SIGN 2-), (beachte geringe Fallzahl).

Aus den Auswertungen von Registerstudien, welche mit Lamotrigin behandelte Patienten (unabhängig von ihrer Diagnose) einschlossen, ergab sich bei (Olesen et al. 2010) ein erhöhtes Risiko für Suizid nach Ansetzen von Lamotrigin (OR 3,15; CI 1,35-7,34; case-crossover). In den ersten 180 Tagen nach Ansetzen des Wirkstoffs betrug die Hazard Ratio gegenüber einer Behandlung mit Carbamazepin (welche das Risiko eher nicht zu erhöhen schien) 2,09 (CI 1,25-3,50; historische Kohorte) (Olesen et al. 2010). (Patorno et al. 2010) fanden in Registerdaten bei Patienten, welche begonnen hatten, Antikonvulsiva einzunehmen, ein erhöhtes Risiko für Suizidversuche und vollendete Suizide in den ersten 180 Tagen unter Lamotrigin im Vergleich zu Topiramat (HR 1,84; CI 1,43-2,37).

Empfehlung

Empfehlung	Empfehlungsgrad
Suizidalität8	**0**
Abratend: Nach der vorhandenen Datenlage kann Lamotrigin in der Rezidivprophylaxe bei suizidgefährdeten bipolaren Patienten zur Reduzierung suizidaler Handlungen (Suizidversuche und Suizide) *nicht* empfohlen werden.	

6.5.2.4 Carbamazepin

In der bereits oben beschrieben Beobachtungsstudie von (Born et al. 2005) wurde das Risiko für Suizidalität unter Lamotrigin (n = 14) gegenüber Lithium mit 1,54 angegeben, der Unterschied war jedoch nicht signifikant (p = 0,14) (Born et al. 2005, SIGN 2-, beachte geringe Fallzahl). In der ebenso bereits vorgestellten Studie von (Collins und McFarland 2008) fand sich eine Suizidversuchsrate von 16,51 pro tausend Personen-Jahre unter Carbamazepin, verglichen mit 18,52 unter Valproat, 5,86 unter Lithium und 9,49 unter Gabapentin. Die Hazard ratio für Suizidversuche betrug unter Carbamazepin gegenüber Lithium 2,8 (Collins und McFarland 2008, SIGN 2-).

Aus den Auswertungen von Registerstudien, welche mit Lamotrigin behandelte Patienten (unabhängig von ihrer Diagnose) einschlossen, ergab sich bei (Olesen et al. 2010) ein numerisch (jedoch nicht signifikant) geringeres Risiko für Suizid nach Ansetzen von Carbamazepin (OR 0,48; CI 0,21-1,12; case-crossover). Carbamazepin wurde für die historische Kohorte als Referenzsubstanz genutzt, die Hazard Ratios mehrerer Antikonvulsiva in den ersten 180 Tagen nach Ansetzen des Wirkstoffs waren höher (Olesen et al. 2010). (Patorno et al. 2010) fanden in Registerdaten (HealthCore Integrated Research Database (HIRD)), bei Patienten, welche begonnen hatten Antikonvulsiva einzunehmen, ein numerisches (aber nicht signifikant) erhöhtes Risiko für Suizidversuche und vollendete Suizide in den ersten 180 Tagen unter Carbamazepin im Vergleich zu Topiramat (HR 1,24; CI 0,77-1,99).

Statement	Empfehlungsgrad
Suizidalität9	Statement
Aufgrund der spärlichen Datenlage kann *keine* Empfehlung für oder gegen Carbamazepin in der Rezidivprophylaxe bei suizidgefährdeten bipolaren Patienten zur Reduzierung suizidaler Handlungen (Suizidversuche und Suizide) formuliert werden.	

6.5.3 Antidepressiva

Zur Frage einer potentiellen akut antisuizidalen Effektivität von Antidepressiva konnte keine speziell mit Patienten mit Bipolaren Störungen durchgeführte klinische Studie eingeschlossen werden.

Mindestens eine Meta-Analyse liegt vor, welche Suizidraten unter Antidepressiva unabhängig von der Diagnose der Patienten untersuchte (Khan et al. 2003). Hier wurde in Daten aus Studien, deren Ergebnisse der FDA vorgelegt worden waren, gefunden, dass es keinen signifikanten Unterschied in der Suizidrate zwischen Patienten mit SSRI, mit anderen Antidepressiva (Nefazodon, Mirtazapin, Bupropion, Venlafaxin, Imipramin, Amitriptylin, Maprotilin, Trazodon, Mianserin, Dothiepin) und mit Placebo gab. Die Rate von Suizidversuchen oder -gedanken wurde nicht ausgewertet.

Da die Patientenauswahl und die Rahmenbedingungen klinischer Studien vom Versorgungsalltag abweichen, wurde eine Publikation eingeschlossen, welche Daten von über 142000 mit Antidepressiva behandelten Patienten aus 85 Kliniken (Projekt Arzneimittelsicherheit in der Psychiatrie, AMSP) berichtete. (Stubner et al. 2010) fanden insgesamt eine geringe Suizidalitätsrate unter einer Behandlung mit Antidepressiva. Unter SSRI (0,034 %, 95 % CI 0,020-0,054) und Venlafaxin/Duloxetin (0,034 %, 95 % CI 0,015-0,068) war sie etwas höher als unter Mirtazapin (0,009 %, 95 % CI 0,002-0,027) und TZA (0,002 %, 95 % CI 0,000-0,014). Klinisch wurde bei den Patienten mit Suizidalität oft Unruhe, Ich-Dystonie und/oder Impulsivität beobachtet. Inwieweit diese unterschiedlich häufig in den Wirkstoffgruppen ausgelöst wurden, ist nicht untersucht (Stubner et al. 2010).

Zur Frage des erhöhten Risikos für suizidale Handlungen unter SSRI bei Kindern und Jugendlichen wird hier nicht Stellung genommen, da sich die Leitlinie ausschließlich auf erwachsene Patienten bezieht.

In der Beobachtungsstudie von (Angst et al. 2002) wurden neben unipolar depressiven (n = 186) bipolare (n = 220) Patienten eingeschlossen und mindestens 22 Jahre nachbeobachtet. Eine Behandlung mit Antidepressiva oder einer Kombination von Antidepressiva mit Neuroleptika oder Lithium (oder einer Kombination aus Lithium mit Neuroleptika) war über die Gesamtgruppe der Patienten mit einer Reduktion der standardisierten Mortalitätsrate für Suizid verbunden. Auch in der bipolaren Subgruppe zeigte sich eine geringere Suizidmortalität bei den behandelten vs. unbehandelten Patienten (eine Aufschlüsselung nach Wirkstoffart wurde nicht untersucht).

Fazit:

Insgesamt besteht ein geringeres Suizidrisiko unter der Behandlung mit Antidepressiva als ohne eine Behandlung. Antidepressiva wirken dabei nicht spezifisch antisuizidal (sondern über die Minderung eines Teils der depressiven Symptomatik).

Zu Behandlungsbeginn kann es unter der Behandlung mit SSRI, aufgrund der antriebssteigernden bei verzögert einsetzender antidepressiver Wirkung, zu einem höheren Suizidrisiko kommen, daher sind hier eine besonders engmaschige Beobachtung und ein aktives Nachfragen wichtig.

Empfehlung	Empfehlungsgrad
Suizidalität10*	B
Abratend: Zur akuten Behandlung des Zielsyndroms Suizidalität sollten Antidepressiva *nicht* eingesetzt werden.	
*geänderte Empfehlung mit wörtlicher Übernahme einzelner Elemente einer Empfehlung aus der S3-Leitlinie Unipolare Depression (DGPPN 2015)	

6.5.4 Neuroleptika

Zur Frage einer potentiellen akut antisuizidalen Effektivität von Neuroleptika konnte keine speziell mit Patienten mit Bipolaren Störungen durchgeführte klinische Studie eingeschlossen werden.

Ergebnisse aus Studien mit Patienten mit Schizophrenien sind nur sehr eingeschränkt übertragbar, da es sich um ein Erkrankungsbild handelt, das in Symptomatik, Verlauf und Therapieansprechen sehr unterschiedlich dem der Bipolaren Störungen ist. Für die Klientel der Schizophrenie-Patienten ist in klinischen Studien gezeigt worden, dass das Suizidrisiko unter Clozapin geringer ist als zum Beispiel unter Olanzapin (Meltzer et al. 2003). Ergebnisse finnischer Registerstudien (z. B. Tiihonen et al. 2009) werden aufgrund methodischer und konzeptueller Limitationen nicht berichtet (DeHert et al. 2010).

Statement	Empfehlungsgrad
Suizidalität11	**Statement**
Es gibt *keine* Hinweise, dass Neuroleptika eine suizidalitätsreduzierende Wirkung haben.	

6.5.5 Gabapentin

Zur Frage einer potentiellen akut antisuizidalen Effektivität von Gabapentin konnte keine speziell mit Patienten mit Bipolaren Störungen durchgeführte klinische Studie eingeschlossen werden.

Bei den bipolaren Patienten des Oregon Medicaid-Programms (Collins und McFarland 2008, SIGN 2-) war wie bereits beschrieben die Suizidversuchsrate bei Patienten unter Gabapentin mit 9,49 pro tausend Personen-Jahre geringer als unter Valproat und Carbamazepin, und höher als unter Lithium. Die Hazard ratio für Suizid war signifikant höher als unter Lithium (2,6; $p < 0{,}001$).

6.5.6 Benzodiazepine

Benzodiazepine wirken nicht spezifisch antisuizidal. Das Ziel dieser Medikation ist die Anxiolyse, Entspannung, Sedierung, Herbeiführung von Schlaf sowie eine Dämpfung des Handlungsdruckes.

Empfehlung	Empfehlungsgrad
Suizidalität12*	0
Eine ergänzende Akutbehandlung (möglichst nicht länger als 14 Tage) mit einem Benzodiazepin kann bei suizidgefährdeten Patienten in Betracht gezogen werden.	
*geänderte Empfehlung mit wörtlicher Übernahme einzelner Elemente einer Empfehlung aus der S3-Leitlinie Unipolare Depression (DGPPN 2015)	

6.6 Psychotherapie von Suizidalität

Auf wesentliche Aspekte der Krisenintervention bei akuter Suizidalität und der Bedeutung der Gestaltung einer tragfähigen therapeutischen Beziehung wurde bereits in der Einleitung hinweisen.

Wie in der S3-Leitlinie Unipolare Depression beschrieben, sollte eine Psychotherapie bei suizidgefährdeten Patienten (mit einer depressiven Episode) in Betracht gezogen werden, die zunächst auf die Suizidalität fokussiert (DGPPN 2015).

(Miklowitz und Taylor 2006) zeigen einen Zusammenhang zwischen Suizidalität bipolarer Patienten und sehr problematischen Kommunikationsmustern sowie massiven innerfamiliären Konflikten auf. Dies traf vor allem auf junge bipolare Patienten zu. In der Folge wurden drei Module des dort angewandten FFT-Manuals (Psychoedukation, Kommunikationsfertigkeiten und Problemlösestrategien) für suizidale Patienten angepasst. Ziel war es hierbei, die ganze Familie in die Suizidprävention mit einzubeziehen, und auf Kontrollmöglichkeiten, aber auch deren Grenzen hinzuweisen.

Für eine Übersicht zu psychoanalytischen Therapieansätzen bei bipolaren Patienten mit Suizidalität siehe (Etzersdorfer und Schell 2006).

Sachs et al. (2001) plädierten dafür, Risiken und Frühwarnsignale für Suizidalität in die Routineversorgung bipolarer Patienten mit aufzunehmen, d. h. diese regelmäßig abzufragen, zu dokumentieren und gemeinsam im Vorfeld Strategien für den Umgang mit Suizidalität zu erarbeiten. Bereits im Stadium des Beziehungsaufbaus sollte unabhängig von der aktuellen Phase über ein mögliches Suizidrisiko gesprochen werden. Dies erleichtere es, Suizidalität in den Gesamtbehandlungsplan sowie im Rahmen der Erfassung von Frühwarnsignalen zu integrieren. Die Art der Interventionen sollte idealerweise an die Behandlungsphase (Akuttherapie, Prophylaxe) angepasst werden.

Wie in der S3-Leitlinie Unipolare Depression beschrieben, ist die Studienlage zu psychotherapeutischen Strategien bei akuter Suizidalität und zur Suizidprävention unzureichend, was auch für die Bipolaren Störungen gilt. Insgesamt erscheint übertragbar, dass KVT, Problemlösetherapie und eine intensive Nachbetreuung wirksam sein können, wiederholtes suizidales Verhalten vermindern helfen können (DGPPN 2015).

Empfehlung	Empfehlungsgrad
Suizidalität13	KKP
Bei suizidgefährdeten Patienten soll eine Psychotherapie in Betracht gezogen werden, die zunächst auf die Suizidalität fokussiert. Das kurzfristige Ziel besteht dabei in intensiver Kontaktgestaltung und aktiver unmittelbarer Unterstützung und Entlastung bis zum Abklingen der Krise. Bei suizidgefährdeten Patienten kann eine tragfähige therapeutische Beziehung per se suizidpräventiv wirken.	

In der Praxis werden zwischen Patient und Therapeut auch sogenannte Nonsuizid-Verträge genutzt. Inhalte werden individuell gestaltet. Einerseits geht es darum, zu vereinbaren, dass der Patient bis zum nächsten therapeutischen Kontakt keinen Suizidversuch unternehmen wird, aber auch darum, konkret festzulegen, ab welcher Schwere der Suizidalität der Patient sich an wen wie wenden wird, wenn sich sein Zustand vor dem nächsten Termin verschlechtert. Wie in der S3-Leitlinie Unipolare Depression (DGPPN 2015) beschrieben, sollte ein solcher Vertrag als Maßnahme zur Stärkung der therapeutischen Beziehung gesehen werden, die auch beitragen kann, das Erleben von Selbstkontrolle zu stärken. Dem Therapeuten muss klar sein, dass auch Patienten mit Nonsuizid-Vertrag gefährdet sind, einen Suizidversuch zu begehen (Althaus und Hegerl 2004).

6.7 Nicht-medikamentöse somatische Behandlungsmethoden

6.7.1 EKT

Unkontrollierte Studien haben eine deutliche Reduktion akuter Suizidalität (gemessen anhand des Suiziditems der HAMD) bei Patienten mit Depressionen gezeigt (Prudic und Sackeim 1999; Rich et al. 1986). Daneben wurden Fallberichte von Patienten veröffentlicht, welche sich während einer EKT-Behandlung das Leben nahmen (Barraclough et al.

1974; Sharma 1999). Ein Langzeiteffekt einer EKT mit Abnahme von Suizidalität konnte nicht gezeigt werden.

Statement

Statement	Empfehlungsgrad
Suizidalität14*	Statement
Trotz fehlender Evidenz im Rahmen von großen kontrollierten Studien stellt die EKT auf Grund klinischer Erfahrung bei akuter Suizidalität im Rahmen bipolarer Depressionen eine therapeutische Option dar.	

*Zwei stimmberechtigte Mitglieder der Konsensuskonferenz konnten sich dem Konsens für das Statement nicht anschließen (Veto).

6.7.2 Andere Verfahren

Zu rTMS und VNS liegen keine ausreichenden Daten und klinische Erfahrung vor, um die Wirksamkeit und Sicherheit der Anwendung bei suizidalen bipolaren Patienten gut einschätzen zu können. Zur Anwendung von Lichttherapie liegen widersprüchliche Daten bezüglich der Beeinflussung der Suizidalität vor, so dass auch hier die Datenlage nicht ausreichend für eine Empfehlung ist.

Vorliegende Studien zur Schlafentzugsbehandlung auf depressive Symptome haben die Auswirkungen auf Suizidalität nicht gesondert untersucht. Aus der klinischen Erfahrung ist bekannt, dass Schlafentzugsbehandlungen unter Umständen zu einer erhöhten Agitation und inneren Unruhe führen können. Aus diesem Grunde ist für eine Subgruppe von bipolaren depressiven suizidalen Patienten (nämlich die sehr agitierten, unruhigen) eine Anwendung dieses Verfahrens nicht bzw. nur unter intensiver Überwachung anzuraten.

6.8 Unterstützende Therapieverfahren

Es existieren keine Studien zum Einfluss von Bewegungs- und Körpertherapie auf Suizidalität bei bipolaren Patienten. Ebenso gibt es keine Untersuchungen zum spezifischen Zusammenhang zwischen Physio-, Ergo- und Künstlerischen Therapien und suizidalen bipolaren Patienten. Eine Untersuchung zeigte einen positiven Effekt von Qigong auf Suizidalität bei depressiven älteren Patienten (Ismail und Tsang 2003). Dieses Verfahren ist jedoch nicht speziell für bipolare Depressionen untersucht.

6.9 Bevölkerungsweite Suizidprävention

Die Weltgesundheitsorganisation hat 2014 erstmalig einen Bericht veröffentlicht, in dem Suizidprävention-und Forschung global diskutiert wird. Insbesondere die Entwicklung von nationalen (und politisch unterstützten) Suizidpräventionsprogrammen wird als für die weitere Senkung der Suizidzahlen notwendige Massnahme diskutiert. (http://apps.who.int/iris/bitstream/10665/131056/14/9789241564779-ger.pdf)

Um das Wissen und die Aufmerksamkeit der Bevölkerung und von mit möglichen Betroffenen arbeitenden Multiplikatoren (z. B. Lehrern) zu verbessern und es in der Folge den Betroffenen zu erleichtern, sich Hilfe zu holen, wurde in Deutschland das Programm „Bündnis gegen Depression und Suizidalität" initiiert, in dem die Suizidprävention eines der Hauptanliegen ist. Mit Start Anfang 2001 in der Region um Nürnberg hat sich dieses Programm mittlerweile deutschland- und europaweit (European Alliance against Depression) etabliert. In Deutschland sind aktuell knapp 90 regionale Bündnisse aktiv (Stiftung Deutsche Depressionshilfe, http://www.deutsche-depressionshilfe.de/regionale-angebote, Zugriff 18.12.2018). Erste Ergebnisse zeigen für die zwei Jahre der Intervention für die Region Nürnberg eine signifikante Reduktion des kombinierten Endpunkts Suizidversuche und vollendete Suizide gegenüber dem Jahr vor Beginn des Projekts und gegenüber der Kontrollregion. Im Jahr nach der Intervention konnten die guten Ergebnisse gehalten und numerisch sogar noch verbessert werden (Hegerl et al. 2010).

Auf Initiative der Deutsche Gesellschaft für Suizidprävention (DGS) startete 2002 das Nationale Suizidpräventionsprogramm für Deutschland (www.suizidpraevention-deutschland.de).

Aufgrund der Erfahrungen der Länder, in denen bereits nationale Suizidpräventionsprogramme durchgeführt werden, wurden beim Entwurf des nationalen deutschen Suizidpräventionsprogrammes folgende Grundsätze befolgt:

- Suizidprävention ist möglich (wie nationale Suizidpräventionsprogramme anderer Länder zeigen);
- Suizidalität ist ein komplexes Phänomen (da sie gesellschaftlich-kulturelle, individuell-psychologische und biologische Aspekte umfasst);
- Suizidprävention ist eine gesellschaftliche Aufgabe (um nachhaltig zu wirken und die Tabuisierung suizidalen Verhaltens zu brechen);
- Suizidprävention ist auf verschiedenen Ebenen nötig (ein generelles suizidpräventives Klima soll bewirkt und Forschung und praktisches Handeln stimuliert werden, sinnvolle regional angepasste Strukturen sind zu schaffen);
- Suizidprävention muss die Angehörigen miteinbeziehen (die Hilfe benötigen, jedoch zu selten erfahren).

Die Erfahrungen aus der Arbeit der oben genannten Bündnisse gegen Depression gehen in die Programmarbeit ein. Auf der entsprechenden Homepage können weitere Informationen gefunden und Broschüren sowie Faltblätter heruntergeladen werden.

Versorgung und Versorgungssystem

DGBS, DGPPN

Inhaltsverzeichnis

7.1	Die Bedeutung der Analyse von Versorgungssituation und Versorgungskonzepten	484
7.2	Voraussetzungen für eine optimale Versorgung der Patienten und für die Umsetzung der Empfehlungen der Leitlinie (SOLL)	485
7.2.1	Herleitung der notwendigen Rahmenbedingungen für eine optimale Versorgung und von potentiellen Qualitätsindikatoren	486
7.2.2	Die Rolle der Angehörigen in der Versorgung	487
7.3	Aktueller Zustand des deutschen Versorgungssystems (IST)	488
7.3.1	Akteure	489
7.3.2	Settings bzw. Versorgungsebenen	489
7.3.3	Schnittstellen in der Versorgung	494
7.4	Perspektiven der Versorgung und deren Umsetzung in Deutschland	495
7.4.1	Umschriebene Versorgungsmodule	495
7.4.2	Weiterführende Versorgungsansätze	501
7.5	Ansätze zur Annäherung von SOLL und IST in der Versorgung der Patienten	503
7.5.1	Notwendige Rahmenbedingungen	503
7.5.2	Funktionen der am Betreuungsprozess beteiligten Partner	507
7.5.3	Ausblick Versorgungs- und Behandlungspfade als ein Grundbaustein für strukturierte und integrierte Versorgungsmodelle	509
7.5.4	Bedeutung anderer Akteure und Systempartner in der Versorgung bei der Umsetzung von Leitlinienempfehlungen und denkbare Bündnisse	510

DGBS (✉)
Kempten, Deutschland

DGPPN
Berlin, Deutschland

© Deutsche Gesellschaft für Bipolare Störungen (DGBS) und Deutsche Gesellschaft für Psychiatrie, Psychotherapie- und Nervenheilkunde (DGPPN) 2020
M. Bauer et al. (Hrsg.), *S3-Leitlinie zur Diagnostik und Therapie Bipolarer Störungen*,
https://doi.org/10.1007/978-3-662-61153-1_7

7.1 Die Bedeutung der Analyse von Versorgungssituation und Versorgungskonzepten

Um die Versorgung von Menschen mit Bipolaren Störungen optimal zu gestalten, sollten folgende Grundsätze des Herangehens beachtet werden: Der Patient soll im Zentrum der Bemühungen um seine Versorgung stehen. Die Betreuung soll im Trialog (Patient – Angehörige – Behandler) gestaltet werden. Da dies essentiell, jedoch noch nicht in allen Bereichen ausreichend gut umgesetzt wird, wurde diesem Thema ein eigenständiges Kapitel der Leitlinie gewidmet (Kapitel Trialog, Wissensvermittlung und Selbsthilfe). Und: Die Versorgung soll patienten- statt institutionszentriert gestaltet werden.

Die vorliegende Leitlinie enthält aktuelle evidenzbasierte Statements und Empfehlungen zur Diagnostik und Therapie Bipolarer Störungen. Diese müssen im Versorgungssystem umgesetzt werden, welches gewachsene und erprobte Strukturen besitzt und finanziellen Rahmenbedingungen unterliegt, welche die strukturelle inklusive personelle Ausstattung mitbestimmen. Daher ist ein wichtiges Ziel des Kapitels Versorgung, den Rahmen zu beschreiben, in dem die Umsetzung der Statements und Empfehlungen gut möglich ist bzw. der gewünscht wäre. Zugleich soll der IST-Zustand des Versorgungssystems beschrieben und durch den Vergleich mit dem SOLL-Zustand auf Defizite bzw. Inkongruenzen hingewiesen werden.

Die psychiatrische Versorgung befindet sich in ständiger Entwicklung. Trotzdem erachten wir es als sinnvoll, explizite Beispiele für geschaffene Versorgungsstrukturen zu benennen.

Während die Kapitel zur Diagnostik und Therapie explizit auf Patienten mit bipolar affektiven Störungen fokussiert sind, wurde im Kapitel Versorgung auch Evidenz zu anderen psychiatrischen Erkrankungen gesichtet, wenn diese für die Fragestellungen relevant war und/oder wenn für die Versorgung von Patienten mit bipolar affektiven Störungen keine Evidenz vorlag. Neben einer systematischen Literaturrecherche wurde für das vorliegende Kapitel eine weitreichende Handsuche zugelassen, da relevante Evidenz zum Thema Versorgung nicht nur in einschlägigen (internationalen) Literaturdatenbanken zu finden ist.

Die S3-Leitlinie der DGPPN zu psychosozialen Therapien bei schweren psychischen Störungen (zu denen ja auch die Bipolaren Störungen gehören) von 2012 wurde gesichtet. Sie enthält Stellungnahmen zu einigen in unserem Kapitel dargestellten Versorgungsangeboten für die Gruppe von Menschen mit schweren psychischen Störungen (Falkai 2013). Die überarbeitete Version von 2018/19 befindet sich aktuell noch in der Begutachtung, so dass hier ein Abgleich nicht erfolgen konnte (https://www.awmf.org/leitlinien/detail/ll/038-020.html, zugegriffen am 22.11.2018).

Der Fokus der hier vorliegenden Leitlinie liegt auf der Versorgungssituation der Patienten in Deutschland. Effektive und effiziente Interventionen aus anderen Ländern könnten jedoch wertvolle Impulse für die hiesige Versorgung bieten, daher stellen wir eine Analyse wesentlicher Interventionen dar und diskutieren die Möglichkeit, diese ins deutsche Versorgungssystem zu integrieren bzw. diese im deutschen Versorgungssystem zu ermöglichen.

Dabei ist jedoch zu beachten, dass die Versorgungssysteme zum Teil erheblich verschieden von unserem sind, so dass u. U. Kontrollbedingungen wie eine „Versorgung wie üblich" bereits nicht mehr mit der hiesigen Versorgung vergleichbar sind und daher auch Unterschiede zu dann in Studien vergleichend untersuchten neuen bzw. innovativen Versorgungsansätzen im hiesigen System anders ausfallen könnten. Zum Beispiel sind in Großbritannien bevölkerungsnahe, gemeindepsychiatrische Versorgungsansätze bereits weitgehend flächendeckend umgesetzt, so dass der Effekt von darüber hinausgehenden Interventionen eventuell kleiner ist als er im hiesigen System sein könnte.

Das Kapitel Versorgung beginnt mit der Ableitung der Voraussetzungen für eine optimale Versorgung der Patienten und für die Umsetzung der Empfehlungen der Leitlinie (SOLL) (7.2). Anschließend wird der aktuelle Zustand des deutschen Versorgungssystems (IST) dargestellt (7.3). Dann werden Perspektiven der Versorgung und deren Umsetzung in Deutschland (7.4) sowie Ansätze zur Annäherung von SOLL und IST in der Versorgung der Patienten (7.5) diskutiert.

Für relevante Aspekte zur Versorgung spezifischer Patientengruppen in speziellen Situationen verweisen wir hier auf das entsprechende Abschn. (5.5) und auf das Kapitel Suizidalität (6).

Da in die Versorgung bipolarer Patienten verschiedene Akteure (Berufs- und Fachgruppen, Patienten, Angehörige) involviert sind, hoffen wir, dass das vorliegende Kapitel eine Grundlage für eine weiterführende konstruktive Diskussion bietet.

7.2 Voraussetzungen für eine optimale Versorgung der Patienten und für die Umsetzung der Empfehlungen der Leitlinie (SOLL)

Der Krankheitsverlauf bipolar affektiver Störungen ist interindividuell höchst unterschiedlich. Ein Teil der Betroffenen zeigt längerfristig keine oder nur geringe Beeinträchtigungen des sozialen Funktionsniveaus, eine relevante Gruppe erleidet dagegen aber dauerhafte Beeinträchtigungen (auch im Sinne der „Behinderung" gemäß dem deutschen Sozialrecht). Internationale Studien zur Versorgung chronisch psychisch kranker Menschen beziehen sich zumeist auf solche prognostisch ungünstigen Verläufe. Dabei wird in Studien zur Versorgung in der Gemeindepsychiatrie häufig das Konzept der schweren psychischen Störung („Severe Mental Illness" SMI) verwandt. Zur Diskussion und Darstellung verweisen wir auf die S3-Leitlinie der DGPPN zu psychosozialen Therapien bei schweren psychischen Störungen.

Gesundheitspolitisch wird diskutiert, welche Verteilung von Ressourcen in unserem Gesundheitssystem stattfindet: Stehen sie den Schwerstkranken und Bedürftigsten zur Verfügung oder findet eine Steuerung dahingehend statt, dass leichtgradiger Erkrankte niederschwelligere Hilfen zur Verfügung haben? Bei begrenzten Ressourcen wird dies zunehmend zu einem ethischen und gesundheitsökonomischen Problem (Melchinger et al. 2006).

Wie bereits an verschiedenen Stellen in der Leitlinie dargestellt, stellt der Erhalt bzw. die Wiedererlangung sozialer Teilhabe das wesentliche Ziel der Betroffenen und ihrer Angehörigen im Verlauf der Erkrankung dar. Zur Bedeutung der bio-psycho-sozialen Betrachtungsweise im Kontext psychischer Störungen siehe International Classification of Functioning, Disability and Health (WHO 2011).

7.2.1 Herleitung der notwendigen Rahmenbedingungen für eine optimale Versorgung und von potentiellen Qualitätsindikatoren

Um die Rahmenbedingungen zu beschreiben, unter denen die Umsetzung der Leitlinienempfehlungen optimal möglich wäre, wurden im Anhang A4, ausgehend von den Statements und Empfehlungen zu Prävention, Trialog/Wissensvermittlung/Selbsthilfe, Diagnostik, Therapie und Suizidalität, notwendige Bedingungen definiert, um eine hohe Versorgungsqualität gewährleisten zu können, und wo sinnvoll potentielle Qualitätsindikatoren abgeleitet.

Zusätzlich wurden daran anschließend Empfehlungen aus der Analyse internationaler Versorgungsansätze und von optimalen Versorgungspfaden integriert. Markiert sind diejenigen Qualitätsindikatoren, welche im Ansatz Leistungsmessgrößen (performance measures) aus dem Projekt „STAndards for BipoLar Excellence" (STABLE) entsprechen (The STAndards for BipoLar Excellence Project: Brewster 2008). Dieses Projekt wurde 2005 initiiert, um die Versorgungsqualität bipolarer Patienten durch besseres Erkennen und evidenz-basiertes Management zu verbessern. Das nationale koordinierende Expertenboard für das Projekt umfasste Experten für Bipolare Störungen, Psychiatrie, hausärztliche Versorgung und Verbesserung der Leistungserbringung.

Zusammengefasst werden hier die hergeleiteten Rahmenbedingungen dargelegt, unter denen die Umsetzung der Leitlinienempfehlungen gut möglich wäre:

- Eine bessere Einbindung von Patienten und Angehörigen in alle Schritte der Diagnostik und Behandlung
- Themenbezogene Fort- und Weiterbildung (z. B. zu Trialog, partizipativer Entscheidungsfindung, EKT, rTMS, Lichttherapie)
- Die Möglichkeit der Schulung in der Anwendung von Fremdbeurteilungsinstrumenten für dimensionale Diagnostik und Verlaufsmonitoring und in der Anwendung von Screeninginstrumenten
- Ein Vergütungssystem, welches die notwendige Zeit für empfohlene diagnostische und therapeutische Maßnahmen berücksichtigt (wie bspw. für ausführliche Anamnese, Einbindung der Patienten und Angehörigen in alle Schritte, detaillierte Beratung und Aufklärung, detaillierte Diagnostik, Verlaufsmonitoring inklusive Beobachtung von Nebenwirkungen, komplexe Betreuung von spezifischen Patientengruppen wie bspw. solchen mit psychiatrischer und/oder somatischer Komorbidität)

- Die zeitnahe Verfügbarkeit von geeigneten Maßnahmen/Therapien (diagnostische Maßnahmen, Monitoring-Maßnahmen, Psychotherapien, nicht-medikamentöse somatische Therapieverfahren, Zusatztherapien)
- Eine Intensivierung der kooperativen Zusammenarbeit von Allgemein- mit Fachärzten und anderen professional an der Behandlung beteiligten Personen sowie vom niedergelassenen mit dem stationären Bereich (u. a. auch für die komplexe Betreuung von spezifischen Patientengruppen wie bspw. solchen mit psychiatrischer und/oder somatischer Komorbidität)
- Die Möglichkeit der Schulung von Patienten und Angehörigen (z. B. für Monitoring der Stimmung, Peer-Beratung)
- Möglichkeiten für Ausstattungsbeihilfen für Patienten (z. B. für elektronisches Monitoring der Stimmung).

Die Deutsche Gesellschaft für Psychiatrie und Psychotherapie, Psychosomatik und Nervenheilkunde (DGPPN) hat ausgehend von vorhandenen Leitlinien mit Unterstützung der Arbeitsgemeinschaft Wissenschaftlicher Medizinischer Fachgesellschaften (AWMF) Qualitätsindikatoren für vier psychiatrische Störungsbilder (nämlich die (unipolare) Depression, die Demenz, die Alkoholabhängigkeit und die Schizophrenie) entwickelt (siehe auch Wobrock et al. 2010; Großimlinghaus et al. 2013, 2017). Inwieweit die im Rahmen der Leitlinienentwicklung zu Bipolaren Störungen abgeleiteten potentiellen Qualitätsindikatoren (siehe Anhang A4) in einem formalisierten Prozess weiterentwickelt werden können, wird aktuell noch geprüft.

7.2.2 Die Rolle der Angehörigen in der Versorgung

Mehr als die Hälfte der psychisch kranken Menschen leben in der Familie. Daher sind die Angehörigen nicht nur ein unverzichtbares sondern das größte, oft aber auch schwächste, Glied in der Versorgungskette. Während die professionelle Seite „von der Krankheit lebt", müssen die Angehörigen „mit der Krankheit leben". Viele Angehörige chronisch psychisch kranker Menschen erkranken aufgrund des anhaltenden Dauerstresses langfristig selbst und werden behandlungsbedürftig belastet. Häufig, insbesondere bei wiederholten akuten Manien, führt die bipolare Erkrankung letztlich zum Zerbrechen der Partnerschaft bzw. der familiären Bindung.

Die professionellen Helfer haben die Betroffenen bei der stationären Behandlung über einige Wochen um sich, bei der ambulanten Behandlung vielleicht einige Male im Quartal für Bruchteile einer Stunde. Während professionelle Helfer geregelte Freizeit zur Verfügung haben, sind Angehörige über 24 Stunden pausenlos „im Dienst", und das in aller Regel über eine sehr lange Zeit. Angehörige haben zudem in der Regel eine starke emotionale Bindung zum Betroffenen, welche professionelle Helfer aus gutem Grund möglichst vermeiden. Und professionelle Helfer haben in aller Regel in der Krise zusätzliche, auch personelle, Hilfen verfügbar, während die Angehörigen meist auf sich allein gestellt sind.

In vielen Fällen ist es den Angehörigen nicht möglich, den Erkrankten aufgrund fehlender Krankheitseinsicht gegen seinen Willen in Behandlung zu bringen. Geeignete Hilfen sind oft nicht verfügbar, z. B. am Wochenende, in der Nacht oder an Feiertagen. Niedergelassene Fachärzte bieten oft keine Hausbesuche an.

Die professionellen Helfer geben den psychisch kranken Menschen den Angehörigen nach der stationären Behandlung wieder in der Hoffnung zurück, dass diese Angehörigen angemessen mit dem Betroffenen umgehen, um Rückfälle zu vermeiden. Dazu benötigen diese aber Unterstützung. Die Angehörigen besitzen oftmals bei weitem nicht das Maß an Sachinformation über die Erkrankung wie die professionellen Helfer. Psychoedukation ist aktuell nur für wenige Prozent der Angehörigen verfügbar.

Eine psychische Erkrankung trifft nie nur den Betroffenen allein, sondern immer das ganze soziale Umfeld mit. Einbeziehung der Angehörigen in die Behandlung einer Bipolaren Störung sollte immer angestrebt werden. Diese Einbeziehung ist bereits für die Anamnese hilfreich und sinnvoll, da die Darstellung des Betroffenen, insbesondere in der Krise, häufig „gefärbt" ist, was erfahrungsgemäß auch für den Fachmann nicht immer leicht erkennbar ist. Insbesondere in die Entlassvorbereitung beim bevorstehenden Ende der stationären Behandlung müssen die Angehörigen im notwendigen Umfang mit einbezogen werden. Dies erfolgt bisher nicht überall in ausreichendem Maße.

Die Möglichkeiten zur Unterstützung der Angehörigen werden im Kapitel Trialog, Wissensvermittlung und Selbsthilfe ausführlich dargestellt.

7.3 Aktueller Zustand des deutschen Versorgungssystems (IST)

Das System der psychiatrischen Versorgung in Deutschland wird aus seiner Entstehungsgeschichte heraus verstehbar: Bis in die 1970er-Jahre war es von großen Anstalten (sogenannten Landes- und Bezirkskrankenhäusern) geprägt, die häufig durch ihre Rolle bzw. dort geschehene Ereignisse in der Zeit des Nationalsozialismus belastet waren. Die Psychiatrieenquete des Deutschen Bundestages der 1970er-Jahre hat in dieser Hinsicht Missstände aufgezeigt und neue Versorgungsmodelle dargestellt. Im Bericht wurden Ziele formuliert, die bis heute Bestand haben (Kunze 2001), wie die Bevorzugung einer ambulanten vor einer stationären Behandlung (so möglich), die Gleichstellung von psychisch Kranken mit somatisch Erkrankten und eine gemeindenahe und regionalisierte psychiatrische Versorgung. In den letzten Jahren wird zunehmend ein personenzentrierter statt institutionsorientierter Ansatz der Hilfen angestrebt, in dem nicht die Einrichtung bestimmt, welcher Patient wie behandelt wird, sondern Bedürfnisse und Bedarfe der Betroffenen und ihre Angehörigen die Leitschnur einer angemessenen Versorgung sind (Kunze 1999).

In der Bundesrepublik Deutschland sind an der Versorgung von Patienten mit bipolar affektiver Störung Akteure unterschiedlicher Professionen beteiligt. Dies ist Voraussetzung dafür, dass den vielfältigen Versorgungsbedürfnissen entsprochen werden kann, bedingt jedoch, dass eine enge und effiziente Zusammenarbeit angestrebt wird.

7.3.1 Akteure

Maßgebliche Gestalter der Versorgung sind im Sinne der partizipativen Entscheidungsfindung die Patienten selbst, ihre Angehörigen und die Therapeuten bzw. Betreuenden. Letztere umfassen ärztliche und nichtärztliche medizinische und nicht-medizinische Berufsgruppen wie:

- Ärzte der Primärversorgung/Hausärzte
- Ambulant und stationär tätige Fachärzte für Psychiatrie und Psychotherapie/Fachärzte für Psychiatrie/Fachärzte für Nervenheilkunde und Ärzte in entsprechender Weiterbildung
- Ambulant und stationär tätige Fachärzte für Psychosomatische Medizin und Psychotherapie bzw. Fachärzte für Psychotherapeutische Medizin und Ärzte in entsprechender Weiterbildung
- Ambulant und stationär tätige psychologische Psychotherapeuten
- Ambulant und stationär tätige Fachärzte für Kinder- und Jugendpsychiatrie und -psychotherapie und Ärzte in entsprechender Weiterbildung
- Ärzte anderer Gebietsbezeichnung mit der Zusatzbezeichnung Psychotherapie
- Co-Therapeuten inklusive Sozio-, Ergotherapeuten und Therapeuten der Künstlerischen Therapien
- Sozialarbeiter
- Gesundheits- und Krankenpfleger.

In den letzten Jahren sind Genesungsbegleiter („EX-IN") hinzugetreten. Sie werden zunehmend in den Routinebetrieb der psychiatrisch-psychosozialen Hilfen mit Erfolg integriert (vgl. Kap. 3). Selbsthilfe-, Betroffenen- und Angehörigenverbände sind für die Gestaltung des Versorgungssystems wesentliche Partner, wie auch die Kostenträger (Krankenkassen, Rentenversicherungen (gleichzeitig Leistungserbringer), Arbeitsverwaltung, Sozialhilfeträger und andere).

Die Zusammenarbeit der oben genannten Akteure wird teilweise durch Rechtsvorschriften und staatliche Institutionen geregelt.

7.3.2 Settings bzw. Versorgungsebenen

Die Akteure arbeiten in verschiedenen Settings bzw. Versorgungsebenen zusammen. Im Übergang von der institutionszentrierten zur personenzentrierten Versorgung werden die Settings vielfältiger und weniger strukturbezogen:

Im **stationären Bereich** werden Menschen mit bipolar affektiven Störungen überwiegend in Fachkrankenhäusern für Psychiatrie, Psychotherapie und Psychosomatik bzw. in Abteilungen für Psychiatrie, Psychotherapie und Psychosomatik an Allgemeinkrankenhäusern oder Universitätsklinika behandelt. Reine psychotherapeutisch-psychosomatische Fachkrankenhäuser und Abteilungen an Allgemein-krankenhäusern dagegen sind in der Versorgung bipolar affektiver Störung nicht vordergründig.

Bei der Betreuung von Patienten mit Bipolaren Störungen kommt dem stationären Bereich besonders bei der diagnostischen Abklärung, im Rahmen von Manien und schweren Depressionen (u. a. mit Eigen- oder Fremdgefährdung) und bei komplexen therapeutischen und sozialen Herausforderungen Bedeutung zu. Noch nicht absehbar ist, welche Bedeutung Angebote der Stationsäquivalenten Behandlung (StäB) nach § 115d SGB V in der psychiatrischen Versorgung erlangen werden. Im Jahr 2018 habe erste Anbieter damit begonnen, akut erkrankte Patienten und Patientinnen nicht ins Krankenhaus aufzunehmen, sondern sie mittels eines hochstrukturierten Behandlungsangebotes inklusive täglicher direkter Kontakte und eines „24 Stunden-7 Tage-Notfallskonzeptes" zuhause zu behandeln. Das betrifft auch bipolar affektiv erkrankte Patienten.

Die **ambulante Versorgung** bipolar affektiver Patienten findet überwiegend durch Fachärzte für Psychiatrie und Psychotherapie bzw. Fachärzte für Psychiatrie bzw. Fachärzte für Nervenheilkunde statt. Diese Versorgung kann in vertragsärztlichen Praxen oder in Institutsambulanzen an Abteilungen (§ 118, Abs. 2 SGB V) oder Fachkrankenhäusern (§ 118, Abs. 1 SGB V) stattfinden. Fachärzte für Psychotherapeutische Medizin bzw. Fachärzte für Psychosomatische Medizin und Psychotherapie und auch Ärzte anderer Gebietsbezeichnung mit der Zusatzbezeichnung Psychotherapie und Psychologische Psychotherapeuten übernehmen eine wichtige Funktion in der psychotherapeutischen Behandlung der Erkrankung.

Hausärzte sind in vielen Regionen für die Basisversorgung bipolar affektiver Patienten unverzichtbar: Gerade im ländlichen Raum ist die ambulante psychiatrische Versorgung oft so ausgedünnt, dass eine kontinuierliche Betreuung von bipolar affektiven Patienten durch Fachärzte für Psychiatrie mangels Kapazitäten oder mangels Erreichbarkeit nicht realisierbar ist. Hier hat sich in vielen Regionen eine Kooperation zwischen Hausärzten und Fachärzten für Psychiatrie (sowohl in der Praxis wie auch in Institutsambulanzen) bewährt.

Für die Arbeit der psychologischen Psychotherapeuten sind die entsprechenden Verfahrenswege und Vorschriften des Psychotherapeutengesetzes relevant.

Die Struktur und Dichte der stationären und ambulanten Versorgung ist im Stadt-Land- und Bundesland-Vergleich durchaus unterschiedlich. Die Versorgungsdichte ist z. B. in großen Städten und Ballungsgebieten deutlich höher, als in sogenannten Flächenländern (Gesundheitsministerkonferenz der Länder 2007: (Arbeitsgruppe Psychiatrie der Obersten Landesgesundheitsbehörden 2007)).

Der Anteil der Ärzte und Psychologen und des stationären und ambulanten Sektors an der Versorgungsarbeit psychiatrisch erkrankter Patienten kann durch die folgenden Eckdaten abgeschätzt werden:

Im Jahr 2017 betrug die Gesamtzahl der Betten in psychiatrischen Fachabteilungen 73.944 (davon 6311 in der Kinder- und Jugendpsychiatrie und 11.410 in der Psychotherapeutischen Medizin/Psychosomatik) (Gesundheitsberichterstattung des Bundes,

26.10.2018). Stationär waren 2016 5226 Fachärzte für Psychiatrie und Psychotherapie, 829 Fachärzte für Psychotherapeutische Medizin und 67 Fachärzte für Nervenheilkunde tätig. Zusätzlich waren 12.673 Psychologen und Psychotherapeuten im Krankenhaus tätig (ohne Nennung der Fachrichtung, in der sie arbeiteten) (Statistisches Bundesamt 2018).

An der vertragsärztlichen Versorgung nahmen 2016 5852 Nervenärzte/Neurologen/Psychiater, 23.812 psychologische Psychotherapeuten und 6038 ärztliche Psychotherapeuten teil (KBV 2017: Grunddaten vertragsärztliche Versorgung 2017).

Die Relation der von einem Nervenarzt bzw. Psychotherapeuten zu versorgenden Einwohnerzahl betrug 2015/16 in Großstadtzentren 13.745 bzw. 3079, in der nahen Umgebung von Großstädten 33.102 bzw. 9193 und außerhalb der Umgebung einer Großstadt 31.138 bzw. 5953 (Ärzteatlas 2016, Wissenschaftliches Institut der AOK). Ein Psychiater oder Nervenarzt mit einem Psychotherapie-Arbeitsanteil von bis zu 30 % sah im Durchschnitt zwischen 700 und 900 Patienten pro Quartal (siehe z. B. Kassenärztliche Vereinigung Sachsen Bremen: für zweites Quartal 2017).

Rehabilitation ist die Summe jener aufeinander abgestimmten Maßnahmen, die darauf gerichtet sind, den höchsten individuell erreichbaren Grad geistiger, sozialer, beruflicher und wirtschaftlicher Leistungsfähigkeit körperlich, geistig und/oder seelisch behinderter Menschen herzustellen oder wiederherzustellen, damit diese einen angemessenen Platz in der Gemeinschaft finden – so lautet die Definition der Internationalen Arbeitsorganisation (ILO) und der Weltgesundheitsorganisation (WHO) (Weig et al. 2009). **Psychiatrische Rehabilitation** wird definiert (Deister 1996) als Gesamtheit der Leistungen und Maßnahmen, die dem Ziel einer Eingliederung bzw. Wiedereingliederung von Patienten in die Gesellschaft dienen. Wesentliche Bestandteile sind die Bemühungen zur sozialen Rehabilitation und zur Rehabilitation in Arbeit und Beruf. Unter dem Begriff **Arbeitsrehabilitation** werden (Reker 1998) alle systematischen und organisierten Bemühungen um eine Integration und Förderung psychisch Kranker und Behinderter in Beruf, Ausbildung oder Beschäftigung zusammengefasst. Erwerbs- und andere Tätigkeiten sind für Menschen mit bipolar affektiven Störung von hoher Relevanz: Sie haben gesundheitsfördernde und stabilisierende Effekte (Brieger et al. 2006). Deswegen ist es von hoher Bedeutung, Arbeitsplätze über entsprechende Maßnahmen (z. B. Integrationsfachdienste) zeitnah zu erhalten und durch präventive Maßnahmen (z. B. Ergotherapie) Arbeitsplatzverlust vorzubeugen. Der National Comorbidity Survey (Kessler et al. 2006) zeigte, dass bipolar affektive Patienten in den USA 66 Tage pro Jahr arbeitsunfähig waren (im Gegensatz zu 28 Tagen pro Jahr bei unipolar depressiven Patienten). Bei Arbeitslosigkeit oder im Zuge der beruflichen Neuorientierung oder auch zum Erhalt oder dem Wiedererwerb der Arbeitsfähigkeit sind Maßnahmen der beruflichen Rehabilitation von hoher Relevanz. In der **beruflichen Rehabilitation** findet sich in Einrichtungen vom Typ der RPK (Rehabilitation für psychisch Kranke) ein nicht unerheblicher Anteil von Patienten mit bipolar affektiven Störungen. Hier ist von einer Zahl von etwa 20 Prozent der Teilnehmer auszugehen (Brieger et al. 2006). Störungsspezifische Betreuungsangebote für Menschen mit bipolar affektiven Störungen sind in diesem Bereich kaum zu finden. Neben den RPKs tragen andere Einrichtungstypen wesentlich zur beruflichen Rehabilitation psychisch Kranker und Behinderter bei. Hier sind vor allem Berufsbildungswerke, Berufsförderungswerke, Berufliche Trainingszentren, Einrichtungen der ambulanten Arbeitstherapie, begleitende Hilfen (einschließlich Integrationsfachdienste), Integrationsfirmen, Zuverdienstprojekte und auch Werkstätten für behinderte Menschen zu nennen (Albrecht und Bramesfeld 2004). Das Paradigma des *„Supported Employment"* bzw. dessen manualisierte Interventionsform *„Individual Placement and Support"*(Becker und Drake 1994) wurde in den USA entwickelt. Es stellt die Platzierung am alten oder neuen Arbeitsplatz in den Mittelpunkt. Zielgruppe sind Personen, die noch nicht ins Arbeitsleben integriert waren oder nicht mehr an ihren alten Arbeitsplatz zurückkehren können sowie Rehabilitanden, die Probleme bei der Rückkehr an den alten Arbeitsplatz haben. Das Vorgehen ist hier durch Vorbereitungstrainings und Leistungserprobungen, das Platzieren am alten oder an einem neuen Arbeitsplatz, dortiges Training und Unterstützung sowie Nachbetreuung mit kontinuierlichem Abbau der Hilfen gekennzeichnet. Dieser Ansatz wurde in seiner Wirksamkeit in einer Vielzahl von Untersuchungen bezüglich der Wiedereingliederungsquote belegt (Burns et al. 2007). Aus internationalen, diagnoseübergreifenden Studien gibt es Hinweise, dass Supported Employment klassischen RPK-Maßnahmen überlegen ist, wobei dieser Effekt möglicherweise in Deutschland aufgrund sozial- und arbeitsrechtlicher Voraussetzungen geringer ausgeprägt ist als in englischsprachigen Ländern oder der Schweiz (Burns et al. 2007).

Insgesamt muss hier für Deutschland konstatiert werden, dass das aktuelle Angebot von insgesamt weniger als 1000 RPK-Plätzen unbedingt ausgebaut werden sollte.

Empfehlung	Empfehlungsgrad
Versorgung1	KKP
Für Menschen mit Bipolaren Störungen ist der Erhalt bzw. die Schaffung von Arbeitsplätzen von hoher Relevanz, da berufliche Tätigkeit gesundheitsfördernd wirkt. Deswegen sollten Maßnahmen der beruflichen Rehabilitation und Integration ausgebaut und angeboten werden. Neuere Untersuchungen weisen darauf hin, dass Supported Employment besonders erfolgreich ist.	

Für den Bereich der „klassischen" **medizinischen Rehabilitation** (im Sinne der Rentenversicherung) spielen bipolar affektive Störungen eine untergeordnete Rolle. Solche spezifischen rehabilitativen Behandlungsangebote für Menschen mit bipolar affektiven Störungen sind sowohl stationär wie auch ambulant kaum zu finden. Dieses ist umso bemerkenswerter, da aufgrund der Prävalenz der bipolaren Störung, insbesondere bei mittelschweren und schweren Verläufen, häufig von einer Rehabilitationsbedürftigkeit auszugehen ist. Besonders bei bereits eingetretenen Residualzuständen ist von einer höheren Rückfallwahrscheinlichkeit auszugehen (Benazzi 2001), die spezifische Behandlungskonzepte erforderlich werden lässt. Diese Rehabilitationsbehandlungen sollten in Einrichtungen durchgeführt werden, die über entsprechende Behandlungsschwerpunkte verfügen

(Foerster und Fischer 2011). Diese nicht flächendeckenden Behandlungsangebote zielen auf eine verbesserte Teilhabe am Arbeitsleben und sollten, wenn von der Deutschen Rentenversicherung finanziert, vorzeitige Berentungen vermeiden (Runge und Grunze 2004). Sinnvoll ist, dass gemeindenah und bedarfsorientiert spezifische rehabilitative Angebote wie z. B. Psychoedukation und Maßnahmen der Teilhabe (z. B. Tages- und Begegnungsstätten, ambulant betreutes Wohnen, ambulante Ergotherapie) in diesem Bereich unter Berücksichtigung der spezifischen Bedarfe von bipolar affektiven Patienten vorgehalten werden.

So genannte **komplementäre Einrichtungen der Gemeindepsychiatrie**, d. h. ambulant betreutes Wohnen, Tagesstätten, Begegnungsstätten, Patientenclubs, teilweise auch sozialpsychiatrische Dienste, betreuen in nicht unerheblichem Maße Menschen mit bipolar affektiven Störungen, ohne dass ihre genaue Zahl bekannt wäre. Hier verweisen wir auf die Leitlinien-Homepage www.leitlinie-bipolar.de. Störungsspezifische Betreuungsangebote für bipolar affektive Störungen sind in diesem Bereich kaum zu finden.

An immer mehr Orten entstehen jedoch **ambulante Gruppen mit dem Ziel der Psychoedukation zu bipolar affektiven Störungen**. Diese sind häufig an Institutsambulanzen von Fach- von Allgemeinkrankenhäusern angebunden. Teilweise finden sie auch in Arztpraxen statt oder in Einrichtungen der Gemeindepsychiatrie. An dieser Stelle verweisen wir auf die entsprechenden Subkapitel des Therapiekapitels, welche sich der Rolle der Psychoedukation widmen.

Der **öffentliche Gesundheitsdienst** ist in allen Bundesländern außer in Bayern und Baden-Württemberg für die sozialpsychiatrischen Dienste zuständig. Vielerorts übernimmt der sozialpsychiatrische Dienst auch Krisenfunktion, ggf. auch Funktionen bei Einweisungen gemäß den Unterbringungsgesetzen (hier verweisen wir auf die Leitlinien-Homepage www.leitlinie-bipolar.de und das Kapitel Suizidalität, 6). Der öffentliche Gesundheitsdienst ist Ländersache und variiert deswegen von Bundesland zu Bundesland erheblich.

Krisendienste, die 24 Stunden am Tag unabhängig von Krankenhäusern ihren Dienst versehen, sind bislang nur in wenigen Regionen realisiert.

Der Bereich der **Selbsthilfe** hat in den letzten Jahren gerade im Bereich der bipolar affektiven Störungen enorm an Bedeutung gewonnen. In vielen Regionen bestehen diagnosespezifische Selbsthilfegruppen für bipolar affektive Störungen. Sie werden von der Deutschen Gesellschaft für Bipolare Störungen zentral erfasst und im Internet publik gemacht (Deutsche Gesellschaft für Bipolare Störungen: www.dgbs.de, 21.09.2017). Oft gibt es hier Kooperationen zwischen den Selbsthilfegruppen und entsprechenden anderen Akteuren im Gesundheitswesen. An dieser Stelle verweisen wir auf das Kapitel Trialog, Wissensvermittlung und Selbsthilfe.

Auch **Gruppen für Angehörige von bipolar affektiv erkrankten Menschen** sind in immer mehr Regionen am Entstehen. Hier besteht aber noch kein flächendeckendes Netzwerk. An dieser Stelle verweisen wir ebenfalls auf das Kapitel Trialog, Wissensvermittlung und Selbsthilfe.

Empfehlung	Empfehlungsgrad
Versorgung2 Gemeindenahe und bedarfsorientierte ambulante Angebote mit dem Ziel der Rehabilitation und Integration wie z. B. Informations- und Beratungsangebote, Ergotherapie, Sozialpsychiatrische Dienste, Tages- und Begegnungsstätten, ambulant betreutes Wohnen oder auch Angebote der Selbsthilfe sind unter Berücksichtigung des spezifischen Bedarfs von bipolar affektiven Patienten weiter auszubauen.	KKP

7.3.3 Schnittstellen in der Versorgung

Schnittstellen sind ein grundlegendes Problem der psychiatrischen Versorgung. Steuerung und Koordination sind sowohl auf der Ebene des (Gesundheits-)Systems wie auch auf der Ebene des Einzelfalls von großer Bedeutung.

Relevante Schnittstellen im Versorgungsverlauf sind u. a. der Übergang von einem stationären Aufenthalt in eine ambulante Weiterbetreuung, die gemeinsame Betreuung eines Patienten durch mehrere Therapeuten und Co-Therapeuten sowie der Übergang von einer rehabilitativen Maßnahme in den ersten Arbeitsmarkt.

Der Sachverständigenrat im Gesundheitswesen hat im Juli 2018 festgestellt: „Die Sektorengrenzen machen sich im Bereich der Versorgung von Menschen mit psychischen Erkrankungen besonders bemerkbar. Dies hat auch mit den im Vergleich zur somatischen Medizin noch immer überdurchschnittlich langen Wartezeiten zu tun, besonders ausgeprägt im Bereich der ambulanten Richtlinien-Psychotherapie. Eine zügige Behandlung zur Vermeidung einer Chronifizierung oder eine nahtlose ambulante Anschlussbehandlung nach einem stationären Aufenthalt sind somit keine Selbstverständlichkeit. Die Tatsache, dass viele Menschen mit psychischen Erkrankungen neben medizinischen und pflegerischen Leistungen, die im SGB V geregelt sind, auch Leistungen anderer Sozialrechtsgebiete z. B. Eingliederungshilfe nach SGBXII berufliche Rehabilitation nach SGB IX etc. benötigen, verstärkt die erhebliche Fragmentierung des Versorgungssystems." Es gibt also ein offenkundiges Schnitstellenproblem.

In Deutschland ist die Zersplitterung der Finanzierung des psychiatrischen Versorgungssystems ein grundlegendes Problem. Angebote der stationären und ambulanten sowie teilstationären medizinischen Versorgung werden von der gesetzlichen bzw. privaten Krankenversicherung bezahlt (überwiegend gemäß SGB V). Aspekte der beruflichen Rehabilitation sowie der sozialen Teilhabe dagegen sind Leistungen der Sozialhilfe (SGB XII). Aspekte der beruflichen und medizinischen Rehabilitation fallen häufig oder überwiegend in den Zuständigkeitsbereich der Rentenversicherung oder Arbeitsverwaltung. Eine **Koordination** und Abstimmung entsprechender Leistungsanbieter – auch und gerade mit den Nutzern – wird allerorts gefordert. Durch gemeindepsychiatrische Verbünde (GPV) bestehen in mehreren Regionen Konzepte dafür. Es gibt hier aber Schwierigkeiten in der konkreten Umsetzung. Störungsspezifische Angebote (z. B. für Menschen mit bipolar affektiven Störungen) stehen dabei im Hintergrund.

Durch die Zersplitterung ist die Überwindung von Schnittstellen häufig problematisch. Unzureichende Information über Versorgungsangebote, mangelnde Abstimmung, missverständliche Kommunikation und längere Wartezeiten führen an diesen Punkten zu Schwierigkeiten in der Versorgung und damit oft zu einer Verschlechterung des individuellen Befindens der Betroffenen. Wartezeiten finden sich im Bereich der niedergelassenen Ärzte, aber auch im Bereich bestimmter Rehabilitationseinrichtungen, teilweise auch bei Institutsambulanzen und Kliniken. Bei psychologischen und ärztlichen Psychotherapeuten sind sie flächendeckend die Regel. Ob Sorgen vor Überschreitungen der von den Kostenträgern zugestandenen Leistungsvolumina dazu führen, dass Patienten Leistungen vorenthalten oder diese später ausgeführt werden, ist bislang wenig systematisch untersucht worden, Befragungen weisen allerdings in diese Richtung (Strech et al. 2008, 2009).

7.4 Perspektiven der Versorgung und deren Umsetzung in Deutschland

Im Folgenden werden Versorgungsansätze diskutiert, die bislang in der Regelversorgung in Deutschland noch nicht flächendeckend realisiert sind, die aber im Kontext von bipolar affektiven Störungen von Relevanz erscheinen.

7.4.1 Umschriebene Versorgungsmodule

7.4.1.1 Genesungsbegleiter/Peer-Berater
Siehe Abschn. 3.6.3 im Kapitel Trialog, Wissensvermittlung, Selbsthilfe und Peer-Support. Die Empfehlung dort lautet, dass Peer-Support angeboten werden sollte, um Selbstwirksamkeit, Selbstmanagement, Adhärenz bzw. Beteiligung zu fördern.

7.4.1.2 Soziotherapie/Sozialtherapie
In der psychiatrischen Versorgung wird grundsätzlich multidisziplinär und multiprofessionell gearbeitet (Ovretveit 2001). Dies umfasst neben ärztlichem, pflegerischem und psychologischem Handeln auch so genannte Zusatztherapien wie Ergo-, Körper-, Bewegungs- und Künstlerische Therapien. Zentral für die Gemeindepsychiatrie ist die Sozialtherapie. Sozialtherapie stellt neben der biologischen Therapie (medikamentös und nicht-medikamentös) und der Psychotherapie die dritte Säule der Behandlung dar. Sie stellt eine Unterstützung und Handlungsanleitung für chronisch psychisch kranke Menschen zur Überwindung krankheitsspezifischer Defizite und daraus entstehender Beeinträchtigung im sozialen Umfeld dar. Darüber hinaus übernimmt sie Funktionen der Sozialberatung und des Case Managements. Sie soll den Patienten die Inanspruchnahme ärztlicher und ärztlich verordneter Leistungen ermöglichen und dem Patienten durch Motivierungsarbeit und strukturierte Trainingsmaßnahmen helfen, psychosoziale Defizite abzubauen. Patienten sollen in die Lage versetzt werden, die erforderlichen Leistungen zu akzeptieren

und selbständig in Anspruch zu nehmen. Sie bietet koordinierende und begleitende Unterstützung und Handlungsanleitung für schwer psychisch Kranke auf der Grundlage von definierten Therapiezielen. Dabei kann es sich auch um Teilziele handeln, die schrittweise erreicht werden sollen. Ein Ziel soziotherapeutischer Behandlung ist die Sicherung von Compliance bzw. Adhärenz. Sie ist häufig Teilangebot komplexer ambulanter Leistungen (Betreutes Wohnen, Sozialpsychiatrische Dienste, Tagesstätten, Institutsambulanzen u. a.).

Eine spezielle Form stellt Soziotherapie nach § 37a SGB V dar. Leider ist es aufgrund komplizierter Ausführungsvorschriften nach der Gesetzeseinführung 2005 nicht gelungen, dieses Angebot flächendeckend zu implementieren, die entsprechenden Hoffnungen wurden nicht erfüllt. Unter strengen Vorgaben können Angehörige folgender Berufsgruppen solche Soziotherapie erbringen: Diplom-SozialarbeiterInnen/-SozialpädagogInnen, Fachkrankenschwester/-pfleger für Psychiatrie.

7.4.1.3 Care und Case Management sowie andere gemeindepsychiatrische Konzepte

Case Management kann in erster Linie als Strategie verstanden werden, den Kontakt zu Personen mit schweren psychiatrischen Erkrankungen aufrecht zu erhalten und die von verschiedenen Institutionen angebotenen Dienste wirksam zuzuteilen und zu koordinieren. Ein Case Manager ist autonom verantwortlich für eine bestimmte Anzahl von Patienten. Case Manager bieten eine individuelle, bedarfsgerechte Unterstützung an und halten Sicht auf die Interessen und die Versorgung der betreuten Personen. Die Erreichbarkeit von Serviceleistungen und damit verbunden die Aufrechterhaltung von Behandlungskontinuität sind weitere Kernprinzipien des Case Management. Ziel ist die Förderung von Unabhängigkeit im Alltag der Betroffenen. Je nach Betreuungsschlüssel kann die Intensität von Case Management unterschieden werden (Intensives Case Management (ICM) mit einem Betreuungsschlüssel von maximal 15 Patienten pro Case Manager). Case Management bedeutet somit bedarfsgerecht im Einzelfall die nötige Unterstützung, Behandlung, Begleitung, Förderung und Versorgung von Menschen angemessen zu bewerkstelligen. Hierbei sind Fallmanagement (Optimierung der Hilfe im konkreten Fall) als auch Systemmanagement (Optimierung der Versorgung im Zuständigkeitsbereich) möglich. Solche Ansätze der Steuerung werden teilweise auch als „Managed Care" bezeichnet, wobei dafür keine allgemein akzeptierte Definition vorliegt. Ein „Netzwerk Case-Management Schweiz" hat z. B. Care Management folgendermaßen definiert: „Care Management (Versorgungsmanagement) soll die Kooperation zwischen den Akteuren der Gesundheits-, Sozial- und Versicherungsinstitutionen verbindlich und dauerhaft strukturieren, um insbesondere bei komplexen gesundheitlichen Problemen, sektoren- und disziplinübergreifend Versorgungsabläufe zu steuern bzw. zu rationalisieren. Dabei geht es um die Vermeidung von Unter-, Über-, und Fehlversorgung. Care Management hat die Optimierung der Versorgung im jeweiligen Bereich zum Ziel." (Netzwerk Case Management Schweiz: http://www.netzwerk-cm.ch/page/fachwissen, 21.09.2017).

7 Versorgung und Versorgungssystem

In Deutschland gibt es kaum Daten über die Verbreitung von Case Management in der psychiatrischen Versorgung. Die PRoMPT Studie Gensichen et al. 2005 zeigte, dass Case Management durch Arzthelferinnen (telefonisches Monitoring) in deutschen Hausarztpraxen positive Effekte bei 600 Patienten mit Depression hatte. Mit Case Management fand sich nach 12 Monaten eine signifikant stärkere Verringerung von Symptomschwere, eine positivere Bewertung der Behandlung und eine Verbesserung der Medikamentencompliance.

Für bipolar affektive Patienten zeigten zwei RCTs, dass Case Management als Teil eines integrativen Behandlungskonzepts positive Effekte auf den weiteren Behandlungsverlauf der bipolar affektiven Störung hatte.

Unverzichtbar ist, dass Care/Case Management partnerschaftlich mit Betroffenen durchgeführt wird. Ziele von Care/Case Management dürfen keine primären wirtschaftlichen sein, was beim Care Management jedoch häufig der Fall ist. Es geht dann in Konzepte des „Managed Care" über, das in der Regel ein Management der Gesundheitsversorgung durch den Kostenträger ist und nach Einschätzung vieler Psychiater in den USA, wo dies umfassend realisiert wurde, zu einer systematischen Verschlechterung der Versorgung geführt hat (vgl. z. B. Appelbaum 2003).

Aus anderen europäischen Ländern und Nordamerika sind darüber hinaus spezifische gemeindepsychiatrische Hilfen wie **Community Mental Health Teams (CMHT), Assertive Community Treatment** (ACT) und **Home Treatment** (HT) bekannt.

Assertive Community Treatment ist ein teambasierter Ansatz, der darauf abzielt, kranke Menschen in Kontakt mit den gemeindepsychiatrischen Diensten zu halten, Klinikeinweisungen zu reduzieren und das Behandlungsergebnis zu verbessern.

Unter Home Treatment wird die wohnfeldnahe psychiatrische Akutbehandlung als multiprofessionelles Behandlungskonzept und Alternative zur herkömmlichen stationären Krankenhausbehandlung verstanden. Dabei steht ein multiprofessionelles Team (Mobiles Krisenteam) im Zentrum des Angebotes, das in der Lage ist, den akutpsychiatrisch behandlungsbedürftigen Patienten in seiner gewohnten Umgebung im Rahmen eines mit ihm vereinbarten Behandlungsplanes zu betreuen. Das familiäre bzw. soziale Umfeld wird in die Behandlung eng mit einbezogen (Berhe et al. 2005).

Die Wirksamkeit solcher Interventionen für die gemeindepsychiatrische Versorgung bei schwereren psychischen Erkrankungen ist belegt, ihre Realisierung im deutschen Gesundheitssystem ist aber bislang nicht flächendeckend gelungen (Becker 2010).

Noch darüber hinausgehend führte eine zusätzliche 6 mal 2stündige Fortbildung der Community Mental Health Teams zur besseren Rezidivprophylaxe in einer cluster-randomisierten kontrollierten Interventionsstudie im britischen Gesundheitssystem zu geringeren Rezidivraten und einem über die Zeit besseren psychosozialen Funktionsniveau bei den von ihnen betreuten Patienten mit Bipolaren Störungen im Vergleich zu den von Teams betreuten bipolaren Patienten, die nicht zusätzlich geschult worden waren. Da es sich um eine Machbarkeitsstudie handelte, waren die Fallzahlen mit 50 vs. 40 Patienten relativ gering, was fehlende Signifikanzen der Unterschiede zum Teil erklären könnte (Lobban et al. 2010).

Insgesamt zeigt die Evidenz, dass besonders aufsuchende, teambasierte gemeindepsychiatrische Behandlungen effektiv sind. Eine modellhafte Intervention im Sinne des Assertive Community Treatment wurde in Deutschland in Hamburg realisiert, im Rahmen eines RCT mit schizophrenen Patienten wurde ein besserer Verlauf bis aktuell vier Jahre berichtet (Lambert et al. 2010b), Schöttle et al. 2018. Modellhafte Umsetzungen von Home Treatment gibt es in Deutschland unter anderem in Günzburg/Ulm und Frankfurt/Main („Bamberger Hof"), ohne dass hier weiter gehende empirische Berichte bekannt wären.

Hier ist abzuwarten, wie Stationsäquivalente Behandlung (StäB) umgesetzt werden wird. Durch die Neuregelung des § 115d SGB V ergibt sich die Möglichkeit einer komplexen, aufsuchenden, zeitlich begrenzten akutpsychiatrischen Behandlung durch ein multiprofessionelles Team im unmittelbaren Lebensumfeld des Patienten, die Stationsäquivalente Behandlung (StäB). Stationsäquivalente Behandlung (StäB nach §§ 39,115d SGB V) ist ein neuer Behandlungsansatz in der psychiatrischen Krankenhausbehandlung, der die Behandlungsmerkmale der stationären akutpsychiatrischen Behandlung von der äußeren Form des stationären Betts löst und in das Lebensumfeld der Patienten hinein verlagert. Intensive medikamentöse, ärztliche, pflegerische, sozialpädagogische, psycho- und fachtherapeutische Angebote können bei fortlaufender, engmaschiger Überwachung des Gesundheitszustands je nach Bedarf rund um die Uhr an allen Tagen der Woche geboten werden. „Die stationsäquivalente psychiatrische Behandlung umfasst demnach eine psychiatrische Behandlung im häuslichen Umfeld durch mobile, ärztlich geleitete multiprofessionelle Behandlungsteams. Sie entspricht hinsichtlich der Inhalte sowie der Flexibilität und Komplexität der Behandlung einer vollstationären Behandlung." (§ 39 Absatz 1 SGB V „Krankenhausbehandlung"). Siehe Gemeinsames Eckpunktepapier der DGPPN und weiterer Akteure vom Juni 2018 (https://www.dgppn.de/presse/stellungnahmen/stellungnahmen-2018/eckpunkte-staeb.html; Zugriff 22.11.2018).

Aus Studien zu schweren psychischen Erkrankungen gibt es Hinweise, dass klassisches („einfaches") Case Management stärker strukturierten Interventionen wie z. B. Assertive Community Treatment (ACT) mit Case Management-Anteilen unterlegen ist (Rosen et al. 2007). Die Weiterentwicklung des deutschen psychiatrischen Versorgungssystems in Richtung verbindlichem Case Management (z. B. im Sinne des Assertive Community Treatment) unter Ermöglichung der Akutbehandlung zuhause (Home Treatment) ist wünschenswert und könnte auch die Versorgungsqualität von schwerer erkrankten Patienten mit bipolar affektiven Störungen verbessern.

Bezüglich telefonischen Case Managements berichteten Salize und Kollegen 2014 (Salize et al. 2014) von einer kontrollierten prospektiven Studie. Patienten zweier Regionen wurden in der einen mit Krankenkassen -gestütztem Case-Management mit spezifischer Schulung und Qualitätszirkeln über 12 Monate begleitet, und in der anderen mit wie von den Krankenkassen üblicherweise angebotenem Case Management. Es zeigten sich signifikante Effekte auf die fachspezifische Behandlungsquote und die Kontaktfrequenz mit Vorteil für die Interventionsgruppe.

Autoren, Jahr	Design	Diagnose Setting	Dauer	Studienarme		Hauptzielkriterium	E
Salize et al. 2014 ##U599	Regionale Intervention (Rheinland-Pfalz, Kontrolle: Nordrhein-Westfalen)	Pat. mit Diagn. aus depressiven Formenkreis (ca. 5 % bipolar)	12 Monate	Interventionsgruppe Krankenkassen-gestütztes Case-Management spezifisch geschult und mit Qualitätszirkel N = 477	Kontrollgruppe Krankenkassen-gestütztes Case-Management as usual N = 477	Behandlungsquote fach-spezifische ambulante Einrichtungen; Behandlungskosten	1-

Die ACCESS Studien (Schoettle et al. 2014) zeigten, dass bei einer gemischten Gruppe Schizophrenie plus schwere Bipolar I Störung ACT zu höherer Adhärenz und besseren klinischen Outcomes (inklusive geringerer Unterbringungsraten) führte.

Autoren, Jahr	Design	Diagnose Setting	Dauer	Studienarme	Hauptzielkriterium	E
Schöttle et al. 2015 #U572	Kohortenstudie unkontrolliert ACCESS II (Erweiterung Implementierung ACCESS I, Lambert et al. 2010a)	Schizophrenie, BPD I	24 Monate	Integrierte Versorgung Gesamt N = 115 Schizophrenie (N = 92) BPD I (N = 23)	„Rate of service disengagement"	2-

Mittlerweile sind, wie oben bereits angeführt, die Ergebnisse nach vier Jahren Follow-up publiziert worden, welche die 2-Jahres-Ergebnisse bestätigen (Schöttle et al. 2018).
Bemerkungen zum Konsensusprozess 2017: Upgrade des Empfehlungsgrades von „0" auf „B" wegen Wichtigkeit für die Versorgung der Patienten.

Empfehlung	Empfehlungsgrad
Versorgung3	B
Für Patienten mit Bipolaren Störungen sollten Ansätze des beziehungsorientieren Case Management ausgebaut und dann angeboten werden. Dabei kommt dem Aspekt der Verbindlichkeit und der bedarfsweise nachgehenden Hilfegewährung besondere Bedeutung zu. Insbesondere die Vorgehensweise des Assertive Community Treatment (aufsuchende, teambasierte, gemeindenahe Versorgung) sollte angeboten werden. Die Versorgung von Patienten mit Bipolaren Störungen in akuten Phasen durch Kriseninterventions- und Home Treatment Teams sollte außerdem angestrebt werden. Entsprechende Angebote sollten ausgebaut werden.	

7.4.1.4 Einsatz aktueller, insbesondere elektronischer Kommunikations- und Interaktionsmedien als Hilfe für den Patienten und bei dessen Betreuung

Das Internet und andere „neue Medien" werden von Menschen mit psychischen Erkrankungen in vielfältiger Weise genutzt (Powell und Clarke 2006). In Übersichten wurden Möglichkeiten und Fallstricke der Nutzung des Internets für Menschen mit psychischen Erkrankungen für den deutschsprachigen Raum ausführlich dargestellt (Bauer und Kordy 2008). Allerdings sind im Internet angebotene gesundheitsbezogene Informationen kaum überblickbar und oft von zweifelhafter Qualität (Eysenbach et al. 2002). Insbesondere muss auf die Gefahr hingewiesen werden, die von sogenannten „Suizidforen" ausgehen können. (Siehe hierzu auch Untersuchungen des Jugendschutz.net: http://www.jugendschutz.net/selbstgefaehrdung/).

Die Medien werden passiv (als Informationsquelle) und aktiv (Teilnahme in krankheitsbezogenen Foren, Chats und E-Mail-Gruppen) genutzt. Die aktive Nutzung kann entweder als Austausch von Menschen mit psychischer Erkrankung untereinander, oder aber auch unter Beteiligung von professionellen Helfern geschehen. Beispiel für ersteres ist das Bipolar-Forum der DGBS e.V. (www.bipolar-forum.de). Beispiel für letzteren Fall ist die Chat-Betreuung von Menschen mit psychischer Erkrankung nach einem stationären Aufenthalt (Golkaramnay et al. 2007; Haug et al. 2008, 2007).

Im Folgenden wird auf die Evidenz in Bezug für die Internetnutzung von Menschen mit bipolaren Erkrankungen Bezug genommen.

Passive Nutzung: Bei der Analyse von 80 englischsprachigen Internetseiten zu bipolaren Erkrankungen wurde eine gute Inhaltsqualität gefunden (Morel et al. 2008). Dies steht im Gegensatz zur generell schlechten Qualität von im Internet angebotener gesundheitsbezogener Information (Eysenbach et al. 2002). Für deutschsprachige Seiten, wie die des Bipolar-Forum der DGBS e.V. (www.bipolar-forum.de) liegt keine entsprechende Evidenz vor. Siehe Subkapitel Trialog, Wissensvermittlung und Selbsthilfe für evidenzbasierte Patienteninformation.

Aktive Nutzung: Während Online-Foren für Depression weit verbreitet sind, ist dieses Angebot für Menschen mit bipolarer affektiver Erkrankung wesentlich spärlicher verfügbar. In einer Arbeit (Schielein et al. 2008) wurden im deutschsprachigen Raum lediglich zwei solcher Foren gefunden. Die Analyse von 1200 Einträgen in diesen Foren erbrachte das Ergebnis, dass die Forumsteilnehmer hauptsächlich die Themen soziale Unterstützung, Krankheitssymptome sowie medikamentöse Therapie diskutierten. Die Autoren schlussfolgern, dass ein Netzwerk der Online-Selbsthilfe eine wichtige Ergänzung zu professionellen Angeboten darstellen könnte. Auch wäre eine engere Vernetzung verschiedener professioneller Unterstützungsangebote mit Angeboten virtueller und nicht virtueller Selbsthilfe wünschenswert. Einschränkend ist allerdings zu sagen, dass die Effektivität von Internet-Selbsthilfe-Foren für Menschen mit bipolarer Erkrankung und ggf. deren Angehörige bislang nicht belegt ist.

Mittlerweile gibt es auch spezifische Psychoedukationsangebote via Internet und mehrere Publikationen haben sich auch mit dem Einfluss von Internetinformationen auf die Arzt/Therapeut-Patienten-Beziehung beschäftigt.

7.4.2 Weiterführende Versorgungsansätze

7.4.2.1 Disease Management

Disease Management ist ein systematischer, sektorenübergreifender und populationsbezogener Ansatz zur Förderung einer kontinuierlichen, evidenzbasierten Versorgung von Patienten mit chronischen Erkrankungen über alle Krankheitsstadien und Aspekte der Versorgung hinweg. Der Prozess schließt die kontinuierliche Evaluation medizinischer, ökonomischer und psychosozialer Parameter sowie eine darauf beruhende kontinuierliche Verbesserung des Versorgungsprozesses auf allen Ebenen ein (Lauterbach 2000). Für den Bereich bipolar affektiver Störungen spielen Disease Management Programme bislang keine Rolle.

7.4.2.2 Psychiatrische Institutsambulanzen

Aufgabe psychiatrischer Institutsambulanzen ist die Versorgung von Patienten, die wegen Art, Schwere oder Dauer ihrer Erkrankung auf die multiprofessionelle ambulante Behandlung am psychiatrischen Krankenhaus angewiesen sind. Dies ist im § 118 Abs. 1 SGB V für Psychiatrische Fachkrankenhäuser und im § 118 Abs. 2 SGB V für Psychiatrische Abteilungen an Allgemeinkrankenhäusern und Universitätsklinika gesetzlich geregelt. Psychiatrische Institutsambulanzen sind ein wichtiger Baustein einer verbindlichen und multiprofessionellen Betreuung schwer psychisch erkrankter Menschen – einschließlich bipolar affektiv erkrankter Personen (Kinzel et al. 2006). Durch die neuen Regelungen der Krankenhausfinanzierung (PsychVVG) wird angestrebt, die PIAs in ein Gesamtsystem der Versorgung zu integrieren, was im Sinne der Überwindung von Sektorgrenzen bedeutsam erscheint.

7.4.2.3 Modelle zur Integrierten Versorgung

Versorgungskonzepte, die sich an der Integrierten Versorgung gemäß § 140a SGB V orientieren, haben einige Jahre in der Psychiatrie viel Beachtung gefunden. Ziel ist, Sektorgrenzen zu überwinden und durch eine Versorgung aus einer Hand oder mit guter Abstimmung an den Schnittstellen die Versorgungsqualität zu verbessern.

Ermutigende Ergebnisse aus einem solchen Projekt berichtete, wie oben bereits dargestellt, auch das „Hamburger Modell" (Lambert et al. 2010a), Schöttle et al. 2018., bei dem in der integrierten Versorgung von Psychosekranken im Universitätsklinikum Hamburg Eppendorf auch bipolare Patienten behandelt werden. Dort wird eine komplexe Versorgungsstruktur geboten, die im Arbeitsbereich Psychosen des UKE geschaffen wurde. Diese umfasst eine Psychosespezialambulanz, eine Krisentagesklinik für junge Erwachsene, ein Assertive Community Treatment (ACT) Team, eine Psychosenspezialstation und eine Tagesklinik der Klinik für Erwachsenpsychiatrie sowie Kooperationen mit niedergelassenen Fachärzten. Die Finanzierung erfolgt durch verschiedene Krankenkassen.

Kritisch wird diskutiert, dass „Selektivverträge" mit einzelnen Versicherten abgeschlossen werden, was aber einer flächendeckenden und einheitlichen Versorgung entgegen steht und dass hier unter Umständen unangebrachte kommerzielle Interessen hinter solchen Konzepten stehen (vgl. z. B. Stellungnahme der DGPPN vom 14.10.2010: Schneider et al. 2010). Qualitätssicherung, Steuerung und Planung sind gerade deswegen von großer Bedeutung.

Die Evaluation der Wirksamkeit und Kostenwirksamkeit integrierter psychiatrischer Versorgung nach dem Modell des Netzwerks psychische Gesundheit (NWpG) (IVPOWER) (Müller-Stierlin et al. 2017) erbrachte aber insgesamt ernüchternde Ergebnisse, die keine grundsätzliche Überlegenheit solcher Ansätze aufzeigen konnte.

7.4.2.4 Weitere besondere Organisations- und Vergütungssysteme (MVZ, regionales Psychiatriebudget, neues Entgeltsystem)

Ein **Medizinisches Versorgungszentrum** (MVZ) ist eine vom deutschen Gesetzgeber mit dem GKV-Modernisierungsgesetz 2004 eingeführte Einrichtung zur ambulanten Krankenversorgung. Die Rechtsgrundlage bildet § 95 SGB V. Hierbei handelt es sich um eine spezielle Organisationsform der vertragsärztlichen Versorgung, die sicherlich die psychiatrische Versorgung berührt, ohne dass hier bisher grundsätzlich spezifische Auswirkungen auf Menschen mit bipolar affektiven Erkrankungen zu erkennen wären.

Dass die Krankenhausfinanzierung eine essentielle Bedeutung für die Qualität psychiatrischer Hilfen hat, ist offenkundig. Hier bedarf es Formen der Finanzierung, die den flexiblen und bedarfsgerechten Einsatz von verschiedenen Behandlungs- und Hilfeformen ermöglicht: Die Kette kann von vollstationär über stationsäquivalent zu teilstationär, intensiv-ambulant und ambulant gesehen werden. **Regionalbudgets** machen es einfacher, solche Versorgungsmodelle umzusetzen. Mit der Einführung des **§ 64 SGB V** wurden Modelle verstetigt oder neu ermöglicht, in denen krankenhausbasierte Teams flexibel die akute und andauernde stationäre, teilstationäre und krankenhausbasierte ambulante Behandlung psychiatrisch erkrankter Patienten übernehmen. Die Anbieter erhalten ein Gesamtbudget, welches alle anfallenden Kosten decken muss, jedoch Flexibilität für individuelle und regionale Anpassungen bietet. Aktuell gibt es in Deutschland zwanzig Modellvorhaben nach § 64b, welche in Bezug auf Vorläufer-Vorhaben, Strukturen und Prozesse und regionale Vernetzung sehr unterschiedlich gestaltet sind. Es laufen mehrere Versorgungsforschungsstudien, um diese Modelle auf ihre Wirksamkeit und Kosten-Effizienz zu untersuchen (Neumann et al. 2018; John et al. 2018).

Auch in der Diskussion um die Krankenhausfinanzierung ab 2020 wird es bedeutsam sein, eine flexible und bedarfsgerechte Versorgung zu ermöglichen. In jedem Fall ist es aber unabdingbar, eine ausreichende Personalausstattung zu finanzieren.

Empfehlung	Empfehlungsgrad
Versorgung4 Sektorübergreifende Versorgungs- und Finanzierungsmodelle, die die strikte Trennung in ambulant, teilstationär und stationär überwinden, sollten für Menschen mit schweren psychischen Erkrankungen und somit auch für einen Teil der bipolar affektiven Patienten in Deutschland weiterentwickelt werden.	KKP

7.5 Ansätze zur Annäherung von SOLL und IST in der Versorgung der Patienten

7.5.1 Notwendige Rahmenbedingungen

Wie bereits dargelegt, können folgende notwendige Rahmenbedingungen aus den Statements und Empfehlungen aus den Kapiteln Trialog, Wissensvermittlung und Selbsthilfe, Diagnostik, Therapie und Suizidalität abgeleitet werden, unter denen die Umsetzung der Leitlinienempfehlungen gut möglich wäre:

- Eine bessere Einbindung von Patienten und Angehörigen in alle Schritte der Diagnostik und Behandlung
- Themenbezogene Fort- und Weiterbildung (z. B. zu Trialog, partizipativer Entscheidungsfindung, EKT, rTMS, Lichttherapie)
- Die Möglichkeit der Schulung in der Anwendung von Fremdbeurteilungsinstrumenten für dimensionale Diagnostik und Verlaufsmonitoring und in der Anwendung von Screeninginstrumenten
- Ein Vergütungssystem, welches die notwendige Zeit für empfohlene diagnostische und therapeutische Maßnahmen berücksichtigt (wie bspw. für ausführliche Anamnese, Einbindung der Patienten und Angehörigen in alle Schritte, detaillierte Beratung und Aufklärung, detaillierte Diagnostik, Verlaufsmonitoring inklusive Beobachtung von Nebenwirkungen, komplexe Betreuung von spezifischen Patientengruppen wie bspw. solchen mit psychiatrischer und/oder somatischer Komorbidität)
- Die zeitnahe Verfügbarkeit von geeigneten Maßnahmen/Therapien (diagnostische Maßnahmen, Monitoring-Maßnahmen, Psychotherapien, nicht-medikamentöse somatische Therapieverfahren, Zusatztherapien)
- Eine Intensivierung der interdisziplinären Zusammenarbeit und Kooperation von Allgemein- mit Fachärzten und anderen professional an der Behandlung beteiligten Personen sowie vom niedergelassenen mit dem stationären Bereich (u. a. auch für die komplexe Betreuung von spezifischen Patientengruppen wie bspw. solchen mit psychiatrischer und/oder somatischer Komorbidität)

- Die Möglichkeit der Schulung von Patienten und Angehörigen (z. B. für Monitoring der Stimmung, Peer-Beratung)
- Möglichkeiten für Ausstattungsbeihilfen für Patienten (z. B. für elektronisches Monitoring der Stimmung).

Aus den Statements/Empfehlungen der Analyse des deutschen Versorgungssystems und verschiedener Versorgungsansätze lassen sich folgende zusätzlich notwendige Rahmenbedingungen ableiten:

- Ausbau und Angebot von Maßnahmen der beruflichen Rehabilitation und Integration, insbesondere Supported Employment
- Weiterer Ausbau gemeindenaher und bedarfsorientierter ambulanter Angebote mit dem Ziel der Rehabilitation und Integration (wie z. B. Informations- und Beratungsangebote, Ergotherapie, Sozialpsychiatrische Dienste, Tages- und Begegnungsstätten, ambulant betreutes Wohnen oder auch Angebote der Selbsthilfe) unter Berücksichtigung des spezifischen Bedarfs von bipolar affektiven Patienten
- Ausbau und Angebot von Ansätzen des Case Management, insbesondere Vorgehensweise des Assertive Community Treatment (aufsuchende, teambasierte, gemeindenahe Versorgung)
- Ausbau von Angeboten für die Versorgung in akuten Phasen durch StäB-, Kriseninterventions- und Home Treatment Teams
- Weiterentwicklung sektorübergreifender Versorgungs- und Finanzierungsmodelle, die die strikte Trennung in ambulant, teilstationär und stationär überwinden, für Menschen mit schweren psychischen Erkrankungen und somit auch für einen Teil der bipolar affektiven Patienten
- Weiterentwicklung sektorenübergreifender Versorgungs- und Finanzierungsmodelle, die die Trennung zwischen dem SGB V–Bereich und dem SGB VII–Bereich zu überwinden versuchen.

In einer umfassenden Metaanalyse zur Qualität institutioneller Hilfen für Menschen mit chronischen psychischen Erkrankungen (Taylor et al. 2009) wurden folgende **Faktoren** isoliert, **die eine „gute Versorgung"** gewährleisten:

- Gemeindenähe
- Flexibilität der Hilfen
- geringe „Dichte" für Nutzer, größtmögliche Privatsphäre
- spezifische, evidenzgeprüfte Interventionen (z. B. Psychotherapie oder Supported Employment) als Teil der Standardversorgung
- Vermeidung von Zwang und Gewalt
- Angemessene Ausbildung der Mitarbeiter einschließlich des Angebots der Supervision und des Erlernens von Maßnahmen der Deeskalation
- Einbeziehung der Nutzer bei Entscheidungen

- Gewährleistung positiver therapeutischer Beziehungen sowie
- das Umsetzen klinischer Leitlinien.

Versorgungsstudien, die randomisiert und kontrolliert durchgeführt werden und dabei die **spezifische Versorgung bipolar affektiver Störungen** im Fokus haben, sind rar. Außerdem sind sie von den Bedingungen des jeweiligen Gesundheitssystems bestimmt, in dem sie durchgeführt wurden. Zwei US-amerikanische RCTs, das Collaborative Care for Bipolar Disorders Programm (Damkier und Videbech 2018; Ban et al. 2014) und eine Studie aus Washington State (Simon et al. 2006) stellten eine Interventionsgruppe einer Gruppe mit Standardbehandlung gegenüber. Die Studie von (Damkier und Videbech 2018) untersuchte 306 Patienten über drei Jahre, die Untersuchung von Simon et al. 441 Patienten über zwei Jahre. Jeweils gelang es, in der Interventionsgruppe manische Episoden zu reduzieren. In der Untersuchung von (Simon et al. 2006) waren dies 5,5 Wochen in zwei Jahren, in der Untersuchung von Bauer et al. 6,2 Wochen in drei Jahren. Interessanterweise nutzten beide Studien vergleichbare Interventionen für die Interventionsgruppe: Jeweils waren Psychoedukation, Supervision der Behandler und ein verbindliches Behandlungskonzept mit Terminmanagement und telefonischen Kontakten, teilweise auch nachgehenden Hausbesuchen, zentral.

Dahinter steht letztlich die Erkenntnis, dass wohl drei Aspekte für die Versorgung von Menschen mit bipolar affektiven Störungen relevant sind und gestärkt werden müssen:

1. *Ärztliche Therapie*: eine an Leitlinien orientierte Therapie (insbesondere medikamentös), die einfach verfügbar ist und zuverlässig im Alltag umgesetzt wird.
2. *Kontinuität und Koordination:* Hier sind Konzepte von Case-/Care-Management und ein hohes Maß an Verbindlichkeit erforderlich.
3. *Psychoedukation und Empowerment:* stärken die Selbstverantwortung und Autonomie der Betroffenen.

Es gibt Hinweise, dass, wenn diese drei Aspekte gemeinschaftlich realisiert werden, dies das Versorgungssystem für bipolar affektive Patienten verbessert und damit auch den Verlauf bipolar affektiver Störungen (weniger manischer Episoden). Ob hier einzelne Versorgungselemente oder ihr Zusammenspiel wirksam sind, ist nicht untersucht.

Die Studie der AG um Kupka (van der Voort et al. 2015) bestätigt die genannten Studien aus den USA aus der AG um Mark Bauer, dass Life Goal Collaborative Care gegenüber TAU positive Effekte auf die Krankheitsdauer hat – jedoch diesmal auf die depressive Symptomatik, während es bei Bauer et al. (Damkier und Videbech 2018) manische Episoden reduzierte. Waxmonsky et al. (2014) berichteten zudem in einem RCT, in dem eine erweiterte/verbesserte Implementierung des Life Goal Collaborative Care gegenüber der Standard-Implementierung dieses Programms getestet wurde, dass hier nochmal zusätzliche signifikante Verbesserungen bezüglich der primären Outcomes Anzahl erfolgter Gruppensitzungen und Anzahl erfolgter Fallmanagement-Kontakte erreicht werden konnten (Waxmonsky et al. 2014).

Autoren, Jahr	Design	Diagnose Setting	Dauer	Studienarme		Hauptziel-kriterium	E
Van der Voort 2015a #U625	randomisiert	BPD I, II oder NOS	12 Monate	Collaborative Care (CC) N = 56	Care as Usual (TAU) N = 82	Veränderung Dauer/ Schwere affektive Episoden	1-
Van der Voort 2015b #U696	Weitere Outcomes zu #625: Quality of Life, functional impairment						
Waxmonsky 2014 #U641	Randomisiert, Implementierungs-programm	BPD		Erweiterte/ verbesserte Implementierung von Life Goal Collaborative Care (LGCC) N = 177	Standard-Implementierung von Life Goal Collaborative Care (LGCC) N = 140	Anzahl erfolgter Gruppensitzungen Anzahl erfolgter Fallmanagement-Kontakte	1-

Die Studie von Lars Kessing (Kessing et al. 2013) zeigte in einem RCT, dass eine Bipolar-Spezialambulanz der Standardversorgung überlegen war – Erfolgsvariable war die Verhinderung stationärer Wiederaufnahmen.

Autoren, Jahr	Design	Diagnose Setting	Dauer	Studienarme		Hauptziel-kriterium	E
Kessing 2013 #U73	randomisiert	ICD10 F30.1-31.6	4 Jahre + 2 Jahres Follow	Specialized mood disorder clinic N = 72	Standard treatment N = 86	Dauer bis Wiederaufnahme nach Entlassung	1-
Kessing 2013 #U405	Post-hoc-Subgruppenanalyse zu #U73: Dauer bis Wiederaufnahme nach Entlassung nach Altersgruppen 18-25 Jahre (N = 29) vs. > 26Jahre (N = 129)						1- Arm

Bewertung in Anlehnung an GRADE: Ausgangswertung: hoch; Abzug eines Punktes wegen Limitierung der Studienqualität (alle Studien waren mit einem hohen Risiko für Bias behaftet (SIGN 1-), insgesamt war keine Studie mit einem geringen Risiko für Bias behaftet, das wäre SIGN 1++ gewesen), daher final: B

Empfehlung	Empfehlungsgrad
Versorgung5	**B**
Menschen mit bipolaren Störungen sollte ein strukturiertes Vorgehen, bestehend aus leitlinienorientierter ärztlicher, psychiatrisch-psychotherapeutischer, verbindlicher und kontinuierlicher multiprofessioneller Behandlung inklusive Telefonkontakten und Krisenmanagement wie auch Angeboten der Psychoedukation und des Empowerment (d. h. Stärkung der eigenen Fähigkeiten) angeboten werden.	

Aus den Ergebnissen der Studien von Simon et al. (Simon et al. 2006) und von (Damkier und Videbech 2018; Ban et al. 2014) ist angesichts der aktuellen Versorgungssituation nachfolgendes zu empfehlen:

Statement	Empfehlungsgrad
Versorgung6	**Statement**
Für eine qualitativ gute Versorgung von Menschen mit bipolar affektiven Störungen ist zu fordern: • Zeitnaher Zugang zu entsprechender qualifizierter störungsspezifischer psychiatrischer Behandlung, Psychoedukation und psychotherapeutischer Behandlung • Verfügbarkeit verbindlicher und bei Bedarf nachgehender Hilfen • Verfügbarkeit von Kriseninterventionsbehandlungsplätzen (stationär ggf. teilstationär) • Zugang und Verfügbarkeit zu rehabilitativen Angeboten mit störungsspezifischen Schwerpunkten, wenn Bedarf besteht • Verfügbarkeit und Zugang zu störungsspezifischen Selbsthilfegruppen. Dabei muss das Versorgungssystem von einer Grundhaltung des Respekts und des trialogisch-partnerschaftlichen Umgangs zwischen Behandlern, Angehörigen und Betroffenen geprägt sein.	

Unter Nutzung der 2012 publizierten Version der S3-Leitlinie Bipolare Störungen wurde versucht, zu berechnen, welche Ressourcen für eine leitliniengerechte Behandlung der Patienten nötig sind. Aktuell scheinen diese mit dem zugrunde gelegten Personalbedarf nach der Psychiatrie-Personalverordnung (PsychPV 1990) nicht abgedeckt. Für eine detaillierte Darstellung siehe Pfennig et al. 2017.

7.5.2 Funktionen der am Betreuungsprozess beteiligten Partner

Gerade für die Langzeitbetreuung von Patienten mit einer so komplexen Erkrankung wie der bipolaren affektiven Störung soll **Case Management** bedarfsentsprechend im Einzelfall die nötige Unterstützung, Behandlung, Begleitung, Förderung und Versorgung von Menschen angemessen bewerkstelligen. Bei bipolar affektiven Störungen stellt sich für die Betroffenen die Frage, wer Care- bzw. Casemanager ist, falls es eines solchen bedarf. Der Hausarzt ist hier in der Regel nicht geeignet, da die Dauerbehandlung bipolar affektiver Störungen auf Grund der Komplexität eher in die Domäne des Facharztes fällt. Letzterer wird die Funktion des Care- bzw. Casemanagers übernehmen können, wenn im Zuge einer sozial- bzw. gemeindepsychiatrischen Struktur gearbeitet wird. Dies kann beispielsweise in einem sozialpsychiatrischen Dienst der Fall sein oder in einer psychiatrischen Institutsambulanz. Auch entsprechende Schwerpunktpraxen vermögen dies umzusetzen. **Koordinative Funktionen** haben oft auch gesetzliche Betreuer, wobei deren Funktionen und Aufgaben in medizinischer Hinsicht wenig untersucht sind und somit schwer zu beurteilen sind. Wesentliches Gewicht kommt hier natürlich dem Betroffenen und ggf. seinen Angehörigen zu. Ein modernes Behandlungskonzept bipolar affektiver Störung zielt auf **Partizipation**. Es hat die Perspektive, den Betroffenen zum Experten seiner eigenen Krankheit zu machen.

Grundsätzlich ist bei Konsultation eines Kollegen/weiteren Versorgenden die Zustimmung des Patienten erforderlich, wenn nicht Anhalt für Eigen- oder Fremdgefährdung bzw. andere Situationen mit Gefahr im Verzug vorliegen.

Im Folgenden sind die Eckpunkte des Versorgungspfads skizziert:

Schnittstelle Hausarzt – niedergelassener Kollege

Empfehlung	Empfehlungsgrad
Versorgung7	KKP
Hausärzte und andere Behandler sollten bei Verdacht auf das Vorliegen einer bipolaren Erkrankung einen Facharzt für Psychiatrie und Psychotherapie/für Nervenheilkunde hinzuziehen.	

Diese Empfehlung ergänzt Empfehlung Diagnostik9 aus dem Kapitel Diagnostik, in welcher das Hinzuziehen eines Facharztes für Psychiatrie und Psychotherapie/für Nervenheilkunde bei positivem Screening (mittels eines Screeninginstruments) zur Diagnosesicherung empfohlen wird.

Schnittstelle niedergelassener Kollege – Klinik

Empfehlung	Empfehlungsgrad
Versorgung8	KKP
Eine Einweisung in eine psychiatrische Klinik oder Abteilung sollte erfolgen: • Bei drohender Eigen- oder Fremdgefährdung • Wenn die Symptomatik und das daraus resultierende Verhalten sich derart verschlechtern, dass eine ambulante Behandlung als nicht ausreichend angesehen wird • Bei den Therapieerfolg massiv behindernden Lebensumständen.	

Hier wird zu beobachten sein, inwieweit zukünftig stationsäaquivalente Behandlung stationäre Behandlung ersetzen werden wird können.

Akute Eigen- oder Fremdgefährdung

Eine akute Eigengefährdung liegt vor, wenn der Patient aufgrund seiner psychischen Erkrankung sein Leben oder seine Gesundheit in erheblichem Maße gefährdet. Akute Fremdgefährdung liegt vor, wenn der Patient aufgrund seiner psychischen Erkrankung die öffentliche Sicherheit und Ordnung in erheblichem Maße gefährdet.

7 Versorgung und Versorgungssystem

Empfehlung	Empfehlungsgrad
Versorgung9 Bei akuter Eigen- oder Fremdgefährdung muss eine Einweisung in eine psychiatrische Klinik oder Abteilung erfolgen.	KKP

Diese Empfehlung ergänzt Empfehlung Suizidalität4 aus dem Kapitel Suizidalität, in welcher Faktoren aufgelistet sind, bei denen eine stationäre Einweisung für suizidale Patienten erwogen werden muss.

Empfehlung/Statement	Empfehlungsgrad
Versorgung10 Unter Berücksichtigung der rechtlichen Bestimmungen ist auch eine Einweisung ohne die Zustimmung des Patienten zu erwägen.	KKP

Dies ergänzt eine Aussage aus dem vorgenannten Kapitel, in der darauf hingewiesen wird, dass bei Suizidgefahr und fehlender Behandlungsbereitschaft die Krankenhauseinweisung gegen den Willen des Patienten erwogen werden muss.

Empfehlung	Empfehlungsgrad
Versorgung11 Der Behandler muss gemeinsam mit dem Patienten, und bei Zustimmung des Patienten auch mit dessen Angehörigen, verfügbare Behandlungsangebote besprechen und es sollte gemeinsam entschieden werden, welche davon genutzt werden sollen. Der Behandler bzw. das Behandlungsteam sollten koordinierend tätig werden und bei Bedarf Rückmeldung über den Verlauf einholen.	KKP

Diese Empfehlung ergänzt Empfehlungen aus den Kapitel Trialog, Wissensvermittlung, Selbsthilfe und Peer-Support sowie Therapie, in denen die Einbindung von Patienten und Angehörigen sowie die umfassende Beratung dieser zu Behandlungsangeboten thematisiert werden.

7.5.3 Ausblick Versorgungs- und Behandlungspfade als ein Grundbaustein für strukturierte und integrierte Versorgungsmodelle

Gerade an den Schnittstellen der Versorgung können Versorgungs- und Behandlungspfade und darauf aufbauende Versorgungsmodelle ein Netzwerk Professioneller schaffen, welches eine bessere Kommunikation ermöglicht. So werden verlässliche Kooperationsbeziehungen geschaffen, die sich auf einheitliche Leitlinien und (Qualitäts-)Indikatoren beziehen. Gerade auch im Hinblick auf spezifische Patientengruppen bzw. spezielle Situationen können solche funktionierenden Beziehungen die Versorgung der Patienten wesentlich verbessern. Forderungen nach weiteren Versorgungsverbesserungen sind bei einer effizienten Versorgung leichter begründbar. Inwieweit die Entwicklungsgruppe dieser Leitlinie abgeleitete Versorgungs- und Behandlungspfade entwickeln kann, wird aktuell geprüft.

7.5.4 Bedeutung anderer Akteure und Systempartner in der Versorgung bei der Umsetzung von Leitlinienempfehlungen und denkbare Bündnisse

Über die unmittelbar beteiligten bzw. betroffenen Patientinnen und Patienten sowie den an der Behandlung Mitwirkenden kann die Leitlinie bzw. deren Anwendung auch weitere Gruppen und Organisationen betreffen. Dies kann sowohl die mehr oder weniger direkte Mitwirkung in Bezug auf die Umsetzbarkeit der Leitlinienempfehlungen, als auch die Berücksichtigung möglicher Auswirkungen bei der Anwendung der Leitlinien bedeuten.

Für die Träger der Finanzierung der Versorgung, in erster Linie die gesetzliche und private Krankenversicherung, jedoch ggf. auch andere Sozialversicherungs- oder Sozialleistungsträger (z. B. Sozialhilfe) sowie Länder und Kommunen, sind mögliche Auswirkungen auf die Versorgungskosten naturgemäß von Bedeutung. Ein generelles Interesse an einer guten Versorgungsqualität, wie sie durch die vorliegende Leitlinie ermöglicht und gefördert wird, sollte hier jedoch ebenfalls vorausgesetzt werden. Eine Problematik ergibt sich möglicherweise dadurch, dass es durch die Umsetzung von Leitlinienempfehlungen zu Akzentverschiebungen betreffend des Versorgungsbedarfs gegenüber der gegenwärtigen Versorgungspraxis kommen kann. Besonders in solchen Fällen ist eine Kooperation bzw. Verständigung unterschiedlicher Beteiligter sinnvoll und im Sinne der Umsetzbarkeit von Versorgungsverbesserungen auch zu fordern.

Einen weiteren wichtigen Aspekt stellt eine vorübergehende, aber insbesondere eine dauerhafte, Arbeitsunfähigkeit (bzw. Verminderung der Erwerbsfähigkeit bis hin zur Berentung) als Erkrankungsfolge dar. Diese hat, neben dem Betroffenen und Angehörigen selbst, sowohl für verschiedene Sozialleistungsträger als auch für Unternehmen bzw. Arbeitgeber und darüber hinaus für das Gemeinwesen Folgen. In der jüngeren Vergangenheit sind die psychischen Erkrankungen hier zunehmend in den Fokus gerückt, da ihre Bedeutung im Vergleich zu den traditionell in diesem Feld als besonders bedeutend wahrgenommenen Muskel-Skelett-Erkrankungen zugenommen hat. Über die Thematisierung der individuellen, einzelwirtschaftlichen und gesellschaftlichen Folgekosten der Arbeitsunfähigkeit wird die Diskussion hier auch in Bezug auf die arbeitsbedingten Gesundheitsrisiken für das Auftreten bzw. den Einfluss auf den Verlauf psychischer Erkrankungen geführt. Dabei stehen zwar bipolare Erkrankungen in der Regel nicht im Vordergrund der Diskussion. Eine analoge Betrachtungsweise zu anderen psychischen

Erkrankungen erscheint aber durchaus sinnvoll. Hier kann, vor allem im Rahmen der (Sekundär- bzw. Tertitär-) Prävention sowohl von Unternehmensseite als auch seitens weiterer Beteiligter (Verbände sowohl der Arbeitgeber- als auch der Arbeitnehmerseite, Rentenversicherungen) mit Interesse gerechnet werden.

Schließlich ist die weitere Öffentlichkeit sowohl im Alltagsleben, als auch in Form der Medien und politischer Entscheidungsgremien generell zu bedenken. Psychische Erkrankungen nehmen in der Sozialgesetzgebung, insbesondere auch im Recht der Gesetzlichen Krankenversicherung (SGB V), in gewissem Maße eine Sonderstellung ein, da die Berücksichtigung der Belange psychisch Kranker ausdrücklich gefordert wird. Demzufolge kann hier generell auch gefragt werden, was unternommen wird, um dieser gesetzlichen Verpflichtung nachzukommen.

Zwar richtet sich die Leitlinie naturgemäß zunächst an unmittelbar Betroffene und an Fachkreise. Gerade im Hinblick auf psychische Erkrankungen ist jedoch generell zunächst von einem besonderen Interesse der Öffentlichkeit auszugehen. Diese kann, wie die noch immer anzutreffende Stigmatisierung psychisch Erkrankter zeigt, hemmenden Einfluss auf eine adäquate Wahrnehmung ausüben. Diese besondere Aufmerksamkeit bedeutet jedoch auch zugleich eine Chance, Verständnis und Unterstützung zu wecken. Eine ganz besonders augenscheinliche Rolle spielt hier die Suizidalität bzw. in der Wahrnehmung der Öffentlichkeit zumeist der vollendete und bekannt werdende Suizid. In den letzten Jahren hat sich die Wahrnehmung hier, zumindest teilweise, verändert. Die bekannt werdenden Selbsttötungen werden heute zunehmend als fatale Erkrankungsfolgen wahrgenommen. Der Bezug zur vorliegenden Leitlinie ist hier offenkundig allenfalls indirekt. Dennoch kann in diesem Zusammenhang generell erhofft werden, dass die dokumentierten Bemühungen aller unmittelbar Beteiligter in gemeinsamer Anstrengung zu einer Versorgungsverbesserung zu kommen, breitere Unterstützung finden kann.

Gesundheitsökonomie

DGBS, DGPPN

Inhaltsverzeichnis

8.1 Grundlagen 513
8.2 Finanzierungsfragen 514
8.3 Wirksamkeit und Kosten einzelner Behandlungsmaßnahmen 514
8.4 Grundsätzliche Hinweise 515

8.1 Grundlagen

Der Zweck der in der vorliegenden Leitlinie gegebenen Empfehlungen ist es, die aus der Sicht der Patienten, der Angehörigen, der Therapeuten und weiterer an der Betreuung Beteiligten **bestmögliche Versorgung** zu realisieren. Die dabei unvermeidlich entstehenden Aufwendungen und Kosten müssen von den am Behandlungsprozess Beteiligten (den Kranken- und anderen Sozialversicherungs- und Sozialleistungsträgern, der öffentlichen Hand oder anderen Dritten) aufgebracht bzw. getragen werden. Die Behandlungsprozesse und deren Ergebnisse in Zusammenhang mit den, nicht notwendigerweise in Geldbeträgen auszudrückenden, Aufwendungen und Kosten zu betrachten, ist Aufgabe der Gesundheitsökonomie, als Teil der Gesundheitswissenschaften und als Teildisziplin der Ökonomie. Letztere geht in der Regel von der Annahme aus, dass die zur Verfügung stehenden Mittel grundsätzlich immer knapp sind und nicht alle Bedürfnisse befriedigt werden können. Hierdurch kann sich ein **Zielkonflikt** ergeben, wenn die bestmögliche Versorgung in

---

DGBS (✉)
Kempten, Deutschland

DGPPN
Berlin, Deutschland

© Deutsche Gesellschaft für Bipolare Störungen (DGBS) und Deutsche
Gesellschaft für Psychiatrie, Psychotherapie- und Nervenheilkunde (DGPPN) 2020
M. Bauer et al. (Hrsg.), *S3-Leitlinie zur Diagnostik und Therapie Bipolarer Störungen*,
https://doi.org/10.1007/978-3-662-61153-1_8

Bezug auf die Mittel, die zu ihrer Realisierung notwendig sind, im Hinblick auf andere Verwendungsmöglichkeiten kritisch befragt wird.

8.2 Finanzierungsfragen

Andauernde Diskussionen in verschiedenen Bereichen des Gesundheitssystems bzw. der Gesundheitspolitik und darüber hinaus in der weiteren politischen- und Medienöffentlichkeit vermitteln häufig den Eindruck, die Finanzierbarkeit dieses Systems sei akut gefährdet, es sei bereits heute oder werde in mehr oder minder naher Zukunft „unbezahlbar" werden. Dies hat in den vergangenen Jahren zu einer Reihe von Maßnahmen mit dem Ziel der Kostenreduktion bzw. der Verminderung des Kostenanstieges geführt. Ob hierbei die Qualität der Versorgung gelitten hat oder ob Effizienzgewinne ermöglicht wurden, d. h. eine Reduktion der Kosten ohne Verschlechterung oder sogar bei gleichzeitiger Verbesserung der Qualität, ist insgesamt umstritten.

Zwar ist die Finanzierung in der Regel grundsätzlich so konzipiert, dass damit die notwendigen Behandlungsleistungen finanziert werden können. Wird jedoch z. B. der Bedarf unterschätzt oder funktionieren die Finanzierungssysteme nicht wie erwartet, kann dies ein erhebliches Problem darstellen. Hinzu kommt, dass die mit den Versuchen zur Kostendämpfung einhergehenden Versuche, die Effizienz in der Gesundheitsversorgung zu steigern (z. B. durch die Einführung von Wettbewerbselementen) an verschiedenen Stellen und in unterschiedlicher Hinsicht zu Verunsicherung und Problemen führen können. Einzelne Versorgungsanbieter könnten versucht sein, eigentlich notwendige Leistungen nicht zu erbringen, um somit ihre wirtschaftlichen Probleme zu mildern. Eine **adäquate Bestimmung des Bedarfes**, der jeweils angemessenen Vorgehensweise und Qualität, zu dem die vorliegende Leitlinie beiträgt, kann dem entgegenwirken.

Die Bestimmung des Bedarfs und der notwendig bei der diesem entsprechenden Behandlung anfallenden Kosten ist auf globaler Ebene außerordentlich schwierig und zudem von politischen Erwägungen und Entscheidungen abhängig. Für einzelne Erkrankungsbereiche, Behandlungsprogramme und Interventionen stehen jedoch ausgearbeitete Methoden der gesundheitsökonomischen Evaluation zur Verfügung. Obwohl diese im Einzelnen bisweilen sehr ausgefeilt und technisch anspruchsvoll sein können, so liegt ihnen jedoch das einfache Prinzip zu Grunde, Kosten und Ergebnisse einer untersuchten Maßnahme (z. B. einer Arzneimitteltherapie oder eines Betreuungsprogramms) in ein Verhältnis zu setzen, bzw. das Verhältnis der Kosten- und Ergebnisunterschiede alternativer Maßnahmen zu ermitteln.

8.3 Wirksamkeit und Kosten einzelner Behandlungsmaßnahmen

Wird eine bestimmte Behandlung mit einer alternativen Vorgehensweise verglichen, so berücksichtigt die gesundheitsökonomische Betrachtung nicht nur die unterschiedlichen gesundheitlichen Effekte, sondern auch die unterschiedlichen Kosten. Im Ergebnis kann dann die so analysierte Behandlung im Vergleich zur Alternative entweder sowohl hinsichtlich der gesundheitlichen Effekte als überlegen bzw. unterlegen, als auch hinsichtlich der dann geringeren bzw. höheren, Kosten, bewertet werden. Ein solches Ergebnis ist offenbar unproblematisch, da die ökonomische Analyse hier lediglich die auf der vorliegenden Evidenz und ihrer kritischen Bewertung basierenden Ergebnisse zu den Gesundheitseffekten bestätigt. Möglicherweise problematisch in Bezug auf eine Entscheidungsfindung ist dagegen ein Ergebnis, bei dem bessere gesundheitliche Resultate mit höheren Kosten einhergehen. Dann kann man sich die Frage stellen, ob die höheren Kosten im Vergleich zu den damit „erkauften" gesundheitlichen Ergebnissen gerechtfertigt sind.

Die Frage, ob Versorgungseinschränkungen aufgrund als (zu) hoch bewerteter Kosten vorgenommen werden sollten, bzw. ob Empfehlungen nur für als (hinreichend) „kosteneffektiv" eingestufte Behandlungen abgegeben werden sollen, ist in der Regel sehr schwer zu beantworten. Ethische und rechtliche Probleme, insbesondere im deutschen Gesundheitswesen, sind erheblich, wie gegenwärtige Diskussionen zeigen. Auch erscheint es sehr schwierig, konkrete Grenzen bzw. Schwellenwerte anzugeben bzw. zu begründen, bis zu denen eine Finanzierung einer Behandlung noch akzeptabel scheint. Zudem stellen sich weitere Schwierigkeiten und Herausforderungen eher technischer und methodischer Art. Eine orientierende Recherche nach wissenschaftlichen Publikationen, die gesundheitsökonomische Evaluationen von Behandlungsmaßnahmen bei bipolaren Patienten berichten, zeigte, dass nur für wenige Therapieansätze, Behandlungssituationen und Patientengruppen überhaupt Analysen vorliegen. Zudem berücksichtigen diese nicht die Gegebenheiten des deutschen Gesundheitssystems. In wesentlich höherem Maße als bei klinischen Studien sind gesundheitsökonomische Analysen in der Regel vom Versorgungskontext abhängig, u. a. da sich Preise, Art, Ausmaß und Kosten begleitender Therapien ggf. erheblich unterscheiden.

> ▶ Aus den genannten Gründen wurden gesundheitsökonomische Aspekte bei der Bewertung von Interventionen in der vorliegenden Leitlinie *nicht* berücksichtigt. Die Empfehlungen sind von expliziten ökonomischen Bewertungen unberührt.

8.4 Grundsätzliche Hinweise

Wie soeben dargelegt, enthält die vorliegende Leitlinie keine Empfehlungen, bei denen explizite ökonomische Überlegungen z. B. zur Bevorzugung einer bestimmten Vorgehensweise gegenüber anderen Vorgehensweisen geführt hätten. Vielmehr basieren die Empfehlungen auf der vorliegenden Evidenz zur Wirksamkeit bzw. den erwartbaren Effekten und deren Bewertung und auf der Bewertung des Potentials für unerwünschte Wirkungen sowie auf der kritischen Würdigung von z. B. ethischen Aspekten sowie Patienten- und Angehörigenpräferenzen.

Neben der Formulierung von Empfehlungen ist es jedoch ebenso Ziel dieser Leitlinie, deren Umsetzung bzw. eine Verbesserung der Versorgung zu ermöglichen und soweit als möglich zu verwirklichen. In der alltäglichen Praxis können, aus unterschiedlichen Gründen, Hindernisse bei der Umsetzung bestehen. Obwohl diese nicht notwendig (unmittelbar) ökonomisch begründet sein mögen (sondern z. B. durch vorgegebene Strukturen und Abläufe), spielen (betriebs-)wirtschaftliche Vorgaben und Grenzen, z. B. in Krankenhaus und Arztpraxis, jedoch auch bei anderen Versorgungsträgern, zweifellos alltäglich eine erhebliche Rolle. Ohne bewerten zu wollen, ob es sich dabei jeweils in ökonomischer oder anderer Hinsicht um rationale Vorgaben handelt, können sie doch mit dem aus Sicht eines individuellen Falles besten Vorgehen, basierend auf den Leitlinienempfehlungen, in Konflikt geraten. Es erscheint daher sinnvoll, einige **grundsätzliche Hinweise** zu formulieren, wie mit solchen Situationen umgegangen werden kann: (1) Im Rahmen der Behandlung in einer Einrichtung, z. B. in einer Krankenhausabteilung oder einer Arztpraxis, sollte die Wirtschaftlichkeit generell beachtet werden, indem bei vergleichbaren Maßnahmen ohne Qualitätsverlust die kostengünstigere gewählt wird (soweit eine solche effiziente Vorgehensweise bekannt ist, oder Anstrengungen unternommen werden, effiziente Verfahrensweisen zu ermitteln). (2) Generell ist nicht davon auszugehen, dass die unmittelbar für die Anwendung einer Maßnahme (z. B. einer Arzneimittel- oder Psychotherapie, von Schulungs- und Betreuungsangeboten) anfallenden Ausgaben deren tatsächlichen Kosten entsprechen. Das Unterlassen einer Maßnahme oder das Ausweichen auf eine andere, zunächst mit geringeren Aufwendungen verbundene, Maßnahme kann in der Folge höhere Kosten verursachen. Dies sollte bei der Entscheidung im Zweifelsfalle mit berücksichtigt werden, auch wenn die Einschätzung solcher Effekte mit Schwierigkeiten verbunden ist, sowie insbesondere auch die Frage, wann und an welcher Stelle Ausgaben bzw. Kosten jeweils anfallen bzw. vermieden werden, wichtig sein kann. (3) Schließlich ist in der Praxis davon auszugehen, dass je teurer eine Maßnahme ist, umso mehr eine Begründung für deren Notwendigkeit bzw. Angemessenheit im jeweiligen Falle gefordert werden wird. Hier kann die vorliegende Leitlinie insbesondere dazu beitragen, dass eine belastbare und nachvollziehbare Entscheidungsgrundlage angegeben werden kann.

Konzept für Verbreitung und Einführung der Leitlinie, Qualitätsmanagement, Gültigkeitsdauer und Überarbeitung

DGBS, DGPPN

Inhaltsverzeichnis

9.1 Disseminierung und Implementierung 517
9.2 Qualitätsmanagement 518
9.3 Gültigkeitsdauer und Überarbeitung der Leitlinie 520

9.1 Disseminierung und Implementierung

Im Rahmen der Entwicklung von Leitlinien erlangt der Implementierungsprozess insofern eine besondere Bedeutung, als die Wirksamkeit einer Leitlinie in hohem Maße von den Maßnahmen der Disseminierung und Implementierung beeinflusst wird (Davis et al. 2007; Grimshaw et al. 2004; Kochevar und Yano 2006; Sachs 2006). In der Literatur wird zwischen Disseminierungs- und Implementierungsstrategien unterschieden:

- Unter Disseminierung von Leitlinien im Gesundheitswesen versteht man die Verbreitung von Leitlinien an die beabsichtigte Zielgruppe durch Maßnahmen, die die Verfügbarkeit, das Verstehen, die Akzeptanz, die Anwendung und die positive Wirkung der Leitlinien unterstützen (Cheater und Closs 1997), (Field und Lohr 1992). Disseminierungsstrategien zielen darauf, das Bewusstsein, die Einstellungen, das Wissen und das

---

DGBS (✉)
Kempten, Deutschland

DGPPN
Berlin, Deutschland

© Deutsche Gesellschaft für Bipolare Störungen (DGBS) und Deutsche Gesellschaft für Psychiatrie, Psychotherapie- und Nervenheilkunde (DGPPN) 2020
M. Bauer et al. (Hrsg.), *S3-Leitlinie zur Diagnostik und Therapie Bipolarer Störungen*,
https://doi.org/10.1007/978-3-662-61153-1_9

Verständnis der Anwender im Hinblick auf die Leitlinien zu beeinflussen (Cheater und Closs 1997; Eccles und Grimshaw 1995; Lomas 1994).
- Unter Implementierung von Leitlinien im Gesundheitswesen versteht man den Transfer von Handlungsempfehlungen in individuelles Handeln bzw. „Verhalten z. B. von Ärzten, von in anderen Berufen des Gesundheitswesens Tätigen, von Patienten und von Betroffenen" (Kirchner et al. 2001; Thorsen und Mäkelä 1999).

Im Ergebnis einer Literaturrecherche zeigte sich, dass aktuell sowohl in Bezug auf die Implementierung von Leitlinien im Allgemeinen als auch bezüglich der Implementierung psychiatrischer Leitlinien im Speziellen eine insuffiziente Evidenz für die Unterstützung spezifischer Implementierungsmethoden besteht und bezüglich der Implementierung psychiatrischer Leitlinien derzeit nur wenige Studien existieren. Trotz der zum Teil widersprüchlichen und auf niedriger methodischer Qualität basierenden Studienlage kann jedoch davon ausgegangen werden, dass der Einsatz multifaktorieller Strategien mit einer höheren Effektivität verbunden ist als die Anwendung von Einzelstrategien. Zudem weisen die Studienergebnisse darauf hin, dass bei der Durchführung bestimmter Maßnahmen eine größere Wahrscheinlichkeit positiver Effekte zu erwarten ist. Unklarheit besteht darüber, welche Maßnahmen unter welchen speziellen Umständen wirksam sind.

Das Konzept für die Disseminierung und Implementierung der hier vorliegenden Leitlinienversion beinhaltete folgende Elemente:

a) Publikation verschiedener Versionen der Leitlinie (Langversion, Kurzversion, englische Kurzversion, Version für Patienten und Angehörige) über verschiedene Medien (Druckversion, Online-Version)
b) Präsentation von Leitlinieninhalten bei Kongressen und anderen Veranstaltungen (hier wird ein Folienset erstellt, welches verwendet werden kann)
c) Präsentation von Leitlinieninhalten bei Fortbildungs- und Weiterbildungsveranstaltungen sowie in der studentischen Lehre (speziell die Leitlinie betreffend oder integriert in andere Veranstaltungen, hier wird ebenfalls ein Folienset erstellt, welches verwendet werden kann)
d) Anwendungen („Apps") zur Nutzung der Leitlinie auf Mobilplattformen (iPhone/iPad, Android).

Für die App mit ausgewählten Leitlinien-Empfehlungen siehe https://www.dgppn.de/leitlinien-publikationen/die-dgppn-app.html (Zugegriffen am 22.11.2018, basierend zu diesem Zeitpunkt auf der Version von 2012).

9.2 Qualitätsmanagement

Qualitätssicherung bzw. -management ist ein aktiver Prozess der kontinuierlichen Verbesserung der medizinischen Versorgung, in dessen Mittelpunkt der Patient steht. Er beinhaltet auch die Berücksichtigung der Kosten-Nutzen-Balance. Durch die Novellierung des Fünften Sozialgesetzbuchs (SGB V) von 1999 (§§ 135a bis 140) ist die Verpflichtung zum QM gesetzlich geregelt worden. Die Entwicklung einer evidenz- und konsensbasierten Leitlinie und deren Disseminierung und Implementierung ist ein wesentlicher Bestandteil der zu schaffenden konkreten Konzepte und Strukturen zur Umsetzung qualitätssichernder und qualitätsverbessernder Maßnahmen (siehe auch Kopp 2011). Patientenorientierung, -mitwirkung, -information und -beratung sind weitere Grundelemente des einrichtungsinternen QM, welche durch den zentralen Gedanken der vorliegenden Leitlinie gestärkt werden.

Anforderungen an Leitlinien, welche über qualitätssichernde Maßnahmen während der Entwicklung und über den Prozess der Disseminierung und Implementierung so gut wie möglich gewährleistet werden sollten, sind:

- Verfügbarkeit
- Transparenz
- Klarheit und Eindeutigkeit
- Gültigkeit
- Zuverlässigkeit und Reproduzierbarkeit
- Einem multidisziplinären Entwicklungsansatz folgend
- Kosten-Nutzen-orientierte Anwendbarkeit
- Flexibilität
- Planmäßige Überprüfung.

Die vorliegende Leitlinie wurde, wie bereits im Subkapitel Methodik (siehe Einleitung) beschrieben, nach den für Deutschland entwickelten höchsten Standards der systematischen Leitlinienentwicklung erarbeitet. Von den Vorgaben der Entwicklungsstufe S3 wurden zur Umsetzung der oben genannten Anforderungen an Leitlinien folgende Elemente integriert:

- Klare Darstellung der Ein- und Ausschlusskriterien für berücksichtigte Evidenz
- Formulierung von für die Beurteilung der Evidenz, den Konsensusprozess und die Abbildung der Versorgungserfahrungen von Patienten, Angehörigen und Therapeuten vor und nach Disseminierung (und Implementierung) wesentlichen relevanten Outcomes im Sinne einer Outcome-Analyse
- Aufbereitung der eingeschlossenen Evidenz (Checklisten, Extraktionsbögen, Evaluierungsbögen der Arbeitsgruppen in Anlehnung an GRADE)
- Erarbeitung von Empfehlungsentwürfen in multidisziplinären Arbeitsgruppen mit Beteiligten aus unterschiedlichen Arbeitssettings mit aktiver Beteiligung von Vertretern von Patienten- und Angehörigenverbänden
- Konsensfindung mit Beteiligung der wesentlichen an der Versorgung bipolarer Patienten partizipierenden Institutionen, Verbände und Organisationen inklusive der Patienten- und Angehörigenverbände

- Klare Wiedergabe der im Prozess der Empfehlungsformulierung und
  - konzentrierung wesentlichen Diskussionspunkte
- Abbildung von Algorithmen zur Diagnostik (inklusive Differenzialdiagnostik) und Therapie (inklusive der phasenprophylaktischen Behandlung).

Auch die Auseinandersetzung mit vorhandenen und für eine bestmögliche Betreuung der Patienten notwendigen Versorgungsstrukturen ist erfolgt (siehe Kap. 7). Aus diesem Prozess wurden potentielle Qualitätsindikatoren abgeleitet, die nach einer Machbarkeitsprüfung perspektivisch in einem formalen Entwicklungsprozess weiterentwickelt werden sollen, wie dies aktuell für andere psychiatrische Störungsbilder umgesetzt wird. Qualitätsindikatoren spiegeln die Einhaltung bestimmter Zielkriterien im Hinblick auf Strukturen, Prozesse, Ergebnisse, Gerechtigkeit und Effizienz wider, sie machen einen Abgleich von gewollten theoretischen Soll-Größen und praktisch erreichten Ist-Größen möglich.

Eine Stellungnahme der Leitlinienentwickler zur Kosten-Nutzen-Orientierung findet sich im Kapitel Gesundheitsökonomie (8). Um die Aktualität der vorliegenden Leitlinie zu gewährleisten und eine Überprüfung der Empfehlungen vorzunehmen, ist eine Überarbeitung mindestens alle vier Jahre angestrebt (siehe 9.3).

9.3 Gültigkeitsdauer und Überarbeitung der Leitlinie

Die vorliegende Langfassung der Leitlinie wurde Frühjahr 2019 fertiggestellt. Angestrebt wird eine Überarbeitung der Leitlinie mindestens alle vier Jahre. Verantwortlich sind hierfür die Vereine DGBS und DGPPN, welche die vorliegende Leitlinie initiiert und finanziert haben. Zwischenzeitliche Fragen und Anmerkungen können über das Kontaktformular der Leitlinien-Hompeage übermittelt werden (http://www.leitlinie-bipolar.de/kontakt/).

Anhänge

A1: Klinisch-diagnostische Leitlinien und Forschungskriterien (ICD-10)
A2: Relevante Wirkstoffe, Wirkmechanismen bzw. Rezeptorprofile und potenzielle unerwünschte Wirkungen
A3: Auflistung der ausgeschlossenen Studien und der Ausschlussgründe
A4: Aus den Empfehlungen und Statements der Leitlinie abgeleitete notwendige Rahmenbedingungen für die Versorgung
A5: Suchstrategien der systematischen Literaturrecherchen
A6: Formatvorlagen Checklisten, Extraktionsbögen, Bewertung der Evidenz pro Fragestellung.

Anhang A1: Klinisch-diagnostische Leitlinien und Forschungskriterien (ICD-10)

Manische Episode

Hier werden drei Schweregrade angegeben; bei allen dreien finden sich die gemeinsamen Charakteristika der Störung, nämlich gehobene Stimmung, sowie eine Steigerung in Ausmaß und Geschwindigkeit der körperlichen und psychischen Aktivität.

Diese Kategorie darf nur für eine einzelne Episode verwendet werden. Wenn zuvor oder später affektive depressive, manische oder hypomanische Episoden auftreten, ist eine bipolare affektive Störung (F31) zu diagnostizieren.

Dazugehörige Begriffe:

- Bipolare Störung, einzelne manische Episode
- manische Phase

Manie ohne psychotische Symptome (F30.1)

Die Stimmung ist situationsinadäquat gehoben und kann zwischen sorgloser Heiterkeit und fast unkontrollierbarer Erregung schwanken. Die gehobene Stimmung ist mit vermehrtem Antrieb verbunden und führt zu Überaktivität, Rededrang und vermindertem Schlafbedürfnis. Übliche soziale Hemmungen gehen verloren, die Aufmerksamkeit kann nicht mehr aufrechterhalten werden, stattdessen kommt es zu starker Ablenkbarkeit. Die Selbsteinschätzung ist aufgeblasen, Größenideen oder maßloser Optimismus werden frei geäußert.

Wahrnehmungsstörungen, wie etwa die Einschätzung von Farben als besonders lebhaft und meist schön, können vorkommen, ferner eine Beschäftigung mit feinen Einzelheiten von Oberflächenstrukturen oder Geweben und eine subjektive Hyperakusis. Die betreffende Person kann überspannte und undurchführbare Projekte beginnen, leichtsinnig Geld ausgeben oder bei völlig unpassender Gelegenheit aggressiv, verliebt oder scherzhaft werden. In einigen manischen Episoden ist die Stimmung eher gereizt und misstrauisch als gehoben. Die erste Episode tritt im Allgemeinen zwischen dem 15. und 30. Lebensjahr auf, aber auch in jedem anderen Alter zwischen der späten Kindheit und dem 7. oder 8. Lebensjahrzehnt.

Diagnostische Leitlinien:

Die Episode dauert wenigstens 1 Woche und ist schwer genug, um die berufliche und soziale Funktionsfähigkeit mehr oder weniger vollständig zu unterbrechen. Die gehobene Stimmung ist dabei von vermehrtem Antrieb und mehreren der genannten Symptome, besonders Rededrang, vermindertem Schlafbedürfnis, Größenideen und übertriebenem Optimismus begleitet.

Forschungskriterien:

A. Die Stimmung ist vorwiegend gehoben, expansiv oder gereizt und für den Betroffenen deutlich abnorm. Dieser Stimmungswechsel muss dominieren und mindestens eine Woche anhalten (es sei denn, eine Krankenhauseinweisung wird notwendig).
B. Mindestens drei der folgenden Merkmale müssen vorliegen (vier, wenn die Stimmung nur gereizt ist) und eine schwere Störung der alltäglichen Lebensführung verursachen:
   1. gesteigerte Aktivität oder motorische Ruhelosigkeit,
   2. gesteigerte Gesprächigkeit („Rededrang"),
   3. Ideenflucht oder subjektives Gefühl von Gedankenrasen,
   4. Verlust normaler sozialer Hemmungen, was zu einem den Umständen unangemessenen Verhalten führt,
   5. vermindertes Schlafbedürfnis,
   6. überhöhte Selbsteinschätzung oder Größenwahn,
   7. Ablenkbarkeit oder andauernder Wechsel von Aktivitäten und Plänen,
   8. tollkühnes oder rücksichtsloses Verhalten, dessen Risiken die Betroffenen nicht erkennen, z. B. Ausgaben von Lokalrunden, törichte Unternehmungen, rücksichtsloses Fahren,
   9. gesteigerte Libido oder sexuelle Taktlosigkeit.
C. Fehlen von Halluzinationen oder Wahn; Wahrnehmungsstörungen können aber vorkommen (z. B. subjektive Hyperakusis, Wahrnehmung von Farben als besonders leuchtend etc.).

D. Ausschlussvorbehalt: Die Episode ist nicht auf einen Missbrauch psychotroper Substanzen (F1) oder auf eine organische psychische Störung im Sinne des Kapitel F0 zurückzuführen.

Manie mit psychotischen Symptomen (F30.2)

Klinisch-diagnostische Leitlinie:
Das klinische Bild entspricht einer schwereren Form einer Manie als in F30.1 beschrieben. Selbstüberschätzung und Größenideen können in Wahn einmünden; aus Reizbarkeit und Misstrauen kann sich ein Verfolgungswahn entwickeln. In schweren Fällen können Größenideen und religiöse Wahnvorstellungen, welche die eigene Identität oder Rolle betreffen, im Vordergrund stehen. Ideenflucht und Rededrang können dazu führen, dass der Betreffende nicht mehr verstanden wird. Ausgeprägte und anhaltende körperliche Aktivität und Erregung können in Aggression und Gewalttätigkeit münden. Eine Vernachlässigung der Nahrungsaufnahme und der persönlichen Hygiene kann zu gefährlicher Dehydratation und Verwahrlosung führen.

Wenn erforderlich, können mit der fünften Stelle Wahngedanken und Halluzinationen genauer als synthym oder parathym (stimmungskongruent oder –inkongruent) bezeichnet werden. Parathym sind auch affektiv neutrale Wahngedanken und Halluzinationen, z. B. ein Beziehungswahn ohne das Thema Schuld oder Anklage, oder Stimmen, die zu dem Patienten von Ereignissen ohne besondere emotionale Bedeutung sprechen.

F30.20   Manie mit parathymen psychotischen Symptomen
F30.21   Manie mit synthymen psychotischen Symptomen

Differentialdiagnose:

Eines der schwierigsten Probleme ist die Abgrenzung dieser Störung von der Schizophrenie; besonders wenn die Entwicklung der Hypomanie übersehen wurde und der Betreffende nur auf dem Höhepunkt der Erkrankung untersucht wird; wenn ausgedehnte Wahnideen, unverständliche Sprache und gewalttätige Erregung die grundlegende Störung des Affekts verdecken. Eine ähnliche diagnostische Schwierigkeit kann bei manischen Patienten unter neuroleptischer Behandlung auftreten, wenn ihre körperliche und seelische Aktivität sich bereits normalisiert hat, Wahnvorstellungen oder Halluzinationen aber noch andauern. Gelegentliche für eine Schizophrenie (F20) typische Halluzinationen oder Wahngedanken können auch als parathym aufgefasst werden. Wenn diese Symptome aber vorherrschen und andauern, ist die Diagnose einer schizoaffektiven Störung (F25) wahrscheinlicher.

Dazugehöriger Begriff:

- Manischer Stupor

Forschungskriterien:
Die Episode erfüllt die Kriterien für eine Manie ohne psychotische Symptome (F30.1) mit Ausnahme des Kriteriums C.

Die Episode erfüllt nicht gleichzeitig die Kriterien für eine Schizophrenie (F20.0-F20.3) oder eine schizomanische Störung (F25.0).

Wahnideen oder Halluzinationen kommen vor, aber andere als die unter F20.0-F20.3 G1.1b, c und d aufgelisteten typisch schizophrenen (d. h., die Wahngedanken sind nicht bizarr oder kulturell unangemessen, bei den Halluzinationen handelt es sich nicht um Rede in der dritten Person oder kommentierende Stimmen). Am häufigsten sind Größen-, Liebes-, Beziehungs- und Verfolgungswahn.

Ausschlussvorbehalt: Die Episode ist nicht auf einen Missbrauch psychotroper Substanzen (F1) oder auf eine organische psychische Störung im Sinne des Kapitel F0 zurückzuführen.

Mit der **fünften Stelle** können die Halluzinationen oder Wahnideen als synthym oder parathym differenziert werden:

F30.20   Manie mit synthymen psychotischen Symptomen (z. B. Größenwahn oder Stimmen, die dem Betroffenen sagen, er habe übermenschliche Kräfte).

F30.21   Manie mit parathymen psychotischen Symptomen (z. B. Stimmen, die zum Betroffenen von affektiv neutralen Dingen sprechen, ferner Beziehungs- oder Verfolgungswahn)

Hypomanie (F30.0)

Klinisch-diagnostische Leitlinie:
Hypomanie ist eine leichte Ausprägung der Manie (F30.1). Die Störungen der Stimmung und des Verhaltens sind dabei zu anhaltend und auffallend, um als Zyklothymia (F34.0) klassifiziert zu werden. Halluzinationen oder Wahn sind nicht vorhanden. Es findet sich eine anhaltende leicht gehobene Stimmung (wenigstens einige Tage hintereinander), gesteigerter Antrieb und Aktivität und gewöhnlich ein auffallendes Gefühl von Wohlbefinden und körperlicher und seelischer Leistungsfähigkeit. Gesteigerte Geselligkeit, Gesprächigkeit, übermäßige Vertraulichkeit, gesteigerte Libido und vermindertes Schlafbedürfnis sind häufig vorhanden, aber nicht in dem Ausmaß, dass sie zu einem Abbruch der Berufstätigkeit oder zu sozialer Ablehnung führen. Reizbarkeit, eingebildetes Auftreten und flegelhaftes Verhalten können anstelle der häufigen euphorischen Geselligkeit auftreten.

Konzentration und Aufmerksamkeit können beeinträchtigt sein, und damit auch die Fähigkeit, sich der Arbeit zu widmen, sich zu entspannen und zu erholen. Dies verhindert nicht das Interesse an ganz neuen Unternehmungen und Aktivitäten oder etwas übertriebene Geldausgaben.

Diagnostische Leitlinien:
Einige der genannten Merkmale gehobener oder veränderter Stimmung bzw. gesteigerter Aktivität sollen zumindest einige Tage deutlicher und durchgehender vorhanden sein, als für eine Zyklothymia (F34.0) gefordert. Eine deutliche Beeinträchtigung der Berufstätigkeit oder der sozialen Aktivität ist mit der Diagnose einer Hypomanie vereinbar. Wenn die Störung dieser Funktionen allerdings schwer oder vollständig ist, ist eine Manie (F30.1 oder F30.2) zu diagnostizieren.

Differenzialdiagnose:
Hypomanie umfasst den Bereich der Störungen von Stimmung und Aktivitätsniveau zwischen Zyklothymia (F34.0) und Manie (F30.1 oder F30.2). Die gesteigerte Aktivität, die Ruhelosigkeit und der häufige Gewichtsverlust müssen von ähnlichen Symptomen bei

Hyperthyreose und Anorexia nervosa unterschieden werden. Besonders die gegen Ende des mittleren Lebensabschnittes vorkommenden Anfangsstadien einer „agitierten Depression" können Ähnlichkeit mit der gereizten Form der Hypomanie zeigen. Patienten mit schweren Zwangshandlungen können nachts stundenlang ihre häuslichen Reinigungsrituale vollziehen, ihre Stimmung ist aber der oben beschriebenen meist entgegengesetzt.

Sofern eine kurze hypomanische Phase nur als Einleitung oder Nachwirkung einer Manie (F30.1 oder F30.2) auftritt, soll sie nicht getrennt diagnostiziert werden.

Forschungskriterien:
Die Stimmung ist in einem für den Betroffenen deutlich abnormen Ausmaß an mindestens vier aufeinander folgenden Tagen gehoben oder gereizt.

Mindestens drei der folgenden Merkmale müssen vorhanden sein und die persönliche Lebensführung beeinträchtigen:

1. gesteigerte Aktivität oder motorische Ruhelosigkeit,
2. gesteigerte Gesprächigkeit,
3. Konzentrationsschwierigkeiten oder Ablenkbarkeit,
4. vermindertes Schlafbedürfnis,
5. gesteigerte Libido,
6. übertriebene Einkäufe oder andere Arten von leichtsinnigem oder verantwortungslosem Verhalten,
7. gesteigerte Geselligkeit oder übermäßige Vertraulichkeit.

Die Episode erfüllt nicht die Kriterien für Manie (F30.1, F30.2), bipolare, affektive Störung (F31), depressive Episode (F32), Zyklothymie (F34.0) oder für Anorexia nervosa (F50.0).

Ausschlussvorbehalt: Die Episode ist nicht auf einen Missbrauch psychotroper Substanzen (F1) oder auf eine organische psychische Störung im Sinne des Kapitel F0 zurückzuführen.

Manische Episode, gegenwärtig remittiert (F30.3)
Die Bedingungen für hypomanische oder manische Episode sind in der Anamnese erfüllt, in den letzten Monaten und gegenwärtig bestehen aber keine hypomanischen oder manischen Symptome.

Sonstige manische Episoden (F30.8)

Nicht näherbezeichnete manische Episode (F30.9)

Depressive Episode
Die Kriterien der depressiven Episode nach F32 beziehen sich auf eine depressive Episode ohne anamnestische hypomanische oder manische Episode. Sollte anamnestisch bereits eine hypomanische oder manische Episode bekannt sein, werden auftretende depressive Episoden unter F31.1-F31.5 verschlüsselt und müssen dann das Kriterium G2 nicht erfüllen.

Klinisch-diagnostische Leitlinie:
In den unten beschriebenen typischen leichten (F32.0), mittelgradigen (F32.1) oder schweren (F32.2 und F32.3) Episoden, leidet die betreffende Person unter den typischen Symptomen von:

- gedrückter Stimmung
- Interessenverlust, Freudlosigkeit
- Verminderung des Antriebs, erhöhter Ermüdbarkeit

Die Verminderung der Energie führt zu erhöhter Ermüdbarkeit und Aktivitätseinschränkung. Deutliche Müdigkeit tritt oft nach nur kleinen Anstrengungen auf.
Andere häufige Symptome sind:

- verminderte Konzentration und Aufmerksamkeit
- vermindertes Selbstwertgefühl und Selbstvertrauen
- Schuldgefühle und Gefühle von Wertlosigkeit (sogar bei leicht depressiven Episoden)
- Negative und pessimistische Zukunftsperspektiven
- Suizidgedanken, erfolgte Selbstverletzung oder Suizidhandlungen
- Schlafstörungen
- Verminderter Appetit.

Die gedrückte Stimmung ändert sich von Tag zu Tag wenig, reagiert meist nicht auf die jeweiligen Lebensumstände, kann aber charakteristische Tagesschwankungen ausweisen. Wie bei den manischen Episoden zeigt das klinische Bild beträchtliche individuelle Varianten; ein untypisches Erscheinungsbild ist besonders in der Jugend häufig. In einigen Fällen stehen zeitweilig Angst, Gequältsein und motorische Unruhe mehr im Vordergrund als die Depression. Die Stimmungsänderung kann durch zusätzliche Symptome wie Reizbarkeit, exzessiven Alkoholgenuss, histrionisches Verhalten, Verstärkung früher vorhandener phobischer oder zwanghafter Symptome oder durch hypochondrische Grübeleien verdeckt sein. Für die Diagnose depressiver Episoden aller drei Schweregrade wird gewöhnlich eine Dauer von mind. 2 Wochen verlangt; kürzere Zeiträume können berücksichtigt werden, wenn die Symptome ungewöhnlich schwer oder schnell aufgetreten sind.
Einige der oben genannten Symptome können auffällig sein und ein charakteristisches Bild mit spezieller klinischer Bedeutung ergeben.
Typische Merkmale des somatischen Syndroms sind:

1. Interessenverlust oder Verlust der Freude an normalerweise angenehmen Aktivitäten,
2. Mangelnde Fähigkeit, auf eine freundliche Umgebung oder freudige Ereignisse emotional zu reagieren,
3. Frühmorgendliches Erwachen, zwei oder mehr Stunden vor der gewohnten Zeit,
4. Morgentief,

5. der objektive Befund einer psychomotorischen Hemmung oder Agitiertheit (festgestellt und berichtet von Personen der Umgebung des Kranken),
6. deutlicher Appetitverlust,
7. Gewichtsverlust, häufig mehr als 5 Prozent des Körpergewichts im vergangenen Monat,
8. deutlicher Libidoverlust.

Das somatische Syndrom ist nur dann zu diagnostizieren, wenn wenigstens vier der genannten Symptome eindeutig feststellbar sind.

Die Kategorien leichte (F32.0), mittelgradige (F32.1) und schwere (F32.3) depressive Episode, die unten genauer beschrieben werden, sollen nur für eine einzelne depressive Episode verwendet werden. Weitere depressive Episoden sind einer der Unterformen der rezidivierenden depressiven Störung (F33) zuzuordnen.

Die Schweregradeinteilung soll eine große Zahl der klinischen Bilder abdecken, die in den verschiedenen psychiatrischen Arbeitsbereichen vorkommen. Patienten mit leichten depressiven Episoden sind in der Primärversorgung und in der allgemeinen medizinischen Versorgung häufig. In der stationären Psychiatrie hat man es hauptsächlich mit Patienten mit schweren depressiven Episoden zu tun.

Autoaggressive Handlungen bei affektiven Störungen, meist Vergiftung mit verschiedenen Medikamenten, sind unter X60-84 der ICD-10 zu verschlüsseln. Diese Kategorien erlauben keine Unterscheidung zwischen einem Suizidversuch und einer „parasuizidalen" Handlung, beide werden unter dem allgemeinen Begriff Selbstschädigung zusammengefasst.

Die Differenzierung zwischen leichter, mittelgradiger und schwerer depressiver Episode beruht auf einer komplexen klinischen Beurteilung, die Anzahl, Art und Schwere der vorliegenden Symptome berücksichtigt.

Das Ausmaß noch möglicher sozialer und beruflicher Aktivitäten im Alltag ist bei der Beurteilung des Schweregrades einer depressiven Episode oft hilfreich. Allerdings beeinflussen häufig individuelle, soziale und kulturelle Einflüsse die Beziehung zwischen dem Schweregrad der Symptome und der sozialen Integration, so dass es unklug wäre, die soziale Integration zu einem unentbehrlichen Kriterium für den Schweregrad zu machen.

Eine Demenz (F00-F03) oder eine Intelligenzminderung (F70-F79) schließen die Diagnose einer behandelbaren depressiven Episode nicht aus. Aber wegen der Kommunikationsprobleme ist es dabei mehr als sonst erforderlich, die objektiv zu beobachtenden somatischen Symptome wie psychomotorische Hemmung, Appetit- und Gewichtsverlust und Schlafstörungen, zur Diagnose heranzuziehen.

Dazugehörige Begriffe:
Einzelne Episoden von:

- depressiver Reaktion
- Major Depression, ohne psychotische Symptome
- psychogener Depression
- reaktiver Depression (F32.0, F32.1, F32.2)

Ausschluss:

- Anpassungsstörungen (F43.2)
- Depressive Episode in Verbindung mit Störungen des Sozialverhaltens (F91, F92.0)
- Rezidivierende depressive Störung (F33)

Forschungskriterien:

G1.	Die depressive Episode sollte mindestens 2 Wochen dauern.
G2.	In der Anamnese keine manischen oder hypomanischen Symptome, die schwer genug wären, die Kriterien für eine manische oder hypomanische Episode (F30) zu erfüllen.
G3.	Ausschlussvorbehalt: Die Episode ist nicht auf einen Missbrauch psychotroper Substanzen (F1) oder auf eine organische psychische Störung im Sinne des Abschnitts F0 zurückzuführen.

Leichte depressive Episode (F32.0)

Klinisch-diagnostische Leitlinie:

Depressive Stimmung (1), Verlust von Interesse oder Freude (2) und Antriebsmangel sowie Ermüdbarkeit (3) sind die typischen Symptome einer Depression. Für die Diagnose sollten mindestens zwei dieser drei und mindestens zwei der übrigen sieben oben für die Kategorie F32 genannten Symptome vorhanden sein. Kein Symptom sollte besonders ausgeprägt sein. Die Mindestdauer für die gesamte Episode beträgt etwa zwei Wochen.

Der Betreffende leidet unter den Symptomen und hat Schwierigkeiten, seine normale Berufstätigkeit und seine sozialen Aktivitäten fortzusetzen, gibt aber die alltäglichen Aktivitäten nicht vollständig auf.

Dazugehöriger Begriff:

Mild-depressive Episode

Mit der fünften Stelle kann das Vorkommen des somatischen Syndroms gekennzeichnet werden:

F32.00 ohne somatisches Syndrom
Die Kriterien für eine leichte depressive Episode sind erfüllt, es sind keine oder nur wenige somatische Symptome vorhanden.

F32.01 mit somatischem Syndrom
Die Kriterien für eine leichte depressive Episode sind erfüllt, vier oder mehr somatische Symptome sind vorhanden (bei zwei oder drei ungewöhnlich schweren Symptomen dieser Art kann die Verwendung dieser Kategorie ebenfalls gerechtfertigt sein).

Forschungskriterien:
A. Die allgemeinen Kriterien für eine depressive Episode (F32 G1. bis G3.) sind erfüllt.
B. Mindestens zwei der folgenden drei Symptome liegen vor:

1. depressive Stimmung, in einem für die Betroffenen deutlich ungewöhnlichen Ausmaß, die meiste Zeit des Tages, fast jeden Tag, im Wesentlichen unbeeinflusst von den Umständen und mindestens zwei Wochen anhaltend;
2. Interessen- und Freudeverlust an Aktivitäten, die normalerweise angenehm waren;
3. verminderter Antrieb oder gesteigerte Ermüdbarkeit.

C. Eins oder mehrere zusätzliche der folgenden Symptome, so dass die Gesamtzahl aus B. und C. mindestens vier oder auch fünf ergibt:
4. Verlust des Selbstvertrauens oder des Selbstwertgefühls;
5. unbegründete Selbstvorwürfe oder ausgeprägte, unangemessene Schuldgefühle;
6. wiederkehrende Gedanken an den Tod oder an Suizid oder suizidales Verhalten;
7. Klagen über oder Nachweis eines verminderten Denk- oder Konzentrationsvermögens, Unschlüssigkeit oder Unentschlossenheit;
8. psychomotorische Agitiertheit oder Hemmung (subjektiv oder objektiv);
9. Schlafstörungen jeder Art;
10. Appetitverlust oder gesteigerter Appetit mit entsprechenden Gewichtsveränderungen.

Mit der fünften Stelle sollte das Vorliegen eines „somatischen" Syndroms (Definition siehe unten) angegeben werden:

F32.00   ohne somatisches Syndrom
F32.01   mit somatischem Syndrom

Mittelgradige depressive Episode (F32.1)

Klinisch-diagnostische Leitlinie:
Mindestens zwei der drei oben für die leichte depressive Episode (F32.0) angegebenen typischen Symptome und mindestens drei (besser vier) der anderen Symptome müssen vorhanden sein. Einige Symptome sind in ihrem Schweregrad besonders ausgeprägt, oder es ist durchgehend ein besonders weites Spektrum von Symptomen vorhanden. Die Mindestdauer für die gesamte Episode beträgt etwa 2 Wochen.

Ein Patient mit einer mittelgradigen depressiven Episode kann nur unter erheblichen Schwierigkeiten soziale, häusliche und berufliche Aktivitäten fortsetzen.

Dazugehöriger Begriff:
Mäßig-depressive Episode

Mit der fünften Stelle kann das Vorkommen des somatischen Syndroms gekennzeichnet werden:

F32.10   ohne somatisches Syndrom
Die Kriterien für eine mittelgradige depressive Episode sind erfüllt, es sind keine oder nur wenige somatische Symptome vorhanden.

F32.11   mit somatischem Syndrom
Die Kriterien für eine mittelgradige depressive Episode sind erfüllt, vier oder mehr somatische Symptome sind vorhanden (bei zwei oder drei ungewöhnlich schweren Symptomen dieser Art kann die Verwendung dieser Kategorie ebenfalls gerechtfertigt sein).

Forschungskriterien:
Die allgemeinen Kriterien für eine depressive Episode (F32) sind erfüllt.
    Mindestens zwei der drei Symptome von F32.0 B.
    Zusätzliche Symptome von F32.0 C., so dass die Gesamtzahl mindestens sechs oder auch sieben Symptome beträgt bezogen auf B. und C.
    Mit der fünften Stelle sollte das Vorliegen eines „somatischen" Syndroms (Definition siehe unten) angegeben werden:
F32.10   ohne somatisches Syndrom
F32.11   mit somatischem Syndrom

Schwere depressive Episode ohne psychotische Symptome (F32.2)

Klinisch-diagnostische Leitlinie:
In einer schweren depressiven Episode zeigt der Patient meist erhebliche Verzweiflung und Agitiertheit, es sei denn, Hemmung ist ein führendes Symptom. Verlust des Selbstwertgefühls, Gefühle von Nutzlosigkeit oder Schuld sind meist vorherrschend, in besonders schweren Fällen besteht ein hohes Suizidrisiko. Es wird vorausgesetzt, dass das somatische Syndrom bei schweren depressiven Episoden praktisch immer vorhanden ist.
    Diagnostische Leitlinien:
    Alle drei für die leichte und mittelgradige depressive Episode (F32.0; F32.1) typischen Symptome müssen vorhanden sein und mindestens vier andere, von denen einige besonders ausgeprägt sein sollten. Allerdings ist es möglich, dass besonders agitierte oder gehemmte Patienten viele Symptome nicht in allen Einzelheiten beschreiben wollen oder können. In solchen Fällen ist eine zusammenfassende Einschätzung als schwere Episode dennoch gerechtfertigt. Die depressive Episode soll mindestens zwei Wochen dauern, wenn die Symptome jedoch besonders schwer sind und rasch auftreten, kann es gerechtfertigt sein, die Diagnose nach weniger als zwei Wochen zu stellen.
    Es ist sehr unwahrscheinlich, dass ein Patient während einer schweren Episode in der Lage ist, soziale, häusliche und berufliche Aktivitäten fortzuführen, allenfalls sehr begrenzt.
    Diese Kategorie soll nur für einzelne Episoden schwerer Depression ohne psychotische Störungen verwendet werden. Für weitere Episoden ist eine Kategorie der rezidivierenden depressiven Störung (F33) zu wählen.
    Dazugehörige Begriffe:

- Einzelne Episode der agitierten Depression
- ernsthaft-depressive Episode ohne psychotische Symptome
- Melancholie
- vitale Depression ohne psychotische Symptome

Forschungskriterien:
Die allgemeinen Kriterien für eine depressive Episode (F32) sind erfüllt.

Alle drei Symptome von F32.0 B.

Zusätzliche Symptome von F32.0 C., so dass die Gesamtzahl mindestens acht Symptome ergibt.

Keine Halluzinationen, Wahn oder depressiver Stupor.

Schwere depressive Episode mit psychotischen Symptomen (F32.3)

Klinisch-diagnostische Leitlinie:
Eine schwere depressive Episode, welche die Kriterien für F32.2 erfüllt, und in der Wahnideen, Halluzinationen oder ein depressiver Stupor auftreten. Der Wahn schließt gewöhnlich Ideen der Versündigung, der Verarmung oder einer bevorstehenden Katastrophe ein, für die sich der Patient verantwortlich fühlen kann. Die akustischen Halluzinationen bestehen gewöhnlich aus diffamierenden oder anklagenden Stimmen, die Geruchshalluzinationen beziehen sich auf Fäulnis oder verwesendes Fleisch. Eine schwere psychomotorische Hemmung kann sich bis zum Stupor steigern. Wenn erforderlich, können Wahngedanken oder Halluzinationen als synthym (F32.20) oder parathym (F32.21) näher bezeichnet werden (siehe auch F30.2).

Dazugehörige Bezeichnungen:

Einzelne Episoden der:

- majoren Depression [major depression] mit psychotischen Symptomen
- ernsthaft-depressiven Episode mit psychotischen Symptomen
- psychogenen depressiven Psychose
- psychotischen Depression
- reaktiven depressiven Psychose

Differenzialdiagnose:

Ein depressiver Stupor muss von der katatonen Schizophrenie (F20.2), vom dissoziativen Stupor (F44.2) und von organischen Formen des Stupors abgegrenzt werden. Diese Kategorie ist nur für einzelne Episoden der schweren Depression mit psychotischen Symptomen zu verwenden; bei weiteren Episoden ist eine der Unterformen der rezidivierenden depressiven Störung mit psychotischen Symptomen (F33) zu diagnostizieren.

Forschungskriterien:
A. Die allgemeinen Kriterien für eine depressive Episode (F32) sind erfüllt.
B. Die Kriterien für eine schwere depressive Episode ohne psychotische Symptome (F32.2) sind, mit Ausnahme von Kriterium D, erfüllt.
C. Die Kriterien für eine Schizophrenie (F20.0-F20.3) oder eine schizodepressive Störung (F25.1) sind nicht erfüllt.
D. Entweder 1. oder 2.:

1. Wahnideen oder Halluzinationen kommen vor, aber andere als die für F20.0-F20.3 als typisch schizophrenen aufgelisteten (F20 G1.1b, c und d), d. h. die Wahngedanken sind nicht bizarr oder kulturell unangemessen; bei den Halluzinationen handelt es sich nicht um Rede in der dritten Person oder kommentierende Stimmen. Am häufigsten sind depressiver, Schuld-, hypochondrischer, nihilistischer, Beziehungs- oder Verfolgungswahn;
2. depressiver Stupor.

Mit der fünften Stelle können die Halluzinationen oder Wahnideen als synthym oder parathym differenziert werden:

F32.30   mit synthymen psychotischen Symptomen (z. B. Schuldwahn, Wahn von Wertlosigkeit, körperlicher Krankheit, drohenden Katastrophen, spöttische oder verdammende akustische Halluzinationen).

F32.31   mit parathymen psychotischen Symptomen (z. B. Verfolgungs- oder Beziehungswahn ohne affektiven Inhalt; affektiv neutrale Halluzinationen)

Anhang A2: Relevante Wirkstoffe, Wirkmechanismen bzw. Rezeptorprofile

Folgende Quellen wurden verwandt: S3-Leitlinie Unipolare Depression (DGPPN 2009), WFSBP Guideline Unipolar Depression 2002/2007 und Benkert und Hippius 2017.

Angaben zu Dosierungen, potenziellen Nebenwirkungen, Kontraindikationen und zum Interaktionspotenzial müssen aus den aktuellsten Versionen der Fachinformationen entnommen werden.

A2a: Wirkstoffgruppen relevanter Antidepressiva

Wirkstoff	Klassifikation	
	Nach Struktur	Nach Neurochemischem Profil
Agomelatin		Melatonin-Rezeptor-Agonist
Amitriptylin	TZA	
Bupropion		NDRI
Citalopram		SSRI
Clomipramin	TZA	
Doxepin	TZA	
Duloxetin		SSNRI
Escitalopram		SSRI
Fluoxetin		SSRI
Imipramin	TZA	
Maprotilin	TetraZA	
Mianserin	TetraZA	(auch Alpha2-Rezeptor-Antagonist)
Mirtazapin		Alpha2-Rezeptor-Antagonist

Wirkstoff	Klassifikation	
	Nach Struktur	Nach Neurochemischem Profil
Moclobemid		RIMA
Nortriptylin	TZA	
Paroxetin		SSRI
Reboxetin		SNRI
Sertralin		SSRI
Tranylcypromin		MAOI
Trimipramin	TZA	
Venlafaxin		SSNRI
Vortioxetin		Serotonin-Modulator und -Stimulator

TZA: trizyklisches Antidepressivum, TetraZA: tetrazyklisches Antidepressivum, NDRI: Noradrenalin und Dopamin-Wiederaufnahmehemmer, SSRI: Selektiver Serotonin-Wiederaufnahmehemmer, SSNRI: Selektiver Serorotonin und Noradreanalin-Wiederaufnahmehemmer, RIMA: reversibler Hemmer der Monoaminoxidase A, SNRI: Selektiver Noradrenalin-Wiederaufnahmehemmer, MAOI: irreversibler Hemmer der Monoaminoxidase

A2b: Relevante Stimmungsstabilisierer

Wirkstoff
Carbamazepin
Lamotrigin
Lithium
Valproat

A2c: Anwendungsempfehlungen zur Lithiumtherapie
(wörtlich übernommen aus der S3-Leitlinie/NVL Unipolare Depression (DGPPN 2015))

Vor Beginn der Behandlung:
- körperliche Untersuchung (internist. u. neurolog.);
- Körpergewicht;
- Na, K, BZ, T3, T4, TSH, Ca i. S., BB, U-Status, Schwangerschaftstest;
- Serum-Kreatinin, Abschätzung der Kreatinin-Clearance nach der Cockcroft-Formel:

$$\text{Krea-Clearance} = \frac{(140 - \text{Alter}) \times \text{Kö´gewicht [kg]}}{\text{Krea}_S \, [\mu\text{mol/l}] \times 0{,}82} \quad \text{bzw.:} ([\text{mg/dl}] \times 72)$$

$$\text{Frauen: } \times 0{,}85 \, !$$

Normwerte (mindestens):	Norm:		110	100	90	80	70	60		95	85	75	65	55	45	ml/Min.
	Alter:	♂:	30J.	40J.	50J.	60J.	70J.	80J.	♀:	30J.	40J.	50J.	60J.	70J.	80J.	

Patient aufklären über:
- Flüssigkeitsverlust und Kochsalzmangel meiden;
- Verhaltensmaßregeln: ausreichend Trinken insbesondere bei Hitze oder körperlicher Anstrengung; bei Flüssigkeitsverlust wie Fieber, starker Diarrhoe oder starkem Erbrechen Lithiumeinnahme unterbrechen und umgehend Spiegelkontrolle; keine kochsalzarme oder Nulldiät; keine Diuretika, ACE-Hemmer oder nicht-steroidale Antiphlogistika ohne Rücksprache mit Lithium-verschreibendem Arzt; jeden Arzt über die Lithiumbehandlung informieren; vor Narkosen Rücksprache mit Lithium-verschreibendem Arzt halten;
- Nebenwirkungen (siehe unten);
- Intoxikationszeichen (siehe unten) (beim Auftreten Lithiumeinnahme unterbrechen und sofortige Serumspiegelkontrolle);
- Erfordernis einer sicheren Kontrazeption;
- Lithiumpass und Stimmungskalender aushändigen.

Absolute Kontraindikationen:
- akutes Nierenversagen;
- akuter Myokardinfarkt.

Relative Kontraindikationen:
- Niereninsuffizienz;
- Psoriasis;
- Schwangerschaft und Stillen;
- M. Addison.

Praktische Durchführung:
- Beginnen bei unbeeinträchtigter Nierenfunktion und Fehlen von Medikamenten, die den Lithium-Serumspiegel erhöhen (siehe unten) mit 12- bis 18 mmol Lithium pro Tag, verteilt auf 2× tgl. Gabe in 12-stündigem Abstand;
- cave: Lithiumdosis immer nach mmol berechnen, da die verschiedenen Lithiumsalze (Lithiumcarbonat, Lithiumacetat, Lithiumaspartat, Lithiumsulfat) unterschiedliches Gewicht haben, wirksam aber der molekulare Lithiumanteil ist;
- Dosierung nach 12-Stunden-Serumspiegel anpassen, d. h. Blutentnahme am Morgen vor Einnahme der Medikation;
- therapeutisches Fenster: 0,6- bis 1,0 mmol/l;
- Serumspiegel-Bestimmung anfangs wöchentlich, bei stabiler Langzeitbehandlung mind. 1x/Vierteljahr;
- dabei immer auch kontrollieren: Kreatinin, Na, K, Ca im Serum;
- Absetzen immer sehr langsam ausschleichend (Gefahr der Rezidiv-, insb. Manieinduktion), sofern nicht wegen Intoxikation oder schweren NW sofortiges Absetzen unumgänglich.

Anhänge   535

Typische NW auch bei therapeutischen Serumpiegeln:
- Polyurie, Polydypsie;
- feinschlägiger Tremor;
- Gewichtszunahme;
- (latente) Hypothyreose, Strumaentwicklung;
- Diarrhoe;
- → erste Maßnahme: Absenken des Serunspiegels innerhalb des therapeutischen Bereichs.

Intoxikation:
- Ataxie, Schwindel;
- grobschlägiger Tremor;
- Dysarthrie;
- Übelkeit, Erbrechen;
- Diarrhoe;
- (dauerhafte) Nierenschädigung;
- Rigor, Hyperreflexie, Krampfanfälle, Bewusstseinstrübung, Koma, Tod.

Wechselwirkungen:
Diuretika, ACE-Hemmer und nichtsteroidale Antiphlogistika (außer ASS) heben (gefährlich) den Lithium-Serumspiegel.

Literatur:
- Müller-Oerlinghausen B, Berghöfer A, Greil W (Hrsg.) Die Lithiumtherapie. 2. Aufl., Springer, Berlin u. a. 1997;
- Bauer M, Grof P, Müller-Oerlinghausen B (Hrsg.) Lithium in Neuropsychiatry ! The Comprehensive Guide, Informa Healthcare, London 2006.

A2d: Wirkmechanismen bzw. Rezeptorprofile relevanter *atypischer* Neuroleptika

Wirkstoff	Rezeptorprofil						
	D_1	D_2	D_3	5-HT_2	M_1	alpha$_1$	H_1
Amisulprid	0	++	++	0	0	0	0
Aripiprazol	0	+++	+++	++	0	+	+
Asenapin		+		++			
Cariprazin		+	+++	+			+
Clozapin	++	+	++	+++	+++	+	+++
Olanzapin	++	+++	+	+++	+++	+	+++
Paliperidon	0	+++	+	+++	0	+	+
Quetiapin	+	+	+	+	0	+	++
Risperidon	0	+++	+	+++	0	++	+
Ziprasidon	+	++	++	+++	0	+	++

Anhang A3: Auflistung der ausgeschlossenen Studien und der Ausschlussgründe

Autor	Ausschlusskriterien	Publ.nr
Aarre und Dahl 2008	Review ohne Metaanalyse Informationsartikel	2206
Abdolmaleky et al. 2014	andere Diagnose	U187
Abou-Saleh und Coppen 1989	Informationsartikel	1017
Achterberg et al. 2007	Für Leitlinie nicht relevant	3171V
Achtyes et al. 2015	gemischtes Sample	U189
Adler et al. 2007	Informationsartikel – gepoolte Analysen	1514
Agius et al. 2008	Für Leitlinie nicht relevant	3203V
Agosti und Stewart 2007	Baseline Vergleich eingeschränkt	2179
Ahlfors et al. 1981	1 Arm Studien aufgrund fehlender Baseline-Vergleichbarkeit	1018
Akiskal et al. 2006	Epidemiologie	1571
Albert et al. 2014	italienisch; keine Übersicht; keine meta-Analyse	U191
Aljumah und Hassali 2015	major depressive disorder	U192
Allen et al. 2006	Informationsartikel	1136
Altamura et al. 2006	Case report italienisch	1862
Altamura et al. 2008	1 Arm Studien aufgrund fehlender Baseline-Vergleichbarkeit	2086
Altshuler et al. 2006	Epidemiologie	1581
Amann et al. 2006	1 Arm Studien per Definition	1596
Amann et al. 2007	1 Arm Studien aufgrund fehlender Baseline-Vergleichbarkeit	1568
Amsterdam 1998	BPD vs. MDD	1008
Amsterdam et al. 1998	BPD vs. MDD	1007
Amsterdam und Garcia-Espana 2000	1 Arm Design, geschlechtsspezifisch, Frauen	1168
Amsterdam et al. 2004	BPD vs. MDD	1009
Amsterdam und Shults 2005a	Baseline Vergleich eingeschränkt	651
Amsterdam und Shults 2005b	BPD vs. MDD – Baseline Vergleich eingeschränkt	1010
Amsterdam et al. 2009	Informationsartikel	3081
Anand et al. 1999	Informationsartikel	1019
Anand et al. 2005	1 Arm Studien per Definition	1712
Andrade 2015	Methodik	U202

Autor	Ausschlusskriterien	Publ.nr
Andrewes 1990	cross over ohne wash out Phase gemischtes Sample >10 %	1037
Antonacci und Swartz 1995	Informationsartikel Fallbeispiele	2010
Aponte-Rivera et al. 2014	Informationsartikel	U203
Apostolo et al. 2015	Systematisches Review	U204
Applebaum et al. 2007	gemischtes sample; 1 Arm aufgrund fehlender Baseline Angaben	2143
Aprahamian et al. 2014	gemischte sample	U205
Armitage et al. 2003	gemischtes Sample, 1 bipolarer Patient	1817
Azorin et al. 2007	Diagnostik	2172
Azrin und Teichner 1998	gemischtes Sample	1223
Baastrup et al. 1970	1 Arm Studien aufgrund fehlender Baseline-Vergleichbarkeit	1020
Baethge et al. 2005	Epidemiologie	1877
Bahk et al. 2004	1 Arm Studien wegen fehlender Baseline-Vergleichbarkeit	1114
Bajbouj et al. 2006	Fallbericht	1868
Baker et al. 2003a	Informationsartikel Unsystematisch gepoolte Analyse	621
Baker et al. 2003b	Informationsartikel post-hoc Analyse	623
Baldessarini et al. 2000	Editorial/Kommentar Informationsartikel	666
Ballard et al. 2015	gemischte sample	U213
Ballenger und Post 1980	1 Arm Studien wegen fehlender Baseline-Vergleichbarkeit	1137
Baptista et al. 2007	gemischtes Sample (N = 4 mit Diagnose bipolar)	1508
Barbini et al. 1997	1 Arm Studien wegen fehlender Baseline-Vergleichbarkeit	1115
Bartels et al. 2015	gemischte sample	U216
Battaglia et al. 1997	Diagnose	1088
Battaglia et al. 2003	Studiendauer <1Woche	567
Bauer et al. 2005a	Informationsartikel	1715
Bauer et al. 2006a	Epidemiologie	1586
Bauer et al. 2006b	Zur Information	1602
Bauer et al. 2006c	Zur Information	1650
Bauer et al. 2008a	Informationsartikel Diagnostik	2232
Bedson et al. 2014	major depressive disorder	U218
Beers et al. 2014	Methodik	U220
Bellantuono et al. 2007	keine Baseline Daten	2181
Belmaker 2007	Editorial/Kommentar Informationsartikel	2186
Benabarre et al. 2001	1 Arm Studien per Definition	2011

(Fortsetzung)

Autor	Ausschlusskriterien	Publ.nr
Benazzi 2007	Informationsartikel Epidemiologie	2178VD
Benazzi 2008	Diagnostik	2223
Benazzi et al. 2009	1 Arm Studien wegen fehlender Baseline-Vergleichbarkeit	4020
Bender et al. 2007	Diagnostik	2154
Benedetti et al. 1999b	Fallserie	1832
Benedetti et al. 2004	1 Arm Studien per Definition	1038
Benedetti et al. 2007	Epidemiologie	1881
Benjamin und Zohar 1992	Informationsartikel Fallbericht	1845
Bennewith et al. 2005	Für Leitlinie nicht relevant	3196V
Benson 1975	Fallserie	2272
Berghofer et al. 2008	Informationsartikel	3065
Berk et al. 2008b	Informationsartikel Diagnostik	2125
Berk et al. 2008c	Informationsartikel gepoolte Analyse, Epidemiologie	2087VD
Beynon et al. 2008	Informationsartikel Review enthält ausgeschlossene Studien	2123
Biederman et al. 2005a	Alter <18 Jahre	550
Biederman et al. 2005b	Alter <18 Jahre	1116
Biederman et al. 2014	Epidemiologie	U226
Biel et al. 2007	Alter <18 Jahre	2183
Bjolseth et al. 2015	gemischte sample	U227
Black et al. 1987	Anzahl bipolarer Patienten pro Gruppe nicht angegeben	2012
Bond et al. 2008	Informationsartikel	3063
Bos et al. 2014	gemischte sample	U236
Bottai et al. 1995	Beobachtungsstudie	2013
Bourin und Prica 2007	Informationsartikel Review ohne Metaanalyse	2252
Bowden et al. 1994	1 Arm Studien wegen fehlender Baseline-Vergleichbarkeit	502
Bowden et al. 1997	1 Arm Studien wegen fehlender Baseline-Vergleichbarkeit	502A
Bowden et al. 1999	Informationsartikel	1140
Bowden et al. 2004b	Informationsartikel	602
Bowden und Singh 2005	Review ohne Metaanalyse Informationsartikel	2014
Bowden et al. 2006b	Informationsartikel Unsystematisch gepoolte Analyse	1733
Bozikas et al. 2014	gemischte sample	U237
Bradwejn et al. 1990	1 Arm Studien wegen fehlender Baseline-Vergleichbarkeit	1169
Bräunig et al. 2008	1 Arm Studien per Definition	2220
Breen et al. 2006	Diagnostik	1883

Autor	Ausschlusskriterien	Publ.nr
Breier et al. 2002	Diagnose Schizophrenie	562
Brewerton und Reus 1983	Baseline Daten, gemischtes Sample (no relevant to any clinical question, also contains some schizoaffective patients)	1021
Brown et al. 2005	Für Leitlinie nicht relevant	1885
Brown et al. 2006b	1 Arm Studien aufgrund fehlender Baseline-Vergleichbarkeit	1569
Brown et al. 2007		2162
Brown et al. 2014	Wertung als 1-Arm	U239
Brugue und Vieta 2007	Informationsartikel Review ohne Metaanalyse	2242
Brunet et al. 1990	1 Arm Studien per Definition	2016
Bschor 2008a	Informationsartikel	2222
Buckley et al. 2007	Informationsartikel – gepoolte Analysen	1513
Bunney et al. 1968	Informationsartikel gehört zu 1050	1050A
Burgess et al. 2001	Meta-Analysen	738
Burgess et al. 2006	Für Leitlinie nicht relevant	3206V
Burns et al. 2014	Epidemiologie	U240
Busch et al. 2007	Für Leitlinie nicht relevant	1726
Busch et al. 2007	Für Leitlinie nicht relevant	3190V
Busch et al. 2015	Informationsartikel	U241
Bushe et al. 2007	Fallserie	1520
Calabrese et al. 2005b	1 Arm Studien aufgrund fehlender Baseline-Vergleichbarkeit	672
Calabrese et al. 2008	Unsystematisch gepoolte Analyse keine Metaanalyse	2112
Canuso et al. 2008	Unsystematisch gepoolte Analyse Diagnostik	2057
Carlson et al. 2007	Informationsartikel Beobachtung	2144
Carta et al. 2006	1 Arm Studien aufgrund fehlender Baseline-Vergleichbarkeit	1532
Carter et al. 2005	Für Leitlinie nicht relevant	3202V
Cassidy et al. 1998	Informationsartikel Review ohne Metaanalyse Diagnostik	2018
Cassidy et al. 2001	Informationsartikel Epidemiologie	2019VD
Cavazzoni et al. 2003	Diagnose Schizophrenie	580
Cavazzoni et al. 2006	Informationsartikel – gepoolte Analysen	1647
Centorrino et al. 2005a	1 Arm Studien aufgrund fehlender Baseline-Vergleichbarkeit	1760
Centorrino et al. 2005b	kein transparentes Studiendesign bipolar Patienten	1786
Centorrino 2006	Informationsartikel	1738
Centorrino et al. 2007	Beobachtung und Schizophrene	2157

(Fortsetzung)

Autor	Ausschlusskriterien	Publ.nr
Cerullo und Strakowski 2007	Informationsartikel Epidemiologie	2071
Chambers et al. 1982	Für Leitlinie nicht relevant	1170
Chand et al. 2004	Epidemiologie	1023
Chen et al. 2014	Epidemiologie	U249
Chengappa et al. 2000	Informationsartikel	614
Chengappa et al. 2003	Informationsartikel Unsystematisch gepoolte Analyse	618
Chengappa et al. 2005	1 Arm Studien per Definition	1718
Chengappa et al. 2007	Informationsartikel Diagnostik	2249
Cheung et al. 2015	Epidemiologie	U253
Choi et al. 2015	Epidemiologie	U255
Chou et al. 2001	1 Arm Studien wegen fehlender Baseline-Vergleichbarkeit	1171
Chou 2007	Informationsartikel	1626A
Chouinard et al. 1983	cross over keine pre cross over Daten	1040
Chouinard 1985	gehört zu 1040 keine pre cross over Daten	1041
Chouinard 1987	cross over ohne pre-cross-Daten, ohne wash-out	2020
Chouinard 1988	gehört zu 1040 keine pre cross over Daten keine Wash out Phase	1042
Christodoulou und Lykouras 1982	Informationsartikel	1024
Cipriani et al. 2006	Informationsartikel – Meta-Analysen	1754
Cipriani et al. 2009	Review ohne Metaanalyse	3071
Cipriani et al. 2014	Systematisches Review	U258
Citrome 2006	Informationsartikel Editorial/Kommentar	1730
Citrome 2007		2234
Clark et al. 1997	1 Arm Studien wegen fehlender Baseline-Vergleichbarkeit	1043
Clothier et al. 1992	1 Arm Studien wegen fehlender Baseline-Vergleichbarkeit	513
Coid et al. 2007	Für Leitlinie nicht relevant	3191V
Collins und McFarland 2008	1 Arm Studien per Definition	2122
Colom et al. 2009a	Informationsartikel	720 (2054)
Conus et al. 2006	Diagnostik	1535
Conway et al. 2006	1 Arm Studien per Definition	1565
Cookson et al. 1979	1 Arm Studien wegen fehlender Baseline-Vergleichbarkeit	1120
Cookson et al. 1980	1 Arm Studien wegen fehlender Baseline-Vergleichbarkeit	1121

Autor	Ausschlusskriterien	Publ.nr
Cookson et al. 1981	1 Arm Studien wegen fehlender Baseline-Vergleichbarkeit	1122
Coppen et al. 1971	1 Arm Studien aufgrund fehlender Baseline-Vergleichbarkeit	1025
Coppen et al. 1973	Review ohne Metaanalyse	1026
Coppen et al. 1976	1 Arm Studien aufgrund fehlender Baseline-Vergleichbarkeit	1027
Coppen et al. 1983	Informationsartikel	1028
Corya et al. 2006	Zur Information	1613
Cosden et al. 2005	Für Leitlinie nicht relevant	3209V
Cramer und Rosenheck 1999	Informationsartikel gemischtes Sample	1228
Crane et al. 2014	gemischte sample	U265
Crawford et al. 2015	nur Protokoll (noch keine Ergebnisse)	U266
Cruz et al. 2008	Informationsartikel Epidemiologie	2211VD
Cundall et al. 1972	1 Arm Studien aufgrund fehlender Baseline-Vergleichbarkeit	1029
Currier et al. 2004	gemischtes Sample mit Schizophrenie	563
Currier et al. 2007	Informationsartikel	1515
Daban et al. 2006	Querschnittsstudie Untersuchung kognitiver Funktionen	1564
Daniel et al. 2001	Diagnose	1093
Davenport et al. 1977	wenige Daten	2276
Davis et al. 2005	Baseline Vergleich eingeschränkt	648
Dean et al. 2007	Für Leitlinie nicht relevant	1768
Dean et al. 2015	nur Protokoll (noch keine Ergebnisse)	U276
Degli Esposti et al. 2014	gemischte sample	U281
Deitz 1995	keine klinische Studie, Fallvignetten	2277
DelBello et al. 2002	Alter <18 Jahre	551
DelBello et al. 2005	Alter <18 Jahre	1141
DelBello et al. 2014	Kinder/Jugendliche	U282
Dell'Osso et al. 2014	gemischte sample	U283
Dell'Osso et al. 2015	gemischte sample	U284
Denicoff et al. 1997	keine Pre cross over Daten oder keine Wash out Phase	1031
Denicoff et al. 2002	Diagnostik, gehört zu 1031	1034
Depp et al. 2008	Review ohne Metaanalyse	2095
Derry und Moore 2007	Review ohne Metaanalyse Informationsartikel	2169
Deshauer et al. 2006	gemischtes Sample	1531
Dias et al. 2008	Nicht relevant	3217V
Dobscha et al. 2005	Für Leitlinie nicht relevant	3179V
Dolberg et al. 2002	Baseline, insufficient information given of trial procedures; weitere Publikationen	1003
Dossett et al. 2007	Fallbeispiele	2076
Dube et al. 2007	Zur Information	2166
Dubovsky et al. 1986	1 Arm Studien wegen fehlender Baseline-Vergleichbarkeit	1172

(Fortsetzung)

Autor	Ausschlusskriterien	Publ.nr
Dubovsky et al. 2015	gemischte sample	U289
Dunn et al. 2008	1 Arm Studien per Definition	2088
Dunner et al. 1976	1 Arm Studien aufgrund fehlender Baseline-Vergleichbarkeit	675
Durgam et al. 2014	Schizophrenie	U293
Eagles 1994	Für Leitlinie nicht relevant Case report	1858
Eden et al. 2006a	1 Arm Studien wegen fehlender Baseline-Vergleichbarkeit	1174
Eden et al. 2006b	Baseline Vergleich eingeschränkt	1639
Edwards et al. 1991	Studiendauer <1Woche	1173
Efthimiou et al. 2014	Methodik	U294
Ell et al. 2008	Für Leitlinie nicht relevant	3181V
Ellis et al. 2014b	gemischte sample	U296
Ellis et al. 2014a	Kinder/Jugendliche	U295
El-Mallakh et al. 2010	1 Arm Studien wegen fehlender Baseline-Vergleichbarkeit	4010
Elmslie et al. 2006	1 Arm Studien aufgrund fehlender Baseline-Vergleichbarkeit	1575
Emrich et al. 1980	Beobachtung	2024
Emrich et al. 1985	Langzeittherapie	2023
Englisch und Zink 2008	Review ohne Metaanalyse Informationsartikel	2247
Epa et al. 2014	nicht relevant	U298
Ettinger et al. 2005	Epidemiologie	1891
Even et al. 2007	Fallbericht	1770
Evins et al. 2014	gemischte sample	U300
Faedda et al. 1993	Informationsartikel Kohortenstudie	1184
Fähndrich 1981	gemischtes Sample	1816
Fagiolini und Maina 2008	Informationsartikel Interview	2215
Farmer et al. 2015	Kinder/Jugendliche	U304
Fehr et al. 2005	Informationsartikel	1710
Fenn et al. 2005	Epidemiologie	1782
Fieve et al. 1969	1 Arm Studien wegen fehlender Baseline-Vergleichbarkeit	1045
Fieve et al. 1976	1 Arm Studien aufgrund fehlender Baseline-Vergleichbarkeit	694
Findling et al. 2000	Alter <18 Jahre	676
Findling et al. 2005	Alter <18 Jahre	553
Findling et al. 2006	Alter <18 Jahre	552
Findling et al. 2012	Kinder/Jugendliche	U744
Findling et al. 2014	Kinder/Jugendliche	U311
Findling et al. 2015	Kinder/Jugendliche	U312
Fitzgerald 1969	Weiteres no extractable data, Diagnose unklar	1096
Fitzgerald et al. 2004	Für Leitlinie nicht relevant gemischtes Sample	1810

Autor	Ausschlusskriterien	Publ.nr
Fond et al. 2015	gemischte sample	U314
Fonseca et al. 2006	1 Arm Studien per Definition	1649
Forsthoff et al. 2007	1 Arm Studien per Definition	2140
Foster et al. 1997	gemischtes Sample mit Schizophrenie	564
Fountoulakis et al. 2008	Informationsartikel	2221
Fountoulakis und Vieta 2008	Review ohne Metaanalyse	3067
Franciosi et al. 2005	Informationsartikel	2263
Frangou et al. 2006	Baseline Vergleich eingeschränkt	649
Frangou et al. 2007	Für Leitlinie nicht relevant	2188
Frank et al. 2005a	Für Leitlinie nicht relevant	3208V
Frank et al. 2015b	nur Protokoll (noch keine Ergebnisse)	U322
Frazier et al. 2001	Alter <18 Jahre	1135
Freeman et al. 1992	1 Arm Studien wegen fehlender Baseline-Vergleichbarkeit	514
Freeman et al. 2015	nur Protokoll (noch keine Ergebnisse)	U323
Fregni et al. 2006	unipolar depressiv	1773
Frick et al. 2005	Fallbericht	1872
Frye et al. 1998	Review ohne Metaanalyse Informationsartikel	2025
Frye et al. 1999	cross over	1033
Frye et al. 2005	Epidemiologie	1755
Frye et al. 2006	Informationsartikel Unsystematisch gepoolte Analyse	1595
Frye et al. 2007	1 Arm Studien wegen fehlender Baseline-Vergleichbarkeit	2185
Fu et al. 2015	gemischte sample	U326
Fung et al. 2015	gemischte sample	U328
Furlong und Luby 1967	Fallbericht	1046
Gabriel 2007	1 Arm Studien aufgrund fehlender Baseline-Vergleichbarkeit	1566
Gajwani et al. 2005	Review ohne Metaanalyse Informationsartikel	2026
Gajwani et al. 2007	Informationsartikel	2235
Gangadhar 1991	1 Arm Studien wegen fehlender Baseline-Vergleichbarkeit	1047
Gao et al. 2008a	Review ohne Metaanalyse Informationsartikel	2116
Gao et al. 2008b	Informationsartikel Epidemiologie	2089VD
Gao et al. 2008c	Informationsartikel Epidemiologie, gepooltes sample	2097VD
Garcia-Portilla et al. 2008	Informationsartikel Epidemiologie, cross-sectional	2126VD
Garfinkel et al. 1980	1 Arm Studien wegen fehlender Baseline-Vergleichbarkeit	515
Garver et al. 2006	Für Leitlinie nicht relevant	1740
Garza-Trevino et al. 1989	Diagnose	1097

(Fortsetzung)

Autor	Ausschlusskriterien	Publ.nr
Garza-Trevino et al. 1992	1 Arm Studien wegen fehlender Baseline-Vergleichbarkeit	1048
Gaudiano et al. 2007	Epidemiologie	1551
Gaudiano et al. 2008b	Informationsartikel Review enthält ausgeschlossene Studien	2105
Gazalle et al. 2007	Informationsartikel Diagnostik	2153
Geddes et al. 2004	Meta-Analysen	739
Geddes 2010	bereits in S3-LL (2012)	U161
Gelenberg et al. 1989	Informationsartikel	680
Geller et al. 1992	Alter <18 Jahre	516
Geller et al. 1998	Alter <18 Jahre	517
Ghadiri Vasfi et al. 2015	gemischte sample	U335
Ghaemi et al. 2006a	Für Leitlinie nicht relevant	1893
Ghaemi et al. 2006b	Informationsartikel Beobachtung	1894
Ghaemi et al. 2006c	1 Arm Studien per Definition	1612
Ghaemi et al. 2008a	Informationsartikel Review ohne Metaanalyse Diagnostik	2003
Ghaemi et al. 2008b	Informationsartikel	2059
Ghaemi et al. 2008c	1 Arm Studien per Definition	2129
Gianfrancesco et al. 2005	Für Leitlinie nicht relevant	3197V
Giannini et al. 1984	1 Arm Studien wegen fehlender Baseline-Vergleichbarkeit	1049
Gibbs et al. 2005	Für Leitlinie nicht relevant	3210V
Gierisch et al. 2014	gemischte sample	U338
Gignac et al. 2015	Epidemiologie	U339
Gildengers et al. 2008	1 Arm Studien per Definition	2068
Ginsberg 2005	Informationsartikel	1787
Girard et al. 2015	major depressive disorder	U340
Gisev et al. 2006	Für Leitlinie nicht relevant	3174V
Gliddon et al. 2015	nur Protokoll (noch keine Ergebnisse)	U341
Goes et al. 2007	Diagnostik	1525
Goetz et al. 2007	Epidemiologie	1560
Goldberg und Burdick 2002	Fallbericht Informationsartikel	2027
Goldberg et al. 2008b	1 Arm Studien per Definition	2130
Goldsmith et al. 2003	Review ohne Metaanalyse Informationsartikel	2028
Goldstein et al. 2006	Epidemiologie	1896
Goldstein und Levitt 2006	Epidemiologie	1897

Autor	Ausschlusskriterien	Publ.nr
Goldstein et al. 2015b	Kinder/Jugendliche	U346
Goldstein et al. 2015a	Kinder/Jugendliche	U344
Gonzalez et al. 2007	Epidemiologie (Info für Angehörige)	1727
Gonzalez 2008	Für Leitlinie nicht relevant	2084
Gonzalez-Pinto et al. 2007	Informationsartikel Epidemiologie	2192VD
Goodwin et al. 1969	Baseline Daten (60 % unipolar, no extractable data) gemischtes Sample	1050
Goodwin et al. 1972	Fallbericht Informationsartikel	1188
Goodwin 1994	Editorial/Kommentar Informationsartikel	2029
Goodwin et al. 2004	Informationsartikel Unsystematisch gepoolte Analyse	1001
Gopal et al. 2014	gemischte sample	U349
Gouliaev et al. 1996	1 Arm Studien wegen fehlender Baseline-Vergleichbarkeit	1051
Graham et al. 2014	nur Protokoll (noch keine Ergebnisse)	U351
Green et al. 2000	1 Arm Studien per Definition	2030
Green et al. 2015	gemischte sample	U354
Greenwood et al. 2006	Informationsartikel Unsystematisch gepoolte Analyse Diagnostik	1645
Gregory und Macpherson 2006	Für Leitlinie nicht relevant	3187V
Greil und Kleindienst 1999b	Baseline Vergleichbarkeitssatz sex, age etc.	1190
Grossman et al. 1999	Baseline Vergleich eingeschränkt	654
Grosso et al. 2014	gemischte sample	U356
Gruber et al. 2000	Informationsartikel	3042
Grunze et al. 1999b	1 Arm Studien per Definition	2034
Grunze et al. 1999a	1 Arm Studien per Definition	2259
Grunze und Walden 2002	Review ohne Metaanalyse Informationsartikel	2036
Grunze 2003	Review ohne Metaanalyse Informationsartikel	2032
Grunze et al. 2003	1 Arm Studien per Definition	2035
Gunderson et al. 2006	Epidemiologie	1899
Gutierrez und Scott 2004	Informationsartikel	2037
Haffmans et al. 1998	Fallbericht Informationsartikel	1814
Hah und Hallmayer 2008	bezieht sich nur auf den Originalartikel	2214

(Fortsetzung)

Autor	Ausschlusskriterien	Publ.nr
Haider und Haider 2002	schwere Bedenken bezüglich der Datengrundlage	644
Hajek et al. 2008	Informationsartikel Epidemiologie	2103VD
Han et al. 2007	1 Arm Studien per Definition	2187
Hantouche und Akiskal 2006	Diagnostik	1572
Harder et al. 2015	nur Protokoll (noch keine Ergebnisse)	U364
Haro et al. 2006	Epidemiologie	1651
Harvey et al. 2005	Epidemiologie	1900
Harvey et al. 2007	cross-over	2174
Hasson-Ohayon et al. 2007	Für Leitlinie nicht relevant	3185V
Hatim et al. 2006	1 Arm Studien per Definition	1610
Hausmann et al. 2007a	Review ohne Metaanalyse Informationsartikel	2124
Hausmann et al. 2007b	Review ohne Metaanalyse Informationsartikel	2190
Hautzinger und Meyer 2007	Review ohne Metaanalyse	2246
Havens et al. 2007	Für Leitlinie nicht relevant	3173V
Hayhurst et al. 2006	Epidemiologie	1591
Healy et al. 2007	Informationsartikel	2243VD
Heaney et al. 2007	Für Leitlinie nicht relevant	3186V
Heim und Morgner 1997	unklare Diagnose	1838
Hennen et al. 2004	Informationsartikel	613
Henry et al. 2003	Alter <18 Jahre	1194
Heres et al. 2006	Review ohne Metaanalyse Informationsartikel	2039
Hidiroglu et al. 2015	Epidemiologie	U369
Hirschfeld et al. 1999	1 Arm Studien wegen fehlender Baseline-Vergleichbarkeit	1052
Hirschfeld et al. 2003	Unsystematisch gepoolte Analyse Informationsartikel	2040
Hirschfeld et al. 2006b	Hauptpublikation schon enthalten Werte divergieren mit 664	1631
Hirschfeld et al. 2006a	Informationsartikel	1657
Hirshfeld-Becker et al. 2006	Diagnostik	1749
Hofmann und Meyer 2006	Diagnostik	1742
Hollander et al. 2005	gemischtes Sample	1903
Honig et al. 1995	Informationsartikel kein RCT	1231
Houston et al. 2006	Informationsartikel	1605

Autor	Ausschlusskriterien	Publ.nr
Houston et al. 2007	Informationsartikel	1549
Hughes et al. 1997	Informationsartikel	1053
Hughes et al. 2000	Informationsartikel cross over	1195
Hullin et al. 1972	1 Arm Studie	1196
Hunter et al. 2005	Diagnostik	1904
Iasevoli et al. 2016	gemischte sample	U377
Inoue et al. 2015	Epidemiologie	U381
Isakovich und Smith 2008	Editorial/Kommentar Letter	2073
Iznak et al. 2014	Methodik	U383
Janicak et al. 1988	1 Arm Studien wegen fehlender Baseline-Vergleichbarkeit	2041
Janicak et al. 1998	1 Arm Studien wegen fehlender Baseline-Vergleichbarkeit	643
Jensen et al. 1995	Informationsartikel	684
Joffe et al. 2005	Zur Information	1686
Johnson et al. 1971	1 Arm Studien wegen fehlender Baseline-Vergleichbarkeit	1055
Johnstone et al. 1990	Studien zur Information	1197
Jones et al. 2001	Diagnose Schizophrenie	568
Jones 2004	Review ohne Metaanalyse	2299
Jones et al. 2014b	keine gesicherte Diagnose (self-reporting)	U388
Jones et al. 2015a	nur Protokoll (noch keine Ergebnisse)	U386
Jordan et al. 2014	gemischtes Sample (6 %; im gleichen Arm)	U389
Joshi et al. 2013	Kinder/Jugendliche	U68
Judd et al. 2005	Epidemiologie	1661
Juster et al. 2005	Diagnostik	1905
Justo et al. 2007	Review ohne Metaanalyse	2156
Kafantaris et al. 2001a	Alter <18 Jahre	556
Kafantaris et al. 2001b	Alter <18 Jahre	557
Kafantaris et al. 2003	Alter <18 Jahre	1078
Kafantaris et al. 2004	Alter <18 Jahre	558
Kalsi et al. 2006	Diagnostik	1906
Kaltenthaler et al. 2014	Systematisches Review	U391
Kamioka et al. 2014	keine Bipolaren	U392
Kanba et al. 1994	1 Arm Studien per Definition	2042
Kane et al. 1981	1 Arm Studien aufgrund fehlender Baseline-Vergleichbarkeit, später in 693 publiziert	692
Kane et al. 1982	1 Arm Studien aufgrund fehlender Baseline-Vergleichbarkeit	1198
Kasper und Calabrese 2008	Informationsartikel	2200
Kassem et al. 2006	Diagnostik	1908
Kaymaz et al. 2006	Epidemiologie	1579

(Fortsetzung)

Autor	Ausschlusskriterien	Publ.nr
Keating und Robinson 2007	Informationsartikel Übersicht	2254
Keck et al. 1993	1 Arm Studien per Definition	2046
Keck et al. 2000	Review ohne Metaanalyse Informationsartikel	2045
Keck et al. 2001	1 Arm Studien per Definition	2047
Keck et al. 2006b	Baseline Vergleich eingeschränkt	1593
Keck Jr et al. 2007a	Review ohne Metaanalyse	2238
Keck Jr et al. 2007b	Editorial/Kommentar	2239
Keeley et al. 2015	gemischtes Sample	U399
Keller et al. 1992	Informationsartikel	678
Kellner et al. 1985	Fallbericht	1056
Kelwala et al. 1984	kurze Laufzeit gemischtes Sample	1099
Kemp et al. 2009	Alter <18 Jahre	3062
Kerwin 2002	Informationsartikel	566A
Kesebir et al. 2014	Epidemiologie	U404
Kessler et al. 2006	Epidemiologie + Gesök	1729
Ketter et al. 2005	Zur Information	1695
Ketter et al. 2006a	Informationsartikel Alter <18 Jahre	1630
Ketter et al. 2006b	Informationsartikel	1648
Ketter et al. 2007	Informationsartikel – gepoolte Analysen	1512
Ketter et al. 2008	1 Arm Studien per Definition	2205
Ketter et al. 2016	Review	U408
Khanna et al. 2005	Posterbeitrag	2048
Khanna 2006	Informationsartikel	598A
Khazaal et al. 2007	Für Leitlinie nicht relevant	1910
Kilbourne et al. 2007	Informationsartikel Epidemiologie	2182VD
Kim et al. 2007	Alter <18 Jahre	1553
Kim et al. 2014	andere Diagnose	U410
Kinon et al. 2004	Diagnose	1082
Kipper und Ritchie 2003	Diagnose	3036
Kisely et al. 2005	Für Leitlinie nicht relevant	3207V
Kisely und Campbell 2014	Review	U413
Kleindienst und Greil 2000	Informationsartikel	1189
Kleindienst et al. 2007	Informationsartikel	1548
Knights und Rohatagi 2015	Methodik	U415
Kolodziej et al. 2005	Epidemiologie	1911

Autor	Ausschlusskriterien	Publ.nr
Konstantakopoulos et al. 2015	Informationsartikel	U417
Kora et al. 2008	Beobachtungsstudie, Epidemiologie	2219VD
Kotynia-English et al. 2005	Für Leitlinie nicht relevant	3200V
Kowatch et al. 2000	Alter <18 Jahre	560
Kowatch et al. 2003	Alter <18 Jahre	559
Kowatch et al. 2015	Kinder/Jugendliche	U418
Kramlinger und Post 1989	1 Arm Studien per Definition	1058
Kulkarni et al. 2006	1 Arm Studien wegen fehlender Baseline-Vergleichbarkeit	1640
Kupka et al. 2005	Epidemiologie	1685
Kushner et al. 2006	Informationsartikel Unsystematisch gepoolte Analyse	1653
Kyomen 2006	1 Arm Studien wegen fehlender Baseline-Vergleichbarkeit	1774
Lachman et al. 2006	Diagnostik	1634
Lahera et al. 2014	nur Protokoll (noch keine Ergebnisse)	U424
Lambert et al. 2005	Diagnostik	1914
Langosch et al. 2008	1 Arm Studien aufgrund fehlender Baseline-Vergleichbarkeit	2064
Lazowski et al. 2014	major depressive disorder	U435
Le Fauve 2005	Informationsartikel	1161A
Lehmann und Rabins 2006	Für Leitlinie nicht relevant	1915
Leibenluft et al. 1995	Fallserie	1842
Leibenluft et al. 1996	Informationsartikel	3044
Leichsenring et al. 2015	Systematisches Review	U438
Lenox et al. 1992	1 Arm Studien wegen fehlender Baseline-Vergleichbarkeit	1059
Lera-Miguel et al. 2015	Kinder/Jugendliche	U439
Lerer et al. 1985	1 Arm Studien wegen fehlender Baseline-Vergleichbarkeit	519
Lerer et al. 1987	1 Arm Studien wegen fehlender Baseline-Vergleichbarkeit	520
Lesem et al. 2001	Diagnose	1100
Leverich et al. 2001	Informationsartikel	1012B
Licht et al. 2008b	Alter <18 Jahre Beobachtung	2115
Lin et al. 2006	Informationsartikel Diagnostik	1917
Lin et al. 2015	Kinder/Jugendliche	U443
Linkins et al. 2006	Für Leitlinie nicht relevant	3195V
Lipkovich et al. 2006	Informationsartikel	1624
Littrell et al. 2003	Diagnose Schizophrenie	581
Lloyd et al. 2005	Für Leitlinie nicht relevant	1716

(Fortsetzung)

Autor	Ausschlusskriterien	Publ.nr
Lovett Doust und Christie 1980	Fallbericht	1851
Lu 2003	Informationsartikel	1132
Lyoo et al. 2003	Für Leitlinie nicht relevant	1060
Mackin et al. 2007	Für Leitlinie nicht relevant	1550
Macritchie et al. 2001	Meta-Analysen	737
Macritchie et al. 2003	Informationsartikel – Meta-Analysen	725
Maina et al. 2007	Epidemiologie	1574
Malempati et al. 2008	1 Arm Studien per Definition	2128
Mander und Loudon 1988	cross over trial keine pre cross over Daten	1202
Mangelli et al. 2005	Epidemiologie	1708
Mansell et al. 2014	nur Protokoll (noch keine Ergebnisse)	U453
Mantere et al. 2006	Epidemiologie	1627
Mantere et al. 2008	Informationsartikel Epidemiologie	2225VD
Marchand et al. 2005	Für Leitlinie nicht relevant	1919
Marchand et al. 2006	Diagnostik	1920V
Marco et al. 2013	Informationsartikel Epilepsie wurde untersucht	2021
Margo und McMahon 1982	Informationsartikel	1061
Margraf et al. 2016	Querschnittsstudie	U455
Marken et al. 1994	Informationsartikel	1062
Martin et al. 2005	Für Leitlinie nicht relevant	3178V
Martinez et al. 2005	Information Nebenwirkungen	1659
Marzanski und Jainer 2008	Für Leitlinie nicht relevant Review ohne Metaanalyse	2203
Masi et al. 2015	Kinder/Jugendliche	U459
Mastroeni et al. 2005	Für Leitlinie nicht relevant	3189V
Mauri et al. 2008		2230
Mayo-Wilson et al. 2015	nur Protokoll (noch keine Ergebnisse)	U460
McElroy et al. 1991	Informationsartikel	1153
McElroy et al. 2005	1 Arm Studien aufgrund fehlender Baseline-Vergleichbarkeit	1696
McElroy et al. 2007b	1 Arm Studien per Definition	1506
McElroy et al. 2007a	Informationsartikel Diagnostik	2233
McGuire et al. 2014	Review	U465
McIntyre et al. 2005	1 Arm Studien aufgrund fehlender Baseline-Vergleichbarkeit	1680
McIntyre et al. 2006	Epidemiologie	1732
McIntyre et al. 2007	Informationsartikel – gepoolte Analysen	1511
McKnew et al. 1981	Alter <18 Jahre	1063

Autor	Ausschlusskriterien	Publ.nr
McQuillin et al. 2006	Informationsartikel Diagnostik	1646
Mech 2008	Informationsartikel	2227
Melia 1970	Informationsartikel Diagnostik	1764
Melia 1970	gemischtes Sample	1014
Meltzer 2005	Editorial/Kommentar	1793
Mendlowicz et al. 2005	Diagnostik	1705
Meyendorff et al. 1985	Für Leitlinie nicht relevant	1145
Meyendorff et al. 1985; Merkl et al. 2007	Review ohne Metaanalyse Informationsartikel	2255
Meyer et al. 2007	Diagnostik	1578
Miklowitz et al. 2006	Informationsartikel Diagnostik (Früherkennung)	1233
Miklowitz 2008	Informationsartikel Review enthält ausgeschlossene Studien	2000
Miklowitz et al. 2008b	Informationsartikel	2134
Milano et al. 2007	unklar, in welcher Gruppe bipolare Patienten sind ungenaue Methodikbeschreibung	1552
Milev et al. 2006	1 Arm Studien per Definition	1606
Milgrom et al. 2005	Psychotherapie postnatal	3198V
Milgrom und Holt 2014	nur Protokoll (noch keine Ergebnisse); postnatale Depression	U472
Milstein et al. 1987	Informationsartikel cross over study	1178
Minassian et al. 2016	nicht relevant	U474
Mishory et al. 2003	gemischtes Sample (keine Angabe der Anzahl schizoaffektiver Pb)	1203
Miskowiak et al. 2015	gemischte sample	U478
Mitchell et al. 2007	Epidemiologie	1502
Mohan et al. 2009	Informationsartikel	3070
Mokhber et al. 2008	1 Arm Studien wegen fehlender Baseline-Vergleichbarkeit	2226
Moller und Maier 2007	Informationsartikel	2251VD
Molodynski et al. 2005	Für Leitlinie nicht relevant	3201V
Moreno et al. 2007	1 Arm Studien wegen fehlender Baseline-Vergleichbarkeit	1524
Morgan et al. 2005	Epidemiologie	1681
Morgenstern et al. 2008	Für Leitlinie nicht relevant Studentenpopulation	3182V

(Fortsetzung)

Autor	Ausschlusskriterien	Publ.nr
Morishita und Aoki 1999	Informationsartikel Artikel nur auf Japanisch	2269
Morriss et al. 2007	Epidemiologie	1559
Morse et al. 2006	Für Leitlinie nicht relevant	3205V
Mostafavi et al. 2014	Kinder/Jugendliche	U481
Muir et al. 1989	Informationsartikel	1204
Muirhead et al. 2006	Für Leitlinie nicht relevant	3216V
Müller-Oerlinghausen et al. 2000	gemischtes Sample	1147
Mur et al. 2008	Für Leitlinie nicht relevant	2201
Murtagh und Murphy 2006	Editorial/Kommentar Indische Ethikkommission	1779
Muzina 2006	Informationsartikel	672A
Muzina et al. 2008	1 Arm Studien aufgrund fehlender Baseline-Vergleichbarkeit	2096
Namjoshi et al. 2002	Informationsartikel	617
Nasrallah et al. 2006	Informationsartikel Unsystematisch gepoolte Analyse	1577
Neborsky et al. 1981	gemischtes Sample	1101
Nemeroff et al. 2001	Baseline Vergleich eingeschränkt	657
Nickel et al. 2005	MDD	1791
Nierenberg et al. 2006	Baseline Vergleich eingeschränkt	575
Nierenberg 2007	Informationsartikel	1608A
Nomamiukor und Brown 2008	Informationsartikel	2052VD
Nowlin-Finch et al. 1994	Für Leitlinie nicht relevant	1844
Okuma et al. 1979	gemischtes Sample Einschlusskriterium 14–65 Jahre	1064
Okuma et al. 1981	Alter <18 Jahre 2.Publikation auf japanisch	1067
Okuma et al. 1990	Alter <18 Jahre	1066
Olfson et al. 2005	Für Leitlinie nicht relevant	1926V
Oltedal et al. 2015	nur Protokoll (noch keine Ergebnisse)	U495
Oluboka et al. 2002	Informationsartikel	639
O'Malley et al. 2015	nicht relevant	U496
Ortiz et al. 2015	Informationsartikel	U498
Osher et al. 2005	Diagnostik	1691
Osorio et al. 2015	major depressive disorder	U500
Otto et al. 2006	Epidemiologie	1603
Pae et al. 2005a	1 Arm Studien aufgrund fehlender Baseline-Vergleichbarkeit	1206
Pae et al. 2005b	Informationsartikel	1666
Pae et al. 2006	Für Leitlinie nicht relevant	1783
Pajonk et al. 2006	Informationsartikel Fallbericht	1656
Pal Singh 2008	1 Arm Studien wegen fehlender Baseline-Vergleichbarkeit	2198

Autor	Ausschlusskriterien	Publ.nr
Pandarakalam 2007	Review ohne Metaanalyse Informationsartikel Diagnostik	2248
Pande 1988	Fallbericht Informationsartikel	2270
Papadimitriou et al. 2007	Review ohne Metaanalyse	1867
Papatheodorou et al. 1995	Alter <18 Jahre	1079
Parker et al. 2006	1 Arm Studien aufgrund fehlender Baseline-Vergleichbarkeit	1623
Parker et al. 2007a	Für Leitlinie nicht relevant	1927V
Parker et al. 2007b	unklar wohin	1546
Parker und McCraw 2015	Systematisches Review	U508
Passetti et al. 2008	Für Leitlinie nicht relevant	3213V
Patkar et al. 2015	gemischtes Sample	U511
Paul et al. 2015	Epidemiologie	U512
Pavuluri et al. 2004a	Alter <18 Jahre	561
Pavuluri et al. 2004b	Alter <18 Jahre	1207
Paykel et al. 2006	Epidemiologie	1601
Payne et al. 2007	Epidemiologie	1555
Pazzaglia et al. 1993	1 Arm Studien per Definition	1180
Peckham et al. 2015	nicht relevant	U513
Perlis et al. 2002	Informationsartikel	681
Perlis et al. 2005	Epidemiologie	1663
Perlis et al. 2006b	Epidemiologie	1745
Perlis et al. 2006a	Epidemiologie	1746
Perlis 2007	Review ohne Metaanalyse Informationsartikel	2159
Peselow et al. 2016	Beobachtungsstudie	U748
Petrides et al. 1994	retrospektive Studie	3046
Petty et al. 1996	1 Arm Studien wegen fehlender Baseline-Vergleichbarkeit	511
Peuskens und Devoitille 2008	Review ohne Metaanalyse Schizophrenia/schizoaffective disorder	2199
Pfennig und Sasse 2008	Informationsartikel	2229
Pfennig et al. 2014b	nur Protokoll (noch keine Ergebnisse)	U518
Pfennig et al. 2014a	systematischer Review	U519
Philip et al. 2008	Review ohne Metaanalyse nur Depression	2139
Phillips et al. 2006	Für Leitlinie nicht relevant	3177V
Phrolov et al. 2004	gemischtes Sample Laufzeit <1Woche	1152
Platman 1970a	1 Arm Studien wegen fehlender Baseline-Vergleichbarkeit	1123
Platman 1970b	1 Arm Studien aufgrund fehlender Baseline-Vergleichbarkeit	1124
Platman et al. 1971	Informationsartikel	1209

(Fortsetzung)

Autor	Ausschlusskriterien	Publ.nr
Pope et al. 2007	Epidemiologie	1769
Post et al. 1980	1 Arm Studien wegen fehlender Baseline-Vergleichbarkeit	1157A
Post 1982	(Diagnosis unclear, cross over trial, no pre cross over data, mixed sample, (kein Publikationstyp angegeben))	1155
Post und Uhde 1985	kein Publikationstyp, keine methodischen Hintergrund-informationen	1156
Post et al. 1987	1 Arm Studien wegen fehlender Baseline-Vergleichbarkeit	1157
Post et al. 2001	Information Methodik	1012
Post et al. 2003	Informationsartikel, Methodik	1012A
Post et al. 2005	1 Arm Studien per Definition	1706
Post 2007	Review ohne Metaanalyse Informationsartikel	2253
Post et al. 2015	gemischtes Sample	U523
Poyurovsky et al. 2003	Diagnose Schizophrenie	582
Praschak-Rieder et al. 1997	Fallbericht	1837
Preston et al. 2004	Zur Information	646
Prien et al. 1972a	keine Angaben zur genauen Patientenanzahl mixed sample schizoaffective and bipolar not analysed individualy, no percentage for each diagnosis	1159
Prien et al. 1972b	nur Lithium Arm dargestellt Hintergrundinformation	1158
Prien 1984	Informationsartikel	688
Prien et al. 1984	1 Arm Studien aufgrund fehlender Baseline-Vergleichbarkeit	691
Proudfoot et al. 2007	Informationsartikel	2161
Quitkin et al. 1981a	1 Arm Studien aufgrund fehlender Baseline-Vergleichbarkeit	693
Quitkin et al. 1981b	1 Arm Studien aufgrund fehlender Baseline-Vergleichbarkeit	1211
Rae et al. 2015	nicht relevant	U527
Raja und Azzoni 2005	Fallbericht	1795
Rakofsky und Dunlop 2014	Review	U530
Rami et al. 2008	gemischtes Sample (Anteil bipolarer 54 %) Outcomes nicht LL relevant	2106
Rapinesi et al. 2015	major depressive disorder	U532
Rasgon et al. 2005	Epidemiologie	1722
Regeer et al. 2006	Epidemiologie	1635
Regenold et al. 2015	gemischtes Sample	U533
Remington 2001	Diagnose	1102
Rendell et al. 2003	Informationsartikel – Meta-Analysen	728
Rendell et al. 2006	Informationsartikel – Meta-Analysen	727
Rendell und Licht 2007	Editorial	2196
Resnick und Burton 1984	Diagnose Psychose	1106

Autor	Ausschlusskriterien	Publ.nr
Revicki et al. 2003	Informationsartikel	627
Rhoden et al. 2014	Analytik	U536
Riemann et al. 2014	nur Protokoll (noch keine Ergebnisse)	U538
Rifkin et al. 1990	1 Arm Studien wegen fehlender Baseline-Vergleichbarkeit	1127
Rihmer et al. 2015	andere Sprache (nur englisches Abstract)	U540
Robbins 2006	Epidemiologie	1930
Robillard et al. 2015	gemischtes Sample	U543
Rogers und Goodwin 2005	Informationsartikel	1903A
Rothbard et al. 2007	Für Leitlinie nicht relevant	3183V
Rubio et al. 2006	1 Arm Studien aufgrund fehlender Baseline-Vergleichbarkeit	1625
Ruggeri et al. 2008	Für Leitlinie nicht relevant	3211V
Ruggeri und Tansella 2008	Editorial/Kommentar	3214V
Rush et al. 2005a	Informationsartikel gemischtes Sample	1675
Rybak et al. 2005	gemischtes sample, deutsche Literatur	3096
Rybakowski et al. 2005b	Für Leitlinie nicht relevant	1711
Rybakowski et al. 2005a	Informationsartikel	1699
Sachs et al. 1990	gemischtes Sample	1068
Sachs et al. 2003	Information Methodik	1562A
Sachs et al. 2006b	Unsystematisch gepoolte Analyse Informationsartikel	1638
Sachs et al. 2007a	Unsystematisch gepoolte Analyse	2170
Sackeim et al. 2007	gemischtes Sample ca. 16 % bipolar	2160
Sajatovic et al. 2001	gemischtes Sample	1128
Sajatovic et al. 2005a	Epidemiologie	1932
Sajatovic et al. 2005b	Unsystematisch gepoolte Analyse Informationsartikel	1700
Sajatovic et al. 2006a	Epidemiologie	1654
Sajatovic et al. 2006b	Epidemiologie	1933
Sajatovic et al. 2006c	Epidemiologie	1934
Sajatovic et al. 2007	Informationsartikel Epidemiologie, Letter	2191VD
Sajatovic et al. 2008b	Unsystematisch gepoolte Analyse	2062
Sajatovic et al. 2008a	Informationsartikel Epidemiologie	2083VD
Saksa et al. 2004	1 Arm Studien aufgrund fehlender Baseline-Vergleichbarkeit	1212
Salazar-Ospina et al. 2014	nur Protokoll (noch keine Ergebnisse)	U558
Salloum et al. 2007	1 Arm Studien aufgrund fehlender Baseline-Vergleichbarkeit	1599
Salloum et al. 2014	Review	U560
Samame et al. 2014	Epidemiologie	U562
Sanchez-Gistau et al. 2015	Kinder/Jugendliche	U563

(Fortsetzung)

Autor	Ausschlusskriterien	Publ.nr
Sanford und Scott 2008	Review ohne Metaanalyse Informationsartikel	2261
Santiago und Miranda 2014	Epidemiologie	U564
Santosa et al. 2007	Informationsartikel Epidemiologie	2195VD
Saunders et al. 2015	Epidemiologie	U567
Schaffer und Levitt 2005	1 Arm Studien wegen fehlender Baseline-Vergleichbarkeit	1671
Scheffer et al. 2005a	Alter <18 Jahre	1785
Scheffer et al. 2005b	Alter <18 Jahre	1213
Schieber et al. 2009	Informationsartikel	3073
Schneck et al. 2008	Informationsartikel Epidemiologie	2135VD
Schneider 2001	Informationsartikel Editorial/Kommentar	668
Schou 1972	Review ohne Metaanalyse	1214
Schou 1979	Review ohne Metaanalyse	1215
Scogin et al. 2007	Informationsartikel keine bipolaren Patienten untersucht	2148
Scott et al. 2007	Review enthält ausgeschlossene Studien	2285
Scott und Colom 2008	Informationsartikel Review ohne Metaanalyse	2155
Segal et al. 1998	1 Arm Studien wegen fehlender Baseline-Vergleichbarkeit	521
Segal und Burgess 2008	Für Leitlinie nicht relevant	3212V
Seggie et al. 1988	Für Leitlinie nicht relevant	1848
Severinsen et al. 2006	Diagnostik	1590
Severus et al. 2008	Review ohne Metaanalyse Informationsartikel	2113
Shapiro et al. 1989	1 Arm Studien aufgrund fehlender Baseline-Vergleichbarkeit	690
Shen et al. 2008	Diagnose	2108
Shi et al. 2006	1 Arm Studien aufgrund fehlender Baseline-Vergleichbarkeit	1621
Shiah et al. 2005	keine Kontrollen	1788
Shon et al. 2014	Kinder/Jugendliche	U579
Shopsin et al. 1975	1 Arm Studien wegen fehlender Baseline-Vergleichbarkeit	522
Shumway et al. 2008	Für Leitlinie nicht relevant	3180V
Sikdar et al. 1994	schwere Bedenken bezüglich der Datengrundlage	645
Simhandl et al. 1993	Informationsartikel	1216
Simhandl et al. 2014	Epidemiologie	U581
Simon et al. 2005b	Epidemiologie	1668
Simon et al. 2007	Informationsartikel Epidemiologie	2173VD
Small et al. 1986	gleiche EKT-Gruppe wie bei 523	524
Small et al. 1988	teilweise gleiche EKT und Lithium Behandlungen in beiden vergleichenden Studienarmen	523
Small et al. 1991	1 Arm Studien wegen fehlender Baseline-Vergleichbarkeit	525

Autor	Ausschlusskriterien	Publ.nr
Smith et al. 2014	Epidemiologie	U584
Soares 2000	Review ohne Metaanalyse Informationsartikel	2260
Soares-Weiser et al. 2007	Review ohne Metaanalyse	2149
Sole et al. 2015b	major depressive disorder	U587
Solomon et al. 1996	Informationsartikel	679
Solomon et al. 2006	Diagnostik	1629
Spaulding et al. 2006	Unsystematisch gepoolte Analyse Informationsartikel	1597
Spring et al. 1970	1 Arm Studien wegen fehlender Baseline-Vergleichbarkeit	1070
Sree et al. 2006	Für Leitlinie nicht relevant	1936
Stallone et al. 1973	1 Arm Studien aufgrund fehlender Baseline-Vergleichbarkeit	695
Staner 1993	preliminary data Ergebnisse vor Entblindung	1015
Staring et al. 2010	gemischtes Sample	kein BPD (F2)
Stein et al. 2007	Für Leitlinie nicht relevant	3184V
Steinan et al. 2014	nur Protokoll (noch keine Ergebnisse)	U595
Stokes et al. 1971	1 Arm Studien wegen fehlender Baseline-Vergleichbarkeit	1071
Stokes und Kocsis 1967	1 Arm Studien wegen fehlender Baseline-Vergleichbarkeit	1071A
Stoll et al. 1999	1 Arm Studien wegen fehlender Baseline-Vergleichbarkeit	1005
Storosum et al. 2007	Review ohne Metaanalyse Informationsartikel	2145
Strakowski 2007	Informationsartikel	2177
Strang und Shah 1985	Fallserie	2022
Su et al. 2005	1-Arm? Gemischtes Sample	1865
Suppes et al. 2001	Information Methodik	1600A
Suppes et al. 2005b	Epidemiologie	1665
Suppes et al. 2007	1 Arm Studien wegen fehlender Baseline-Vergleichbarkeit	1516
Suppes et al. 2008a	gepooltes Sample	2118
Suppes et al. 2008b	Unsystematisch gepoolte Analyse Informationsartikel	2216
Sussman et al. 2007	Informationsartikel – gepoolte Analysen	1510
Svendsen 1976	Diagnose Informationsartikel oder gemischtes Sample?	1852
Swann et al. 1997	1 Arm Studien wegen fehlender Baseline-Vergleichbarkeit	505
Swann et al. 1999b	Informationsartikel	502B
Swann et al. 1999a	Informationsartikel	502C
Swann et al. 2000	Informationsartikel	502D
Swann et al. 2001	Informationsartikel	509
Swann et al. 2002	Informationsartikel	502E

(Fortsetzung)

Autor	Ausschlusskriterien	Publ.nr
Swanson et al. 2006	Für Leitlinie nicht relevant	3215V
Szuba et al. 2005	Baseline Vergleich eingeschränkt	1541
Tamas et al. 2007	Fallbericht	1765
Tariot et al. 2001	Diagnose Agitiertheit bei Demenz	1163
Teixeira 1992	Review ohne Metaanalyse	2288
Teresa et al. 2006	Fallbericht Informationsartikel	1864
Thase et al. 1992	Zur Information	656
Thase 2007	Review ohne Metaanalyse Informationsartikel	2142
Thase et al. 2008	Unsystematisch gepoolte Analyse Informationsartikel	2141
Thomas et al. 1992	Medikation nicht erhältlich	1107
Thomas et al. 2006	Für Leitlinie nicht relevant	3194V
Thompson et al. 2006	Epidemiologie	1614
Thornhill 1978	1 Arm Studien wegen fehlender Baseline-Vergleichbarkeit	1072
Tillman und Geller 2007	Alter <18 Jahre	1573
Tohen et al. 2006	Epidemiologie	1561
Tompson et al. 2000	Informationsartikel	3019
Traber et al. 2007	Fallbericht	1522
Tracy et al. 2007	Für Leitlinie nicht relevant	3172V
TREC Collaborative Group 2003	keine Diagnose genannt nur Agitation	1098
Treuer et al. 2007	Beobachtungsstudien	2146
Tsai 2006	Für Leitlinie nicht relevant	3175V
Tucker et al. 2006	Für Leitlinie nicht relevant	3192V
Tyrer 2006	Informationsartikel	1777
Ukaegbu et al. 2008	Synopsis	2207
Uzelac et al. 2006	Diagnostik und Epidemiologie	1940
Valtonen et al. 2006	Epidemiologie	1583
van Dorn et al. 2006	Für Leitlinie nicht relevant	3204V
van Winkel et al. 2008	Informationsartikel	2264
Verduin et al. 2005	Epidemiologie	1762
Vermeulen et al. 2007	Informationsartikel	1523
Vestergaard et al. 1998	Informationsartikel	1217
Vieta 2003	Editorial/Kommentar	2262
Vieta et al. 2004	1 Arm Studien per Definition	1134
Vieta et al. 2005a	Informationsartikel – Meta-Analysen	1688
Vieta et al. 2005c	1 Arm Studien per Definition	1698
Vieta et al. 2005b	Review ohne Metaanalyse	2289

Autor	Ausschlusskriterien	Publ.nr
Vieta et al. 2007b	Für Leitlinie nicht relevant gilt ausschließlich in Spanien	1943
Vieta et al. 2007c	Baseline Vergleich eingeschränkt (Subgruppen-Analyse)	2193
Vieta und Phillips 2007	Zur Information	1501
Vieta et al. 2007a	Informationsartikel – gepoolte Analysen	1509
Vieta et al. 2008a	1 Arm Studien aufgrund fehlender Baseline-Vergleichbarkeit	2102
Vieta et al. 2008b	Beobachtungsstudien	2127
Vieta et al. 2008c	Editorial/Kommentar	2202
Vieta et al. 2008d	Diagnostik	2231
Viguera et al. 2007	Informationsartikel	1944
Vincent et al. 2006	Für Leitlinie nicht relevant	3193V
Visscher et al. 2005	Diagnostik	1945
Wagner et al. 2002	Alter <18 Jahre	1083
Warnell und Elahi 2007	Fallbericht	1860
Warrington et al. 2007	Review ohne Metaanalyse Informationsartikel	2266
Waters et al. 1982	Studien zur Information	1219
Wehr et al. 1998	Fallbericht	1836
Weisler et al. 2006	Informationsartikel	1641
Weisler et al. 2008	Unsystematisch gepoolte Analyse Informationsartikel	2099
Weiss et al. 2005	Informationsartikel	1690
Williams et al. 2007	Für Leitlinie nicht relevant	3176V
Williamson et al. 2006	Informationsartikel	1622
Wirz-Justice et al. 1999	Fallbericht Informationsartikel	1829
Wolfsperger et al. 2007	Für Leitlinie nicht relevant	1556
Woo und Ma 2007	Für Leitlinie nicht relevant	3188V
Wright et al. 2001	Diagnose Schizophrenie	569
Wu und Bunney 1990	Informationsartikel Review ohne Metaanalyse	3047
Yamada et al. 1995	gemischtes Sample	1857
Yatham et al. 2004b	Informationsartikel Unsystematisch gepoolte Analyse	605
Yatham et al. 2004a	Informationsartikel	605A
Yazici et al. 2004	1 Arm Studien aufgrund fehlender Baseline-Vergleichbarkeit	1222
Yildiz-Yesiloglu und Ankerst 2006	Diagnostik	1948
Yoshimura et al. 2006	1 Arm Studien wegen fehlender Baseline-Vergleichbarkeit	1592
Younes et al. 2005	Für Leitlinie nicht relevant	3199V

(Fortsetzung)

Autor	Ausschlusskriterien	Publ.nr
Young et al. 2010	bereits in S3-LL (2012)	U150
Zarate und Tohen 2004	1 Arm Studien aufgrund fehlender Baseline-Vergleichbarkeit	702
Zarate et al. 2005	1 Arm Studien per Definition	1714
Zarate et al. 2007	1 Arm Studien wegen fehlender Baseline-Vergleichbarkeit	2077
Zarin et al. 2005	Einleitung/Begründung für Indikation und Studientypen	1949
Zhang et al. 2006	Epidemiologie	1633
van Dijk et al. 2013	1 Arm Studien aufgrund fehlender Baseline-Vergleichbarkeit	U136
Yatham et al. 2004	Informationsartikel	1543
Yatham et al. 2005	keine ausreichenden Informationen zur Studie	1798
Yatham et al. 2007	1 Arm Studien aufgrund fehlender Baseline-Vergleichbarkeit	2163
Young 2008	Posterbeitrag	2224

Anhang A4: Aus den Empfehlungen und Statements der Leitlinie abgeleitete notwendige Rahmenbedingungen für die Versorgung

Beachte: Die Nummerierung der Empfehlungen entspricht nicht mehr der Version von 2012. Beachte ferner, dass die Ausformulierung der Qualitätsindikatoren aktuell noch einmal überarbeitet wird.

Aus dem Kapitel **Trialog, Wissensvermittlung, Selbsthilfe und Peer-Support** abgeleitet:

Empfehlung		Bedingungen für Umsetzung	Qualitätsindikator
Partizipative Entscheidungsfindung			
Trialog3	Über die gesetzlich vorgeschriebene Aufklärungspflicht hinaus soll mit dem Patienten im Rahmen einer partizipativen Entscheidungsfindung von Behandler, Patienten und, wenn zugestimmt, auch Angehörigen über mögliche Behandlungsstrategien und die damit verbundenen erwünschten Wirkungen und möglichen Risiken gesprochen und entschieden werden. Die Informiertheit des Patienten ist Grundlage kooperativer Entscheidungsfindung und Voraussetzung gesundheitsfördernden Verhaltens. Menschen mit unzureichenden Deutschkenntnissen sollten diese Information in ihrer Muttersprache erhalten können. KKP	• Fort- und Weiterbildung • Zeit/Vergütung	

Anhänge

Empfehlung		Bedingungen für Umsetzung	Qualitätsindikator
Partizipative Entscheidungsfindung			
Trialog4	Schriftliche Behandlungsvereinbarungen können helfen, kritischen Phasen vorzubeugen und das Risiko von Zwang zu reduzieren. Ob das gelingt, hängt stark von der Qualität der Vereinbarung und des dialogischen Prozesses ab. KKP	• Fort- und Weiterbildung • Zeit/Vergütung	
Wissensvermittlung			
Trialog6	Patienten und Angehörige sollten auf eine mögliche Unterstützung in Form von Ratgebern, Selbsthilfemanualen, Schulungsprogrammen (z. B. Kommunikations-Trainings, Selbstmanagement-Trainings) hingewiesen werden, konkrete Literaturhinweise erhalten und zur Teilnahme an aktuellen Veranstaltungen ermuntert werden. KKP	• Fort- und Weiterbildung • Zeit/Vergütung • Verfügbarkeit	Z: % der Patienten, bei denen dokumentiert wurde, dass sie krankheitsspezifische Informationen zur Erkrankung und zur Therapie erhalten haben N: alle Patienten
Selbstmanagement			
Trialog8	Selbstmanagement sollte im therapeutischen Prozess fortlaufend gefördert werden. Dabei kann Peer-Support die Selbsthilfe wirkungsvoll ergänzen. KKP	Zeit/Vergütung	
Selbsthilfe von Betroffenen			
Trialog9	Betroffene und Angehörige sowie andere Bezugspersonen sollten zum Besuch von Selbsthilfegruppen ermutigt werden. Dabei ist die konkrete Nennung der (nächsten) Kontaktstellen (z. B. NAKOS, DGBS, weitere Angehörigenverbände) hilfreich. Selbsthilfegruppen sollten als therapeutische Option mehr Beachtung finden. Neben der direkten Integration in das stationäre therapeutische Angebot ist auch eine kontinuierliche Kooperation mit regionalen Gruppen oder einer Kontaktstelle für Selbsthilfegruppen denkbar. Auf diese Weise können Selbsthilfegruppen als Element der Nachsorge zur Stabilisierung des Behandlungserfolgs genutzt werden. KKP	Verfügbarkeit von SHG	Z: % der Patienten, bei denen ein Hinweis auf eine Ermutigung zur Teilnahme an einer SHG dokumentiert wurde N: alle Patienten

(Fortsetzung)

Empfehlung		Bedingungen für Umsetzung	Qualitätsindikator
Partizipative Entscheidungsfindung			
Trialog10	Selbsthilfegruppen sollen durch das professionelle Hilfesystem unterstützt werden durch: • Konkrete Ermutigung von Betroffenen und Angehörigen zum Besuch von Selbsthilfegruppen, • Bereitstellung von Räumen in sozialen Einrichtungen, kirchlichen Räumen, psychiatrischen Kliniken /Praxen, • Aufnahme der Angebote der örtlichen Selbsthilfe in Aushängen, Flyer in sozialen Einrichtungen, kirchlichen Räumen, psychiatrischen Praxen, Kliniken, • Bewusst gestaltete Übergänge von professionellen- zu Selbsthilfegruppen, • Angebot von andauernder Beratung und Unterstützung in Krisen. KKP	Zeit/Vergütung	
Peer-Support			
Trialog11	Bipolaren Patienten sollte Peer-Support angeboten werden, um Selbstwirksamkeit, Selbstmanagement, Adhärenz bzw. Beteiligung zu fördern. B	• Verfügbarkeit • Schulung der Peers • Vergütung für Evaluation	
Familienselbsthilfe			
Trialog12	Auch Angehörige sollten zu Peer-Begleitung ermuntert werden, um so ihre Belastung zu reduzieren und ihre Lebensqualität zu verbessern. KKP	• Verfügbarkeit • Schulung der Peers • Vergütung für Evaluation	
Trialog13	Angehörige sollten von Beginn an und über alle Phasen der Behandlung des Erkrankten einbezogen werden. KKP	Zeit/Vergütung	Z: % der Patienten, bei denen mehrfach dokumentiert wurde, dass die Angehörigen eingebunden wurden N: Patienten, die mit Einbindung der Angehörigen einverstanden waren

Anhänge 563

Empfehlung		Bedingungen für Umsetzung	Qualitätsindikator
Partizipative Entscheidungsfindung			
Trialog14	Lehnt der Patient oder der Angehörige eine Einbeziehung ab, sollte im Interesse der Sicherung eines langfristigen Behandlungserfolges darauf hingearbeitet werden, das Vertrauensverhältnis zwischen Patienten und Angehörigen zu stärken. KKP	Zeit/Vergütung	

Aus dem Kapitel **Diagnostik** abgeleitet:

Empfehlung		Bedingungen für Umsetzung	Qualitätsindikator
Klassifikatorische Diagnostik			
Diagnostik1	Es wird empfohlen, sich in der Diagnostik an die Kriterien und die Klassifikation des ICD-10 zu halten. Werden diagnostische Feststellungen getroffen, die mit Hauptkriterien des ICD-10 nicht abgedeckt sind, wie bspw. eine Bipolar-II-Störung, wird die Nutzung der Kategorie F31.8 empfohlen. KKP	• Fort- und Weiterbildung • Zeit/Vergütung	
Diagnostik2	Es wird empfohlen, die multiaxialen Möglichkeiten des ICD-10 zu nutzen und auch störungsrelevante somatische, psychologische und soziale Faktoren sowie die Funktionsbeeinträchtigung zu beschreiben. KKP	• Fort- und Weiterbildung • Zeit/Vergütung	
Screening von Risikopersonen mit Verdacht auf das Vorliegen einer Bipolaren Störung			
Diagnostik8	HCL-32 und MDQ können zum Screening auf manische Symptome insbesondere auch in der Primärversorgung eingesetzt werden. 0	• Schulung • Zeit/Vergütung	
Diagnostik9	Screeninginstrumente allein eigenen sich nicht zur Diagnosestellung. Bei positivem Screening sollte zur Diagnosesicherung ein Facharzt für Psychiatrie und Psychotherapie/für Nervenheilkunde hinzugezogen werden. KKP	• Verfügbarkeit (vor allem in ländlichen Regionen) • Kooperation/ Netzwerke	

(Fortsetzung)

Empfehlung		Bedingungen für Umsetzung	Qualitätsindikator
Klassifikatorische Diagnostik			
Differentialdiagnostik			
Diagnostik10	Bei jungen Erwachsenen mit Störungen der Emotionsregulation (z. B. bei Aufmerksamkeitsdefizit-Hyperaktivitäts-Störung, emotional-instabiler Persönlichkeitsstörung, komplexen Impulskontrollstörungen, und Substanzmissbrauch oder -abhängigkeit) wird eine sorgfältige Differentialdiagnostik in Richtung einer Bipolaren Störung empfohlen. 0	Zeit/Vergütung	
Diagnostik12	Beim Auftreten eines oder mehrerer der oben genannten Risikofaktoren bzw. Prädiktoren ist besonders sorgfältig zu prüfen, ob die Depression im Rahmen einer Bipolaren Störung auftritt. 0	Zeit/Vergütung	Z: % der Patienten, bei denen eine sorgfältige Prüfung des Vorliegens einer Bipolaren Störung dokumentiert wurde N: Patienten mit Depression, bei denen mind. eine Risikofaktor vorlag
Diagnostik13	Die Zyklothymia (ICD-10 F34.0) ist durch Hypomanien und zeitlich getrennt davon auftretende depressive Symptome charakterisiert, die jedoch nicht die vollständigen Kriterien für eine mittelgradige oder schwere depressive Episode nach ICD-10 erfüllen. Bei dieser klinischen Konstellation darf die Diagnose Bipolar-II-Störung (ICD-10 Sonstige bipolare affektive Störungen – F31.8) nicht gestellt werden. KKP	Fort- und Weiterbildung	

Empfehlung		Bedingungen für Umsetzung	Qualitätsindikator
Klassifikatorische Diagnostik			
Diagnostik15	Als Grundlage der Differenzialdiagnostik der Manie gegenüber der Schizophrenie ist eine sorgfältige Anamneseerhebung (Beachtung des bisherigen Krankheitsverlaufes) und eine ebenso sorgfältige Aktualanamnese mit Beachtung der Akuität der Symptomentwicklung und der Symptomatik im Frühstadium der aktuellen Episode zu empfehlen. 0	Zeit/Vergütung	
Diagnostik16	Die Differenzialdiagnose schizoaffektive Störung kann besonders schwierig bis unmöglich sein. Das Problem besteht in der geringen Zuverlässigkeit (d. h. Validität und Reliabilität) der Diagnosestellung sowohl gegenüber der Bipolaren Störung als auch der Schizophrenie. Die Diagnose schizoaffektive Störung sollte nur als Ausschlussdiagnose nach längerer Verlaufsbeobachtung gestellt werden. KKP	Zeit/Vergütung für längere Verlaufsbeobachtung	
Diagnostik17	Abhängigkeit und Missbrauch von Substanzen (z. B. von Kokain, Ecstasy oder Amphetaminen) sind in der Differenzialdiagnostik der Hypomanie und Manie zu beachten, deshalb sollte bei entsprechendem Verdacht eine ausführliche Eigen- und Fremdanamnese sowie gegebenenfalls ein Drogenscreening durchgeführt werden. KKP	Zeit/Vergütung	

(Fortsetzung)

Empfehlung		Bedingungen für Umsetzung	Qualitätsindikator
Klassifikatorische Diagnostik			
Diagnostik18	Bei Auftreten eines klinischen Verdachts sollte zum Ausschluss oder zur Verifizierung einer organisch bedingten Manie/Hypomanie neben dem Ganzkörperstatus und der neurologischen Untersuchung eine weiterführende Diagnostik erfolgen, z. B.: • eine bildgebende Diagnostik (MRT oder CCT) und/oder • ein EEG und/oder • eine neuropsychologische Diagnostik und/oder • die Bestimmung neuroendokrinologischer Parameter. KKP	• Verfügbarkeit MRT/CT, EEG, neuropsychologische Testung • Zeit/Vergütung	
Diagnostik20	Es wird empfohlen, eine detaillierte Medikamentenanamnese und ggf. einen Absetzversuch durchzuführen. KKP	Zeit/Vergütung	
Komorbidität			
Diagnostik22	Komorbide psychische Störungen sollten bei Bipolaren Störungen zu Beginn und im Verlauf der Erkrankung bei Bipolaren Störungen sorgfältig diagnostiziert und in Therapie und Verlaufsbeobachtung berücksichtigt werden. B	Zeit/Vergütung	Z: % der Patienten, bei denen eine sorgfältige Untersuchung möglicher komorbider psychischer Störungen dokumentiert ist N: Alle Patienten
Diagnostik24	Komorbide somatische Erkrankungen sollen zu Beginn und im Verlauf der Erkrankung bei Bipolaren Störungen sorgfältig diagnostiziert und in Therapie und Verlaufsbeobachtung berücksichtigt werden. A	Zeit/Vergütung	Z: % der Patienten, bei denen eine sorgfältige Untersuchung möglicher komorbider somatischer Störungen zu Beginn und im Verlauf dokumentiert ist N: Alle Patienten

Empfehlung		Bedingungen für Umsetzung	Qualitätsindikator
Klassifikatorische Diagnostik			
Verlaufsdiagnostik			
Diagnostik25	Empfohlen wird die sorgfältige Dokumentation des psychischen Befindens des Patienten im Verlauf einer bipolaren Erkrankung mit Hilfe bewährter Fremdbeurteilungsinstrumente seitens des Behandlers als auch mit Hilfe eines vom Patienten möglichst täglich auszufüllenden Stimmungstagebuchs. KKP	• Schulung, Zeit/ Vergütung für Fremdrating • Verfügbarkeit der Schulung der Patienten für Stimmungstagebuch • Zeit für Rückmeldung Stimmungstagebuch/Vergütung	Z: % der Patienten mit wiederholter sorgfältiger Dokumentation des psychische Befindens im Verlauf der Erkrankung mit Hilfe bewährter Fremdbeurteilungsskalen seitens des Behandlers als auch mit Hilfe eines vom Patienten täglich ausgefüllten Stimmungstagebuchs N: alle Patienten
Diagnostik26	Bei bipolaren Patienten kann, wenn möglich im euthymen Intervall, ein Screening auf kognitive Defizite vorgenommen werden. 0	• Schulung, Zeit/ Vergütung	
Diagnostik27	Empfohlen wird die sorgfältige Dokumentation des psychosozialen Funktionsvermögens des Patienten im Verlauf einer bipolaren Erkrankung, z. B. mit Hilfe bewährter Fremdbeurteilungsinstrumente. KKP	Zeit/Vergütung	Z: % der Patienten mit wiederholter Dokumentation des psychosozialen Funktionsvermögens im Verlauf N: alle Patienten

(Fortsetzung)

Empfehlung		Bedingungen für Umsetzung	Qualitätsindikator
Klassifikatorische Diagnostik			
Statement/Empfehlung		**Bedingungen für Umsetzung**	**Qualitätsindikator**
Diagnostik28	Menschen mit Bipolaren Störungen wird empfohlen, Life-charts/Stimmungstagebücher zu führen und ihre Selbstwahrnehmung zu schulen, und diese Informationen für Gespräche untereinander und mit den Behandlern nutzen. KKP	• Verfügbarkeit der Schulung der Patienten für Stimmungstagebuch • Zeit für Rückmeldung Stimmungstagebuch/Vergütung • Wenn elektronisch: Ausstattung des Patienten	
Somatische und laborchemische Diagnostik vor und während einer Pharmakotherapie			
Diagnostik29	Die Erfassung und Bestimmung der folgenden Parameter **vor Beginn** einer Psychopharmakotherapie ist **obligat**: • Differentialblutbild • Elektrolyte • Leberenzyme • Nüchternglukosespiegel • Serum-Kreatinin • Blutdruck und Puls • Körpergewicht und Körpergröße • Schwangerschaftstest bei Frauen im gebärfähigen Alter Als apparative Diagnostik ein Elektrokardiogramm (EKG). KKP	• Vergütung der Maßnahmen • Verfügbarkeit EKG	Z: % Patienten, bei denen vor Beginn die Bestimmung von Differentialblutbild, Elektrolyte, Leberenzyme, Nüchternglukosespiegel, Serum-Kreatinin, Schwangerschaftstest bei Frauen im gebärfähigen Alter, EKG dokumentiert wurde N: Alle Patienten, bei denen eine Pharmakotherapie begonnen wurde

Empfehlung		Bedingungen für Umsetzung	Qualitätsindikator
Klassifikatorische Diagnostik			
Diagnostik30	**Individuell** ist die Erfassung und Bestimmung der folgenden Parameter **vor Beginn** einer Psychopharmakotherapie **zusätzlich** indiziert. Für Therapie mit: • Lithium: TSH, T3, T4, SD-Sonographie (bei geplanter Langzeittherapie), Kreatinin-Clearance • Valproat: Bilirubin, Lipase, Gerinnungshemmer (PPT und Quick oder PTT und INR) Zugelassene Atypika: Cholesterin gesamt, LDL-Cholesterine, Triglyzeride. KKP	Vergütung der Maßnahmen	Z: % Patienten, bei denen vor Beginn die wirkstoffspezifischen zusätzlichen Bestimmungen dokumentiert wurden N: Alle Patienten, bei denen eine Pharmakotherapie mit diesen Wirkstoffen begonnen wurde
Diagnostik31	Das **allgemeine Monitoring während** einer Psychopharmakotherapie sollte abhängig von der Wirkstoffklasse und unter Berücksichtigung der pharmakokinetischen Eigenschaften auch eine regelmäßige Messung des Medikamentenspiegels (besonders bei Lithium, aber auch bei Valproat und Carbamazepin) beinhalten. Des Weiteren müssen die Verträglichkeit und Sicherheit der Pharmakotherapie erfasst werden. KKP	Vergütung	Z: % Patienten, bei denen wiederholt Medikamentenspiegel dokumentiert sind N: Patienten, welche mit geeigneten Wirkstoffen behandelt werden (besonders Lithium, Valproat, Carbamazepin)
Diagnostik32	Bei der Behandlung mit atypischen Antipsychotika soll **im Behandlungsverlauf** ein Monitoring der Stoffwechsellage wegen möglicher hyperglykämischer und hyperlipidämischer Veränderungen erfolgen. KKP	Zeit/Vergütung	Z: % der Patienten, bei denen im Behandlungsverlauf die Stoffwechsellage auf Hyperglykämie untersucht wurde N: Patienten, die mit atyp. NL behandelt wurden

(Fortsetzung)

Empfehlung		Bedingungen für Umsetzung	Qualitätsindikator
Klassifikatorische Diagnostik			
Diagnostik33	Bei der Behandlung mit Neuroleptika soll im Behandlungsverlauf auf das mögliche Auftreten extrapyramidal-motorischer Symptome geachtet werden. KKP	Zeit/Vergütung	Z: % der Patienten, bei denen im Behandlungsverlauf bezüglich EPMS untersucht wurde N: Patienten, die mit NL behandelt wurden
Früherkennung			
Diagnostik36	Folgende Faktoren sollten bereits im klinischen Alltag erfragt bzw. eingeschätzt und im Verlauf beobachtet werden, da ihr Vorhandensein das Risiko der Entwicklung einer bipolaren Störung möglicherweise erhöht: • Eine positive Familienanamnese für bipolare Störungen • Angststörungen in der Kindheit • Veränderungen im Schlaf bzw. Schlafprobleme • unterschwellige hypomanische Symptomatik • spezifische Persönlichkeits-, Temperaments- und Charakterzüge (hohe Extraversion, Novelty seeking, Dysregulation des Behavioral Approach System). Der weitere Forschungsbedarf besteht vor allem, um Interaktionen zwischen den genannten und weiteren Faktoren sowie Zeitpunkte des Wirksamwerdens im Entwicklungsprozess bipolarer Störungen zu klären. KKP	Fort- und Weiterbildung, Schulung, Zeit/Vergütung	

Aus dem Kapitel **Therapie** abgeleitet:

Beachte: Im phasenspezifischen und phasenprophylaktischen Teil wurden bei den Empfehlungen zu individuellen Wirkstoffen, der Psychotherapie und nichtmedikamentösen somatischen Therapieverfahren nur Empfehlungen des Grades A und B berücksichtigt.

Anhänge

Empfehlung		Bedingungen für Umsetzung	Qualitätsindikator
Grundsätzliches			
Therapie-Grundsätzliches1	Die Akutbehandlung einer Episode der bipolaren Erkrankung muss bereits unter Berücksichtigung einer ggf. notwendigen Phasenprophylaxe gestaltet werden. Neben der akuten Symptomatik müssen dafür der anamnestische Verlauf der Erkrankung sowie Risiko- bzw. prädiktive Faktoren für den weiteren Verlauf berücksichtigt werden. KKP	Zeit/ Vergütung	
Therapie-Grund-sätzliches2	Ziele der Behandlung sollen nach Möglichkeit gemeinsam von Patient, Behandler und, wenn vereinbart, den Angehörigen definiert werden. Entscheidungen sollen partizipativ gefunden werden. Die Zielerreichung muss im Verlauf beobachtet werden, ggf. müssen Ziele angepasst werden. KKP	• Fort- und Weiterbildung • Zeit/ Vergütung	
Therapie-Grund-sätzliches3	Eine intensive, wiederholte Aufklärung des Patienten und mit Einverständnis des Patienten auch seiner Angehörigen über angeratene Pharmakotherapiemöglichkeiten soll erfolgen, auch um die Zusammenarbeit von Patient und Arzt zu verbessern. Wichtige Inhalte dieser Aufklärungsgespräche sind: Erläuterung der Ziele und Inhalte einer Akuttherapie und ggf. einer Phasenprophylaxe, Erörterung von Bedenken gegenüber den Medikamenten, Erläuterung biologischer Wirkmechanismen, Hinweis auf Wirklatenzen, Information über Wechselwirkungen und Nebenwirkungen, Erläuterung der angestrebten Behandlungsdauer bereits zu Beginn der Therapie. Bei medikamentöser Phasenprophylaxe sollte auch eine Aufklärung zu Langzeitnebenwirkungen erfolgen. KKP	Zeit/ Vergütung	Z: % der Patienten, bei denen wiederholt Aufklärungen dokumentiert wurden N: Alle Patienten

(Fortsetzung)

Empfehlung		Bedingungen für Umsetzung	Qualitätsindikator
Grundsätzliches			
Therapie-Grund-sätzliches4	Regelmäßige Gewichtskontrollen sollten wegen einer möglichen Gewichtszunahme insbesondere bei Behandlung mit Mirtazapin, trizyklischen Antidepressiva, Lithium, Valproinsäure, Clozapin, Olanzapin, Quetiapin, Risperidon und Zotepin durchgeführt werden. KKP	Zeit/ Vergütung	Z: % der Patienten, bei denen wiederholt Gewichtsangaben dokumentiert wurden N: Alle Patienten
Therapie-Grund-sätzliches10	Neben der obligaten Aufklärung und Einwilligung der Patienten oder des gesetzlichen Vertreters zur EKT sollen, im Falle des Einverständnisses der Patienten, Angehörige ebenfalls hinzugezogen werden, ein gemeinsamer Konsens ist anzustreben. KKP	Zeit/ Vergütung	
Therapie-Grund-sätzliches11	Unterstützende Therapieverfahren (wie z. B. Entspannungs-, Bewegungs, Ergo-, Kunst- oder Musik-/Tanztherapie) sollten Bestandteil des individuellen integrierten Behandlungsplans sein. Die spezifischen Behandlungsziele sollten in Absprache mit allen Beteiligten festgelegt und im Verlauf überprüft werden. KKP	• Fort- und Weiterbildung • Verfügbarkeit • Zeit/ Vergütung	Z: % der Patienten, denen kreative und handlungsorientierte Therapien angeboten wurden N: Alle Patienten
Pharmakotherapie			
Wirkstoffe zur Behandlung der Manie			
Therapie-Manie1,3,5–8,10–12	Zusammengefasst: Carbamazepin, Lithium, Aripiprazol, Asenapin, Olanzapin, Quetiapin, Valproat (nicht bei Frauen im gebärfähigen Alter) oder Ziprasidon sollten in Monotherapie eingesetzt werden; sofern Limitationen beachtet B		

Empfehlung		Bedingungen für Umsetzung	Qualitätsindikator
Grundsätzliches			
Therapie-Manie13	Geändert: Haloperidol sollte als Monotherapie zur Behandlung der Manie in der Kurzzeittherapie eingesetzt werden; sofern Limitationen beachtet B (ergänzt durch KKP: vor allem in Notfallsituationen und zur Kurzzeittherapie)		
Therapie-Manie17	Geändert: Olanzapin sollte in der Akutbehandlung *zusätzlich* zu einer bestehenden Phasenprophylaxe mit Valproat oder Lithium in der Behandlung der Manie (auch der gereizten Manie) eingesetzt werden; sofern Limitationen beachtet B		
Therapie-Manie19	Geändert: Risperidon sollte *zusätzlich* zu einer bestehenden Phasenprophylaxe mit Lithium oder Valproat in der Behandlung der Manie eingesetzt werden; sofern Limitationen beachtet B		
Therapie-Manie23	*Abratend:* Wegen fehlender Wirksamkeit sollte Topiramat *nicht zusätzlich* zu Lithium oder Valproat zur Behandlung der akuten Manie eingesetzt werden. B		
Psychotherapie			
–	–	–	–
Nicht-medikamentöse somatische Therapieverfahren			
Therapie-Manie 30	Geändert: Elektrokonvulsionstherapie (EKT) sollte bei den seltenen Fällen, in denen eine pharmakotherapieresistente manische Episode vorliegt, durchgeführt werden; sofern Limitationen beachtet B	• Fort- und Weiterbildung • Verfügbarkeit • Zeit/Vergütung	- Z: % Patienten, bei denen eine EKT durchgeführt wurde N: alle Patienten mit pharmakotherapieresistenter manischer Episode

(Fortsetzung)

Empfehlung		Bedingungen für Umsetzung	Qualitätsindikator
Grundsätzliches			
Behandlung Depression			
Übergeordnete Empfehlungen			
Therapie-Therapie-Depression1	Bei der Auswahl eines Pharmakons für die Akutbehandlung einer bipolaren Depression sollte dessen Eignung für die (phasenprophylaktische) Langzeitbehandlung mitbedacht werden, da bei den meisten Patienten mit bipolar-affektiver Erkrankung eine Indikation für eine phasenprophylaktische Langzeitmedikation besteht (siehe Abschnitt Phasenprophylaxe). KKP	• Fort- und Weiterbildung	
Therapie-Depression2	Bei der Indikation für die medikamentöse Behandlung einer bipolaren Depression ist der Schweregrad der depressiven Episode zu berücksichtigen. KKP		
Therapie-Depression3	Bei einer leichten depressiven Episode besteht nur in Ausnahmefällen die Indikation zu einer depressionsspezifischen Pharmakotherapie, da hier Risiken und Nebenwirkungen den erhofften Nutzen überwiegen. Psychoedukation, psychotherapeutische Interventionen im engeren Sinne, Anleitung zum Selbstmanagement und Einbeziehung von Selbsthilfegruppen stehen im Vordergrund. KKP	• Schulung der Patienten • Verfügbarkeit • Zeit/Vergütung	
Therapie-Depression5	Wenn bei einem Patienten mit einer akuten bipolaren Depression eine Phasenprophylaxe besteht, dann ist es sinnvoll, diese bezüglich Dosis und ggf. Serumspiegel zu optimieren. Besteht keine Phasenprophylaxe, ist es sinnvoll, zu prüfen, ob eine Indikation besteht und diese ggf. in der akuten depressiven Phase zu beginnen. KKP		

Anhänge 575

Empfehlung		Bedingungen für Umsetzung	Qualitätsindikator
Grundsätzliches			
Therapie-Depression6	Bei einer mittelgradigen Episode einer bipolaren Depression stellt die depressionsspezifische pharmakotherapeutische Behandlung eine wesentliche Option dar. KKP		
Therapie-Depression7	Eine schwere Episode einer bipolaren Depression sollte pharmakotherapeutisch behandelt werden (siehe spezifische Empfehlungen und Therapiealgorithmus). KKP		
Therapie-Depression8	In den ersten vier Wochen der pharmakologischen Behandlung einer akuten bipolaren Depression sind Untersuchung und Gespräch mit dem Patienten mindestens wöchentlich angeraten, um Risiken und Nebenwirkungen der Pharmakotherapie zu erkennen, den Erfolg der eingeleiteten Maßnahmen beurteilen zu können und die Zusammenarbeit zwischen Patient und Arzt zu verbessern. Danach sind Intervalle von zwei bis vier Wochen, nach 3 Monaten bei ausreichender Stabilität eventuell längere Intervalle möglich. Je nach klinischer Situation können häufigere Frequenzen notwendig sein. KKP	Zeit/ Vergütung	Z: % Patienten, bei denen in den aufgezählten Intervallen nach Beginn der Pharmakotherapie Kontakte dokumentiert sind N: alle Patienten, bei denen eine pharmakologische Behandlung bei akuter bipolarer Depression begonnen wurde
Therapie-Depression9	Nach drei bis vier Wochen sollte eine genaue Wirkungsprüfung das Ausmaß des noch bestehenden depressiven Syndroms mit der Ausgangsschwere zu Beginn der Pharmakotherapie vergleichen. Hiervon sollte abhängig gemacht werden, ob ein Wechsel oder eine Ergänzung der Behandlungsstrategie indiziert ist oder nicht (siehe Therapiealgorithmus). KKP	Zeit/ Vergütung	

(Fortsetzung)

Empfehlung		Bedingungen für Umsetzung	Qualitätsindikator
Grundsätzliches			
Therapie-Depression10	In der Behandlung einer bipolaren Depression ist bei Substanzen, für die ein therapeutischer Serumspiegelbereich etabliert ist, die Maßnahme der ersten Wahl, wenn Non-Response festgestellt wurde, die Überprüfung des Serumspiegels. Dieses ist auch hilfreich zur Einschätzung der Einnahmeregelmäßigkeit. KKP	• Verfügbarkeit • Vergütung	
Wirkstoffe zur Behandlung der Depression			
Therapie-Depression16	Geändert: Trotz der erwähnten Unsicherheit sollten mit Blick auf das Risiko eines Umschlagens einer bipolaren Depression in eine manische oder gemischte Episode SSRI (positive Ergebnisse liegen für Fluoxetin und Sertralin vor) gegenüber Venlafaxin und trizyklischen Antidepressiva sowie Bupropion gegenüber Venlafaxin bevorzugt werden; sofern Limitationen beachtet B		
Therapie-Depression27	Geändert: Lurasidon sollte allein oder zusätzlich zu Lithium oder Valproat in der Behandlung der bipolaren Depression eingesetzt werden; sofern Limitationen beachtet B		
Therapie-Depression29	Geändert: Quetiapin soll als Monotherapie zur Akutbehandlung einer bipolaren Depression eingesetzt werden; sofern Limitationen beachtet A		
Therapie-Depression30	Abratend: Ziprasidon (in Kombination mit einem Stimmungsstabilisierer*) sollte *nicht* zur Akutbehandlung einer bipolaren Depression eingesetzt werden. B		

Empfehlung		Bedingungen für Umsetzung	Qualitätsindikator
Grundsätzliches			
Psychotherapie			
Therapie-Depression32	Zur Behandlung akuter depressiver Episoden im Rahmen einer Bipolaren Störung soll eine Psychotherapie angeboten werden. A	• Fort- und Weiterbildung • Verfügbarkeit • Zeit/Vergütung	
Nicht-medikamentöse somatische Therapieverfahren			
Therapie-Depression33	Geändert: Die Elektrokonvulsionstherapie (EKT) sollte zur Behandlung schwerer depressiver Episoden im Rahmen einer Bipolaren Störung eingesetzt werden; sofern Limitationen beachtet B	• Fort- und Weiterbildung • Verfügbarkeit • Zeit/Vergütung	
Therapie-Depression34	Geändert: Die Elektrokonvulsionstherapie (EKT) sollte zur Behandlung therapieresistenter depressiver Episoden im Rahmen einer Bipolaren Störung eingesetzt werden; sofern Limitationen beachtet B		
Therapie-Depression41	Wachtherapie sollte zusätzlich zu einer anderen leitliniengerechten Behandlung in Erwägung gezogen werden, wenn kurzfristig eine rasche antidepressive Wirkung angestrebt wird. B		

(Fortsetzung)

Empfehlung		Bedingungen für Umsetzung	Qualitätsindikator
Grundsätzliches			
Behandlung Prophylaxe			
Übergeordnete Empfehlungen			
Therapie-Prophylaxe2	Die Wirksamkeit einer phasenprophylaktischen Behandlung sollte entsprechend dem individuellen Krankheitsverlauf überprüft werden. Nach klinischer Erfahrung bietet es sich an, diese nach Ablauf der doppelten Dauer des durchschnittlichen Krankheitszyklus des Patienten zu beurteilen. In der Regel sollte bei Rezidiven innerhalb der ersten 6 Monate nach Beginn einer phasenprophylaktischen Behandlung keine Veränderungen im Behandlungsregime vorgenommen werden. KKP		
Wirkstoffe zur Phasenprophylaxe			
Therapie-Prophylaxe4	Geändert: Lamotrigin sollte in der Langzeitbehandlung zur Prophylaxe depressiver Episoden bei Patienten mit Bipolarer Störung eingesetzt werden, die das Präparat in der Akutphase der Erkrankung erhalten und ausreichend gut vertragen haben; sofern Limitationen beachtet B		
Therapie-Prophylaxe7	Geändert: Lithium soll zur Phasenprophylaxe bei Bipolaren Störungen eingesetzt werden; sofern Limitationen beachtet A		
Therapie-Prophylaxe8	Geändert: Lithium soll bei Patienten mit Bipolarer Störung und einem hohen Suizidrisiko zur Phasenprophylaxe eingesetzt werden, da es Hinweise darauf gibt, dass Lithium im Langzeitverlauf antisuizidal wirkt; sofern Limitationen beachtet A		

Empfehlung		Bedingungen für Umsetzung	Qualitätsindikator
Grundsätzliches			
Therapie-Prophylaxe9	Lithium sollte zur Phasenprophylaxe, wenn nicht individuelle Verträglichkeits- oder Sicherheitsgründe dagegen sprechen, so dosiert werden, dass ein Serumspiegel von mindestens 0,6 mmol/l erreicht wird. B		
Therapie-Prophylaxe15	Quetiapin sollte (als Monotherapie) in der Phasenprophylaxe *nur* von Patienten, die unter Quetiapin eine Remission ihrer depressiven, manischen oder gemischten Episode erfuhren und die Substanz zudem gut tolerierten, eingesetzt werden. B		
Psychotherapie			
Therapie-Prophylaxe24	Zur rezidiv-prophylaktischen Behandlung einer Bipolaren Störung sollte eine ausführliche und interaktive Gruppenpsychoedukation durchgeführt werden. B	• Fort- und Weiterbildung • Verfügbarkeit • Zeit/ Vergütung	Z: % Patienten, bei denen eine ausführliche und interaktive Gruppenpsychoedukation empfohlen wurde N: alle Patienten
Therapie-Prophylaxe25	Eine rezidiv-prophylaktische Behandlung einer Bipolaren Störung mit einer manualisierten, strukturierten kognitiven Verhaltenstherapie sollte bei aktueller Stabilität und weitgehend euthymer Stimmungslage empfohlen werden. B		
Rezidivprophylaxe bezüglich manischer Episoden			
Therapie-Prophylaxe31	Zur rezidiv-prophylaktischen Behandlung manischer Episoden einer Bipolaren Störung sollte eine ausführliche und interaktive Gruppenpsychoedukation durchgeführt werden B	• Verfügbarkeit • Zeit/ Vergütung	Z: % Patienten, bei denen eine ausführliche und interaktive Gruppenpsychoedukation durchgeführt wurde N: alle Patienten

(Fortsetzung)

Empfehlung		Bedingungen für Umsetzung	Qualitätsindikator
Grundsätzliches			
Rezidivprophylaxe bezüglich depressiver Episoden			
Therapie-Prophylaxe35	Geändert: Zur rezidiv-prophylaktischen Behandlung depressiver Episoden einer Bipolaren Störung sollte eine Psychotherapie angeboten werden; sofern Limitationen beachtet B	• Verfügbarkeit • Zeit/ Vergütung	- Z: % Patienten, bei denen eine Psychotherapie angeboten wurde N: alle Patienten
Nicht-medikamentöse somatische Therapieverfahren			
-			

Aus dem Kapitel **Suizidalität** abgeleitet:

Beachte: Im Kapitel Suizidalität wurden bei den Empfehlungen zu individuellen Wirkstoffen, der Psychotherapie und nicht-medikamentösen somatischen Therapieverfahren nur Empfehlungen des Grades A und B berücksichtigt.

Empfehlung		Bedingungen für Umsetzung	Qualitätsindikator
Übergeordnete Empfehlungen			
Suizidalität1	Aufgrund des besonders hohen Risikos muss der Behandler Suizidalität bei jedem Patientenkontakt klinisch einschätzen und ggf. direkt thematisieren, präzise und detailliert erfragen und vor dem Hintergrund der Anamnese früherer Suizidalität und vorhandener Eigenkompetenz und sozialer Bindungen beurteilen. KKP	• Zeit/ Vergütung • Fort- und Weiterbildung	Z: % Pat. für die wiederholt dokumentiert wurde, dass Suizidalität ggf. auch durch direkte Ansprache beurteilt wurde N: alle Patienten
Suizidalität3	Suizidale Patienten müssen eine besondere Beachtung und Betreuung im Sinne einer Intensivierung des zeitlichen Engagements und der therapeutischen Bindung erhalten. KKP	• Zeit/ Vergütung	

Anhänge

Empfehlung		Bedingungen für Umsetzung	Qualitätsindikator
Übergeordnete Empfehlungen			
Suizidalität4	Eine stationäre Einweisung muss für suizidale Patienten erwogen werden, • die akut suizidgefährdet sind; • die nach einem Suizidversuch medizinischer Versorgung bedürfen; • die wegen der zugrunde liegenden Bipolaren Störung einer intensiven psychiatrischen bzw. psychotherapeutischen Behandlung bedürfen; • wenn eine hinreichend zuverlässige Einschätzung des Weiterbestehens der Suizidalität anders nicht möglich ist, oder • wenn die Etablierung einer tragfähigen therapeutischen Beziehung nicht gelingt und die Person trotz initialer Behandlung akut suizidal bleibt; die bereits einen Suizidversuch in der Vorgeschichte haben. KKP	• Verfügbarkeit	
Suizidalität5	Bei einem suizidalen Patienten soll die Auswahl der Pharmaka auch hinsichtlich ihres Nutzen-Risiko-Verhältnisses (Pharmaka mit Letalität in hoher Dosis, Agitationssteigerung in der Frühphase) abgewogen werden. Im ambulanten Bereich sollen nur kleine Packungsgrößen verordnet werden. KKP	Fort- und Weiterbildung	
Wirkstoffe			
Suizidalität6	In der Rezidivprophylaxe bei suizidgefährdeten bipolaren Patienten soll zur Reduzierung suizidaler Handlungen (Suizidversuche und Suizide) eine Medikation mit Lithium in Betracht gezogen werden. A		
Suizidalität10	*Abratend:* Zur akuten Behandlung des Zielsyndroms Suizidalität sollten Antidepressiva *nicht* eingesetzt werden. B		

Aus dem Kapitel **Versorgung und Versorgungssystem** abgeleitet:

Empfehlung	Bedingungen für Umsetzung		Qualitätsindikator
Settings und Versorgungsebenen			
Versorgung1	Für Menschen mit Bipolaren Störungen ist der Erhalt bzw. die Schaffung von Arbeitsplätzen von hoher Relevanz, da berufliche Tätigkeit gesundheitsfördernd wirkt. Deswegen sollten Maßnahmen der beruflichen Rehabilitation und Integration ausgebaut und angeboten werden. Neuere Untersuchungen weisen darauf hin, dass Supported Employment besonders erfolgreich ist. KKP	Fort- und Weiterbildung, Verfügbarkeit	
Versorgung2	Gemeindenahe und bedarfsorientierte ambulante Angebote mit dem Ziel der Rehabilitation und Integration wie z. B. Informations- und Beratungsangebote, Ergotherapie, Sozialpsychiatrische Dienste, Tages- und Begegnungsstätten, ambulant betreutes Wohnen oder auch Angebote der Selbsthilfe sind unter Berücksichtigung des spezifischen Bedarfs von bipolar affektiven Patienten weiter auszubauen. KKP	Fort- und Weiterbildung, Verfügbarkeit	
Umschriebene Versorgungsmodule			
Versorgung3	Für Patienten mit Bipolaren Störungen sollten Ansätze des beziehungsorientieren Case Management ausgebaut und dann angeboten werden. Dabei kommt dem Aspekt der Verbindlichkeit und der bedarfsweise nachgehenden Hilfegewährung besondere Bedeutung zu. Insbesondere die Vorgehensweise des Assertive Community Treatment (aufsuchende, teambasierte, gemeindenahe Versorgung) sollte angeboten werden. Die Versorgung von Patienten mit Bipolaren Störungen in akuten Phasen durch Kriseninterventions- und Home Treatment Teams sollte außerdem angestrebt werden. Entsprechende Angebote sollten ausgebaut werden. B	Fort- und Weiterbildung, Verfügbarkeit	

Anhänge

Empfehlung	Bedingungen für Umsetzung		Qualitätsindikator
Settings und Versorgungsebenen			
Weiterführende Versorgungsansätze			
Versorgung4	Sektorübergreifende Versorgungs- und Finanzierungsmodelle, die die strikte Trennung in ambulant, teilstationär und stationär überwinden, sollten für Menschen mit schweren psychischen Erkrankungen und somit auch für einen Teil der bipolar affektiven Patienten in Deutschland weiterentwickelt werden. KKP	Fort- und Weiterbildung, Verfügbarkeit	-
Rahmenbedingungen			
Versorgung5	Menschen mit bipolaren Störungen sollte ein strukturiertes Vorgehen, bestehend aus leitlinienorientierter ärztlicher, psychiatrisch-psychotherapeutischer, verbindlicher und kontinuierlicher multiprofessioneller Behandlung inklusive Telefonkontakten und Krisenmanagement wie auch Angeboten der Psychoedukation und des Empowerment (d. h. Stärkung der eigenen Fähigkeiten) angeboten werden. B	Verfügbarkeit Zeit/ Vergütung	
Versorgung7	Hausärzte und andere Behandler sollten bei Verdacht auf das Vorliegen einer bipolaren Erkrankung einen Facharzt für Psychiatrie und Psychotherapie/für Nervenheilkunde hinzuziehen. KKP	Verfügbarkeit Zeit/ Vergütung	
Versorgung9	Bei akuter Eigen- oder Fremdgefährdung muss eine Einweisung in eine psychiatrische Klinik oder Abteilung erfolgen. KKP	Fort- und Weiterbildung	
Versorgung10	Unter Berücksichtigung der rechtlichen Bestimmungen ist auch eine Einweisung ohne die Zustimmung des Patienten zu erwägen. KKP	Fort- und Weiterbildung	
Versorgung11	Der Behandler muss gemeinsam mit dem Patienten, und bei Zustimmung des Patienten auch mit dessen Angehörigen, verfügbare Behandlungsangebote besprechen und es sollte gemeinsam entschieden werden, welche davon genutzt werden sollen. Der Behandler bzw. das Behandlungsteam sollten koordinierend tätig werden und bei Bedarf Rückmeldung über den Verlauf einholen. KKP	Verfügbarkeit Zeit/ Vergütung	

Anhang A5: Überblick über die Suchstrategien der systematischen Literaturrecherchen

Wie in der Einleitung und Methodik beschrieben wurde für die Erstversion der Leitlinie 2012 die Studienbasis der Leitlinie des britischen National Institute of Clinical Excellence (NICE) „Bipolar disorder: the management of bipolar disorder in adults, children and adolescents, in primary and secondary care" von 2006 genutzt, so dass die neuen Recherchen (mit Adaptierung der NICE-Suchstrategie in den Datenbanken MedLine, Embase, PsychInfo und CINAHL und PsychLit) auf den Publikationszeitraum ab Mitte 2005 und auf in der britischen Leitlinie nicht bearbeitete Fragen fokussiert werden konnten. Zusätzlich wurden auch Studientypen über klinische Studien hinaus berücksichtigt. Update-Recherchen erfolgten Anfang 2007, Ende 2008, Mitte 2009 und Mitte 2010 (letztere ausschließlich in MedLine).

Die adaptierte Suchstrategie nach NICE war bezüglich der phasen- und studientypenübergreifenden Suche:
MEDLINE, EMBASE, PsycINFO, CINAHL

1. exp bipolar disorder/
2. ((bipolar or bi polar) adj5 (disorder$ or depress$)).tw.
3. (hypomania$ or mania$ or manic$).tw.
4. or/1–4

und für RCT:
MEDLINE, EMBASE, PsycINFO, CINAHL

1. exp clinical trials/or exp clinical trail/or exp controlled clinical trials/
2. exp crossover procedure/or exp cross over studies/or exp crossover design/
3. exp double blind procedure/or exp double blind method/or exp double blind studies/ or exp single blind procedure/or exp single blind method/or exp single blind studies/
4. exp random allocation/or exp randomization/or exp random assignment/or exp random sample/or exp random sampling/
5. exp randomized controlled trials/or exp randomized controlled trial/
6. (clinical adj2 trial$).tw.
7. (crossover or cross over).tw.
8. (((single$ or doubl$ or trebl$ or tripl$) adj2 (blind$ or mask$ or dummy) or ((singleblind$ or doubleblind$ or trebleblind$)).tw.
9. (placebo$ or random$).mp.
10. (clinical trial$ or clinical control trial or random$).pt,dt.
11. animals/not (animals/and human$.mp)
12. animal$/not (animal$/and human$/)
13. (animal not (animal and human)).po.
14. (or/1–10) not (or/11–13).

Folgende Suchbegriffe für die Recherche zu weiteren Studientypen und Fragestellungen wurden formuliert:

Studientyp	Fragestellung Therapie	Fragestellung Diagnostik
cohort	light therapy	diagnosis
Kohorte	Lichttherapie	diagnostic
case control	dark therapy	Diagnose
Fall Kontroll	Dunkeltherapie	diagnostisch
cross-sectional study	Sleep deprivation	early recognition
cross sectional study	Deprivation of sleep	early detection
Querschnittsstudie	Schlafentzug(stherapie)	Früherkennung
longitudinal study	Schlafentzug(sbehandlung)	Prodrome
observational study Beobachtungsstudie	deep brain stimulation	Prodrom
	Tiefenhirnstimulation	prodromal
	vagus nerve stimulation	screening
	Vagusnervstimulation	questionnaire
	Vagusnerv-Stimulation	instrument
		Fragebögen
		Fragebogen

Unsere Anweisung für die Recherche war wie folgt:

1) Nachbau der NICE Recherche anhand der NICE Suchstrategien Punkt 1–5 im Appendix 6 „Search strategies for the identification of studies" der NICE Leitlinie von Beginn der jeweiligen Datenbanken bis Ende 2005.
2) Update der NICE Recherche anhand der NICE Suchstrategien Punkt 1–5 im Appendix 6 der NICE Leitlinie von Anfang 2005 bis zum aktuellen Datum.
3) Zusätzliche Recherche für weitere Studientypen und weitere Fragestellungen für Therapie und Diagnostik unter Verwendung der Suchstrategie unter Punkt 1a („Bipolar Disorder") im Appendix 6 der NICE Leitlinie und unter Berücksichtigung der neuen Suchbegriffe in deutscher und englischer Sprache (siehe obige Tabelle) von Beginn der jeweiligen Datenbanken bis zum aktuellen Datum.
4) Zusätzliche Recherche für alle deutschen Journale; Recherche der Abschnitte 1(Nachbau) und 2(Update) (siehe oben) zusätzlich mit deutschen Suchbegriffen durchführen.

Der Teil der Suchstrategie für „Serious Mental Illness" entfällt für alle 3 oben genannten Abschnitte der Recherche, da hier die Beschränkung auf ausschließlich die Diagnose „Bipolar Disorder" gilt.

Exemplarisch wird hier für einzelne Datenbanken *eine* Suchstrategie für Therapieoptionen zu einem Zeitpunkt dargestellt. Auf Anfrage werden alle Suchstrategien zur Verfügung gestellt.

Database: EMBASE (emez), Ovid MEDLINE(R) (mesz), PsycINFO (psyh)
Search Strategy:

1	…..	exp bipolar disorder/(49080)
2	…..	((bipolar or bi polar) adj5 (disorder$ or depress$)).tw. (32890)
3	…..	(hypomania$ or mania$ or manic$).tw. (32995)
4	…..	((((cydothymi$ or rapid or ultradian) adj5 cyd$) or RCBD).tw. (62)
5	…..	or/1–4 (71040)
6	…..	limit 5 to yr=„1950 – 2004" (57308)
7	…..	limit 5 to yr=„2005" (4911)
8	…..	5 not 6 (13732)
9	…..	exp phototherapy/(39570)
10	…..	light therapy.tw. (1729)
11	…..	dark therapy.tw. (6)
12	…..	darkness.mp. (24112)
13	…..	exp sleep deprivation/(9743)
14	…..	(sleep adj3 deprivation).mp. [mp=ti, ab, sh, hw, tn, ot, dm, mf, nm, tc, id] (12127)
15	…..	exp deep brain stimulation/(10398)
16	…..	„brain depth stimulation"/(9586)
17	…..	deep brain stimulation.mp. [mp=ti, ab, sh, hw, tn, ot, dm, mf, nm, tc, id] (3725)
18	…..	(vagus nerve and stimulation).mp. [mp=ti, ab, sh, hw, tn, ot, dm, mf, nm, tc, id] (12696)
19	…..	or/9–18 (99970)
20	…..	5 and 19 (827)
21	…..	8 and 19 (181)
22	…..	remove duplicates from 20 (559)
23	…..	21 and 22 (123)
24	…..	22 not 23 (436)
25	…..	from 24 keep 10 (1).

In der folgenden Abbildung sind die Trefferanzahl aus den einzelnen Recherchebausteinen und die letztendlich eingeschlossenen Studien und Publikationen ersichtlich.

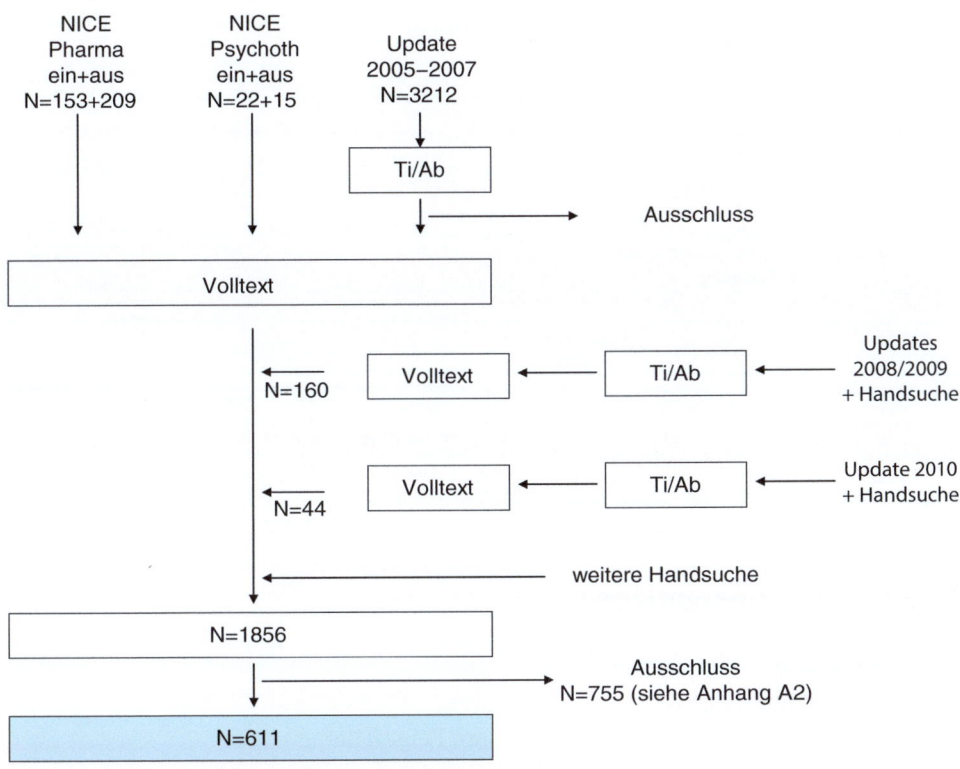

Für das aktuell vorliegende **Update 2018** wurde zum einen die Studienbasis der Leitlinie des britischen National Institute of Clinical Excellence (NICE) „Bipolar disorder: the management of bipolar disorder in adults, children and adolescents, in primary and secondary care" von 2014 (National Institute for Health and Care Excellence 2014) genutzt, so dass die neuen Update-Recherche in MedLine auf den Publikationszeitraum 2014 bis 19. September 2016 und auf in der britischen Leitlinie nicht bearbeitete Fragen fokussiert werden konnten.

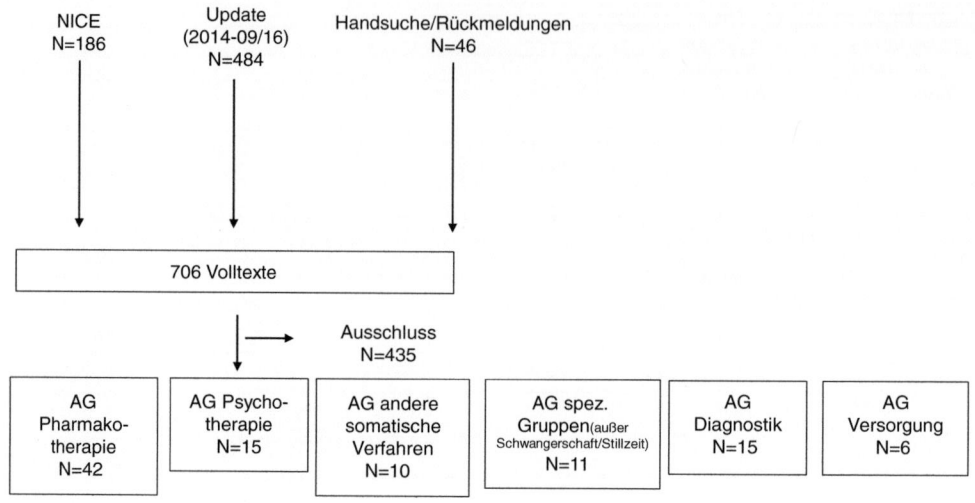

Anhang A6: Formatvorlagen

A6-1: Checklisten
    A6-2: Extraktionsbögen
    A6-3: Bogen zur Bewertung der Evidenz pro Fragestellung

Checkliste 1: RCT und andere klinische Studien

Publ-Nr.		☐ Diagnostik			für Leitlinie relevant:		
Autor/Jahr		☐ ...Pharmakotherapie ☐ ...Andere somatische Therapieverfahren ☐ ...Psychotherapie		☐ akute manische E. ☐ akute depressive E.	☐ ja ☐ nein Reviewer: ☐ ☐		
Titel		☐ ...Gemeindepsychiatrie/Reha/Soziotherapie ☐ ...Versorgungssystem		☐ akute gemischte E. ☐ Maintenance/Prophylaxe			
Bemerkungen:		☐ ...Gesundheitsökonomie ☐ anderes:					

Bereich			Ja	Nein	Unbek
Auswahl der Teilnehmer	1) Ein- und Ausschlusskriterien sind ausreichend definiert		☐	☐	☐
	2) Studienpopulation ist repräsentativ für „Standardnutzer" der Intervention		☐	☐	☐
	3) Interventions-und Kontroll-Gruppe sind zu Baseline vergleichbar (bezüglich soziodemogr./prognost. Faktoren)		☐ ja / ☐ einge. schr.	☐	☐
Erkrankungsstatus	4a) Erkrankungsstatus wurde valide erfasst		☐	☐	☐
	4b) Erkrankungsstatus wurde reliabel erfasst		☐	☐	☐
Randomisierung	5) Studie ist randomisiert		☐	☐	☐
	6) Methodik der Randomisierung ist beschrieben (z. B. Zufallszahlen, Computer-generiert)		☐	☐	☐
Allocation concealment	7) eine der folgenden Methoden wurde genutzt (bitte markieren):zentrale Randomisierung, nummerierte oder codierte Flaschen oder Container, Medikation von Apotheke aufbereitet, seriell-nummerierte blickdichte verschlossene Umschläge		☐	☐	☐
Verblindung	8) Person, welche die Intervention erhält, ist verblindet (einfach-blind)		☐	☐	☐
	9) Person, welche die Intervention durchführt, ist zusätzlich zur Person, welche die Intervention erhält, verblindet (doppel-blind)		☐	☐	☐
	10) Beschreibung einer adäquaten Doppel-Verblindung (z. B. identical placebo, active placebo) ist erfolgt		☐	☐	☐
Intervention	11) Gruppen werden bis auf Intervention gleich behandelt		☐	☐	☐
	12) Es wurde sicher gestellt, dass Probanden nicht zwischen Interventions-und Kontroll-Gruppe wechseln		☐	☐	☐
Outcomes	13a) Primäre Outcomes wurden valide und reliabel erfasst		☐	☐	☐
	13b) Sekundäre Outcomes wurden valide und reliabel erfasst		☐	☐	☐
	14) Person, welche die Outcomes untersuchten, ist verblindet		☐	☐	☐
Studienabbrüche, Drop-outs	15) Anzahl und Gründe für Studienabbrüche und Drop-outs für jede Gruppe werden genannt		☐	☐	☐
	16) Intention to Treat-Analyse wurde durchgeführt		☐	☐	☐
Statistische Analyse	17) analytische Verfahren sind adäquat und Informationen für die Analysen sind ausreichend		☐ ja / ☐ einge. schr.	☐	☐
	18) Streuungsmaße für die primären Endpunkte werden präsentiert		☐	☐	☐
Diskussion	19) Methodische Limitationen der Aussagekraft werden kritisch diskutiert		☐	☐	☐

Beurteilung: Die vorliegende Publikation wird ☐ eingeschlossen. ☐ ausgeschlossen.

Outcomes:

- ☐ Symptomschwere Score HAMD
- ☐ Symptomschwere Score MADRS
- ☐ Symptomschwere Score YMRS
- ☐ Symptomschwere Score anderes Instrument:

- ☐ Symptomschwere Remission
- ☐ Symptomschwere Response
- ☐ Rückfall
- ☐ Wiederaufnahme Krankenhaus
- ☐ Studienabbruch-Rate
- ☐ unerwünschte Arzneimittelwirkungen oder unerwünschte Ereignisse
- ☐ schwere unerwünschte Arzneimittelwirkungen oder schwere unerwünschte Ereignisse
- ☐ Gesundheitsbezogene Lebensqualität
- ☐ Therapiezufriedenheit
- ☐ Andere:
- ☐ Andere:

Behandlung spezifischer Patientengruppen/in speziellen Situationen

- ☐ Geschlechtsspezifische Besonderheiten
- ☐ Kinderwunsch/Schwangerschaft/Stillzeit
- ☐ Chronische Verläufe
- ☐ Alter
- ☐ Rapid Cycling
- ☐ Komorbidität
- ☐ Suizidalität
- ☐ Andere:

Bemerkungen:

Ausschlussgründe:

Checkliste 1: RCT und andere klinische Studien 591

Behandlung spezifischer Patientengruppen/in speziellen Situationen

- ☐ Geschlechtsspezifische Besonderheiten
- ☐ Kinderwunsch/Schwangerschaft/Stillzeit
- ☐ Chronische Verläufe
- ☐ Alter
- ☐ Rapid Cycling
- ☐ Komorbidität
- ☐ Suizidalität
- ☐ Andere:

Bemerkungen:

Ausschlussgründe:

Checkliste 2: Kohortenstudien

Publ-Nr.		☐ Diagnostik	☐ akute manische E.	für Leitlinie relevant:
		☐ Pharmakotherapie	☐ akute depressive E.	☐ ja ☐ nein
Autor		☐ Andere somatische Therapieverfahren	☐ akute gemischte E.	
		☐ Psychotherapie	☐ Maintenance/Proph	Reviewer: ☐ ☐
Titel		☐ Gemeindepsychiatrie/Reha/Soziotherapie		
		☐ Versorgungssystem		
Jahr		☐ Gesundheitsökonomie		
		☐ Anderes: _____		

Bereich		Ja	Nein	Unbek
Auswahl Teilnehmer	1) Ein- und Ausschlusskriterien sind ausreichend definiert.			
Repräsentativität der Exponierten	2) Exponierte Gruppe ist repräsentativ oder annähernd repräsentativ für die Grundgesamtheit.			
Repräsentativität der Nicht-Exponierte	3) Nicht-Exponierte stammen aus gleicher Grundgesamtheit wie Exponierte.			
Erfassung der Exposition	4) Sichere Akten (z. B. OP-Akten) oder strukturiertes Interview wurden genutzt.			
Ausgangslage	5) Interessierendes Outcome lag bei Studienbeginn nachgewiesenermaßen nicht vor.			
	6) Gruppen und die Verteilung der soziodemographischen/prognostischen Faktoren werden ausreichend beschrieben.			
Vergleichbarkeit Exp./Nicht-Exp.	7) Exponierte und Nicht-Exponierte sind vergleichbar für die Hauptfaktoren			
	8) Exponierte und Nicht-Exponierte sind vergleichbar für die zusätzlichen Faktoren			
Gleichzeitigkeit	9) Exponierte und Nicht-Exponierte werden gleichzeitig betrachtet.			

© Deutsche Gesellschaft für Bipolare Störungen (DGBS) und Deutsche Gesellschaft für Psychiatrie, Psychotherapie- und Nervenheilkunde (DGPPN) 2020
M. Bauer et al. (Hrsg.), *S3-Leitlinie zur Diagnostik und Therapie Bipolarer Störungen*,
https://doi.org/10.1007/978-3-662-61153-1

Erfassung des Outcome	10) Unabhängige, blinde Erfassung oder Aktenverknüpfung (record linkage, identifiziert z. B. durch ID) ist erfolgt.			
	11) Outcome wurde valide und reliabel erfasst.			
Studienabbrüche, Drop outs	12) Follow-up ist komplett für alle Teilnehmer.			
	13) Follow-up ist inkomplett, aber Bias unwahrscheinlich (geringe Anzahl, Follow-up-Rate >....... %, oder genaue Beschreibung zeigt dies).			
	14) Outcome der Drop-outs werden beschrieben und in Auswertung berücksichtigt.			
Statistische Analyse	15) Analytische Verfahren sind adäquat und die Informationen für die Analysen sind ausreichend (inkl. Adjustierung für mögliche Confounder).	Ja	Eingeschr.	
	16) Streuungsmaße für die primären Endpunkte werden präsentiert.			
	17) Dosis-Wirkungs-Beziehung für Exposition und Outcome wurde untersucht.			
Diskussion	18) Methodische Limitationen der Aussagekraft werden kritisch diskutiert.			

Beurteilung: Die vorliegende Publikation wird ☐ eingeschlossen ☐ ausgeschlossen.

Outcomes:

☐ Symptomschwere Score HAMD
☐ Symptomschwere Score MADRS
☐ Symptomschwere Score YMRS
☐ Symptomschwere Score anderes Instrument: _____

☐ Symptomschwere Remission
☐ Symptomschwere Response
☐ Rückfall
☐ Wiederaufnahme Krankenhaus
☐ Studienabbruch-Rate
☐ Unerwünschte Arzneimittelwirkungen oder unerwünschte Ereignisse
☐ Schwere unerwünschte Arzneimittelwirkungen oder schwere unerwünschte Ereignisse
☐ Gesundheitsbezogene Lebensqualität
☐ Therapiezufriedenheit
☐ Andere: _____
☐ Andere: _____

Behandlung spezifischer Patientengruppen/in speziellen Situationen

- ☐ Geschlechtsspezifische Besonderheiten
- ☐ Kinderwunsch/Schwangerschaft/Stillzeit
- ☐ Chronische Verläufe
- ☐ Alter
- ☐ Rapid Cycling
- ☐ Komorbidität
- ☐ Suizidalität
- ☐ Andere: _____

Bemerkungen:

Ausschlussgründe:

Checkliste 3: Fall-Kontroll-Studien

Publ-Nr.		☐ Diagnostik	☐ akute manische E.	für Leitlinie relevant:
Autor		☐ Pharmakotherapie	☐ akute depressive E.	☐ ja ☐ nein
Titel		☐ Andere somatische Therapieverfahren	☐ akute gemischte E.	Reviewer: ☐ ☐
Jahr		☐ Psychotherapie	☐ Maintenance/	
		☐ Gemeindepsychiatrie/Reha/Soziotherapie	Prophylaxe	
		☐ Versorgungssystem		
		☐ Gesundheitsökonomie		
		☐ Anderes: _____		

Bereich		Ja	Nein	Unbek.
Auswahl der Teilnehmer	1) Definition der Ein- und Ausschlusskriterien ist ausreichend.			
Fälle	2) Definition der Fälle ist adäquat, unabhängige Validierung liegt vor.			
	3) Eingeschlossen wurden aufeinanderfolgende oder eine augenscheinlich repräsentative Serie von Fällen.			
Kontrollen	4) Kontrollen entstammen der Allgemeinbevölkerung *(weniger streng: Grundgesamtheit, der auch Fälle entstammen)*.			
	5) Erkrankung/Outcome liegt aktuell und in Vorgeschichte nachweislich nicht vor.			
Vergleichbarkeit	6) Fälle und Kontrollen sind vergleichbar für die Hauptfaktoren			
	7) Fälle und Kontrollen sind vergleichbar für die zusätzlichen Faktoren			
Overmatching	8) Abzug eines halben Punkts bei Hinweis auf Overmatching.			
Erfassung der Exposition	9) Sichere Akten (z. B. OP-Akten) oder strukturiertes Interview (blind für Fall-Kontroll-Status) wurden verwendet.			
	10) Erfassungsmethode ist gleich für Fälle und Kontrollen.			

© Deutsche Gesellschaft für Bipolare Störungen (DGBS) und Deutsche Gesellschaft für Psychiatrie, Psychotherapie- und Nervenheilkunde (DGPPN) 2020
M. Bauer et al. (Hrsg.), *S3-Leitlinie zur Diagnostik und Therapie Bipolarer Störungen*, https://doi.org/10.1007/978-3-662-61153-1

Non-Response-Rate	11) Non-Response-Raten sind gleich in Fall- und Kontrollgruppe.				
	12) Gründe für Non-Response sind gleich in Fall- und Kontrollgruppe.				
Statistische Analyse	13) Analytische Verfahren sind adäquat und die Informationen für die Analysen sind ausreichend.	Ja	Ein-ge-schr.		
	14) Streuungsmaße für die primären Endpunkte werden präsentiert.				
Diskussion	15) Methodische Limitationen der Aussagekraft werden kritisch diskutiert.				

Beurteilung: Die vorliegende Publikation wird ☐ eingeschlossen ☐ ausgeschlossen.

Outcomes:

☐ Symptomschwere Score HAMD
☐ Symptomschwere Score MADRS
☐ Symptomschwere Score YMRS
☐ Symptomschwere Score anderes Instrument: _____

☐ Symptomschwere Remission
☐ Symptomschwere Response
☐ Rückfall
☐ Wiederaufnahme Krankenhaus
☐ Studienabbruch-Rate
☐ Unerwünschte Arzneimittelwirkungen oder unerwünschte Ereignisse
☐ Schwere unerwünschte Arzneimittelwirkungen oder schwere unerwünschte Ereignisse
☐ Gesundheitsbezogene Lebensqualität
☐ Therapiezufriedenheit
☐ Andere: _____
☐ Andere: _____

Checkliste 3: Fall-Kontroll-Studien

Behandlung spezifischer Patientengruppen/in speziellen Situationen

- ☐ Geschlechtsspezifische Besonderheiten
- ☐ Kinderwunsch/Schwangerschaft/Stillzeit
- ☐ Chronische Verläufe
- ☐ Alter
- ☐ Rapid Cycling
- ☐ Komorbidität
- ☐ Suizidalität
- ☐ Andere: _____

Bemerkungen:

Ausschlussgründe:

Checkliste Systematische Reviews mit Meta-Analyse

Publ.-Nr.		☐ Diagnostik	☐ akute manische E.	für Leitlinie relevant:
		☐ Pharmakotherapie	☐ akute depressive E.	☐ ja ☐ nein
Autor		☐ Andere somatische Therapieverfahren	☐ akute gemischte E.	
		☐ Psychotherapie	☐ Maintenance/	Reviewer: ☐ ☐
Titel		☐ Gemeindepsychiatrie/Reha/Soziotherapie	Prophylaxe	
		☐ Versorgungssystem		
Jahr		☐ Gesundheitsökonomie		
		☐ Anderes:		

Bereich		Ja	Nein	Unbek.
Fragestellung	1) Fragestellung ist klar beschrieben.			
Literatur-recherche	2) Genutzte Datenquellen wurden dokumentiert.			
	3) Suchstrategie wurde dokumentiert.			
	4) Ein- und Ausschlusskriterien wurden definiert und sind geeignet.			
Bewertung	5) Validitäts-/Qualitätskriterien wurden berücksichtigt.			
	6) Bewertung wurde unabhängig von mehreren Personen durchgeführt.			
	7) Ausgeschlossene Studien wurden mit Ausschlussgründen dokumentiert.			
	8) Datenextraktion ist nachvollziehbar dokumentiert.			
quantitative Informations-synthese	9) Meta-Analyse wurde durchgeführt und Meta-Analyse-Verfahren wurde dokumentiert.			
	10) Heterogenitätstestungen wurden durchgeführt.			
	11) Sensitivitätsanalysen zum Test der Robustheit der Ergebnisse wurden durchgeführt.			
qualitative Info-synthese	12) Informationssynthese ist nachvollziehbar dokumentiert.			
	13) Bewertung der Evidenz ist erfolgt.			
Schluss-folgerungen	14) Forschungsfrage wird beantwortet.			
	15) Bestehende Evidenz wird in Schlussfolgerungen konsequent umgesetzt.			
	16) Methodische Limitationen der Aussagekraft werden kritisch diskutiert.			

Beurteilung: Die vorliegende Publikation wird ☐ eingeschlossen ☐ ausgeschlossen.

Outcomes:

- ☐ Symptomschwere Score HAMD
- ☐ Symptomschwere Score MADRS
- ☐ Symptomschwere Score YMRS
- ☐ Symptomschwere Score anderes Instrument: _____
  _____
- ☐ Symptomschwere Remission
- ☐ Symptomschwere Response
- ☐ Rückfall
- ☐ Wiederaufnahme Krankenhaus
- ☐ Studienabbruch-Rate
- ☐ Unerwünschte Arzneimittelwirkungen oder unerwünschte Ereignisse
- ☐ Schwere unerwünschte Arzneimittelwirkungen oder schwere unerwünschte Ereignisse
- ☐ Gesundheitsbezogene Lebensqualität
- ☐ Therapiezufriedenheit
- ☐ Andere: _____
- ☐ Andere: _____

Behandlung spezifischer Patientengruppen/in speziellen Situationen

☐ Geschlechtsspezifische Besonderheiten
☐ Kinderwunsch/Schwangerschaft/Stillzeit
☐ Chronische Verläufe
☐ Alter
☐ Rapid Cycling
☐ Komorbidität
☐ Suizidalität
☐ Andere: _____

Bemerkungen:

Ausschlussgründe:

Extraktionsbogen Klinische Studien

Publikationsnummer	
Extrahierender	() ()
Kontrollierender	() ()
Themenkomplex	() Diagnostik () Pharmakotherapie () Andere biol. Behandlungsmethoden () Psychotherapie () Versorgungssystem () Gesundheitsökonomie
Titel der Publikation	
Studientitel	
Autoren	
Jahr	
Journal	
Fragestellung / Zielsetzung	
Relevante Einschlusskriterien	() Diagnose BPD: (Instrument) () Schwere der Symptomatik: (Instrument/Punktwert) () andere:
Vergleichbarkeit der Gruppen zu Baseline	Alter: () ja () nein () nicht angegeben Geschlecht: () ja () nein () nicht angegeben Bildung: () ja () nein () nicht angegeben BPD I / BPD II: () ja () nein () nicht angegeben Dauer Erkrankung: () ja () nein () nicht angegeben Anzahl Episoden: () ja () nein () nicht angegeben Erkr.-sschwere Baseline: () ja () nein () nicht angegeben Fazit: () gegeben () eingeschränkt () nicht gegeben
Primäre Zielkriterien	Bitte Instrument und ggf. Punktwert bei cut-off angeben (1) …, Erhebungsinstr.: (2) …, Erhebungsinstr.: (3) …, Erhebungsinstr.: Weitere:

© Deutsche Gesellschaft für Bipolare Störungen (DGBS) und Deutsche Gesellschaft für Psychiatrie, Psychotherapie- und Nervenheilkunde (DGPPN) 2020
M. Bauer et al. (Hrsg.), *S3-Leitlinie zur Diagnostik und Therapie Bipolarer Störungen*,
https://doi.org/10.1007/978-3-662-61153-1

Sekundäre Zielkriterien	(1) ..., Erhebungsinstr.: (2) ..., Erhebungsinstr.: (3) ..., Erhebungsinstr.: (4) ..., Erhebungsinstr.:, (5) ..., Erhebungsinstr.: (6) ..., Erhebungsinstr.: Weitere:
Anzahl gescreenter Patienten	n=
Anzahl randomisierter Patienten	Gesamt n= Arm 1 n= Arm 2 n= Arm 3 n=
Anzahl ausgewerteter Patienten	Gesamt n= Arm 1 n= Arm 2 n= Arm 3 n=
Drop outs pro Gruppe	Gesamt n= Arm 1 n= Arm 2 n= Arm 3 n=
Fallzahlplanung, inkl. geplanter Fallzahl	() keine Angabe () Angabe da Test: () einseitig () zweiseitig Alpha: () 0.05 () anderes: Power: () 80 % () andere: Anzahl pro Arm:
Bemerkungen	5 Primäre, sekundäre Zielkriterien definiert? () ja () nein 6 Erfassung der primären Zielkriterien valide? () ja () nein 7 Erfassung der sekund. Zielkriterien valide? () ja () nein 8 Ergebnisse primärer Zielkriterien präsentiert? () ja () nein 9 Umgang mit fehlenden Werten: () LOCF () Mean () andere: 5 Andere:
Ist die Finanzierung der Studie angegeben? Welche?	

Extraktionsbogen Klinische Studien

Methoden	Teilnehmer	Outcomes	Interventionen	Bemerkungen
Erstautor Jahr Studientyp: RCT Studienbeschreibung: Randomisierungsverhältnis, Wash-out Phase … Tage Analysetyp: ITT, LOCF Verblindung: doppelblind Studiendauer (Tage): Setting: stationär, ambulant, Land Bemerkungen: Qualitätsrating:	n= Alter: MW … Range … Geschlecht: … m, … w Diagnose: …, Instrument Ausschlussgründe: Bemerkungen:	Verwendete Daten: !zu berichtende Outcomes! Endpunkt MW/ Veränderung (Instrument) Nicht verwendete Daten: andere Endpunkt MW/ Veränderung (Instrument)	Arm 1 N= Med – … mg/d Arm 2 N= Med – … mg/d	Weitere Publikationen: Publ.-Nr., Erstautor Jahr

Wirksamkeit

Endpunkt (ITT oder Completer Analyse)	Art des Maßes	Arm 1		Arm 2		Gruppenunterschied	NNT
	Fälle/Raten etc	n	Wert	n	Wert	Wert [95% KI], p-Wert	
			B: E: Diff:				

Endpunkt (ITT oder Completer Analyse)	Art des Maßes	Arm 1		Arm 2		Arm 3		Gruppenunterschied	NNT
	Fälle/Raten etc	n	Wert	n	Wert	n	Wert	Wert [95% KI], p-Wert	
			B: E: Diff:						

Unerwünschte Ereignisse

Endpunkt (ITT oder Completer Analyse)	Art des Maßes	Arm 1		Arm 2		Gruppenunterschied	NNH
	Fälle/Raten etc	n	Wert	n	Wert	Wert [95% KI], p-Wert	

Endpunkt	Art des Maßes	Arm 1		Arm 2		Arm 3		Gruppenunterschied	NNT
	Fälle/Raten etc	n	Wert	n	Wert	n	Wert	Wert [95% KI], p-Wert	
		B: E: Diff:							

Andere Endpunkte

Endpunkt	Art des Maßes	Arm 1		Arm 2		Gruppenunterschied	NNH
	Fälle/Raten etc	n	Wert	n	Wert	Wert [95% KI], p-Wert	

Endpunkt	Art des Maßes	Arm 1		Arm 2		Arm 3		Gruppenunterschied	NNT
	Fälle/Raten etc	n	Wert	n	Wert	n	Wert	Wert [95% KI], p-Wert	
		B: E: Diff:							

Extraktionsbogen Klinische Studien

Publikationsnummer/n	
Extrahierender	o o
Themenkomplex	o Diagnostik o Pharmakotherapie o Andere biol. Behandlungsmethoden o Psychotherapie o Versorgungssystem o Gesundheitsökonomie
Titel der Publikation	
Autoren	
Jahr	
Journal	
Fragestellung / Zielsetzung	
Studiendesign	
Setting	
Ausschließlich Erwachsene?	o ja o nein
Zahl der Zentren	
Rekrutierungszeitraum	
Therapieindikation / Diagnose	
Subgruppenanalyse innerhalb einer Studie?	
Art der Therapie	o Monotherapie o Kombinationstherapie
Randomisierung	o ja o nein, Methode:
Concealment	o ja o nein/?, Methode:
Verblindung	o einfach o doppelt o dreifach
Relevante Einschlusskriterien	
Relevante Ausschlusskriterien	
Anzahl der Gruppen	n=
Behandlung Arm 1	
Behandlung Arm 2	
Behandlung Arm 3	
Evtl. weitere Behandlungsgruppen	

© Deutsche Gesellschaft für Bipolare Störungen (DGBS) und Deutsche Gesellschaft für Psychiatrie, Psychotherapie- und Nervenheilkunde (DGPPN) 2020
M. Bauer et al. (Hrsg.), *S3-Leitlinie zur Diagnostik und Therapie Bipolarer Störungen*,
https://doi.org/10.1007/978-3-662-61153-1

Behandlungszeitraum				
Vergleichbarkeit der Gruppen zu Baseline	o gegeben		o eingeschränkt	o nicht gegeben
Primäre Zielkriterien				
Sekundäre Zielkriterien				
Tertiäre Zielkriterien				
Anzahl gescreenter Patienten	n=			
Anzahl randomisierter Patienten	Gesamt n= Arm 1 n= Arm 2 n= Arm 3 n=			
Anzahl ausgewerteter Patienten	Gesamt n= Arm 1 n= Arm 2 n= Arm 3 n=			
Drop outs pro Gruppe	Gesamt n= Arm 1 n= Arm 2 n= Arm 3 n=			
Subgruppenanalysen				
Fallzahlplanung, inkl. geplanter Fallzahl				
Statistische Methodik				
Intention-to-treat Analyse durchgeführt?				
Bemerkungen				
Ist die Finanzierung der Studie angegeben? Welche?				
Bewertung				

Ergebnisse zur Wirksamkeit

Endpunkt	Art des Maßes	Verum		Kontrolle		Maß für Gruppenunterschied [95% KI]	p-Wert	NNT
	Fälle/Raten etc	n	Wert	n	Wert			

Ergebnisse zu unerwünschten Ereignissen

Endpunkt	Art des Maßes	Verum		Kontrolle		Maß für Gruppenunterschied [95% KI]	p-Wert	NNH
	Fälle/Raten etc	n	Wert	n	Wert			

Extraktionsbogen Systematische Review inkl. Meta-Analyse

Publikationsnummer/n	
Extrahierender	
Themenkomplex	
Titel der Publikation	
Autoren	
Jahr	
Journal	
Fragestellung / Zielsetzung	
Studiendesign	
Datenquellen /-banken	
Zeitraum	
Eingeschlossene Studientypen?	
Relevante Einschlusskriterien	
Relevante Ausschlusskriterien	
Ausschließlich Erwachsene?	
Qualitätsbewertung durchgeführt?	
Für welche Patienten / Subgruppen Aussagen getroffen?	
Therapieindikation / Diagnose	
Art der Therapie	
Primäres Zielkriterium	
Sekundäre Zielkriterien	
Studienauswahl (Anzahl, Setting, Zeitrahmen...)	
Statistik	
Ergebnisse zur Wirksamkeit	
Ergebnisse zu unerwünschten Ereignissen	
Bemerkungen	
Bewertung	

© Deutsche Gesellschaft für Bipolare Störungen (DGBS) und Deutsche Gesellschaft für Psychiatrie, Psychotherapie- und Nervenheilkunde (DGPPN) 2020
M. Bauer et al. (Hrsg.), *S3-Leitlinie zur Diagnostik und Therapie Bipolarer Störungen*, https://doi.org/10.1007/978-3-662-61153-1

Ist ... in Monotherapie wirksam in der Behandlung der ...? Ist die Behandlung mit ... verträglich und sicher?
Ist ... in Monotherapie in der Langzeittherapie wirksam?
... RCT und ... andere Studien

Zusammenfassende Beurteilung der Evidenz

Berücksichtigte Studien:

Autor Jahr	Design, Bemerk.	Hauptziel-kriterium	Arm 1, N Arm 2, N Arm 3, N	Ergebnis zur Wirksamkeit (Arm 1, vs Arm 2, vs. Arm 3)	Remission Arm 1, vs Arm 2, vs. Arm 3	Response Arm 1 vs Arm 2 vs. Arm 3	Abbruch rate	Abbruch rate aufgrund UE	SUE	Switch Rate Arm 1 vs Arm 2 vs Arm 3	E

Dokumentationsbogen 1 zur Empfehlungsgenerierung:

Namen der Bewertenden		
Fragestellung	• Wirksamkeit: Ist ... in Monotherapie wirksam in der Behandlung der ...? • Verträglichkeit/Sicherheit: Ist die Behandlung mit ... verträglich und sicher? • Weitere wichtige Outcomes: Ist ... in Monotherapie in der Langzeittherapie wirksam?	☐ ...Pharmakotherapie ☐ ...Psychotherapie ☐ ...And. biolog. Behandl.
Graduierung der Outcome-Gruppen	5 ... 6 ... 7 ...	☐ akute manische E. ☐ akute depressive E. ☐ akute gemischte E. ☐ Erhaltungstherapie ☐ Maintenance/Prophylaxe
Evidenz (Studien mit Autor, Jahr, Evidenzlevel nach SIGN)	• ... • ... • ... • ...	

In der folgenden Tabelle sollen folgende Zuweisungen gelten:

Legende: A) = Wirksamkeit:

B) = Verträglichkeit/Sicherheit:

C) = Weitere wichtige Outcomes:

Bewertung in Anlehnung an GRADE*:

Qualitätskriterien nach GRADE		Bewertung	Begründung
Ausgangsbewertung:		...	...
Qualitätsbewertung herunterstufen			
Qualität (Evidenzlevel)	Schwerwiegende (-1) oder sehr schwerwiegende (-2) Limitierungen der Studienqualität	A) ... B) ... C) ...	
Konsistenz	Wichtige Inkonsistenz der Ergebnisse (-1)	A) ... B) ... C) ...	
Direktheit	Ungewissheit (-1) oder ausgeprägte Ungewissheit bezüglich der Direktheit der Evidenz (-2)	A) ... B) ... C) ...	
Datenlage	Unpräzise oder spärliche Datenlage (-1)	A) ... B) ... C) ...	
Publikationsbias	Hohes Risiko eines Publikationsbias	A) B) C)	

Bemerkungen:

*GRADE Working Group, Grading Quality of evidence and strength of recommendations

Dokumentationsbogen 2 zum Considered Judgment der Empfehlung:
Fragestellung: Ist … sicher und effektiv in der Behandlung der …?

Entwurf der Empfehlung:
...
(Empfehlungsgrad ...).

Considered Judgement:

...

Bemerkung: …

Literatur

Aarre TF, Dahl AA (2008) Pharmacotherapy for bipolar depression: a review of the evidence. Curr Psychiatr Rev 4(3):145–156

Abbass A (2002) Modified short-term dynamic psychotherapy in patients with bipolar disorder – preliminary report of a case series. Can Child Psychiatry 11(1):19–22

Abdolmaleky HM, Nohesara S, Ghadirivasfi M, Lambert AW, Ahmadkhaniha H, Ozturk S, Wong CK, Shafa R, Mostafavi A, Thiagalingam S (2014) DNA hypermethylation of serotonin transporter gene promoter in drug naive patients with schizophrenia. Schizophr Res 152(2–3):373–380. https://doi.org/10.1016/j.schres.2013.12.007

Abou-Saleh MT, Coppen A (1989) The efficacy of low-dose lithium: clinical, psychological and biological correlates. J Psychiatr Res 23(2):157–162

Achterberg WP, Pot AM, Scherder EJ, Ribbe MW (2007) Pain in the nursing home: assessment and treatment on different types of care wards. J Pain Symptom Manage 34(5):480–487. https://doi.org/10.1016/j.jpainsymman.2006.12.017

Achtyes ED, Halstead S, Smart L, Moore T, Frank E, Kupfer DJ, Gibbons R (2015) Validation of computerized adaptive testing in an outpatient nonacademic setting: the VOCATIONS trial. Psychiatr Serv (Washington, DC) 66(10):1091–1096. https://doi.org/10.1176/appi.ps.201400390

Adab N, Jacoby A, Smith D, Chadwick D (2001) Additional educational needs in children born to mothers with epilepsy. J Neurol Neurosurg Psychiatry 70(1):15–21

Adler CM, Fleck DE, Brecher M, Strakowski SM (2007) Safety and tolerability of quetiapine in the treatment of acute mania in bipolar disorder. J Affect Disord 100(Suppl 1):15–22

Agius M, Shah S, Ramkisson R, Persaud A, Murphy S, Zaman R (2008) Three year outcomes in an early intervention service for psychosis in a multicultural and multiethnic population. Psychiatr Danub 20(4):494–499

Agosti V, Stewart JW (2007) Efficacy and safety of antidepressant monotherapy in the treatment of bipolar-II depression. Int Clin Psychopharmacol 22(5):309–311

AGREE Collaboration (2001) Appraisal of guidelines for research & evaluation. AGREE instrument. St George's Hospital Medical School, London

Ahlfors UG, Baastrup PC, Dencker SJ, Elgen K, Lingjaerde O, Pedersen V, Schou M, Aaskoven O (1981) Flupenthixol decanoate in recurrent manic-depressive illness. A comparison with lithium. Acta Psychiatr Scand 64(3):226–237

Ahrens B, Muller-Oerlinghausen B (2001) Does lithium exert an independent antisuicidal effect? 2. Pharmacopsychiatry 34(4):132–136. https://doi.org/10.1055/s-2001-15878

Ahrens B, Grof P, Moller HJ, Muller-Oerlinghausen B, Wolf T (1995) Extended survival of patients on long-term lithium treatment 2. Can J Psychiatry 40(5):241–246

Akdemir D, Gokler B (2008) Psychopathology in the children of parents with bipolar mood disorder. Turk Psikiyatri Dergisi 19(2):133–140

Akhondzadeh S, Milajerdi MR, Amini H, Tehrani-Doost M (2006) Allopurinol as an adjunct to lithium and haloperidol for treatment of patients with acute mania: a double-blind, randomized, placebo-controlled trial. Bipolar Disord 8(5 Pt 1):485–489

Akiskal HS (1996) The prevalent clinical spectrum of bipolar disorders: beyond DSM-IV 1. J Clin Psychopharmacol 16(2 Suppl 1):4–14

Akiskal HS, Akiskal KK, Lancrenon S, Hantouche E (2006) Validating the soft bipolar spectrum in the French National EPIDEP Study: the prominence of BP-II 1/2. J Affect Disord 96(3):207–213

Albert U, de Cori D, Blengino G, Bogetto F, Maina G (2014) Lithium treatment and potential long-term side effects: a systematic review of the literature (Trattamento con litio e potenziali effetti collaterali a lungo termine: una revisione sistematica della letteratura). Riv Psichiatr 49(1):12–21. https://doi.org/10.1708/1407.15620

Albrecht D, Bramesfeld A (2004) Facilities offered by community-oriented professional rehabilitation centres for mentally challenged persons in the Federal Republic of Germany. Gesundheitswesen 66(8–9):492–498. https://doi.org/10.1055/s-2004-813413

Alexopoulos GS, Streim J, Carpenter D, Docherty JP (2004) Using antipsychotic agents in older patients. J Clin Psychiatry 65(Suppl. 2):100–102

Aljumah K, Hassali MA (2015) Impact of pharmacist intervention on adherence and measurable patient outcomes among depressed patients: a randomised controlled study. BMC Psychiatry 15:219. https://doi.org/10.1186/s12888-015-0605-8

Allen MH, Hirschfeld RM, Wozniak PJ, Baker JD, Bowden CL (2006) Linear relationship of valproate serum concentration to response and optimal serum levels for acute mania. Am J Psychiatry 163(2):272–275

Alloy LB, Abramson LY, Urosevic S, Walshaw PD, Nusslock R, Neeren AM (2005) The psychosocial context of bipolar disorder: environmental, cognitive, and developmental risk factors. Clin Psychol Rev 25(8):1043–1075. https://doi.org/10.1016/j.cpr.2005.06.006

Alloy et al. (2012a) High Behavioral Approach System (BAS) sensitivity, reward responsiveness, and goal-striving predict first onset of bipolar spectrum disorders: a prospective behavioral high-risk design. J Abnorm Psychol. 121(2):339–51

Altamura AC, Dell'Osso B, Mariotti M (2006) Transcranial magnetic Stimulation (TMS) combined with navigated brain stimulation in drug-resistant bipolar depression: a case report. Ital J Psychopathol 12(4):444–446

Altamura AC, Mundo E, Dell'Osso B, Tacchini G, Buoli M, Calabrese JR (2008) Quetiapine and classical mood stabilizers in the long-term treatment of Bipolar Disorder: a 4-year follow-up naturalistic study. J Affect Disord 110(1–2):135–141

Altamura AC, Salvadori D, Madaro D, Santini A, Mundo E (2003) Efficacy and tolerability of quetiapine in the treatment of bipolar disorder: preliminary evidence from a 12-month open-label study. J Affect Disord 76(1–3):267–271

Althaus D, Hegerl U (2004) Ursachen, Diagnose und Therapie von Suizidalität. Nervenarzt 75(11):23–35

Altman DG, Schulz KF, Moher D, Egger M, Davidoff F, Elbourne D, Gotzsche PC, Lang T (2001) The revised CONSORT statement for reporting randomized trials: explanation and elaboration. Ann Intern Med 134(8):663–694

Altman EG, Hedeker D, Peterson JL, Davis JM (1997) The Altman self-rating mania scale. Biol Psychiatry 42(10):948–955

Altshuler LL, Post RM, Black DO, Keck PEJ, Nolen WA, Frye MA, Suppes T, Grunze H, Kupka RW, Leverich GS, McElroy SL, Walden J, Mintz J (2006) Subsyndromal depressive symptoms are associated with functional impairment in patients with bipolar disorder: results of a large, multisite study. J Clin Psychiatry 67(10):1551–1560

Altshuler L, Suppes T, Black D, Nolen WA, Keck PEJ, Frye MA, McElroy S, Kupka R, Grunze H, Walden J, Leverich G, Denicoff K, Luckenbaugh D, Post R (2003) Impact of antidepressant discontinuation after acute bipolar depression remission on rates of depressive relapse at 1-year follow-up. Am J Psychiatry 160(7):1252–1262

Altshuler LL, Post RM, Leverich GS, Mikalauskas K, Rosoff A, Ackerman L (1995) Antidepressant-induced mania and cycle acceleration: a controversy revisited. Am J Psychiatry 152(8):1130–1138

Alwan S, Reefhuis J, Botto LD, Rasmussen SA, Correa A, Friedman JM (2010) Maternal use of bupropion and risk for congenital heart defects. Am J Obstet Gynecol 203(1):52–56. https://doi.org/10.1016/j.ajog.2010.02.015

Amann B, Sterr A, Vieta E, Stampfer R, Walden J, Grunze H (2006) An exploratory open trial on safety and efficacy of the anticonvulsant retigabine in acute manic patients. J Clin Psychopharmacol 26(5):534–536

Amann BL, Mergl R, Vieta E, Born C, Hermisson I, Seemueller F, Dittmann S, Grunze H (2007) A 2-year, open-label pilot study of adjunctive chromium in patients with treatment-resistant rapid-cycling bipolar disorder. J Clin Psychopharmacol 27(1):104–106

American Psychiatric Association (2018) Diagnostisches und Statistisches Manual Psychischer Störungen DSM-5, 2. korrigierte Aufl. Hogrefe

Amsterdam J (1998) Efficacy and safety of venlafaxine in the treatment of bipolar II major depressive episode. J Clin Psychopharmacol 18(5):414–417

Amsterdam JD, Garcia-Espana F (2000) Venlafaxine monotherapy in women with bipolar II and unipolar major depression. J Affect Disord 59(3):225–229

Amsterdam JD, Shults J (2005a) Comparison of fluoxetine, olanzapine, and combined fluoxetine plus olanzapine initial therapy of bipolar type I and type II major depression – lack of manic induction. J Affect Disord 87(1):121–130

Amsterdam JD, Shults J (2005b) Fluoxetine monotherapy of bipolar type II and bipolar NOS major depression: a double-blind, placebo-substitution, continuation study. Int Clin Psychopharmacol 20(5):257–264

Amsterdam JD, Shults J (2008) Comparison of short-term venlafaxine versus lithium monotherapy for bipolar II major depressive episode: a randomized open-label study. J Clin Psychopharmacol 28(2):171–181

Amsterdam JD, Shults J (2010) Efficacy and safety of long-term fluoxetine versus lithium monotherapy of bipolar II disorder: a randomized, double-blind, placebo-substitution study. Am J Psychiatry 167(7):792–800. https://doi.org/10.1176/appi.ajp.2009.09020284

Amsterdam JD, Lorenzo-Luaces L, Soeller I, Li SQ, Mao JJ, DeRubeis RJ (2015) Safety and effectiveness of continuation antidepressant versus mood stabilizer monotherapy for relapse-prevention of bipolar II depression: a randomized, double-blind, parallel-group, prospective study. J Affect Disord 185:31–37. https://doi.org/10.1016/j.jad.2015.05.070

Amsterdam JD, Garcia-Espana F, Fawcett J, Quitkin FM, Reimherr FW, Rosenbaum JF, Schweizer E, Beasley C (1998) Efficacy and safety of fluoxetine in treating bipolar II major depressive episode. J Clin Psychopharmacol 18(6):435–440

Amsterdam JD, Shults J, Brunswick DJ, Hundert M (2004) Short-term fluoxetine monotherapy for bipolar type II or bipolar NOS major depression – low manic switch rate. Bipolar Disord 6(1):75–81

Amsterdam JD, Wang CH, Shwarz M, Shults J (2009) Venlafaxine versus lithium monotherapy of rapid and non-rapid cycling patients with bipolar II major depressive episode: a randomized, parallel group, open-label trial. J Affect Disord 112(1–3):219–230. https://doi.org/10.1016/j.jad.2008.03.029

Anand A, Darnell A, Miller HL, Berman RM, Cappiello A, Oren DA, Woods SW, Charney DS (1999) Effect of catecholamine depletion on lithium-induced long-term remission of bipolar disorder. Biol Psychiatry 45(8):972–978

Anand A, Bukhari L, Jennings SA, Lee C, Kamat M, Shekhar A, Nurnberger JIJ, Lightfoot J (2005) A preliminary open-label study of zonisamide treatment for bipolar depression in 10 patients. J Clin Psychiatry 66(2):195–198

Andrade C (2015) Examination of participant flow in the CONSORT diagram can improve the understanding of the generalizability of study results. J Clin Psychiatry 76(11):e1469–e1471. https://doi.org/10.4088/JCP.15f10436

Andrewes DG (1990) The comparative cognitive side-effects of lithium, carbamazepine and combined lithium-carbamazepine in patients treated for affective disorders. Hum Psychopharmacol 5(1):41–45

Angst J (1998) The emerging epidemiology of hypomania and bipolar II disorder, Journal of Affective Disorders 50 50(2–3):143–151 ISSN 0165-0327. https://doi.org/10.1016/S0165-0327(98)00142-6

Angst F, Stassen HH, Clayton PJ, Angst J (2002) Mortality of patients with mood disorders: follow-up over 34–38 years 3. J Affect Disord 68(2–3):167–181

Angst J, Clayton PJ (1998) Personality, smoking and suicide. A prospective study. J Affect Disord 51(1):55–62

Angst J, Gamma A (2002) A new bipolar spectrum concept: a brief review. Bipolar Disord 4(Suppl. 1):11–14

Angst J, Gamma A, Endrass J, (2003) Risk factors for the bipolar and depression spectra. Acta psychiatrica Scandinavica 108(s418):15–19

Angst J, Adolfsson R, Benazzi F, Gamma A, Hantouche E, Meyer TD, Skeppar P, Vieta E, Scott J (2005a) The HCL-32: towards a self-assessment tool for hypomanic symptoms in outpatients. J Affect Disord 88(2):217–233. https://doi.org/10.1016/j.jad.2005.05.011

Angst J, Angst F, Gerber-Werder R, Gamma A (2005b) Suicide in 406 mood-disorder patients with and without long-term medication: a 40 to 44 years' follow-up. Arch Suicide Res 9(3):279–300. https://doi.org/10.1080/13811110590929488

Angst J, Azorin Jean M, Bowden Charles L, Perugi G, Vieta E, Gamma Alex, Young Allan H (2011) Prevalence and characteristics of undiagnosed bipolar disorders in patients with a major depressive episode: the BRIDGE study. Archives of General psychiatry 68(8):791–798. https://doi.org/10.1001/archgenpsychiatry.2011.87

Antonacci DJ, Swartz CM (1995) Clozapine treatment of euphoric mania. Ann Clin Psychiatry 7(4):203–206

Antonucci R, Cuzzolin L, Manconi A, Cherchi C, Oggiano AM, Locci C (2018) Maternal carbamazepine therapy and unusual adverse effects in a breastfed infant. Breastfeed Med 13(2):155–157. https://doi.org/10.1089/bfm.2017.0235

APA (1994) Practice guideline for the treatment of patients with bipolar disorder. American Psychiatric Association. Am J Psychiatry 151(12 Suppl):1–36

Aponte-Rivera V, Dunlop BW, Ramirez C, Kelley ME, Schneider R, Blastos B, Larson J, Mercado F, Mayberg H, Craighead WE (2014) Enhancing Hispanic participation in mental health clinical research: development of a Spanish-speaking depression research site. Depress Anxiety 31(3):258–267. https://doi.org/10.1002/da.22153

Apostolo J, Queiros P, Rodrigues M, Castro I, Cardoso D (2015) The effectiveness of nonpharmacological interventions in older adults with depressive disorders: a systematic review. JBI Database Syst Rev Implementation Reports 13(6):220–278. https://doi.org/10.11124/jbisrir-2015-1718

Appelbaum PS (2003) Response to the presidential address-the systematic defunding of psychiatric care: a crisis at our doorstep. Am J Psychiatry 160(10):1759–1767

Applebaum J, Bersudsky Y, Klein E (2007) Rapid tryptophan depletion as a treatment for acute mania: a double-blind, pilot-controlled study. Bipolar Disord 9(8):884–887

Aprahamian I, Ladeira RB, Diniz BS, Forlenza OV, Nunes PV (2014) Cognitive impairment in euthymic older adults with bipolar disorder: a controlled study using cognitive screening tests. Am J Geriatric Psychiatry 22(4):389–397. https://doi.org/10.1016/j.jagp.2012.08.013

Arabzadeh S, Ameli N, Zeinoddini A, Rezaei F, Farokhnia M, Mohammadinejad P, Ghaleiha A, Akhondzadeh S (2015) Celecoxib adjunctive therapy for acute bipolar mania: a randomized, double-blind, placebo-controlled trial. Bipolar Disord 17(6):606–614. https://doi.org/10.1111/bdi.12324

Armitage R, Husain M, Hoffmann R, Rush AJ (2003) The effects of vagus nerve stimulation on sleep EEG in depression: a preliminary report. J Psychosom Res 54(5):475–482

Arbeitsgruppe Psychiatrie der Obersten Landesgesundheitsbehörde (2007) Psychiatrie in Deutschland – Strukturen, Leistungen und Perspektiven. Gesundheitsministerkonferenz der Länder

Asnis GM, Friedman TA, Sanderson WC, Kaplan ML, van Praag HM, Harkavy-Friedman JM (1993) Suicidal behaviors in adult psychiatric outpatients, I: description and prevalence. Am J Psychiatry 150(1):108–112

Atkins D, Best D, Briss PA, Eccles M, Falck-Ytter Y, Flottorp S, Guyatt GH, Harbour RT, Haugh MC, Henry D, Hill S, Jaeschke R, Leng G, Liberati A, Magrini N, Mason J, Middleton P, Mrukowicz J, O'Connell D, Oxman AD, Phillips B, Schunemann HJ, Edejer TT, Varonen H, Vist GE, Williams JWJ, Zaza S (2004) Grading quality of evidence and strength of recommendations. BMJ 328(7454):1490. https://doi.org/10.1136/bmj.328.7454.1490

AWMF und ÄZQ (2001) Das Leitlinien-Manual. Von AWMF und ÄZQ. Z. ärztl. Fortbild. Qual. sich. (ZaeFQ) 95(Suppl. 1)

AWMF und ÄZQ (2008) Das deutsche Instrument zur methodischen Leitlinienbewertung (DELBI)

Axelson et al. (2015) Diagnostic Precursors to Bipolar Disorder in Offspring of Parents With Bipolar Disorder: A Longitudinal Study. Am J Psychiatry 172(7):638–46

Aziz R, Lorberg B, Tampi RR (2006) Treatments for late-life bipolar disorder. Am J Geriatr Pharmacother 4(4):347–364. https://doi.org/10.1016/j.amjopharm.2006.12.007

Azorin JM, Kaladjian A, Akiskal HS, Hantouche EG, Duchene LC, Gury C, Lancrenon S (2007) Validation of a severity threshold for the Mania Rating Scale: a receiver-operating characteristic analysis. Psychopathology 40(6):453–460

Azrin NH, Teichner G (1998) Evaluation of an instructional program for improving medication compliance for chronically mentally ill outpatients. Behav Res Ther 36(9):849–861

Baab SW, Peindl KS, Piontek CM, Wisner KL (2002) Serum bupropion levels in 2 breastfeeding mother-infant pairs. J Clin Psychiatry 63(10):910–911

Baastrup PC, Poulsen JC, Schou M, Thomsen K, Amdisen A (1970) Prophylactic lithium: double blind discontinuation in manic-depressive and recurrent-depressive disorders. Lancet 2(7668):326–330

Baethge C, Baldessarini RJ, Khalsa HM, Hennen J, Salvatore P, Tohen M (2005) Substance abuse in first-episode bipolar I disorder: indications for early intervention. Am J Psychiatry 162(5):1008–1010

Bahk WM, Yoon JS, Kim YH, Lee YH, Lee C, Kim KS, Song HK, Choi SK, Pae CU (2004) Risperidone in combination with mood stabilizers for acute mania: a multicentre, open study. Int Clin Psychopharmacol 19(5):299–303

Bahk WM, Shin YC, Woo JM, Yoon BH, Lee JS, Jon DI, Chung SK, Choi SK, Paik IH, Pae CU (2005) Topiramate and divalproex in combination with risperidone for acute mania: a randomized open-label study. Prog Neuropsychopharmacol Biol Psychiatry 29(1):115–121

Bailine S, Fink M, Knapp R, Petrides G, Husain MM, Rasmussen K, Sampson S, Mueller M, McClintock SM, Tobias KG, Kellner CH (2010) Electroconvulsive therapy is equally effective in unipolar and bipolar depression. Acta Psychiatr Scand 121(6):431–436. https://doi.org/10.1111/j.1600-0447.2009.01493.x

Bajbouj M, Nker-Hopfe H, Heuser I, Anghelescu I (2006) Long-term outcome of vagus nerve stimulation in rapid-cycling bipolar disorder. J Clin Psychiatry 67(5):837–838

Baker GA, Bromley RL, Briggs M, Cheyne CP, Cohen MJ, Garcia-Finana M, Gummery A, Kneen R, Loring DW, Mawer G, Meador KJ, Shallcross R, Clayton-Smith J (2015) IQ at 6 years after in utero exposure to antiepileptic drugs: a controlled cohort study. Neurology 84(4):382–390. https://doi.org/10.1212/WNL.0000000000001182

Baker RW, Brown E, Akiskal HS, Calabrese JR, Ketter TA, Schuh LM, Trzepacz PT, Watkin JG, Tohen M (2004) Efficacy of olanzapine combined with valproate or lithium in the treatment of dysphoric mania. Br J Psychiatry 185(6):472–478

Baker RW, Milton DR, Stauffer VL, Gelenberg A, Tohen M (2003a) Placebo-controlled trials do not find association of olanzapine with exacerbation of bipolar mania. J Affect Disord 73(1–2):147–153

Baker RW, Tohen M, Fawcett J, Risser RC, Schuh LM, Brown E, Stauffer VL, Shao L, Tollefson GD (2003b) Acute dysphoric mania: treatment response to olanzapine versus placebo. J Clin Psychopharmacol 23(2):132–137

Baldessarini RJ, Tondo L, Hennen J (1999) Effects of lithium treatment and its discontinuation on suicidal behavior in bipolar manic-depressive disorders. J Clin Psychiatry 60(Suppl. 2):77–84

Baldessarini RJ, Tohen M, Tondo L (2000) Maintenance treatment in bipolar disorder. Arch Gen Psychiatry 57(5):490–492

Baldessarini RJ, Tondo L, Hennen J (2003) Treatment-latency and previous episodes: relationships to pretreatment morbidity and response to maintenance treatment in bipolar I and II disorders 1. Bipolar Disord 5(3):169–179

Ball JR, Mitchell PB, Corry JC, Skillecorn A, Smith M, Malhi GS (2006) A randomized controlled trial of cognitive therapy for bipolar disorder: focus on long-term change. J Clin Psychiatry 67(2):277–286

Ballard ED, Luckenbaugh DA, Richards EM, Walls TL, Brutsche NE, Ameli R, Niciu MJ, Vande Voort JL, Zarate CA Jr (2015) Assessing measures of suicidal ideation in clinical trials with a rapid-acting antidepressant. J Psychiatr Res 68:68–73. https://doi.org/10.1016/j.jpsychires.2015.06.003

Ballenger JC, Post RM (1980) Carbamazepine in manic-depressive illness: a new treatment. Am J Psychiatry 137(7):782–790

Ban L, Gibson JE, West J, Fiaschi L, Sokal R, Smeeth L, Doyle P, Hubbard RB, Tata LJ (2014) Maternal depression, antidepressant prescriptions, and congenital anomaly risk in offspring. A population-based cohort study. BJOG 121(12):1471–1481. https://doi.org/10.1111/1471-0528.12682

Baptista T, Rangel N, Fernandez V, Carrizo E, El FY, Uzcategui E, Galeazzi T, Gutierrez MA, Servigna M, Davila A, Uzcategui M, Serrano A, Connell L, Beaulieu S, de Baptista EA (2007) Metformin as an adjunctive treatment to control body weight and metabolic dysfunction during olanzapine administration: a multicentric, double-blind, placebo-controlled trial. Schizophr Res 93(1–3):99–108

Barbini B, Scherillo P, Benedetti F, Crespi G, Colombo C, Smeraldi E (1997) Response to clozapine in acute mania is more rapid than that of chlorpromazine. Int Clin Psychopharmacol 12(2):109–112

Barbini B, Colombo C, Benedetti F, Campori E, Bellodi L, Smeraldi E (1998) The unipolar-bipolar dichotomy and the response to sleep deprivation. Psychiatry Res 79(1):43–50

Barbini B, Benedetti F, Colombo C, Dotoli D, Bernasconi A, Cigala-Fulgosi M, Florita M, Smeraldi E (2005) Dark therapy for mania: a pilot study. Bipolar Disord 7(1):98–101

Barekatain M, Fatemi A, Bashardoost N, Darougheh A, Salehi M, Asadollahi GH (2005) Valproate-risperidone valproate-lithium combination in acute mania. J Res Med Sci 10(5):274–280

Barekatain M, Jahangard L, Haghighi M, Ranjkesh F (2008) Bifrontal versus bitemporal electroconvulsive therapy in severe manic patients. JECT 24(3):199–202

Barraclough B, Bunch J, Nelson B, Sainsbury P (1974) A hundred cases of suicide: clinical aspects. Br J Psychiatry 125(0): 355–373

Bartels SJ, Pratt SI, Aschbrenner KA, Barre LK, Naslund JA, Wolfe R, Xie H, McHugo GJ, Jimenez DE, Jue K, Feldman J, Bird BL (2015) Pragmatic replication trial of health promotion coaching for obesity in serious mental illness and maintenance of outcomes. Am J Psychiatry 172(4):344–352. https://doi.org/10.1176/appi.ajp.2014.14030357

Basco MR, Rush JA (1996) Cognitive-behavioral therapy for bipolar disorder. Guildford Press, New York

Battaglia J, Moss S, Rush J, Kang J, Mendoza R, Leedom L, Dubin W, McGlynn C, Goodman L (1997) Haloperidol, lorazepam, or both for psychotic agitation? A multicenter, prospective, double-blind, emergency department study. Am J Emerg Med 15(4):335–340

Battaglia J, Lindborg SR, Alaka K, Meehan K, Wright P (2003) Calming versus sedative effects of intramuscular olanzapine in agitated patients. Am J Emerg Med 21(3):192–198

Battino D, Croci D, Rossini A, Messina S, Mamoli D, Perucca E (2003) Serum carbamazepine concentrations in elderly patients: a case-matched pharmacokinetic evaluation based on therapeutic drug monitoring data. Epilepsia 44(7):923–929

Bauer IE, Keefe RSE, Sanches M, Suchting R, Green CE, Soares JC (2015) Evaluation of cognitive function in bipolar disorder using the brief assessment of cognition in affective disorders (BAC-A). J Psychiatr Res 60:81–86

Bauer M, Hellweg R, Graf KJ, Baumgartner A (1998) Treatment of refractory depression with high-dose thyroxine. Neuropsychopharmacology 18(6):444–455. https://doi.org/10.1016/S0893-133X(97)00181-4

Bauer M, Strohle A (1999) Therapeutic strategies in refractory bipolar disorder. Nervenarzt 70(7):587–599

Bauer M, Zaninelli R, Muller-Oerlinghausen B, Meister W (1999) Paroxetine and amitriptyline augmentation of lithium in the treatment of major depression: a double-blind study. J Clin Psychopharmacol 19(2):164–171

Bauer M, Whybrow PC, Angst J, Versiani M, Moller HJ (2002) World federation of societies of biological psychiatry (WFSBP) guidelines for biological treatment of unipolar depressive disorders, part 1: acute and continuation treatment of major depressive disorder. World J Biol Psychiatry 3(1):5–43

Bauer M, Grof P, Gyulai L, Rasgon N, Glenn T, Whybrow PC (2004) Using technology to improve longitudinal studies: self-reporting with ChronoRecord in bipolar disorder 1. Bipolar Disord 6(1):67–74

Bauer M, Rasgon N, Grof P, Altshuler L, Gyulai L, Lapp M, Glenn T, Whybrow PC (2005a) Mood changes related to antidepressants: a longitudinal study of patients with bipolar disorder in a naturalistic setting. Psychiatry Res 133(1):73–80

Bauer M, Rasgon N, Grof P, Gyulai L, Glenn T, Whybrow PC (2005b) Does the use of an automated tool for self-reporting mood by patients with bipolar disorder bias the collected data? 1. MedGenMed 7(3):21

Bauer M, Grof P, Rasgon NL, Marsh W, Munoz RA, Sagduyu K, Alda M, Quiroz D, Glenn T, Baethge C, Whybrow PC (2006a) Self-reported data from patients with bipolar disorder: impact on minimum episode length for hypomania. J Affect Disord 96(1–2):101–105

Bauer M, Rasgon N, Grof P, Glenn T, Lapp M, Marsh W, Munoz R, Suwalska A, Baethge C, Bschor T, Alda M, Whybrow PC (2006b) Do antidepressants influence mood patterns? A naturalistic study in bipolar disorder. Eur Psychiatry 21(4):262–269

Bauer IE, Hautzinger M, Meyer TD (2017a) Memory performance predicts recurrence of mania in bipolar disorder following psychotherapy: a preliminary study. J Psychiatr Res 84:207–213

Bauer M, Severus E, Laux G (2017b) Bipolare Affektive Störungen. In: Möller H-J, Laux G, Kapfhammer H-P (Hrsg) Psychiatrie, Psychosomatik, Psychotherapie. Springer: Berlin/Heidelberg

Bauer M, Beaulieu S, Dunner DL, Lafer B, Kupka R (2008a) Rapid cycling bipolar disorder – diagnostic concepts. Bipolar Disord 10(1 Pt 2):153–162

Bauer M, Juckel G, Correll CU, Leopold K, Pfennig A (2008b) Diagnosis and treatment in the early illness phase of bipolar disorders. Eur Arch Psychiatry Clin Neurosci 258(Suppl. 5):50–54. https://doi.org/10.1007/s00406-008-5009-z

Bauer M, Severus E, Laux G (2017) Bipolare Affektive Störungen. In: Hans-Jürgen Möller, Gerd Laux und Hans-Peter Kapfhammer (Hg.): Psychiatrie, Psychosomatik, Psychotherapie. Springer: Berlin/Heidelberg

Bauer MS, Critschristoph P, Ball WA, Dewees E, Mcallister T, Alahi P, Cacciola J, Whybrow PC (1991) Independent assessment of manic and depressive symptoms by self-rating – scale characteristics and implications for the study of mania. Arch Gen Psychiatry 48(9):807–812

Bauer MS, Mitchner L, (2004) What is a „mood satabilizer"? An evidence-based response. In: The American journal of psychiatry 161 (1):3–18. https://doi.org/10.1176/appi.ajp.161.1.3

Bauer MS, Wisniewski SR, Marangell LB, Chessick CA, Allen MH, Dennehy EB, Miklowitz DJ, Thase ME, Sachs GS (2006c) Are antidepressants associated with new-onset suicidality in bipolar disorder? A prospective study of participants in the Systematic Treatment Enhancement Program for Bipolar Disorder (STEP-BD). J Clin Psychiatry 67(1):48–55

Bauer MS, Whybrow PC (1990) Rapid cycling bipolar affective disorder. II Treatment of refractory rapid cycling with high-dose levothyroxine: a preliminary study. Arch Gen Psychiatry 47(5):435–440

Bauer S, Kordy H (2008) E-Mental Health: Neue Medien in der psychosozialen Versorgung. Springer, Heidelberg

Bech P, Rafaelsen OJ (1980) The use of rating-scales exemplified by a comparison of the Hamilton and the Bech-Rafaelsen Melancholia Scale. Acta Psychiatr Scand 62(S285):128–132

Bech P, Rafaelsen OJ, Kramp P, Bolwig TG (1978) Mania rating-scale – scale construction and inter-observer agreement. Neuropharmacology 17(6):430–431

Bechdolf A, Ratheesh A, Cotton SM, Nelson B, Chanen AM, Betts J, Bingmann T, Yung AR, Berk M, McGorry PD (2014) The predictive validity of bipolar at-risk (prodromal) criteria in help-seeking adolescents and young adults: a prospective study. Bipolar Disord 16(5):493–504. https://doi.org/10.1111/bdi.12205

Beck AT, Steer RA (1987) Beck depression inventory – manual. The Psychological Association, San Antonio

Beck AT, Erbaugh J, Ward CH, Mock J, Mendelsohn M (1961) An inventory for measuring depression. Arch Gen Psychiatry 4(6):561–571

Beck AT, Steer RA, Brown GK (1996) Manual for the Beck depression inventory, Bd 2, 2. Aufl. The Psychological Corporation, San Antonio

Becker DR, Drake RE (1994) Individual placement and support: a community mental health center approach to vocational rehabilitation. Community Ment Health J 30(2):193–206

Becker T (2010) Psychiatrische Dienste – viel Evidenz, aber wo geht es hin? Psychiatrie 7:81–86

Bedson E, Bell D, Carr D, Carter B, Hughes D, Jorgensen A, Lewis H, Lloyd K, McCaddon A, Moat S, Pink J, Pirmohamed M, Roberts S, Russell I, Sylvestre Y, Tranter R, Whitaker R, Wilkinson C, Williams N (2014) Folate augmentation of treatment – evaluation for depression (FolATED): randomised trial and economic evaluation. Health Technol Assess 18(48):1–159. https://doi.org/10.3310/hta18480

Beers E, Moerkerken DC, Leufkens HG, Egberts TC, Jansen PA (2014) Participation of older people in preauthorization trials of recently approved medicines. J Am Geriatr Soc 62(10):1883–1890. https://doi.org/10.1111/jgs.13067

Beesdo K, Hofler M, Leibenluft E, Lieb R, Bauer M, Pfennig A (2009) Mood episodes and mood disorders: patterns of incidence and conversion in the first three decades of life 1. Bipolar Disord 11(6):637–649. https://doi.org/10.1111/j.1399-5618.2009.00738.x

Bellantuono C, Barraco A, Rossi A, Goetz I (2007) The management of bipolar mania: a national survey of baseline data from the EMBLEM study in Italy. BMC Psychiatry 7:33

Belmaker RH (2007) Modafinil add-on in the treatment of bipolar depression. Am J Psychiatry 164(8):1143–1145

Bellet F, Beyens M-N, Bernard N, Beghin D, Elefant E, Vial T (2015) Exposure to aripiprazole during embryogenesis: a prospective multicenter cohort study. Pharmacoepidemiol Drug Saf 24(4):368–380. https://doi.org/10.1002/pds.3749

Benabarre A, Vieta E, Colom F, Martinez A, Reinares M, Corbella B (2001) Treatment of mixed mania with risperidone and mood stabilizers. Can J Psychiatry 46(9):866–867

Benazzi F (2001) Prevalence and clinical correlates of residual depressive symptoms in bipolar II disorder 1. Psychother Psychosom 70(5):232–238

Benazzi F (2007) Bipolar II disorder. Epidemiology, diagnosis and management. CNS Drugs 21(9):727–740

Benazzi F (2008) Misdiagnosis of bipolar II disorder as major depressive disorder. J Clin Psychiatry 69(3):501–502

Benazzi F, Berk M, Frye MA, Wang W, Barraco A, Tohen M (2009) Olanzapine/fluoxetine combination for the treatment of mixed depression in bipolar I disorder: a post hoc analysis. J Clin Psychiatry 70(10):1424–1431. https://doi.org/10.4088/JCP.08m04772gre

Bender RE, Griffin ML, Gallop RJ, Weiss RD (2007) Assessing negative consequences in patients with substance use and bipolar disorders: psychometric properties of the short inventory of problems (SIP). Am J Addict 16(6):503–509

Benedetti A, Lattanzi L, Pini S, Musetti L, Dell'Osso L, Cassano GB (2004) Oxcarbazepine as add-on treatment in patients with bipolar manic, mixed or depressive episode. J Affect Disord 79(1–3):273–277

Benedetti A, Fagiolini A, Casamassima F, Mian MS, Adamovit A, Musetti L, Lattanzi L, Cassano GB (2007) Gender differences in bipolar disorder type 1: a 48-week prospective follow-up of 72 patients treated in an Italian tertiary care center. J Nerv Ment Dis 195(1):93–96

Benedetti F, Barbini B, Campori E, Colombo C, Smeraldi E (1996) Dopamine agonist amineptine prevents the antidepressant effect of sleep deprivation. Psychiatry Res 65(3):179–184

Benedetti F, Barbini B, Lucca A, Campori E, Colombo C, Smeraldi E (1997) Sleep deprivation hastens the antidepressant action of fluoxetine. Eur Arch Psychiatry Clin Neurosci 247(2):100–103

Benedetti F, Colombo C, Barbini B, Campori E, Smeraldi E (1999a) Ongoing lithium treatment prevents relapse after total sleep deprivation. J Clin Psychopharmacol 19(3):240–245

Benedetti F, Zanardi R, Colombo C, Smeraldi E (1999b) Worsening of delusional depression after sleep deprivation: case reports. J Psychiatr Res 33(1):69–72

Benedetti F, Barbini B, Campori E, Fulgosi MC, Pontiggia A, Colombo C (2001a) Sleep phase advance and lithium to sustain the antidepressant effect of total sleep deprivation in bipolar depression: new findings supporting the internal coincidence model? J Psychiatr Res 35(6):323–329

Benedetti F, Campori E, Barbini B, Fulgosi MC, Colombo C (2001b) Dopaminergic augmentation of sleep deprivation effects in bipolar depression. Psychiatry Res 104(3):239–246

Benedetti F, Barbini B, Fulgosi MC, Colombo C, Dallaspezia S, Pontiggia A, Smeraldi E (2005) Combined total sleep deprivation and light therapy in the treatment of drug-resistant bipolar depression: acute response and long-term remission rates. J Clin Psychiatry 66(12):1535–1540

Benjamin J, Zohar J (1992) Sleep deprivation in rapid-cycling bipolar affective disorder: case report. Eur Neuropsychopharmacol 2(4):463–465

Benkert O, Hautzinger M, Graf-Morgenstern M (2008) Psychopharmakologischer Leitfaden für Psychologen und Psychotherapeuten. Springer, Heidelberg

Benkert O, Hippius H (2017) Kompendium der psychiatrischen Pharmakotherapie, 11., vollständig überarbeitete und aktualisierte Aufl. Springer, Berlin

Bennewith O, Peters TJ, Hawton K, House A, Gunnell D (2005) Factors associated with the non-assessment of self-harm patients attending an accident and emergency department: results of a national study. J Affect Disord 89(1–3):91–97. https://doi.org/10.1016/j.jad.2005.08.011

Benninghoff J, Brieger P (2018) Bipolare affektive Störungen im höheren Lebensalter. Z Gerontol Geriatr 51(7):750–756

Benson R (1975) The forgotten treatment modality in bipolar illness: psychotherapy. Dis Nerv Syst 36(11):634–638

Bérard A, Iessa N, Chaabane S, Muanda FT, Boukhris T, Zhao J-P (2016) The risk of major cardiac malformations associated with paroxetine use during the first trimester of pregnancy. A systematic review and meta-analysis. Br J Clin Pharmacol 81(4):589–604. https://doi.org/10.1111/bcp.12849

Berghofer A, Alda M, Adli M, Baethge C, Bauer M, Bschor T, Glenn T, Grof P, Muller-Oerlinghausen B, Rybakowski J, Suwalska A, Pfennig A (2008) Long-term effectiveness of lithium in bipolar disorder: a multicenter investigation of patients with typical and atypical features. J Clin Psychiatry 69(12):1860–1868

Berghöfer A, Alda M, Adli M, Baethge C, Bauer M, Bschor T, Grof P, Müller-Oerlinghausen B, Rybakowski JK, Suwalska A, Pfennig A (2013) Stability of lithium treatment in bipolar disorder – long-term follow-up of 346 patients. Int J Bipolar Disord 1:11. https://doi.org/10.1186/2194-7511-1-11

Bergink V, Bouvy PF, Vervoort JSP, Koorengevel KM, Steegers EAP, Kushner SA (2012) Prevention of postpartum psychosis and mania in women at high risk. Am J Psychiatry 169(6):609–615. https://doi.org/10.1176/appi.ajp.2012.11071047

Berhe T, Puschner B, Kilian R, Becker T (2005) „Home treatment" für psychische Erkrankungen. Begriffsklärung und Wirksamkeit („Home treatment" for mental illness. Concept definition and effectiveness). Nervenarzt 76(7):822–828., 830–831. https://doi.org/10.1007/s00115-004-1865-6

Berk M, Ichim L, Brook S (1999) Olanzapine compared to lithium in mania: a double-blind randomized controlled trial. Int Clin Psychopharmacol 14(6):339–343

Berk M, Hallam K, Lucas N, Hasty M, Mcneil CA, Conus P, Kader L, McGorry PD (2007) Early intervention in bipolar disorders: opportunities and pitfalls. Med J Aust 187(7):11–14

Berk M, Copolov DL, Dean O, Lu K, Jeavons S, Schapkaitz I, nderson-Hunt M, Bush AI (2008a) N-acetyl cysteine for depressive symptoms in bipolar disorder – a double-blind randomized placebo-controlled trial. Biol Psychiatry 64(6): 468–475

Berk M, Ng F, Wang WV, Calabrese JR, Mitchell PB, Malhi GS, Tohen M (2008b) The empirical redefinition of the psychometric criteria for remission in bipolar disorder. J Affect Disord 106(1–2):153–158

Berk M, Ng F, Wang WV, Tohen M, Lubman DI, Vieta E, Dodd S (2008c) Going up in smoke: tobacco smoking is associated with worse treatment outcomes in mania. J Affect Disord 110(1–2):126–134

Berk M, Dean OM, Cotton SM, Gama CS, Kapczinski F, Fernandes B, Kohlmann K, Jeavons S, Hewitt K, Moss K, Allwang C, Schapkaitz I, Cobb H, Bush AI, Dodd S, Malhi GS (2012) Maintenance N-acetyl cysteine treatment for bipolar disorder: a double-blind randomized placebo controlled trial. BMC Med 10:91. https://doi.org/10.1186/1741-7015-10-91

Bernhardt A (2016) Soziale Kognition im Psychoseseminar – Unterschiede und Veränderungen nach viermonatiger Teilnahme. Psychologische Masterarbeit, Humboldt Universität

Bernhard B, Meyer TD (2011) Bipolare Störungen. In: Margraf J (Hrsg) Lehrbuch der Verhaltenstherapie: Band 4: Materialien für die Psychotherapie. Springer: Berlin, Heidelberg

Bernstein DA, Borkovec TD (1973) Progressive relaxation training: a manual for the helping profession. Research Press, Champaign

Berwaerts J, Lane R, Nuamah IF, Lim P, Remmerie B, Hough DW (2010). Paliperidone extended-release as adjunctive therapy to lithium or valproate in the treatment of acute mania: a randomized, placebocontrolled study. Journal of Affective Disorders 129:252–260

Berwaerts J, Melkote R, Nuamah I, Lim P (2012a) A randomized, placebo- and active-controlled study of paliperidone extended-release as maintenance treatment in patients with bipolar I disorder after an acute manic or mixed episode. J Affect Disord 138(3):247–258. https://doi.org/10.1016/j.jad.2012.01.047

Berwaerts J, Xu H, Nuamah I, Lim P, Hough D (2012b) Evaluation of the efficacy and safety of paliperidone extended-release in the treatment of acute mania: a randomized, double-blind, dose-response study. J Affect Disord 136(1–2):e51–e60. https://doi.org/10.1016/j.jad.2010.06.030

Bewernick BH, Hurlemann R, Matusch A, Kayser S, Grubert C, Hadrysiewicz B, Axmacher N, Lemke M, Cooper-Mahkorn D, Cohen MX, Brockmann H, Lenartz D, Sturm V, Schlaepfer TE (2010) Nucleus accumbens deep brain stimulation decreases ratings of depression and anxiety in treatment-resistant depression. Biol Psychiatry 67(2):110–116. https://doi.org/10.1016/j.biopsych.2009.09.013

Beynon S, Soares-Weiser K, Woolacott N, Duffy S, Geddes JR (2008) Psychosocial interventions for the prevention of relapse in bipolar disorder: systematic review of controlled trials. Br J Psychiatry 192(1):5–11

Biederman J, Mick E, Hammerness P, Harpold T, Aleardi M, Dougherty M, Wozniak J (2005a) Open-label, 8-week trial of olanzapine and risperidone for the treatment of bipolar disorder in preschool-age children. Biol Psychiatry 58(7):589–594

Biederman J, Mick E, Wozniak J, Aleardi M, Spencer T, Faraone SV (2005b) An open-label trial of risperidone in children and adolescents with bipolar disorder. J Child Adolesc Psychopharmacol 15(2):311–317

Biederman J, Wozniak J, Tarko L, Serra G, Hernandez M, McDermott K, Woodsworth KY, Uchida M, Faraone SV (2014) Re-examining the risk for switch from unipolar to bipolar major depressive disorder in youth with ADHD: a long term prospective longitudinal controlled study. J Affect Disord 152–154:347–351. https://doi.org/10.1016/j.jad.2013.09.036

Biel MG, Peselow E, Mulcare L, Case BG, Fieve R (2007) Continuation versus discontinuation of lithium in recurrent bipolar illness: a naturalistic study. Bipolar Disord 9(5):435–442

Biewener M (2016) Unterscheiden sich die TeilnehmerInnen der Psychoseseminare hinsichtlich Sozialer Kognitionen – eine trialogische Evaluation. Psychologische Masterarbeit, Universität

Birmaher et al. (2010) Psychiatric disorders in preschool offspring of parents with bipolar disorder: the Pittsburgh Bipolar Offspring Study (BIOS). Am J Psychiatry 167(3):321–30

Bitter et al. (2011) Progression of amygdala volumetric abnormalities in adolescents after their first manic episode. J Am Acad Child Adolesc Psychiatry 50(10):1017–26

Bjolseth TM, Engedal K, Benth JS, Dybedal GS, Gaarden TL, Tanum L (2015) Clinical efficacy of formula-based bifrontal versus right unilateral electroconvulsive therapy (ECT) in the treatment of major depression among elderly patients: a pragmatic, randomized, assessor-blinded, controlled trial. J Affect Disord 175:8–17. https://doi.org/10.1016/j.jad.2014.12.054

Black DW, Winokur G, Nasrallah A (1987) Treatment of mania: a naturalistic study of electroconvulsive therapy versus lithium in 438 patients. J Clin Psychiatry 48(4):132–139

Black DW, Blum NS (2017) Systems training for emotional predictability and problem solving for borderline personality disorder. Oxford University Press, New York, S 76

Blechert J & Thomas DM (2005) Are measures of hypomanic personality, impulsive nonconformity and rigidity predictors of bipolar symptoms? British J Clin Psychol 44(1):15–27

Blumenthal SDK (1990) Suicide over the life cycle: risk factors. Assessment and treatment of suicidal patients. American Psychiatric Press, Washington

Bobo WV, Reilly-Harrington NA, Ketter TA, Brody BD, Kinrys G, Kemp DE, Shelton RC, McElroy SL, Sylvia LG, Kocsis JH, McInnis MG, Friedman ES, Singh V, Tohen M, Bowden CL, Deckersbach T, Calabrese JR, Thase ME, Nierenberg AA, Rabideau DJ, Schoenfeld DA, Faraone SV, Kamali M (2014) Effect of adjunctive benzodiazepines on clinical outcomes in lithium- or quetiapine-treated outpatients with bipolar I or II disorder: results from the Bipolar CHOICE trial. J Affect Disord 161:30–35. https://doi.org/10.1016/j.jad.2014.02.046

Bobo WV, Reilly-Harrington NA, Ketter TA, Brody BD, Kinrys G, Kemp DE, Shelton RC, McElroy SL, Sylvia LG, Kocsis JH, McInnis MG, Friedman ES, Singh V, Tohen M, Bowden CL, Deckersbach T, Calabrese JR, Thase ME, Nierenberg AA, Rabideau DJ, Schoenfeld DA, Faraone SV, Kamali M (2015) Complexity of illness and adjunctive benzodiazepine use in outpatients with bipolar I or II disorder: results from the Bipolar CHOICE study. J Clin Psychopharmacol 35(1):68–74. https://doi.org/10.1097/JCP.0000000000000257

Bocchetta A, Bernardi F, Burrai C, Pedditzi M, Del ZM (1993) A double-blind study of L-sulpiride versus amitriptyline in lithium-maintained bipolar depressives. Acta Psychiatr Scand 88(6):434–439

Bock T (2002) Achterbahn der Gefühle. Mit Manie und Depression leben lernen. Herder Verlag, Freiburg im Breisgau

Bock T, Utschakowski J, Krämer U, Demke E, Mahlke C, Sielaff G, Amering M (2015) Wohin geht die Reise? Perspektiven der Peerarbeit in Deutschland. Nervenheilkunde 4:281–284

Böker H, Hell D (2002) Therapie der affektiven Störungen: psychosoziale und neurobiologische Perpektiven. Schattauer, Stuttgart

Bombin et al. (2013) Neuropsychological evidence for abnormal neurodevelopment associated with early-onset psychoses. Psychol Med 43(4):757–68

Bond DJ, Noronha MM, Kauer-Sant'Anna M, Lam RW, Yatham LN (2008) Antidepressant-associated mood elevations in bipolar II disorder compared with bipolar I disorder and major depressive disorder: a systematic review and meta-analysis. J Clin Psychiatry 69(10):1589–1601

Bonnin CM, Torrent C, Arango C, Amann BL, Sole B, Gonzalez-Pinto A, Crespo JM, Tabares-Seisdedos R, Reinares M, Ayuso-Mateos JL, Garcia-Portilla MP, Ibanez A, Salamero M, Vieta E, Martinez-Aran A (2016) Functional remediation in bipolar disorder: 1-year follow-up of neurocognitive and functional outcome. Br J Psychiatry 208(1):87–93. https://doi.org/10.1192/bjp.bp.114.162123

Bootsman et al. (2016) A study of genetic and environmental contributions to structural brain changes over time in twins concordant and discordant for bipolar disorder. J Psychiatr Res. 79:116–24

Borgetto B (2002) Selbsthilfe im Gesundheitswesen: Forschungsstand und Forschungsbedarf. Bundesgesundheitsblatt:26–32

Born C, Dittmann S, Post RM, Grunze H (2005) Newer prophylactic agents for bipolar disorder and their influence on suicidality. Arch Suicide Res 9(3):301–306. https://doi.org/10.1080/13811110590929541

Bos EH, Merea R, van den Brink E, Sanderman R, Bartels-Velthuis AA (2014) Mindfulness training in a heterogeneous psychiatric sample: outcome evaluation and comparison of different diagnostic groups. J Clin Psychol 70(1):60–71. https://doi.org/10.1002/jclp.22008

Bottai T, Hue B, Hillaire-Buys D, Barbe A, Alric R, Pouget R, Petit P (1995) Clonazepam in acute mania: time-blind evaluation of clinical response and concentrations in plasma. J Affect Disord 36(1–2):21–27

Bourin M, Prica C (2007) The role of mood stabilisers in the treatment of the depressive facet of bipolar disorders. Neurosci Biobehav Rev 31(6):963–975

Bourin MS, Severus E, Schronen JP, Gass P, Szamosi J, Eriksson H, Chandrashekar H (2014) Lithium as add-on to quetiapine XR in adult patients with acute mania: a 6-week, multicenter, double-blind, randomized, placebo-controlled study. Int J Bipolar Disord 2:14. https://doi.org/10.1186/s40345-014-0014-9

Bowden C, Gogus A, Grunze H, Haggstrom L, Rybakowski J, Vieta E (2008) A 12-week, open, randomized trial comparing sodium valproate to lithium in patients with bipolar I disorder suffering from a manic episode. Int Clin Psychopharmacol 23(5):254–262

Bowden CL, Singh V (2005) Valproate in bipolar disorder: 2000 onwards. Acta Psychiatr Scand Suppl (426):13–20

Bowden CL, Brugger AM, Swann AC, Calabrese JR, Janicak PG, Petty F, Dilsaver SC, Davis JM, Rush AJ, Small JG, [Nachname nicht vorhanden] (1994) Efficacy of divalproex vs lithium and placebo in the treatment of mania. The Depakote Mania Study Group. JAMA 271(12): 918–924

Bowden CL, Swann AC, Calabrese JR, McElroy SL, Morris D, Petty F, Hirschfeld RM, Gyulai L (1997) Maintenance clinical trials in bipolar disorder: design implications of the divalproex-lithium-placebo study. Psychopharmacol. Bulletin 33(4):693–699

Bowden CL, Calabrese JR, McElroy SL, Rhodes LJ, Keck PEJ, Cookson J, Anderson J, Bolden-Watson C, Ascher J, Monaghan E, Zhou J (1999) The efficacy of lamotrigine in rapid cycling and non-rapid cycling patients with bipolar disorder. Biol Psychiatry 45(8):953–958

Bowden CL, Calabrese JR, McElroy SL, Gyulai L, Wassef A, Petty F, Pope HGJ, Chou JC, Keck PEJ, Rhodes LJ, Swann AC, Hirschfeld RM, Wozniak PJ (2000) A randomized, placebo-controlled 12-month trial of divalproex and lithium in treatment of outpatients with bipolar I disorder. Divalproex Maintenance Study Group. Arch Gen Psychiatry 57(5):481–489

Bowden CL, Calabrese JR, Sachs G, Yatham LN, Asghar SA, Hompland M, Montgomery P, Earl N, Smoot TM, Veaugh-Geiss J (2003) A placebo-controlled 18-month trial of lamotrigine and lithium maintenance treatment in recently manic or hypomanic patients with bipolar I disorder. Arch Gen Psychiatry 60(4):392–400

Bowden CL, Asnis GM, Ginsberg LD, Bentley B, Leadbetter R, White R (2004a) Safety and tolerability of lamotrigine for bipolar disorder. Drug Saf 27(3):173–184

Bowden CL, Myers JE, Grossman F, Xie Y (2004b) Risperidone in combination with mood stabilizers: a 10-week continuation phase study in bipolar I disorder. J Clin Psychiatry 65(5):707–714

Bowden CL, Collins MA, McElroy SL, Calabrese JR, Swann AC, Weisler RH, Wozniak PJ (2005a) Relationship of mania symptomatology to maintenance treatment response with divalproex, lithium, or placebo. Neuropsychopharmacology 30(10):1932–1939

Bowden CL, Grunze H, Mullen J, Brecher M, Paulsson B, Jones M, Vagero M, Svensson K (2005b) A randomized, double-blind, placebo-controlled efficacy and safety study of quetiapine or lithium as monotherapy for mania in bipolar disorder. J Clin Psychiatry 66(1):111–121

Bowden CL, Swann AC, Calabrese JR, Rubenfaer LM, Wozniak PJ, Collins MA, bi-Saab W, Saltarelli M (2006a) A randomized, placebo-controlled, multicenter study of divalproex sodium extended release in the treatment of acute mania. J Clin Psychiatry 67(10):1501–1510

Bowden CL, Calabrese JR, Ketter TA, Sachs GS, White RL, Thompson TR (2006b) Impact of lamotrigine and lithium on weight in obese and nonobese patients with bipolar I disorder. Am J Psychiatry 163(7):1199–1201

Bowden CL, Vieta E, Ice KS, Schwartz JH, Wang PP, Versavel M (2010a) Ziprasidone plus a mood stabilizer in subjects with bipolar I disorder: a 6-month, randomized, placebo-controlled, double-blind trial. J Clin Psychiatry 71(2):130–137. https://doi.org/10.4088/JCP.09m05482yel

Bowden CL, Mosolov S, Hranov L, Chen E, Habil H, Kongsakon R, Manfredi R, Lin HN (2010b) Efficacy of valproate versus lithium in mania or mixed mania: a randomized, open 12-week trial. Int Clin Psychopharmacol 25(2):60–67. https://doi.org/10.1097/YIC.0b013e328333ac1b

Bozikas VP, Kosmidis MH, Giannakou M, Kechayas P, Tsotsi S, Kiosseoglou G, Fokas K, Garyfallos G (2014) Controlled shifting of attention in schizophrenia and bipolar disorder through a dichotic listening paradigm. Compr Psychiatry 55(5):1212–1219. https://doi.org/10.1016/j.comppsych.2014.02.014

Bozzer M, Samsom D, Anson J (1999) An evaluation of a community-based vocational rehabilitation program for adults with psychiatric disabilities. Can J Commun Ment Health 18(1):165–179

Bradwejn J, Shriqui C, Koszycki D, Meterissian G (1990) Double-blind comparison of the effects of clonazepam and lorazepam in acute mania. J Clin Psychopharmacol 10(6):403–408

Bräunig P (2004) Leben mit bipolaren Störungen. TRIAS-Verlag, Stuttgart

Bräunig P, Sacchetti E, Medori R (2008) Risperidone long-acting injectable for maintenance therapy in bipolar disorder: an open-label pilot study. Int J Psychiatry Clin Pract 12(1):74–77

Breen G, Prata D, Osborne S, Munro J, Sinclair M, Li T, Staddon S, Dempster D, Sainz R, Arroyo B, Kerwin RW, St CD, Collier D (2006) Association of the dysbindin gene with bipolar affective disorder. Am J Psychiatry 163(9):1636–1638

Breier A, Meehan K, Birkett M, David S, Ferchland I, Sutton V, Taylor CC, Palmer R, Dossenbach M, Kiesler G, Brook S, Wright P (2002) A double-blind, placebo-controlled dose-response comparison of intramuscular olanzapine and haloperidol in the treatment of acute agitation in schizophrenia. Arch Gen Psychiatry 59(5):441–448

Brewerton TD, Reus VI (1983) Lithium carbonate and L-tryptophan in the treatment of bipolar and schizoaffective disorders. Am J Psychiatry 140(6):757–760

Brewster C (2008) Overview of the STAndards for BipoLar Excellence (STABLE) project. J Psychiatr Pract 14(Suppl. 2):5–7. https://doi.org/10.1097/01.pra.0000320121.46058.d0

Brieger P, Watzke S, Galvao A, Hühne M, Gawlik B (2006) Wie wirkt berufliche Rehabilitation und Integration psychisch kranker Menschen? Ergebnisse einer kontrollierten Studie [What are the effects of vocational rehabiliation for subjects with a severe mental illness? Results from a controlled study. Psychiatrie Verlag, Bonn

Broeks SC, Thisted Horsdal H, Glejsted Ingstrup K, Gasse C (2017) Psychopharmacological drug utilization patterns in pregnant women with bipolar disorder – a nationwide register-based study. J Affect Disord 210:158–165. https://doi.org/10.1016/j.jad.2016.12.001

Bromley RL, Calderbank R, Cheyne CP, Rooney C, Trayner P, Clayton-Smith J, García-Fiñana M, Irwin B, Morrow JI, Shallcross R, Baker GA (2016) Cognition in school-age children exposed to levetiracetam, topiramate, or sodium valproate. Neurology 87(18):1943–1953. https://doi.org/10.1212/WNL.0000000000003157

Bromley RL, Baker GA (2017) Fetal antiepileptic drug exposure and cognitive outcomes. Seizure 44:225–231. https://doi.org/10.1016/j.seizure.2016.10.006

Brown D, Silverstone T, Cookson J (1989) Carbamazepine compared to haloperidol in acute mania. Int Clin Psychopharmacol 4(3):229–238

Brown EB, McElroy SL, Keck PEJ, Deldar A, Adams DH, Tohen M, Williamson DJ (2006a) A 7-week, randomized, double-blind trial of olanzapine/fluoxetine combination versus lamotrigine in the treatment of bipolar I depression. J Clin Psychiatry 67(7):1025–1033

Brown ES, Beard L, Dobbs L, Rush AJ (2006b) Naltrexone in patients with bipolar disorder and alcohol dependence. Depress Anxiety 23(8):492–495

Brown ES, Gorman AR, Hynan LS (2007) A randomized, placebo- controlled trial of citicoline add-on therapy in outpatients with bipolar disorder and cocaine dependence. J Clin Psychopharmacol 27(5):498–502

Brown ES, Garza M, Carmody TJ (2008) A randomized, double-blind, placebo-controlled add-on trial of quetiapine in outpatients with bipolar disorder and alcohol use disorders. J Clin Psychiatry 69(5):701–705

Brown ES, Davila D, Nakamura A, Carmody TJ, Rush AJ, Lo A, Holmes T, Adinoff B, Caetano R, Swann AC, Sunderajan P, Bret ME (2014) A randomized, double-blind, placebo-controlled trial of quetiapine in patients with bipolar disorder, mixed or depressed phase, and alcohol dependence. Alcohol Clin Exp Res 38(7):2113–2118. https://doi.org/10.1111/acer.12445

Brown ES, Todd JP, Hu LT, Schmitz JM, Carmody TJ, Nakamura A, Sunderajan P, Rush AJ, Adinoff B, Bret ME, Holmes T, Lo A (2015) A randomized, double-blind, placebo-controlled trial of citicoline for cocaine dependence in bipolar I disorder. Am J Psychiatry 172(10):1014–1021. https://doi.org/10.1176/appi.ajp.2015.14070857

Brown GK, Steer RA, Henriques GR, Beck AT (2005) The internal struggle between the wish to die and the wish to live: a risk factor for suicide. Am J Psychiatry 162(10):1977–1979

Brown GW, Birley JL, Wing JK (1972) Influence of family life on the course of schizophrenic disorders: a replication. Br J Psychiatry 121(562):241–258

Brugue E, Vieta E (2007) Atypical antipsychotics in bipolar depression: neurobiological basis and clinical implications. Prog Neuropsychopharmacol Biol Psychiatry 31(1):275–282

Brunet G, Cerlich B, Robert P, Dumas S, Souetre E, Darcourt G (1990) Open trial of a calcium antagonist, nimodipine, in acute mania. Clin Neuropharmacol 13(3):224–228

Brunner E, Falk DM, Jones M, Dey DK, Shatapathy CC (2013) Olanzapine in pregnancy and breast-feeding: a review of data from global safety surveillance. BMC Pharmacol Toxicol 14:38. https://doi.org/10.1186/2050-6511-14-38

Bschor T, Bauer M (2005) Bipolare Depressionen. In: Bauer M, Berghöfer A, Adli M (Hrsg) Akute und therapieresistente Depressionen, 2. Aufl. Springer, Berlin, S 329–343

Bschor T (2008a) Antidepressants and suicidality. Nervenarzt 79(5):615–616

Bschor T (Hrsg) (2008b) Behandlungsmanual therapieresistente Depression. Pharmakotherapie – somatische Therapieverfahren – Psychotherapie. Kohlhammer, Stuttgart

Buckley PF, Paulsson B, Brecher M (2007) Treatment of agitation and aggression in bipolar mania: efficacy of quetiapine. J Affect Disord 100(Suppl. 1):33–43

Bunney WEJ, Goodwin FK, Davis JM, Fawcett JA (1968) A behavioral-biochemical study of lithium treatment. Am J Psychiatry 125(4):499–512

Burgess P, Bindman J, Leese M, Henderson C, Szmukler G (2006) Do community treatment orders for mental illness reduce readmission to hospital? An epidemiological study. Soc Psychiatry Psychiatr Epidemiol 41(7):574–579. https://doi.org/10.1007/s00127-006-0063-1

Burgess S, Geddes J, Hawton K, Townsend E, Jamison K, Goodwin G (2001) Lithium for maintenance treatment of mood disorders. Cochrane Database Syst Rev (3):CD003013. https://doi.org/10.1002/14651858.CD003013

Burns ME, Busch AB, Madden JM, Le Cates RF, Zhang F, Adams AS, Ross-Degnan D, Soumerai SB, Huskamp HA (2014) Effects of medicare part D on guideline-concordant pharmacotherapy for bipolar I disorder among dual beneficiaries. Psychiatr Serv (Washington, DC) 65(3):323–329. https://doi.org/10.1176/appi.ps.201300123

Burns T, Catty J, Becker T, Drake RE, Fioritti A, Knapp M, Lauber C, Rossler W, Tomov T, van BJ, White S, Wiersma D (2007) The effectiveness of supported employment for people with severe mental illness: a randomised controlled trial. Lancet 370(9593): 1146–1152. https://doi.org/10.1016/S0140-6736(07)61516-5

Busch AB, Ling D, Frank RG, Greenfield SF (2007) Changes in the quality of care for bipolar I disorder during the 1990. Psychiatr Serv 58(1):27–33

Busch AB, He Y, Zelevinsky K, O'Malley AJ (2015) Predicting participation in psychiatric randomized controlled trials: insights from the STEP-BD. Psychiatr Serv (Washington, DC) 66(8):817–823. https://doi.org/10.1176/appi.ps.201300557

Bushe CJ, Taylor M, Mathew M (2007) Intramuscular Olanzapine – a UK case series of early cases. Ann Gen Psychiatry 6:11

Byatt N, Deligiannidis KM, Freeman MP (2013) Antidepressant use in pregnancy: a critical review focused on risks and controversies. Acta Psychiatr Scand 127(2):94–114. https://doi.org/10.1111/acps.12042

Calabrese JR, Bowden CL, Sachs GS, Ascher JA, Monaghan E, Rudd GD (1999) A double-blind placebo-controlled study of lamotrigine monotherapy in outpatients with bipolar I depression. Lamictal 602 Study Group. J Clin Psychiatry 60(2):79–88

Calabrese JR, Suppes T, Bowden CL, Sachs GS, Swann AC, McElroy SL, Kusumakar V, Ascher JA, Earl NL, Greene PL, Monaghan ET (2000) A double-blind, placebo-controlled, prophylaxis study of lamotrigine in rapid-cycling bipolar disorder. Lamictal 614 Study Group. J Clin Psychiatry 61(11):841–850

Calabrese JR, Bowden CL, Sachs G, Yatham LN, Behnke K, Mehtonen OP, Montgomery P, Ascher J, Paska W, Earl N, Veaugh-Geiss J (2003) A placebo-controlled 18-month trial of lamotrigine and lithium maintenance treatment in recently depressed patients with bipolar I disorder. J Clin Psychiatry 64(9):1013–1024

Calabrese JR, Keck PEJ, Macfadden W, Minkwitz M, Ketter TA, Weisler RH, Cutler AJ, McCoy R, Wilson E, Mullen J (2005a) A randomized, double-blind, placebo-controlled trial of quetiapine in the treatment of bipolar I or II depression. Am J Psychiatry 162(7):1351–1360

Calabrese JR, Shelton MD, Rapport DJ, Youngstrom EA, Jackson K, Bilali S, Ganocy SJ, Findling RL (2005b) A 20-month, double-blind, maintenance trial of lithium versus divalproex in rapid-cycling bipolar disorder. Am J Psychiatry 162(11):2152–2161

Calabrese JR, Huffman RF, White RL, Edwards S, Thompson TR, Ascher JA, Monaghan ET, Leadbetter RA (2008) Lamotrigine in the acute treatment of bipolar depression: results from five double-blind, placebo-controlled clinical trials. Bipolar Disord 10(2):323–333

Calabrese JR, Ketter TA, Youakim JM, Tiller JM, Yang R, Frye MA (2010) Adjunctive armodafinil for major depressive episodes associated with bipolar I disorder: a randomized, multicenter, double-blind, placebo-controlled, proof-of-concept study. J Clin Psychiatry 71(10):1363–1370. https://doi.org/10.4088/JCP.09m05900gry

Calabrese JR, Frye MA, Yang R, Ketter TA (2014) Efficacy and safety of adjunctive armodafinil in adults with major depressive episodes associated with bipolar I disorder: a randomized, double-blind, placebo-controlled, multicenter trial. J Clin Psychiatry 75(10):1054–1061. https://doi.org/10.4088/JCP.13m08951

Calabrese JR, Keck PE, Jr, Starace A, Lu K, Ruth A, Laszlovszky I, Nemeth G, Durgam S (2015) Efficacy and safety of low- and high-dose cariprazine in acute and mixed mania associated with bipolar I disorder: a double-blind, placebo-controlled study. J Clin Psychiatry 76(3):284–292. https://doi.org/10.4088/JCP.14m09081

Campbell E, Kennedy F, Russell A, Smithson WH, Parsons L, Morrison PJ, Liggan B, Irwin B, Delanty N, Hunt SJ, Craig J, Morrow J (2014) Malformation risks of antiepileptic drug monotherapies in pregnancy: updated results from the UK and Ireland Epilepsy and Pregnancy Registers. J Neurol Neurosurg Psychiatry 85(9):1029–1034. https://doi.org/10.1136/jnnp-2013-306318

Canuso CM, Bossie CA, Zhu Y, Youssef E, Dunner DL (2008) Psychotic symptoms in patients with bipolar mania. J Affect Disord 111(2–3):164–169

Carlson BX, Ketter TA, Sun W, Timko K, McQuade RD, Sanchez R, Vester-Blokland E, Marcus R (2012) Aripiprazole in combination with lamotrigine for the long-term treatment of patients with bipolar I disorder (manic or mixed): a randomized, multicenter, double-blind study (CN138-392). Bipolar Disord 14(1):41–53. https://doi.org/10.1111/j.1399-5618.2011.00974.x

Carlson GA, Finch SJ, Fochtmann LJ, Ye Q, Wang Q, Naz B, Bromet EJ (2007) Antidepressant-associated switches from depression to mania in severe bipolar disorder. Bipolar Disord 9(8):851–859

Carney CP, Jones LE (2006) Medical comorbidity in women and men with bipolar disorders: a population-based controlled study 1. Psychosom Med 68(5):684–691. https://doi.org/10.1097/01.psy.0000237316.09601.88

Carta MG, Zairo F, Mellino G, Hardoy MC, Vieta E (2006) An open label follow-up study on amisulpride in the add-on treatment of bipolar I patients. Clin Pract Epidemol Ment Health 2:19

Carter GL, Lewin TJ, Stoney C, Whyte IM, Bryant JL (2005) Clinical management for hospital-treated deliberate self-poisoning: comparisons between patients with major depression and borderline personality disorder. Aust N Z J Psychiatry 39(4):266–273. https://doi.org/10.1111/j.1440-1614.2005.01564.x

Cassidy F, Murry E, Forest K, Carroll BJ (1998) Signs and symptoms of mania in pure and mixed episodes. J Affect Disord 50(2–3):187–201

Cassidy F, Pieper CF, Carroll BJ (2001) Subtypes of mania determined by grade of membership analysis. Neuropsychopharmacology 25(3):373–383

Castle D, White C, Chamberlain J, Berk M, Berk L, Lauder S, Murray G, Schweitzer I, Piterman L, Gilbert M (2010) Group-based psychosocial intervention for bipolar disorder: randomised controlled trial. Br J Psychiatry 196(5):383–388. https://doi.org/10.1192/bjp.bp.108.058263

Cates M, Powers R (1998) Concomitant rash and blood dyscrasias in geriatric psychiatry patients treated with carbamazepine. Ann Pharmacother 32(9):884–887

Cavanagh JTO, Carson AJ, Sharpe M, Lawrie SM (2003) Psychological autopsy studies of suicide. A systematic review. Psychol Med 33(3):395–405

Cavazzoni P, Tanaka Y, Roychowdhury SM, Breier A, Allison DB (2003) Nizatidine for prevention of weight gain with olanzapine: a double-blind placebo-controlled trial. Eur Neuropsychopharmacol 13(2):81–85

Cavazzoni PA, Berg PH, Kryzhanovskaya LA, Briggs SD, Roddy TE, Tohen M, Kane JM (2006) Comparison of treatment-emergent extrapyramidal symptoms in patients with bipolar mania or schizophrenia during olanzapine clinical trials. J Clin Psychiatry 67(1):107–113

Centorrino F (2006) Aripiprazole reduces acute mania compared with haloperidol in bipolar I disorder and causes fewer adverse effects. Evid Based Ment Health 9(2):41

Centorrino F, Fogarty KV, Cimbolli P, Salvatore P, Thompson TA, Sani G, Cincotta SL, Baldessarini RJ (2005a) Aripiprazole: initial clinical experience with 142 hospitalized psychiatric patients. J Psychiatr Pract 11(4):241–247

Centorrino F, Fogarty KV, Sani G, Salvatore P, Cincotta SL, Hennen J, Guzzetta F, Talamo A, Saadeh MG, Baldessarini RJ (2005b) Use of combinations of antipsychotics: McLean Hospital inpatients, 2002. Hum Psychopharmacol 20(7):485–492

Centorrino F, Meyers AL, Ahl J, Cincotta SL, Zun L, Gulliver AH, Kinon BJ, Houston JP (2007) An observational study of the effectiveness and safety of intramuscular olanzapine in the treatment of acute agitation in patients with bipolar mania or schizophrenia/schizoaffective disorder. Hum Psychopharmacol 22(7):455–462

Cerullo MA, Strakowski SM (2007) The prevalence and significance of substance use disorders in bipolar type I and II disorder. Subst Abuse Treat Prev Policy 2:29

Chambers CA, Smith AH, Naylor GJ (1982) The effect of digoxin on the response to lithium therapy in mania. Psychol Med 12(1):57–60

Chand PK, Mattoo SK, Sharan P (2004) Quality of life and its correlates in patients with bipolar disorder stabilized on lithium prophylaxis. Psychiatry Clin Neurosci 58(3):311–318

Chang KD (2008) The bipolar spectrum in children and adolescents:developmental issues. J Clin Psychiatry 69(3)

Chaudron LH, Schoenecker CJ (2004) Bupropion and breastfeeding. A case of a possible infant seizure. J Clin Psychiatry 65(6):881–882

Cheater FM, Closs SJ (1997) The effectiveness of methods of dissemination and implementation of clinical guidelines for nursing practice: a selective review. Clin Effect Nurs 1(1):4–14

Chen MH, Su TP, Chen YS, Hsu JW, Huang KL, Chang WH, Chen TJ, Bai YM (2014) Higher risk of developing major depression and bipolar disorder in later life among adolescents with asthma: a nationwide prospective study. J Psychiatr Res 49:25–30. https://doi.org/10.1016/j.jpsychires.2013.10.015

Chen ST, Altshuler LL, Melnyk KA, Erhart SM, Miller E, Mintz J (1999) Efficacy of lithium vs. valproate in the treatment of mania in the elderly: a retrospective study. J Clin Psychiatry 60(3):181–186

Chengappa KN, Tohen M, Levine J, Jacobs T, Thase ME, Sanger TM, Kupfer DJ (2000) Response to placebo among bipolar I disorder patients experiencing their first manic episode. Bipolar Disord 2(4):332–335

Chengappa KN, Baker RW, Shao L, Yatham LN, Tohen M, Gershon S, Kupfer DJ (2003) Rates of response, euthymia and remission in two placebo-controlled olanzapine trials for bipolar mania. Bipolar Disord 5(1):1–5

Chengappa KN, Hennen J, Baldessarini RJ, Kupfer DJ, Yatham LN, Gershon S, Baker RW, Tohen M (2005) Recovery and functional outcomes following olanzapine treatment for bipolar I mania. Bipolar Disord 7(1):68–76

Chengappa KN, Kupfer DJ, et al. (2007) A placebo-controlled, random-assignment, parallel-group pilot study of adjunktive topiramate for patients with schizoaffective disorder, bipolar type. Bipolar Disord 9(6):609–617

Chengappa KNR, Schwarzman LK, Hulihan JF, Xiang J, Rosenthal NR (2006) Adjunctive topiramate therapy in patients receiving a mood stabilizer for bipolar I disorder: a randomized, placebo-controlled trial. J Clin Psychiatry 67(11):1698–1706

Cheung A, Somers JM, Moniruzzaman A, Patterson M, Frankish CJ, Krausz M, Palepu A (2015) Emergency department use and hospitalizations among homeless adults with substance dependence and mental disorders. Addict Sci Clin Pract 10:17. https://doi.org/10.1186/s13722-015-0038-1

Choi JW, Cha B, Jang J, Park CS, Kim BJ, Lee CS, Lee SJ (2015) Resilience and impulsivity in euthymic patients with bipolar disorder. J Affect Disord 170:172–177. https://doi.org/10.1016/j.jad.2014.08.056

Chou JC (2007) Continuing aripiprazole after stabilisation of a manic or mixed episode of bipolar I disorder delays relapse. Evid Based Ment Health 10(1):13

Chou JC, Czobor P, Dacpano G, Richardson N, Tuma I, Trujillo M, Cooper TB, Volavka J (2001) Haloperidol blood levels in acute mania with psychosis. J Clin Psychopharmacol 21(4):445–447

Chou R, Aronson N, Atkins D, Ismaila AS, Santaguida P, Smith DH, Whitlock E, Wilt TJ, Moher D (2010) AHRQ series paper 4: assessing harms when comparing medical interventions: AHRQ and the effective health-care program. J Clin Epidemiol 63(5):502–512

Chouinard G (1985) Antimanic effects of clonazepam. Psychosomatics 26(Suppl. 12):7–12

Chouinard G (1987) Clonazepam in acute and maintenance treatment of bipolar affective disorder. J Clin Psychiatry 48(Suppl.):29–36

Chouinard G (1988) The use of benzodiazepines in the treatment of manic-depressive illness. J Clin Psychiatry 49(Suppl.):15–20

Chouinard G, Young SN, Annable L (1983) Antimanic effect of clonazepam. Biol Psychiatry 18(4):451–466

Christensen J, Gronborg TK, Sorensen MJ, Schendel D, Parner ET, Pedersen LH, Vestergaard M (2013) Prenatal valproate exposure and risk of autism spectrum disorders and childhood autism. JAMA 309(16):1696–1703. https://doi.org/10.1001/jama.2013.2270

Christodoulou GN, Lykouras EP (1982) Abrupt lithium discontinuation in manic-depressive patients. Acta Psychiatr Scand 65(5):310–314

Chun-Fai-Chan B, Koren G, Fayez I, Kalra S, Voyer-Lavigne S, Boshier A, Shakir S, Einarson A (2005) Pregnancy outcome of women exposed to bupropion during pregnancy: a prospective comparative study. Am J Obstet Gynecol 192(3):932–936. https://doi.org/10.1016/j.ajog.2004.09.027

Churchill R, Hunot V, Corney R, Knapp M, McGuire H, Tylee A, Wessely S (2001) A systematic review of controlled trials of the effectiveness and cost-effectiveness of brief psychological treatments for depression. Health Technol Assess 5(35):1–173

Ciapparelli A, Dell'Osso L, Tundo A, Pini S, Chiavacci MC, Di Sacco I, Cassano GB (2001) Electroconvulsive therapy in medication-nonresponsive patients with mixed mania and bipolar depression. J Clin Psychiatry 62(7):552–555

Cipriani A, Rendell JM, Geddes JR (2006) Haloperidol alone or in combination for acute mania. Cochrane Database Syst Rev (3):CD004362. https://doi.org/10.1002/14651858.CD004362.pub2

Cipriani A, Malvini L, Furukawa TA, Barbui C (2007) Relationship between quality of reports of antidepressant randomized controlled trials and treatment estimates: systematic review, meta-analysis, and meta-regression analysis. J Clin Psychopharmacol 27(4):352–356

Cipriani A, Rendell JM, Geddes J (2009) Olanzapine in long-term treatment for bipolar disorder. Cochrane Database Syst Rev (1):CD004367. https://doi.org/10.1002/14651858.CD004367.pub2

Cipriani A, Barbui C, Rendell J, Geddes JR (2014) Clinical and regulatory implications of active run-in phases in long-term studies for bipolar disorder. Acta Psychiatr Scand 129(5):328–342. https://doi.org/10.1111/acps.12223

Citrome L (2006) Maintenance treatment with olanzapine reduces relapse in people with bipolar I disorder who have responded to acute olanzapine treatment. Evid Based Ment Health 9(3):73

Citrome L (2007) Comparison of intramuscular ziprasidone, olanzapine, or aripiprazole for agitation: a quantitative review of efficacy and safety. J Clin Psychiatry 68(12):1876–1885

Clark CT, Klein AM, Perel JM, Helsel J, Wisner KL (2013) Lamotrigine dosing for pregnant patients with bipolar disorder. Am J Psychiatry 170(11):1240–1247. https://doi.org/10.1176/appi.ajp.2013.13010006

Clark D, Fawcett J (1992) Review of empirical risk factors for evaluation of the suicidal patient. In: Bongar B (Hrsg) Suicide: guidelines for assessment, management, and treatment. Oxford University Press, New York, S 16–48

Clark HM, Berk M, Brook S (1997) A randomized controlled single blind study of the efficacy of clonazepam and lithium in the treatment of acute mania. Hum Psychopharmacol 12(4):325–328

Clothier J, Swann AC, Freeman T (1992) Dysphoric mania. J Clin Psychopharmacol 12(Suppl. 1):13–16

Cohn JB, Collins G, Ashbrook E, Wernicke JF (1989) A comparison of fluoxetine imipramine and placebo in patients with bipolar depressive disorder. Int Clin Psychopharmacol 4(4):313–322

Coid JW, Hickey N, Yang M (2007) Comparison of outcomes following after-care from forensic and general adult psychiatric services. Br J Psychiatry 190(6):509–514. https://doi.org/10.1192/bjp.bp.106.023044

Cole JA, Modell JG, Haight BR, Cosmatos IS, Stoler JM, Walker AM (2007) Bupropion in pregnancy and the prevalence of congenital malformations. Pharmacoepidemiol Drug Saf 16(5):474–484. https://doi.org/10.1002/pds.1296

Collegium Internationale Psychiatriae Scalarum (2005) Internationale Skalen für Psychiatrie. Beltz Test GmbH, Göttingen

Collins JC, McFarland BH (2008) Divalproex, lithium and suicide among Medicaid patients with bipolar disorder. J Affect Disord 107(1–3):23–28

Colom F, Vieta E, Martinez-Aran A, Reinares M, Goikolea JM, Benabarre A, Torrent C, Comes M, Corbella B, Parramon G, Corominas J (2003a) A randomized trial on the efficacy of group psychoeducation in the prophylaxis of recurrences in bipolar patients whose disease is in remission. Arch Gen Psychiatry 60(4):402–407

Colom F, Vieta E, Reinares M, Martinez-Aran A, Torrent C, Goikolea JM, Gasto C (2003b) Psychoeducation efficacy in bipolar disorders: beyond compliance enhancement. J Clin Psychiatry 64(9):1101–1105

Colom F, Vieta E, Sanchez-Moreno J, Martinez-Aran A, Torrent C, Reinares M, Goikolea JM, Benabarre A, Comes M (2004) Psychoeducation in bipolar patients with comorbid personality disorders. Bipolar Disord 6(4):294–298

Colom F, Vieta E (2006) Psychoeducation manual for bipolar disorder. Cambridge University Press, Cambridge

Colom F, Vieta E (2009) The road to DSM-V bipolar disorder episode and course specifiers. Psychopathology 42(4):209–218. https://doi.org/10.1159/000218518

Colom F, Vieta E, Sanchez-Moreno J, Goikolea JM, Popova E, Bonnin CM, Scott J (2009a) Psychoeducation for bipolar II disorder: an exploratory, 5-year outcome subanalysis. J Affect Disord 112(1–3):30–35

Colom F, Vieta E, Sanchez-Moreno J, Palomino-Otiniano R, Reinares M, Goikolea JM, Benabarre A, Martinez-Aran A (2009b) Group psychoeducation for stabilised bipolar disorders: 5-year outcome of a randomised clinical trial. Br J Psychiatry 194(3):260–265. https://doi.org/10.1192/bjp.bp.107.040485

Colombo C, Lucca A, Benedetti F, Barbini B, Campori E, Smeraldi E (2000) Total sleep deprivation combined with lithium and light therapy in the treatment of bipolar depression: replication of main effects and interaction. Psychiatry Res 95(1):43–53

Conus P, Cotton S, Abdel-Baki A, Lambert M, Berk M, McGorry PD (2006) Symptomatic and functional outcome 12 months after a first episode of psychotic mania: barriers to recovery in a catchment area sample. Bipolar Disord 8(3):221–231

Conus P, Ward J, Hallam KT, Lucas N, Macneil C, McGorry PD, Berk M (2008) The proximal prodrome to first episode mania – a new target for early intervention. Bipolar Disord 10(5):555–565

Conus P, Berk M, Cotton SM, Kader L, Macneil C, Hasty MK, Hallam K, Lambert M, Murphy BP, McGorry PD (2015) Olanzapine or chlorpromazine plus lithium in first episode psychotic mania: an 8-week randomised controlled trial. Eur Psychiatry 30(8):975–982. https://doi.org/10.1016/j.eurpsy.2015.09.009

Conway CR, Chibnall JT, Nelson LA, McGuire JM, Abraham PF, Baram VY, Grossberg GT, Carroll BJ (2006) An open-label trial of adjunctive oxcarbazepine for bipolar disorder. J Clin Psychopharmacol 26(1):95–97

Cook JA, Copeland ME, Jonikas JA, Hamilton MM, Razzano LA, Grey DD, Floyd CB, Hudson WB, Macfarlane RT, Carter TM, Boyd S (2012) Results of a randomized controlled trial of mental illness self-management using wellness recovery action planning. Schizophr Bull 38(4):881–891. https://doi.org/10.1093/schbul/sbr012

Cookson J, Silverstone T, Wells B (1981) Double-blind comparative clinical trial of pimozide and chlorpromazine in mania. A test of the dopamine hypothesis. Acta Psychiatr Scand 64(5):381–397

Cookson J, Keck PEJ, Ketter TA, Macfadden W (2007) Number needed to treat and time to response/remission for quetiapine monotherapy efficacy in acute bipolar depression: evidence from a large, randomized, placebo-controlled study. Int Clin Psychopharmacol 22(2):93–100

Cookson JC, Silverstone T, Wells B (1979) A double-blind controlled study of pimozide vs chlorpromazine in mania. Neuropharmacology 18(12):1011–1013

Cookson JC, Silverstone T, Wells B (1980) A double-blind controlled study of pimozide versus chlorpromazine in mania. Psychopharmacol Bull 16(3):38–41

Coppen A, Farmer R (1998) Suicide mortality in patients on lithium maintenance therapy. J Affect Disord 50(2–3):261–267

Coppen A, Noguera R, Bailey J, Burns BH, Swani MS, Hare EH, Gardner R, Maggs R (1971) Prophylactic lithium in affective disorders. Controlled trial. Lancet 2(7719):275–279

Coppen A, Peet M, Bailey J, Noguera R, Burns BH, Swani MS, Maggs R, Gardner R (1973) Double-blind and open prospective studies on lithium prophylaxis in affective disorders. Psychiatr Neurol Neurochir 76(6):501–510

Coppen A, Montgomery SA, Gupta RK, Bailey JE (1976) A double-blind comparison of lithium carbonate and maprotiline in the prophylaxis of the affective disorders. Br J Psychiatry 128(5):479–485

Coppen A, Bou-Saleh M, Milln P, Bailey J, Wood K (1983) Decreasing lithium dosage reduces morbidity and side-effects during prophylaxis. J Affect Disord 5(4):353–362

Correll CU, Penzner JB, Parikh UH, Mughal T, Javed T, Carbon M, Malhotra AK (2006) Recognizing and monitoring adverse events of second-generation antipsychotics in children and adolescents. Child Adolesc Psychiatr Clin N Am 15(1):177–206. https://doi.org/10.1016/j.chc.2005.08.007

Correll CU, Penzner JB, Frederickson AM, Richter JJ, Auther AM, Smith CW, Kane JM, Cornblatt BA (2007a) Differentiation in the preonset phases of schizophrenia and mood disorders: evidence in support of a bipolar mania prodrome. Schizophr Bull 33(3):703–714. https://doi.org/10.1093/schbul/sbm028

Correll CU, Penzner JB, Lencz T, Auther A, Smith CW, Malhotra AK, Kane JM, Cornblatt BA (2007b) Early identification and high-risk strategies for bipolar disorder. Bipolar Disord 9(4):324–338

Correll CU, Olvet DM, Auther AM, Hauser M, Kishimoto T, Carrión RE, Snyder S, Cornblatt BA (2014) The Bipolar Prodrome Symptom Interview and Scale-Prospective (BPSS-P): description and validation in a psychiatric sample and healthy controls. Bipolar Disord 16(5):505–522. https://doi.org/10.1111/bdi.12209

Correll CU, Detraux J, de Lepeleire J, de Hert M (2015) Effects of antipsychotics, antidepressants and mood stabilizers on risk for physical diseases in people with schizophrenia, depression and bipolar disorder. World Psychiatry 14(2):119–136. https://doi.org/10.1002/wps.20204

Corya SA, Perlis RH, Keck PEJ, Lin DY, Case MG, Williamson DJ, Tohen MF (2006) A 24-week open-label extension study of olanzapine-fluoxetine combination and olanzapine monotherapy in the treatment of bipolar depression. J Clin Psychiatry 67(5):798–806

Coryell W, Andreasen NC, Endicott J, Keller M (1987) The significance of past mania or hypomania in the course and outcome of major depression. Am J Psychiatry 144(3):309–315

Cosden M, Ellens J, Schnell J, Yamini-Diouf Y (2005) Efficacy of a mental health treatment court with assertive community treatment. Behav Sci Law 23(2):199–214. https://doi.org/10.1002/bsl.638

Course handbook of the Manic Depression Fellowship (2003) Course handbook of the Manic Depression Fellowship, London

Coxhead N, Silverstone T, Cookson J (1992) Carbamazepine versus lithium in the prophylaxis of bipolar affective disorder. Acta Psychiatr Scand 85(2):114–118

Cramer JA, Rosenheck R (1999) Enhancing medication compliance for people with serious mental illness. J Nerv Ment Dis 187(1):53–55

Crane CA, Hawes SW, Devine S, Easton CJ (2014) Axis I psychopathology and the perpetration of intimate partner violence. J Clin Psychol 70(3):238–247. https://doi.org/10.1002/jclp.22013

Crawford MJ, Sanatinia R, Barrett B, Byford S, Cunningham G, Gakhal K, Lawrence-Smith G, Leeson V, Lemonsky F, Lykomitrou G, Montgomery A, Morriss R, Paton C, Tan W, Tyrer P, Reilly JG (2015) Lamotrigine versus inert placebo in the treatment of borderline personality disorder: study protocol for a randomized controlled trial and economic evaluation. Trials 16:308. https://doi.org/10.1186/s13063-015-0823-x

Crettenand M, Rossetti AO, Buclin T, Winterfeld U (2018) Antiepileptika in der Stillzeit. Wie beraten wir die Mütter? (Use of antiepileptic drugs during breastfeeding : What do we tell the mother?). Nervenarzt 89(8):913–921. https://doi.org/10.1007/s00115-018-0496-2

Crump C, Sundquist K, Winkleby MA, Sundquist J (2013) Comorbidities and mortality in bipolar disorder: a Swedish national cohort study. JAMA psychiatry 70(9):931–939. https://doi.org/10.1001/jamapsychiatry.2013.1394

Cruz N, Vieta E, Comes M, Haro JM, Reed C, Bertsch J (2008) Rapid-cycling bipolar I disorder: course and treatment outcome of a large sample across Europe. J Psychiatr Res 42(13):1068–1075

Cundall RL, Brooks PW, Murray LG (1972) A controlled evaluation of lithium prophylaxis in affective disorders. Psychol Med 2(3):308–311

Currier GW, Chou JC, Feifel D, Bossie CA, Turkoz I, Mahmoud RA, Gharabawi GM (2004) Acute treatment of psychotic agitation: a randomized comparison of oral treatment with risperidone and lorazepam versus intramuscular treatment with haloperidol and lorazepam. J Clin Psychiatry 65(3):386–394

Currier GW, Citrome LL, Zimbroff DL, Oren D, Manos G, McQuade R, Pikalov AAI, Crandall DT (2007) Intramuscular aripiprazole in the control of agitation. J Psychiatr Pract 13(3):159–169

D'Souza R, Piskulic D, Sundram S (2010) A brief dyadic group based psychoeducation program improves relapse rates in recently remitted bipolar disorder: a pilot randomised controlled trial. J Affect Disord 120(1–3):272–276. https://doi.org/10.1016/j.jad.2009.03.018

Daban C, Martinez-Aran A, Torrent C, Sanchez-Moreno J, Goikolea JM, Benabarre A, Comes M, Colom F, Vieta E (2006) Cognitive functioning in bipolar patients receiving lamotrigine: preliminary results. J Clin Psychopharmacol 26(2):178–181

Damkier P, Videbech P (2018) The safety of second-generation antipsychotics during pregnancy. A clinically focused review. CNS Drugs 32(4):351–366. https://doi.org/10.1007/s40263-018-0517-5

Daniel DG, Potkin SG, Reeves KR, Swift RH, Harrigan EP (2001) Intramuscular (IM) ziprasidone 20 mg is effective in reducing acute agitation associated with psychosis: a double-blind, randomized trial. Psychopharmacology 155(2):128–134

Darwish M, Bond M, Yang R, Hellriegel ET, Robertson P Jr (2014) Evaluation of the potential for a pharmacokinetic drug-drug interaction between armodafinil and ziprasidone in healthy adults. Clin Drug Invest 34(10): 691–699. https://doi.org/10.1007/s40261-014-0220-3

Darwish M, Bond M, Yang R, Hellriegel ET, Robertson P (2015) Evaluation of potential pharmacokinetic drug-drug interaction between armodafinil and risperidone in healthy adults. Clin Drug Invest 35(11):725–733. https://doi.org/10.1007/s40261-015-0330-6

Davenport YB, Ebert MH, Adland ML, Goodwin FK (1977) Couples group therapy as an adjunct to lithium maintenance of the manic patient. Am J Orthopsychiatry 47(3):495–502

Davidson L, Chinman M, Sells D, Rowe M (2006): Peer support among adults with serious mental illness: a report from the field. In: Schizophrenia bulletin 32, 443–450.

Davis J, Chryssafidou E, Zamora J, Davies D, Khan K, Coomarasamy A (2007) Computer-based teaching is as good as face to face lecture-based teaching of evidence based medicine: a randomised controlled trial. BMC Med Educ 7:23. https://doi.org/10.1186/1472-6920-7-23

Davis LL, Bartolucci A, Petty F (2005) Divalproex in the treatment of bipolar depression: a placebo-controlled study. J Affect Disord 85(3):259–266

Dean K, Walsh E, Morgan C, Demjaha A, Dazzan P, Morgan K, Lloyd T, Fearon P, Jones PB, Murray RM (2007) Aggressive behaviour at first contact with services: findings from the AESOP First Episode Psychosis Study. Psychol Med 37(4):547–557

Dean JCS (2002) Long term health and neurodevelopment in children exposed to antiepileptic drugs before birth. J Med Genet 39(4):251–259. https://doi.org/10.1136/jmg.39.4.251

Dean OM, Turner A, Malhi GS, Ng C, Cotton SM, Dodd S, Sarris J, Samuni Y, Tanious M, Dowling N, Waterdrinker A, Smith D, Berk M (2015) Design and rationale of a 16-week adjunctive randomized placebo-controlled trial of mitochondrial agents for the treatment of bipolar depression. Rev Bras Psiquiatr 37(1):3–12. https://doi.org/10.1590/1516-4446-2013-1341

Deckersbach T, Peters AT, Sylvia L, Urdahl A, Magalhaes PVS, Otto MW, Frank E, Miklowitz DJ, Berk M, Kinrys G, Nierenberg A (2014) Do comorbid anxiety disorders moderate the effects of psychotherapy for bipolar disorder? Results from STEP-BD. Am J Psychiatry 171(2):178–186. https://doi.org/10.1176/appi.ajp.2013.13020225

Degli Esposti L, Sangiorgi D, Mencacci C, Spina E, Pasina C, Alacqua M, La Tour F (2014) Pharmaco-utilisation and related costs of drugs used to treat schizophrenia and bipolar disorder in Italy: the IBIS study. BMC Psychiatry 14:282. https://doi.org/10.1186/s12888-014-0282-z

DeHert M, Dekker JM, Wood D, Kahl KG, Holt RI, Moller HJ (2009) Cardiovascular disease and diabetes in people with severe mental illness position statement from the European Psychiatric Association (EPA), supported by the European Association for the Study of Diabetes (EASD) and the European Society of Cardiology (ESC) 1. Eur Psychiatry 24(6):412–424. https://doi.org/10.1016/j.eurpsy.2009.01.005

DeHert M, Correll CU, Cohen D (2010) Do antipsychotic medications reduce or increase mortality in schizophrenia? A critical appraisal of the FIN-11 study. Schizophr Res 117(1):68–74. https://doi.org/10.1016/j.schres.2009.12.029

Deister A (1996) Soziotherapie und psychiatrische Rehabilitation. In: Müller HJ, Laux G, Deister A (Hrsg) Psychiatrie. Hippokrates Verlag, Stuttgart, S 519–532

Deitz IJ (1995) The self-psychological approach to the bipolar spectrum disorders. J Am Acad Psychoanal 23(3):475–492

DelBello MP, Schwiers ML, Rosenberg HL, Strakowski SM (2002) A double-blind, randomized, placebo-controlled study of quetiapine as adjunctive treatment for adolescent mania. J Am Acad Child Adolesc Psychiatry 41(10):1216–1223

DelBello MP, Findling RL, Kushner S, Wang D, Olson WH, Capece JA, Fazzio L, Rosenthal NR (2005) A pilot controlled trial of topiramate for mania in children and adolescents with bipolar disorder. J Am Acad Child Adolesc Psychiatry 44(6):539–547

DelBello MP, Hochadel TJ, Portland KB, Azzaro AJ, Katic A, Khan A, Emslie G (2014) A double-blind, placebo-controlled study of selegiline transdermal system in depressed adolescents. J Child Adolesc Psychopharmacol 24(6):311–317. https://doi.org/10.1089/cap.2013.0138

Dell'Osso B, Dobrea C, Arici C, Benatti B, Ferrucci R, Vergari M, Priori A, Altamura AC (2014) Augmentative transcranial direct current stimulation (tDCS) in poor responder depressed patients: a follow-up study. CNS Spectrums 19(4):347–354. https://doi.org/10.1017/S1092852913000497

Dell'Osso B, Mundo E, D'Urso N, Pozzoli S, Buoli M, Ciabatti M, Rosanova M, Massimini M, Bellina V, Mariotti M, Altamura AC (2009) Augmentative repetitive navigated transcranial magnetic stimulation (rTMS) in drug-resistant bipolar depression. Bipolar Disord 11(1):76–81. https://doi.org/10.1111/j.1399-5618.2008.00651.x

Dell'Osso B, Oldani L, Camuri G, Dobrea C, Cremaschi L, Benatti B, Arici C, Grancini B, Altamura AC (2015) Augmentative repetitive Transcranial Magnetic Stimulation (rTMS) in the acute treatment of poor responder depressed patients: a comparison study between high and low frequency stimulation. Eur Psychiatry 30(2):271–276. https://doi.org/10.1016/j.eurpsy.2014.12.001

Demant KM, Vinberg M, Kessing LV, Miskowiak KW (2015) Effects of short-term cognitive remediation on cognitive dysfunction in partially or fully remitted individuals with bipolar disorder: results of a randomised controlled trial. PLoS One 10(6):e0127955. https://doi.org/10.1371/journal.pone.0127955

Denicoff KD, Smith-Jackson EE, Disney ER, Ali SO, Leverich GS, Post RM (1997) Comparative prophylactic efficacy of lithium, carbamazepine, and the combination in bipolar disorder. J Clin Psychiatry 58(11):470–478

Denicoff KD, Ali SO, Sollinger AB, Smith-Jackson EE, Leverich GS, Post RM (2002) Utility of the daily prospective National Institute of Mental Health Life-Chart Method (NIMH-LCM-p) ratings in clinical trials of bipolar disorder. Depress Anxiety 15(1):1–9

Depp CA, Lebowitz BD, Patterson TL, Lacro JP, Jeste DV (2007) Medication adherence skills training for middle-aged and elderly adults with bipolar disorder: development and pilot study. Bipolar Disord 9(6):636–645

Depp CA, Moore DJ, Patterson TL, Lebowitz BD, Jeste DV (2008) Psychosocial interventions and medication adherence in bipolar disorder. Dialogues Clin Neurosci 10(2):239–250

Derry S, Moore RA (2007) Atypical antipsychotics in bipolar disorder: systematic review of randomised trials. BMC Psychiatry 7: 40

Deshauer D, Fergusson D, Grof P (2006) Response to Severus, Kleindienst and Greil regarding ‚Re-evaluation of randomized controlled trials of lithium monotherapy: a cohort effect'. Bipolar Disord 8(5p1):521

DGPPN (2009) Leitliniengruppe Unipolare Depression (2009) S3-Leitlinie/Nationale Versorgungs-Leitlinie Unipolare Depression-Langfassung. DGPPN, ŽZQ, AWMF, Berlin/Düsseldorf

DGPPN (2014) S3-Leitlinie „Angststörungen". AWMF Register Nummer: 051-028

DGPPN (2015) S3-Leitlinie/Nationale Versorgungsleitlinie: Unipolare Depression. Langfassung, 2. Aufl. Version 5, AWMF-Register-Nr.: nvl-005

DGPPN (2019) S3-Leitlinie Psychosoziale Therapien bei schweren psychischen Erkrankungen. S3-Praxisleitlinien in Psychiatrie und Psychotherapie. (aktuell in Überarbeitung), Berlin

DGPPN, DGN (Hrsg) (2016) S3-Leitlinie „Demenzen". AWMF Register Nummer: 038/013. Langversion vom Januar 2016

Dias A, Dewey ME, D'Souza J, Dhume R, Motghare DD, Shaji KS, Menon R, Prince M, Patel V (2008) The effectiveness of a home care program for supporting caregivers of persons with dementia in developing countries: a randomised controlled trial from Goa, India. PLoS One. 3(6):e2333. https://doi.org/10.1371/journal.pone.0002333

Diav-Citrin O, Shechtman S, Ornoy S, Arnon J, Schaefer C, Garbis H, Clementi M, Ornoy A (2005) Safety of haloperidol and penfluridol in pregnancy: a multicenter, prospective, controlled study. J Clin Psychiatry 66(3):317–322

Diav-Citrin O, Shechtman S, Tahover E, Finkel-Pekarsky V, Arnon J, Kennedy D, Erebara A, Einarson A, Ornoy A (2014) Pregnancy outcome following in utero exposure to lithium: a prospective, comparative, observational study. Am J Psychiatry 171(7):785–794. https://doi.org/10.1176/appi.ajp.2014.12111402

Diazgranados N, Ibrahim L, Brutsche NE, Newberg A, Kronstein P, Khalife S, Kammerer WA, Quezado Z, Luckenbaugh DA, Salvadore G, Machado-Vieira R, Manji HK, Zarate CA Jr (2010) A randomized add-on trial of an N-methyl-D-aspartate antagonist in treatment-resistant bipolar depression. Arch Gen Psychiatry 67(8):793–802. https://doi.org/10.1001/archgenpsychiatry.2010.90

Dierckx B, Heijnen WT, van den Broek WW, Birkenhäger TK (2012) Efficacy of electroconvulsive therapy in bipolar versus unipolar major depression: a meta-analysis. Bipolar Disord 14(2):146–150. https://doi.org/10.1111/j.1399-5618.2012.00997.x

Dierks ML, Bitzer EM, Lerch M, Martin S, R"seler S, Schienkiewitz A, Siebeneick S, Schwartz FW (2001) Patientensouveränität – Der autonome Patient im Mittelpunkt, vol 195. Stuttgart

Dietmaier O, Schaub R (2008) Besonderheiten der Therapie mit Antipsychotika beim alten Menschen. Arzneimitteltherapie 26(11):403–413

van Dijk S, Jeffrey J, Katz MR (2013) A randomized, controlled, pilot study of dialectical behavior therapy skills in a psychoeducational group for individuals with bipolar disorder. J Affect Disord 145(3):386–393. https://doi.org/10.1016/j.jad.2012.05.054

DiLiberti JH, Farndon PA, Dennis NR, Curry CJ (1984) The fetal valproate syndrome. Am J Med Genet 19(3):473–481. https://doi.org/10.1002/ajmg.1320190308

Dilsaver SC, Swann AC (1995) Mixed mania: apparent induction by a tricyclic antidepressant in five consecutively treated patients with bipolar depression. Biol Psychiatry 37(1):60–62. https://doi.org/10.1016/0006-3223(94)00194-8

Dobscha SK, Corson K, Solodky J, Gerrity MS (2005) Use of videoconferencing for depression research: enrollment, retention, and patient satisfaction. Telemed J E Health 11(1):84–89. https://doi.org/10.1089/tmj.2005.11.84

Dolberg OT, Dannon PN, Schreiber S, Grunhaus L (2002) Transcranial magnetic stimulation in patients with bipolar depression: a double blind, controlled study. Bipolar Disord 4(Suppl 1):94–95

Dolk H, Wang H, Loane M, Morris J, Garne E, Addor M-C, Arriola L, Bakker M, Barisic I, Doray B, Gatt M, Kallen K, Khoshnood B, Klungsoyr K, Lahesmaa-Korpinen A-M, Latos-Bielenska A, Mejnartowicz JP, Nelen V, Neville A, O'Mahony M, Pierini A, Rissmann A, Tucker D, Wellesley D, Wiesel A, de Jong-van den Berg, Lolkje TW (2016) Lamotrigine use in pregnancy and risk of orofacial cleft and other congenital anomalies. Neurology 86(18): 1716–1725. https://doi.org/10.1212/WNL.0000000000002540

Donohue M (1990) Social Competence of Female Psychiatric Patients: A Study of Sociability. Occup Ther J Res. 10(3):163–76

van Dorn RA, Elbogen EB, Redlich AD, Swanson JW, Swartz MS, Mustillo S (2006) The relationship between mandated community treatment and perceived barriers to care in persons with severe mental illness. Int J Law Psychiatry 29(6):495–506. https://doi.org/10.1016/j.ijlp.2006.08.002

Dossett EC, Land AJ, Gitlin MJ, Frye MA (2007) Lack of mania prophylaxis associated with lamotrigine monotherapy in manic-predominant bipolar I disorder. J Clin Psychiatry 68(6):973–974

Doubrawa R (2006) Progressive Relaxation – neuere Forschungsergebnisse zur klinischen Wirksamkeit. Entspannungsverfahren 23:6–18

Dube S, Tollefson GD, Thase ME, Briggs SD, van Campen LE, Case M, Tohen M (2007) Onset of antidepressant effect of olanzapine and olanzapine/fluoxetine combination in bipolar depression. Bipolar Disord 9(6):618–627

Dubovsky SL, Franks RD, Allen S, Murphy J (1986) Calcium antagonists in mania: a double-blind study of verapamil. Psychiatry Res 18(4):309–320

Dubovsky SL, Daurignac E, Leonard KE, Serotte JC (2015) Levetiracetam, Calcium Antagonism, and Bipolar Disorder. J Clin Psychopharmacol 35(4):422–427. https://doi.org/10.1097/JCP.0000000000000343

Duffy A, Alda M, Milin R, Grof P (2007a) A consecutive series of treated affected offspring of parents with bipolar disorder: is response associated with the clinical profile? Can J Psychiatry Rev Can Psychiatr 52(6):369–376. https://doi.org/10.1177/070674370705200606

Duffy A, Alda M, Trinneer A, Demidenko N, Grof P, Goodyer IM (2007b) Temperament, life events, and psychopathology among the offspring of bipolar parents. Eur Child Adolesc Psychiatry 16(4):222–228. https://doi.org/10.1007/s00787-006-0592-x

Duffy et al. (2010) Early stages in the development of bipolar disorder. J Affect Disord. 121(1–2):127–35

Duffy et al. (2014b) The developmental trajectory of bipolar disorder. Br J Psychiatry 204(2):122–28

Durgam S, Starace A, Li D, Migliore R, Ruth A, Nemeth G, Laszlovszky I (2015) The efficacy and tolerability of cariprazine in acute mania associated with bipolar I disorder: a phase II trial. Bipolar Disord 17(1):63–75. https://doi.org/10.1111/bdi.12238

Durgam S, Earley W, Lipschitz A, Guo H, Laszlovszky I, Nemeth G, Vieta E, Calabrese JR, Yatham LN (2016) An 8-week randomized, double-blind, placebo-controlled evaluation of the safety and efficacy of Cariprazine in patients with bipolar I depression. Am J Psychiatry 173(3):271–281. https://doi.org/10.1176/appi.ajp.2015.15020164

Dunn RT, Stan VA, Chriki LS, Filkowski MM, Ghaemi SN (2008) A prospective, open-label study of Aripiprazole mono- and adjunctive treatment in acute bipolar depression. J Affect Disord 110(1–2):70–74

Dunner DL, Gershon ES, Goodwin FK (1970) Heritable factors in the severity of affective disorders. Sci Proc Am Psychiatr Assoc 123:187–188

Dunner DL, Stallone F, Fieve RR (1976) Lithium carbonate and affective disorders. V: a double-blind study of prophylaxis of depression in bipolar illness. Arch Gen Psychiatry 33(1):117–120

Durgam S, Starace A, Li D, Migliore R, Ruth A, Nemeth G, Laszlovszky I (2014) An evaluation of the safety and efficacy of cariprazine in patients with acute exacerbation of schizophrenia: a phase II, randomized clinical trial. Schizophr Res 152(2–3):450–457. https://doi.org/10.1016/j.schres.2013.11.041

DVE (2008) Ergotherapie in der ambulanten Rehabilitation. Eine Leistungsbeschreibung orientiert an der ICF. Psychische und psychosomatische Erkrankungen. DVE, Karlsbad

Eagles JM (1994) The relationship between mood and daily hours of sunlight in rapid cycling bipolar illness. Biol Psychiatry 36(6):422–424

Eccles M, Grimshaw G (1995) Ensuring that guidelines change clinical practice. In: The development and implementation of guidelines. Royal College of General Practitioners, S 12–15

Eccles M, Clapp Z, Grimshaw J, Adams PC, Higgins B, Purves I, Russell I (1996) North of England evidence based guidelines development project: methods of guideline development. BMJ 312(7033):760–762

Eden EA, Demopulos C, Nierenberg A, Culhane MA, Eisner L, Sachs G (2006a) A double-blind, placebo-controlled trial of adjunctive donepezil in treatment-resistant mania. Bipolar Disord 8(1):75–80

Eden EA, Demopulos C, Yovel I, Culhane M, Ogutha J, Grandin LD, Nierenberg AA, Sachs GS (2006b) Inositol augmentation of lithium or valproate for bipolar depression. Bipolar Disord 8(2):168–174

Edmunson ED, Bedell JR, P AR, Gordon RE (1982) Integrating skill building and peer support in mental health treatment: the early intervention and community network development projects. In: Jeger AM, Slotnick RS (eds) Community mental health and behavioral ecology. Plenum Press, New York, S 127–139

Edwards R, Stephenson U, Flewett T (1991) Clonazepam in acute mania: a double blind trial. Aust N Z J Psychiatry 25(2):238–242

Efthimiou O, Mavridis D, Cipriani A, Leucht S, Bagos P, Salanti G (2014) An approach for modelling multiple correlated outcomes in a network of interventions using odds ratios. Stat Med 33(13):2275–2287

Egeland et al. (2012) A 16-year prospective study of prodromal features prior to BPI onset in well Amish children. J Affect Disord. 142(1–3):186–92

Elger G, Hoppe C, Falkai P, Rush AJ, Elger CE (2000) Vagus nerve stimulation is associated with mood improvements in epilepsy patients. Epilepsy Res 42(2–3):203–210

Ell K, Xie B, Quon B, Quinn DI, Dwight-Johnson M, Lee PJ (2008) Randomized controlled trial of collaborative care management of depression among low-income patients with cancer. J Clin Oncol 26(27):4488–4496. https://doi.org/10.1200/JCO.2008.16.6371

Ellis AJ, Portnoff LC, Axelson DA, Kowatch RA, Walshaw P, Miklowitz DJ (2014a) Parental expressed emotion and suicidal ideation in adolescents with bipolar disorder. Psychiatry Res 216(2):213–216. https://doi.org/10.1016/j.psychres.2014.02.013

Ellis JS, Zarate CA Jr, Luckenbaugh DA, Furey ML (2014b) Antidepressant treatment history as a predictor of response to scopolamine: clinical implications. J Affect Disord 162:39–42. https://doi.org/10.1016/j.jad.2014.03.010

El-Mallakh RS, Salem MR, Chopra A, Mickus GJ, Penagaluri P, Movva R (2010) A blinded, randomized comparison of immediate-release and extended-release carbamazepine capsules in manic and depressed bipolar subjects. Ann Clin Psychiatry 22(1):3–8

Elmslie JL, Porter RJ, Joyce PR, Hunt PJ, Mann JI (2006) Carnitine does not improve weight loss outcomes in valproate-treated bipolar patients consuming an energy-restricted, low-fat diet. Bipolar Disord 8(5 Pt 1):503–507

Elwyn G, Edwards A, Mowle S, Wensing M, Wilkinson C, Kinnersley P, Grol R (2001) Measuring the involvement of patients in shared decision-making: a systematic review of instruments. Patient Educ Couns 43(1):5–22

Emrich HM, von Zerssen D, Kissling W, Moller HJ, Windorfer A (1980) Effect of sodium valproate on mania. The GABA-hypothesis of affective disorders. Arch Psychiatr Nervenkr 229(1):1–16

Emrich HM, Dose M, von Zerssen D (1985) The use of sodium valproate, carbamazepine and oxcarbazepine in patients with affective disorders. J Affect Disord 8(3):243–250

Endicott J, Rajagopalan K, Minkwitz M, Macfadden W (2007) A randomized, double-blind, placebo-controlled study of quetiapine in the treatment of bipolar I and II depression: improvements in quality of life. Int Clin Psychopharmacol 22(1):29–37

Endicott J, Paulsson B, Gustafsson U, Schioler H, Hassan M (2008) Quetiapine monotherapy in the treatment of depressive episodes of bipolar I and II disorder: improvements in quality of life and quality of sleep. J Affect Disord 111(2–3):306–319

Englisch S, Zink M (2008) Combined antipsychotic treatment involving clozapine and aripiprazole. Prog Neuropsychopharmacol Biol Psychiatry 32(6):1386–1392

Ennis ZN, Damkier P (2015) Pregnancy exposure to olanzapine, quetiapine, risperidone, aripiprazole and risk of congenital malformations. A systematic review. Basic Clin Pharmacol Toxicol 116(4):315–320. https://doi.org/10.1111/bcpt.12372

Epa R, Czyzowska N, Dudek D, Siwek M, Gierowski JK (2014) Profile of moral reasoning in persons with bipolar affective disorder (Profil rozumowania moralnego osob z choroba afektywna dwubiegunowa). Psychiatr Pol 48(3):489–502

Epperson CN, Terman M, Terman JS, Hanusa BH, Oren DA, Peindl KS, Wisner KL (2004) Randomized clinical trial of bright light therapy for antepartum depression: preliminary findings. J Clin Psychiatry 65(3):421–425

Ettinger AB, Reed ML, Goldberg JF, Hirschfeld RM (2005) Prevalence of bipolar symptoms in epilepsy vs other chronic health disorders. Neurology 65(4):535–540

Etzersdorfer E, Schell G (2006) Suicidality in bipolar disorders – psychoanalytic contribution. Arch Suicide Res 10(3):283–294. https://doi.org/10.1080/13811110600582695

Even C, Thuile J, Rouillon F (2007) Lithium-induced menometrorrhagia. Psychiatry Clin Neurosci 61(2):203

Evins AE, Cather C, Pratt SA, Pachas GN, Hoeppner SS, Goff DC, Achtyes ED, Ayer D, Schoenfeld DA (2014) Maintenance treatment with varenicline for smoking cessation in patients with schizophrenia and bipolar disorder: a randomized clinical trial. JAMA 311(2):145–154. https://doi.org/10.1001/jama.2013.285113

Eysenbach G, Powell J, Kuss O, Sa ER (2002) Empirical studies on the quality of health information for consumers of the world wide web. JAMA 287:2691–2700

Faedda GL, Tondo L, Baldessarini RJ, Suppes T, Tohen M (1993) Outcome after rapid vs gradual discontinuation of lithium treatment in bipolar disorders. Arch Gen Psychiatry 50(6):448–455

Fagiolini A, Maina G (2008) Aripiprazol: a discussion on its use in mania associated with bipolar I disorder. Drugs Ther Pers 24(7):1–4

Fähndrich E (1981) Effects of sleep deprivation on depressed patients of diferent nosological groups. Psychiatry Res 5(3):277–285

Falkai P (2013) S3-Leitlinie Psychosoziale Therapien bei schweren psychischen Erkrankungen. Springer, Berlin/Heidelberg

Faravelli C, Benedetta Guerrini Degl'I, Leandro A, Guya I, Stefano P (1990) Epidemiology of mood disorders: a community survey in Florence, Journal of Affective Disorders 20(2):135–141 ISSN 0165-0327, https://doi.org/10.1016/0165-0327(90)90127-T

Farmer CA, Brown NV, Gadow KD, Le Arnold, Kolko DG, Findling RL, Molina BS, Buchan-Page KA, Rice RR Jr, Bangalore SS, Bukstein O, Rundberg-Rivera EV, McNamara N, Aman MG (2015) Comorbid symptomatology moderates response to risperidone, stimulant, and parent training in children with severe aggression, disruptive behavior disorder, and attention-deficit/hyperactivity disorder. J Child Adolesc Psychopharmacol 25(3): 213–224. https://doi.org/10.1089/cap.2014.0109

Farrow et al. (2005) Diagnosis-related regional gray matter loss over two years in first episode schizophrenia and bipolar disorder. Biol Psychiatry 58.9 (2005): 713–23

Fehr BS, Ozcan ME, Suppes T (2005) Low doses of clozapine may stabilize treatment-resistant bipolar patients. Eur Arch Psychiatry Clin Neurosci 255(1):10–14

Felton CJ, Stastny P, Shern DL, Blanch A, Donahue SA, Knight E, Brown C (1995) Consumers as peer specialists on intensive case management teams: impact on client outcomes. Psychiatr Serv 46(10):1037–1044

Fenn HH, Bauer MS, Altshuler L, Evans DR, Williford WO, Kilbourne AM, Beresford TP, Kirk G, Stedman M, Fiore L (2005) Medical comorbidity and health-related quality of life in bipolar disorder across the adult age span. J Affect Disord 86(1):47–60

Field MJ, Lohr KN (1992) Guidelines for clinical practice, form development to use. National Academy Press, Washington, DC

Fieve RR, Platman SR, Fleiss JL (1969) A clinical trial of methysergide and lithium in mania. Psychopharmacologia 15(5):425–429

Fieve RR, Kumbaraci T, Dunner DL (1976) Lithium prophylaxis of depression in bipolar I, bipolar II, and unipolar patients. Am J Psychiatry 133(8):925–929

Findling RL, Gracious BL, McNamara NK, Calabrese JR (2000) The rationale, design, and progress of two novel maintenance treatment studies in pediatric bipolarity. Acta Neuropsychiatrica 12(3):136–138

Findling RL, McNamara NK, Youngstrom EA, Stansbrey R, Gracious BL, Reed MD, Calabrese JR (2005) Double-blind 18-month trial of lithium versus divalproex maintenance treatment in pediatric bipolar disorder. J Am Acad Child Adolesc Psychiatry 44(5):409–417

Findling RL, McNamara NK, Stansbrey R, Gracious BL, Whipkey RE, Demeter CA, Reed MD, Youngstrom EA, Calabrese JR (2006) Combination lithium and divalproex sodium in pediatric bipolar symptom re-stabilization. J Am Acad Child Adolesc Psychiatry 45(2):142–148

Findling RL, Frazier TW, Youngstrom EA, McNamara NK, Stansbrey RJ, Gracious BL, Reed MD, Demeter CA, Calabrese JR (2007) Double-blind, placebo-controlled trial of divalproex monotherapy in the treatment of symptomatic youth at high risk for developing bipolar disorder. J Clin Psychiatry 68(5):781–788

Findling RL, Youngstrom EA, McNamara NK, Stansbrey RJ, Wynbrandt JL, Adegbite C, Rowles BM, Demeter CA, Frazier TW, Calabrese JR (2012) Double-blind, randomized, placebo-controlled long-term maintenance study of aripiprazole in children with bipolar disorder. J Clin Psychiatry 73(1):57–63. https://doi.org/10.4088/JCP.11m07104

Findling RL, Pathak S, Earley WR, Liu S, DelBello MP (2014) Efficacy and safety of extended-release quetiapine fumarate in youth with bipolar depression: an 8 week, double-blind, placebo-controlled trial. J Child Adolesc Psychopharmacol 24(6):325–335. https://doi.org/10.1089/cap.2013.0105

Findling RL, Robb A, McNamara NK, Pavuluri MN, Kafantaris V, Scheffer R, Frazier JA, Rynn M, DelBello M, Kowatch RA, Rowles BM, Lingler J, Martz K, Anand R, Clemons TE, Taylor-Zapata P (2015) Lithium in the acute treatment of bipolar I disorder: a double-blind, Placebo-controlled study. Pediatrics 136(5):885–894. https://doi.org/10.1542/peds.2015-0743

First MB, Spitzer RL, Robert L, Gibbon M, Williams JB (1996) Structured clinical interview for DSM-IV axis I disorders, clinician version (SCID-CV). American Psychiatric Press, Inc, Washington, DC

Fitzgerald CH (1969) A double-blind comparison of haloperidol with perphenazine in acute psychiatric episodes. Curr Ther Res Clin Exp 11(8):515–519

Fitzgerald PB, Brown TL, Marston NA, Daskalakis ZJ, de CA, Bradshaw JL, Kulkarni J (2004) Motor cortical excitability and clinical response to rTMS in depression. J Affect Disord 82(1): 71–76

Foerster K, Fischer K (2011) Deutsche rentenversicherung (Hrsg) Sozialmedizinische Begutchtung für die Rentenversicherung, 7. Aufl. Springer, Berlin/Heidelberg

Fogarty F, Russell JM, Newman SC, Bland RC (1994) Epidemiology of psychiatric disorders in Edmonton. Mania Acta Psychiatr Scand Suppl 376:16–23

Fond G, Boyer L, Gaman A, Laouamri H, Attiba D, Richard JR, Delavest M, Houenou J, Le Corvoisier P, Charron D, Krishnamoorthy R, Oliveira J, Tamouza R, Yolken R, Dickerson F, Leboyer M, Hamdani N (2015) Treatment with anti-toxoplasmic activity (TATA) for toxoplasma positive patients with bipolar disorders or schizophrenia: a cross-sectional study. J Psychiatr Res 63:58–64. https://doi.org/10.1016/j.jpsychires.2015.02.011

Fonagy P, Roth A, Higgitt A (2005) Psychodynamic psychotherapies: evidence-based practice and clinical wisdom. Bull Menninger Clin 69(1):1–58. https://doi.org/10.1521/bumc.69.1.1.62267

Fonseca M, Soares JC, Hatch JP, Santin AP, Kapczinski F (2006) An open trial of adjunctive escitalopram in bipolar depression. J Clin Psychiatry 67(1):81–86

Forsthoff A, Grunze H, Seemuller F, Stampfer R, Dittmann S, Amann B, Schmidt F, Schafer M, Hermle L, Walden J, Schreiner A (2007) Risperidone monotherapy in manic inpatients: an open label, multicentre trial. World J Biol Psychiatry 8(4):256–261

Foster S, Kessel J, Berman ME, Simpson GM (1997) Efficacy of lorazepam and haloperidol for rapid tranquilization in a psychiatric emergency room setting. Int Clin Psychopharmacol 12(3):175–179

Fountoulakis KN, Vieta E (2008) Treatment of bipolar disorder: a systematic review of available data and clinical perspectives. Int J Neuropsychopharmacol 11(7):999–1029. https://doi.org/10.1017/S1461145708009231

Fountoulakis KN, Grunze H, Panagiotidis P, Kaprinis G (2008) Treatment of bipolar depression: an update. J Affect Disord 109(1–2):21–34

Franciosi LP, Kasper S, Garber AJ, Johnson DL, Krauss RM, Marder SR, Meagher J, McIntosh B, Newcomer JW, Steffens S (2005) Advancing the treatment of people with mental illness: a call to action in the management of metabolic issues. J Clin Psychiatry 66(6):790–798

Frangou S, Lewis M, McCrone P (2006) Efficacy of ethyl-eicosapentaenoic acid in bipolar depression: randomised double-blind placebo-controlled study. Br J Psychiatry 188(1):46–50

Frangou S, Lewis M, Wollard J, Simmons A (2007) Preliminary in vivo evidence of increased N-acetyl-aspartate following eicosapentanoic acid treatment in patients with bipolar disorder. J Psychopharmacol 21(4):435–439

Frank D, Perry JC, Kean D, Sigman M, Geagea K (2005a) Effects of compulsory treatment orders on time to hospital readmission. Psychiatr Serv 56(7):867–869

Frank E (2005) Treating bipolar disorder: a clinician's guide to interpersonal and social rhythm therapy. Guilford Press, New York

Frank E, Kupfer DJ, Thase ME, Mallinger AG, Swartz HA, Fagiolini AM, Grochocinski V, Houck P, Scott J, Thompson W, Monk T (2005b) Two-year outcomes for interpersonal and social rhythm therapy in individuals with bipolar I disorder. Arch Gen Psychiatry 62(9):996–1004. https://doi.org/10.1001/archpsyc.62.9.996

Frank E, Wallace ML, Hall M, Hasler B, Levenson JC, Janney CA, Soreca I, Fleming MC, Buttenfield J, Ritchey FC, Kupfer DJ (2015a) An Integrated Risk Reduction Intervention can reduce body mass index in individuals being treated for bipolar I disorder: results from a randomized trial. Bipolar Disord 17(4):424–437. https://doi.org/10.1111/bdi.12283

Frank F, Wilk J, Kriston L, Meister R, Shimodera S, Hesse K, Bitzer EM, Berger M, Holzel LP (2015b) Effectiveness of a brief psychoeducational group intervention for relatives on the course of disease in patients after inpatient depression treatment compared with treatment as usual – study protocol of a multisite randomised controlled trial. BMC Psychiatry 15:259. https://doi.org/10.1186/s12888-015-0633-4

Frazier JA, Biederman J, Tohen M, Feldman PD, Jacobs TG, Toma V, Rater MA, Tarazi RA, Kim GS, Garfield SB, Sohma M, Gonzalez-Heydrich J, Risser RC, Nowlin ZM (2001) A prospective open-label treatment trial of olanzapine monotherapy in children and adolescents with bipolar disorder. J Child Adolesc Psychopharmacol 11(3):239–250

Freeman D, Sheaves B, Goodwin GM, Yu L-M, Harrison PJ, Emsley R, Bostock S, Foster RG, Wadekar V, Hinds C, Espie CA (2015) Effects of cognitive behavioural therapy for insomnia on the mental health of university students: study protocol for a randomized controlled trial. Trials 16:236. https://doi.org/10.1186/s13063-015-0756-4

Freeman TW, Clothier JL, Pazzaglia P, Lesem MD, Swann AC (1992) A double-blind comparison of valproate and lithium in the treatment of acute mania. Am J Psychiatry 149(1):108–111

Fregni F, Boggio PS, Nitsche MA, Rigonatti SP, Pascual-Leone A (2006) Cognitive effects of repeated sessions of transcranial direct current stimulation in patients with depression. Depress Anxiety 23(8):482–484

Frey B, Schubiger G, Musy JP (1990) Transient cholestatic hepatitis in a neonate associated with carbamazepine exposure during pregnancy and breast-feeding. Eur J Pediatr 150(2):136–138

Frick C, Kosel M, Schlaepfer TE, Stanga Z, Hasdemir MG (2005) Incident mania during therapy with vagus nerve stimulation. JECT 21(3):197

Frye MA, Ketter TA, Altshuler LL, Denicoff K, Dunn RT, Kimbrell TA, Cora-Locatelli G, Post RM (1998) Clozapine in bipolar disorder: treatment implications for other atypical antipsychotics. J Affect Disord 48(2–3):91–104

Frye MA, Denicoff KD, Bryan AL, Smith-Jackson EE, Ali SO, Luckenbaugh D, Leverich GS, Post RM (1999) Association between lower serum free T4 and greater mood instability and depression in lithium-maintained bipolar patients. Am J Psychiatry 156(12):1909–1914

Frye MA, Calabrese JR, Reed ML, Wagner KD, Lewis L, McNulty J, Hirschfeld RM (2005) Use of health care services among persons who screen positive for bipolar disorder. Psychiatr Serv 56(12):1529–1533

Frye MA, Yatham LN, Calabrese JR, Bowden CL, Ketter TA, Suppes T, Adams BE, Thompson TR (2006) Incidence and time course of subsyndromal symptoms in patients with bipolar I disorder: an evaluation of 2 placebo-controlled maintenance trials. J Clin Psychiatry 67(11):1721–1728

Frye MA, Grunze H, Suppes T, McElroy SL, Keck PEJ, Walden J, Leverich GS, Altshuler LL, Nakelsky S, Hwang S, Mintz J, Post RM (2007) A placebo-controlled evaluation of adjunctive modafinil in the treatment of bipolar depression. Am J Psychiatry 164(8):1242–1249

Frye MA, Amchin J, Bauer M, Adler C, Yang R, Ketter TA (2015) Randomized, placebo-controlled, adjunctive study of armodafinil for bipolar I depression: implications of novel drug design and heterogeneity of concurrent bipolar maintenance treatments. Int J Bipolar Disord 3(1):34. https://doi.org/10.1186/s40345-015-0034-0

Fu DJ, Turkoz I, Simonson RB, Walling DP, Schooler NR, Lindenmayer JP, Canuso CM, Alphs L (2015) Paliperidone palmitate once-monthly reduces risk of relapse of psychotic, depressive, and manic symptoms and maintains functioning in a double-blind, randomized study of schizoaffective disorder. J Clin Psychiatry 76(3):253–262. https://doi.org/10.4088/JCP.14m09416

Fung G, Deng Y, Zhao Q, Li Z, Qu M, Li K, Zeng YW, Jin Z, Ma YT, Yu X, Wang ZR, Shum DH, Chan RC (2015) Distinguishing bipolar and major depressive disorders by brain structural morphometry: a pilot study. BMC Psychiatry 15:298. https://doi.org/10.1186/s12888-015-0685-5

Furlong FW, Luby ED (1967) Lithium in the control of mania. Int J Neuropsychiatry 3(4):348–353

Furu K, Kieler H, Haglund B, Engeland A, Selmer R, Stephansson O, Norgaard M (2015) Selective serotonin reuptake inhibitors and venlafaxine in early pregnancy and risk of birth defects: population based cohort study and sibling design. BMJ (Clinical research ed) 350:h2235. https://doi.org/10.1136/bmj.h2235

Gabriel A (2007) Adjunctive topiramate treatment in refractory obese bipolar patients: a descriptive open label study. Eat Weight Disord 12(1):48–53

Gaily E, Kantola-Sorsa E, Hiilesmaa V, Isoaho M, Matila R, Kotila M, Nylund T, Bardy A, Kaaja E, Granstrom M-L (2004) Normal intelligence in children with prenatal exposure to carbamazepine. Neurology 62(1):28–32

Gajwani P, Forsthoff A, Muzina D, Amann B, Gao K, Elhaj O, Calabrese JR, Grunze H (2005) Antiepileptic drugs in mood-disordered patients. Epilepsia 46(Suppl. 4):38–44

Gajwani P, Muzina DJ, et al. (2007) Update on quetiapine in the treatment of bipolar disorder: results from the BOLDER studies. Neuropsychiatr Dis Treat 3(6):847–853

Gangadhar BN (1991) Potentiation of lithium with carbamazepine in acute mania. Indian J Psychiatry 29:75

Gao K, Kemp DE, Ganocy SJ, Gajwani P, Xia G, Calabrese JR (2008a) Antipsychotic-induced extrapyramidal side effects in bipolar disorder and schizophrenia: a systematic review. J Clin Psychopharmacol 28(2):203–209

Gao K, Tolliver BK, Kemp DE, Verduin ML, Ganocy SJ, Bilali S, Brady KT, Shim SS, Findling RL, Calabrese JR (2008b) Differential interactions between comorbid anxiety disorders and substance use disorder in rapid cycling bipolar I or II disorder. J Affect Disord 110(1–2):167–173

Gao K, Verduin ML, Kemp DE, Tolliver BK, Ganocy SJ, Elhaj O, Bilali S, Brady KT, Findling RL, Calabrese JR (2008c) Clinical correlates of patients with rapid-cycling bipolar disorder and a recent history of substance use disorder: a subtype comparison from baseline data of 2 randomized, placebo-controlled trials. J Clin Psychiatry 69(7):1057–1063

Garcia-Portilla MP, Saiz PA, Benabarre A, Sierra P, Perez J, Rodriguez A, Livianos L, Torres P, Bobes J (2008) The prevalence of metabolic syndrome in patients with bipolar disorder. J Affect Disord 106(1–2):197–201

Gareri P, De FP, De FS, Marigliano N, Ferreri IG, De SG (2006) Adverse effects of atypical antipsychotics in the elderly: a review. Drugs Aging 23(12):937–956

Garfinkel PE, Stancer HC, Persad E (1980) A comparison of haloperidol, lithium carbonate and their combination in the treatment of mania. J Affect Disord 2(4):279–288

Garver D, Lazarus A, Rajagopalan K, Lamerato L, Katz LM, Stern LS, Dolgitser M, Doyle JJ (2006) Racial differences in medication switching and concomitant prescriptions in the treatment of bipolar disorder. Psychiatr Serv 57(5):666–672

Garza-Trevino ES, Hollister LE, Overall JE, Alexander WF (1989) Efficacy of combinations of intramuscular antipsychotics and sedative-hypnotics for control of psychotic agitation. Am J Psychiatry 146(12):1598–1601

Garza-Trevino ES, Overall JE, Hollister LE (1992) Verapamil versus lithium in acute mania. Am J Psychiatry 149(1):121–122

Gaudiano BA, Miller IW (2005) Anxiety disorder comobidity in Bipolar I Disorder: relationship to depression severity and treatment outcome. Depress Anxiety 21(2):71–77. https://doi.org/10.1002/da.20053

Gaudiano BA, Uebelacker LA, Miller IW (2007) Course of illness in psychotic mania: is mood incongruence important? J Nerv Ment Dis 195(3):226–232

Gaudiano BA, Uebelacker LA, Miller IW (2008a) Impact of remitted substance use disorders on the future course of bipolar I disorder: findings from a clinical trial. Psychiatry Res 160(1):63–71

Gaudiano BA, Weinstock LM, Miller IW (2008b) Improving treatment adherence in bipolar disorder: a review of current psychosocial treatment efficacy and recommendations for future treatment development. Behav Modif 32(3):267–301

Gauggel S, Birkner B (1999) Validity and reliability of a German version of the Geriatric Depression Scale (GDS). Z Klinisch Psychol-Forschung Praxis 28(1):18–27

Gazalle FK, Frey BN, Hallal PC, Andreazza AC, Cunha AB, Santin A, Kapczinski F (2007) Mismatch between self-reported quality of life and functional assessment in acute mania: a matter of unawareness of illness? J Affect Disord 103(1–3):247–252

Geddes (2010) Lithium plus valproate combination therapy versus monotherapy for relapse prevention in bipolar I disorder (BALANCE). A randomised open-label trial. Lancet 375(9712):385–395. https://doi.org/10.1016/S0140-6736(09)61828-6

Geddes JR, Burgess S, Hawton K, Jamison K, Goodwin GM (2004) Long-term lithium therapy for bipolar disorder: systematic review and meta-analysis of randomized controlled trials. Am J Psychiatry 161(2):217–222

Geddes JR, Calabrese JR, Goodwin GM (2009) Lamotrigine for treatment of bipolar depression: independent meta-analysis and meta-regression of individual patient data from five randomised trials. Br J Psychiatry 194(1):4–9

Geislinger R, Grunze H (2002) Bipolare Störungen (manisch-depressive Erkrankungen). Ratgeber für Betroffene und Angehörige, Hamburg

Gelenberg AJ, Kane JM, Keller MB, Lavori P, Rosenbaum JF, Cole K, Lavelle J (1989) Comparison of standard and low serum levels of lithium for maintenance treatment of bipolar disorder. N Engl J Med 321(22):1489–1493

Geller B, Cooper TB, Watts HE, Cosby CM, Fox LW (1992) Early findings from a pharmacokinetically designed double-blind and placebo-controlled study of lithium for adolescents comorbid with bipolar and substance dependency disorders. Prog Neuropsychopharmacol Biol Psychiatry 16(3):281–299

Geller B, Cooper TB, Sun K, Zimerman B, Frazier J, Williams M, Heath J (1998) Double-blind and placebo-controlled study of lithium for adolescent bipolar disorders with secondary substance dependency. J Am Acad Child Adolesc Psychiatry 37(2):171–178

van Gent EM, Vida SL, Zwart FM (1988) Group therapy in addition to lithium therapy in patients with bipolar disorders. Acta Psychiatr Belg 88(5–6):405–418

Gentile S (2010) Antipsychotic therapy during early and late pregnancy. A systematic review. Schizophr Bull 36(3):518–544. https://doi.org/10.1093/schbul/sbn107

George EL, Miklowitz DJ, Richards JA, Simoneau TL, Taylor DO (2003) The comorbidity of bipolar disorder and axis II personality disorders: prevalence and clinical correlates. Bipolar Disord 5(2):115–122

George MS, Rush AJ, Marangell LB, Sackeim HA, Brannan SK, Davis SM, Howland R, Kling MA, Moreno F, Rittberg B, Dunner D, Schwartz T, Carpenter L, Burke M, Ninan P, Goodnick P (2005) A one-year comparison of vagus nerve stimulation with treatment as usual for treatment-resistant depression. Biol Psychiatry 58(5):364–373. https://doi.org/10.1016/j.biopsych.2005.07.028

George MS, Lisanby SH, Avery D, McDonald WM, Durkalski V, Pavlicova M, Anderson B, Nahas Z, Bulow P, Zarkowski P, Holtzheimer PE, Schwartz T, Sackeim HA (2010) Daily left prefrontal transcranial magnetic stimulation therapy for major depressive disorder a sham-controlled randomized trial. Arch Gen Psychiatry 67(5):507–516

Ghadiri Vasfi M, Moradi-Lakeh M, Esmaeili N, Soleimani N, Hajebi A (2015) Efficacy of aftercare services for people with severe mental disorders in Iran: a randomized controlled trial. Psychiatr Serv (Washington, DC) 66(4):373–380. https://doi.org/10.1176/appi.ps.201400111

Ghaemi SN, Miller CJ, Berv DA, Klugman J, Rosenquist KJ, Pies RW (2005) Sensitivity and specificity of a new bipolar spectrum diagnostic scale. J Affect Disord 84(2–3):273–277. https://doi.org/10.1016/S0165-0327(03)00196-4

Ghaemi SN, Hsu DJ, Thase ME, Wisniewski SR, Nierenberg AA, Miyahara S, Sachs G (2006a) Pharmacological treatment patterns at study entry for the first 500 STEP-BD participants. Psychiatr Serv 57(5):660–665

Ghaemi SN, Schrauwen E, Klugman J, Berv DA, Shirzadi AA, Pardo TB, Goodwin FK (2006b) Long-term lamotrigine plus lithium for bipolar disorder: one year outcome. J Psychiatr Pract 12(5):300–305

Ghaemi SN, Zablotsky B, Filkowski MM, Dunn RT, Pardo TB, Isenstein E, Baldassano CF (2006c) An open prospective study of zonisamide in acute bipolar depression. J Clin Psychopharmacol 26(4):385–388

Ghaemi SN, Bauer M, Cassidy F, Malhi GS, Mitchell P, Phelps J, Vieta E, Youngstrom E (2008a) Diagnostic guidelines for bipolar disorder: a summary of the International society for bipolar disorders diagnostic guidelines task force report. Bipolar Disord 10(1 Pt 2):117–128

Ghaemi SN, Wingo AP, Filkowski MA, Baldessarini RJ (2008b) Long-term antidepressant treatment in bipolar disorder: meta-analyses of benefits and risks. Acta Psychiatr Scand 118(5):347–356

Ghaemi SN, Shirzadi AA, Klugman J, Berv DA, Pardo TB, Filkowski MM (2008c) Is adjunctive open-label zonisamide effective for bipolar disorder? J Affect Disord 105(1–3):311–314

Ghaemi SN, Ostacher MM, El-Mallakh RS, Borrelli D, Baldassano CF, Kelley ME, Filkowski MM, Hennen J, Sachs GS, Goodwin FK, Baldessarini RJ (2010) Antidepressant discontinuation in bipolar depression: a Systematic Treatment Enhancement Program for Bipolar Disorder (STEP-BD) randomized clinical trial of long-term effectiveness and safety. J Clin Psychiatry 71(4):372–380. https://doi.org/10.4088/JCP.08m04909gre

Gianfrancesco FD, Wang RH, Yu E (2005) Effects of patients with bipolar, schizophrenic, and major depressive disorders on the mental and other healthcare expenses of family members. Soc Sci Med 61(2):305–311

Giannini AJ, Houser WLJ, Loiselle RH, Giannini MC, Price WA (1984) Antimanic effects of verapamil. Am J Psychiatry 141(12):1602–1603

Gibbs A, Dwason J, Ansley C, Mullen R (2005) How patients in New Zealand view community treatment orders. J Ment Health 14(4):357–368

Gierisch JM, Nieuwsma JA, Bradford DW, Wilder CM, Mann-Wrobel MC, McBroom AJ, Hasselblad V, Williams JW Jr (2014) Pharmacologic and behavioral interventions to improve cardiovascular risk factors in adults with serious mental illness: a systematic review and meta-analysis. J Clin Psychiatry 75(5): e424-e440. https://doi.org/10.4088/JCP.13r08558

Gignac A, McGirr A, Lam RW, Yatham LN (2015) Recovery and recurrence following a first episode of mania: a systematic review and meta-analysis of prospectively characterized cohorts. J Clin Psychiatry 76(9):1241–1248. https://doi.org/10.4088/JCP.14r09245

Gildengers AG, Butters MA, Chisholm D, Reynolds CF, Mulsant BH (2008) A 12-week open-label pilot study of donepezil for cognitive functioning and instrumental activities of daily living in late-life bipolar disorder. Int J Geriatr Psychiatry 23(7):693–698

Ginsberg DL (2005) Mirtazapine treatment of neuroleptic induced akathisia 12(9):27–28

Girard M, Labrunie A, Marin B, Malauzat D (2015) Experimental pain sensitivity in subjects with major depression: many pain complaints without hypersensitivity. Int J Psychiatry Med 50(2):219–237. https://doi.org/10.1177/0091217415605039

Gisev N, Bell JS, McLachlan AJ, Chetty M, Chen TF (2006) Psychiatric drug use among patients of a community mental health service: patterns and implications. Dis Manag Health Out 14(6):369–376

Gliddon E, Lauder S, Berk L, Cosgrove V, Grimm D, Dodd S, Suppes T, Berk M (2015) Evaluating discussion board engagement in the MoodSwings online self-help program for bipolar disorder: protocol for an observational prospective cohort study. BMC Psychiatry 15:243. https://doi.org/10.1186/s12888-015-0630-7

Glasgow JN, Yun-Hee J, Kraus GS, Pearce-Brown LC (2008) Optimising care for people with chronic disease. Med J Aust 189:14–16

Goes FS, Zandi PP, Miao K, McMahon FJ, Steele J, Willour VL, Mackinnon DF, Mondimore FM, Schweizer B, Nurnberger JIJ, Rice JP, Scheftner W, Coryell W, Berrettini WH, Kelsoe JR, Byerley W, Murphy DL, Gershon ES, Group BDP, Depaulo JRJ, McInnis MG, Potash JB (2007) Mood-incongruent psychotic features in bipolar disorder: familial aggregation and suggestive linkage to 2p11-q14 and 13q21-33. Am J Psychiatry 164(2):236–247

Goetz I, Tohen M, Reed C, Lorenzo M, Vieta E (2007) Functional impairment in patients with mania: baseline results of the EMBLEM study. Bipolar Disord 9(1–2):45–52

Gold C, Solli HP, Kruger V, Lie SA (2009) Dose-response relationship in music therapy for people with serious mental disorders: systematic review and meta-analysis. Clin Psychol Rev 29(3):193–207. https://doi.org/10.1016/j.cpr.2009.01.001

Goldberg JF, Burdick KE (2002) Levetiracetam for acute mania. Am J Psychiatry 159(1):148

Goldberg JF, Bowden CL, Calabrese JR, Ketter TA, Dann RS, Frye MA, Suppes T, Post RM (2008a) Six-month prospective life charting of mood symptoms with lamotrigine monotherapy versus placebo in rapid cycling bipolar disorder. Biol Psychiatry 63(1):125–130

Goldberg JF, Kelley ME, Rosenquist KJ, Hsu DJ, Filkowski MM, Nassir GS (2008b) Effectiveness of quetiapine in rapid cycling bipolar disorder: a preliminary study. J Affect Disord 105(1–3):305–310

Golden RN, Gaynes BN, Ekstrom RD, Hamer RM, Jacobsen FM, Suppes T, Wisner KL, Nemeroff CB (2005) The efficacy of light therapy in the treatment of mood disorders: a review and meta-analysis of the evidence. Am J Psychiatry 162(4):656–662

Goldsmith DR, Wagstaff AJ, Ibbotson T, Perry CM (2003) Lamotrigine: a review of its use in bipolar disorder. Drugs 63(19):2029–2050

Goldstein BI, Levitt AJ (2006) Further evidence for a developmental subtype of bipolar disorder defined by age at onset: results from the national epidemiologic survey on alcohol and related conditions. Am J Psychiatry 163(9):1633–1636

Goldstein BI, Herrmann N, Shulman KI (2006) Comorbidity in bipolar disorder among the elderly: results from an epidemiological community sample. Am J Psychiatry 163(2):319–321

Goldstein BI, Lotrich F, Axelson DA, Gill MK, Hower H, Goldstein TR, Fan J, Yen S, Diler R, Dickstein D, Strober MA, Iyengar S, Ryan ND, Keller MB, Birmaher B (2015a) Inflammatory markers among adolescents and young adults with bipolar spectrum disorders. J Clin Psychiatry 76(11):1556–1563. https://doi.org/10.4088/JCP.14m09395

Goldstein TR, Fersch-Podrat R, Axelson DA, Gilbert A, Hlastala SA, Birmaher B, Frank E (2014) Early intervention for adolescents at high risk for the development of bipolar disorder: pilot study of Interpersonal and Social Rhythm Therapy (IPSRT). Psychotherapy (Chicago, Ill.) 51(1):180–189. https://doi.org/10.1037/a0034396

Goldstein TR, Fersch-Podrat RK, Rivera M, Axelson DA, Merranko J, Yu H, Brent DA, Birmaher B (2015b) Dialectical behavior therapy for adolescents with bipolar disorder: results from a pilot randomized trial. J Child Adolesc Psychopharmacol 25(2):140–149. https://doi.org/10.1089/cap.2013.0145

Golkaramnay V, Bauer S, Haug S, Wolf M, Kordy H (2007) The exploration of the effectiveness of group therapy through an Internet chat as aftercare: a controlled naturalistic study. Psychother Psychosom 76(4):219–225. https://doi.org/10.1159/000101500

Gomes BC, Abreu LN, Brietzke E, Caetano SC, Kleinman A, Nery FG, Lafer B (2011) A randomized controlled trial of cognitive behavioral group therapy for bipolar disorder. Psychother Psychosom 80(3):144–150. https://doi.org/10.1159/000320738

Gonzalez JM, Perlick DA, Miklowitz DJ, Kaczynski R, Hernandez M, Rosenheck RA, Culver JL, Ostacher MJ, Bowden CL (2007) Factors associated with stigma among caregivers of patients with bipolar disorder in the STEP-BD study. Psychiatr Serv 58(1):41–48

Gonzalez JM, Prihoda TJ (2007) A case study of psychodynamic group psychotherapy for bipolar disorder. Am J Psychother 61(4):405–422

Gonzalez VM (2008) Recognition of mental illness and suicidality among individuals with serious mental illness. J Nerv Ment Dis 196(10):727–734

Gonzalez-Pinto A, Aldama A, Mosquera F, Gonzalez GC (2007) Epidemiology, diagnosis and management of mixed mania. CNS Drugs 21(8):611–626

Gonzalez-Isasi A, Echeburua E, Mosquera F, Ibanez B, Aizpuru F, Gonzalez-Pinto A (2010) Long-term efficacy of a psychological intervention program for patients with refractory bipolar disorder: a pilot study. Psychiatry Res 176(2–3):161–165. https://doi.org/10.1016/j.psychres.2008.06.047

Goodwin FK, Jamison KR (2007) Manic-depressive illness. Bipolar disorders and recurrent depression, Bd 2. Oxford University Press, New York

Goodwin FK, Murphy DL, Bunney WEJ (1969) Lithium-carbonate treatment in depression and mania. A longitudinal double-blind study. Arch Gen Psychiatry 21(4):486–496

Goodwin FK, Murphy DL, Dunner DL, Bunney WEJ (1972) Lithium response in unipolar versus bipolar depression. Am J Psychiatry 129(1):44–47

Goodwin FK, Fireman B, Simon GE, Hunkeler EM, Lee J, Revicki D (2003) Suicide risk in bipolar disorder during treatment with lithium and divalproex. JAMA 290(11):1467–1473. https://doi.org/10.1001/jama.290.11.1467

Goodwin GM (1994) Recurrence of mania after lithium withdrawal. Implications for the use of lithium in the treatment of bipolar affective disorder. Br J Psychiatry 164(2):149–152

Goodwin GM, Bowden CL, Calabrese JR, Grunze H, Kasper S, White R, Greene P, Leadbetter R (2004) A pooled analysis of 2 placebo-controlled 18-month trials of lamotrigine and lithium maintenance in bipolar I disorder. J Clin Psychiatry 65(3):432–441

Gopal S, Steffens DC, Kramer ML, Olsen MK (2005) Symptomatic remission in patients with bipolar mania: results from a double-blind, placebo-controlled trial of risperidone monotherapy. J Clin Psychiatry 66(8):1016–1020

Gopal S, Xu H, Bossie C, Buron JA, Fu DJ, Savitz A, Nuamah I, Hough D (2014) Incidence of tardive dyskinesia: a comparison of long-acting injectable and oral paliperidone clinical trial databases. Int J Clin Pract 68(12):1514–1522. https://doi.org/10.1111/ijcp.12493

Gouliaev G, Licht RW, Vestergaard P, Merinder L, Lund H, Bjerre L (1996) Treatment of manic episodes: zuclopenthixol and clonazepam versus lithium and clonazepam. Acta Psychiatr Scand 93(2):119–124

Graham HL, Birchwood M, Griffith E, Freemantle N, McCrone P, Stefanidou CA, Walsh K, Clarke L, Rana A, Copello A (2014) A pilot study to assess the feasibility and impact of a brief motivational intervention on problem drug and alcohol use in adult mental health inpatient units: study protocol for a randomized controlled trial. Trials 15:308. https://doi.org/10.1186/1745-6215-15-308

Grawe K (2005) Allgemeine Psychotherapie. In: Petermann F, Reinecker H (Hrsg) Handbuch der Klinischen Psychologie und Psychotherapie. Hogrefe, Göttingen, S 294–310

Grawe K, Donati R, Bernauer F (1994) Psychotherapie im Wandel – Von der Konfession zur Profession. Hogrefe, Göttingen

Green AI, Tohen M, Patel JK, Banov M, DuRand C, Berman I, Chang H, Zarate CJ, Posener J, Lee H, Dawson R, Richards C, Cole JO, Schatzberg AF (2000) Clozapine in the treatment of refractory psychotic mania. Am J Psychiatry 157(6):982–986

Green CA, Yarborough MT, Polen JSL, Yarborough BJ (2015) Dual recovery among people with serious mental illnesses and substance problems: a qualitative analysis. J Dual Diagn 11(1):33–41. https://doi.org/10.1080/15504263.2014.975004

Greenwood TA, Schork NJ, Eskin E, Kelsoe JR (2006) Identification of additional variants within the human dopamine transporter gene provides further evidence for an association with bipolar disorder in two independent samples. Mol Psychiatry 11(2):125–133. 115

Gregory N, Macpherson R (2006) The Gloucester assertive community treatment team: a description and comparison with other services. Ir J Psychol Med 23:134–139

Greil W, Kleindienst N (1999a) Lithium versus carbamazepine in the maintenance treatment of bipolar II disorder and bipolar disorder not otherwise specified. Int Clin Psychopharmacol 14(5):283–285

Greil W, Kleindienst N (1999b) The comparative prophylactic efficacy of lithium and carbamazepine in patients with bipolar I disorder. Int Clin Psychopharmacol 14(5):277–281

Greil W, Stoltzenburg MC, Mairhofer ML, Haag M (1985) Lithium dosage in the elderly. A study with matched age groups. J Affect Disord 9(1):1–4

Greil W, Ludwig-Mayerhofer W, Erazo N, Schochlin C, Schmidt S, Engel RR, Czernik A, Giedke H, Muller-Oerlinghausen B, Osterheider M, Rudolf GA, Sauer H, Tegeler J, Wetterling T (1997) Lithium versus carbamazepine in the maintenance treatment of bipolar disorders – a randomised study. J Affect Disord 43(2):151–161

Grimshaw J, Eccles M, Tetroe J (2004) Implementing clinical guidelines: current evidence and future implications 1. J Contin Educ Health Prof 24(Suppl 1):31–37. https://doi.org/10.1002/chp.1340240506

Grisaru N, Chudakov B, Yaroslavsky Y, Belmaker RH (1998) Transcranial magnetic stimulation in mania: a controlled study. Am J Psychiatry 155(11):1608–1610

Großimlinghaus I, Falkai P, Gaebel W, Janssen B, Reich-Erkelenz D, Wobrock T, Zielasek J (2013) Entwicklungsprozess der DGPPN-Qualitätsindikatoren (Developmental process of DGPPN quality indicators). Nervenarzt 84(3):350–365. https://doi.org/10.1007/s00115-012-3705-4

Großimlinghaus I, Hauth I, Falkai P, Janssen B, Deister A, Meyer-Lindenberg A, Roth-Sackenheim C, Schneider F, Wobrock T, Zeidler R, Gaebel W (2017) Aktuelle Empfehlungen der DGPPN für Schizophrenie-Qualitätsindikatoren (DGPPN recommendations on quality indicators for schizophrenia). Nervenarzt 88(7):779–786. https://doi.org/10.1007/s00115-017-0347-6

Grossman F, Potter WZ, Brown EA, Maislin G (1999) A double-blind study comparing idazoxan and bupropion in bipolar depressed patients. J Affect Disord 56(2–3):237–243

Grosso G, Pajak A, Marventano S, Castellano S, Galvano F, Bucolo C, Drago F, Caraci F (2014) Role of omega-3 fatty acids in the treatment of depressive disorders: a comprehensive meta-analysis of randomized clinical trials. PLoS One 9(5):e96905. https://doi.org/10.1371/journal.pone.0096905

Gruber NP, Dilsaver SC, Shoaib AM, Swann AC (2000) ECT in mixed affective states: a case series. JECT. 16(2):183–188

Grunze H (2003) Lithium in the acute treatment of bipolar disorders-a stocktaking. Eur Arch Psychiatry Clin Neurosci 253(3):115–119

Grunze H, Walden J (2002) Relevance of new and newly rediscovered anticonvulsants for atypical forms of bipolar disorder. J Affect Disord 72(Suppl 1):15–21

Grunze H, Erfurth A, Amann B, Giupponi G, Kammerer C, Walden J (1999a) Intravenous valproate loading in acutely manic and depressed bipolar I patients. J Clin Psychopharmacol 19(4):303–309

Grunze H, Erfurth A, Marcuse A, Amann B, Normann C, Walden J (1999b) Tiagabine appears not to be efficacious in the treatment of acute mania. J Clin Psychiatry 60(11):759–762

Grunze H, Langosch J, Born C, Schaub G, Walden J (2003) Levetiracetam in the treatment of acute mania: an open add-on study with an on-off-on design. J Clin Psychiatry 64(7):781–784

Grunze H, Kotlik E, Costa R, Nunes T, Falcao A, Almeida L, Soares-da-Silva P (2015) Assessment of the efficacy and safety of eslicarbazepine acetate in acute mania and prevention of recurrence: experience from multicentre, double-blind, randomised phase II clinical studies in patients with bipolar disorder I. J Affect Disord 174:70–82. https://doi.org/10.1016/j.jad.2014.11.013

van Gülick-Bailer M, Maurer K, Häfner H (1995) Schedules for Clinical Assessment in Neuropsychiatry Deutsche Ausgabe (SCAN). Huber, Göttingen

Gunderson JG, Weinberg I, Daversa MT, Kueppenbender KD, Zanarini MC, Shea MT, Skodol AE, Sanislow CA, Yen S, Morey LC, Grilo CM, McGlashan TH, Stout RL, Dyck I (2006) Descriptive and longitudinal observations on the relationship of borderline personality disorder and bipolar disorder. Am J Psychiatry 163(7):1173–1178

Gutierrez MJ, Scott J (2004) Psychological treatment for bipolar disorders – a review of randomised controlled trials. Eur Arch Psychiatry Clin Neurosci 254(2):92–98

Guze SB, Robins E (1970) Suicide and primary affective disorders. Br J Psychiatry 117(539):437–438

Gyulai L, Bowden CL, McElroy SL, Calabrese JR, Petty F, Swann AC, Chou JC, Wassef A, Risch CS, Hirschfeld RM, Nemeroff CB, Keck PEJ, Evans DL, Wozniak PJ (2003) Maintenance efficacy of divalproex in the prevention of bipolar depression. Neuropsychopharmacology 28(7):1374–1382

Haack S, Pfennig A, Bauer M (2010) Bipolar depression – epidemiology, etiopathogenesis, and course. Nervenarzt 81(5):525–530. https://doi.org/10.1007/s00115-009-2849-3

Haas JS, Kaplan CP, Barenboim D, Jacob P, Benowitz NL (2004) Bupropion in breast milk. An exposure assessment for potential treatment to prevent post-partum tobacco use. Tob Control 13(1):52–56

Habermann F, Fritzsche J, Fuhlbrück F, Wacker E, Allignol A, Weber-Schoendorfer C, Meister R, Schaefer C (2013) Atypical antipsychotic drugs and pregnancy outcome. A prospective, cohort study. J Clin Psychopharmacol 33(4):453–462. https://doi.org/10.1097/JCP.0b013e318295fe12

Hafeman et al. (2016) Toward the Definition of a Bipolar Prodrome: Dimensional Predictors of Bipolar Spectrum Disorders in At-Risk Youths. Am J Psychiatry 173(7):695–704

Haffmans J, Lucius S, Ham N (1998) Suicide after bright light treatment in seasonal affective disorder: a case report. J Clin Psychiatry 59(9):478

Hah M, Hallmayer JF (2008) Protein kinase C inhibition: a target for treatment of mania. Curr Psychiatry Rep 10(3):199–201

Haider SI, Haider I (2002) Combined haloperidol and electro convulsive therapy in the treatment of selected cases of mania. Pak J Med Sci 18(3):215–219

Hajek T, Hahn M, Slaney C, Garnham J, Green J, Ruzickova M, Zvolsky P, Alda M (2008) Rapid cycling bipolar disorders in primary and tertiary care treated patients. Bipolar Disord 10(4): 495–502

Hale TWP (2017) Medications and mothers' milk 2017, 17. Aufl. Springer Publishing Company, New York

Hamilton M (1960) A rating scale for depression. J Neurol Neurosurg Psychiatry 23(1):56–62

Hammer M (2010) SBT Stressbewältigungstraining für psychisch kranke Menschen. Ein Handbuch zur Moderation von Gruppen. Psychosoziale Arbeitshilfe 24. Köln, Psychiatrie Verlag. 7. überarbeitete Auflage 2020

Han C, Lee MS, Pae CU, Ko YH, Patkar AA, Jung IK (2007) Usefulness of long-acting injectable risperidone during 12-month maintenance therapy of bipolar disorder. Prog Neuropsychopharmacol Biol Psychiatry 31(6):1219–1223

Hantouche EG, Akiskal HS (2006) Toward a definition of a cyclothymic behavioral endophenotype: which traits tap the familial diathesis for bipolar II disorder? J Affect Disord 96(3):233–237

Harder S, Davidsen K, MacBeth A, Lange T, Minnis H, Andersen MS, Simonsen E, Lundy JM, Nystrom-Hansen M, Trier CH, Rohder K, Gumley A (2015) Wellbeing and resilience: mechanisms of transmission of health and risk in parents with complex mental health problems and their offspring--The WARM Study. BMC Psychiatry 15:310. https://doi.org/10.1186/s12888-015-0692-6

Hardy BG, Shulman KI, Mackenzie SE, Kutcher SP, Silverberg JD (1987) Pharmacokinetics of lithium in the elderly. J Clin Psychopharmacol 7(3):153–158

Haro JM, van OJ, Vieta E, Reed C, Lorenzo M, Goetz I (2006) Evidence for three distinct classes of ‚typical', ‚psychotic' and ‚dual' mania: results from the EMBLEM study.Acta Psychiatr Scand 113(2): 112–120

Härter M, Loh A, Spies C (2005) Gemeinsam entscheiden-erfolgreich behandeln. Neue Wege für Ärzte und Patienten im Gesundheitswesen. Dt. Ärzte-Verlag, Köln

Hartong EG, Moleman P, Hoogduin CA, Broekman TG, Nolen WA (2003) Prophylactic efficacy of lithium versus carbamazepine in treatment-naive bipolar patients. J Clin Psychiatry 64(2):144–151

Harvey AG, Schmidt DA, Scarna A, Semler CN, Goodwin GM (2005) Sleep-related functioning in euthymic patients with bipolar disorder, patients with insomnia, and subjects without sleep problems. Am J Psychiatry 162(1):50–57

Harvey PD, Hassman H, Mao L, Gharabawi GM, Mahmoud RA, Engelhart LM (2007) Cognitive functioning and acute sedative effects of risperidone and quetiapine in patients with stable bipolar I disorder: a randomized, double-blind, crossover study. J Clin Psychiatry 68(8):1186–1194

Hasselkus W (1988) Cause of death of young humans in a county district. Offentl Gesundheitswes 50(1):40–42

Hasson-Ohayon I, Roe D, Kravetz S (2007) A randomized controlled trial of the effectiveness of the illness management and recovery program. Psychiatr Serv 58(11):1461–1466. https://doi.org/10.1176/appi.ps.58.11.1461

Hatim A, Habil H, Jesjeet SG, Low CC, Joseph J, Jambunathan ST, Zuraida NZ (2006) Safety and efficacy of rapid dose administration of quetiapine in bipolar mania. Hum Psychopharmacol 21(5):313–318

Haug S, Strauss B, Kordy H (2007) New media – new prospects in psychotherapy process research: feedback of text-based processes in internet chat groups. Psychother Psychosom Med Psychol 57(8):311–318. https://doi.org/10.1055/s-2006-952029

Haug S, Sedway J, Kordy H (2008) Group processes and process evaluations in a new treatment setting: inpatient group psychotherapy followed by internet-chat aftercare groups. Int J Group Psychother 58(1):35–53. https://doi.org/10.1521/ijgp.2008.58.1.35

Hauser M, Pfennig A, Ozgurdal S, Heinz A, Bauer M, Juckel G (2007) Early recognition of bipolar disorder. Eur Psychiatry 22(2):92–98. https://doi.org/10.1016/j.eurpsy.2006.08.003

Hausmann A, Fuchs M, Walpoth M, Hortnagl C, Adami P, Conca A (2007a) Are there substantial reasons for contraindicating antidepressants in bipolar disorder? Part III. The alternatives! [deutsch: Sind Antidepressiva in der Behandlung der bipolaren Störung obsolet? Teil III: Gibt es Alternativen?]. Neuropsychiatrie 21(4):248–260

Hausmann A, Hortnagl C, Walpoth M, Fuchs M, Conca A (2007b) Are there substantial reasons for contraindicating antidepressants in bipolar disorder? Part II: facts or artefacts? Neuropsychiatrie 21(2):131–158

Hautzinger M, Bailer M (1999) Das Inventar depressiver Symptome (IDS). Unveröffentlicher Testbericht

Hautzinger M, Meyer TD (2002) Diagnostik affektiver Störungen (Kompendium Psychologische Diagnostik, Band 3). Hogrefe, Göttingen

Hautzinger M, Meyer TD (2007) Psychotherapy for bipolar disorder. A systematic review of controlled studies. Nervenarzt 78(11):1248–1260

Hautzinger M, Keller F, Kühner C (2006) Beck depressions-inventar (BDI-II). Revision. Harcourt Test Services, Frankfurt/Main

Hautzinger M, Bailer M, Hofmeister D, Keller F (2012) Allgemeine Depressions-Skala (ADS). 2., überarbeitete und neu normierte Aufl. Hogrefe Verlag, Göttingen

Havens JR, Cornelius LJ, Ricketts EP, Latkin CA, Bishai D, Lloyd JJ, Huettner S, Strathdee SA (2007) The effect of a case management intervention on drug treatment entry among treatment-seeking injection drug users with and without comorbid antisocial personality disorder. J Urban Health 84(2):267–271. https://doi.org/10.1007/s11524-006-9144-4

Hayes JF, Marston L, Walters K, Geddes JR, King M, Osborn DPJ (2016) Lithium vs. valproate vs. olanzapine vs. quetiapine as maintenance monotherapy for bipolar disorder: a population-based UK cohort study using electronic health records. World Psychiatry 15(1):53–58. https://doi.org/10.1002/wps.20298

Hayhurst H, Palmer S, Abbott R, Johnson T, Scott J (2006) Measuring health-related quality of life in bipolar disorder: relationship of the EuroQol (EQ-5D) to condition-specific measures. Qual Life Res 15(7):1271–1280

Healy D, Savage M, Tranter R, Austin R, Ijaz Q, Hughes J, Oberholzer D, Gutting P, Roberts A (2007) Guidelines, tramlines, and faultlines. Ethical Hum Psychol Psychiatry 9(3):138–144

Heaney L, Sipos A, Rees H (2007) One-off assessments within a community mental health team. Primary Care Mental Health 4

Heather F (2002) Pro-motion: A Positive Way Forward for Clients with Severe and Enduring Mental Health Problems Living in the Community, Part 1. BJOT. 65(12):551–8

Heather F (2003) Pro-motion: A Positive Way Forward for Clients with Severe and Enduring Mental Health Problems Living in the Community, Part 2. BJOT. 66(1):24–30

Hegerl U, Mergl R, Havers I, Schmidtke A, Lehfeld H, Niklewski G, Althaus D (2010) Sustainable effects on suicidality were found for the Nuremberg alliance against depression. Eur Arch Psychiatry Clin Neurosci 260(5):401–406. https://doi.org/10.1007/s00406-009-0088-z

Heim M, Morgner J (1997) Phototherapy and lithium prophylaxis. Psychiatr Prax 24(4):196–197

Hennen J, Perlis RH, Sachs G, Tohen M, Baldessarini RJ (2004) Weight gain during treatment of bipolar I patients with olanzapine. J Clin Psychiatry 65(12):1679–1687

Henry CA, Zamvil LS, Lam C, Rosenquist KJ, Ghaemi SN (2003) Long-term outcome with divalproex in children and adolescents with bipolar disorder. J Child Adolesc Psychopharmacol 13(4):523–529

Heres S, Davis J, Maino K, Jetzinger E, Kissling W, Leucht S (2006) Why olanzapine beats risperidone, risperidone beats quetiapine, and quetiapine beats olanzapine: an exploratory analysis of head-to-head comparison studies of second-generation antipsychotics. Am J Psychiatry 163(2):185–194

Hergueta T, Weiller E (2013) Evaluating depressive symptoms in hypomanic and manic episodes using a structured diagnostic tool: validation of a new Mini International Neuropsychiatric Interview (M.I.N.I.) module for the DSM-5 ‚With Mixed Features' specifier. Int J Bipolar Disord 1:21. https://doi.org/10.1186/2194-7511-1-21

Hernandez-Diaz S, Smith CR, Shen A, Mittendorf R, Hauser WA, Yerby M, Holmes LB (2012) Comparative safety of antiepileptic drugs during pregnancy. Neurology 78(21):1692–1699. https://doi.org/10.1212/WNL.0b013e3182574f39

Herrmann-Lingen C, Buss U, Snaith RP (2005) HADS-D-Hospital Anxiety and Depression Scale-Deutsche Version: Deutsche Adaption der Hospital Anxiety and Depression Scale (HADS) von R.P. Snaith und A.S. Zigmond, vol 2. Verlag Hans Huber, Bern

Herrmann LL, Ebmeier KP (2006) Factors modifying the efficacy of transcranial magnetic stimulation in the treatment of depression: a review. J Clin Psychiatry 67:1870–1876

Heumann K, Janßen K, Ruppelt F, Mahlke C, Sielaff G (2016) Auswirkungen von PeerBegleitung für Angehörige auf Belastung und Lebensqualität. Eine Pilotstudie. Z Psychiatr Psychol Psychother 64:45–53

Heun R, Maier W (1993) The distinction of bipolar II disorder from bipolar I and recurrent unipolar depression: results of a controlled family study. Acta Psychiatrica Scandinavica, 87:279–284. https://doi.org/10.1111/j.1600-0447.1993.tb03372.x

Hidiroglu C, Torres IJ, Er A, Isik G, Yalin N, Yatham LN, Ceylan D, Ozerdem A (2015) Response inhibition and interference control in patients with bipolar I disorder and first-degree relatives. Bipolar Disord 17(7):781–794. https://doi.org/10.1111/bdi.12335

Hiller W, Zaudig M, Mombour W (1995) ICDL. Internationale Diagnosen Checklisten für ICD-10 und DSM-IV (Manual und 32 Checklisten nach ICD-10 als Bestandteil des Gesamtpakets der ICD-10-Checklisten der WHO). Huber, Bern

Himmelhoch JM, Thase ME, Mallinger AG, Houck P (1991) Tranylcypromine versus imipramine in anergic bipolar depression. Am J Psychiatry 148(7):910–916

Hinsch R, Pfingsten U (2015) Gruppentraining sozialer Kompetenzen. GSK; Grundlagen, Durchführung Anwendungsbeispiele. 6. Aufl. Beltz, Weinheim

Hiremani RM, Thirthalli J, Tharayil BS, Gangadhar BN (2008) Double-blind randomized controlled study comparing short-term efficacy of bifrontal and bitemporal electroconvulsive therapy in acute mania. Bipolar Disord 10(6):701–707

Hirschfeld RM, Allen MH, McEvoy JP, Keck PEJ, Russell JM (1999) Safety and tolerability of oral loading divalproex sodium in acutely manic bipolar patients. J Clin Psychiatry 60(12):815–818

Hirschfeld RM, Baker JD, Wozniak P, Tracy K, Sommerville KW (2003) The safety and early efficacy of oral-loaded divalproex versus standard-titration divalproex, lithium, olanzapine, and placebo in the treatment of acute mania associated with bipolar disorder. J Clin Psychiatry 64(7):841–846

Hirschfeld RM, Keck PEJ, Kramer M, Karcher K, Canuso C, Eerdekens M, Grossman F (2004) Rapid antimanic effect of risperidone monotherapy: a 3-week multicenter, double-blind, placebo-controlled trial. Am J Psychiatry 161(6):1057–1065

Hirschfeld RM, Eerdekens M, Kalali AH, Canuso CM, Khan AA, Karcher K, Palumbo JM (2006a) An open-label extension trial of risperidone monotherapy in the treatment of bipolar I disorder. Int Clin Psychopharmacol 21(1):11–20

Hirschfeld RM, Weisler RH, Raines SR, Macfadden W (2006b) Quetiapine in the treatment of anxiety in patients with bipolar I or II depression: a secondary analysis from a randomized, double-blind, placebo-controlled study. J Clin Psychiatry 67(3):355–362

Hirschfeld RM, Bowden CL, Vigna NV, Wozniak P, Collins M (2010) A randomized, placebo-controlled, multicenter study of divalproex sodium extended-release in the acute treatment of mania. J Clin Psychiatry 71(4):426–432. https://doi.org/10.4088/JCP.08m04960yel

Hirschfeld RMA, Data L, Calabrese JR, Keck PE, Lewis L, SL ME, Post RM, Rapport DJ, Russell JM, Sachs GS, Zajecka J (2000) Development and validation of a screening instrument for bipolar spectrum disorder: the mood disorder questionnaire. Am J Psychiatr 157(11):1873–1875

Hirshfeld-Becker DR, Biederman J, Henin A, Faraone SV, Cayton GA, Rosenbaum JF (2006) Laboratory-observed behavioral disinhibition in the young offspring of parents with bipolar disorder: a high-risk pilot study. Am J Psychiatry 163(2):265–271

Hirsekorn (2003) B Affektive Psychosen und affektive Störungen. In: Kubny-Lüke (Hrsg) 2003 – Ergotherapie im Arbeitsfeld Psychiatrie, S 77–166

Hirsekorn B (2009) Affektive Pychosen und affektive Störungen. In: Kubny-Lüke B Ergotherapie im Arbeitsfeld Psychiatrie. 2. Aufl. Thieme, Stuttgart, S 166–176

Hızlı Sayar G, Ozten E, Tufan E, Cerit C, Kağan G, Dilbaz N, Tarhan N (2014) Transcranial magnetic stimulation during pregnancy. Arch Womens Ment Health 17(4):311–315

Hofmann BU, Meyer TD (2006) Mood fluctuations in people putatively at risk for bipolar disorders. Br J Clin Psychol 45(Pt 1):105–110

Hollander E, Pallanti S, Allen A, Sood E, Baldini RN (2005) Does sustained-release lithium reduce impulsive gambling and affective instability versus placebo in pathological gamblers with bipolar spectrum disorders? Am J Psychiatry 162(1):137–145

Holloway F, Carson J (1998) Intensive case management for the severely mentally ill. Controlled trial. Br J Psychiatry. 172:19–22

Holmes LB, Mittendorf R, Shen A, Smith CR, Hernandez-Diaz S (2011) Fetal effects of anticonvulsant polytherapies: different risks from different drug combinations. Arch Neurol 68(10):1275–1281. https://doi.org/10.1001/archneurol.2011.133

Holt S, Schmiedl S, Thürmann PA (2010) Potenziell inadäquate Medikation für ältere Menschen: Die PRISCUS-Liste. Dtsch Arztebl 107(31-32):543–551

Honig A, Hofman A, Hilwig M, Noorthoorn E, Ponds R (1995) Psychoeducation and expressed emotion in bipolar disorder: preliminary findings. Psychiatry Res 56(3):299–301

Houston JP, Ahl J, Meyers AL, Kaiser CJ, Tohen M, Baldessarini RJ (2006) Reduced suicidal ideation in bipolar I disorder mixed-episode patients in a placebo-controlled trial of olanzapine combined with lithium or divalproex. J Clin Psychiatry 67(8):1246–1252

Houston JP, Lipkovich IA, Ahl J, Rotelli MD, Baker RW, Bowden CL (2007) Initial symptoms of manic relapse in manic or mixed-manic bipolar disorder: post hoc analysis of patients treated with olanzapine or lithium. J Psychiatr Res 41(7):616–621

Houston JP, Tohen M, Degenhardt EK, Jamal HH, Liu LL, Ketter TA (2009) Olanzapine-divalproex combination versus divalproex monotherapy in the treatment of bipolar mixed episodes: a double-blind, placebo-controlled study. J Clin Psychiatry 70(11):1540–1547. https://doi.org/10.4088/JCP.08m04895yel

Huang R-Y, Hsieh K-P, Huang W-W, Yang Y-H (2016) Use of lithium and cancer risk in patients with bipolar disorder: population-based cohort study. Br J Psychiatry 209(5):393–399. https://doi.org/10.1192/bjp.bp.116.181362

Hudson JI, Hiripi E, Pope HGJ, Kessler RC (2007) The prevalence and correlates of eating disorders in the National Comorbidity Survey Replication 10. Biol Psychiatry 61(3):348–358. https://doi.org/10.1016/j.biopsych.2006.03.040

Hughes BM, Small RE, Brink D, McKenzie ND (1997) The effect of flurbiprofen on steady-state plasma lithium levels. Pharmacotherapy 17(1):113–120

Hughes JH, Dunne F, Young AH (2000) Effects of acute tryptophan depletion on mood and suicidal ideation in bipolar patients symptomatically stable on lithium. Br J Psychiatry 177(5):447–451

Hullin RP, McDonald R, Allsopp MN (1972) Prophylactic lithium in recurrent affective disorders. Lancet 1(7759):1044–1046

Husain MM, Stegman D, Trevino K (2005) Pregnancy and delivery while receiving vagus nerve stimulation for the treatment of major depression: a case report. Ann Gen Psychiatry 4:16. https://doi.org/10.1186/1744-859X-4-16

Hunter EE, Penick EC, Powell BJ, Othmer E, Nickel EJ, Desouza C (2005) Development of scales to screen for eight common psychiatric disorders. J Nerv Ment Dis 193(2):131–135

Huybrechts KF, Palmsten K, Avorn J, Cohen LS, Holmes LB, Franklin JM, Mogun H, Levin R, Kowal M, Setoguchi S, Hernández-Díaz S (2014) Antidepressant use in pregnancy and the risk of cardiac defects. N Engl J Med 370(25):2397–2407. https://doi.org/10.1056/NEJMoa1312828

Huybrechts KF, Hernandez-Diaz S, Patorno E, Desai RJ, Mogun H, Dejene SZ, Cohen JM, Panchaud A, Cohen L, Bateman BT (2016) Antipsychotic Use in Pregnancy and the Risk for Congenital Malformations. JAMA psychiatry 73(9):938–946. https://doi.org/10.1001/jamapsychiatry.2016.1520

Hyde JA (2001) Bipolar illness and the family. Psychiatry Q 72(2):109–118

Iasevoli F, Giordano S, Balletta R, Latte G, Formato MV, Prinzivalli E, de Berardis D, Tomasetti C, de Bartolomeis A (2016) Treatment resistant schizophrenia is associated with the worst community functioning among severely-ill highly-disabling psychiatric conditions and is the most relevant predictor of poorer achievements in functional milestones. Prog Neuro-Psychopharmacol Biol Psychiatry 65:34–48. https://doi.org/10.1016/j.pnpbp.2015.08.010

Ichim L, Berk M, Brook S (2000) Lamotrigine compared with lithium in mania: a double-blind randomized controlled trial. Ann Clin Psychiatry 12(1):5–10

Ilett KF, Kristensen JH, Hackett LP, Paech M, Kohan R, Rampono J (2002) Distribution of venlafaxine and its O-desmethyl metabolite in human milk and their effects in breastfed infants. Br J Clin Pharmacol 53(1):17–22

Inoue T, Inagaki Y, Kimura T, Shirakawa O (2015) Prevalence and predictors of bipolar disorders in patients with a major depressive episode: the Japanese epidemiological trial with latest measure of bipolar disorder (JET-LMBP). J Affect Disord 174:535–541. https://doi.org/10.1016/j.jad.2014.12.023

Institut für Qualität und Wirtschaftlichkeit im Gesundheitswesen (IQWiG) (2011) Bupropion, Mirtazapin und Reboxetin bei der Behandlung der Depression. Abschlussbericht. Auftrag A05-20C. Version 1.1

Irrsinnig menschlich Leipzig e. V. (2011) Webseite von Irrsinnig menschlich Leipzig e.V. 2

Isakovich N, Smith E (2008) Delving further into discontinuation risk: addressing the use of mood stabilizers during pregnancy. Am J Psychiatry 165(5):646–648

Ismail K, Tsang HW (2003) Qigong and suicide prevention. Br J Psychiatry 182:266–267

Isometsä ET, Henriksson MM, Aro HM, Lönnqvist JK (1994) Suicide in bipolar disorder in Finland. Am J Psychiatry 151(7):1020–1024. https://doi.org/10.1176/ajp.151.7.1020

Iznak AF, Isnak EV, Panteleeva GP, Oleichik IV, Abramova LI, Stoliarov SA (2014) Auditory event-related evoked potentials in dynamics of treatment of affective-delusional conditions. Fiziol Cheloveka 40(6):75–87

Jacobson E (1938) Progressive Relaxation. University of Chicago Press: Chicago

Jacobson SJ, Jones K, Johnson K, Ceolin L, Kaur P, Sahn D, Donnenfeld AE, Rieder M, Santelli R, Smythe J (1992) Prospective multicentre study of pregnancy outcome after lithium exposure during first trimester. Lancet 339(8792):530–533

Jahangard L, Soroush S, Haghighi M, Ghaleiha A, Bajoghli H, Holsboer-Trachsler E, Brand S (2014) In a double-blind, randomized and placebo-controlled trial, adjuvant allopurinol improved symptoms of mania in in-patients suffering from bipolar disorder. Eur Neuropsychopharmacol 24(8):1210–1221. https://doi.org/10.1016/j.euroneuro.2014.05.013

Jamison KR (1986) Suicide and bipolar disorders. Ann N Y Acad Sci 487:301–315

Janicak PG, Bresnahan DB, Sharma R, Davis JM, Comaty JE, Malinick C (1988) A comparison of thiothixene with chlorpromazine in the treatment of mania. J Clin Psychopharmacol 8(1):33–37

Janicak PG (1993) The relevance of clinical pharmacokinetics and therapeutic drug monitoring: anticonvulsant mood stabilizers and antipsychotics. J Clin Psychiatry 54:35–41

Janicak PG, Sharma RP, Pandey G, Davis JM (1998) Verapamil for the treatment of acute mania: a double-blind, placebo-controlled trial. Am J Psychiatry 155(7):972–973

Javadpour A, Hedayati A, Dehbozorgi G-R, Azizi A (2013) The impact of a simple individual psycho-education program on quality of life, rate of relapse and medication adherence in bipolar disorder patients. Asian J Psychiatr 6(3):208–213. https://doi.org/10.1016/j.ajp.2012.12.005

Jensen HV, Plenge P, Mellerup ET, Davidsen K, Toftegaard L, Aggernaes H, Bjorum N (1995) Lithium prophylaxis of manic-depressive disorder: daily lithium dosing schedule versus every second day. Acta Psychiatr Scand 92(1):69–74

Jentink J, Dolk H, Loane MA, Morris JK, Wellesley D, Garne E, de Jong-van den Berg L (2010a) Intrauterine exposure to carbamazepine and specific congenital malformations: systematic review and case-control study. BMJ (Clinical research ed) 341:c6581. https://doi.org/10.1136/bmj.c6581

Jentink J, Loane MA, Dolk H, Barisic I, Garne E, Morris JK, de Jong-van den Berg LTW (2010b) Valproic acid monotherapy in pregnancy and major congenital malformations. N Engl J Med 362(23):2185–2193. https://doi.org/10.1056/NEJMoa0907328

Jeste DV (2004) Tardive Dyskinesia rates with atypical antipsychotics in older adults. J Clin Psychiatry 65(Suppl 9):21–24

Joffe RT, MacQueen GM, Marriott M, Young LT (2005) One-year outcome with antidepressant – treatment of bipolar depression. Acta Psychiatr Scand 112(2):105–109

John J, von Peter S, Schwarz J, Timm J, Heinze M, Ignatyev Y (2018) Evaluation of new flexible and integrative psychiatric treatment models in Germany- assessment and preliminary validation of specific program components. BMC Psychiatry 18(1):278

Johnson G, Gershon S, Burdock EI, Floyd A, Hekimian L (1971) Comparative effects of lithium and chlorpromazine in the treatment of acute manic states. Br J Psychiatry 119(550):267–276

Johnstone EC, Owens DG, Lambert MT, Crow TJ, Frith CD, Done DJ (1990) Combination tricyclic antidepressant and lithium maintenance medication in unipolar and bipolar depressed patients. J Affect Disord 20(4):225–233

Jonas BS, Brody D, Roper M (2003) Prevalence of mood disorders in a national sample of young American adults. Soc Psychiatry Psychiatr Epidemiol 38:618–624. https://doi.org/10.1007/s00127-003-0682-8

Jones B, Taylor CC, Meehan K (2001) The efficacy of a rapid-acting intramuscular formulation of olanzapine for positive symptoms. J Clin Psychiatry 62(Suppl 2):22–24

Jones I, Chandra PS, Dazzan P, Howard LM (2014a) Bipolar disorder, affective psychosis, and schizophrenia in pregnancy and the post-partum period. Lancet 384(9956):1789–1799. https://doi.org/10.1016/S0140-6736(14)61278-2

Jones S, Calam R, Sanders M, Diggle PJ, Dempsey R, Sadhnani V (2014b) A pilot Web based positive parenting intervention to help bipolar parents to improve perceived parenting skills and child outcomes. Behav Cogn Psychother 42(3):283–296. https://doi.org/10.1017/S135246581300009X

Jones S, Wainwright LD, Jovanoska J, Vincent H, Diggle PJ, Calam R, Parker R, Long R, Mayes D, Sanders M, Lobban F (2015a) An exploratory randomised controlled trial of a web-based integrated bipolar parenting intervention (IBPI) for bipolar parents of young children (aged 3–10). BMC Psychiatry 15:122. https://doi.org/10.1186/s12888-015-0505-y

Jones SH (2004) Psychotherapy for bipolar disorder: a review. J Affect Disord 80:101–114

Jones SH, Bentall RP (2006) The psychology of bipolar disorder. Oxford University Press, Oxford

Jones SH, Bentall RP (2008) A review of potential cognitive and environmental risk markers in children of bipolar parents. Clin Psychol Rev 28(7):1083–1095. https://doi.org/10.1016/j.cpr.2008.03.002

Jones SH, Smith G, Mulligan LD, Lobban F, Law H, Dunn G, Welford M, Kelly J, Mulligan J, Morrison AP (2015b) Recovery-focused cognitive-behavioural therapy for recent-onset bipolar disorder: randomised controlled pilot trial. Br J Psychiatry 206(1):58–66. https://doi.org/10.1192/bjp.bp.113.141259

Jordan J, Carter JD, McIntosh VVW, Fernando K, Frampton CMA, Porter RJ, Mulder RT, Lacey C, Joyce PR (2014) Metacognitive therapy versus cognitive behavioural therapy for depression: a randomized pilot study. Aust N Z J Psychiatry 48(10):932–943. https://doi.org/10.1177/0004867414533015

Joshi G, Petty C, Wozniak J, Faraone SV, Spencer AE, Woodworth KY, Shelley-Abrahamson R, McKillop H, Furtak SL, Biederman J (2013) A prospective open-label trial of paliperidone monotherapy for the treatment of bipolar spectrum disorders in children and adolescents. Psychopharmacology 227(3):449–458. https://doi.org/10.1007/s00213-013-2970-7

Juckel G, Hegerl U, Mavrogiorgou P, Gallinat J, Mager T, Tigges P, Dresel S, Schroter A, Stotz G, Meller I, Greil W, Moller HJ (2000) Clinical and biological findings in a case with 48-hour bipolar ultrarapid cycling before and during valproate treatment. J Clin Psychiatry 61(8): 585–593

Judd LL, Akiskal HS, Schettler PJ, Endicott J, Leon AC, Solomon DA, Coryell W, Maser JD, Keller MB (2005) Psychosocial disability in the course of bipolar I and II disorders: a prospective, comparative, longitudinal study. Arch Gen Psychiatry 62(12):1322–1330

Juni P, Witschi A, Bloch R, Egger M (1999) The hazards of scoring the quality of clinical trials for meta-analysis. JAMA 282(11):1054–1060

Juruena MF, Ottoni GL, Machado-Vieira R, Carneiro RM, Weingarthner N, Marquardt AR, Fleig SS, Broilo L, Busnello EA (2009) Bipolar I and II disorder residual symptoms: oxcarbazepine and carbamazepine as add-on treatment to lithium in a double-blind, randomized trial. Prog Neuropsychopharmacol Biol Psychiatry 33(1):94–99. https://doi.org/10.1016/j.pnpbp.2008.10.012

Juster IA, Stensland M, Brauer L, Thuras P (2005) Use of administrative data to identify health plan members with unrecognized bipolar disorder: a retrospective cohort study. Am J Manag Care 11(9):578–584

Justo LP, Soares BG, Calil HM (2007) Family interventions for bipolar disorder. Cochrane Database Syst Rev (4):CD005167

Kafantaris V, Coletti DJ, Dicker R, Padula G, Kane JM (2001a) Adjunctive antipsychotic treatment of adolescents with bipolar psychosis. J Am Acad Child Adolesc Psychiatry 40(12):1448–1456

Kafantaris V, Dicker R, Coletti DJ, Kane JM (2001b) Adjunctive antipsychotic treatment is necessary for adolescents with psychotic mania. J Child Adolesc Psychopharmacol 11(4):409–413

Kafantaris V, Coletti DJ, Dicker R, Padula G, Kane JM (2003) Lithium treatment of acute mania in adolescents: a large open trial. J Am Acad Child Adolesc Psychiatry 42(9):1038–1045

Kafantaris V, Coletti DJ, Dicker R, Padula G, Pleak RR, Alvir JM (2004) Lithium treatment of acute mania in adolescents: a placebo-controlled discontinuation study. J Am Acad Child Adolesc Psychiatry 43(8):984–993

Kakkar AK, Rehan HS, Unni KE, Gupta NK, Chopra D, Kataria D (2009) Comparative efficacy and safety of oxcarbazepine versus divalproex sodium in the treatment of acute mania: a pilot study. Eur Psychiatry 24(3):178–182. https://doi.org/10.1016/j.eurpsy.2008.12.014

Kallen B, Tandberg A (1983) Lithium and pregnancy. A cohort study on manic-depressive women. Acta Psychiatr Scand 68(2):134–139

Kallen B, Borg N, Reis M (2013) The use of central nervous system active drugs during pregnancy. Pharmaceuticals (Basel, Switzerland) 6(10):1221–1286. https://doi.org/10.3390/ph6101221

Kalsi G, McQuillin A, Degn B, Lundorf MD, Bass NJ, Lawrence J, Choudhury K, Puri V, Nyegaard M, Curtis D, Mors O, Kruse T, Kerwin S, Gurling H (2006) Identification of the Slynar gene (AY070435) and related brain expressed sequences as a candidate gene for susceptibility to affective disorders through allelic and haplotypic association with bipolar disorder on chromosome 12q24. Am J Psychiatry 163(10):1767–1776

Kaltenthaler E, Pandor A, Wong R (2014) The effectiveness of sexual health interventions for people with severe mental illness: a systematic review. Health Technol Assess 18(1):1–74. https://doi.org/10.3310/hta18010

Kamioka H, Tsutani K, Yamada M, Park H, Okuizumi H, Honda T, Okada S, Park SJ, Kitayuguchi J, Abe T, Handa S, Mutoh Y (2014) Effectiveness of horticultural therapy: a systematic review of randomized controlled trials. Complement Ther Med 22(5):930–943. https://doi.org/10.1016/j.ctim.2014.08.009

Kanba S, Yagi G, Kamijima K, Suzuki T, Tajima O, Otaki J, Arata E, Koshikawa H, Nibuya M, Kinoshita N, [Nachname nicht vorhanden] (1994) The first open study of zonisamide, a novel anticonvulsant, shows efficacy in mania. Prog Neuropsychopharmacol Biol Psychiatry 18(4): 707–715

Kanba S, Kawasaki H, Ishigooka J, Sakamoto K, Kinoshita T, Kuroki T (2014) A placebo-controlled, double-blind study of the efficacy and safety of aripiprazole for the treatment of acute manic or mixed episodes in Asian patients with bipolar I disorder (the AMAZE study). World J Biol Psychiatry 15(2):113–121. https://doi.org/10.3109/15622975.2012.669047

Kane JM, Quitkin FM, Rifkin A, Ramos-Lorenzi JR, Saraf K, Howard A, Klein DF (1981) Prophylactic lithium with and without imipramine for bipolar I patients: a double-blind study [proceedings]. Psychopharmacol Bull 17(1):144–145

Kane JM, Quitkin FM, Rifkin A, Ramos-Lorenzi JR, Nayak DD, Howard A (1982) Lithium carbonate and imipramine in the prophylaxis of unipolar and bipolar II illness: a prospective, placebo-controlled comparison. Arch Gen Psychiatry 39(9):1065–1069

Kane JM, Woerner M, Lieberman J (1988) Epidemiological aspects of tardive dyskinesia. L'Encéphale 14 Spec No:191–194

Kanfer F, Reinecker H, Schmelzer D (2006) Selbstmanagement-Therapie: Ein Lehrbuch für die Klinische Praxis. Springer, Berlin

Kaptsan A, Yaroslavsky Y, Applebaum J, Belmaker RH, Grisaru N (2003) Right prefrontal TMS versus sham treatment of mania: a controlled study. Bipolar Disord 5(1):36–39

Kargar M, Yoosefi A, Akhondzadeh S, Artonian V, Ashouri A, Ghaeli P (2015) Effect of adjunctive celecoxib on BDNF in manic patients undergoing electroconvulsive therapy: a randomized double blind controlled trial. Pharmacopsychiatry 48(7):268–273. https://doi.org/10.1055/s-0035-1559667

Kasper S, Hauk P (2006) Bipolare Erkrankungen. Zwischen Manie und Depression. Verlagshaus der Ärzte, Wien

Kasper S, Calabrese J (2008) International consensus group on the evidence-based pharmacologic treatment of bipolar I and II depression. J Clin Psychiatry 69(10):1632–1646

Kassem L, Lopez V, Hedeker D, Steele J, Zandi P, McMahon FJ (2006) Familiality of polarity at illness onset in bipolar affective disorder. Am J Psychiatry 163(10):1754–1759

Katagiri H, Tohen M, McDonnell David P, Fujikoshi S, Case M, Kanba S (2013) Efficacy and safety of olanzapine for treatment of patients with bipolar depression: Japanese subpopulation analysis of a randomized, double-blind, placebo-controlled study. In: BMC psychiatry 13:138. https://doi.org/10.1186/1471-244X-13-138

Kaymaz N, Krabbendam L, de GR, Nolen W, Ten HM, van OJ (2006) Evidence that the urban environment specifically impacts on the psychotic but not the affective dimension of bipolar disorder. Soc Psychiatry Psychiatr Epidemiol 41(9):679–685

Keaney M, Lorimer AR (1999) Auditing the implementation of SIGN (Scottish Intercollegiate Guidelines Network) clinical guidelines. Int J Health Care Qual Assur Inc Leadersh Health Serv 12(6–7):314–317

Keating GM, Robinson DM (2007) Spotlight on quetiapine in bipolar depression. CNS Drugs 21(8):695–697

Keck PE Jr, McElroy H, Strakowski SM, West SA, Sax KW, Hawkins JM, Bourne ML, Haggard P (1998) 12-month outcome of patients with bipolar disorder following hospitalization for a manic or mixed episode. Am J Psychiatry 155(5):646–652

Keck PE Jr, Frye M, et al. (2007a) Bipolar depression: best practices for the hospitalized patient. CNS Spectr 12(11):1–11

Keck PE Jr, McIntyre RS, et al. (2007b) Bipolar depression: best practices for the outpatient. CNS Spectr 12(12):1–15

Keck PE, Orsulak PJ, Cutler AJ, Sanchez R, Torbeyns A, Marcus RN, McQuade RD, Carson WH (2009) Aripiprazole monotherapy in the treatment of acute bipolar I mania: a randomized, double-blind, placebo- and lithium-controlled study. J Affect Disord 112(1–3):36–49. https://doi.org/10.1016/j.jad.2008.05.014

Keck PEJ, McElroy SL, Tugrul KC, Bennett JA (1993) Valproate oral loading in the treatment of acute mania. J Clin Psychiatry 54(8):305–308

Keck PEJ, McElroy SL, Strakowski SM, Soutullo CA (2000) Antipsychotics in the treatment of mood disorders and risk of tardive dyskinesia. J Clin Psychiatry 61(Suppl 4):33–38

Keck PEJ, Strakowski SM, Hawkins JM, Dunayevich E, Tugrul KC, Bennett JA, McElroy SL (2001) A pilot study of rapid lithium administration in the treatment of acute mania. Bipolar Disord 3(2):68–72

Keck PEJ, Marcus R, Tourkodimitris S, Ali M, Liebeskind A, Saha A, Ingenito G (2003a) A placebo-controlled, double-blind study of the efficacy and safety of aripiprazole in patients with acute bipolar mania. Am J Psychiatry 160(9):1651–1658

Keck PEJ, Versiani M, Potkin S, West SA, Giller E, Ice K (2003b) Ziprasidone in the treatment of acute bipolar mania: a three-week, placebo-controlled, double-blind, randomized trial. Am J Psychiatry 160(4):741–748

Keck PEJ, Corya SA, Altshuler LL, Ketter TA, McElroy SL, Case M, Briggs SD, Tohen M (2005) Analyses of treatment-emergent mania with olanzapine/fluoxetine combination in the treatment of bipolar depression. J Clin Psychiatry 66(5):611–616

Keck PEJ, Calabrese JR, McQuade RD, Carson WH, Carlson BX, Rollin LM, Marcus RN, Sanchez R (2006a) A randomized, double-blind, placebo-controlled 26-week trial of aripiprazole in recently manic patients with bipolar I disorder. J Clin Psychiatry 67(4):626–637

Keck PEJ, Mintz J, McElroy SL, Freeman MP, Suppes T, Frye MA, Altshuler LL, Kupka R, Nolen WA, Leverich GS, Denicoff KD, Grunze H, Duan N, Post RM (2006b) Double-blind, randomized, placebo-controlled trials of ethyl-eicosapentanoate in the treatment of bipolar depression and rapid cycling bipolar disorder. Biol Psychiatry 60(9):1020–1022

Keck PEJ, Calabrese JR, McIntyre RS, McQuade RD, Carson WH, Eudicone JM, Carlson BX, Marcus RN, Sanchez R (2007) Aripiprazole monotherapy for maintenance therapy in bipolar I disorder: a 100-week, double-blind study versus placebo. J Clin Psychiatry 68(10):1480–1491

Keefe RS, Fox KH, Davis VG, Kennel C, Walker TM, Burdick KE, Harvey PD (2014) The Brief Assessment of Cognition In Affective Disorders (BAC-A): performance of patients with bipolar depression and healthy controls. J Affect Disord 166:86–92. https://doi.org/10.1016/j.jad.2014.05.002

Keeley T, Khan H, Pinfold V, Williamson P, Mathers J, Davies L, Sayers R, England E, Reilly S, Byng R, Gask L, Clark M, Huxley P, Lewis P, Birchwood M, Calvert M (2015) Core outcome sets for use in effectiveness trials involving people with bipolar and schizophrenia in a community-based setting (PARTNERS2): study protocol for the development of two core outcome sets. Trials 16:47. https://doi.org/10.1186/s13063-015-0553-0

Keller MB, Lavori PW, Kane JM, Gelenberg AJ, Rosenbaum JF, Walzer EA, Baker LA (1992) Subsyndromal symptoms in bipolar disorder. A comparison of standard and low serum levels of lithium. Arch Gen Psychiatry 49(5):371–376

Kellner CH, Roy-Byrne PP, Gold PW (1985) Lithium intolerance disproved by blind clinical trial. Hillside J Clin Psychiatry 7(1):82–87

Kellner MB, Neher F (1991) A first episode of mania after age 80. Can J Psychiatry 36(8):607–608

Kelly T, Lieberman DZ (2009) The use of triiodothyronine as an augmentation agent in treatment-resistant bipolar II and bipolar disorder NOS. J Affect Disord 116(3):222–226. https://doi.org/10.1016/j.jad.2008.12.010

Kelwala S, Ban TA, Berney SA, Wilson WH (1984) Rapid tranquilization: a comparative study of thiothixene and haloperidol. Prog Neuropsychopharmacol Biol Psychiatry 8(1):77–83

Kemna C (2004) Kognitive Ergotherapie am BKH Bayreuth. Krankenhauspsychiatrie (15):9–15

Kemner et al. (2015) The role of life events and psychological factors in the onset of first and recurrent mood episodes in bipolar offspring: results from the Dutch Bipolar Offspring Study. Psychol Med 45(12):2571–81

Kemp DE, Gao K, Ganocy SJ, Elhaj O, Bilali SR, Conroy C, Findling RL, Calabrese JR (2009) A 6-month, double-blind, maintenance trial of lithium monotherapy versus the combination of lithium and divalproex for rapid-cycling bipolar disorder and Co-occurring substance abuse or dependence. J Clin Psychiatry 70(1):113–121

Kerwin R (2002) Olanzapine was more effective than lorazepam at 2 hours but not at 24 hours in bipolar mania with acute agitation. Evid Based Ment Health 5(1):18

Kesebir S, Tatlidil YE, Suner O, Gultekin BK (2014) Uric acid levels may be a biological marker for the differentiation of unipolar and bipolar disorder: the role of affective temperament. J Affect Disord 165:131–134. https://doi.org/10.1016/j.jad.2014.04.053

Kessing LV, Hansen HV, Hvenegaard A, Christensen EM, Dam H, Gluud C, Wetterslev J (2013) Treatment in a specialised out-patient mood disorder clinic v. standard out-patient treatment in the early course of bipolar disorder: randomised clinical trial. Br J Psychiatry 202(3):212–219. https://doi.org/10.1192/bjp.bp.112.113548

Kessing LV, Gerds TA, Feldt-Rasmussen B, Andersen PK, Licht RW (2015) Lithium and renal and upper urinary tract tumors – results from a nationwide population-based study. Bipolar Disord 17(8):805–813. https://doi.org/10.1111/bdi.12344

Kessler RC, McGonagle KA, Zhao S (1994) Lifetime and 12-Month Prevalence of DSM-III-R Psychiatric Disorders in the United States: Results From the National Comorbidity Survey. Arch Gen Psychiatry 51(1):8–19. https://doi.org/10.1001/archpsyc.1994.03950010008002

Kessler RC, Berglund P, Demler O, Jin R, Merikangas KR, Walters EE (2005) Lifetime Prevalence and Age-of-Onset Distributions of DSM-IV Disorders in the National Comorbidity Survey Replication. Arch Gen Psychiatry 62(6):593–602. https://doi.org/10.1001/archpsyc.62.6.593

Kessler RC, Akiskal HS, Ames M, Birnbaum H, Greenberg P, Hirschfeld RM, Jin R, Merikangas KR, Simon GE, Wang PS (2006) Prevalence and effects of mood disorders on work performance in a nationally representative sample of U.S. workers. Am J Psychiatry 163(9):1561–1568

Kessler U, Schoeyen HK, Andreassen OA, Eide GE, Malt UF, Oedegaard KJ, Morken G, Sundet K, Vaaler AE (2014) The effect of electroconvulsive therapy on neurocognitive function in treatment-resistant bipolar disorder depression. J Clin Psychiatry 75(11):e1306–e1313. https://doi.org/10.4088/JCP.13m08960

Ketter TA, Wang PW, Chandler RA, Alarcon AM, Becker OV, Nowakowska C, O'Keeffe CM, Schumacher MR (2005) Dermatology precautions and slower titration yield low incidence of lamotrigine treatment-emergent rash. J Clin Psychiatry 66(5):642–645

Ketter TA, Greist JH, Graham JA, Roberts JN, Thompson TR, Nanry KP (2006a) The effect of dermatologic precautions on the incidence of rash with addition of lamotrigine in the treatment of bipolar I disorder: a randomized trial. J Clin Psychiatry 67(3):400–406

Ketter TA, Houston JP, Adams DH, Risser RC, Meyers AL, Williamson DJ, Tohen M (2006b) Differential efficacy of olanzapine and lithium in preventing manic or mixed recurrence in patients with bipolar I disorder based on number of previous manic or mixed episodes. J Clin Psychiatry 67(1):95–101

Ketter TA, Jones M, Paulsson B (2007) Rates of remission/euthymia with quetiapine monotherapy compared with placebo in patients with acute mania. J Affect Disord 100(Suppl 1):45–53

Ketter TA, Brooks JO, Hoblyn JC, Champion LM, Nam JY, Culver JL et al. (2008) Effectiveness of lamotrigine in bipolar disorder in a clinical setting. In: J Psychiatr Res 43(1), S.13–23. DOI: 10.1016/j.jpsychires.2008.02.007.

Ketter TA (2010) Management of bipolar disorders in older adults. In: Ketter TA (Hrsg) Handbook of diagnosis and treatment of bipolar disorders. American Psychiatric Publishing Inc, Arlington, S 453

Ketter TA, Yang R, Frye MA (2015) Adjunctive armodafinil for major depressive episodes associated with bipolar I disorder. J Affect Disord 181:87–91. https://doi.org/10.1016/j.jad.2015.04.012

Ketter TA, Miller S, Dell'Osso B, Wang PW (2016) Treatment of bipolar disorder: review of evidence regarding quetiapine and lithium. J Affect Disord 191:256–273. https://doi.org/10.1016/j.jad.2015.11.002

Khan A, Khan S, Kolts R, Brown WA (2003) Suicide rates in clinical trials of SSRIs, other antidepressants, and placebo: analysis of FDA reports. Am J Psychiatry 160(4):790–792

Khan A, Faucett J, Morrison S, Brown WA (2013) Comparative mortality risk in adult patients with schizophrenia, depression, bipolar disorder, anxiety disorders, and attention-deficit/hyperactivity disorder participating in psychopharmacology clinical trials. JAMA psychiatry 70(10):1091–1099. https://doi.org/10.1001/jamapsychiatry.2013.149

Khanna S (2006) Risperidone effectively increases rates of symptomatic remission of acute mania in people with bipolar disorder. Evid Based Ment Health 9(2):40

Khanna S, Vieta E, Lyons B, Grossman F, Eerdekens M, Kramer M (2005) Risperidone in the treatment of acute mania: double-blind, placebo-controlled study. Br J Psychiatry 187:229–234

Khazaal Y, Tapparel S, Chatton A, Rothen S, Preisig M, Zullino D (2007) Quetiapine dosage in bipolar disorder episodes and mixed states. Prog Neuropsychopharmacol Biol Psychiatry 31(3):727–730

Kilbourne AM, Rofey DL, McCarthy JF, Post EP, Welsh D, Blow FC (2007) Nutrition and exercise behavior among patients with bipolar disorder. Bipolar Disord 9(5):443–452

Kilbourne AM, Goodrich DE, Lai Z, Post EP, Schumacher K, Nord KM, Bramlet M, Chermack S, Bialy D, Bauer MS (2013) Randomized controlled trial to assess reduction of cardiovascular disease risk in patients with bipolar disorder. The Self-Management Addressing Heart Risk Trial (SMAHRT). J Clin Psychiatry 74(7):e655–e662. https://doi.org/10.4088/JCP.12m08082

Kim EY, Miklowitz DJ, Biuckians A, Mullen K (2007) Life stress and the course of early-onset bipolar disorder. J Affect Disord 99(1–3):37–44

Kim, Epperson CN, Weiss AR, Wisner KL (2014) Pharmacotherapy of postpartum depression: an update. Expert Opin Pharmacother 15(9):1223–1234. https://doi.org/10.1517/14656566.2014.911842

Kinon BJ, Ahl J, Rotelli MD, McMullen E (2004) Efficacy of accelerated dose titration of olanzapine with adjunctive lorazepam to treat acute agitation in schizophrenia. Am J Emerg Med 22(3):181–186

Kinzel U, Spengler A, Weig W (2006) Das klinische Leistungsprofil psychiatrischer Institutsambulanzen in Niedersachsen. Krankenhauspsychiatrie 17:79–83

Kipper DA, Ritchie TD (2003) The effectiveness of psychodramatic techniques: a meta-analysis. Group Dyn Theory Res Pract 7(1):13–25

Kirchner H, Fiene M, Ollenschlager G (2001) Dissemination and implementation of guidelines in public health: current state in July 2001 1. Dtsch Med Wochenschr 126(43):1215–1220. https://doi.org/10.1055/s-2001-18003

Kisely S, Smith M, Preston NJ, Xiao J (2005) A comparison of health service use in two jurisdictions with and without compulsory community treatment. Psychol Med 35(9):1357–1367. https://doi.org/10.1017/S0033291705004824

Kisely SR, Campbell LA (2014) Compulsory community and involuntary outpatient treatment for people with severe mental disorders. Cochrane Database Syst Rev 12:CD004408. https://doi.org/10.1002/14651858.CD004408.pub4

Kishi T, Oya K, Iwata N (2016) Long-acting injectable antipsychotics for prevention of relapse in bipolar disorder: a systematic review and meta-analyses of randomized controlled trials. Int J Neuropsychopharmacol 19(9). https://doi.org/10.1093/ijnp/pyw038

Kleindienst N, Greil W (2000) Differential efficacy of lithium and carbamazepine in the prophylaxis of bipolar disorder: results of the MAP study. Neuropsychobiology 42(Suppl 1):2–10

Kleindienst N, Greil W (2002) Inter-episodic morbidity and drop-out under carbamazepine and lithium in the maintenance treatment of bipolar disorder. Psychol Med 32(3):493–501

Kleindienst N, Severus WE, Greil W (2007) Are serum lithium levels related to the polarity of recurrence in bipolar disorders? Evidence from a multicenter trial. MedGenMed 22(3):125–131

Klemperer D (2003) Arzt-Patient-Beziehung. Entscheidung über Therapie muss gemeinsam getroffen werden. Dtsch Ärztebl 100(A):753–755

Klerman GL (1981) The spectrum of mania. Compr Psychiatry 22(1):11–20

Klosterkötter J, Maier W (eds) (2017) Handbuch Präventive Psychiatrie. Forschung – Lehre – Versorgung: mit 29 Abbildungen und 34 Tabellen. Schattauer, Stuttgart

Knights J, Rohatagi S (2015) Development and application of an aggregate adherence metric derived from population pharmacokinetics to inform clinical trial enrichment. J Pharmacokinet Pharmacodyn 42(3):263–273. https://doi.org/10.1007/s10928-015-9414-4

Koch SC (2008) Mitteilung. In: Zeitschrift für Tanztherapie, 27/28. Internetlink: http://www.tanztherapie.de/index.php?menuid=47

Koch SC, Morlinghaus K, Fuchs T (2007) The joy dance. Arts Psychother 34(4):340–349. https://doi.org/10.1016/j.aip.2007.07.001

Kochevar LK, Yano EM (2006) Understanding health care organization needs and context. Beyond performance gaps. J Gen Intern Med 21(Suppl 2):25–29. https://doi.org/10.1111/j.1525-1497.2006.00359.x

Kolodziej ME, Griffin ML, Najavits LM, Otto MW, Greenfield SF, Weiss RD (2005) Anxiety disorders among patients with co-occurring bipolar and substance use disorders. Drug Alcohol Depend 80(2):251–257

Konstantakopoulos G, Dimitrakopoulos S, Michalopoulou PG (2015) Drugs under early investigation for the treatment of bipolar disorder. Expert Opin Investig Drugs 24(4):477–490. https://doi.org/10.1517/13543784.2015.1019061

Kopp I (2011) Von Leitlinien zur Qualitätssicherung. Bundesgesundheitsblatt 54:160–165

Kopp I, Müller W, Lorenz W (2003) 8. Rundbrief. Die zentrale Rolle von Outcomes in Leitlinien und Disease-Management Programmen

Kopp IB, Selbmann HK, Koller M (2007) Consensus development in evidence-based guidelines: from myths to rational strategies. Z Ärztl Fortbild Qualitätssich. 101(2):89–95

Kora K, Saylan M, Akkaya C, Karamustafalioglu N, Tomruk N, Yasan A, Oral T (2008) Predictive factors for time to remission and recurrence in patients treated for acute mania: health outcomes of manic episodes (HOME) study. Prim Care Companion J Clin Psychiatry 10(2):114–119

Kotynia-English R, McGowan H, Almeida OP (2005) A randomized trial of early psychiatric intervention in residential care: impact on health outcomes. Int Psychogeriatr 17(3):475–485

Kowatch RA, Suppes T, Carmody TJ, Bucci JP, Hume JH, Kromelis M, Emslie GJ, Weinberg WA, Rush AJ (2000) Effect size of lithium, divalproex sodium, and carbamazepine in children and adolescents with bipolar disorder. J Am Acad Child Adolesc Psychiatry 39(6): 713–720

Kowatch RA, Sethuraman G, Hume JH, Kromelis M, Weinberg WA (2003) Combination pharmacotherapy in children and adolescents with bipolar disorder. Biol Psychiatry 53(11):978–984

Kowatch RA, Scheffer RE, Monroe E, Delgado S, Altaye M, Lagory D (2015) Placebo-controlled trial of valproic Acid versus risperidone in children 3–7 years of age with bipolar I disorder. J Child Adolesc Psychopharmacol 25(4):306–313. https://doi.org/10.1089/cap.2014.0166

Kozma C (2001) Valproic acid embryopathy: report of two siblings with further expansion of the phenotypic abnormalities and a review of the literature. Am J Med Genet 98(2):168–175

Kramer B, Simon M, Katschnig H (1996) Die Beurteilung psychiatrischer Berufsgruppen durch die Angehörigen. Psychiatr Prax 23(1):29–32

Kramlinger KG, Post RM (1989) Adding lithium carbonate to carbamazepine: antimanic efficacy in treatment-resistant mania. Acta Psychiatr Scand 79(4):378–385

Krüger S, Bräunig P, Shugar G (1997) Manie-Selbstbeurteilungsskala (MMS). – Deutsche Bearbeitung des Self-Report Manic Inventory. Beltz, Göttingen

Krupa T, Edelow M, Chen S (2017) Handeln ermöglichen – Trägheit überwinden. Therapieprogramm für Gesundheit durch Aktivität – Handeln gegen Trägheit. Idstein, Schulz-Kirchner

Krauss SS, Depue RA, Arbisi PA, Spoont M (1992) Behavioral engagement level, variability, and diurnal rhythm as a function of bright light in bipolar II seasonal affective disorder: an exploratory study. Psychiatry Res 43(2):147–160

Krüger S, Sarkar R, Pietsch R, Hasenclever D, Braunig P (2008) Levetiracetam as monotherapy or add-on to valproate in the treatment of acute mania-a randomized open-label study. Psychopharmacology 198(2):297–299

Kühner C (1997) FDD-DSM-IV Fragebogen zur Depressionsdiagnostik nach DSM-IV. Hogrefe, Göttingen

Kulkarni J, Garland KA, Scaffidi A, Headey B, Anderson R, de CA, Fitzgerald P, Davis SR (2006) A pilot study of hormone modulation as a new treatment for mania in women with bipolar affective disorder. Psychoneuroendocrinology 31(4): 543–547

Kühner C (1997) FDD-DSM-IV Fragebogen zur Depressionsdiagnostik nach DSM-IV. Hogrefe, Göttingen

Kuhn-Thiel AM, Weiß C, Wehling M (2014) Consensus validation of the FORTA (Fit fOR The Aged) List: a clinical tool for increasing the appropriateness of pharmacotherapy in the elderly. Drugs Aging 31(2):131–140. https://doi.org/10.1007/s40266-013-0146-0

Kunze H (1999) Personenzentrierter Ansatz in der psychiatrischen Versorgung in Deutschland. Psycho 25:728–735

Kunze H (2001) Der Entwicklungshorizont der Psychiatrie-Enquete: Ziele – Kompromisse – zukünftige Aufgaben? Psychiatrie-Verlag, Bonn, S 103–127

Kupka RW, Luckenbaugh DA, Post RM, Suppes T, Altshuler LL, Keck PEJ, Frye MA, Denicoff KD, Grunze H, Leverich GS, McElroy SL, Walden J, Nolen WA (2005) Comparison of rapid-cycling and non-rapid-cycling bipolar disorder based on prospective mood ratings in 539 outpatients. Am J Psychiatry 162(7):1273–1280

Kurtz LF (1988) Mutual aid for affective disorders: the manic depressive and depressive association. Am J Orthopsychiatry 58(1):152–155

Kushner SF, Khan A, Lane R, Olson WH (2006) Topiramate monotherapy in the management of acute mania: results of four double-blind placebo-controlled trials. Bipolar Disord 8(1):15–27

Kwapil et al. (2000) A longitudinal study of high scorers on the hypomanic personality scale. J Abnorm Psychol 109(2):222–26

Kyomen HH (2006) The use of levetiracetam to decrease mania in elderly bipolar patients. Am J Geriatr Psychiatry 14(11):985

Lachman HM, Stopkova P, Papolos DF, Pedrosa E, Margolis B, Aghalar MR, Saito T (2006) Analysis of synapsin III-196 promoter mutation in schizophrenia and bipolar disorder. Neuropsychobiology 53(2):57–62

Lahera G, Bayon C, Fe Bravo-Ortiz M, Rodriguez-Vega B, Barbeito S, Saenz M, Avedillo C, Villanueva R, Ugarte A, Gonzalez-Pinto A, de Dios C (2014) Mindfulness-based cognitive therapy versus psychoeducational intervention in bipolar outpatients with sub-threshold depressive symptoms: a randomized controlled trial. BMC Psychiatry 14:215. https://doi.org/10.1186/s12888-014-0215-x

Lam DH, Watkins ER, Hayward P, Bright J, Wright K, Kerr N, Parr-Davis G, Sham P (2003) A randomized controlled study of cognitive therapy for relapse prevention for bipolar affective disorder: outcome of the first year. Arch Gen Psychiatry 60(2):145–152

Lambert D, Middle F, Hamshere ML, Segurado R, Raybould R, Corvin A, Green E, O'Mahony E, Nikolov I, Mulcahy T, Haque S, Bort S, Bennett P, Norton N, Owen MJ, Kirov G, Lendon C, Jones L, Jones I, Holmans P, Gill M, Craddock N (2005) Stage 2 of the Wellcome Trust UK-Irish bipolar affective disorder sibling-pair genome screen: evidence for linkage on chromosomes 6q16-q21, 4q12-q21, 9p21, 10p14-p12 and 18q22. Mol Psychiatry 10(9):831–841

Lam DH, Hayward P, Watkins ER, Wright K, Sham P (2005a) Relapse prevention in patients with bipolar disorder: cognitive therapy outcome after 2 years. Am J Psychiatry 162:324–329

Lam DH, Wright K, Sham P (2005b) Sense of Hyper-positive self and response to cognitive therapy for Bipolar disorder. Psychol Med 35(1):69–77

Lambert M, Meigel-Schleiff C, Bock T, Naber D, Ohm G (2010a) Integrierte Versorgung von Patienten mit psychotischen Erkrankungen: das Hamburger Modell. In: Innovative Konzepte im Versorgungsmanagement von ZNS-Patienten, Bd 1. Medizinisch Wissenschaftliche Verlagsgesellschaft, Berlin, S 113–137

Lambert M, Bock T, Schottle D, Golks D, Meister K, Rietschel L, Bussopulos A, Frieling M, Schodlbauer M, Burlon M, Huber CG, Ohm G, Pakrasi M, Chirazi-Stark MS, Naber D, Schimmelmann BG (2010b) Assertive community treatment as part of integrated care versus standard care: a 12-month trial in patients with first- and multiple-episode schizophrenia spectrum disorders treated with quetiapine immediate release (ACCESS trial). J Clin Psychiatry 71(10):1313–1323. https://doi.org/10.4088/JCP.09m05113yel

Lambert MJ, Ogles BM (2004) The efficacy and effectiveness of psychotherapy. In: Lambert MJ (Hrsg) Bergin and Garfield handbook of psychotherapy and behaviour change. Wiley, New York, S 139–193

Lambert MT, Copeland LA, Sampson N, Duffy SA (2006) New-onset type-2 diabetes associated with atypical antipsychotic medications. Prog Neuro-Psychopharmacol Biol Psychiatry 30(5):919–923. https://doi.org/10.1016/j.pnpbp.2006.02.007

Landbloom RL, Mackle M, Wu X, Kelly L, Snow-Adami L, McIntyre RS, Mathews M, Hundt C (2016) Asenapine: efficacy and safety of 5 and 10mg bid in a 3-week, randomized, double-blind, placebo-controlled trial in adults with a manic or mixed episode associated with bipolar I disorder. J Affect Disord 190:103–110. https://doi.org/10.1016/j.jad.2015.06.059

Langosch JM, Drieling T, Biedermann NC, Born C, Sasse J, Bauer H, Walden J, Bauer M, Grunze H (2008) Efficacy of quetiapine monotherapy in rapid-cycling bipolar disorder in comparison with sodium valproate. J Clin Psychopharmacol 28(5):555–560

Lassen D, Ennis ZN, Damkier P (2016) First-trimester pregnancy exposure to venlafaxine or duloxetine and risk of major congenital malformations: a systematic review. Basic Clin Pharmacol Toxicol 118(1):32–36. https://doi.org/10.1111/bcpt.12497

Lauder S, Chester A, Castle D, Dodd S, Gliddon E, Berk L, Chamberlain J, Klein B, Gilbert M, Austin DW, Berk M (2015) A randomized head to head trial of MoodSwings.net.au: an Internet based self-help program for bipolar disorder. J Affect Disord 171:13–21. https://doi.org/10.1016/j.jad.2014.08.008

Lauterbach E, Felber W, Muller-Oerlinghausen B, Ahrens B, Bronisch T, Meyer T, Kilb B, Lewitzka U, Hawellek B, Quante A, Richter K, Broocks A, Hohagen F (2008) Adjunctive lithium treatment in the prevention of suicidal behaviour in depressive disorders: a randomised, placebo-controlled, 1-year trial. Acta Psychiatr Scand 118(6):469–479. https://doi.org/10.1111/j.1600-0447.2008.01266.x

Lauterbach KW (2000) Disease-Management in Deutschland: Die Umsetzung von DMPs in Deutschland ist nicht unumstritten

Lawlor DA, Hopker SW (2001) The effectiveness of exercise as an intervention in the management of depression: systematic review and meta-regression analysis of randomised controlled trials. BMJ 322(7289):763–767

Lazowski LK, Townsend B, Hawken ER, Jokic R, Du Toit R, Milev R (2014) Sleep architecture and cognitive changes in olanzapine-treated patients with depression: a double blind randomized placebo controlled trial. BMC Psychiatry 14:202. https://doi.org/10.1186/1471-244X-14-202

Le Fauve CE (2005) Valproate reduces alcohol consumption in people with comorbid alcohol dependency and bipolar disorder. Evid Based Ment Health 8(3):79

Lee S-Y, Chen S-L, Chang Y-H, Chen PS, Huang S-Y, Tzeng N-S, Wang Y-S, Wang L-J, Lee IH, Wang T-Y, Yeh TL, Yang YK, Hong J-S, Lu R-B (2014) The effects of add-on low-dose memantine on cytokine levels in bipolar II depression: a 12-week double-blind, randomized controlled trial. J Clin Psychopharmacol 34(3):337–343. https://doi.org/10.1097/JCP.0000000000000109

Lehmann SW, Rabins PV (2006) Factors related to hospitalization in elderly manic patients with early and late-onset bipolar disorder. Int J Geriatr Psychiatry 21(11):1060–1064

Leibenluft E, Wehr TA (1992) Is sleep deprivation useful in the treatment of depression? Am J Psychiatry 149(2):159–168

Leibenluft E, Turner EH, Feldman-Naim S, Schwartz PJ, Wehr TA, Rosenthal NE (1995) Light therapy in patients with rapid cycling bipolar disorder: preliminary results. Psychopharmacol Bull 31(4):705–710

Leibenluft E, Albert PS, Rosenthal NE, Wehr TA (1996) Relationship between sleep and mood in patients with rapid-cycling bipolar disorder. Psychiatry Res 63(2–3):161–168

Leichsenring F, Leweke F, Klein S, Steinert C (2015) The empirical status of psychodynamic psychotherapy – an update: Bambi's alive and kicking. Psychother Psychosom 84(3):129–148. htps://doi.org/10.1159/000376584

Leiknes KA, Cooke MJ, Jarosch-von-Schweder L, Harboe I, Høie B (2015) Electroconvulsive therapy during pregnancy: a systematic review of case studies. Arch Womens Ment Health 1:1–39

Lenox RH, Newhouse PA, Creelman WL, Whitaker TM (1992) Adjunctive treatment of manic agitation with lorazepam versus haloperidol: a double-blind study. J Clin Psychiatry 53(2):47–52

Leopold K, Ritter P, Correll CU, Marx C, Ozgurdal S, Juckel G, Bauer M, Pfennig A (2011) Risk constellations prior to the development of bipolar disorders: rationale of a new risk assessment tool. J Affect Disord 136:1000–1010. https://doi.org/10.1016/j.jad.2011.06.043

Leopold K, Nikolaides A, Bauer M, Bechdolf A, Correll CU, Jessen F, Juckel G, Karow A, Lambert M, Klosterkötter J, Ruhrmann S, Pfeiffer S, Pfennig A (2015) Angebote zur Früherkennung von Psychosen und bipolaren Störungen in Deutschland: Bestandsaufnahme (Services for the early recognition of psychoses and bipolar disorders in Germany: inventory survey study). Nervenarzt 86(3):352–358. https://doi.org/10.1007/s00115-014-4119-2

Lepkifker E, Iancu I, Horesh N, Strous RD, Kotler M (2007) Lithium therapy for unipolar and bipolar depression among the middle-aged and older adult patient subpopulation. Depress Anxiety 24(8):571–576. https://doi.org/10.1002/da.20273

Lera-Miguel S, Andres-Perpina S, Fatjo-Vilas M, Fananas L, Lazaro L (2015) Two-year follow-up of treated adolescents with early-onset bipolar disorder: changes in neurocognition. J Affect Disord 172:48–54. https://doi.org/10.1016/j.jad.2014.09.041

Lerer B, Moore N, Meyendorff E, Cho SR, Gershon S (1985) Carbamazepine and lithium: different profiles in affective disorder? Psychopharmacol Bull 21(1):18–22

Lerer B, Moore N, Meyendorff E, Cho SR, Gershon S (1987) Carbamazepine versus lithium in mania: a double-blind study. J Clin Psychiatry 48(3):89–93

Lesem MD, Zajecka JM, Swift RH, Reeves KR, Harrigan EP (2001) Intramuscular ziprasidone, 2 mg versus 10 mg, in the short-term management of agitated psychotic patients. J Clin Psychiatry 62(1):12–18

Leung J, Arthur DG (2004) Clients and facilitators' experiences of participating in a Hong Kong self-help group for people recovering from mental illness. Int J Ment Health Nurs 13(4):232–241. https://doi.org/10.1111/j.1440-0979.2004.00339.x

Levav I, Kohn R, Dohrenwend B, Shrout P, Skodol A, Schwartz S, Naveh G (1993). An epidemiological study of mental disorders in a 10-year cohort of young adults in Israel. Psychological Medicine, 23(3):691–707. https://doi.org/10.1017/S0033291700025472

Levenson et al. (2015) Differences in sleep disturbances among offspring of parents with and without bipolar disorder: association with conversion to bipolar disorder. Bipolar Disord 17(8):836–48

Leverich GS, Nolen WA, Rush AJ, McElroy SL, Keck PE, Denicoff KD, Suppes T, Altshuler LL, Kupka R, Kramlinger KG, Post RM (2001) The Stanley foundation bipolar treatment outcome network. I Longitudinal methodology. J Affect Disord 67(1–3):33–44

Leverich GS, Altshuler LL, Frye MA, Suppes T, McElroy SL, Keck PEJ, Kupka RW, Denicoff KD, Nolen WA, Grunze H, Martinez MI, Post RM (2006) Risk of switch in mood polarity to hypomania or mania in patients with bipolar depression during acute and continuation trials of venlafaxine, sertraline, and bupropion as adjuncts to mood stabilizers. Am J Psychiatry 163(2):232–239

Levkovitz V, Fennig S, Horesh N, Barak V, Treves I (2000) Perception of ill spouse and dyadic relationship in couples with affective disorder and those without. J Affect Disord 58(3):237–240

Li H, Ma C, Wang G, Zhu X, Peng M, Gu N (2008) Response and remission rates in Chinese patients with bipolar mania treated for 4 weeks with either quetiapine or lithium: a randomized and double-blind study. Curr Med Res Opin 24(1):1–10

Li H, Gu N, Zhang H, Wang G, Tan Q, Yang F, Ning Y, Zhang H, Lu Z, Xu X, Shi J, Gao C, Li L, Zhang K, Tian H, Wang X, Li K, Li H, Xu Y, Xie S, Yu X (2016) Efficacy and safety of quetiapine extended release monotherapy in bipolar depression: a multi-center, randomized, double-blind, placebo-controlled trial. Psychopharmacology 233(7):1289–1297. https://doi.org/10.1007/s00213-016-4215-z

Licht RW, Gijsman H, Nolen WA, Angst J (2008a) Are antidepressants safe in the treatment of bipolar depression? A critical evaluation of their potential risk to induce switch into mania or cycle acceleration. Acta Psychiatr Scand 118(5):337–346

Licht RW, Vestergaard P, Brodersen A (2008b) Long-term outcome of patients with bipolar disorder commenced on lithium prophylaxis during hospitalization: a complete 15-year register-based follow-up. Bipolar Disord 10(1):79–86

Licht RW, Nielsen JN, Gram LF, Vestergaard P, Bendz H (2010) Lamotrigine versus lithium as maintenance treatment in bipolar I disorder: an open, randomized effectiveness study mimicking clinical practice. The 6th trial of the Danish University Antidepressant Group (DUAG-6). Bipolar Disord 12(5):483–493. https://doi.org/10.1111/j.1399-5618.2010.00836.x

Licht RW, Grabenhenrich LB, Nielsen RE, Berghöfer A (2014) Lithium and renal tumors: a critical comment to the report by Zaidan et al. Kidney Int 86(4):857. https://doi.org/10.1038/ki.2014.178

Lieberman DZ, Kelly TF, Douglas L, Goodwin FK (2010) A randomized comparison of online and paper mood charts for people with bipolar disorder. J Affect Disord 124(1–2):85–89. https://doi.org/10.1016/j.jad.2009.10.019

Lin CH, Huang CW, Chen CC, Hsu YF, Chang WH, Lane HY (2008) Time to rehospitalization in patients with bipolar I disorder on lithium or valproate with adjunctive antipsychotics. Psychopharmacology 200(2):301–303. https://doi.org/10.1007/s00213-008-1221-9

Lin K, Xu G, Wong NM, Wu H, Li T, Lu W, Chen K, Chen X, Lai B, Zhong L, So KF, Lee TM (2015) A multi-dimensional and integrative approach to examining the high-risk and ultra-high-risk stages of bipolar disorder. EBioMedicine 2(8):919–928. https://doi.org/10.1016/j.ebiom.2015.06.027

Lin PI, McInnis MG, Potash JB, Willour V, Mackinnon DF, DePaulo JR, Zandi PP (2006) Clinical correlates and familial aggregation of age at onset in bipolar disorder. Am J Psychiatry 163(2):240–246

Linkins KW, Lucca AM, Housman M, Smith SA (2006) Use of PASRR programs to assess serious mental illness and service access in nursing homes. Psychiatr Serv 57(3):325–332. https://doi.org/10.1176/appi.ps.57.3.325

Linroth R, Zander S, Forde S, Hanley M, Lins J (1996) Ramsey county day treatment services: day treatment to extended day treatment centers to focus groups. Occup Ther Ment Health 10(2):89–103

Lipkovich I, Citrome L, Perlis R, Deberdt W, Houston JP, Ahl J, Hardy T (2006) Early predictors of substantial weight gain in bipolar patients treated with olanzapine. J Clin Psychopharmacol 26(3):316–320

Littrell KH, Hilligoss NM, Kirshner CD, Petty RG, Johnson CG (2003) The effects of an educational intervention on antipsychotic-induced weight gain. J Nurs Scholarsh 35(3):237–241

Llewellyn A, Stowe ZN, Strader JR Jr (1998) The use of lithium and management of women with bipolar disorder during pregnancy and lactation. J Clin Psychiatry 59(Suppl 6): 57–64

Lloyd T, Kennedy N, Fearon P, Kirkbride J, Mallett R, Leff J, Holloway J, Harrison G, Dazzan P, Morgan K, Murray RM, Jones PB (2005) Incidence of bipolar affective disorder in three UK cities: results from the AESOP study. Br J Psychiatry 186(2):126–131

Lobban F, Gamble C, Kinderman P, Taylor L, Chandler C, Tyler E (2007): Enhanced relapse prevention for bipolar disorder - ERP trial. A cluster randomised controlled trial to assess the feasibility of training care coordinators to offer enhanced relapse prevention for bipolar disorder. In: BMC. Psychiatry 7:6

Lobban F, Taylor L, Chandler C, Tyler E, Kinderman P, Kolamunnage-Dona R, Gamble C, Peters S, Pontin E, Sellwood W, Morriss RK (2010) Enhanced relapse prevention for bipolar disorder by community mental health teams: cluster feasibility randomised trial. Br J Psychiatry 196(1):59–63. https://doi.org/10.1192/bjp.bp.109.065524

Loebel A, Cucchiaro J, Silva R, Kroger H, Hsu J, Sarma K, Sachs G (2014a) Lurasidone monotherapy in the treatment of bipolar I depression: a randomized, double-blind, placebo-controlled study. Am J Psychiatry 171(2):160–168. https://doi.org/10.1176/appi.ajp.2013.13070984

Loebel A, Cucchiaro J, Silva R, Kroger H, Sarma K, Xu J, Calabrese JR (2014b) Lurasidone as adjunctive therapy with lithium or valproate for the treatment of bipolar I depression: a randomized, double-blind, placebo-controlled study. Am J Psychiatry 171(2):169–177. https://doi.org/10.1176/appi.ajp.2013.13070985

Loebel A, Siu C, Rajagopalan K, Pikalov A, Cucchiaro J, Ketter TA (2015) Recovery in bipolar depression: post-hoc analysis of a placebo-controlled lurasidone trial followed by a long-term continuation study. J Affect Disord 186:376–382. https://doi.org/10.1016/j.jad.2015.07.033

Loh A, Simon D, Kriston L, Härter M (2007) Patientenbeteiligung bei medizinischen Entscheidungen – Effekte der Partizipativen Entscheidungsfindung aus systematischen Reviews. Dtsch Ärztebl 104(A):1483–1488

Loo CK, Sachdev P, Martin D, Pigot M, Alonzo A, Malhi GS. (2010) A double-blind, sham-controlled trial of transcranial direct current stimulation for the treatment of depression. In: International Journal of Neuropsychopharmacology 13(1):61–69. https://doi.org/10.1017/S1461145709990411

van der Loos ML, Mulder PG, Hartong EG, Blom MB, Vergouwen AC, de Keyzer HJ, Notten PJ, Luteijn ML, Timmermans MA, Vieta E, Nolen WA (2009) Efficacy and safety of lamotrigine as add-on treatment to lithium in bipolar depression: a multicenter, double-blind, placebo-controlled trial. J Clin Psychiatry 70(2):223–231

van der Loos ML, Mulder P, Hartong EG, Blom MB, Vergouwen AC, van Noorden MS, Timmermans MA, Vieta E, Nolen WA (2010) Efficacy and safety of two treatment algorithms in bipolar depression consisting of a combination of lithium, lamotrigine or placebo and paroxetine. Acta Psychiatr Scand 122(3):246–254. https://doi.org/10.1111/j.1600-0447.2009.01537.x

Lomas J (1994) Teaching old (and not so old) Docs new tricks:effective ways to implement research findings. Disseminating research findings/changing behavior: research methods for primary care. Sage, Thousand Oaks

Lönnqvist JK (2000) Psychiatric aspects of suicidal behaviour: depression. In: Hawton K, van Heeringen K (Hrsg) The international handbook of suicide and attempted suicide. Wiley, Chichester, S 107–120

Lonnqvist et al. (2009) Premorbid personality factors in schizophrenia and bipolar disorder: results from a large cohort study of male conscripts. J.Abnorm.Psychol. 118(2):418–23

Louik C, Lin AE, Werler MM, Hernandez-Diaz S, Mitchell AA (2007) First-trimester use of selective serotonin-reuptake inhibitors and the risk of birth defects. N Engl J Med 356(26):2675–2683. https://doi.org/10.1056/NEJMoa067407

Lovett Doust JW, Christie H (1980) Repeated sleep deprivation as a therapeutic Zeitgeber for circular type manic depressive disturbance. Chronobiologia 7(4):505–511

Löwe B, Spitzer RL, Zipfel S, Herzog W (2002) Gesundheitsfragebogen für Patienten (PHQ D). Komplettversion und Kurzform. Testmappe mit Manual, Fragebögen, Schablonen. Pfizer, Karlsruhe

Lowe G, Twaddle S (2005) The Scottish Intercollegiate Guidelines Network (SIGN): an update. Scott Med J 50(2):51–52

Lozano AM, Mayberg HS, Giacobbe P, Hamani C, Craddock RC, Kennedy SH (2008) Subcallosal cingulate gyrus deep brain stimulation for treatment-resistant depression. Biol Psychiatry 64(6):461–467. https://doi.org/10.1016/j.biopsych.2008.05.034

Lu ML (2003) Olanzapine reduces mania more effectively than divalproex, but has more adverse effects. Evid Based Ment Health 6(1):28

van der Lugt, Margreth N, van de Maat, Josephine S, van Kamp IL, der Klein K-v, Elise AM, Hovens, Jacqueline GFM, Walther FJ (2012) Fetal, neonatal and developmental outcomes of lithium-exposed pregnancies. Early Hum Dev 88(6):375–378. https://doi.org/10.1016/j.earlhumdev.2011.09.013

Lutz UC, Hiemke C, Wiatr G, Farger G, Arand J, Wildgruber D (2010) Aripiprazole in pregnancy and lactation: a case report. J Clin Psychopharmacol 30(2):204–205. https://doi.org/10.1097/JCP.0b013e3181d27c7d

Lyoo IK, Demopulos CM, Hirashima F, Ahn KH, Renshaw PF (2003) Oral choline decreases brain purine levels in lithium-treated subjects with rapid-cycling bipolar disorder: a double-blind trial using proton and lithium magnetic resonance spectroscopy. Bipolar Disord 5(4):300–306

Macfadden W, Alphs L, Haskins JT, Turner N, Turkoz I, Bossie C, Kujawa M, Mahmoud R (2009) A randomized, double-blind, placebo-controlled study of maintenance treatment with adjunctive risperidone long-acting therapy in patients with bipolar I disorder who relapse frequently. Bipolar Disord 11(8):827–839. https://doi.org/10.1111/j.1399-5618.2009.00761.x

Machado-Vieira R, Soares JC, Lara DR, Luckenbaugh DA, Busnello JV, Marca G, Cunha A, Souza DO, Zarate CAJ, Kapczinski F (2008) A double-blind, randomized, placebo-controlled 4-week study on the efficacy and safety of the puringergic agents allopurinol and dipyridamole adjunctive to lithium in acute bipolar mania. J Clin Psychiatry 69(8):1237–1245

Mack S (2001) Where the rainbow speaks and catches the sun: an occupational therapist discovers her true colors. Occup Ther Ment Health 17(3/4):43–58

Mackin P, Gallagher P, Watson S, Young AH, Ferrier IN (2007) Changes in brain-derived neurotrophic factor following treatment with mifepristone in bipolar disorder and schizophrenia. Aust N Z J Psychiatry 41(4):321–326

Macritchie K, Geddes JR, Scott J, Haslam D, de LM, Goodwin G (2003) Valproate for acute mood episodes in bipolar disorder. Cochrane Database Syst Rev (1):CD004052

Macritchie KA, Geddes JR, Scott J, Haslam DR, Goodwin GM (2001) Valproic acid, valproate and divalproex in the maintenance treatment of bipolar disorder. Cochrane Database Syst Rev (3):CD003196

Mahlke CI, Kramer UM, Becker T, Bock T (2014) Peer support in mental health services. Curr Opin Psychiatry 27(4):276–281

Mahlke CI, Priebe S, Heumann K, Daubmann A, Wegscheider K, Bock T (2017) Effectiveness of one-to-one peer support for patients with severe mental illness – a randomised controlled trial. Eur Psychiatry 42:103–110. https://doi.org/10.1016/j.eurpsy.2016.12.007

Maina G, Albert U, Bellodi L, Colombo C, Faravelli C, Monteleone P, Bogetto F, Cassano GB, Maj M (2007) Health-related quality of life in euthymic bipolar disorder patients: differences between bipolar I and II subtypes. J Clin Psychiatry 68(2):207–212

Maina G, Albert U, Salvi V, Mancini M, Bogetto F (2007a) Valproate or olanzapine add-on to lithium: an 8-week, randomized, open-label study in Italian patients with a manic relapse. J Affect Disord 99(1–3):247–251

Maina G, Albert U, Rosso G, Bogetto F (2008) Olanzapine or lamotrigine addition to lithium in remitted bipolar disorder patients with anxiety disorder comorbidity: a randomized, single-blind, pilot study. J Clin Psychiatry 69(4):609–616

Malempati RN, Bond DJ, Yatham LN (2008) Depot risperidone in the outpatient management of bipolar disorder: a 2-year study of 10 patients. Int Clin Psychopharmacol 23(2):88–94

Mallinger AG, Thase ME, Haskett R, Buttenfield J, Luckenbaugh DA, Frank E, Kupfer DJ, Manji HK (2008) Verapamil augmentation of lithium treatment improves outcome in mania unresponsive to lithium alone: preliminary findings and a discussion of therapeutic mechanisms. Bipolar Disord 10(8):856–866. https://doi.org/10.1111/j.1399-5618.2008.00636.x

Malone DA, Dougherty DD, Rezai AR, Carpenter LL, Friehs GM, Eskandar EN, Rauch SL, Rasmussen SA, Machado AG, Kubu CS, Tyrka AR, Price LH, Stypulkowski PH, Giftakis JE, Rise MT, Malloy PF, Salloway SP, Greenberg BD (2009) Deep brain stimulation of the ventral capsule/ventral striatum for treatment-resistant depression. Biol Psychiatry 65(4):267–275. https://doi.org/10.1016/j.biopsych.2008.08.029

Mander AJ, Loudon JB (1988) Rapid recurrence of mania following abrupt discontinuation of lithium. Lancet 2(8601):15–17

Mangelli L, Benazzi F, Fava GA (2005) Assessing the community prevalence of bipolar spectrum symptoms by the mood disorder questionnaire. Psychother Psychosom 74(2):120–122

Manouilenko I, Öhman I, Georgieva J (2018) Long-acting olanzapine injection during pregnancy and breastfeeding. A case report. Arch Womens Ment Health. https://doi.org/10.1007/s00737-018-0840-3

Mansell W, Tai S, Clark A, Akgonul S, Dunn G, Davies L, Law H, Morriss R, Tinning N, Morrison AP (2014) A novel cognitive behaviour therapy for bipolar disorders (Think Effectively About Mood Swings or TEAMS): study protocol for a randomized controlled trial. Trials 15:405. https://doi.org/10.1186/1745-6215-15-405

Mantere O, Melartin TK, Suominen K, Rytsala HJ, Valtonen HM, Arvilommi P, Leppamaki S, Isometsa ET (2006) Differences in Axis I and II comorbidity between bipolar I and II disorders and major depressive disorder. J Clin Psychiatry 67(4):584–593

Mantere O, Suominen K, Valtonen HM, Arvilommi P, Leppamaki S, Melartin T, Isometsa E (2008) Differences in outcome of DSM-IV bipolar I and II disorders. Bipolar Disord 10(3):413–425

Mantere O, Isometsa E, Ketokivi M, Kiviruusu O, Suominen K, Valtonen HM, Arvilommi P, Leppamaki S (2010) A prospective latent analyses study of psychiatric comorbidity of DSM-IV bipolar I and II disorders. Bipolar Disord 12(3):271–284. https://doi.org/10.1111/j.1399-5618.2010.00810.x

Marangell LB, Suppes T, Zboyan HA et al. (2008) A 1-year pilot study of vagus nerve stimulation in treatment-resistant rapid-cycling bipolar disorder. J Clin Psychiatry 69(2):183–189

Marchand WR, Wirth L, Simon C (2005) Adverse life events and pediatric bipolar disorder in a community mental health setting. Community Ment Health J 41(1):67–75

Marchand WR, Wirth L, Simon C (2006) Practitioner's corner delayed diagnosis of pediatric bipolar disorder in a community mental health setting. J Psychiatr Pract 12(2):128–133

de Marco FA, Ghizoni E, Kobayashi E, Li LM, Cendes F (2013) Cerebellar volume and long-term use of phenytoin. Seizure 12(5):312–315

Marcus R, Khan A, Rollin L, Morris B, Timko K, Carson W, Sanchez R (2011) Efficacy of aripiprazole adjunctive to lithium or valproate in the long-term treatment of patients with bipolar I disorder with an inadequate response to lithium or valproate monotherapy: a multicenter, double-blind, randomized study. Bipolar Disord 13(2):133–144. https://doi.org/10.1111/j.1399-5618.2011.00898.x

Margo A, McMahon P (1982) Lithium withdrawal triggers psychosis. Br J Psychiatry 141:407–410

Margraf J (1994) Diagnostisches Kurz-Interview bei psychischen Störungen: Mini-DIPS. Springer, Berlin/Heidelberg

Margraf J, Lavallee K, Zhang X, Schneider S (2016) Social rhythm and mental health: a cross-cultural comparison. PLoS One 11(3):e0150312. https://doi.org/10.1371/journal.pone.0150312

Marken PA, McCrary KE, Lacombe S, Sommi RW, Hornstra RKJ, Pierce CA, Stanislav SW, Evans RL (1994) Preliminary comparison of predictive and empiric lithium dosing: impact on patient outcome. Ann Pharmacother 28(10):1148–1152

Marneros A (1999) Handbuch der unipolaren Erkrankungen. Thieme, Stuttgart

Marneros A, Brieger P (2002) Prognosis of bipolar disorder. In: Maj M, Akiskal HS, López-Ibor JJ, Sartorius N (Hrsg) Bipolar disorders. Wiley, Chichester, S 97–148

Martin G, Costello H, Leese M, Slade M, Bouras N, Higgins S, Holt G (2005) An exploratory study of assertive community treatment for people with intellectual disability and psychiatric disorders: conceptual, clinical, and service issues. J Intellect Disabil Res 49(7):516–524

Martinez JM, Marangell LB, Simon NM, Miyahara S, Wisniewski SR, Harrington J, Pollack MH, Sachs GS, Thase ME (2005) Baseline predictors of serious adverse events at one year among patients with bipolar disorder in STEP-BD. Psychiatr Serv 56(12):1541–1548

Martinsen EW (2008) Physical activity in the prevention and treatment of anxiety and depression. Nord J Psychiatry 62(Suppl 47):25–29. https://doi.org/10.1080/08039480802315640

Marzanski M, Jainer AK (2008) Naturalistic study of the efficacy of different treatment strategies in relapse prevention in bipolar affective disorders. Intern Med J 15(4):277–285

Masi G, Milone A, Stawinoga A, Veltri S, Pisano S (2015) Efficacy and safety of risperidone and quetiapine in adolescents with bipolar II disorder comorbid with conduct disorder. J Clin Psychopharmacol 35(5):587–590. https://doi.org/10.1097/JCP.0000000000000371

Mastroeni A, Bellotti C, Pellegrini E, Galletti F, Lai E, Falloon IR (2005) Clinical and social outcomes five years after closing a mental hospital: a trial of cognitive behavioural interventions. Clin Pract Epidemol Ment Health 1:25. https://doi.org/10.1186/1745-0179-1-25

Matthews AM, Huckans MS, Blackwell AD, Hauser P (2008) Hepatitis C testing and infection rates in bipolar patients with and without comorbid substance use disorders. Bipolar Disord 10(2):266–270. https://doi.org/10.1111/j.1399-5618.2007.00472.x

Mauri M, Simoncini M, Castrogiovanni S, Iovieno N, Cecconi D, Dell'Agnello G, Quadrigli M, Rossi A, Donda P, Fagiolini A, Cassano GB (2008) A psychoeducational program for weight loss in patients who have experienced weight gain during antipsychotic treatment with olanzapine. Pharmacopsychiatry 41(1):17–23

Mavrogiorgou P, Hegerl U (1997) Die Lithiumbehandlung. Springer, Berlin

Mayo-Wilson E, Hutfless S, Li T, Gresham G, Fusco N, Ehmsen J, Heyward J, Vedula S, Lock D, Haythornthwaite J, Payne JL, Cowley T, Tolbert E, Rosman L, Twose C, Stuart EA, Hong H, Doshi P, Suarez-Cuervo C, Singh S, Dickersin K (2015) Integrating multiple data sources (MUDS) for meta-analysis to improve patient-centered outcomes research: a protocol for a systematic review. Syst Rev 4:143. https://doi.org/10.1186/s13643-015-0134-z

McElhatton PR, Garbis HM, Eléfant E, Vial T, Bellemin B, Mastroiacovo P, Arnon J, Rodríguez-Pinilla E, Schaefer C, Pexieder T, Merlob P, Dal Verme S (1996) The outcome of pregnancy in 689 women exposed to therapeutic doses of antidepressants. A collaborative study of the European Network of Teratology Information Services (ENTIS). Rep Toxicol (Elmsford NY) 10(4):285–294

McElroy SL, Keck PEJ, Pope HGJ, Hudson JI, Morris D (1991) Correlates of antimanic response to valproate. Psychopharmacol. Bulletin 27(2):127–133

McElroy SL, Keck PE, Stanton SP, Tugrul KC, Bennett JA, Strakowski SM (1996) A randomized comparison of divalproex oral loading versus haloperidol in the initial treatment of acute psychotic mania. J Clin Psychiatry 57(4):142–146

McElroy SL, Suppes T, Keck PEJ, Black D, Frye MA, Altshuler LL, Nolen WA, Kupka RW, Leverich GS, Walden J, Grunze H, Post RM (2005) Open-label adjunctive zonisamide in the treatment of bipolar disorders: a prospective trial. J Clin Psychiatry 66(5):617–624

McElroy SL, Frye MA, Goldberg JF, McIntyre RS (2007a) Diagnosis and treatment strategies for mixed episodes in bipolar disorder. J Clin Psychiatry 68(12):1971–1981

McElroy SL, Suppes T, Frye MA, Altshuler LL, Stanford K, Martens B, Leverich GS, Post RM, Keck PEJ (2007b) Open-label aripiprazole in the treatment of acute bipolar depression: a prospective pilot trial. J Affect Disord 101(1–3):275–281

McElroy SL, Kotwal R, Keck PEJ (2006) Comorbidity of eating disorders with bipolar disorder and treatment implications. Bipolar Disord 8(6):686–695. https://doi.org/10.1111/j.1399-5618.2006.00401.x

McElroy SL, Bowden CL, Collins MA, Wozniak PJ, Keck PEJ, Calabrese JR (2008) Relationship of open acute mania treatment to blinded maintenance outcome in bipolar I disorder. J Affect Disord 107(1–3):127–133

McElroy SL, Martens BE, Creech RS, Welge JA, Jefferson L, Guerdjikova AI, Keck PEJ (2010a) Randomized, double-blind, placebo-controlled study of divalproex extended release loading monotherapy in ambulatory bipolar spectrum disorder patients with moderate-to-severe hypomania or mild mania. J Clin Psychiatry 71(5):557–565. https://doi.org/10.4088/JCP.08m04854yel

McElroy SL, Weisler RH, Chang W, Olausson B, Paulsson B, Brecher M, Agambaram V, Merideth C, Nordenhem A, Young AH (2010b) A double-blind, placebo-controlled study of quetiapine and paroxetine as monotherapy in adults with bipolar depression (EMBOLDEN II). J Clin Psychiatry 71(2):163–174. https://doi.org/10.4088/JCP.08m04942gre

McElroy SL, Martens BE, Winstanley EL, Creech R, Malhotra S, Keck PEJ (2010c) Placebo-controlled study of quetiapine monotherapy in ambulatory bipolar spectrum disorder with moderate-to-severe hypomania or mild mania. J Affect Disord 124(1–2):157–163. https://doi.org/10.1016/j.jad.2009.11.014

McGuire AB, Kukla M, Green A, Gilbride D, Mueser KT, Salyers MP (2014) Illness management and recovery: a review of the literature. Psychiatric Serv (Washington DC) 65(2):171–179. https://doi.org/10.1176/appi.ps.201200274

McIntosh JL (1992) Epidemiology of suicide in the elderly. Suicide Life Threat Behav 22(1):15–35

McIntyre RS, Riccardelli R, Binder C, Kusumakar V (2005) Open-label adjunctive topiramate in the treatment of unstable bipolar disorder. Can J Psychiatry 50(7):415–422

McIntyre RS, Brecher M, Paulsson B, Huizar K, Mullen J (2005a) Quetiapine or haloperidol as monotherapy for bipolar mania – a 12-week, double-blind, randomised, parallel-group, placebo-controlled trial. Eur Neuropsychopharmacol 15(5):573–585

McIntyre RS, Konarski JZ, Misener VL, Kennedy SH (2005b) Bipolar disorder and diabetes mellitus: epidemiology, etiology, and treatment implications. Ann Clin Psychiatry 17(2):83–93

McIntyre RS, Konarski JZ, Soczynska JK, Wilkins K, Panjwani G, Bouffard B, Bottas A, Kennedy SH (2006) Medical comorbidity in bipolar disorder: implications for functional outcomes and health service utilization. Psychiatr Serv 57(8):1140–1144

McIntyre RS, Konarski JZ, Jones M, Paulsson B (2007) Quetiapine in the treatment of acute bipolar mania: efficacy across a broad range of symptoms. J Affect Disord 100(Suppl 1):5–14

McIntyre RS, Nguyen HT, Soczynska JK, Lourenco MT, Woldeyohannes HO, Konarski JZ (2008) Medical and substance-related comorbidity in bipolar disorder: translational research and treatment opportunities. Dialogues Clin Neurosci 10(2):203–213

McIntyre RS, Cohen M, Zhao J, Alphs L, Macek TA, Panagides J (2009) A 3-week, randomized, placebo-controlled trial of asenapine in the treatment of acute mania in bipolar mania and mixed states. Bipolar Disord 11(7):673–686. https://doi.org/10.1111/j.1399-5618.2009.00748.x

McIntyre RS, Cohen M, Zhao J, Alphs L, Macek TA, Panagides J (2010a) Asenapine in the treatment of acute mania in bipolar I disorder: a randomized, double-blind, placebo-controlled trial. J Affect Disord 122(1–2):27–38. https://doi.org/10.1016/j.jad.2009.12.028

McIntyre RS, Cohen M, Zhao J, Alphs L, Macek TA, Panagides J (2010b) Asenapine for long-term treatment of bipolar disorder: a double-blind 40-week extension study. J Affect Disord 126(3):358–365. https://doi.org/10.1016/j.jad.2010.04.005

McIntyre RS, Cucchiaro J, Pikalov A, Kroger H, Loebel A (2015) Lurasidone in the treatment of bipolar depression with mixed (subsyndromal hypomanic) features: post hoc analysis of a randomized placebo-controlled trial. J Clin Psychiatry 76(4):398–405. https://doi.org/10.4088/JCP.14m09410

McKenna K, Koren G, Tetelbaum M, Wilton L, Shakir S, Diav-Citrin O, Levinson A, Zipursky RB, Einarson A (2005) Pregnancy outcome of women using atypical antipsychotic drugs: a prospective comparative study. J Clin Psychiatry 66(4):444–449

McKnew DH, Cytryn L, Buchsbaum MS, Hamovit J, Lamour M, Rapoport JL, Gershon ES (1981) Lithium in children of lithium-responding parents. Psychiatry Res 4(2):171–180

McKnight RF, Adida M, Budge K, Stockton S, Goodwin GM, Geddes JR (2012) Lithium toxicity profile. A systematic review and meta-analysis. Lancet 379(9817):721–728. https://doi.org/10.1016/S0140-6736(11)61516-X

McQuillin A, Bass NJ, Kalsi G, Lawrence J, Puri V, Choudhury K, Tera-Wadleigh SD, Curtis D, Gurling HM (2006) Fine mapping of a susceptibility locus for bipolar and genetically related unipolar affective disorders, to a region containing the C21ORF29 and TRPM2 genes on chromosome 21q22.3. Mol Psychiatry 11(2):134–142

Meador KJ, Baker GA, Finnell RH, Kalayjian LA, Liporace JD, Loring DW, Mawer G, Pennell PB, Smith JC, Wolff MC (2006) In utero antiepileptic drug exposure: fetal death and malformations. Neurology 67(3):407–412. https://doi.org/10.1212/01.wnl.0000227919.81208.b2

Meador KJ, Baker GA, Browning N, Clayton-Smith J, Combs-Cantrell DT, Cohen M, Kalayjian LA, Kanner A, Liporace JD, Pennell PB, Privitera M, Loring DW (2009) Cognitive function at 3 years of age after fetal exposure to antiepileptic drugs. N Engl J Med 360(16):1597–1605. https://doi.org/10.1056/NEJMoa0803531

Meador KJ, Baker GA, Browning N, Clayton-Smith J, Combs-Cantrell DT, Cohen M, Kalayjian LA, Kanner A, Liporace JD, Pennell PB, Privitera M, Loring DW (2010) Effects of breastfeeding in children of women taking antiepileptic drugs. Neurology 75(22):1954–1960. https://doi.org/10.1212/WNL.0b013e3181ffe4a9

Meador KJ, Baker GA, Browning N, Cohen MJ, Bromley RL, Clayton-Smith J, Kalayjian LA, Kanner A, Liporace JD, Pennell PB, Privitera M, Loring DW (2014) Breastfeeding in children of women taking antiepileptic drugs: cognitive outcomes at age 6 years. JAMA Pediatr 168(8):729–736. https://doi.org/10.1001/jamapediatrics.2014.118

Mech AW (2008) High-dose ziprasidone monotherapy in bipolar I disorder patients with depressed or mixed episodes. J Clin Psychopharmacol 28(2):240–241

Medda P, Perugi G, Zanello S, Ciuffa M, Rizzato S, Cassano GB (2010) Comparative response to electroconvulsive therapy in medication-resistant bipolar I patients with depression and mixed state. JECT. 26(2):82–86. https://doi.org/10.1097/YCT.0b013e3181b00f1e

Meehan K, Zhang F, David S, Tohen M, Janicak P, Small J, Koch M, Rizk R, Walker D, Tran P, Breier A (2001) A double-blind, randomized comparison of the efficacy and safety of intramuscular injections of olanzapine, lorazepam, or placebo in treating acutely agitated patients diagnosed with bipolar mania. J Clin Psychopharmacol 21(4):389–397

Melchinger H, Rossler W, Machleidt W (2006) Expenditures in psychiatric treatment. Is the distribution of funds according to need? Nervenarzt 77(1):73–80. https://doi.org/10.1007/s00115-005-1886-9

Melia PI (1970) Prophylactic lithium: a double-blind trial in recurrent affective disorders. Br J Psychiatry 116(535):621–624

Meltzer HY (2005) Focus on the metabolic consequences of long-term treatment with olanzapine, quetiapine and risperidone: are there differences? Int J Neuropsychopharmacol 8(2):153–156

Meltzer HY, Alphs L, Green AI, Altamura AC, Anand R, Chouinard G, Kane J, Lindenmayer JP, Potkin S (2003) Clozapine treatment for suicidality in schizophrenia: international suicide prevention trial (InterSePT). Arch Gen Psychiatry 60(1):82–91

Mendhekar DN, Andrade C (2011) Uneventful use of haloperidol and trihehexyphenidyl during three consecutive pregnancies. Arch Womens Ment Health 14(1):83–84. https://doi.org/10.1007/s00737-010-0192-0

Mendlewicz J, Massat I, Linotte S, Kasper S, Konstantinidis A, Lecrubier Y, Montgomery S, Serretti A, Zohar J, Souery D (2010) Identification of clinical factors associated with resistance to antidepressants in bipolar depression: results from an European Multicentre Study. Int Clin Psychopharmacol 25(5):297–301. https://doi.org/10.1097/YIC.0b013e32833c4ceb

Mendlowicz MV, Jean-Louis G, Kelsoe JR, Akiskal HS (2005) A comparison of recovered bipolar patients, healthy relatives of bipolar probands, and normal controls using the short TEMPS-A. J Affect Disord 85(1–2):147–151

Merikangas KR, Akiskal HS, Angst J, Greenberg PE, Hirschfeld RM, Petukhova M, Kessler RC (2007) Lifetime and 12-month prevalence of bipolar spectrum disorder in the National Comorbidity Survey replication. Arch Gen Psychiatry 64(5):543–552. https://doi.org/10.1001/archpsyc.64.5.543

Merkl A, Regen F, Schindler F, Kruger S, Anghelescu I (2007) Mixed episodes in bipolar disorder: a review. Fortschr Neurol Psychiatr 75(6):323–330

Mesman et al. (2013) The Dutch bipolar offspring study: 12-year follow-up. Am J Psychiatry 170(5):542–49

Mesman et al. (2015) Monocyte activation, brain-derived neurotrophic factor (BDNF), and S100B in bipolar offspring: a follow-up study from adolescence into adulthood. Bipolar Disord. 17(1):39–49

Meyendorff E, Lerer B, Moore NC, Bow J, Gershon S (1985) Methylphenidate infusion in euthymic bipolars: effect of carbamazepine pretreatment. Psychiatry Res 16(4):303–308

Meyer F, Roth H, Hoflich A, Matzat J, Kresula A, Stein A, Franke W, Beutel ME (2008) Self-help groups as part of in-patient psychotherapeutic treatment. Psychotherapeut 53(3):198–205. https://doi.org/10.1007/s00278-007-0574-6

Meyer C, Rumpf H, Hapke U (2000) Lebenszeitprävalenz psychischer Störungen in der erwachsenen Allgemeinbevölkerung Ergebnisse der TACOS-Studie. Nervenarzt 71:535–542. https://doi.org/10.1007/s001150050623

Meyer T, Bernhard B, Fuhr K, Gerber S, Schaerer L et al. (2011) The hypomania checklist-32 and the mood disorder questionnaire as screening tools – going beyond samples of purely mood-disordered patients. J Affect Disord 128(3):291–298

Meyer TD, Hautzinger M (2001) Allgemeine Depressions-Skala (ADS) – Normierung an Minderj„hrigen und Erweiterung zur Erfassung manischer Symptome (ADMS). Diagnostica 47:208–215

Meyer TD, Hautzinger M (2004) Manisch Depressive Störung. Kognitiv-verhaltenstherapeutisches Behandlungsmanual. Beltz, Weinheim

Meyer TD, Hammelstein P, Nilsson LG, Skeppar P, Adolfsson R, Angst J (2007) The Hypomania Checklist (HCL-32): its factorial structure and association to indices of impairment in German and Swedish nonclinical samples. Compr Psychiatry 48(1):79–87

Meyer TD (2014) Mal himmelhoch, mal abgrundtief. Bipolare Störungen – Hilfe für Betroffene und Angehörige; mit Arbeitsmaterial zum Download, 2., aktualisierte Aufl. Beltz, Weinheim

Meyer TD, Hautzinger M (2012) Cognitive behaviour therapy and supportive therapy for bipolar disorders: relapse rates for treatment period and 2-year follow-up. Psychol Med 42(7):1429–1439. https://doi.org/10.1017/S0033291711002522

Meyer TD, Hautzinger M (2013) Bipolare Störungen. Kognitiv-verhaltenstherapeutisches Behandlungsmanual; mit Online-Materialien, 1. Aufl. Beltz, Weinheim

Meyer TD, Schrader J, Ridley M, Lex C (2014) The Hypomania Checklist (HCL) – systematic review of its properties to screen for bipolar disorders. Compr Psychiatry 55(5):1310–1321

Michalak EE, Guiraud-Diawara A, Sapin C (2014) Asenapine treatment and health-related quality of life in patients experiencing bipolar I disorder with mixed episodes: post-hoc analyses of pivotal trials. Curr Med Res Opin 30(4):711–718. https://doi.org/10.1185/03007995.2013.874988

Miklowitz DJ (2008) Adjunctive psychotherapy for bipolar disorder: state of the evidence. Am J Psychiatry 165:1408–1419

Miklowitz DJ, Taylor DO (2006) Family-focused treatment of the suicidal bipolar patient. Bipolar Disord 8(5 Pt 2):640–651. https://doi.org/10.1111/j.1399-5618.2006.00320.x

Miklowitz DJ, Biuckians A, Richards JA (2006) Early-onset bipolar disorder: a family treatment perspective. Dev Psychopathol 18(4):1247–1265. https://doi.org/10.1017/S0954579406060603

Miklowitz DJ, Goodwin GM, Bauer MS, Geddes JR (2008b) Common and specific elements of psychosocial treatments for bipolar disorder: a survey of clinicians participating in randomized trials. J Psychiatr Pract 14(2):77–85

Miklowitz DJ, Chang KD (2008) Prevention of bipolar disorder in at-risk children: theoretical assumptions and empirical foundations. Dev Psychopathol 20(3):881–897. https://doi.org/10.1017/S0954579408000424

Miklowitz DJ (2010) Bipolar disorder. A family-focused treatment approach, 2. Aufl. Guilford Press, New York

Miklowitz DJ, Chang KD, Taylor DO, George EL, Singh MK, Schneck CD, Dickinson LM, Howe ME, Garber J (2011) Early psychosocial intervention for youth at risk for bipolar I or II disorder: a one-year treatment development trial. Bipolar Disord 13(1):67–75. https://doi.org/10.1111/j.1399-5618.2011.00890.x

Miklowitz DJ, Schneck CD, Singh MK, Taylor DO, George EL, Cosgrove VE, Howe ME, Dickinson LM, Garber J, Chang KD (2013) Early intervention for symptomatic youth at risk for bipolar disorder: a randomized trial of family-focused therapy. J Am Acad Child Adolesc Psychiatry 52(2):121–131. https://doi.org/10.1016/j.jaac.2012.10.007

Miklowitz DJ, Goldstein MJ (1997) Bipolar disorder. A family-focused treatment approach. Guilford Press, New York

Miklowitz DJ, Simoneau TL, George EL, Richards JA, Kalbag A, Sachs-Ericsson N, Suddath R (2000) Family-focused treatment of bipolar disorder: 1-year effects of a psychoeducational program in conjunction with pharmacotherapy. Biol Psychiatry 48(6):582–592

Miklowitz DJ, George EL, Richards JA, Simoneau TL, Suddath RL (2003a) A randomized study of family-focused psychoeducation and pharmacotherapy in the outpatient management of bipolar disorder. Arch Gen Psychiatry 60(9):904–912

Miklowitz DJ, George EL, Richards JA, Simoneau TL, Suddath RL (2003b) A randomized study of family-focused psychoeducation and pharmacotherapy in the outpatient management of bipolar disorder. Arch Gen Psychiatry 60(9):904–912. https://doi.org/10.1001/archpsyc.60.9.904

Miklowitz DJ, Richards JA, George EL, Frank E, Suddath RL, Powell KB, Sacher JA (2003c) Integrated family and individual therapy for bipolar disorder: results of a treatment development study. J Clin Psychiatry 64(2):182–191

Miklowitz DJ, Otto MW, Frank E, Reilly-Harrington NA, Wisniewski SR, Kogan JN, Nierenberg AA, Calabrese JR, Marangell LB, Gyulai L, Araga M, Gonzalez JM, Shirley ER, Thase ME, Sachs GS (2007a) Psychosocial treatments for bipolar depression: a 1-year randomized trial from the Systematic Treatment Enhancement Program. Arch Gen Psychiatry 64(4):419–426

Miklowitz DJ, Otto MW, Frank E, Reilly-Harrington NA, Kogan JN, Sachs GS, Thase ME, Calabrese JR, Marangell LB, Ostacher MJ, Patel J, Thomas MR, Araga M, Gonzalez JM, Wisniewski SR (2007b) Intensive psychosocial intervention enhances functioning in patients with bipolar depression: results from a 9-month randomized controlled trial. Am J Psychiatry 164(9):1340–1347

Miklowitz DJ, Axelson DA, Birmaher B, George EL, Taylor DO, Schneck CD, Beresford CA, Dickinson LM, Craighead WE, Brent DA (2008a) Family-focused treatment for adolescents with bipolar disorder: results of a 2-year randomized trial. Arch Gen Psychiatry 65(9):1053–1061

Milano W, Grillo F, Del MA, De RM, Sanseverino B, Petrella C, Capasso A (2007) Appropriate intervention strategies for weight gain induced by olanzapine: a randomized controlled study. Adv Ther 24(1):123–134

Milev R, Abraham G, Zaheer J (2006) Add-on quetiapine for bipolar depression: a 12-month open-label trial. Can J Psychiatry 51(8):523–530

Milgrom J, Holt C (2014) Early intervention to protect the mother-infant relationship following postnatal depression: study protocol for a randomised controlled trial. Trials 15:385. https://doi.org/10.1186/1745-6215-15-385

Milgrom J, Negri LM, Gemmill AW, McNeil M, Martin PR (2005) A randomized controlled trial of psychological interventions for postnatal depression. Br J Clin Psychol 44(Pt 4):529–542. https://doi.org/10.1348/014466505X34200

Miller IW, Solomon DA, Ryan CE, Keitner GI (2004) Does adjunctive family therapy enhance recovery from bipolar I mood episodes? J Affect Disord 82(3):431–436

Milstein V, Small JG, Klapper MH, Small IF, Miller MJ, Kellams JJ (1987) Uni- Versus bilateral ECT in the treatment of mania. Convuls Ther 3(1):1–9

Minassian A, Young JW, Cope ZA, Henry BL, Geyer MA, Perry W (2016) Amphetamine increases activity but not exploration in humans and mice. Psychopharmacology 233(2):225–233. https://doi.org/10.1007/s00213-015-4098-4

Mishory A, Winokur M, Bersudsky Y (2003) Prophylactic effect of phenytoin in bipolar disorder: a controlled study. Bipolar Disord 5(6):464–467

Miskowiak KW, Vinberg M, Macoveanu J, Ehrenreich H, Koster N, Inkster B, Paulson OB, Kessing LV, Skimminge A, Siebner HR (2015) Effects of erythropoietin on hippocampal volume and memory in mood disorders. Biol Psychiatry 78(4):270–277. https://doi.org/10.1016/j.biopsych.2014.12.013

Misri S, Sivertz K (1991) Tricyclic drugs in pregnancy and lactation. A preliminary report. Int J Psychiatry Med 21(2):157–171. https://doi.org/10.2190/JDTX-BYC3-K3VP-LWAH

Mitchell JD, Brown ES, Rush AJ (2007) Comorbid disorders in patients with bipolar disorder and concomitant substance dependence. J Affect Disord 102(1–3):281–287

Moeller J, Moritz S (2015) Metakognitives Training (MKT) für Psychose: das Denken über das Denken fördern. Schweiz Z Psychiatr Neurologie 1:4–9

Mohan TS, Tharyan P, Alexander J, Raveendran NS (2009) Effects of stimulus intensity on the efficacy and safety of twice-weekly, bilateral electroconvulsive therapy (ECT) combined with antipsychotics in acute mania: a randomised controlled trial. Bipolar Disord 11(2):126–134. https://doi.org/10.1111/j.1399-5618.2009.00668.x

Moher D, Cook DJ, Jadad AR, Tugwell P, Moher M, Jones A, Pham B, Klassen TP (1999) Assessing the quality of reports of randomised trials: implications for the conduct of meta-analyses. Health Technol Assess 3(12):1–98

Mokhber N, Lane CJ, Azarpazhooh MR, Salari E, Fayazi R, Shakeri MT, Young AH (2008) Anticonvulsant treatments of dysphoric mania: a trial of gabapentin, lamotrigine and carbamazepine in Iran. Neuropsychiatr. Dis Treat 4(1):227–234

Moller HJ, Maier W (2007) Problems of evidence-based medicine in psychopharmacotherapy: problems of evidence grading and of the evidence basis for complex clinical decision making. Nervenarzt 78(9):1014–1027

Molodynski A, Bolton J, Guest L (2005) Is liaison psychiatry a separate specialty? Comparison of referrals to a liaison psychiatry service and a community mental health team. Psychiatr Bull 29(9):342–345

Molz et al. (2013) Aggression and Impulsivity as Predictors of Stress Generation in Bipolar Spectrum Disorders. J Affect Disord 146(2):272–80

Papachristou E, et al. (2013) Child Behavior Checklist-Mania Scale (CBCL-MS): development and evaluation of a population-based screening scale for bipolar disorder. PLoS One 8(8). e69459

Montgomery SA, Asberg M (1979) New depression scale designed to be sensitive to change. Br J Psychiatry 134(4):382–389

Moos M, Rubel G, Bayer C (2004) Rehabilitativ orientierte akutpsychiatrische Behandlung am BKH Bayreuth – Station A6. Krankenhauspsychiatrie 15:5–11

Morel V, Chatton A, Cochand S, Zullino D, Khazaal Y (2008) Quality of web-based information on bipolar disorder. J Affect Disord 110(3):265–269. https://doi.org/10.1016/j.jad.2008.01.007

Moreno RA, Hanna MM, Tavares SM, Wang YP (2007) A double-blind comparison of the effect of the antipsychotics haloperidol and olanzapine on sleep in mania. Braz J Med Biol Res 40(3):357–366

Moretti ME, Koren G, Verjee Z, Ito S (2003) Monitoring lithium in breast milk: an individualized approach for breast-feeding mothers. Ther Drug Monit 25(3):364–366

Morgan VA, Mitchell PB, Jablensky AV (2005) The epidemiology of bipolar disorder: sociodemographic, disability and service utilization data from the Australian National Study of Low Prevalence (Psychotic) Disorders. Bipolar Disord 7(4):326–337

Morgenstern J, Blanchard KA, Kahler C, Barbosa KM, McCrady BS, McVeigh KH (2008) Testing mechanisms of action for intensive case management. Addiction 103(3):469–477. https://doi.org/10.1111/j.1360-0443.2007.02100.x

Morin C, Chevalier I (2017) Severe hypernatremic dehydration and lower limb gangrene in an infant exposed to lamotrigine, aripiprazole, and sertraline in breast milk. Breastfeed Med 12(6):377–380. https://doi.org/10.1089/bfm.2017.0031

Morishita S, Aoki S (1999) A trial of clonazepam treatment for manic-depressive psychoses. Nihon Shinkei Seishin Yakurigaku Zasshi 19(4):127–132

Morosini PL, Magliano L, Brambilla L, Ugolini S, Pioli R (2000) Development, reliability and acceptability of a new version of the DSM-IV Social and Occupational Functioning Assessment Scale (SOFAS) to assess routine social functioning. Acta Psychiatr Scand 101(4):323–329

Morriss R, Scott J, Paykel E, Bentall R, Hayhurst H, Johnson T (2007) Social adjustment based on reported behaviour in bipolar affective disorder. Bipolar Disord 9(1–2):53–62

Morriss R, Lobban F, Riste L, Davies L, Holland F, Long R, Lykomitrou G, Peters S, Roberts C, Robinson H, Jones S (2016) Clinical effectiveness and acceptability of structured group psychoeducation versus optimised unstructured peer support for patients with remitted bipolar disorder (PARADES): a pragmatic, multicentre, observer-blind, randomised controlled superiority trial. Lancet Psychiatry 3(11):1029–1038. https://doi.org/10.1016/S2215-0366(16)30302-9

Morriss RK, Lobban F, Jones S, Riste L, Peters S, Roberts C, Davies L, Mayes D (2011) Pragmatic randomised controlled trial of group psychoeducation versus group support in the maintenance of bipolar disorder. BMC Psychiatry 11:114. https://doi.org/10.1186/1471-244X-11-114

Morrow J, Russell A, Guthrie E, Parsons L, Robertson I, Waddell R, Irwin B, McGivern RC, Morrison PJ, Craig J (2006) Malformation risks of antiepileptic drugs in pregnancy: a prospective study from the UK Epilepsy and Pregnancy Register. J Neurol Neurosurg Psychiatry 77(2):193–198. https://doi.org/10.1136/jnnp.2005.074203

Morse GA, Calsyn RJ, Dean KW, Helminiak TW, Wolff N, Drake RE, Yonker RD, Lama G, Lemming MR, McCudden S (2006) Treating homeless clients with severe mental illness and substance use disorders: costs and outcomes. Community Ment Health J 42(4):377–404. https://doi.org/10.1007/s10597-006-9050-y

Mostafavi A, Solhi M, Mohammadi M-R, Hamedi M, Keshavarzi M, Akhondzadeh S (2014) Melatonin decreases olanzapine induced metabolic side-effects in adolescents with bipolar disorder: a randomized double-blind placebo-controlled trial. Acta Medica Iranica 52(10):734–739

Mühlbacher M, Egger C, Kaplan P, Simhandl C, Grunze H, Geretsegger C, Whitworth A, Stuppäck C (2011) Relabilität und Übereinstimmungsvalidität der deutschen Version der Young Mania Rating Scale (YMRS-D) (Reliability and concordance validity of a German version of the Young Mania Rating Scale (YMRS-D)). Neuropsychiatr Klinik Diagnostik Ther Rehab Organ Gesellschaft Osterreichischer Nervenarzte Psychiater 25(1):16–25

Muir A, Davidson R, Silverstone T, Dawnay A, Forsling ML (1989) Two regimens of lithium prophylaxis and renal function. Acta Psychiatr Scand 80(6):579–583

Muirhead D, Harvey C, Ingram G (2006) Effectiveness of community treatment orders for treatment of schizophrenia with oral or depot antipsychotic medication: clinical outcomes. Aust N Z J Psychiatry 40(6–7):596–605. https://doi.org/10.1111/j.1440-1614.2006.01844.x

Müller-Oerlinghausen B, Muser-Causemann B, Volk J (1992a) Suicides and parasuicides in a high-risk patient group on and off lithium long-term medication. J Affect Disord 25(4):261–269

Müller-Oerlinghausen B, Ahrens B, Grof E, Grof P, Lenz G, Schou M, Simhandl C, Thau K, Volk J, Wolf R, [Nachname nicht vorhanden] (1992b) The effect of long-term lithium treatment on the mortality of patients with manic-depressive and schizoaffective illness. Acta Psychiatr Scand 86(3):218–222

Müller-Oerlinghausen B, Retzow A, Henn FA, Giedke H, Walden J (2000) Valproate as an adjunct to neuroleptic medication for the treatment of acute episodes of mania: a prospective, randomized, double-blind, placebo-controlled, multicenter study. European Valproate Mania Study Group. J Clin Psychopharmacol 20(2):195–203

Müller-Stierlin AS, Helmbrecht MJ, Herder K (2017) Does one size really fit all? The effectiveness of a non-diagnosis-specific integrated mental health care program in Germany in a prospective, parallel-group controlled multi-centre trial. BMC Psychiatry 17(1):283

Muñoz RF, Ying Y (1993) The prevention of depression: Research and practice. Johns Hopkins University Press: Baltimore

Mur M, Portella MJ, Martinez-Aran A, Pifarre J, Vieta E (2008) Neuropsychological profile in bipolar disorder: a preliminary study of monotherapy lithium-treated euthymic bipolar patients evaluated at a 2-year interval. Acta Psychiatr Scand 118(5):373–381

Murphy BL, Ravichandran C, Babb SM, Cohen BM (2014) Naltrexone in bipolar disorder with depression: a double-blind, placebo-controlled study. J Clin Psychopharmacol 34(6):749–751. https://doi.org/10.1097/JCP.0000000000000222

Murtagh A, Murphy KC (2006) Riperidone in the treatment of acute mania: double-blind, placebo-controlled study. comment. Br J Psychiatry 188(5):489

Muzina DJ (2006) Divalproex and lithium are similarly cost effective for adults with bipolar disorder. Evid Based Ment Health 9(1):15

Muzina DJ, Momah C, Eudicone JM, Pikalov A, McQuade RD, Marcus RN, Sanchez R, Carlson BX (2008) Aripiprazole monotherapy in patients with rapid-cycling bipolar I disorder: an analysis from a long-term, double-blind, placebo-controlled study. Int J Clin Pract 62(5):679–687

Myrick H, Cluver J, Swavely S, Peters H (2004) Diagnosis and treatment of co-occurring affective disorders and substance use disorders. Psychiatr Clin North Am 27(4):649–659. https://doi.org/10.1016/j.psc.2004.06.003

Nadebaum C, Anderson VA, Vajda F, Reutens DC, Barton S, Wood AG (2011) Language skills of school-aged children prenatally exposed to antiepileptic drugs. Neurology 76(8):719–726. https://doi.org/10.1212/WNL.0b013e31820d62c7

Nadkarni RB, Fristad MA (2010) Clinical course of children with a depressive spectrum disorder and transient manic symptoms. Bipolar Disord 12(5):494–503. https://doi.org/10.1111/j.1399-5618.2010.00847.x

Nahas Z, Bohning DE, Molloy MA, Oustz JA, Risch SC, George MS (1999) Safety and feasibility of repetitive transcranial magnetic stimulation in the treatment of anxious depression in pregnancy: a case report. J Clin Psychiatry 60(1):50–52

Nahas Z, Kozel FA, Li X, Anderson B, George MS (2003) Left prefrontal transcranial magnetic stimulation (TMS) treatment of depression in bipolar affective disorder: a pilot study of acute safety and efficacy. Bipolar Disord 5(1):40–47

Namjoshi MA, Rajamannar G, Jacobs T, Sanger TM, Risser R, Tohen MF, Breier A, Keck PEJ (2002) Economic, clinical, and quality-of-life outcomes associated with olanzapine treatment in mania. Results from a randomized controlled trial. J Affect Disord 69(1–3):109–118

Namjoshi MA, Risser R, Shi L, Tohen M, Breier A (2004) Quality of life assessment in patients with bipolar disorder treated with olanzapine added to lithium or valproic acid. J Affect Disord 81(3):223–229

Narcoss JC (2002) Psychotherapy relationships that work: therapist contribution and responsiveness to patient needs. Oxford University Press, New York

Nasrallah HA, Brecher M, Paulsson B (2006) Placebo-level incidence of extrapyramidal symptoms (EPS) with quetiapine in controlled studies of patients with bipolar mania. Bipolar Disord 8(5 Pt 1):467–474

National Institute for Health and Care Excellence (NICE) (2014) Bipolar disorder. The NICE guideline on the assessment and management of bipolar disorder in adults, children and young people in primary and secondary care. Updated edition. Br Psychol Soc Royal Coll Psychiatr Monografie

Neborsky R, Janowsky D, Munson E, Depry D (1981) Rapid treatment of acute psychotic symptoms with high- and low-dose haloperidol. Behavioral considerations. Arch Gen Psychiatry 38(2):195–199

Nejtek VA, Avila M, Chen LA, Zielinski T, Djokovic M, Podawiltz A, Kaiser K, Bae S, Rush AJ (2008) Do atypical antipsychotics effectively treat co-occurring bipolar disorder and stimulant dependence? A randomized, double-blind trial. J Clin Psychiatry 69(8):1257–1266

Nemeroff CB, Evans DL, Gyulai L, Sachs GS, Bowden CL, Gergel IP, Oakes R, Pitts CD (2001) Double-blind, placebo-controlled comparison of imipramine and paroxetine in the treatment of bipolar depression. Am J Psychiatry 158(6):906–912

Neuman G, Bozzo P, Pupco S, Hellden J, Ito S, Koren G (2015) Adverse effects in infants exposed to bupropion and/or SSRIs during lactation. 55th annual meeting of the teratology society. Understanding birth defects and reproductive health: from basic to tanslational research. Birth Defects Res A Clin Mol Teratol 103(5):461

Neumann A, Swart E, Häckl D, Kliemt R, March S, Küster D, Arnold K, Petzold T, Baum F, Seifert M, Weiß J, Pfennig A, Schmitt J (2018) The influence of cross-sectoral treatment models on patients with mental disorders in Germany: study protocol of a nationwide long-term evaluation study (EVA64). BMC Psychiatry 18(1):139

Newcomer JW (2006) Medical risk in patients with bipolar disorder and schizophrenia. J Clin Psychiatry 67(11):e16

Newman C, Leahy R, Beck A, Reilly-Harrington N, Gyulai L (2001) Bipolar disorder: a cognitive therapy approach. American Psychological Association, Washington, DC

Newport DJ, Pennell PB, Calamaras MR, Ritchie JC, Newman M, Knight B, Viguera AC, Liporace J, Stowe ZN (2008) Lamotrigine in breast milk and nursing infants: determination of exposure. Pediatrics 122(1):e223–e231. https://doi.org/10.1542/peds.2007-3812

Newport DJ, Ritchie JC, Knight BT, Glover BA, Zach EB, Stowe ZN (2009) Venlafaxine in human breast milk and nursing infant plasma. Determination of exposure. J Clin Psychiatry 70(9):1304–1310. https://doi.org/10.4088/JCP.08m05001

Nickel C, Lahmann C, Tritt K, Muehlbacher M, Kaplan P, Kettler C, Krawczyk J, Loew TH, Rother WK, Nickel MK (2005) Topiramate in treatment of depressive and anger symptoms in female depressive patients: a randomized, double-blind, placebo-controlled study. J Affect Disord 87(2–3):243–252

Nierenberg AA (2007) Combined olanzapine plus fluoxetine modestly improves symptoms of acute bipolar I depression compared to lamotrigine. Evid Based Ment Health 10(1):12

Nierenberg AA, Ostacher MJ, Calabrese JR, Ketter TA, Marangell LB, Miklowitz DJ, Miyahara S, Bauer MS, Thase ME, Wisniewski SR, Sachs GS (2006) Treatment-resistant bipolar depression: a STEP-BD equipoise randomized effectiveness trial of antidepressant augmentation with lamotrigine, inositol, or risperidone. Am J Psychiatry 163(2):210–216

Nierenberg AA, Alpert JE, Gardner-Schuster EE, Seay S, Mischoulon D (2008) Vagus nerve stimulation: 2-year outcomes for bipolar versus unipolar treatment-resistant depression. Biol Psychiatry 64(6):455–460

Nierenberg AA, Friedman ES, Bowden CL, Sylvia LG, Thase ME, Ketter T, Ostacher MJ, Leon AC, Reilly-Harrington N, Iosifescu DV, Pencina M, Severe JB, Calabrese JR (2013) Lithium treatment moderate-dose use study (LiTMUS) for bipolar disorder: a randomized comparative effectiveness trial of optimized personalized treatment with and without lithium. Am J Psychiatry 170(1):102–110. https://doi.org/10.1176/appi.ajp.2012.12060751

Nierenberg AA, Sylvia LG, Leon AC, Reilly-Harrington NA, Shesler LW, McElroy SL (2014): Clinical and Health Outcomes Initiative in Comparative Effectiveness for Bipolar Disorder (Bipolar CHOICE): a pragmatic trial of complex treatment for a complex disorder. In: Clinical trials (London, England) 11(1):114–127. https://doi.org/10.1177/1740774513512184

Nierenberg AA, McElroy SL, Friedman ES, Ketter TA, Shelton RC, Deckersbach T, McInnis MG, Bowden CL, Tohen M, Kocsis JH, Calabrese JR, Kinrys G, Bobo WV, Singh V, Kamali M, Kemp D, Brody B, Reilly-Harrington NA, Sylvia LG, Shesler LW, Bernstein EE, Schoenfeld D, Rabideau DJ, Leon AC, Faraone S, Thase ME (2016) Bipolar CHOICE (Clinical Health Outcomes Initiative in Comparative Effectiveness): a pragmatic 6-month trial of lithium versus quetiapine for bipolar disorder. J Clin Psychiatry 77(1):90–99. https://doi.org/10.4088/JCP.14m09349

Niufan G, Tohen M, Qiuqing A, Fude Y, Pope E, McElroy H, Ming L, Gaohua W, Xinbao Z, Huichun L, Liang S (2008) Olanzapine versus lithium in the acute treatment of bipolar mania: a double-blind, randomized, controlled trial. J Affect Disord 105(1–3):101–108

Nolen WA, Weisler RH (2013) The association of the effect of lithium in the maintenance treatment of bipolar disorder with lithium plasma levels: a post hoc analysis of a double-blind study comparing switching to lithium or placebo in patients who responded to quetiapine (Trial 144). Bipolar Disord 15(1):100–109. https://doi.org/10.1111/bdi.12027

Nolen WA, Kupka RW, Hellemann G, Frye MA, Altshuler LL, Leverich GS, Suppes T, Keck PEJ, McElroy S, Grunze H, Mintz J, Post RM (2007) Tranylcypromine vs. lamotrigine in the treatment of refractory bipolar depression: a failed but clinically useful study. Acta Psychiatr Scand 115(5):360–365

Nomamiukor N, Brown ES (2008) Attrition factors in clinical trials of comorbid bipolar and substance-related disorders. J Affect Disord 112(1–3):284–288

Nordeng H, Gjerdalen G, Brede WR, Michelsen LS, Spigset O (2014) Transfer of aripiprazole to breast milk: a case report. J Clin Psychopharmacol 34(2):272–275. https://doi.org/10.1097/jcp.0000000000000092

Nordmo E, Aronsen L, Wasland K, Smabrekke L, Vorren S (2009) Severe apnea in an infant exposed to lamotrigine in breast milk. Ann Pharmacother 43(11):1893–1897. https://doi.org/10.1345/aph.1M254

Nowlin-Finch NL, Altshuler LL, Szuba MP, Mintz J (1994) Rapid resolution of first episodes of mania: sleep related? J Clin Psychiatry 55(1):26–29

O'Dowd A (2006) NICE issues new guidance to improve the treatment of bipolar disorder. BMJ 333(7561):220. https://doi.org/10.1136/bmj.333.7561.220

O'Malley AJ, Zelevinsky K, He Y, Busch AB (2015) Do patients at sites with high RCT enrollment propensity have better outcomes? Med Care 53(11):989–995. https://doi.org/10.1097/MLR.0000000000000429

O'Reardon JP, Solvason HB, Janicak PG, Sampson S, Isenberg KE, Nahas Z, McDonald WM, Avery D, Fitzgerald PB, Loo C, Demitrack MA, George MS, Sackeim HA (2007) Efficacy and safety of transcranial magnetic stimulation in the acute treatment of major depression: a multisite randomized controlled trial. Biol Psychiatry 62(11):1208–1216. https://doi.org/10.1016/j.biopsych.2007.01.018

Ohaeri JU (2003) The burden of caregiving in families with a mental illness: a review of 2002. Curr Opin Psychiatry 16(4):457–465. https://doi.org/10.1097/01.yco.0000079212.36371.c0

Ohman I, Vitols S, Tomson T (2000) Lamotrigine in pregnancy. Pharmacokinetics during delivery, in the neonate, and during lactation. Epilepsia 41(6):709–713. https://doi.org/10.1111/j.1528-1157.2000.tb00232.x

Ohman I, Luef G, Tomson T (2008) Effects of pregnancy and contraception on lamotrigine disposition: new insights through analysis of lamotrigine metabolites. Seizure 17(2):199–202. https://doi.org/10.1016/j.seizure.2007.11.017

Okuma T, Inanaga K, Otsuki S, Sarai K, Takahashi R, Hazama H, Mori A, Watanabe M (1979) Comparison of the antimanic efficacy of carbamazepine and chlorpromazine: a double-blind controlled study. Psychopharmacology 66(3):211–217

Okuma T, Inanaga K, Otsuki S, Sarai K, Takahashi R, Hazama H (1981) A preliminary double-blind study on the efficacy of carbamazepine in prophylaxis of manic-depressive illness. Psychopharmacology 73:95–96

Okuma T, Yamashita I, Takahashi R, Itoh H, Otsuki S, Watanabe S, Sarai K, Hazama H, Inanaga K (1990) Comparison of the antimanic efficacy of carbamazepine and lithium carbonate by double-blind controlled study. Pharmacopsychiatry 23(3):143–150

Olesen JB, Hansen PR, Erdal J, Abildstrom SZ, Weeke P, Fosbol EL, Poulsen HE, Gislason GH (2010) Antiepileptic drugs and risk of suicide: a nationwide study. Pharmacoepidemiol. Drug Saf 19(5):518–524. https://doi.org/10.1002/pds.1932

Olfson M, Das AK, Gameroff MJ, Pilowsky D, Feder A, Gross R, Lantigua R, Shea S, Weissman MM (2005) Bipolar depression in a low-income primary care clinic. Am J Psychiatry 162(11):2146–2151

Oliver JM, Simmons ME (1985) Affective disorders and depression as measured by the Diagnostic Interview schedule and the Beck Depression Inventory in an unselected adult population. J. Clin. Psychol 41:469–477. https://doi.org/10.1002/1097-4679(198507)41:4<469::AID-JCLP2 270410405>3.0.CO;2-R

Oltedal L, Kessler U, Ersland L, Gruner R, Andreassen OA, Haavik J, Hoff PI, Hammar A, Dale A, Hugdahl K, Oedegaard KJ (2015) Effects of ECT in treatment of depression: study protocol for a prospective neuroradiological study of acute and longitudinal effects on brain structure and function. BMC Psychiatry 15:94. https://doi.org/10.1186/s12888-015-0477-y

Oluboka OJ, Bird DC, Kutcher S, Kusumakar V (2002) A pilot study of loading versus titration of valproate in the treatment of acute mania. Bipolar Disord 4(5):341–345

Oquendo MA, Galfalvy HC, Currier D, Grunebaum MF, Sher L, Sullivan GM, Burke AK, Harkavy-Friedman J, Sublette ME, Parsey RV, Mann JJ (2011) Treatment of suicide attempters with bipolar disorder: a randomized clinical trial comparing lithium and valproate in the prevention of suicidal behavior. Am J Psychiatry 168(10):1050–1056. https://doi.org/10.1176/appi.ajp.2011.11010163

Oren DA, Wisner KL, Spinelli M, Epperson CN, Peindl KS, Terman JS, Terman M (2002) An open trial of morning light therapy for treatment of antepartum depression. Am J Psychiatry 159(4):666–669

Orlinsky DE, Ronnestad MH, Willutzki U (2004) Fifty years of psychotherapy process-outcome reasearch. Continuity and change. In: Lambert MJ (Hrsg) Bergin and Garfield handbook of psychotherapy and behaviour change. Wiley, New York, S 307–390

Ornoy A, Cohen E (1996) Outcome of children born to epileptic mothers treated with carbamazepine during pregnancy. Arch Dis Child 75(6):517–520. https://doi.org/10.1136/adc.75.6.517

Orsolini L, Bellantuono C (2015) Serotonin reuptake inhibitors and breastfeeding: a systematic review. Hum Psychopharmacol 30(1):4–20. https://doi.org/10.1002/hup.2451

Ortiz R, Ulrich H, Zarate CA Jr, Machado-Vieira R (2015) Purinergic system dysfunction in mood disorders: a key target for developing improved therapeutics. Prog Neuro-Psychopharmacol Biol Psychiatry 57:117–131. https://doi.org/10.1016/j.pnpbp.2014.10.016

Osher Y, Bersudsky Y, Belmaker RH (2005) Omega-3 eicosapentaenoic acid in bipolar depression: report of a small open-label study. J Clin Psychiatry 66(6):726–729

Osorio FL, Sanches RF, Macedo LR, Santos RG, Maia-de-Oliveira JP, Wichert-Ana L, Araujo DB, Riba J, Crippa JA, Hallak JE (2015) Antidepressant effects of a single dose of ayahuasca in patients with recurrent depression: a preliminary report. Rev Bras Psiquiatr 37(1):13–20. https://doi.org/10.1590/1516-4446-2014-1496

Ostacher MJ, Nierenberg AA, Iosifescu DV, Eidelman P, Lund HG, Ametrano RM, Kaczynski R, Calabrese J, Miklowitz DJ, Sachs GS, Perlick DA (2008) Correlates of subjective and objective burden among caregivers of patients with bipolar disorder. Acta Psychiatr Scand 118(1):49–56. https://doi.org/10.1111/j.1600-0447.2008.01201.x

Otto MW, Simon NM, Wisniewski SR, Miklowitz DJ, Kogan JN, Reilly-Harrington NA, Frank E, Nierenberg AA, Marangell LB, Sagduyu K, Weiss RD, Miyahara S, Thas ME, Sachs GS, Pollack MH (2006) Prospective 12-month course of bipolar disorder in out-patients with and without comorbid anxiety disorders. Br J Psychiatry 189(1):20–25

Ovretveit J (2001) The multi-disciplinary team. In: Thornicroft G, Szmukler G (Hrsg) Textbook of community psychiatry. Oxford University Press, Oxford/New York, S 207–214

Ozgurdal S, van Haren E, Hauser M, Strohle A, Bauer M, Assion H-J, Juckel G (2009) Early mood swings as symptoms of the bipolar prodrome: preliminary results of a retrospective analysis. Psychopathology 42(5):337–342. https://doi.org/10.1159/000232977

Pacchiarotti I, Leon-Caballero J, Murru A, Verdolini N, Furio MA, Pancheri C, Valenti M, Samalin L, Roige ES, Gonzalez-Pinto A, Montes JM, Benabarre A, Crespo JM, de Dios Perrino C, Goikolea JM, Gutierrez-Rojas L, Carvalho AF, Vieta E (2016) Mood stabilizers and antipsychotics during breastfeeding: focus on bipolar disorder. Eur Neuropsychopharmacol 26(10):1562–1578. https://doi.org/10.1016/j.euroneuro.2016.08.008

Padberg F, George MS (2009) Repetitive transcranial magnetic stimulation of the prefrontal cortex in depression. Exp Neurol 219(1):2–13. https://doi.org/10.1016/j.expneurol.2009.04.020

Pae CU, Kim TS, Kim JJ, Lee SJ, Lee CU, Lee C, Paik IH (2005a) Long-term treatment of adjunctive quetiapine for bipolar mania. Prog Neuropsychopharmacol Biol Psychiatry 29(5):763–766

Pae CU, Nassir GS, Kim TS, Kim JJ, Lee SJ, Lee CU, Lee C, Paik IH (2005b) Rapid titration versus conventional titration of quetiapine in the treatment of bipolar mania: a preliminary trial. Int Clin Psychopharmacol 20(6):327–330

Pae CU, Kim TS, Lee KU, Kim JJ, Patkar AA, Masand PS, Ghaemi SN, Lee CU, Lee SJ, Lee C, Paik IH (2006) Clinical variables associated with early administration of antipsychotics in bipolar mania. Prog Neuropsychopharmacol Biol Psychiatry 30(1):151–154

Pajonk FG, Schwertner AK, Seelig MA (2006) Rapid dose titration of quetiapine for the treatment of acute schizophrenia and acute mania: a case series. J Psychopharmacol 20(1):119–124

Pal Singh G (2008) A double-blind comparative study of clinical efficacy of verapamil versus litihum in acute mania. Int J Psychiatry Clin Pract 12(4):303–308

Pandarakalam JP (2007) Clinical challenges of bipolar depression. Br J Hosp Med (Lond) 68(10):530–537

Pande AC (1988) Clonazepam treatment of atypical bipolar disorder. Psychosomatics 29(3):333–335

Pande AC, Crockatt JG, Janney CA, Werth JL, Tsaroucha G (2000) Gabapentin in bipolar disorder: a placebo-controlled trial of adjunctive therapy. Gabapentin bipolar disorder study group. Bipolar Disord 2(3 Pt 2):249–255

Papadimitriou GN, Dikeos DG, Soldatos CR, Calabrese JR (2007) Non-pharmacological treatments in the management of rapid cycling bipolar disorder. J Affect Disord 98(1–2):1–10

Papachristou E et al. (2013) „Child Behavior Checklist-Mania Scale (CBCL-MS): development and evaluation of a population-based screening scale for bipolar disorder." PLoS.One. 8.8: e69459.

Papatheodorou G, Kutcher SP, Katic M, Szalai JP (1995) The efficacy and safety of divalproex sodium in the treatment of acute mania in adolescents and young adults: an open clinical trial. J Clin Psychopharmacol 15(2):110–116

Papmeyer M et al. (2016) Prospective longitudinal study of subcortical brain volumes in individuals at high familial risk of mood disorders with or without subsequent onset of depression. Psychiatry Res 248:119–25

Parikh SV, Zaretsky A, Beaulieu S, Yatham LN, Young LT, Patelis-Siotis I, MacQueen GM, Levitt A, Arenovich T, Cervantes P, Velyvis V, Kennedy SH, Streiner DL (2012) A randomized controlled trial of psychoeducation or cognitive-behavioral therapy in bipolar disorder: a Canadian Network for Mood and Anxiety treatments (CANMAT) study CME. J Clin Psychiatry 73(6):803–810. https://doi.org/10.4088/JCP.11m07343

Park Y, Hernandez-Diaz S, Bateman BT, Cohen JM, Desai RJ, Patorno E, Glynn RJ, Cohen LS, Mogun H, Huybrechts KF (2018) Continuation of atypical antipsychotic medication during early pregnancy and the risk of gestational diabetes. Am J Psychiatry 175(6):564–574. https://doi.org/10.1176/appi.ajp.2018.17040393

Parker G, McCraw S (2015) The ‚disconnect' between initial judgments of lamotrigine vs. its real-world effectiveness in managing bipolar disorder. A tale with wider ramifications. Acta Psychiatr Scand 132(5):345–354. https://doi.org/10.1111/acps.12427

Parker G, Tully L, Olley A, Hadzi-Pavlovic D (2006) SSRIs as mood stabilizers for Bipolar II Disorder? A proof of concept study. J Affect Disord 92(2–3):205–214

Parker G, Brotchie H, Fletcher K, Hyett M, Barrett M (2007a) Outcome in a specialist referral clinic for mood disorders: a qualitative and quantitative review. Australas Psychiatry 15(2):125–129

Parker G, Tully L, Olley A, Barnes C (2007b) The validity and utility of patients' daily ratings of mood and impairment in clinical trials of bipolar disorder. Acta Psychiatr Scand 115(5):366–371

Parkinson S (2018) Genesung Aktivieren und Teilhabe fördern. Göttingen, Hogrefe

Passetti F, Jones G, Chawla K, Boland B, Drummond C (2008) Pilot study of assertive community treatment methods to engage alcohol-dependent individuals. Alcohol Alcohol 43(4):451–455. https://doi.org/10.1093/alcalc/agn025

Patorno E, Huybrechts KF, Bateman BT, Cohen JM, Desai RJ, Mogu H, Cohen LS, Hernandez-Diaz S (2017) Lithium use in pregnancy and the risk of cardiac malformations. N Engl J Med 376(23):2245–2254

Patkar AA, Pae C-U, Vohringer PA, Mauer S, Narasimhan M, Dalley S, Loebel A, Masand PS, Ghaemi SN (2015) A 13-week, randomized double-blind, placebo-controlled, cross-over trial of ziprasidone in bipolar spectrum disorder. J Clin Psychopharmacol 35(3):319–323. https://doi.org/10.1097/JCP.0000000000000323

Patorno E, Bohn RL, Wahl PM, Avorn J, Patrick AR, Liu J, Schneeweiss S (2010) Anticonvulsant medications and the risk of suicide, attempted suicide, or violent death. JAMA 303(14):1401–1409. https://doi.org/10.1001/jama.2010.410

Paul E, Tsypes A, Eidlitz L, Ernhout C, Whitlock J (2015) Frequency and functions of non-suicidal self-injury: associations with suicidal thoughts and behaviors. Psychiatry Res 225(3):276–282. https://doi.org/10.1016/j.psychres.2014.12.026

Paulus W, Sterzik K, Stoz F (2005) Atypical antipsychitic agents in early pregnancy. Rep Toxicol 3(20):477–478

Pavuluri MN, Henry DB, Carbray JA, Sampson G, Naylor MW, Janicak PG (2004a) Open-label prospective trial of risperidone in combination with lithium or divalproex sodium in pediatric mania. J Affect Disord 82(Suppl 1):103–111

Pavuluri MN, Henry DB, Devineni B, Carbray JA, Naylor MW, Janicak PG (2004b) A pharmacotherapy algorithm for stabilization and maintenance of pediatric bipolar disorder. J Am Acad Child Adolesc Psychiatry 43(7):859–867

Paykel ES, Abbott R, Morriss R, Hayhurst H, Scott J (2006) Sub-syndromal and syndromal symptoms in the longitudinal course of bipolar disorder. Br J Psychiatry 189(2):118–123

Payne JL, Roy PS, Murphy-Eberenz K, Weismann MM, Swartz KL, McInnis MG, Nwulia E, Mondimore FM, Mackinnon DF, Miller EB, Nurnberger JI, Levinson DF, Depaulo JRJ, Potash JB (2007) Reproductive cycle-associated mood symptoms in women with major depression and bipolar disorder. J Affect Disord 99(1–3):221–229

Pazzaglia PJ, Post RM, Ketter TA, George MS, Marangell LB (1993) Preliminary controlled trial of nimodipine in ultra-rapid cycling affective dysregulation. Psychiatry Res 49(3):257–272

Peckham E, Man M-S, Mitchell N, Li J, Becque T, Knowles S, Bradshaw T, Planner C, Parrott S, Michie S, Shepherd C, Gilbody S (2015) Smoking Cessation Intervention for severe Mental Ill Health Trial (SCIMITAR): a pilot randomised control trial of the clinical effectiveness and cost-effectiveness of a bespoke smoking cessation service. Health Technol Assess 19(25):1–148. https://doi.org/10.3310/hta19250

Perlis RH (2007) Treatment of bipolar disorder: the evolving role of atypical antipsychotics. Am J Manag Care 13(Suppl 7):178–188

Perlis RH, Sachs GS, Lafer B, Otto MW, Faraone SV, Kane JM, Rosenbaum JF (2002) Effect of abrupt change from standard to low serum levels of lithium: a reanalysis of double-blind lithium maintenance data. Am J Psychiatry 159(7):1155–1159

Perlis RH, DelBello MP, Miyahara S, Wisniewski SR, Sachs GS, Nierenberg AA (2005) Revisiting depressive-prone bipolar disorder: polarity of initial mood episode and disease course among bipolar I systematic treatment enhancement program for bipolar disorder participants. Biol Psychiatry 58(7):549–553

Perlis RH, Brown E, Baker RW, Nierenberg AA (2006a) Clinical features of bipolar depression versus major depressive disorder in large multicenter trials. Am J Psychiatry 163(2): 225–231

Perlis RH, Ostacher MJ, Patel JK, Marangell LB, Zhang H, Wisniewski SR, Ketter TA, Miklowitz DJ, Otto MW, Gyulai L, Reilly-Harrington NA, Nierenberg AA, Sachs GS, Thase ME (2006b) Predictors of recurrence in bipolar disorder: primary outcomes from the Systematic Treatment Enhancement Program for Bipolar Disorder (STEP-BD). Am J Psychiatry 163(2):217–224

Peluso MA, Guerra de Andrade LH (2005) Physical activity and mental health: the association between exercise and mood. Clinics (Sao Paulo) 60(1):61–70

Peselow ED, Clevenger S, IsHak WW (2016) Prophylactic efficacy of lithium, valproic acid, and carbamazepine in the maintenance phase of bipolar disorder: a naturalistic study. Int Clin Psychopharmacol 31(4):218–223. https://doi.org/10.1097/YIC.0000000000000097

Perich T, Manicavasagar V, Mitchell PB, Ball JR, Hadzi-Pavlovic D (2013) A randomized controlled trial of mindfulness-based cognitive therapy for bipolar disorder. Acta Psychiatr Scand 127(5):333–343. https://doi.org/10.1111/acps.12033

Perlis RH, Baker RW, Zarate CAJ, Brown EB, Schuh LM, Jamal HH, Tohen M (2006c) Olanzapine versus risperidone in the treatment of manic or mixed States in bipolar I disorder: a randomized, double-blind trial. J Clin Psychiatry 67(11):1747–1753

Perry A, Tarrier N, Morriss R, McCarthy E, Limb K (1999) Randomised controlled trial of efficacy of teaching patients with bipolar disorder to identify early symptoms of relapse and obtain treatment. BMJ 318(7177):149–153

Perugi G, Toni C, Frare F, Ruffolo G, Moretti L, Torti C, Akiskal HS (2002) Effectiveness of adjunctive gabapentin in resistant bipolar disorder: is it due to anxious-alcohol abuse comorbidity? J Clin Psychopharmacol 22(6):584–591

Perugi G, Frare F, Toni C, Tusini G, Vannucchi G, Akiskal HS (2010) Adjunctive valproate in panic disorder patients with comorbid bipolar disorder or otherwise resistant to standard antidepressants: a 3-year „open" follow-up study. Eur Arch Psychiatry Clin Neurosci 260(7):553–560. https://doi.org/10.1007/s00406-010-0109-y

Petrides G, Dhossche D, Fink M, Francis A (1994) Continuation ECT: relapse prevention in affective disorders. Convuls Ther 10(3):189–194

Petronis KR, Samuels JF, Moscicki EK, Anthony JC (1990) An epidemiologic investigation of potential risk factors for suicide attempts. Soc Psychiatry Psychiatr Epidemiol 25(4):193–199

Petty F, Rush AJ, Davis JM, Calabrese JR, Kimmel SE, Kramer GL, Small JG, Miller MJ, Swann AE, Orsulak PJ, Blake ME, Bowden CL (1996) Plasma GABA predicts acute response to divalproex in mania. Biol Psychiatry 39(4):278–284

Peuskens J, Devoitille JM (2008) An open multicentre pilot study examining the safety, efficacy and tolerability of fast titrated (800 mg/day by day 4) quetiapine in the treatment of schizophrenia/schizoaffective disorder. Int J Psychiatry Clin Pract 12(4):261–267

Pfennig A, Sasse J (2008) Mood-stabilizer, antidepressants and atypical antipsychotics in bipolar depression. Psychopharmakotherapie 15(18):20–24

Pfennig A, Schlattmann P, Alda M, Grof P, Glenn T, Müller-Oerlinghausen B, Suwalska A, Rybakowski J, Willich SN, Bauer M, Berghofer A (2010) Influence of atypical features on the quality of prophylactic effectiveness of long-term lithium treatment in bipolar disorders. Bipolar Disord 12(4):390–396. https://doi.org/10.1111/j.1399-5618.2010.00826.x

Pfennig A, Jabs B, Pfeiffer S, Weikert B, Leopold K, Bauer M (2011) Versorgungserfahrungen bipolarer Patienten in Deutschland: Befragung vor Einführung der S3-Leitlinie zur Diagnostik und Therapie bipolarer Störungen. Nervenheilkunde 30(5):333–340

Pfennig A, Correll CU, Marx C, Rottmann-Wolf M, Meyer TD, Bauer M, Leopold K (2014a) Psychotherapeutic interventions in individuals at risk of developing bipolar disorder: a systematic review. Early Interv Psychiatry 8(1):3–11. https://doi.org/10.1111/eip.12082

Pfennig A, Leopold K, Bechdolf A, Correll CU, Holtmann M, Lambert M, Marx C, Meyer TD, Pfeiffer S, Reif A, Rottmann-Wolf M, Schmitt NM, Stamm T, Juckel G, Bauer M (2014b) Early specific cognitive-behavioural psychotherapy in subjects at high risk for bipolar disorders: study protocol for a randomised controlled trial. Trials 15:161. https://doi.org/10.1186/1745-6215-15-161

Pfennig A, Connell J, Ritter P, Ritter D, Severus E, Meyer TD, Hautzinger M, Wolff J, Godemann F, Reif A, Bauer M (2017) Leitliniengerechte psychiatrisch-psychotherapeutische Behandlung bei bipolaren Störungen : Welche Ressourcen werden dafür benötigt? Nervenarzt 88(3): 222–233

Pfennig A, Leopold K, Ritter P, Bohme A, Severus E, Bauer M (2017a) Longitudinal changes in the antecedent and early manifest course of bipolar disorder-A narrative review of prospective studies. Aust N Z J Psychiatry 51(5):509–523. https://doi.org/10.1177/0004867417700730

Pfennig A, Leopold K, Severus E, Bauer M (2017b) Kapitel 10: Prävention bipolarer Störungen. In: Klosterkötter J, Maier W (eds) Handbuch Präventive Psychiatrie. Forschung – Lehre – Versorgung: mit 29 Abbildungen und 34 Tabellen. Schattauer, Stuttgart

Philip NS, Carpenter LL, Tyrka AR, Price LH (2008) Augmentation of antidepressants with atypical antipsychotics: a review of the current literature. J Psychiatr Pract 14(1):34–44

Phillips GA, Brophy DS, Weiland TJ, Chenhall AJ, Dent AW (2006) The effect of multidisciplinary case management on selected outcomes for frequent attenders at an emergency department. Med J Aust 184(12):602–606

Phrolov K, Applebaum J, Levine J, Miodovnick H, Belmaker RH (2004) Single-dose intravenous valproate in acute mania. J Clin Psychiatry 65(1):68–70

Pierre JM (2005) Extrapyramidal symptoms with atypical antipsychotics. Incidence, prevention and management. Drug Saf 28(3):191–208

Pilhatsch M, Wolf R, Winter C, Lewitzka U, Bauer M (2010) Comparison of paroxetine and amitriptyline as adjunct to lithium maintenance therapy in bipolar depression: a reanalysis of a randomized, double-blind study. J Affect Disord 126(3):453–457. https://doi.org/10.1016/j.jad.2010.04.025

Pinelli JM, Symington AJ, Cunningham KA, Paes BA (2002) Case report and review of the perinatal implications of maternal lithium use. Am J Obstet Gynecol 187(1):245–249

Platman SR (1970a) A comparison of lithium carbonate and chlorpromazine in mania. Am J Psychiatry 127(3):351–353

Platman SR (1970b) Comparison of lithium carbonate and imipramine; (in prevention of manic-depressive disease). Dis Nerv Syst 31(2):132–134

Platman SR, Hilton JG, Koss MC, Kelly WG (1971) Production of cortisol in patients with manic-depressive psychosis treated with Lithium Carbonate. Dis Nerv Syst 32(8):542–544

Polepally AR, Pennell PB, Brundage RC, Stowe ZN, Newport DJ, Viguera AC, Ritchie JC, Birnbaum AK (2014) Model-based lamotrigine clearance changes during pregnancy: clinical implication. Ann Clin Transl Neurol 1(2):99–106. https://doi.org/10.1002/acn3.29

Pope HG Jr, SL ME, Keck PE Jr, Hudson JI (1991) Valproate in the treatment of acute mania. A placebo-controlled study. Arch Gen Psychiatry 48(1):62–68

Pope M, Dudley R, Scott J (2007) Determinants of social functioning in bipolar disorder. Bipolar Disord 9(1–2):38–44

Post HG (1982) Carbamazepine, temporal lobe epilepsy, and manic-depressive illness. Adv Biol Psychiatry 8:117–156

Post RM (2007) Role of BDNF in bipolar and unipolar disorder: clinical and theoretical implications. J Psychiatr Res 41(12):979–990

Post RM, Uhde TW (1985) Carbamazepine in bipolar illness. Psychopharmacol Bull 21(1):10–17

Post RM, Jimerson DC, Bunney WEJ, Goodwin FK (1980) Dopamine and mania: behavioral and biochemical effects of the dopamine receptor blocker pimozide. Psychopharmacology 67(3):297–305

Post RM, Uhde TW, Roy-Byrne PP, Joffe RT (1987) Correlates of antimanic response to carbamazepine. Psychiatry Res 21(1):71–83

Post RM, Altshuler LL, Frye MA, Suppes T, Rush AJ, Keck PEJ, McElroy SL, Denicoff KD, Leverich GS, Kupka R, Nolen WA (2001) Rate of switch in bipolar patients prospectively treated with second-generation antidepressants as augmentation to mood stabilizers. Bipolar Disord 3(5):259–265

Post RM, Leverich GS, Nolen WA, Kupka RW, Altshuler LL, Frye MA, Suppes T, McElroy S, Keck P, Grunze H, Walden J (2003) A re-evaluation of the role of antidepressants in the treatment of bipolar depression: data from the Stanley Foundation Bipolar Network. Bipolar Disord 5(6):396–406

Post RM, Altshuler LL, Frye MA, Suppes T, McElroy SL, Keck PEJ, Leverich GS, Kupka R, Nolen WA, Luckenbaugh DA, Walden J, Grunze H (2005) Preliminary observations on the effectiveness of levetiracetam in the open adjunctive treatment of refractory bipolar disorder. J Clin Psychiatry 66(3):370–374

Post RM, Altshuler LL, Leverich GS, Frye MA, Nolen WA, Kupka RW, Suppes T, McElroy S, Keck PE, Denicoff KD, Grunze H, Walden J, Kitchen CM, Mintz J (2006) Mood switch in bipolar depression: comparison of adjunctive venlafaxine, bupropion and sertraline. Br J Psychiatry 189(2):124–131

Post T, Kemmler G, Krassnig T, Brugger A, Hausmann A (2015) Efficacy of continuation and maintenance electroconvulsive therapy (c/m ECT) in the treatment of patients with therapy-resistant affective disorders: a retrospective analysis (Wirksamkeit einer EKT-Erhaltungstherapie (EEKT) bei Patienten mit therapieresistenten affektiven Storungen – Ergebnisse einer retrospektiven Datenanalyse). Neuropsychiatr Klinik Diagnostik Ther Rehab Organ Gesellschaft Osterreichischer Nervenarzte Psychiater 29(3):133–138. https://doi.org/10.1007/s40211-015-0150-1

Potkin SG, Keck PEJ, Segal S, Ice K, English P (2005) Ziprasidone in acute bipolar mania: a 21-day randomized, double-blind, placebo-controlled replication trial. J Clin Psychopharmacol 25(4):301–310

Pottegård A, Hallas J, Jensen BL, Madsen K, Friis S (2016) Long-term lithium use and risk of renal and upper urinary tract cancers. J Am Soc Nephrol 27(1):249–255. https://doi.org/10.1681/ASN.2015010061

Powell TJ, Hill EM, Warner L, Yeaton W, Silk KR (2000) Encouraging people with mood disorders to attend a self help group. J Appl Soc Psychol 30(11):2270–2288

Powell TJ, Yeaton W, Hill EM, Silk KR (2001) Predictors of psychosocial outcomes for patients with mood disorders: the effects of self-help group participation. Psychiatr Rehabil J 25(1):3–11

Powell J, Clarke A (2006) Internet information-seeking in mental health: population survey. Br J Psychiatry 189(3):273–277. https://doi.org/10.1192/bjp.bp.105.017319

Poyurovsky M, Isaacs I, Fuchs C, Schneidman M, Faragian S, Weizman R, Weizman A (2003) Attenuation of olanzapine-induced weight gain with reboxetine in patients with schizophrenia: a double-blind, placebo-controlled study. Am J Psychiatry 160(2):297–302

Praharaj SK, Ram D, Arora M (2009) Efficacy of high frequency (rapid) suprathreshold repetitive transcranial magnetic stimulation of right prefrontal cortex in bipolar mania: a randomized sham controlled study. J Affect Disord 117(3):146–150. https://doi.org/10.1016/j.jad.2008.12.020

Praschak-Rieder N, Neumeister A, Hesselmann B, Willeit M, Barnas C, Kasper S (1997) Suicidal tendencies as a complication of light therapy for seasonal affective disorder: a report of three cases. J Clin Psychiatry 58(9):389–392

Preisig M, Strippoli Marie-Pierre F, Castelao E, Merikangas Kathleen R, Gholam-Rezaee M, Marquet P (2016) The specificity of the familial aggregation of early-onset bipolar disorder: A controlled 10-year follow-up study of offspring of parents with mood disorders. J Affective Disorders 190:26–33. https://doi.org/10.1016/j.jad.2015.10.005

Preston GA, Marchant BK, Reimherr FW, Strong RE, Hedges DW (2004) Borderline personality disorder in patients with bipolar disorder and response to lamotrigine. J Affect Disord 79(1–3):297–303

Prien RF (1984) NIMH report. Five-center study clarifies use of lithium, imipramine for recurrent affective disorders. Hosp Commun Psychiatry 35(11):1097–1098

Prien RF, Caffey EMJ, Klett CJ (1972a) Comparison of lithium carbonate and chlorpromazine in the treatment of mania. Report of the Veterans Administration and National Institute of Mental Health Collaborative Study Group. Arch Gen Psychiatry 26(2):146–153

Prien RF, Caffey EMJ, Klett CJ (1972b) Relationship between serum lithium level and clinical responce in acute mania treated with lithium. Br J Psychiatry 120(557):409–414

Prien RF, Caffey EMJ, Klett CJ (1973) Prophylactic efficacy of lithium carbonate in manic-depressive illness. Report of the Veterans Administration and National Institute of Mental Health collaborative study group. Arch Gen Psychiatry 28(3):337–341

Prien RF, Kupfer DJ, Mansky PA, Small JG, Tuason VB, Voss CB, Johnson WE (1984) Drug therapy in the prevention of recurrences in unipolar and bipolar affective disorders. Report of the NIMH Collaborative Study Group comparing lithium carbonate, imipramine, and a lithium carbonate-imipramine combination. Arch Gen Psychiatry 41(11):1096–1104

Prien RF, Himmelhoch JM, Kupfer DJ (1988) Treatment of mixed mania. J Affect Disord 15(1):9–15

Proudfoot J, Parker G, Hyett M, Manicavasagar V, Smith M, Grdovic S, Greenfield L (2007) Next generation of self-management education: web-based bipolar disorder program. Aust N Z J Psychiatry 41(11):903–909

Proudfoot J, Parker G, Manicavasagar V, Hadzi-Pavlovic D, Whitton A, Nicholas J, Smith M, Burckhardt R (2012) Effects of adjunctive peer support on perceptions of illness control and understanding in an online psychoeducation program for bipolar disorder: a randomised controlled trial. J Affect Disord 142(1–3):98–105. https://doi.org/10.1016/j.jad.2012.04.007

Prudic J, Sackeim HA (1999) Electroconvulsive therapy and suicide risk. J Clin Psychiatry 60(Suppl 2):104–110

Psychiatrie-Personalverordnung (1990) Psychiatrie-Personalverordnung vom 18.12.1990 (BGBl. I S. 2930), die zuletzt durch Artikel 16c des Gesetzes vom 21.07.2014 (BGBl. I S. 1133) geändert worden ist

Quiroz JA, Yatham LN, Palumbo JM, Karcher K, Kushner S, Kusumakar V (2010) Risperidone long-acting injectable monotherapy in the maintenance treatment of bipolar I disorder. Biol Psychiatry 68(2):156–162. https://doi.org/10.1016/j.biopsych.2010.01.015

Quitkin FM, Kane J, Rifkin A, Ramos-Lorenzi JR, Nayak DV (1981a) Prophylactic lithium carbonate with and without imipramine for bipolar 1 patients. A double-blind study. Arch Gen Psychiatry 38(8):902–907

Quitkin FM, Kane JM, Rifkin A, Ramos-Lorenzi JR, Saraf K, Howard A, Klein DF (1981b) Lithium and imipramine in the prophylaxis of unipolar and bipolar II depression: a prospective, placebo-controlled comparison [proceedings]. Psychopharmacol. Bulletin 17(1):142–144

Radloff LS (1977) The CES-D scale: a self-report depression scale for research in the general population. Appl Psychol Meas 1:385–401

Rae J, Pettey D, Aubry T, Stol J (2015) Factors affecting smoking cessation efforts of people with severe mental illness: a qualitative study. J Dual Diagn 11(1):42–49. https://doi.org/10.1080/15504263.2014.992096

Raja M, Azzoni A (2005) Tardive dyskinesia after long-term veralipride treatment. J Neuropsychiatry Clin Neurosci 17(2):252–253

Rakofsky JJ, Dunlop BW (2014) Review of nutritional supplements for the treatment of bipolar depression. Depress Anxiety 31(5):379–390. https://doi.org/10.1002/da.22220

Rami L, Goti J, Ferrer J, Marcos T, Salamero M, Bernardo M (2008) Cognitive functions after only one ECT session: a controlled study. Psychiatry Res 158(3):389–394

Rapinesi C, Curto M, Kotzalidis GD, Del CA, Serata D, Ferri VR, Di Pietro S, Scatena P, Bersani FS, Raccah RN, Digiacomantonio V, Ferracuti S, Bersani G, Zangen A, Angeletti G, Girardi P (2015) Antidepressant effectiveness of deep Transcranial Magnetic Stimulation (dTMS) in patients with Major Depressive Disorder (MDD) with or without Alcohol Use Disorders (AUDs): a 6-month, open label, follow-up study. J Affect Disord 174:57–63. https://doi.org/10.1016/j.jad.2014.11.015

Rasgon N, Bauer M, Grof P, Gyulai L, Elman S, Glenn T, Whybrow PC (2005) Sex-specific self-reported mood changes by patients with bipolar disorder. J Psychiatr Res 39(1):77–83

Ratheesh et al. (2015) Prospective progression from high-prevalence disorders to bipolar disorder: Exploring characteristics of pre-illness stages. J Affect Disord 183:45–48

Rätzel-Kürzdörfer W (2004) Ergotherapeutische Diagnostik. Affektive Störungen – Neurotische, Belastungs- und somatoforme Störungen. Krankenhauspsychiatrie 15(1):20–23. https://doi.org/10.1055/s-2003-812481

Ray WA, Chung CP, Murray KT, Hall K, Stein CM (2009) Atypical antipsychotic drugs and the risk of sudden cardiac death. N Engl J Med 360(3):225–235. https://doi.org/10.1056/NEJMoa0806994

Rea MM, Tompson MC, Miklowitz DJ, Goldstein MJ, Hwang S, Mintz J (2003) Family-focused treatment versus individual treatment for bipolar disorder: results of a randomized clinical trial. J Consult Clin Psychol 71(3):482–492

Rebeiro-Gruhl KL, Laporte R (2008) I'm still swimming. Work (Reading, MA) 30(3):323–328

Reefhuis J, Devine O, Friedman JM, Louik C, Honein MA (2015) Specific SSRIs and birth defects: Bayesian analysis to interpret new data in the context of previous reports. BMJ (Clinical research ed) 351:h3190. https://doi.org/10.1136/bmj.h3190

Regeer EJ, Krabbendam L, de GR, Ten HM, Nolen WA, van OJ (2006) A prospective study of the transition rates of subthreshold (hypo)mania and depression in the general population. Psychol Med 36(5): 619–627

Regenold WT, Noorani RJ, Piez D, Patel P (2015) Nonconvulsive electrotherapy for treatment resistant unipolar and bipolar major depressive disorder: a proof-of-concept trial. Brain Stimul 8(5):855–861. https://doi.org/10.1016/j.brs.2015.06.011

Reilly-Harrington NA, Knauz R (2005) Cognitve-behavorial therapy for rapid cycling bipolar disorder. Cogn Behav Pract 12(1):66–75

Reilly-Harrington NA, Deckersbach T, Knauz R, Wu Y, Tran T, Eidelman P, Lund HG, Sachs G, Nierenberg AA (2007) Cognitive behavioral therapy for rapid-cycling bipolar disorder: a pilot study. J Psychiatr Pract 13(5):291–297. https://doi.org/10.1097/01.pra.0000290667.02484.3d

Reker T (1998) Arbeitsrehabilitation in der Psychiatrie. Prospektive Untersuchungen zu Indikation, Verläufen und zur Effizienz arbeitsrehabilitativer Maßnahmen. Steinkopf, Darmstadt

Remington G (2001) Intramuscular ziprasidone reduced symptoms and was well tolerated in acute psychosis. Evid Based Ment Health 4:74

Rendell JM, Licht RW (2007) Under-recruitment of patients for clinical trials: an illustrative example of a failed study. Acta Psychiatr Scand 115(5):337–339

Rendell JM, Gijsman HJ, Keck P, Goodwin GM, Geddes JR (2003) Olanzapine alone or in combination for acute mania. Cochrane Database Syst Rev (3):CD004040. https://doi.org/10.1002/14651858.CD004040

Rendell JM, Gijsman HJ, Bauer MS, Goodwin GM, Geddes GR (2006) Risperidone alone or in combination for acute mania. Cochrane Database Syst Rev (1):CD004043. https://doi.org/10.1002/14651858.CD004043.pub2

Resnick M, Burton BT (1984) Droperidol vs. haloperidol in the initial management of acutely agitated patients. J Clin Psychiatry 45:298–299

Reuster T (2006) Effektivität der Ergotherapie im psychiatrischen Krankenhaus. Steinkopff, Darmstadt

Revicki DA, Paramore LC, Sommerville KW, Swann AC, Zajecka JM (2003) Divalproex sodium versus olanzapine in the treatment of acute mania in bipolar disorder: health-related quality of life and medical cost outcomes. J Clin Psychiatry 64(3):288–294

Revicki DA, Hirschfeld RM, Ahearn EP, Weisler RH, Palmer C, Keck PEJ (2005) Effectiveness and medical costs of divalproex versus lithium in the treatment of bipolar disorder: results of a naturalistic clinical trial. J Affect Disord 86(2–3):183–193

Rhoden L, Antunes MV, Hidalgo P, Alvares da Silva C, Linden R (2014) Simple procedure for determination of valproic acid in dried blood spots by gas chromatography-mass spectrometry. J Pharm Biomed Anal 96:207–212. https://doi.org/10.1016/j.jpba.2014.03.044

Rich CL, Spiker DG, Jewell SW, Neil JF (1986) Response of energy and suicidal ideation to ECT. J Clin Psychiatry 47(1):31–32

Richter P, Saß H, Sauer H (1990) On the validity of the German version of the comprehensive psychopathological rating scale. Eur Arch Psychiatry Clin Nuerosci 240(1):48–53. https://doi.org/10.1007/BF02190093

Riemann G, Weisscher N, Goossens PJJ, Draijer N, Apenhorst-Hol M, Kupka RW (2014) The addition of STEPPS in the treatment of patients with bipolar disorder and comorbid borderline personality features: a protocol for a randomized controlled trial. BMC Psychiatry 14:172. https://doi.org/10.1186/1471-244X-14-172

Rifkin A, Karajgi B, Doddi S, Cooper T (1990) Dose and blood levels of haloperidol in treatment of mania. Psychopharmacol. Bulletin 26(1):144–146

Rihmer Z, Gonda X, Kalman J (2015) Treatment of bipolar disorder with lamotrigine – relapse rate and suicidal behaviour during 6 month follow-up (Bipolaris betegek lamotrigin kezelese -- Relapszus rata es szuicid magatartas 6 honapos kovetes soran). Neuropsychopharmacol Hung 17(1):7–13

Ritter PS, Bermpohl F, Gruber O, Hautzinger M, Jansen A, Juckel G, Kircher T, Lambert M, Mulert C, Pfennig A, Reif A, Rienhoff O, Schulze TG, Severus E, Stamm T, Bauer M (2016) Aims and structure of the German Research Consortium BipoLife for the study of bipolar disorder. Int J Bipolar Disord 4(1):26. https://doi.org/10.1186/s40345-016-0066-0

Robbins L (2006) Preliminary findings Bipolar spectrum in cluster headache patients. Am J Pain Manage 6(2):49–52

Robertson SC (2006) Socially co-constructed transformative self-regulation in occupational therapie: an indepth analysis of the role of goal-driven guided reflection in a man with bipolar disorder, University of Maryland (College Park, Md.)

Robillard M, Conn DK (2002) Lamotrigine use in geriatric patients with bipolar depression. Can J Psychiatry 47(8):767–770

Robillard R, Hermens DF, Naismith SL, White D, Rogers NL, Ip TK, Mullin SJ, Alvares GA, Guastella AJ, Smith KL, Rong Y, Whitwell B, Southan J, Glozier N, Scott EM, Hickie IB (2015) Ambulatory sleep-wake patterns and variability in young people with emerging mental disorders. J Psychiatry Neurosci 40(1):28–37

Rogers R, Goodwin G (2005) Lithium may reduce gambling severity in pathological gamblers with bipolar disorder. Evid Based Ment Health 8(3):80

Ronald C, Kessler (1994) Lifetime and 12-Month Prevalence of DSM-III-R Psychiatric Disorders in the United States. Archives of General Psychiatry 51(1):8

Rosa AR, Sanchez-Moreno J, Martinez-Aran A (2007) Validity and reliability of the Functioning Assessment Short Test (FAST) in bipolar disorder. Clin Pract Epidemiol Ment Health 3:5

Rosen A, Mueser KT, Teesson M (2007) Assertive community treatment – issues from scientific and clinical literature with implications for practice. J Rehabil Res Dev 44(6):813–825

Rossi S, Hallet M, Rossini PM, Pascual-Leone A (2009) Safety of the TMS Consensus Group. Safety, ethical considerations, and application guidelines for the use of transcranial magnetic stimulation in clinical practice and research. Clin Neurophysiol 120:2008–2039

Rothbard AB, Lee S, Culnan K, Vasko S (2007) Service use and cost in 2002 among clients in community settings who were discharged from a state hospital in 1989. Psychiatr Serv 58(12):1570–1576. https://doi.org/10.1176/appi.ps.58.12.1570

Rothen S, Vandeleur CL, Lustenberger Y, Jeanpretre N, Ayer E, Fornerod D, Gamma F, Teichmann T, Halfon O, Ferrero F, Preisig M (2009) Personality traits in children of parents with unipolar and bipolar mood disorders. J Affect Disord 113(1–2):133–141. https://doi.org/10.1016/j.jad.2008.05.013

Rubio G, Lopez-Munoz F, Alamo C (2006) Effects of lamotrigine in patients with bipolar disorder and alcohol dependence. Bipolar Disord 8(3):289–293

Ruggeri M, Tansella M (2008) Case management or assertive community treatment: are they really alternative approaches? Epidemiol Psichiatr Soc 17(2):93–98

Ruggeri M, Lora A, Semisa D (2008) The SIEP-DIRECT'S project on the discrepancy between routine practice and evidence. An outline of main findings and practical implications for the future of community based mental health services. Epidemiol Psichiatr Soc 17(4):358–368

Runge C, Grunze H (2004) Jährliche Krankheitskosten bipolarer Störungen in Deutschland (Annual costs of bipolar disorders in Germany). Nervenarzt 75(9):896–903

Rush AJ, Giles DE, Schlesser MA, Fulton CL, Weissenburger J, Burns C (1986) The Inventory for Depressive Symptomatology (IDS): preliminary findings. Psychiatry Res 18(1):65–87

Rush AJ, Marangell LB, Sackeim HA, George MS, Brannan SK, Davis SM, Howland R, Kling MA, Rittberg BR, Burke WJ, Rapaport MH, Zajecka J, Nierenberg AA, Husain MM, Ginsberg D, Cooke RG (2005a) Vagus nerve stimulation for treatment-resistant depression: a randomized, controlled acute phase trial. Biol Psychiatry 58(5):347–354

Rush AJ, Sackeim HA, Marangell LB, George MS, Brannan SK, Davis SM, Lavori P, Howland R, Kling MA, Rittberg B, Carpenter L, Ninan P, Moreno F, Schwartz T, Conway C, Burke M, Barry JJ (2005b) Effects of 12 months of vagus nerve stimulation in treatment-resistant depression: a naturalistic study. Biol Psychiatry 58(5):355–363

Rybak M, Bruno R, Turnier-Shea Y, Pridmore S (2005) An attempt to increase the rate and magnitude of the antidepressant effect of transcranial magnetic stimulation (TMS). A pilot study. Ger J Psychiatry 8:59–65

Rybakowski F, Kaminska K (2008) Lamotrigine in the treatment of comorbid bipolar spectrum and bulimic disorders: case series. Prog Neuropsychopharmacol Biol Psychiatry 32(8):2004–2005. https://doi.org/10.1016/j.pnpbp.2008.09.002

Rybakowski J, Matkowski K (1992) Adding lithium to antidepressant therapy: factors related to therapeutic potentiation. Eur Neuropsychopharmacol 2(2):161–165

Rybakowski JK, Suwalska A, Czerski PM, Dmitrzak-Weglarz M, Leszczynska-Rodziewicz A, Hauser J (2005a) Prophylactic effect of lithium in bipolar affective illness may be related to serotonin transporter genotype. Pharmacol Rep 57(1):124–127

Rybakowski JK, Suwalska A, Lojko D, Rymaszewska J, Kiejna A (2005b) Bipolar mood disorders among Polish psychiatric outpatients treated for major depression. J Affect Disord 84(2–3):141–147

Sachs B, Kleinau A (2018) Valproathaltige Arzneimittel: Neue Maßnahmen zur Verhinderung einer Valproatexposition währen der Schwangerschaft. Bull Arzneimittelsicherheit (2):13–18

Sachs G, Chengappa KN, Suppes T, Mullen JA, Brecher M, Devine NA, Sweitzer DE (2004) Quetiapine with lithium or divalproex for the treatment of bipolar mania: a randomized, double-blind, placebo-controlled study. Bipolar Disord 6(3):213–223

Sachs G, Sanchez R, Marcus R, Stock E, McQuade R, Carson W, Bou-Gharbia N, Impellizzeri C, Kaplita S, Rollin L, Iwamoto T (2006a) Aripiprazole in the treatment of acute manic or mixed episodes in patients with bipolar I disorder: a 3-week placebo-controlled study. J Psychopharmacol 20(4):536–546

Sachs G, Bowden C, Calabrese JR, Ketter T, Thompson T, White R, Bentley B (2006b) Effects of lamotrigine and lithium on body weight during maintenance treatment of bipolar I disorder. Bipolar Disord 8(2):175–181

Sachs GS, Weilburg JB, Rosenbaum JF (1990) Clonazepam vs. neuroleptics as adjuncts to lithium maintenance. Psychopharmacol Bull 26(1):137–143

Sachs GS (1996) Treatment-resistant bipolar depression. Psychiatr Clin North Am 19(2):215–236

Sachs GS, Yan LJ, Swann AC, Allen MH (2001) Integration of suicide prevention into outpatient management of bipolar disorder. J Clin Psychiatry 62(Suppl 25):3–11

Sachs GS, Grossman F, Ghaemi SN, Okamoto A, Bowden CL (2002) Combination of a mood stabilizer with risperidone or haloperidol for treatment of acute mania: a double-blind, placebo-controlled comparison of efficacy and safety. Am J Psychiatry 159(7):1146–1154

Sachs GS, Thase ME, Otto MW, Bauer M, Miklowitz D, Wisniewski SR, Lavori P, Lebowitz B, Rudorfer M, Frank E, Nierenberg AA, Fava M, Bowden C, Ketter T, Marangell L, Calabrese J, Kupfer D, Rosenbaum JF (2003) Rationale, design, and methods of the systematic treatment enhancement program for bipolar disorder (STEP-BD). Biol Psychiatry 53(11):1028–1042

Sachs GS, Gaulin BD, Gutierrez-Esteinou R, McQuade RD, Pikalov AI, Pultz JA, Sanchez R, Marcus RN, Crandall DT (2007a) Antimanic response to aripiprazole in bipolar I disorder patients is independent of the agitation level at baseline. J Clin Psychiatry 68(9):1377–1383

Sachs GS, Nierenberg AA, Calabrese JR, Marangell LB, Wisniewski SR, Gyulai L, Friedman ES, Bowden CL, Fossey MD, Ostacher MJ, Ketter TA, Patel J, Hauser P, Rapport D, Martinez JM, Allen MH, Miklowitz DJ, Otto MW, Dennehy EB, Thase ME (2007b) Effectiveness of adjunctive antidepressant treatment for bipolar depression. N Engl J Med 356(17):1711–1722

Sachs GS, Ice KS, Chappell PB, Schwartz JH, Gurtovaya O, Vanderburg DG, Kasuba B (2011) Efficacy and safety of adjunctive oral ziprasidone for acute treatment of depression in patients with bipolar I disorder: a randomized, double-blind, placebo-controlled trial. J Clin Psychiatry 72(10):1413–1422. https://doi.org/10.4088/JCP.09m05934

Sachs GS, Greenberg WM, Starace A, Lu K, Ruth A, Laszlovszky I, Nemeth G, Durgam S (2015) Cariprazine in the treatment of acute mania in bipolar I disorder: a double-blind, placebo-controlled, phase III trial. J Affect Disord 174:296–302. https://doi.org/10.1016/j.jad.2014.11.018

Sachs M (2006) Successful strategies and methods of nursing standards implementation. Pflege 19(1):33–44

Sackeim HA, Brannan SK, Rush AJ, George MS, Marangell LB, Allen J (2007) Durability of antidepressant response to vagus nerve stimulation (VNS). Int J Neuropsychopharmacol 10(6): 817–826

Sajatovic M, Brescan DW, Perez DE, DiGiovanni SK, Hattab H, Ray JB, Bingham CR (2001) Quetiapine alone and added to a mood stabilizer for serious mood disorders. J Clin Psychiatry 62(9):728–732

Sajatovic M, Bingham CR, Campbell EA, Fletcher DF (2005a) Bipolar disorder in older adult inpatients. J Nerv Ment Dis 193(6):417–419

Sajatovic M, Gyulai L, Calabrese JR, Thompson TR, Wilson BG, White R, Evoniuk G (2005b) Maintenance treatment outcomes in older patients with bipolar I disorder. Am J Geriatr Psychiatry 13(4):305–311

Sajatovic M, Bauer MS, Kilbourne AM, Vertrees JE, Williford W (2006a) Self-reported medication treatment adherence among veterans with bipolar disorder. Psychiatr Serv 57(1):56–62

Sajatovic M, Blow FC, Ignacio RV (2006b) Psychiatric comorbidity in older adults with bipolar disorder. Int J Geriatr Psychiatry 21(6):582–587

Sajatovic M, Friedman SH, Schuermeyer IN, Safavi R, Ignacio RV, Hays RW, West JA, Blow FC (2006c) Menopause knowledge and subjective experience among peri- and postmenopausal women with bipolar disorder, schizophrenia and major depression. J Nerv Ment Dis 194(3):173–178

Sajatovic M, Elhaj O, Youngstrom EA, Bilali SR, Rapport DJ, Ganocy SJ, Calabrese JR (2007) Treatment adherence in individuals with rapid cycling bipolar disorder: results from a clinical-trial setting. J Clin Psychopharmacol 27(4):412–414

Sajatovic M, Biswas K, Kilbourne AK, Fenn H, Williford W, Bauer MS (2008a) Factors associated with prospective long-term treatment adherence among individuals with bipolar disorder. Psychiatr Serv 59(7):753–759

Sajatovic M, Calabrese JR, Mullen J (2008b) Quetiapine for the treatment of bipolar mania in older adults. Bipolar Disord 10(6):662–671

Sajatovic M, Gildengers A, Al Jurdi RK, Gyulai L, Cassidy KA, Greenberg RL, Bruce ML, Mulsant BH, ten Have T, Young RC (2011) Multisite, open-label, prospective trial of lamotrigine for geriatric bipolar depression: a preliminary report. Bipolar Disord 13(3):294–302. https://doi.org/10.1111/j.1399-5618.2011.00923.x

Saksa JR, Baker CB, Woods SW (2004) Mood-stabilizer-maintained, remitted bipolar patients: taper and discontinuation of adjunctive antipsychotic medication. Gen Hosp Psychiatry 26(3):233–236

Salazar-Ospina A, Amariles P, Benjumea DM, Gutierrez F, Faus MJ, Rodriguez LF (2014) Effectiveness of the Dader Method for pharmaceutical care in patients with bipolar I disorder: EMDADER-TAB: study protocol for a randomized controlled trial. Trials 15:174. https://doi.org/10.1186/1745-6215-15-174

Salize HJ, Jacke C, Gallas C, Stamm K (2014) Optimized quality of care for affective disorders by health insurance-based case-management: a controlled cost-study (Krankenkassengestutztes Case-Management verbessert kostenneutral die Behandlungsqualitat bei affektiven Storungen). Psychiatr Prax 41(8):432–438. https://doi.org/10.1055/s-0033-1349557

Salloum IM, Cornelius JR, Daley DC, Kirisci L, Himmelhoch JM, Thase ME (2005) Efficacy of valproate maintenance in patients with bipolar disorder and alcoholism: a double-blind placebo-controlled study. Arch Gen Psychiatry 62(1):37–45

Salloum IM, Douaihy A, Cornelius JR, Kirisci L, Kelly TM, Hayes J (2007) Divalproex utility in bipolar disorder with co-occurring cocaine dependence: a pilot study. Addict Behav 32(2):410–415

Salloum NC, McCarthy MJ, Leckband SG, Kelsoe JR (2014) Towards the clinical implementation of pharmacogenetics in bipolar disorder. BMC Med 12:90. https://doi.org/10.1186/1741-7015-12-90

Samame C, Martino DJ, Strejilevich SA (2014) Longitudinal course of cognitive deficits in bipolar disorder: a meta-analytic study. J Affect Disord 164:130–138. https://doi.org/10.1016/j.jad.2014.04.028

Samren EB, van Duijn CM, Koch S, Hiilesmaa VK, Klepel H, Bardy AH, Mannagetta GB, Deichl AW, Gaily E, Granstrom ML, Meinardi H, Grobbee DE, Hofman A, Janz D, Lindhout D (1997) Maternal use of antiepileptic drugs and the risk of major congenital malformations: a joint European prospective study of human teratogenesis associated with maternal epilepsy. Epilepsia 38(9):981–990

Sanchez-Gistau V, Romero S, Moreno D, La Serna E de, Baeza I, Sugranyes G, Moreno C, Sanchez-Gutierrez T, Rodriguez-Toscano E, Castro-Fornieles J (2015) Psychiatric disorders in child and adolescent offspring of patients with schizophrenia and bipolar disorder: a controlled study. Schizophr Res 168(1–2): 197–203. https://doi.org/10.1016/j.schres.2015.08.034

Sanford M, Scott LJ (2008) Intramuscular aripiprazole. A review of its use in the management of agitation in schizophrenia and bipolar I disorder. CNS Drugs 22(4):335–352

Sänger S, Lang B, Klemperer D, Thomeczek C, Dierks ML (2006) Manual Patienteninformation – Empfehlungen zur Erstellung evidenzbasierter Patienteninformationen, ÄZQ Schriftenreihe. ÄZQ, Berlin

Sanger TM, Tohen M, Vieta E, Dunner DL, Bowden CL, Calabrese JR, Feldman PD, Jacobs TG, Breier A (2003) Olanzapine in the acute treatment of bipolar I disorder with a history of rapid cycling. J Affect Disord 73(1–2):155–161

Santiago CD, Miranda J (2014) Progress in improving mental health services for racial-ethnic minority groups: a ten-year perspective. Psychiatric Serv (Washington, DC) 65(2):180–185. https://doi.org/10.1176/appi.ps.201200517

Santosa CM, Strong CM, Nowakowska C, Wang PW, Rennicke CM, Ketter TA (2007) Enhanced creativity in bipolar disorder patients: a controlled study. J Affect Disord 100(1–3):31–39

Sartorius A, Kiening KL, Kirsch P, von Gall CC, Haberkorn U, Unterberg AW, Henn FA, Meyer-Lindenberg A (2010) Remission of major depression under deep brain stimulation of the lateral habenula in a therapy-refractory patient. Biol Psychiatry 67:e9–e11

Satterfield JM (1999) Adjunctive cognitive-behavioral therapy for rapid-cycling bipolar disorder: an empirical case study. Psychiatry 62(4):357–369

Saunders EF, Fernandez-Mendoza J, Kamali M, Assari S, McInnis MG (2015) The effect of poor sleep quality on mood outcome differs between men and women: a longitudinal study of bipolar disorder. J Affect Disord 180:90–96. https://doi.org/10.1016/j.jad.2015.03.048

Schaffer A, Levitt AJ (2005) Double-blind, placebo-controlled pilot study of mexiletine for acute mania or hypomania. J Clin Psychopharmacol 25(5):507–508

Scheffer RE, Kowatch RA, Carmody T, Rush AJ (2005a) Randomized, placebo-controlled trial of mixed amphetamine salts for symptoms of comorbid ADHD in pediatric bipolar disorder after mood stabilization with divalproex sodium. Am J Psychiatry 162(1):58–64

Scheffer RE, Kowatch RA, Carmody TJ, Rush AJ (2005b) Conclusions inconsistent with results with amphetamines and divalproex. Am J Psychiatr 162(11):2197–2198

Scheepers C (2015) Einführung und Gegenstand psychosozialer Behandlungsverfahren. In: Scheepers C, Albrecht U, Jehn P (Hrsg.) Ergotherapie.Vom Behandeln zum Handeln. Lehrbuch für Ausbildung und Praxis, 5. Aufl. Thieme, Stuttgart, S 416–418

Scheibler F, Janssen C, Pfaff H (2003) Shared decision making: an overview of international research literature. Soz Präventivmed 48(1):11–23

Schene AH, Koeter MW, Kikkert MJ, Swinkels JA, McCrone P (2007) Adjuvant occupational therapy for work-related major depression works: randomized trial including economic evaluation. Psychol Med 37(3):351–362. https://doi.org/10.1017/S0033291706009366

Scherk H, Pajonk FG, Leucht S (2007) Second-generation antipsychotic agents in the treatment of acute mania: a systematic review and meta-analysis of randomized controlled trials. Arch Gen Psychiatry 64(4):442–455

Schieber FC, Boulton DW, Balch AH, Croop R, Mallikaarjun S, Benson J, Carlson BX (2009) A non-randomized study to investigate the effects of the atypical antipsychotic aripiprazole on the steady-state pharmacokinetics of lamotrigine in patients with bipolar I disorder. Hum Psychopharmacol 24(2):145–152. https://doi.org/10.1002/hup.999

Schielein T, Schmid R, Dobmeier M, Spiessl H (2008) Self-help from the cyberspace? – an analysis of self-help forums for patients with bipolar affective disorders. Psychiatr Prax 35(1):28–32. https://doi.org/10.1055/s-2006-952041

Schlotterbeck P, Leube D, Kircher T, Hiemke C, Gründer G (2007) Aripiprazole in human milk. Int J Neuropsychopharmacol 10(3):433. https://doi.org/10.1017/S1461145707007602

Schlotterbeck P, Saur R, Hiemke C, Grunder G, Vehren T, Kircher T, Leube D (2009) Low concentration of ziprasidone in human milk: a case report. Int J Neuropsychopharmacol 12(3):437–438. https://doi.org/10.1017/S1461145709009936

Schmid R, Sterzinger L, Cording C, Spieál H (2007) Is there any reward for caregivers of patients with bipolar affective disorders? Seventh Int Rev Bipolar Disord:72–73

Schmid R, Huttel GU, Cording C, Spiessl H. Die Situation von Angehörigen von Patienten mit bipolaren affektiven Störungen [The situation of caregivers of inpatients with bipolar affective disorders]. Fortschr Neurol Psychiatr. 2007;75(11):665-672. doi:10.1055/s-2007-980079

Schmidtke A, Fleckenstein P, Moises W, Beckmann H (1988) Untersuchungen zur Reliabilität und Validität einer deutschen Version der Montgomery-Asberg Depression Rating Scale. Arch Neurol Psychiatr 139:51–65

Schmidtke A, Bille-Brahe U, DeLeo D, Kerkhof A, Bjerke T, Crepet P, Haring C, Hawton K, Lonnqvist J, Michel K, Pommereau X, Querejeta I, Phillipe I, Salander-Renberg E, Temesvary B, Wasserman D, Fricke S, Weinacker B, Sampaio-Faria JG (1996) Attempted suicide in Europe: rates, trends and sociodemographic characteristics of suicide attempters during the period 1989–1992. Results of the WHO/EURO multicentre study on parasuicide. Acta Psychiatr Scand 93(5):327–338

Schmitz JM (2002) Cognitive-behavioral treatment of bipolar disorder and substance abuse: a preliminary randomized study. Addict Disord Treat 1:2002–2024

Schneck CD, Miklowitz DJ, Calabrese JR, Allen MH, Thomas MR, Wisniewski SR, Miyahara S, Shelton MD, Ketter TA, Goldberg JF, Bowden CL, Sachs GS (2004) Phenomenology of rapid-cycling bipolar disorder: data from the first 500 participants in the systematic treatment enhancement program. Am J Psychiatry 161(10):1902–1908. https://doi.org/10.1176/appi.ajp.161.10.1902

Schneck CD, Miklowitz DJ, Miyahara S, Araga M, Wisniewski S, Gyulai L, Allen MH, Thase ME, Sachs GS (2008) The prospective course of rapid-cycling bipolar disorder: findings from the STEP-BD. Am J Psychiatry 165(3):370–377

Schneider F, Margraf J (2006) Diagnostisches Interview bei psychischen Störungen (DIPS für DSM-IV-TR), 3. Aufl. Springer, Berlin

Schneider F, Bergmann F, Falkai P (2010) Stellungnahme der Deutschen Gesellschaft für Psychiatrie, Psychotherapie und Nervenheilkunde (DGPPN) – „Integrierte Versorgung für Psychiatrie und Psychotherapie flächendeckend umsetzen – Kommerzielle Interessen abwehren"

Schneier HA, Kahn D (1990) Selective response to carbamazepine in a case of organic mood disorder. J Clin Psychiatry 51(11):485

Schneider RK (2001) Divalproex did not differ from placebo or lithium in preventing recurrent of new mood episodes in bipolar I disorder, remission phase. Evid Based Ment Health 4:9

Schoettle D, Schimmelmann BG, Karow A, Ruppelt F, Sauerbier AL, Bussopulos A, Frieling M, Golks D, Kerstan A, Nika E, Schodlbauer M, Daubmann A, Wegscheider K, Lange M, Ohm G, Lange B, Meigel-Schleiff C, Naber D, Wiedemann K, Bock T, Lambert M (2014) Effectiveness of integrated care including therapeutic assertive community treatment in severe schizophrenia spectrum and bipolar I disorders: the 24-month follow-up ACCESS II study. J Clin Psychiatry 75(12):1371–1379. https://doi.org/10.4088/JCP.13m08817

Schoeyen HK, Kessler U, Andreassen OA, Auestad BH, Bergsholm P, Malt UF, Morken G, Oedegaard KJ, Vaaler A (2015) Treatment-resistant bipolar depression: a randomized controlled trial of electroconvulsive therapy versus algorithm-based pharmacological treatment. Am J Psychiatry 172(1):41–51. https://doi.org/10.1176/appi.ajp.2014.13111517

Schöttle D, Schimmelmann BG, Ruppelt F et al. (2018) Effectiveness of integrated care including therapeutic assertive community treatment in severe schizophrenia-spectrum and bipolar I disorders: four-year follow-up of the ACCESS II study. PLoS One 13(2):e0192929

Schou M (1972) Lithium prophylaxis in recurrent endogenous affective disorders. Arch Invest Med (Mex) 3(3):459–472

Schou M (1976) What happened later to the lithium babies? A follow-up study of children born without malformations. Acta Psychiatr Scand 54(3):193–197

Schou M (1979) Lithium prophylaxis: is the honeymoon over? Aust N Z J Psychiatry 13(2):109–114

Schou M, Amdisen A (1973) Lithium and pregnancy. III. Lithium ingestion by children breast-fed by women on lithium treatment. BMJ 2(5859):138. https://doi.org/10.1136/bmj.2.5859.138

Schou M, Goldfield M, Weinstein M, Villeneuve A (1973) Lithium and Pregnancy. I. Report from the Register of Lithium Babies. Br Med J 2(5859):135–136

Schramm E (1998) Interpersonelle Psychotherapie. Schattauer, Stuttgart

Schulz KF, Altman DG, Moher D (2010) CONSORT 2010 statement: updated guidelines for reporting parallel group randomised trials. PLoS Med 7(3):e1000251

Scogin F, Morthland M, Kaufman A, Burgio L, Chaplin W, Kong G (2007) Improving quality of life in diverse rural older adults: a randomized trial of a psychological treatment. Psychol Aging 22(4):657–665

Scolnik D, Nulman I, Rovet J, Gladstone D, Czuchta D, Gardner HA, Gladstone R, Ashby P, Weksberg R, Einarson T (1994) Neurodevelopment of children exposed in utero to phenytoin and carbamazepine monotherapy. JAMA 271(10):767–770

Scott J (2001) Cognitive therapy as an adjunct to medication in bipolar disorder. Br J Psychiatry 178(Suppl 41):164–168

Scott J, Garland A, Moorhead S (2001) A pilot study of cognitive therapy in bipolar disorders. Psychol Med 31(3):459–467

Scott J, Paykel E, Morriss R, Bentall R, Kinderman P, Johnson T, Abbott R, Hayhurst H (2006) Cognitive-behavioural therapy for severe and recurrent bipolar disorders: randomised controlled trial. Br J Psychiatry 188(4):313–320

Scott J, Colom F (2008) Gaps and limitations of psychological interventions for bipolar disorders. Psychother Psychosom 77(1):4–11

Scott J, Colom F, Vieta E (2007) A meta-analysis of relapse rates with adjunctive psychological therapies compared to usual psychiatric treatment for bipolar disorders. Int J Neuropsychopharmacol 10(1):123–129

Scottish Intercollegiate Guidelines Network (SIGN) (2011) SIGN 50. A guideline developer's handbook, revised Aufl.

Segal J, Berk M, Brook S (1998) Risperidone compared with both lithium and haloperidol in mania: a double-blind randomized controlled trial. Clin Neuropharmacol 21(3):176–180

Segal SP, Burgess PM (2008) Use of community treatment orders to prevent psychiatric hospitalization. Aust N Z J Psychiatry 42(8):732–739. https://doi.org/10.1080/00048670802206312

Seggie J, Carney PA, Parker J, Grof E, Grof P (1988) Effect of chronic lithium on sensitivity to light in male and female bipolar patients. Prog Neuropsychopharmacol Biol Psychiatry 13(3–4):543–549

Sells D, Davidson L, Jewell JD (2006) The treatment realtionship in peer based and regular case managment for clients with severe mental illness. Psychiatr Serv 57(8):1179–1184

Severinsen JE, Bjarkam CR, Kiaer-Larsen S, Olsen IM, Nielsen MM, Blechingberg J, Nielsen AL, Holm IE, Foldager L, Young BD, Muir WJ, Blackwood DH, Corydon TJ, Mors O, Borglum AD (2006) Evidence implicating BRD1 with brain development and susceptibility to both schizophrenia and bipolar affective disorder. Mol Psychiatry 11(12):1126–1138

Severus E, Taylor MJ, Sauer C, Pfennig A, Ritter P, Bauer M, Geddes JR (2014) Lithium for prevention of mood episodes in bipolar disorders: systematic review and meta-analysis. Int J Bipolar Disord 2:15. https://doi.org/10.1186/s40345-014-0015-8

Severus WE, Kleindienst N, Seemüller F, Frangou S, Möller HJ, Greil W (2008) What is the optimal serum lithium level in the long-term treatment of bipolar disorder – a review? Bipolar Disord 10(2):231–237

Shapiro DR, Quitkin FM, Fleiss JL (1989) Response to maintenance therapy in bipolar illness. Effect of index episode. Arch Gen Psychiatry 46(5):401–405

Sharma R, Markar HR (1994) Mortality in affective disorder. J Affect Disord 31(2):91–96

Sharma V (1999) Retrospective controlled study of inpatient ECT: does it prevent suicide? J Affect Disord 56(2–3):183–187

Sheehan DV, McElroy SL, Harnett-Sheehan K, Keck PEJ, Janavs J, Rogers J, Gonzalez R, Shivakumar G, Suppes T (2009) Randomized, placebo-controlled trial of risperidone for acute treatment of bipolar anxiety. J Affect Disord 115(3):376–385. https://doi.org/10.1016/j.jad.2008.10.005

Sheehan DV, Harnett-Sheehan K, Hidalgo RB, Janavs J, McElroy SL, Amado D, Suppes T (2013) Randomized, placebo-controlled trial of quetiapine XR and divalproex ER monotherapies in the treatment of the anxious bipolar patient. J Affect Disord 145(1):83–94. https://doi.org/10.1016/j.jad.2012.07.016

Shen GH, Sylvia LG, Alloy LB, Barrett F, Kohner M, Iacoviello B, Mills A (2008) Lifestyle regularity and cyclothymic symptomatology. J Clin Psychol 64(4):482–500

Shi L, Namjoshi MA, Zhang F, Gandhi G, Edgell ET, Tohen M, Breier A, Haro JM (2002) Olanzapine versus haloperidol in the treatment of acute mania: clinical outcomes, health-related quality of life and work status. Int Clin Psychopharmacol 17(5):227–237

Shi L, Namjoshi MA, Swindle R, Yu X, Risser R, Baker RW, Tohen M (2004) Effects of olanzapine alone and olanzapine/fluoxetine combination on health-related quality of life in patients with bipolar depression: secondary analyses of a double-blind, placebo-controlled, randomized clinical trial. Clin Ther 26(1):125–134

Shi L, Juarez R, Hackworth J, Edgell ET, Haro JM, Vieta E, Tohen MF (2006) Open-label olanzapine treatment in bipolar I disorder: clinical and work functional outcomes. Curr Med Res Opin 22(5):961–966

Shiah IS, Yatham LN, Yeh CB, Ravindran AV (2005) Effect of valproate on plasma levels of interleukin-6 in healthy male humans. Int Clin Psychopharmacol 20(6):295–298

Shirdazi AA, Ghaemi SN (2006) Side effects of atypical antipsychotics: extrapyramidal symptoms and the metabolic syndrome. Harv Rev Psychiatry 14:152–164

Shon SH, Joo Y, Lee JS, Kim HW (2014) Lamotrigine treatment of adolescents with unipolar and bipolar depression: a retrospective chart review. J Child Adolesc Psychopharmacol 24(5):285–287. https://doi.org/10.1089/cap.2013.0121

Shopsin B, Gershon S, Thompson H, Collins P (1975) Psychoactive drugs in mania. A controlled comparison of lithium carbonate, chlorpromazine, and haloperidol. Arch Gen Psychiatry 32(1):34–42

Shugar G, Schertzer S, Toner BB, Digasbarro I (1992) Development, use, and factor-analysis of a self-report inventory for mania. Compr Psychiatry 33(5):325–331

Shulman KI, MacKenzie S, Hardy B (1987) The clinical use of lithium carbonate in old age: a review. Prog Neuropsychopharmacol Biol Psychiatry 11(2–3):159–164

Shulman KI, Rochon P, Sykora K, Anderson G, Mamdani M, Bronskill S, Tran CT (2003) Changing prescription patterns for lithium and valproic acid in old age: shifting practice without evidence. BMJ 326(7396):960–961. https://doi.org/10.1136/bmj.326.7396.960

Shumway M, Boccellari A, O'Brien K, Okin RL (2008) Cost-effectiveness of clinical case management for ED frequent users: results of a randomized trial. Am J Emerg Med 26(2):155–164. https://doi.org/10.1016/j.ajem.2007.04.021

Sikdar S, Kulhara P, Avasthi A, Singh H (1994) Combined chlorpromazine and electroconvulsive therapy in mania. Br J Psychiatry 164(6):806–810

Silverstone T (2001) Moclobemide vs. imipramine in bipolar depression: a multicentre double-blind clinical trial. Acta Psychiatr Scand 104(2):104–109

Simhandl C, Denk E, Thau K (1993) The comparative efficacy of carbamazepine low and high serum level and lithium carbonate in the prophylaxis of affective disorders. J Affect Disord 28(4):221–231

Simhandl C, Konig B, Amann BL (2014) A prospective 4-year naturalistic follow-up of treatment and outcome of 300 bipolar I and II patients. J Clin Psychiatry 75(3):254–262. https://doi.org/10.4088/JCP.13m08601

Simon GE, Ludman EJ, Bauer MS, Unutzer J, Operskalski B (2006) Long-term effectiveness and cost of a systematic care program for bipolar disorder. Arch Gen Psychiatry 63(5):500–508

Simon GE, Bauer MS, Ludman EJ, Operskalski BH, Unutzer J (2007) Mood symptoms, functional impairment, and disability in people with bipolar disorder: specific effects of mania and depression. J Clin Psychiatry 68(8):1237–1245

Simon GE, Ludman EJ, Unutzer J, Bauer MS, Operskalski B, Rutter C (2005a) Randomized trial of a population-based care program for people with bipolar disorder. Psychol Med 35(1):13–24

Simon GE, Ludman EJ, Goodale LC, Dykstra DM, Stone E, Cutsogeorge D, Operskalski B, Savarino J, Pabiniak C (2011) An online recovery plan program: can peer coaching increase participation? Psychiatric Serv (Washington, DC) 62(6):666–669. https://doi.org/10.1176/ps.62.6.pss6206_0666

Simon NM, Pollack MH, Fischmann D, Perlman CA, Muriel AC, Moore CW, Nierenberg AA, Shear MK (2005b) Complicated grief and its correlates in patients with bipolar disorder. J Clin Psychiatry 66(9):1105–1110

Simpson GM, Angus JW (1970) A rating scale for extrapyramidal side effects. Acta Psychiatr Scand Suppl 212:11–19

Simpson SG, McMahon FJ, McInnis MG, Mackinnon DF, Edwin D, Folstein SE, DePaulo JR (2002) Diagnostic reliability of bipolar II disorder. Arch Gen Psychiatry 59(8):736–740

Small JG, Milstein V, Klapper MH, Kellams JJ, Miller MJ, Small IF (1986) Electroconvulsive therapy in the treatment of manic episodes. Ann N Y Acad Sci 462:37–49

Small JG, Klapper MH, Kellams JJ, Miller MJ, Milstein V, Sharpley PH, Small IF (1988) Electroconvulsive treatment compared with lithium in the management of manic states. Arch Gen Psychiatry 45(8):727–732

Small JG, Klapper MH, Milstein V, Kellams JJ, Miller MJ, Marhenke JD, Small IF (1991) Carbamazepine compared with lithium in the treatment of mania. Arch Gen Psychiatry 48(10):915–921

Small JG, Klapper MH, Marhenke JD, Milstein V, Woodham GC, Kellams JJ (1995) Lithium combined with carbamazepine or haloperidol in the treatment of mania. Psychopharmacol. Bulletin 31(2):265–272

Smeraldi E, Benedetti F, Barbini B, Campori E, Colombo C (1999) Sustained antidepressant effect of sleep deprivation combined with pindolol in bipolar depression. A placebo-controlled trial. Neuropsychopharmacology 20(4):380–385

Smith DJ, Griffiths E, Kelly M, Hood K, Craddock N, Simpson SA (2011) Unrecognised bipolar disorder in primary care patients with depression. Br J Psychiatry 199(1):49–56

Smith LT, Shelton CL, Berk M, Hasty MK, Cotton SM, Henry L, Daglas R, Gentle E, McGorry PD, Macneil CA, Conus P (2014) The impact of insight in a first-episode mania with psychosis population on outcome at 18 months. J Affect Disord 167:74–79. https://doi.org/10.1016/j.jad.2014.05.055

Smulevich AB, Khanna S, Eerdekens M, Karcher K, Kramer M, Grossman F (2005) Acute and continuation risperidone monotherapy in bipolar mania: a 3-week placebo-controlled trial followed by a 9-week double-blind trial of risperidone and haloperidol. Eur Neuropsychopharmacol 15(1):75–84

Soares JC (2000) Valproate treatment and the risk of hyperandrogenism and polycystic ovaries. Bipolar Disord 2(1):37–41

Soares-Weiser K, Bravo VY, Beynon S, Dunn G, Barbieri M, Duffy S, Geddes J, Gilbody S, Palmer S, Woolacott N (2007) A systematic review and economic model of the clinical effectiveness and cost-effectiveness of interventions for preventing relapse in people with bipolar disorder. Health Technol Assess 11(39):1–226

Sole B, Bonnin CM, Mayoral M, Amann BL, Torres I, Gonzalez-Pinto A, Jimenez E, Crespo JM, Colom F, Tabares-Seisdedos R, Reinares M, Ayuso-Mateos JL, Soria S, Garcia-Portilla MP, Ibanez A, Vieta E, Martinez-Aran A, Torrent C (2015a) Functional remediation for patients with bipolar II disorder: improvement of functioning and subsyndromal symptoms. Eur Neuropsychopharmacol 25(2):257–264. https://doi.org/10.1016/j.euroneuro.2014.05.010

Sole B, Jimenez E, Martinez-Aran A, Vieta E (2015b) Cognition as a target in major depression: new developments. Eur Neuropsychopharmacol 25(2):231–247. https://doi.org/10.1016/j.euroneuro.2014.12.004

Solomon DA, Ristow WR, Keller MB, Kane JM, Gelenberg AJ, Rosenbaum JF, Warshaw MG (1996) Serum lithium levels and psychosocial function in patients with bipolar I disorder. Am J Psychiatry 153(10):1301–1307

Solomon DA, Leon AC, Maser JD, Truman CJ, Coryell W, Endicott J, Teres JJ, Keller MB (2006) Distinguishing bipolar major depression from unipolar major depression with the screening assessment of depression-polarity (SAD-P). J Clin Psychiatry 67(3):434–442

Solomon DA, Keitner GI, Ryan CE, Kelley J, Miller IW (2008) Preventing recurrence of bipolar I mood episodes and hospitalizations: family psychotherapy plus pharmacotherapy versus pharmacotherapy alone. Bipolar Disord 10(7):798–805

Solomon RL, Rich CL, Darko DF (1990) Antidepressant treatment and the occurrence of mania in bipolar patients admitted for depression. J Affect Disord 18(4):253–257

Spaulding T, Westlund R, Thomason C, White R, Dann R, Thompson T (2006) Adjunctive treatment for mood stabilization of patients with bipolar I disorder treated with lamotrigine. CNS Spectr 11(9):711–716

Spießl H, Cording C, Klein HE (2000) Erwartungen und Zufriedenheit schizophrener Patienten in der psychiatrischen Klinik. Nervenheilkunde 19:74–79

Spießl H, Schmid R, Vukovich A, Cording C (2004) Erwartungen und Zufriedenheit von Angehörigen psychiatrischer Patienten in stationärer Behandlung. Nervenarzt 75:475–482

Spitzer RL, Kroenke K, Williams JB (1999) Validation and utility of a self-report version of PRIME-MD: the PHQ primary care study. Primary care evaluation of mental disorders. Patient health questionnaire. JAMA 282(18):1737–1744

Spring G, Schweid D, Gray C, Steinberg J, Horwitz M (1970) A double-blind comparison of lithium and chlorpromazine in the treatment of manic states. Am J Psychiatry 126(9):1306–1310

Sree HR, Raghvendra RC, Yeragani VK (2006) A novel technique to evaluate fluctuations of mood: implications for evaluating course and treatment effects in bipolar/affective disorders. Bipolar Disord 8(5 Pt 1):453–466

Stallone F, Shelley E, Mendlewicz J, Fieve RR (1973) The use of lithium in affective disorders. A double-blind study of prophylaxis in bipolar illness. Am J Psychiatry 130(9):1006–1010

Stamm TJ, Lewitzka U, Sauer C, Pilhatsch M, Smolka MN, Koeberle U, Adli M, Ricken R, Scherk H, Frye MA, Juckel G, Assion H-J, Gitlin M, Whybrow PC, Bauer M (2014) Supraphysiologic doses of levothyroxine as adjunctive therapy in bipolar depression: a randomized, double-blind, placebo-controlled study. J Clin Psychiatry 75(2):162–168. https://doi.org/10.4088/JCP.12m08305

Stange Jonathan P, Sylvia Louisa G, Magalhaes Pedro Vieira da Silva, Frank Ellen, Otto Michael W, Miklowitz David J et al. (2013) Extreme attributions predict transition from depression to mania or hypomania in bipolar disorder. In: Journal of psychiatric research 47(10), S.1329–1336. DOI: 10.1016/j.jpsychires.2013.05.016

Staner L (1993) Efficacy of tianeptine in the treatment of major depression and depressed bipolar disorders: illustration of interest of surveillance of a European multicentre double-blind study in progress: Tianeptine versus placebo and imipramine. Eur Psychiatry 8:111–115

Staring ABP, van der Gaag M, Koopmans GT, Selten JP, van Beveren JM, Hengeveld MW, Loonen AJM, Mulder CL (2010) Treatment adherence therapy in people with psychotic disorders: randomised controlled trial. Br J Psychiatry 197(6):448–455. https://doi.org/10.1192/bjp.bp.110.077289

Statistisches Bundesamt (2018) Gesundheit: Todesursachen (2015). https://www.destatis.de/DE/ZahlenFakten/GesellschaftStaat/Gesundheit/Todesursachen/Tabellen/EckdatenTU.html

Steckelberg A, Berger B, Kopke S, Heesen C, Mühlhauser I (2005) Criteria for evidence-based patient information. Z Ärztl Fortbild Qualitätssich 99(6):343–351

Stein BD, Kogan JN, Sorbero MJ, Thompson W, Hutchinson SL (2007) Predictors of timely follow-up care among medicaid-enrolled adults after psychiatric hospitalization. Psychiatr Serv 58(12):1563–1569

Steinan MK, Krane-Gartiser K, Langsrud K, Sand T, Kallestad H, Morken G (2014) Cognitive behavioral therapy for insomnia in euthymic bipolar disorder: study protocol for a randomized controlled trial. Trials 15:24. https://doi.org/10.1186/1745-6215-15-24

Stieglitz RD, Smolka M, Bech P, Helmchen H (1998) Bech-Rafaelsen-Melancholie-Skala (BRMS). Handanweisung. Hogrefe, Göttingen

Stokes PE, Kocsis J (1967) Relationship of lithium chloride dose to treatment response in acute mania. Arch Gen Psychiatry 33:1080–1084

Stokes PE, Shamoian CA, Stoll PM, Patton MJ (1971) Efficacy of lithium as acute treatment of manic-depressive illness. Lancet 1(7713):1319–1325

Stoll AL, Severus WE, Freeman MP, Rueter S, Zboyan HA, Diamond E, Cress KK, Marangell LB (1999) Omega 3 fatty acids in bipolar disorder: a preliminary double-blind, placebo-controlled trial. Arch Gen Psychiatry 56(5):407–412

Storosum JG, Wohlfarth T, Schene A, Elferink A, van Zwieten BJ, van den BW (2007) Magnitude of effect of lithium in short-term efficacy studies of moderate to severe manic episode. Bipolar Disord 9(8):793–798

Strakowski SM (2007) Approaching the challenge of bipolar depression: results from STEP-BD. Am J Psychiatry 164(9):1301–1303

Strang J, Shah A (1985) An open clinical trial of carbamazepine in treatment-resistant bipolar and schizo-affective psychotics. Br J Psychiatry 147:198–200

Stange JP, Sylvia LG, Magalhaes PV da S, Frank E, Otto MW, Miklowitz DJ (2013) Extreme attributions predict transition from depression to mania or hypomania in bipolar disorder. J Psychiatric Research 47(10):1329–1336. https://doi.org/10.1016/j.jpsychires.2013.05.016

Strech D, Synofzik M, Marckmann G (2008) How physicians allocate scarce resources at the bedside. J Med Philos 33(1):80–99

Strech D, Persad G, Marckmann G, Danis M (2009) Are physicians willing to ration health care? Health Policy 90(2–3):113–124

Strech D, Soltmann B, Weikert B, Bauer M, Pfennig A (2010) Quality of reporting in randomised controlled trials on pharmacological treatment of bipolar disorders. A systematic review. J Clin Psychiatry 72:1214–1221

Strotzka H (1975) Was ist Psychotherapie? Psychotherapie, Grundlagen, Verfahren, Indikationen. Urban & Schwarzenberg, München

Stubner S, Grohmann R, von S, Ruther E, Moller HJ, Muller-Oerlinghausen B, Engel RR, Horvath A, Greil W (2010) Suicidality as rare adverse event of antidepressant medication: report from the AMSP multicenter drug safety surveillance project. J Clin Psychiatry 71(10):1293–1307. https://doi.org/10.4088/JCP.09m05912blu

Su TP, Huang CC, Wei IH (2005) Add-on rTMS for medication-resistant depression: a randomized, double-blind, sham-controlled trial in Chinese patients. J Clin Psychiatry 66(7):930–937

Suppes T, Webb A, Paul B, Carmody T, Kraemer H, Rush AJ (1999) Clinical outcome in a randomized 1-year trial of clozapine versus treatment as usual for patients with treatment-resistant illness and a history of mania. Am J Psychiatry 156(8):1164–1169

Suppes T, Leverich GS, Keck PE, Nolen WA, Denicoff KD, Altshuler LL, McElroy SL, Rush AJ, Kupka R, Frye MA, Bickel M, Post RM (2001) The Stanley foundation bipolar treatment outcome network. II. Demographics and illness characteristics of the first 261 patients. J Affect Disord 67(1–3):45–59

Suppes T, Brown E, Schuh LM, Baker RW, Tohen M (2005a) Rapid versus non-rapid cycling as a predictor of response to olanzapine and divalproex sodium for bipolar mania and maintenance of remission: post hoc analyses of 47-week data. J Affect Disord 89(1–3):69–77

Suppes T, Mintz J, McElroy SL, Altshuler LL, Kupka RW, Frye MA, Keck PEJ, Nolen WA, Leverich GS, Grunze H, Rush AJ, Post RM (2005b) Mixed hypomania in 908 patients with bipolar disorder evaluated prospectively in the Stanley Foundation Bipolar Treatment Network: a sex-specific phenomenon. Arch Gen Psychiatry 62(10):1089–1096

Suppes T, Kelly DI, Hynan LS, Snow DE, Sureddi S, Foster B, Curley E (2007) Comparison of two anticonvulsants in a randomized, single-blind treatment of hypomanic symptoms in patients with bipolar disorder. Aust N Z J Psychiatry 41(5):397–402

Suppes T, Eudicone J, McQuade R, Pikalov AI, Carlson B (2008a) Efficacy and safety of aripiprazole in subpopulations with acute manic or mixed episodes of bipolar I disorder. J Affect Disord 107(1–3):145–154

Suppes T, Hirschfeld RM, Vieta E, Raines S, Paulsson B (2008b) Quetiapine for the treatment of bipolar II depression: analysis of data from two randomized, double-blind, placebo-controlled studies. World J Biol Psychiatry 9(3):198–211

Suppes T, Marangell LB, Bernstein IH, Kelly DI, Fischer EG, Zboyan HA, Snow DE, Martinez M, Al JR, Shivakumar G, Sureddi S, Gonzalez R (2008c) A single blind comparison of lithium and lamotrigine for the treatment of bipolar II depression. J Affect Disord 111(2–3):334–343

Suppes T, Vieta E, Liu S, Brecher M, Paulsson B (2009) Maintenance treatment for patients with bipolar I disorder: results from a north american study of quetiapine in combination with lithium or divalproex (trial 127). Am J Psychiatry 166(4):476–488. https://doi.org/10.1176/appi.ajp.2008.08020189

Suppes T, Datto C, Minkwitz M, Nordenhem A, Walker C, Darko D (2010) Effectiveness of the extended release formulation of quetiapine as monotherapy for the treatment of acute bipolar depression. J Affect Disord 121(1–2):106–115. https://doi.org/10.1016/j.jad.2009.10.007

Suppes T, McElroy SL, Sheehan DV, Hidalgo RB, Cosgrove VE, Gwizdowski IS, Feldman NS (2014) A randomized, double-blind, placebo-controlled study of ziprasidone monotherapy in bipolar disorder with co-occurring lifetime panic or generalized anxiety disorder. J Clin Psychiatry 75(1):77–84. https://doi.org/10.4088/JCP.12m08297

Sussman N, Mullen J, Paulsson B, Vagero M (2007) Rates of remission/euthymia with quetiapine in combination with lithium/divalproex for the treatment of acute mania. J Affect Disord 100(Suppl 1):55–63

Svendsen K (1976) Sleep deprivation therapy in depression. Acta Psychiatr Scand 54(3):184–192

Swann AC, Bowden CL, Morris D, Calabrese JR, Petty F, Small J, Dilsaver SC, Davis JM (1997) Depression during mania. Treatment response to lithium or divalproex. Arch Gen Psychiatry 54(1):37–42

Swann AC, Bowden CL, Calabrese JR, Dilsaver SC, Morris DD (1999a) Differential effect of number of previous episodes of affective disorder on response to lithium or divalproex in acute mania. Am J Psychiatry 156(8):1264–1266

Swann AC, Petty F, Bowden CL, Dilsaver SC, Calabrese JR, Morris DD (1999b) Mania: gender, transmitter function, and response to treatment. Psychiatry Res 88(1):55–61

Swann AC, Bowden CL, Calabrese JR, Dilsaver SC, Morris DD (2000) Mania: differential effects of previous depressive and manic episodes on response to treatment. Acta Psychiatr Scand 101(6):444–451

Swann AC, Janicak PL, Calabrese JR, Bowden CL, Dilsaver SC, Morris DD, Petty F, Davis JM (2001) Structure of mania: depressive, irritable, and psychotic clusters with different retrospectively-assessed course patterns of illness in randomized clinical trial participants. J Affect Disord 67(1–3):123–132

Swann AC, Bowden CL, Calabrese JR, Dilsaver SC, Morris DD (2002) Pattern of response to divalproex, lithium, or placebo in four naturalistic subtypes of mania. Neuropsychopharmacology 26(4):530–536

Swanson JW, van Dorn RA, Monahan J, Swartz MS (2006) Violence and leveraged community treatment for persons with mental disorders. Am J Psychiatry 163(8):1404–1411. https://doi.org/10.1176/appi.ajp.163.8.1404

Swartz HA, Pilkonis PA, Frank E, Proietti JM, Scott J (2005) Acute treatment outcomes in patients with bipolar I disorder and co-morbid borderline personality disorder receiving medication and psychotherapy. Bipolar Disord 7(2):192–197

Szádóczky E, Zs Papp, J Vitrai, Z Ríhmer, J Füredi (1998) The prevalence of major depressive and bipolar disorders in Hungary: Results from a national epidemiologic survey, Journal of Affective Disorders 50(2–3):153–162 ISSN 0165-0327. https://doi.org/10.1016/S0165-0327(98)00056-1

Szegedi A, Calabrese JR, Stet L, Mackle M, Zhao J, Panagides J (2012) Asenapine as adjunctive treatment for acute mania associated with bipolar disorder: results of a 12-week core study and 40-week extension. J Clin Psychopharmacol 32(1):46–55. https://doi.org/10.1097/JCP.0b013e31823f872f

Szuba MP, Amsterdam JD, Fernando ATI, Gary KA, Whybrow PC, Winokur A (2005) Rapid antidepressant response after nocturnal TRH administration in patients with bipolar type I and bipolar type II major depression. J Clin Psychopharmacol 25(4):325–330

Tamas RL, Menkes D, El-Mallakh RS (2007) Stimulating research: a prospective, randomized, double-blind, sham-controlled study of slow transcranial magnetic stimulation in depressed bipolar patients. J Neuropsychiatry Clin Neurosci 19(2):198–199

Tariot PN, Schneider LS, Mintzer JE, Cutler AJ, Cunningham MR, Thomas JW (2001) Safety and tolerability of divalproex sodium in the treatment of signs and symptoms of mania in elderly patients with dementia: results of a double-blind, placebo-controlled trial. Curr Ther Res Clin Exp 62(1):51–67

Tavares DF, Myczkowski ML, Alberto RL, Valiengo L, Rios RM, Gordon P, de Sampaio-Junior B, Klein I, Mansur CG, Marcolin MA, Lafer B, Moreno RA, Gattaz W, Daskalakis JZ, Brunoni AR (2017) Treatment of bipolar depression with deep TMS (dTMS). Results from a double-blind, randomized, parallel group, Sham-controlled clinical trial. Neuropsychopharmacology 42(13):2593–2601. https://doi.org/10.1038/npp.2017.26

Taylor TL, Killaspy H, Wright C, Turton P, White S, Kallert TW, Schuster M, Cervilla JA, Brangier P, Raboch J, Kalisova L, Onchev G, Dimitrov H, Mezzina R, Wolf K, Wiersma D, Visser E, Kiejna A, Piotrowski P, Ploumpidis D, Gonidakis F, Caldas-de-Almeida J, Cardoso G, King MB (2009) A systematic review of the international published literature relating to quality of institutional care for people with longer term mental health problems. BMC Psychiatry 9:55. https://doi.org/10.1186/1471-244X-9-55

Teixeira MA (1992) Psychoanalytic theory and therapy in the treatment of manic-depressive disorders. Psychoanal Psychother 11(2):162–177

Teresa PM, Mane A, Benabarre A, Goikolea JM, Vieta E (2006) The emergence of darkness phobia in a bipolar patient during quetiapine treatment. J Clin Psychiatry 67(4):673–674

Thase ME (2007) STEP-BD and bipolar depression: what have we learned? Curr Psychiatry Rep 9(6):497–503

Thase ME, Mallinger AG, McKnight D, Himmelhoch JM (1992) Treatment of imipramine-resistant recurrent depression, IV: a double-blind crossover study of tranylcypromine for anergic bipolar depression. Am J Psychiatry 149(2):195–198

Thase ME, Jonas A, Khan A, Bowden CL, Wu X, McQuade RD, Carson WH, Marcus RN, Owen R (2008) Aripiprazole monotherapy in nonpsychotic bipolar I depression: results of 2 randomized, placebo-controlled studies. J Clin Psychopharmacol 28(1):13–20

Thase ME, Denko T (2008) Pharmacotherapy of mood disorders. Annu Rev Clin Psychol 4:53–91. https://doi.org/10.1146/annurev.clinpsy.2.022305.095301

Thase ME, Macfadden W, Weisler RH, Chang W, Paulsson B, Khan A, Calabrese JR (2006) Efficacy of quetiapine monotherapy in bipolar I and II depression: a double-blind, placebo-controlled study (the BOLDER II study). J Clin Psychopharmacol 26(6):600–609

Thomas C, Cromwell J, Miller H (2006) Community mental health teams' perspectives on providing care for deaf people with severe mental illness. J Ment Health 15(3):301–313

Thomas HJ, Schwartz E, Petrilli R (1992) Droperidol versus haloperidol for chemical restraint of agitated and combative patients. Ann Emerg Med 21(4):407–413

Thomas P, Vieta E (2008) Amisulpride plus valproate vs haloperidol plus valproate in the treatment of acute mania of bipolar I patients: a multicenter, open-label, randomized, comparative trial. Neuropsychiatr. Dis Treat 4(3):675–686

Thompson WK, Kupfer DJ, Fagiolini A, Scott JA, Frank E (2006) Prevalence and clinical correlates of medical comorbidities in patients with bipolar I disorder: analysis of acute-phase data from a randomized controlled trial. J Clin Psychiatry 67(5):783–788

Thornhill DP (1978) Pharmacokinetics of ordinary and sustained-release lithium carbonate in manic patients after acute dosage. Eur J Clin Pharmacol 14(4):267–271

Thornley B, Adams C (1998) Content and quality of 2000 controlled trials in schizophrenia over 50 years. BMJ (Clinical research ed) 317(7167):1181–1184

Thorsen T, Mäkelä M (1999) Changing professional practice-theory and practice of clinical guideline implementation. DSI

Tiihonen J, Lonnqvist J, Wahlbeck K, Klaukka T, Niskanen L, Tanskanen A, Haukka J (2009) 11-year follow-up of mortality in patients with schizophrenia: a population-based cohort study (FIN11 study). Lancet 374(9690):620–627. https://doi.org/10.1016/S0140-6736(09)60742-X

Tijssen et al. (2010) Risk factors predicting onset and persistence of subthreshold expression of bipolar psychopathology among youth from the community. Acta Psychiatr Scand 122(3):255–66

Tillman R, Geller B (2003) Definitions of rapid, ultrarapid, and ultradian cycling and of episode duration in pediatric and adult bipolar disorders: a proposal to distinguish episodes from cycles. J Child Adolesc Psychopharmacol 13(3):267–271. https://doi.org/10.1089/104454603322572598

Tillman R, Geller B (2007) Diagnostic characteristics of child bipolar I disorder: does the „Treatment of Early Age Mania (team)" sample generalize? J Clin Psychiatry 68(2):307–314

Todd NJ, Jones SH, Hart A, Lobban FA (2014) A web-based self-management intervention for Bipolar Disorder ‚living with bipolar': a feasibility randomised controlled trial. J Affect Disord 169:21–29. https://doi.org/10.1016/j.jad.2014.07.027

Toffol E, Hatonen T, Tanskanen A, Lonnqvist J, Wahlbeck K, Joffe G, Tiihonen J, Haukka J, Partonen T (2015) Lithium is associated with decrease in all-cause and suicide mortality in high-risk bipolar patients: a nationwide registry-based prospective cohort study. J Affect Disord 183:159–165. https://doi.org/10.1016/j.jad.2015.04.055

Tohen M, Sanger TM, McElroy SL, Tollefson GD, Chengappa KN, Daniel DG, Petty F, Centorrino F, Wang R, Grundy SL, Greaney MG, Jacobs TG, David SR, Toma V (1999) Olanzapine versus placebo in the treatment of acute mania. Olanzapine HGEH Study Group. Am J Psychiatry 156(5):702–709

Tohen M, Jacobs TG, Grundy SL, McElroy SL, Banov MC, Janicak, PG (2000a) Efficacy of olanzapine in acute bipolar mania: a double-blind, placebo-controlled study. The Olanzapine HGGW Study Group. In: Arch.Gen.Psychiatry 57 (9), S. 841–849

Tohen M, Hennen J, Zarate CM, Baldessarini RJ, Strakowski SM, Stoll AL (2000b) Two-year syndromal and functional recovery in 219 cases of first-episode major affective disorder with psychotic features. In: American Journal of Psychiatry 157(2):220–228

Tohen M, Baker RW, Altshuler LL, Zarate CA, Suppes T, Ketter TA, Milton DR, Risser R, Gilmore JA, Breier A, Tollefson GA (2002a) Olanzapine versus divalproex in the treatment of acute mania. Am J Psychiatry 159(6):1011–1017

Tohen M, Chengappa KN, Suppes T, Zarate CAJ, Calabrese JR, Bowden CL, Sachs GS, Kupfer DJ, Baker RW, Risser RC, Keeter EL, Feldman PD, Tollefson GD, Breier A (2002b) Efficacy of olanzapine in combination with valproate or lithium in the treatment of mania in patients partially nonresponsive to valproate or lithium monotherapy. Arch Gen Psychiatry 59(1):62–69

Tohen M, Goldberg JF, Gonzalez-Pinto Arrillaga AM, Azorin JM, Vieta E, Hardy-Bayle MC, Lawson WB, Emsley RA, Zhang F, Baker RW, Risser RC, Namjoshi MA, Evans AR, Breier A (2003a) A 12-week, double-blind comparison of olanzapine vs haloperidol in the treatment of acute mania. Arch Gen Psychiatry 60(12):1218–1226

Tohen M, Ketter TA, Zarate CA, Suppes T, Frye M, Altshuler L, Zajecka J, Schuh LM, Risser RC, Brown E, Baker RW (2003b) Olanzapine versus divalproex sodium for the treatment of acute mania and maintenance of remission: a 47-week study. Am J Psychiatry 160(7):1263–1271

Tohen M, Vieta E, Calabrese J, Ketter TA, Sachs G, Bowden C, Mitchell PB, Centorrino F, Risser R, Baker RW, Evans AR, Beymer K, Dube S, Tollefson GD, Breier A (2003c) Efficacy of olanzapine and olanzapine-fluoxetine combination in the treatment of bipolar I depression. Arch Gen Psychiatry 60(11):1079–1088

Tohen M, Chengappa KN, Suppes T, Baker RW, Zarate CA, Bowden CL, Sachs GS, Kupfer DJ, Ghaemi SN, Feldman PD, Risser RC, Evans AR, Calabrese JR (2004) Relapse prevention in bipolar I disorder: 18-month comparison of olanzapine plus mood stabiliser v. mood stabiliser alone. Br J Psychiatry 184:337–345

Tohen M, Greil W, Calabrese JR, Sachs GS, Yatham LN, Oerlinghausen BM, Koukopoulos A, Cassano GB, Grunze H, Licht RW, Dell'Osso L, Evans AR, Risser R, Baker RW, Crane H, Dossenbach MR, Bowden CL (2005) Olanzapine versus lithium in the maintenance treatment of bipolar disorder: a 12-month, randomized, double-blind, controlled clinical trial. Am J Psychiatry 162(7):1281–1290

Tohen M, Bowden CL, Calabrese JR, Lin D, Forrester TD, Sachs GS, Koukopoulos A, Yatham L, Grunze H (2006) Influence of sub-syndromal symptoms after remission from manic or mixed episodes. Br J Psychiatry 189(6):515–519

Tohen M, Calabrese JR, Sachs GS, Banov MD, Detke HC, Risser R, Baker RW, Chou JC, Bowden CL (2006a) Randomized, placebo-controlled trial of olanzapine as maintenance therapy in patients with bipolar I disorder responding to acute treatment with olanzapine. Am J Psychiatry 163(2):247–256

Tohen M, Vieta E, Goodwin GM, Sun B, Amsterdam JD, Banov M, Shekhar A, Aaronson ST, Bardenstein L, Grecu-Gabos I, Tochilov V, Prelipceanu D, Oliff HS, Kryzhanovskaya L, Bowden C (2008a) Olanzapine versus divalproex versus placebo in the treatment of mild to moderate mania: a randomized, 12-week, double-blind study. J Clin Psychiatry 69(11):1776–1789

Tohen M, Bowden CL, Smulevich AB, Bergstrom R, Quinlan T, Osuntokun O, Wang WV, Oliff HS, Martenyi F, Kryzhanovskaya LA, Greil W (2008b) Olanzapine plus carbamazepine v. carbamazepine alone in treating manic episodes. Br.J. Psychiatry 192(2):135–143

Tohen M, McDonnell DP, Case M, Kanba S, Ha K, Fang YR, Katagiri H, Gomez J-C (2012) Randomised, double-blind, placebo-controlled study of olanzapine in patients with bipolar I depression. Br J Psychiatry 201(5):376–382. https://doi.org/10.1192/bjp.bp.112.108357

Tompson MC, Rea MM, Goldstein MJ, Miklowitz DJ, Weisman AG (2000) Difficulty in implementing a family intervention for bipolar disorder: the predictive role of patient and family attributes. Fam Process 39(1):105–120

Tomson T, Battino D, Bonizzoni E, Craig J, Lindhout D, Sabers A, Perucca E, Vajda F (2011) Dose-dependent risk of malformations with antiepileptic drugs: an analysis of data from the EURAP epilepsy and pregnancy registry. Lancet Neurol 10(7):609–617. https://doi.org/10.1016/S1474-4422(11)70107-7

Tomson T, Battino D, Bonizzoni E, Craig J, Lindhout D, Perucca E, Sabers A, Thomas SV, Vajda F (2015) Dose-dependent teratogenicity of valproate in mono- and polytherapy: an observational study. Neurology 85(10):866–872. https://doi.org/10.1212/WNL.0000000000001772

Tomson T, Battino D, Perucca E (2016) Valproic acid after five decades of use in epilepsy. Time to reconsider the indications of a time-honoured drug. Lancet Neurol 15(2):210–218. https://doi.org/10.1016/S1474-4422(15)00314-2

Tomson T, Battino D, Bonizzoni E, Craig J, Lindhout D, Perucca E, Sabers A, Thomas SV, Vajda F (2018) Comparative risk of major congenital malformations with eight different antiepileptic drugs. A prospective cohort study of the EURAP registry. Lancet Neurol 17(6):530–538. https://doi.org/10.1016/S1474-4422(18)30107-8

Torrent C, Bonnin CM, Martinez-Aran A, Valle J, Amann BL, Gonzalez-Pinto A, Crespo JM, Ibanez A, Garcia-Portilla MP, Tabares-Seisdedos R, Arango C, Colom F, Sole B, Pacchiarotti I, Rosa AR, Ayuso-Mateos JL, Anaya C, Fernandez P, Landin-Romero R, Alonso-Lana S, Ortiz-Gil J, Segura B, Barbeito S, Vega P, Fernandez M, Ugarte A, Subira M, Cerrillo E, Custal N, Menchon JM, Saiz-Ruiz J, Rodao JM, Isella S, Alegria A, Al-Halabi S, Bobes J, Galvan G, Saiz PA, Balanza-Martinez V, Selva G, Fuentes-Dura I, Correa P, Mayoral M, Chiclana G, Merchan-Naranjo J, Rapado-Castro M, Salamero M, Vieta E (2013) Efficacy of functional remediation in bipolar disorder: a multicenter randomized controlled study. Am J Psychiatry 170(8):852–859. https://doi.org/10.1176/appi.ajp.2012.12070971

Traber R, Schneiter R, Modestin J (2007) A case of aripiprazole-induced mania. Pharmacopsychiatry 40(1):37–38

Tracy K, Babuscio T, Nich C, Kiluk B, Carroll KM, Petry NM, Rounsaville BJ (2007) Contingency Management to reduce substance use in individuals who are homeless with co-occurring psychiatric disorders. Am J Drug Alcohol Abuse 33(2):253–258. https://doi.org/10.1080/00952990601174931

TREC Collaborative Group (2003) Rapid tranquillisation for agitated patients in emergency psychiatric rooms: a randomised trial of midazolam versus haloperidol plus promethazine. BMJ 327(7417):708–713

Treuer T, Oruc L, Loza N, El Saidi MA, Kovacs Z, Akkaya C, Gulseren S, Saylan M, Colman SA, Harrison GA (2007) Acute phase results from STORM, a multicountry observational study of bipolar disorder treatment and outcomes. Psychiatr Danub 19(4):282–295

Tsai YF (2006) Self-care management and risk factors for depressive symptoms among elderly nursing home residents in Taiwan. J Pain Symptom Manage 32(2):140–147. https://doi.org/10.1016/j.jpainsymman.2006.02.008

Tse S (2002) Practice guidelines: therapeutic interventions aimed at assisting people with bipolar affective disorder achieve their vocational goals. Work (Reading, MA) 19(2):167–179

Tse S, Yeats M (2002) What helps people with bipolar affective disorder succeed in employment: a grounded theory approach. Work (Reading, MA) 19(1):47–62

Tse SS, Walsh AS (2001) How does work work for people with bipolar affective disorder? Occup Ther Int 8(3):210–225

Tucker W, Olfson M, Simring S, Goodman W, Bienenfeld S (2006) A pilot survey of inmate preferences for on-site, visiting consultant, and telemedicine psychiatric services. CNS Spectr 11(10):783–787

Turner EH, Matthews AM, Linardatos E, Tell RA, Rosenthal R (2008) Selective publication of antidepressant trials and its influence on apparent efficacy. N Engl J Med 358(3):252–260

Tuunainen A, Kripke DF, Endo T (2004) Light therapy for non-seasonal depression. Cochrane Database Syst Rev (2):CD004050. https://doi.org/10.1002/14651858.CD004050.pub2

Tyrer P (2006) Riperidone in the treatment of acute mania: double-blind, placebo-controlled study. Editor's reply. Br J Psychiatry 188(5):491–492

Uguz F (2016) Second-generation antipsychotics during the lactation period: a comparative systematic review on infant safety. J Clin Psychopharmacol 36(3):244–252. https://doi.org/10.1097/JCP.0000000000000491

Uguz F, Sharma V (2016) Mood stabilizers during breastfeeding. A systematic review of the recent literature. Bipolar Disord 18(4):325–333. https://doi.org/10.1111/bdi.12398

Ukaegbu C, Banks JB et al. (2008) Cognitive behavioral therapy and psychoeducation reduce relapse in bipolar disorder. What drugs are best for bipolar depression? J Natl Med Assoc 100(9):1108–1109

Utschakowski J, Sielaff G, Bock T (2009) Vom Erfahrenen zum Experten – Wie Peers die Psychiatrie verändern. Psychiatrie Verlag, Bonn

Uzelac S, Jaeger J, Berns S, Gonzales C (2006) Premorbid adjustment in bipolar disorder: comparison with schizophrenia. J Nerv Ment Dis 194(9):654–658

Vajda FJE, Graham J, Roten A, Lander CM, O'Brien TJ, Eadie M (2012) Teratogenicity of the newer antiepileptic drugs – the Australian experience. J Clin Neurosci 19(1):57–59. https://doi.org/10.1016/j.jocn.2011.08.003

Vajda FJE, O'Brien TJ, Graham J, Lander CM, Eadie MJ (2013) Associations between particular types of fetal malformation and antiepileptic drug exposure in utero. Acta Neurol Scand 128(4):228–234. https://doi.org/10.1111/ane.12115

Vajda FJE, O'Brien TJ, Graham J, Lander CM, Eadie MJ (2016) Is carbamazepine a human teratogen? J Clin Neurosci 23:34–37. https://doi.org/10.1016/j.jocn.2015.07.011

Valtonen HM, Suominen K, Mantere O, Leppamaki S, Arvilommi P, Isometsa ET (2006) Prospective study of risk factors for attempted suicide among patients with bipolar disorder. Bipolar Disord 8(5 Pt 2):576–585

Vance YH, Jones SH, Espie J, Bentall R, Tai S (2008) Parental communication style and family relationships in children of bipolar parents. Br J Clin Psychol 47:355–359. https://doi.org/10.1348/014466508X282824

Vaughn CE, Leff JP (1976) The influence of family and social factors on the course of psychiatric illness. A comparison of schizophrenic and depressed neurotic patients. Br J Psychiatry 129:125–137

Veiby G, Engelsen BA, Gilhus NE (2013b) Early child development and exposure to antiepileptic drugs prenatally and through breastfeeding: a prospective cohort study on children of women with epilepsy. JAMA Neurology 70(11):1367–1374. https://doi.org/10.1001/jamaneurol.2013.4290

Veiby G, Daltveit AK, Schjølberg S, Stoltenberg C, Øyen A-S, Vollset SE, Engelsen BA, Gilhus NE (2013a) Exposure to antiepileptic drugs in utero and child development. A prospective population-based study. Epilepsia 54(8):1462–1472. https://doi.org/10.1111/epi.12226

Veiby G, Daltveit AK, Engelsen BA, Gilhus NE (2014) Fetal growth restriction and birth defects with newer and older antiepileptic drugs during pregnancy. J Neurol 261(3):579–588. https://doi.org/10.1007/s00415-013-7239-x

Verduin ML, Carter RE, Brady KT, Myrick H, Timmerman MA (2005) Health service use among persons with comorbid bipolar and substance use disorders. Psychiatr Serv 56(4):475–480

Vermeulen A, Piotrovsky V, Ludwig EA (2007) Population pharmacokinetics of risperidone and 9-hydroxyrisperidone in patients with acute episodes associated with bipolar I disorder. J Pharmacokinet Pharmacodyn 34(2):183–206

Vestergaard P, Licht RW, Brodersen A, Rasmussen NA, Christensen H, Arngrim T, Gronvall B, Kristensen E, Poulstrup I (1998) Outcome of lithium prophylaxis: a prospective follow-up of affective disorder patients assigned to high and low serum lithium levels. Acta Psychiatr Scand 98(4):310–315

Vieta E (2003) Divalproex versus olanzapine in mania. J Clin Psychiatry 64(10):1266–1267

Vieta E, Phillips ML (2007) Deconstructing bipolar disorder: a critical review of its diagnostic validity and a proposal for DSM-V and ICD-11. Schizophr Bull 33(4):886–892. https://doi.org/10.1093/schbul/sbm057

Vieta E, Suppes T (2008): Bipolar II disorder: arguments for and against a distinct diagnostic entity. In: Bipolar Disord 10(1–2):163–178

Vieta E, Brugue E, Goikolea JM, Sanchez-Moreno J, Reinares M, Comes M, Colom F, Martinez-Aran A, Benabarre A, Torrent C (2004) Acute and continuation risperidone monotherapy in mania. Hum Psychopharmacol 19(1):41–45

Vieta E, Bourin M, Sanchez R, Marcus R, Stock E, McQuade R, Carson W, bou-Gharbia N, Swanink R, Iwamoto T (2005a) Effectiveness of aripiprazole v. haloperidol in acute bipolar mania: double-blind, randomised, comparative 12-week trial. Br J Psychiatry 187:235–242

Vieta E, Mullen J, Brecher M, Paulsson B, Jones M (2005b) Quetiapine monotherapy for mania associated with bipolar disorder: combined analysis of two international, double-blind, randomised, placebo-controlled studies. Curr Med Res Opin 21(6):923–934

Vieta E, Pacchiarotti I, Scott J, Sanchez-Moreno J, Di MS, Colom F (2005c) Evidence-based research on the efficacy of psychologic interventions in bipolar disorders: a critical review. Curr Psychiatry Rep 7(6):449–455

Vieta E, Ros S, Goikolea JM, Benabarre A, Popova E, Comes M, Capapey J, Sanchez-Moreno J (2005d) An open-label study of amisulpride in the treatment of mania. J Clin Psychiatry 66(5):575–578

Vieta E, Manuel GJ, Martinez-Aran A, Comes M, Verger K, Masramon X, Sanchez-Moreno J, Colom F (2006) A double-blind, randomized, placebo-controlled, prophylaxis study of adjunctive gabapentin for bipolar disorder. J Clin Psychiatry 67(3):473–477

Vieta E, Goldberg JF, Mullen J, Vagero M, Paulsson B (2007a) Quetiapine in the treatment of acute mania: target dose for efficacious treatment. J Affect Disord 100(Suppl 1):23–31

Vieta E, Sanchez-Moreno J, Bulbena A, Chamorro L, Ramos JL, Artal J, Perez F, Oliveras MA, Valle J, Lahuerta J, Angst J (2007b) Cross validation with the mood disorder questionnaire (MDQ) of an instrument for the detection of hypomania in Spanish: the 32 item hypomania symptom check list (HCL-32). J Affect Disord 101(1–3):43–55

Vieta E, Calabrese JR, Goikolea JM, Raines S, Macfadden W (2007c): Quetiapine monotherapy in the treatment of patients with bipolar I or II depression and a rapid-cycling disease course: a randomized, double-blind, placebo-controlled study. Bipolar Disord 9 (4), S. 413–425

Vieta E, Cruz N, Garcia-Campayo J, de AR, Manuel CJ, Valles V, Perez-Blanco J, Roca E, Manuel OJ, Morinigo A, Fernandez-Villamor R, Comes M (2008a) A double-blind, randomized, placebo-controlled prophylaxis trial of oxcarbazepine as adjunctive treatment to lithium in the long-term treatment of bipolar I and II disorder. Int J Neuropsychopharmacol 11(4):445–452

Vieta E, T'joen C, McQuade RD, Carson WHJ, Marcus RN, Sanchez R, Owen R, Nameche L (2008b) Efficacy of adjunctive aripiprazole to either valproate or lithium in bipolar mania patients partially nonresponsive to valproate/lithium monotherapy: a placebo-controlled study. Am J Psychiatry 165(10):1316–1325

Vieta E, Panicali F, Goetz I, Reed C, Comes M, Tohen M (2008c) Olanzapine monotherapy and olanzapine combination therapy in the treatment of mania: 12-week results from the European Mania in Bipolar Longitudinal Evaluation of Medication (EMBLEM) observational study. J Affect Disord 106(1–2):63–72

Vieta E, Suppes T, Eggens I, Persson I, Paulsson B, Brecher M (2008d) Efficacy and safety of quetiapine in combination with lithium or divalproex for maintenance of patients with bipolar I disorder (international trial 126). J Affect Disord 109(3):251–263

Vieta E, Nuamah IF, Lim P, Yuen EC, Palumbo JM, Hough DW, Berwaerts J (2010a) A randomized, placebo- and active-controlled study of paliperidone extended release for the treatment of acute manic and mixed episodes of bipolar I disorder. Bipolar Disord 12(3):230–243. https://doi.org/10.1111/j.1399-5618.2010.00815.x

Vieta E, Ramey T, Keller D, English PA, Loebel AD, Miceli J (2010b) Ziprasidone in the treatment of acute mania: a 12-week, placebo-controlled, haloperidol-referenced study. J Psychopharmacol 24(4):547–558. https://doi.org/10.1177/0269881108099418

Vieta E, Montgomery S, Sulaiman AH, Cordoba R, Huberlant B, Martinez L, Schreiner A (2012) A randomized, double-blind, placebo-controlled trial to assess prevention of mood episodes with risperidone long-acting injectable in patients with bipolar I disorder. Eur Neuropsychopharmacol 22(11):825–835. https://doi.org/10.1016/j.euroneuro.2012.03.004

Vieta E, Durgam S, Lu K, Ruth A, Debelle M, Zukin S (2015) Effect of cariprazine across the symptoms of mania in bipolar I disorder: analyses of pooled data from phase II/III trials. Eur Neuropsychopharmacol 25(11):1882–1891. https://doi.org/10.1016/j.euroneuro.2015.08.020

Viguera AC, Newport DJ, Ritchie J, Stowe Z, Whitfield T, Mogielnicki J, Baldessarini RJ, Zurick A, Cohen LS (2007) Lithium in breast milk and nursing infants: clinical implications. Am J Psychiatry 164(2):342–345. https://doi.org/10.1176/ajp.2007.164.2.342

Vincent C, Reinharz D, Deaudelin I, Garceau M, Talbot LR (2006) Public telesurveillance service for frail elderly living at home, outcomes and cost evolution: a quasi experimental design with two follow-ups. Health Qual Life Outcomes (4):41. https://doi.org/10.1186/1477-7525-4-41

Visscher PM, Haley CS, Ewald H, Mors O, Egeland J, Thiel B, Ginns E, Muir W, Blackwood DH (2005) Joint multi-population analysis for genetic linkage of bipolar disorder or „wellness" to chromosome 4p. Am J Med Genet B Neuropsychiatr Genet 133(1):18–24

Volkert J, Kopf J, Kazmaier J, Glaser F, Zierhut KC, Schiele MA, Kittel-Schneider S, Reif A (2015) Evidence for cognitive subgroups in bipolar disorder and the influence of subclinical depression and sleep disturbances. Eur Neuropsychopharmacol 25(2):192–202. https://doi.org/10.1016/j.euroneuro.2014.07.017

van der Voort TYG, van Meijel B, Hoogendoorn AW, Goossens PJJ, Beekman ATF, Kupka RW (2015) Collaborative care for patients with bipolar disorder: effects on functioning and quality of life. J Affect Disord 179:14–22. https://doi.org/10.1016/j.jad.2015.03.005

van der Voort TY, van Meijel B, Goossens PJ, Hoogendoorn AW, Draisma S, Beekman A, Kupka RW (2015a) Collaborative care for patients with bipolar disorder: randomised controlled trial. In: The British journal of psychiatry: the journal of mental science 206(5), S393–400. DOI: 10.1192/bjp.bp.114.152520

van der Voort TYG, van Meijel B, Hoogendoorn AW, Goossens Peter JJ, Beekman Aartjan TF, Kupka Ralph W (2015b) Collaborative care for patients with bipolar disorder: Effects on functioning and quality of life. In: Journal of affective disorders 179, S14–22. DOI: 10.1016/j.jad.2015.03.005.

de Vries C, van Bergen A, Regeer EJ, Benthem E, Kupka RW, Boks MPM (2013) The effectiveness of restarted lithium treatment after discontinuation: reviewing the evidence for discontinuation-induced refractoriness. Bipolar Disord 15(6):645–649. https://doi.org/10.1111/bdi.12105

Wagner KD, Weller EB, Carlson GA, Sachs G, Biederman J, Frazier JA, Wozniak P, Tracy K, Weller RA, Bowden C (2002) An open-label trial of divalproex in children and adolescents with bipolar disorder. J Am Acad Child Adolesc Psychiatry 41(10):1224–1230

Wals et al. (2001) Prevalence of psychopathology in children of a bipolar parent. J Am Acad Child Adolesc Psychiatry 40(9):1094–102

Walton SA, Berk M, Brook S (1996) Superiority of lithium over verapamil in mania: a randomized, controlled, single-blind trial. J Clin Psychiatry 57(11):543–546

Wang S, Yang L, Wang L, Gao L, Xu B, Xiong Y (2015) Selective serotonin reuptake inhibitors (SSRIs) and the risk of congenital heart defects. A meta-analysis of prospective cohort studies. J Am Heart Assoc 4(5). https://doi.org/10.1161/JAHA.114.001681

Wang Z, Gao K, Kemp DE, Chan PK, Serrano MB, Conroy C, Fang Y, Ganocy SJ, Findling RL, Calabrese JR (2010) Lamotrigine adjunctive therapy to lithium and divalproex in depressed patients with rapid cycling bipolar disorder and a recent substance use disorder: a 12-week, double-blind, placebo-controlled pilot study. Psychopharmacol Bull 43(4):5–21

Warnell RL, Elahi N (2007) Introduction of vagus nerve stimulation into a maintenance electroconvulsive therapy regimen: a case study and cost analysis. JECT 23(2):114–119

Warrington L, Lombardo I, Loebel A, Ice K (2007) Ziprasidone for the treatment of acute manic or mixed episodes associated with bipolar disorder. CNS Drugs 21(10):835–849

Watanabe N, Kasahara M, Sugibayashi R, Nakamura T, Nakajima K, Watanabe O, Murashima A (2011) Perinatal use of aripiprazole. A case report. J Clin Psychopharmacol 31(3):377–379. https://doi.org/10.1097/JCP.0b013e318218c400

Waters B, Lapierre Y, Gagnon A, Cahudhry R, Tremblay A, Sarantidis D, Gray R (1982) Determination of the optimal concentration of lithium for the prophylaxis of manic-depressive disorder. Biol Psychiatry 17(11):1323–1329

Waxmonsky J, Kilbourne A, Goodrich DE, Nord KM, Lai Z, Laird C, Clogston J, Kim HM, Miller C, Bauer MS (2014) Enhanced fidelity to treatment for bipolar disorder: results from a randomized controlled implementation trial. Psychiatr Serv (Washington, DC) 65(1):81–90. https://doi.org/10.1176/appi.ps.201300039

WBP (2010) Methodenpapier des Wissenschaftlichen Beirats Psychotherapie nach § 11 PsychThG: Verfahrensregeln zur Beurteilung der wissenschaftlichen Anerkennung von Methoden und Verfahren der Psychotherapie, Berlin

Wehr TA (1992) Improvement of depression and triggering of mania by sleep deprivation. JAMA 267(4):548–551

Wehr TA, Goodwin FK, Wirz-Justice A, Breitmaier J, Craig C (1982) 48-hour sleep-wake cycles in manic-depressive illness: naturalistic observations and sleep deprivation experiments. Arch Gen Psychiatry 39(5):559–565

Wehr TA, Turner EH, Shimada JM, Lowe CH, Barker C, Leibenluft E (1998) Treatment of rapidly cycling bipolar patient by using extended bed rest and darkness to stabilize the timing and duration of sleep. Biol Psychiatry 43(11):822–828

Weiden PJ (2007) EPS profiles: the atypical antipsychotics are not all the same. J Psychiatr Pract 13(1):13–24

Weig W, Bräuning-Edelmann M, Brieger P, Stengler K (2009) Psychiatrische rehabilitation. In: Möller H-J, Laux G, Kapfhammer H-P (eds) Psychiatrie, Psychosomatik, Psychotherapie. 1:1129–1149. Springer: Berlin Heidelberg

Weinstein MR, Goldfield M (1975) Cardiovascular malformations with lithium use during pregnancy. Am J Psychiatry 132(5):529–531. https://doi.org/10.1176/ajp.132.5.529

Weiser M, Burshtein S, Gershon AA, Marian G, Vlad N, Grecu IG, Tocari E, Tiugan A, Hotineanu M, Davis JM (2014) Allopurinol for mania: a randomized trial of allopurinol versus placebo as add-on treatment to mood stabilizers and/or antipsychotic agents in manic patients with bipolar disorder. Bipolar Disord 16(4):441–447. https://doi.org/10.1111/bdi.12202

Weisler RH, Kalali AH, Ketter TA (2004) A multicenter, randomized, double-blind, placebo-controlled trial of extended-release carbamazepine capsules as monotherapy for bipolar disorder patients with manic or mixed episodes. J Clin Psychiatry 65(4):478–484

Weisler RH, Keck PEJ, Swann AC, Cutler AJ, Ketter TA, Kalali AH (2005) Extended-release carbamazepine capsules as monotherapy for acute mania in bipolar disorder: a multicenter, randomized, double-blind, placebo-controlled trial. J Clin Psychiatry 66(3):323–330

Weisler RH, Hirschfeld R, Cutler AJ, Gazda T, Ketter TA, Keck PE, Swann A, Kalali A (2006) Extended-release carbamazepine capsules as monotherapy in bipolar disorder. Pooled results from two randomised, double-blind, placebo-controlled trials. CNS Drugs 20(3):219–231

Weisler RH, Calabrese JR, Thase ME, Arvekvist R, Stening G, Paulsson B, Suppes T (2008) Efficacy of quetiapine monotherapy for the treatment of depressive episodes in bipolar I disorder: a post hoc analysis of combined results from 2 double-blind, randomized, placebo-controlled studies. J Clin Psychiatry 69(5):769–782

Weisler RH, Nolen WA, Neijber A, Hellqvist A, Paulsson B (2011) Continuation of quetiapine versus switching to placebo or lithium for maintenance treatment of bipolar I disorder (Trial 144: a randomized controlled study). J Clin Psychiatry 72(11):1452–1464. https://doi.org/10.4088/JCP.11m06878

Weiss RD, Ostacher MJ, Otto MW, Calabrese JR, Fossey M, Wisniewski SR, Bowden CL, Nierenberg AA, Pollack MH, Salloum IM, Simon NM, Thase ME, Sachs GS (2005) Does recovery from substance use disorder matter in patients with bipolar disorder? J Clin Psychiatry 66(6):730–735

Weissman MM, Myers JK (1978) Affective disorders in a US urban community: The use of research diagnostic criteria in an epidemiologicals survey. Arch Gen Psychiatry 35(11):1304–1311. https://doi.org/10.1001/archpsyc.1978.01770350030002

Weissman MM, Bland RC, Canino GJ (1996) Cross-National Epidemiology of Major Depression and Bipolar Disorder. JAMA 276(4):293–299. https://doi.org/10.1001/jama.1996.03540040037030

Werremeyer A (2009) Ziprasidone and citalopram use in pregnancy and lactation in a woman with psychotic depression. Am J Psychiatry 166(11):1298. https://doi.org/10.1176/appi.ajp.2009.09060765

Wesseloo R, Kamperman AM, Munk-Olsen T, Pop VJM, Kushner SA, Bergink V (2016) Risk of postpartum relapse in bipolar disorder and postpartum psychosis: a systematic review and meta-analysis. Am J Psychiatry 173(2):117–127. https://doi.org/10.1176/appi.ajp.2015.15010124

Westin AA, Brekke M, Molden E, Skogvoll E, Aadal M, Spigset O (2017) Changes in drug disposition of lithium during pregnancy: a retrospective observational study of patient data from two routine therapeutic drug monitoring services in Norway. BMJ Open 7(3):e015738. https://doi.org/10.1136/bmjopen-2016-015738

Weston J, Bromley R, Jackson CF, Adab N, Clayton-Smith J, Greenhalgh J, Hounsome J, McKay AJ, Tudur Smith C, Marson AG (2016) Monotherapy treatment of epilepsy in pregnancy: congenital malformation outcomes in the child. Cochrane Database Syst Rev 11:CD010224. https://doi.org/10.1002/14651858.CD010224.pub2

Whisman MA (2007) Marital distress and DSM-IV psychiatric disorders in a population-based national survey. J Abnorm Psychol 116(3):638–643. https://doi.org/10.1037/0021-843X.116.3.638

WHO (1990) World health organisation composite international diagnostic interview. World Health Organisation, Devision of Mental Health, Geneva

WHO (1993) The schedules for clinical assessment in neuropsychiatry. World Health Organization – Division of Mental Health, Geneva

WHO (2000) Internationale Klassifikation psychischer Störungen: ICD-10, Kapitel V (F); Diagnostische Kriterien für Forschung und Praxis, Bd 2, 2. Aufl. Huber, Bern

WHO (2001) International classification of functioning, disability and health (ICF), deutsche Übersetzung: Deutsches Institut für Medizinische Dokumentation und Information (DIMDI) (Hrsg, 2005) Internationale Klassifikation der Funktionsfähigkeit, Behinderung und Gesundheit (ICF)

WHO (2011) International Classification of Functioning, Disability and Health (ICF). Hg. v. World Health Organization. Online verfügbar unter http://www.who.int/classifications/icf/en/. Zugegriffen am 22.09.2017

Wiegand M, Berger M, Zulley J, Lauer C, von Zerssen D (1987) The influence of daytime naps on the therapeutic effect of sleep deprivation. Biol Psychiatry 22(3):389–392

Wijeratne C, Sachdev P (2008) Treatment-resistant depression: critique of current approaches. Aust N Z J Psychiatry 42(9):751–762. https://doi.org/10.1080/00048670802277206

Williams LS, Kroenke K, Bakas T, Plue LD, Brizendine E, Tu W, Hendrie H (2007) Care management of poststroke depression: a randomized, controlled trial. Stroke 38(3):998–1003. https://doi.org/10.1161/01.STR.0000257319.14023.61

Williamson D, Brown E, Perlis RH, Ahl J, Baker RW, Tohen M (2006) Clinical relevance of depressive symptom improvement in bipolar I depressed patients. J Affect Disord 92(2–3):261–266

Willke E (2007) Tanztherapie: Theoretische Kontexte und Grundlagen der Intervention. Huber, Bern

van Winkel R, De Hert M, Wampers M, Van Eyck D, Hanssens L, Scheen A, Peuskens J (2008) Major changes in glucose metabolism, including new-onset diabetes, within 3 months after initiation of or switch to atypical antipsychotic medication in patients with schizophrenia and schizoaffective disorder. J Clin Psychiatry 69(3):472–479

Wirz-Justice A, Quinto C, Cajochen C, Werth E, Hock C (1999) A rapid-cycling bipolar patient treated with long nights, bedrest, and light. Biol Psychiatry 45(8):1075–1077

Wirz-Justice A, Bader A, Frisch U et al. (2011) A randomized, double-blind, placebo-controlled study of light therapy for antepartum depression. J Clin Psychiatry 72(7):986–993

Wittchen HU, Pfister H (1997) DIA-X-Interviews: Manual für Screening-Verfahren und Interview; Interviewheft Längsschnittuntersuchung (DIA-X-Lifetime); Ergänzungsheft (DIA-X-Lifetime); Interviewheft Querschnittuntersuchung DIA-X-12 Monate); Ergänzungsheft (DIA-X-12Monate); PC-Programm zur Durchführung des Interviews (Längs- und Querschnittuntersuchung); Auswertungsprogramm. Swets & Zeitlinger, Frankfurt

Wittchen HU, Semler G (1990) Composite international diagnostic interview. Beltz, Weinheim

Wittchen HU, Zaudig M, Fydrich T (1997) SKID. Strukturiertes Klinisches Interview für DSM-IV. Achse I und II. Hogrefe, Göttingen

Wittchen HU (2000) Epidemiologie affektiver Störungen. In: Helmchen H, Henn FA, Lauter H, Sartorius N (Hrsg) Psychiatrie der Gegenwart. Springer, Berlin, S 357–372

Wobrock T, Reich-Erkelenz D, Janssen B, Sommerlad K, Gaebel W, Falkai P, Zielasek J (2010) Qualitätsindikatoren in der Psychiatrie. Psychiatrie 7(3):179–189

Wolfsperger M, Greil W, Rossler W, Grohmann R (2007) Pharmacological treatment of acute mania in psychiatric in-patients between 1994 and 2004. J Affect Disord 99(1–3):9–17

Wolkenstein L, Hautzinger M (2015) Ratgeber Chronische Depression: Informationen für Betroffene und Angehörige. Ratgeber zur Reihe Fortschritte der Psychotherapie, Bd 30. Hogrefe, Göttingen

Woo BK, Ma AY (2007) Psychiatric inpatient care at a county hospital before and after the inception of a university-affiliated psychiatry residency program. J Psychiatr Pract 13(5):343–348

Wright P, Birkett M, David SR, Meehan K, Ferchland I, Alaka KJ, Saunders JC, Krueger J, Bradley P, San L, Bernardo M, Reinstein M, Breier A (2001) Double-blind, placebo-controlled comparison of intramuscular olanzapine and intramuscular haloperidol in the treatment of acute agitation in schizophrenia. Am J Psychiatry 158(7):1149–1151

Wu JC, Bunney WE (1990) The biological basis of an antidepressant response to sleep deprivation and relapse: review and hypothesis. Am J Psychiatry 147(1):14–21

Xia G, Gajwani P, Muzina DJ, Kemp DE, Gao K, Ganocy SJ, Calabrese JR (2008) Treatment-emergent mania in unipolar and bipolar depression: focus on repetitive transcranial magnetic stimulation. Int J Neuropsychopharmacol 11(1):119–130. https://doi.org/10.1017/S1461145707007699

Yamada N, Martin-Iverson MT, Daimon K, Tsujimoto T, Takahashi S (1995) Clinical and chronobiological effects of light therapy on nonseasonal affective disorders. Biol Psychiatry 37(12):866–873

Yatham L, Paulsson B, Mullen J, Vagerö AM (2004a) Quetiapine versus placebo in combination with lithium or divalproex for the treatment of bipolar mania. J Clin Psychopharmacol 24(6):599–606

Yatham LN, Calabrese JR, Kusumakar V (2003a) Bipolar depression: criteria for treatment selection, definition of refractoriness, and treatment options. Bipolar Disord 5(2):85–97

Yatham LN, Grossman F, Augustyns I, Vieta E, Ravindran A (2003b) Mood stabilisers plus risperidone or placebo in the treatment of acute mania. International, double-blind, randomised controlled trial. Br J Psychiatry 182(2):141–147

Yatham LN, Paulsson B, Mullen J, Vagero AM (2004b) Quetiapine versus placebo in combination with lithium or divalproex for the treatment of bipolar mania. J Clin Psychopharmacol 24(6):599–606

Yatham Lakshmi N, Kennedy Sidney H, O'Donovan Claire, Parikh Sagar, MacQueen Glenda, McIntyre Roger et al. (2005) Canadian Network for Mood and Anxiety Treatments (CANMAT) guidelines for the management of patients with bipolar disorder: consensus and controversies. In: Bipolar disorders 7(Suppl 3), S5–69. DOI: 10.1111/j.1399-5618.2005.00219.x

Yatham LN, Vieta E, Young AH, Moller HJ, Paulsson B, Vagerö AM (2007) A double blind, randomized, placebo-controlled trial of quetiapine as an add-on therapy to lithium or divalproex for the treatment of bipolar mania. Int Clin Psychopharmacol 22(4):212–220

Yatham LN, Vieta E, Goodwin GM, Bourin M, de Bodinat C, Laredo J, Calabrese J (2016) Agomelatine or placebo as adjunctive therapy to a mood stabiliser in bipolar I depression: randomised double-blind placebo-controlled trial. Br J Psychiatry 208(1):78–86. https://doi.org/10.1192/bjp.bp.114.147587

Yazdani-Brojeni P, Tanoshima R, Taguchi N, Garcia-Bournissen F, Wallach I, Moretti ME, Verjee Z, Ito S (2018) Quetiapine excretion into human breast milk. J Clin Psychopharmacol 38(4):362–364. https://doi.org/10.1097/JCP.0000000000000905

Yazici O, Kora K, Polat A, Saylan M (2004) Controlled lithium discontinuation in bipolar patients with good response to long-term lithium prophylaxis. J Affect Disord 80(2–3):269–271

Yesavage JA, Brink TL, Rose TL (1982) Development and validation of a geriatric depression screening scale: a preliminary report. J Psychiatr Res 83(39):37–49

Yildiz-Yesiloglu A, Ankerst DP (2006) Neurochemical alterations of the brain in bipolar disorder and their implications for pathophysiology: a systematic review of the in vivo proton magnetic resonance spectroscopy findings. Prog Neuropsychopharmacol Biol Psychiatry 30(6): 969–995

Yoshida K, Smith B, Craggs M, Kumar RC (1997) Investigation of pharmacokinetics and of possible adverse effects in infants exposed to tricyclic antidepressants in breast-milk. J Affect Disord 43(3):225–237

Yoshida K, Smith B, Craggs M, Kumar R (1998) Neuroleptic drugs in breast-milk. A study of pharmacokinetics and of possible adverse effects in breast-fed infants. Psychol Med 28(1):81–91

Yoshimura R, Nakano Y, Hori H, Ikenouchi A, Ueda N, Nakamura J (2006) Effect of risperidone on plasma catecholamine metabolites and brain-derived neurotrophic factor in patients with bipolar disorders. Hum Psychopharmacol 21(7):433–438

Younes N, Hardy-Bayle MC, Falissard B, Kovess V, Chaillet MP, Gasquet I (2005) Differing mental health practice among general practitioners, private psychiatrists and public psychiatrists. BMC Public Health 5:104. https://doi.org/10.1186/1471-2458-5-104

Young AH (2008) Erratum: A double-blind, placebo-controlled study with acute and continuation phase of quetiapine and lithium in adults with bipolar depression (Embolden I). Bipolar Disord 10(3):451

Young AH, Oren DA, Lowy A, McQuade RD, Marcus RN, Carson WH, Spiller NH, Torbeyns AF, Sanchez R (2009) Aripiprazole monotherapy in acute mania: 12-week randomised placebo- and haloperidol-controlled study. Br J Psychiatry 194(1):40–48. https://doi.org/10.1192/bjp.bp.108.049965

Young AH, McElroy SL, Bauer M, Philips N, Chang W, Olausson B, Paulsson B, Brecher M (2010) A double-blind, placebo-controlled study of quetiapine and lithium monotherapy in adults in the acute phase of bipolar depression (EMBOLDEN I). J Clin Psychiatry 71(2):150–162. https://doi.org/10.4088/JCP.08m04995gre

Young AH, McElroy SL, Olausson B, Paulsson B (2014) A randomised, placebo-controlled 52-week trial of continued quetiapine treatment in recently depressed patients with bipolar I and bipolar II disorder. World J Biol Psychiatry 15(2):96–112. https://doi.org/10.3109/15622975.2012.665177

Young LT, Joffe RT, Robb JC, MacQueen GM, Marriott M, Patelis-Siotis I (2000) Double-blind comparison of addition of a second mood stabilizer versus an antidepressant to an initial mood stabilizer for treatment of patients with bipolar depression. Am J Psychiatry 157(1):124–126

Young RC, Biggs JT, Ziegler VE, Meyer DA (1978) Rating-scale for mania – reliability, validity and sensitivity. Br J Psychiatry 133:429–435

Young RC, Mulsant BH, Sajatovic M, Gildengers AG, Gyulai L, Al Jurdi RK, Beyer J, Evans J, Banerjee S, Greenberg R, Marino P, Kunik ME, Chen P, Barrett M, Schulberg HC, Bruce ML, Reynolds CF, Alexopoulos GS (2017) GERI-BD. A randomized double-blind controlled trial of lithium and divalproex in the treatment of mania in older patients with bipolar disorder. Am J Psychiatry 174(11):1086–1093. https://doi.org/10.1176/appi.ajp.2017.15050657

Youngstrom EA, Birmaher B, Findling RL (2008) Pediatric bipolar disorder: validity, phenomenology, and recommendations for diagnosis. Bipolar Disord 10(1):194–214

Zaidan M, Stucker F, Stengel B, Vasiliu V, Hummel A, Landais P, Boffa J-J, Ronco P, Grünfeld J-P, Servais A (2014) Increased risk of solid renal tumors in lithium-treated patients. Kidney Int 86(1):184–190. https://doi.org/10.1038/ki.2014.2

Zajecka JM, Weisler R, Sachs G, Swann AC, Wozniak P, Sommerville KW (2002) A comparison of the efficacy, safety, and tolerability of divalproex sodium and olanzapine in the treatment of bipolar disorder. J Clin Psychiatry 63(12):1148–1155

Zalsman G, Mann JJ (2005) The neurobiology of suicide in adolescents. An emerging field of research. Int J Adolesc Med Health 17(3):195–196

Zarate CAJ, Tohen M (2004) Double-blind comparison of the continued use of antipsychotic treatment versus its discontinuation in remitted manic patients. Am J Psychiatry 161(1):169–171

Zarate CAJ, Quiroz JA, Singh JB, Denicoff KD, De JG, Luckenbaugh DA, Charney DS, Manji HK (2005) An open-label trial of the glutamate-modulating agent riluzole in combination with lithium for the treatment of bipolar depression. Biol Psychiatry 57(4):430–432

Zarate CAJ, Singh JB, Carlson PJ, Quiroz J, Jolkovsky L, Luckenbaugh DA, Manji HK (2007) Efficacy of a protein kinase C inhibitor (tamoxifen) in the treatment of acute mania: a pilot study. Bipolar Disord 9(6):561–570

Zarate CA Jr, Brutsche NE, Ibrahim L, Franco-Chaves J, Diazgranados N, Cravchik A, Selter J, Marquardt CA, Liberty V, Luckenbaugh DA (2012) Replication of ketamine's antidepressant efficacy in bipolar depression: a randomized controlled add-on trial. Biol Psychiatry 71(11):939–946. https://doi.org/10.1016/j.biopsych.2011.12.010

Zarin DA, Young JL, West JC (2005) Challenges to evidence-based medicine: a comparison of patients and treatments in randomized controlled trials with patients and treatments in a practice research network. Soc Psychiatry Psychiatr Epidemiol 40(1):27–35

Zeinoddini A, Sorayani M, Hassanzadeh E, Arbabi M, Farokhnia M, Salimi S, Ghaleiha A, Akhondzadeh S (2015) Pioglitazone adjunctive therapy for depressive episode of bipolar disorder: a randomized, double-blind, placebo-controlled trial. Depress Anxiety 32(3):167–173. https://doi.org/10.1002/da.22340

Zhang D, Hu Z (2009) RTMS may be a good choice for pregnant women with depression. Arch Womens Ment Health 12(3):189–190. https://doi.org/10.1007/s00737-009-0058-5

Zhang H, Wisniewski SR, Bauer MS, Sachs GS, Thase ME (2006) Comparisons of perceived quality of life across clinical states in bipolar disorder: data from the first 2000 Systematic Treatment Enhancement Program for Bipolar Disorder (STEP-BD) participants. Compr Psychiatry 47(3):161–168

Zhang ZJ, Kang WH, Tan QR, Li Q, Gao CG, Zhang FG, Wang HH, Ma XC, Chen C, Wang W, Guo L, Zhang YH, Yang XB, Yang GD (2007) Adjunctive herbal medicine with carbamazepine for bipolar disorders: a double-blind, randomized, placebo-controlled study. J Psychiatr Res 41(3–4):360–369

Ziemann GH (2002) Der Stellenwert der Ergotherapie im stationären psychiatrischen Therapiekonzept – Ergebnisse einer Befragung von Patienten und Angestellten. In: Reuster T, Bach O (Hrsg) Ergotherapie und Psychiatrie. Perspektiven aktueller Forschung. Springer, Berlin, S 85–98

Zigmond AS, Snaith RP (1983) The hospital anxiety and depression scale. Acta Psychiatr Scand 67(6):361–370

Zimbroff DL, Marcus RN, Manos G, Stock E, McQuade RD, Auby P, Oren DA (2007) Management of acute agitation in patients with bipolar disorder: efficacy and safety of intramuscular aripiprazole. J Clin Psychopharmacol 27(2):171–176

Zimmerman M, Coryell W, Corenthal C, Wilson S (1986) A self-report scale to diagnose major depressive disorder. Arch Gen Psychiatry 43(11):1076–1081

MIX
Papier aus verantwortungsvollen Quellen
Paper from responsible sources
FSC® C105338

If you have any concerns about our products,
you can contact us on
ProductSafety@springernature.com

In case Publisher is established outside the EU,
the EU authorized representative is:
Springer Nature Customer Service Center GmbH
Europaplatz 3, 69115 Heidelberg, Germany

Printed by Libri Plureos GmbH
in Hamburg, Germany